全国中医药行业高等教育"十三五"规划教材

全国高等中医药院校规划教材（第十版）

诊 断 学

（新世纪第二版）

（供中西医临床医学、中医学、针灸推拿学等专业用）

主　审
戴万亨（成都中医药大学）

主　编
詹华奎（成都中医药大学）

副主编（以姓氏笔画为序）
王肖龙（上海中医药大学）　　　卢依平（河南中医药大学）
成战鹰（湖南中医药大学）　　　闫平慧（陕西中医药大学）
李竹英（黑龙江中医药大学）　　张　丹（广州中医药大学）
黄象安（北京中医药大学）　　　潘　涛（南京中医药大学）

编　委（以姓氏笔画为序）
马建新（河北医科大学）　　　　古　联（广西中医药大学）
李　潇（云南中医学院）　　　　李光英（长春中医药大学）
沙恒玉（张仲景国医学院）　　　张　嬿（成都中医药大学）
张红珍（山西中医学院）　　　　孟立娜（浙江中医药大学）
赵　文（江西中医药大学）　　　姚宇红（贵阳中医学院）
韩力军（天津中医药大学）　　　蔚　青（山东中医药大学）

学术秘书
毕　榕（成都中医药大学）

中国中医药出版社
·北　京·

图书在版编目（CIP）数据

诊断学 / 詹华奎主编 . —2 版 . —北京：中国中医药出版社，2016.7（2018.8重印）

全国中医药行业高等教育"十三五"规划教材

ISBN 978 – 7 – 5132 – 3479 – 5

Ⅰ.①诊…　Ⅱ.①詹…　Ⅲ.①诊断学 – 中医药院校 – 教材
Ⅳ.① R44

中国版本图书馆 CIP 数据核字（2016）第 139154 号

中国中医药出版社出版

北京市朝阳区北三环东路 28 号易亨大厦 16 层
邮政编码　100013
传真　010 64405750
山东百润本色印刷有限公司印刷
各地新华书店经销

开本 850×1168　1/16　印张 40.5　字数 1002 千字
2016 年 7 月第 2 版　2018 年 8 月第 4 次印刷
书号　ISBN 978 – 7 – 5132 – 3479 – 5

定价 128.00 元
网址　www.cptcm.com

社长热线　010 64405720
购书热线　010 64065415　010 64065413
微信服务号　zgzyycbs

书店网址　csln.net/qksd/
官方微博　http：//e.weibo.com/cptcm

淘宝天猫网址　http：//zgzyycbs.tmall.com

全国中医药行业高等教育"十三五"规划教材

全国高等中医药院校规划教材（第十版）

专家指导委员会

名誉主任委员

王国强（国家卫生计生委副主任　国家中医药管理局局长）

主 任 委 员

王志勇（国家中医药管理局副局长）

副 主 任 委 员

王永炎（中国中医科学院名誉院长　中国工程院院士）

张伯礼（教育部高等学校中医学类专业教学指导委员会主任委员
　　　　天津中医药大学校长）

卢国慧（国家中医药管理局人事教育司司长）

委　　　　员（以姓氏笔画为序）

马存根（山西中医药大学校长）

王　键（安徽中医药大学教授）

王省良（广州中医药大学校长）

王振宇（国家中医药管理局中医师资格认证中心主任）

方剑乔（浙江中医药大学校长）

孔祥骊（河北中医学院院长）

石学敏（天津中医药大学教授　中国工程院院士）

匡海学（教育部高等学校中药学类专业教学指导委员会主任委员
　　　　黑龙江中医药大学教授）

吕文亮（湖北中医药大学校长）

刘　力（陕西中医药大学校长）

刘振民（全国中医药高等教育学会顾问　北京中医药大学教授）

安冬青（新疆医科大学副校长）

许二平（河南中医药大学校长）

孙忠人（黑龙江中医药大学校长）

严世芸（上海中医药大学教授）

李占永（中国中医药出版社副总编辑）

李秀明（中国中医药出版社副社长）

李金田（甘肃中医药大学校长）

杨　柱（贵阳中医学院院长）

杨关林（辽宁中医药大学校长）

余曙光（成都中医药大学校长）

宋柏林（长春中医药大学校长）

张欣霞（国家中医药管理局人事教育司师承继教处处长）

陈可冀（中国中医科学院研究员　中国科学院院士　国医大师）

陈立典（福建中医药大学校长）

陈明人（江西中医药大学校长）

武继彪（山东中医药大学校长）

范吉平（中国中医药出版社社长）

林超岱（中国中医药出版社副社长）

周仲瑛（南京中医药大学教授　国医大师）

周景玉（国家中医药管理局人事教育司综合协调处副处长）

胡　刚（南京中医药大学校长）

洪　净（全国中医药高等教育学会理事长）

秦裕辉（湖南中医药大学校长）

徐安龙（北京中医药大学校长）

徐建光（上海中医药大学校长）

唐　农（广西中医药大学校长）

彭代银（安徽中医药大学校长）

路志正（中国中医科学院研究员　国医大师）

熊　磊（云南中医学院院长）

秘　书　长

王　键（安徽中医药大学教授）

卢国慧（国家中医药管理局人事教育司司长）

范吉平（中国中医药出版社社长）

办公室主任

周景玉（国家中医药管理局人事教育司综合协调处副处长）

林超岱（中国中医药出版社副社长）

李秀明（中国中医药出版社副社长）

李占永（中国中医药出版社副总编辑）

全国中医药行业高等教育"十三五"规划教材

编审专家组

组　长
王国强（国家卫生计生委副主任、国家中医药管理局局长）

副组长
张伯礼（中国工程院院士、天津中医药大学教授）

王志勇（国家中医药管理局副局长）

组　员
卢国慧（国家中医药管理局人事教育司司长）

严世芸（上海中医药大学教授）

吴勉华（南京中医药大学教授）

王之虹（长春中医药大学教授）

匡海学（黑龙江中医药大学教授）

王　键（安徽中医药大学教授）

刘红宁（江西中医药大学教授）

翟双庆（北京中医药大学教授）

胡鸿毅（上海中医药大学教授）

余曙光（成都中医药大学教授）

周桂桐（天津中医药大学教授）

石　岩（辽宁中医药大学教授）

黄必胜（湖北中医药大学教授）

前　言

为落实《国家中长期教育改革和发展规划纲要（2010-2020年）》《关于医教协同深化临床医学人才培养改革的意见》，适应新形势下我国中医药行业高等教育教学改革和中医药人才培养的需要，国家中医药管理局教材建设工作委员会办公室（以下简称"教材办"）、中国中医药出版社在国家中医药管理局领导下，在全国中医药行业高等教育规划教材专家指导委员会指导下，总结全国中医药行业历版教材特别是新世纪以来全国高等中医药院校规划教材建设的经验，制定了"'十三五'中医药教材改革工作方案"和"'十三五'中医药行业本科规划教材建设工作总体方案"，全面组织和规划了全国中医药行业高等教育"十三五"规划教材。鉴于由全国中医药行业主管部门主持编写的全国高等中医药院校规划教材目前已出版九版，为体现其系统性和传承性，本套教材在中国中医药教育史上称为第十版。

本套教材规划过程中，教材办认真听取了教育部中医学、中药学等专业教学指导委员会相关专家的意见，结合中医药教育教学一线教师的反馈意见，加强顶层设计和组织管理，在新世纪以来三版优秀教材的基础上，进一步明确了"正本清源，突出中医药特色，弘扬中医药优势，优化知识结构，做好基础课程和专业核心课程衔接"的建设目标，旨在适应新时期中医药教育事业发展和教学手段变革的需要，彰显现代中医药教育理念，在继承中创新，在发展中提高，打造符合中医药教育教学规律的经典教材。

本套教材建设过程中，教材办还聘请中医学、中药学、针灸推拿学三个专业德高望重的专家组成编审专家组，请他们参与主编确定，列席编写会议和定稿会议，对编写过程中遇到的问题提出指导性意见，参加教材间内容统筹、审读稿件等。

本套教材具有以下特点：

1. 加强顶层设计，强化中医经典地位

针对中医药人才成长的规律，正本清源，突出中医思维方式，体现中医药学科的人文特色和"读经典，做临床"的实践特点，突出中医理论在中医药教育教学和实践工作中的核心地位，与执业中医（药）师资格考试、中医住院医师规范化培训等工作对接，更具有针对性和实践性。

2. 精选编写队伍，汇集权威专家智慧

主编遴选严格按照程序进行，经过院校推荐、国家中医药管理局教材建设专家指导委员会专家评审、编审专家组认可后确定，确保公开、公平、公正。编委优先吸纳教学名师、学科带头人和一线优秀教师，集中了全国范围内各高等中医药院校的权威专家，确保了编写队伍的水平，体现了中医药行业规划教材的整体优势。

3. 突出精品意识，完善学科知识体系

结合教学实践环节的反馈意见，精心组织编写队伍进行编写大纲和样稿的讨论，要求每门教材立足专业需求，在保持内容稳定性、先进性、适用性的基础上，根据其在整个中医知识体系中的地位、学生知识结构和课程开设时间，突出本学科的教学重点，努力处理好继承与创新、理论与实践、基础与临床的关系。

4. 尝试形式创新，注重实践技能培养

为提升对学生实践技能的培养，配合高等中医药院校数字化教学的发展，更好地服务于中医药教学改革，本套教材在传承历版教材基本知识、基本理论、基本技能主体框架的基础上，将数字化作为重点建设目标，在中医药行业教育云平台的总体构架下，借助网络信息技术，为广大师生提供了丰富的教学资源和广阔的互动空间。

本套教材的建设，得到国家中医药管理局领导的指导与大力支持，凝聚了全国中医药行业高等教育工作者的集体智慧，体现了全国中医药行业齐心协力、求真务实的工作作风，代表了全国中医药行业为"十三五"期间中医药事业发展和人才培养所做的共同努力，谨向有关单位和个人致以衷心的感谢！希望本套教材的出版，能够对全国中医药行业高等教育教学的发展和中医药人才的培养产生积极的推动作用。

需要说明的是，尽管所有组织者与编写者竭尽心智，精益求精，本套教材仍有一定的提升空间，敬请各高等中医药院校广大师生提出宝贵意见和建议，以便今后修订和提高。

国家中医药管理局教材建设工作委员会办公室

中国中医药出版社

2016 年 6 月

编写说明

本教材是根据国务院《中医药健康服务发展规划（2015—2020 年）》《教育部等六部门关于医教协同深化临床医学人才培养改革的意见》（教研〔2014〕2 号）的精神，在国家中医药管理局教材建设工作委员会宏观指导下，以全面提高中医药人才的培养质量、积极与医疗卫生实践接轨、为临床服务为目标，依据中医药行业人才培养规律和实际需求，由国家中医药管理局教材建设工作委员会办公室组织编写的，旨在正本清源，突出中医思维方式，体现中医药学科的人文特色和"读经典，做临床"的实践特点。

《诊断学》的编写围绕着培养中西医临床医学专业高素质创新型人才来进行，编写内容的深度与广度定位于中医专业与临床医学专业之间。编写过程中，编委会除按照教材建设研究会的统一要求外，还采纳了许多师生的建议，认真制定编写大纲、教学大纲。在上版《诊断学》的基础上，以学生为中心，突出学生必须掌握的基础理论、基本知识和基本技能，删去不必要的重复和已经陈旧的内容，注重知识更新，及时反映新理论、新知识、新技术，力求体现科学性、先进性、启发性、简明性和实用性，为学生知识、能力、素质的协调发展创造条件。

《诊断学》是高等医药院校临床专业本科生的主干课、必修课，是基础医学过渡到临床医学的"桥梁"和"纽带"，是把基础学科的基本理论、基本知识和基本技能具体地应用到临床实践的课程。本教材包括症状诊断、检体诊断、实验诊断、器械检查、病历书写与诊断方法五部分。

（1）症状诊断：包括常见症状和问诊两部分。主要介绍各系统症状的病因、发病机制、临床表现、问诊要点和检查要点，部分症状附有诊断流程图。问诊主要介绍问诊的重要性、方法、注意事项和技巧，特别强调医患交流的重要性和问诊技巧。

（2）检体诊断：包括基本检查法、一般检查、头部检查、颈部检查、胸部检查、腹部检查、肛门直肠外生殖器检查、脊柱与四肢检查、神经系统检查和全身体格检查。强调体格检查的方法与技巧、正常表现与异常表现的区别，尤其是各种异常表现的临床意义。

（3）实验诊断：包括临床血液学检查，血栓与止血检测，排泄物、分泌物及体液检查，肝脏病常用的实验室检查，肾功能检查，临床常用生化检查，内分泌激素检测，临床常用免疫学检查，临床常见病原体检查九部分。选择临床常用的项目进行编写，强调实验项目的选择原则、临床意义，尤其强调对检验结果的临床分析。

（4）器械检查：包括心电图、肺功能、内镜、脑电图和脑电地形图检查。介绍检查的适应证，正常与异常表现的临床意义，以及内镜检查的术前准备和术后处理。介绍心电图正常表现，尤其强调异常心电图（如心律失常、心肌缺血梗死、电解质紊乱）的表现及临床意义。

（5）病历书写与诊断方法：介绍病历书写的基本要求，病历的种类、格式和内容，完整诊断的内容、诊断步骤、注意事项和临床思维方法。

书后附有临床常用诊断技术、临床检验参考值、临床心电图常用表、参考文献，以利于查阅。

按编写内容先后顺序，本版教材编写的具体分工如下：

詹华奎：绪论、尿液检查、粪便检查、痰液检查、临床检验参考值。

张　丹：常见症状（第一、八、十五、十六、十七、十九节）、问诊。

沙恒玉：常见症状（第二～五节）。

蔚　青：常见症状（第六、七节）、心电图检查（第一、二节）。

李光英：常见症状（第九～十四、十八节）、脑电图及脑电地形图检查。

张红珍：基本检查法、一般检查。

张　嬚：头、颈部检查，肾功能检查。

李竹英：胸部检查、肺功能检查。

潘　涛：心脏检查（视诊、触诊、叩诊）。

卢依平：心脏检查（听诊）、内分泌激素检测。

韩力军：腹部检查（视诊、触诊）。

孟立娜：腹部检查（叩诊、听诊）、内镜检查。

马建新：肛门、直肠和外生殖器检查，排泄物、分泌物及体液检查（第四、五、六节）。

李　潇：脊柱与四肢检查、全身体格检查。

古　联：神经系统检查。

姚宇红：血液学检查。

黄象安：肝脏病常用的实验室检查、临床常见病原体检查。

闫平慧：临床常用生化检查、常用免疫检查。

王肖龙：心电图诊断（第三～八节）。

成战鹰：病历书写与诊断方法。

赵　文：临床常用诊断技术。

由于《诊断学》的内容涉及知识面广泛，加上本次增删的内容较多、变动较大，书中若有疏漏和不足之处，恳请使用本书的广大教师、学生和读者，给我们提出宝贵意见，以便今后进一步修改、完善。

《诊断学》编委会

2016 年 7 月

目　录

绪 论

《诊断学》（diagnostics）是研究诊断疾病的基本理论、基本技能和临床思维方法的课程。诊断（diagnosis）是医生根据对就医者的病情了解和各种医学检验结果，进而判断就医者的健康状况或所患疾病的原因、部位、性质和功能损害程度所做出的结论。正确诊断疾病是临床医学的最基本任务之一，是预防和治疗疾病的前提。《诊断学》课程的基本任务是研究症状、体征、实验室及其他检查异常的发生发展规律、机制及建立诊断的思维程序，从而以科学的态度在各种情况下去认识疾病，正确地诊断疾病。

通过诊断学的学习，学会如何接触患者、更好地医患沟通；掌握病史采集、体格检查、实验室及其他检查合理选择等，掌握获取各种临床征象的基本功；熟练而正确地收集各种临床资料，分析、评价、归纳、整理各种临床资料；利用医学知识、临床经验和循证医学（evidence based medicine，EBM）的理念，分析、综合临床资料，得出符合患者客观实际的临床诊断。《诊断学》是专门为学完正常人体解剖学、组织学与胚胎学、生理学、生物化学、微生物与寄生虫学、病理学、药理学等医学基础课程的学生，过渡到学习临床医学各门课程而设立的一门必修课，因而《诊断学》是基础医学与临床医学的桥梁，是打开临床医学大门的一把钥匙，也必然是临床各科的基础。

中医和现代医学在诊断疾病时因理论体系不同而各有特点，但都面对的是同一对象——患者。在科学日益发达的 21 世纪，单纯只看中医或只看西医的患者将越来越少，让我们感到必须掌握足够的现代医学诊断和治疗手段，才能更好地为患者服务。中医和现代医学的相互学习、相互促进、相互配合、取长补短，为中医、现代医学以及中西医结合的共同发展，提供了有利条件。

中西医临床医学专业的学生学习《诊断学》的目的是掌握现代医学诊断疾病的方法，为学习中西医结合临床课程奠定坚实的基础。中西医结合为我国医药卫生事业的重要组成部分，已经成为世界现代医学中不可或缺的重要力量。通过中西医优势互补，许多疾病尤其是一些疑难疾病的诊治取得了重要进展。辨证论治是中医的特点和临床思维精粹，现代医学强调辨病施治，"病证结合"即辨证与辨病相结合，是目前中西医结合的基本临床思维方式，充分利用现代检查结果，有利于促进中医微观辨证、客观辨证、"宏观辨证与微观辨证相结合"。正确诊断疾病是中西医结合临床的基础。

一、《诊断学》的内容

《诊断学》的内容很广，新的检查手段和方法不断涌现，本教材所涉及的只能是临床各科中最基本、最常见的内容，一些专业性较强的诊断技术将在毕业实习和毕业后的医疗实践中逐步掌握。本书主要包括以下内容：

（一）症状诊断

症状诊断（symptomatic diagnosis）包括问诊和常见症状。

1. 问诊　问诊（inquiry）是医师通过和患者或有关人员交谈，借以了解疾病的发生发展、诊疗过程以及患者既往健康情况，从而提出临床判断的一种诊断方法。症状诊断主要是通过问诊来实现的。本章的基本内容有问诊的内容、方法和技巧。问诊是诊断疾病的第一步，很多疾病可从问诊得出初步诊断（primary diagnosis）或为进一步诊断提供重要的线索。

2. 常见症状　患病时机体功能发生异常，患者主观感觉到的异常和不适，称为症状（symptom）。症状常能较早提示疾病存在。临床上，患者出现异常感受时，有时尚不能检查出病理形态改变和实验室检查的异常，此时，症状可能成为疾病的唯一表现。研究症状发生的病因和机制、同一症状在不同疾病时的特点，可以帮助我们对疾病进行分析和判断，对形成初步诊断或印象起着主导作用。通过对常见症状的学习，使学生初步学会分析症状的病因、产生机制、临床表现、诊断和鉴别诊断要点。

（二）检体诊断

医师运用自己的感官或借助于简单的检查工具对患者进行检查，称为体格检查（physical examination）。通过体格检查来收集资料、认识疾病的诊断方法，称为检体诊断（physical diagnosis）。体格检查时的异常发现，称为体征（sign）。检体诊断的基本方法包括视诊、触诊、叩诊、听诊和嗅诊。体格检查的操作具有很强的技艺性，必须经过严格训练，才能达到动作轻柔、和谐、准确、娴熟。体格检查的结果正确与否，直接关系到诊断的正确与否，因而是建立正确诊断的关键。

详尽真实的病史和系统可靠的体格检查，可为患者病情做出初步诊断或为诊断提供线索。现代科学技术飞速发展，为我们诊断疾病提供越来越多的高、精、尖的仪器设备，但临床医学的基本实践活动绝对不能被取代、被淡化，而只能是被补充或修改。过度地依赖仪器检查，不仅增加患者负担，也使医生的基本技能退化，减少医患交流，有时甚至导致误诊。症状诊断和检体诊断仍然是临床最基本的诊断方法，是每个临床医师都必须熟练掌握的基本功。

（三）实验诊断

实验诊断（laboratory diagnosis）是指在认真询问患者病史、体格检查的基础上，从患者的实际出发，有针对性地选用检验项目；临床实验室运用生物学、免疫学、化学、血液学、细胞学、病理学或其他技术，对患者的血液、体液、分泌物、排泄物或组织细胞等进行检验，以获得病原体、病理变化及脏器功能状态等资料；医生通过对临床实验室分析所得到的信息与临床医学的理论和实践相结合，进行综合分析，从而协助临床进行诊断、观察病情、制定防治措施和判断预后的方法。

随着科学技术的飞速发展，各种现代化仪器设备相继问世，检查结果日益准确，检查范围不断扩大，实验诊断已成为临床诊断不可缺少的重要组成部分。但是，由于疾病的阶段性，标本的采集、转送和保存，检验方法的敏感性和特异性，仪器的精确程度，试剂的稳定性，技术人员操作水平等环节的不同，可能导致数据差异。因此，当实验室检查结果与其他临床表现不符时，必须结合临床资料全面分析或进行必要的复查。实验室检查的偶尔阳性或数次阴性结果，不一定能肯定或否定临床诊断，因为实验结果可有假阳性，而某些检查项目需要多次检查才能有阳性结果。

（四）器械检查

器械检查（instrument examination）是临床常用的辅助检查方法，本书包括心电图检查、肺功能检查、内镜检查、脑电图和脑电地形图检查。

1. 心电图诊断（electrocardiogram diagnosis）　心脏激动时，将探查电极放置在心脏或人体表面的一定部位，用心电图机记录出来的心脏电变化的连续曲线，称为心电图。心电图主要用于诊断各种心律失常、心脏病变尤其是急性冠脉综合征及危重患者的监护，电解质紊乱尤其是血钾和血钙异常的判断。与心电图有关的动态心电图、运动负荷试验拓展了心电图的应用范围。

2. 肺功能检查（lung function examination）　可对受检者呼吸功能的基本状况做出评价，明确肺功能障碍的类型和程度（尤其是对慢性阻塞性肺疾病），对明确诊断、指导治疗、判断疗效、评估胸腹大手术的耐受性等，都有重要意义。

3. 内镜检查（endoscopy）　内镜是从人体天然的开口部位（口腔、肛门、鼻腔）或切口部位（腹腔、胆道）插入，用以窥视人体内部的一种仪器。主要包括支气管内镜、上消化道内镜、下消化道内镜、腹腔镜、膀胱镜等。内镜发展经历了硬管、半可屈式、纤维光束及电子摄像内镜等几个阶段。内镜不仅能观察内部情况，还能取活检或摄像，必要时配合各种治疗附件还可进行治疗。电子内镜改变了原有纤维内镜由光学纤维导光与窥视的性质，可清晰摄录腔内图像，通过电缆传递到图像处理中心最后显示在电视荧光屏上，图像清晰逼真，可供多人同时观看。内镜已经成为性能良好、便于操作、易被受检者接受的诊治方法。

4. 脑电图和脑电地形图　脑电图（electroencephalogram，EEG）检查是通过记录脑的自发性生物电活动而了解脑功能的一种无创性生物物理检查方法，既可了解脑生理功能，又能反映脑病理变化，并可帮助筛选颅内病变，了解脑部疾病和其他疾病引起的脑功能改变。

脑电地形图（brain electrical activity mapping，BEAM），亦称脑生物电地形图，是将脑电信号通过频谱分析，得出瞬间的平面数据，然后将分析的结果显示在头颅模式图上。脑电地形图灵敏度高于常规脑电图，直观醒目，定位准确，重复性好，能够把脑损伤的程度、面积以数字的等级量形式显示在模式图上。

（五）病历书写与诊断方法

包括病历书写和诊断步骤、临床思维方法两部分。本书将介绍病历书写的格式、内容、要求及病历举例，诊断的方法、步骤、内容及临床思维方法。

病历（medical record，clinical record）是医务人员在医疗活动过程中形成的文字、符号、图表、影像、切片等医疗资料总和，包括门（急）诊病历和住院病历。病历书写是指医务人员通过问诊、查体、辅助检查、诊断、治疗、护理等医疗活动获得有关资料，并进行归纳、分析、整理形成医疗活动记录的行为。病历是医院管理、医疗质量和业务水平的反映。病历书写是临床医师的一项基本功，在书写病历的过程中医师的业务水平可得到不断提高。

诊断的过程就是认识疾病的过程，也是透过现象看本质的过程。要做出正确诊断，不仅需要足够的医学专业知识和技能，还必须有正确的诊断步骤和思维方法。诊断步骤包括调查研究、搜集资料，综合分析、提出诊断，反复实践、验证诊断三个步骤。临床思维方法是医师认识疾病和判断疾病过程的推理和逻辑思维方法，也就是临床医师将疾病的一般规律运用到判断特定个体所患疾病的思维过程。临床思维方法的训练需要长期的临床实践，经过多年实践逐渐领悟其真谛，方能在临床实践中得心应手。

每个医生因临床经历不同，与患者交流所得到的病史资料、体格检查所获得的体征可能不同，对同一个辅助检查报告的分析判断也可能不同，因而得出的进一步检查项目可能不同，即不同医生对同一个病人所掌握的临床资料的深度、广度，分析问题的角度，都可能不同。某些情况下他人的意见完全可能正是自己所没有考虑到的，这就是所谓"当事者迷，旁观者清"。因此，集思广益，虚心听取上级、同级甚至下级医生的意见，请他科或院外会诊等，对正确诊断都是很有帮助的。特别是当今信息爆炸时代，专业分工越来越细，专科医生的知识更新，更需要各科医生和各级医生之间的相互交流和渗透，取长补短，共同提高。

二、《诊断学》的重要性

正确诊断疾病是临床医学的最基本任务，是预防、治疗疾病并判断预后的前提。临床诊断的确定，无论对患者还是对医师都是十分重要的和严肃的。确切的早期诊断能使患者及时得到正确治疗，从而达到中断自然病程、早日康复的目的；相反，诊断不清或不及时诊断甚至诊断错误，势必使病情由轻到重、由简单到复杂，进而危及患者生命。因此，学习《诊断学》课程对每个医务工作者都是十分重要的。

在医学教学过程中，学习过医学基础课程后，必须经过《诊断学》课程的学习才能过渡到临床课程的学习。因此，《诊断学》被认为是学习各种临床课程的"纽带"或"桥梁"，是把基础学科的基本理论和知识具体地应用到临床实践的课程。医学生经过基础理论课程学习、诊断学学习、临床课程学习后，还要经过临床实习及多方面的临床实践，才能逐步成为一名合格的临床医师。

人体是一个完整的有机体，任何部分和系统的疾病都与整体和其他部分或系统相互影响，因此，无论哪一临床专业学科都不能完全脱离临床医学的整体而独立。在实际工作中，临床医学的基本理论在所有医学专业学科中都是一致的，因此，有关《诊断学》的基本理论和方法，不仅适用于内科，也适用于其他临床专业学科。《诊断学》的内容，包括搜集临床资料的步骤和方法，对症状、体征和各种实验室及其他检查的临床应用、结果评价、分析和推理等，都是任何临床工作者必须学习和掌握的，因而也必然成为各临床学科的基础，是所有临床专业的主干课、必修课。

三、学习方法

合格的临床医生，必须首先具备为患者解除疾苦、搜寻致病原因的意识和愿望，必须具备深厚的基础医学与临床医学知识，必须具备良好的临床技能与丰富的临床经验。

1. 善于同患者交往 要学好《诊断学》，除必须掌握诊断的基本理论、基本知识、检查方法和临床思维程序外，还必须善于同患者交往。随着对"生物－心理－社会"医学模式的深入了解，我们已经认识到环境因素、社会变化无时无刻不在通过人们的心理活动影响机体的健康，甚至导致各种疾病。临床医师在接触患者时，不仅要重视疾病的发生发展、转归过程，也要重视社会、心理因素和精神状态对患者的影响，重视患者的期望与要求，重视家庭和社会对患者及疾病的态度等，才能对患者的疾病作出全面诊断，制定出合理的治疗方案，并最终取得理想的疗效。

《诊断学》的教学方式与基础课有很大不同，除课堂教学、实验课外，大量的教学活动应在医院内病床旁进行。在教学活动中，必须要求学生耐心倾听患者的叙述，细心观察患者的病情变化；在体格检查、诊疗操作等过程中，必须关心体贴患者，切勿增加患者的痛苦和经济负担。取得患者的信任是取得患者与医师配合的先决条件，也是学好《诊断学》的先决条件。

在和患者交谈时，应耐心倾听患者的叙述，细心观察患者的病情变化。在体格检查、操作等过程中，必须注意患者的表情，询问患者的感受，遮盖好未被暴露的部位，尽量让患者舒适；各种辅助检查的必要性和重要操作的注意事项都应事先向患者交代清楚并取得患者的理解和同意，把对患者的关心落实到临床实践工作中去。

2. 温故而知新　《诊断学》的内容是建立在基础课课程之上的，为加深理解，课后应对有关内容进行复习，使医学基础课与《诊断学》联系起来，加深对诊断学内容的理解记忆、融会贯通，以达到基本理论与临床实践相结合的目的。

例如，二尖瓣狭窄患者最重要的体征是心尖部出现隆隆样舒张中晚期杂音。如果你不知道为什么杂音出现在舒张中晚期，通过复习生理学中关于心室舒张的过程，就不难理解。因为心室舒张分为四期，即等容舒张期、快速充盈期、缓慢充盈期和房缩期，等容舒张期时主动脉瓣已经关闭而二尖瓣尚未开放，故没有血流通过狭窄的二尖瓣口，当然也就没有杂音，即舒张早期没有杂音。

又如，为什么糖尿病时尿比重增高，尿崩症时比重很低，复习病理生理学就有助于理解。糖尿病时，葡萄糖随水一起经尿排出，尿内含糖较多，属于葡萄糖引起的溶质性利尿，尿量增多，尿比重增高。垂体性尿崩症是由于下丘脑－垂体受损，抗利尿激素分泌减少或缺乏；肾性尿崩症由于肾小管上皮细胞对抗利尿激素的敏感性降低，以致远端肾小管和集合管对水的重吸收能力大为降低并影响尿液浓缩，导致尿量特别多，比重很低。

又如，为什么心电图 QT 间期延长见于使用奎尼丁、胺碘酮等，复习药理学就有助于理解。奎尼丁为 Na^+ 通道阻滞剂，并抑制 K^+、Ca^{2+} 通道，抑制 Na^+ 通道使去极时间延长，抑制 K^+、Ca^{2+} 通道均使复极时间延长，而致 QT 间期延长。胺碘酮阻滞细胞膜 K^+、Ca^{2+} 通道，使 2、3 位相复极延长，致 QT 间期延长。

3. 重视临床实践，提高动手能力　《诊断学》的另一特点是必须熟练地掌握临床上常用的各种检查方法，尤其是体格检查方法，而这些检查方法绝不是轻而易举就可以掌握的，它不仅是技术性的，而且也是艺术性的。为了熟练掌握各种体格检查方法，必须在自己身上或同学之间反复练习正规、系统的检查法，再到临床工作中反复实践、不断训练，逐步达到熟能生巧、学有所成。只有熟悉了人体正常生理状态下的各种表现，才能更好地认识病态变化，正常与异常比较，可使知识巩固、理解透彻、体会深刻。

体格检查要按一定的顺序进行；注意规范的体格检查，注重细节；清楚、明白检查的内容、项目，做到心中有数，避免遗漏；手脑并用，体格检查不仅是动手的能力，也是动眼、动耳，更是动脑的能力；在体格检查实训过程中，避免粗糙，要扩展、深化和细化教学内容；改变只看不练、多看少练的不良情况。

临床上的众多体征如皮疹、紫癜、啰音、蜘蛛痣、第二心音分裂、心脏杂音、肝脾肿大、锥体束征、脑膜刺激征、逆蠕动波、髌阵挛、心包摩擦音等，可从录音、录像、多媒体等多种医学模拟方式中得到印象、初步感受，但更应从患者身上真切地认识到和体会到，因而必须在反复的临床实践中，反复领会，逐步掌握。

4. 反复实践，精益求精，逐步提高 《诊断学》的基本理论、基本知识和基本技能将贯穿临床工作的始终。学习诊断学只是迈入临床实践的第一步。即使诊断学考试合格也只是学好诊断学的良好开端，后面的路还很漫长，需要在临床实践中不断学习，吸取自己和他人的经验和教训，不断总结、思考，理解其中的真谛。还需要经过反复实践、连续培训的过程，才能逐步学会病史采集、体格检查、实验室及其他检查的选择和结果解释、病历书写和临床思维方法，逐步提高诊断水平，使《诊断学》真正成为临床各科的基础。

5. 建立、逐步完善正确的临床思维 临床思维的培养是临床医学教育的核心和重点。加强临床思维训练是培养医学生临床思维能力的关键环节，也是实现医学知识向临床实践能力转化必不可少的过程。诊断的正确与否，关键还在于是否拥有正确的临床思维。如何掌握正确的诊断思维，并将其运用于临床诊断中，是每位医学生在学习诊断学时必须注意和开始训练的问题。应当具备流行病学、循证医学、系统评价（systematic review）、随机对照试验（randomized controlled trials）、Meta 分析（Meta-analysis）等的理念与意识。临床会诊、咨询、讨论等，有利于互相启发、诱导良好的临床思维。除解剖学、功能学和影像学诊断外，在条件许可的情况下要尽可能做出病理学、细胞学和病原学的诊断，使临床诊断更完善、更准确、更可靠。

熟练掌握实事求是、"一元论"、优先考虑常见病多发病、优先考虑器质性疾病、优先考虑可治性疾病、简化思维程序等临床思维一般原则。在诊断学理论学习和临床实践中，重视逻辑性思维、比较性思维、批判式思维、发散性思维、归类性思维、分析综合性思维等训练，避免、纠正错误的临床思维方法，如片面思维、狭窄思维、表面思维、简单思维、静态思维、印象思维等。

在日常临床医疗实践工作中，医生不断总结经验和吸取教训，不断纠正错误的临床思维，并促进正确临床思维的形成和发展。只有把在临床实践中的感性认识上升为理性认识，然后再指导临床实践，这样反复循环、周而复始，才能把诊断的失误减少到最小的限度，才能建立正确的诊断思维，并不断完善。

四、学习要求

学完本门课程后应达到：

1. 学会与患者接触与交流。关心体贴患者，一切从患者的利益出发，取得患者的信任与配合。

2. 能独立进行系统问诊，掌握常见症状的病因、问诊要点、检查要点和临床意义。

3. 能以规范化的手法系统、全面、有序地进行体格检查，掌握常见体征及其临床意义。

4. 掌握血、尿、粪常规检查及其他临床常用检验的目的、参考值和临床意义。

5. 掌握心电图检查的适应证及操作，熟悉正常心电图及常见异常心电图的特点及临床意义。掌握肺功能检查、内镜检查、脑电图和脑电地形图检查的适应证。

6. 能书写出符合患者客观实际的、规范的完整住院病历，并能作清楚、流畅的口头报告。

7. 根据病史、体格检查、必要的实验室及其他检查的资料，进行分析、综合、推理、归纳，提出初步诊断。

第一篇　症状诊断

第一章　常见症状

症状（symptom）是指患者主观感受到的异常或不适，如头痛、胸痛、眩晕、呼吸困难等。体征（sign）是指医师客观检查到的病态表现，如肺部啰音、腹部包块、皮疹等。有的症状患者自己能感觉到，医师也能检查到，所以既是症状又是体征，如发热、水肿、呼吸困难等；有些体征只有通过医师客观检查才能发现，如肺部啰音、肝脾肿大等，但患者无异常感觉。所以广义的症状也包括某些体征。

症状是疾病导致的机体功能障碍或器质性病变的临床表现，是疾病诊断和鉴别诊断的重要线索和依据，也是反映病情的重要指标。本章仅重点介绍临床常见症状的病因、发生机制、临床表现、问诊要点和检查要点，以利于学生从症状着手逐渐深入、分析判断患者的病情。

第一节　发　热

正常人在体温调节中枢的调控下，通过神经、体液因素使产热和散热过程处于动态平衡，维持人体的体温在相对恒定的范围内。正常口腔温度范围为 36.3℃ ~37.2℃，直肠内温度一般比口腔温度高 0.3℃ ~0.5℃，腋窝温度比口腔温度低 0.2℃ ~0.4℃。正常人核心温度正常值为 36.9℃ ~37.9℃，均值为 37℃左右，昼夜间体温也有周期性波动，通常以清晨 2~5 点为最低，下午 2~5 点为最高，波动幅度一般不超过 1℃。

当机体在致热原的作用下，体温调节中枢的调定点上移而产热增多和（或）散热减少，引起体温调节性升高（超出正常值 0.5℃）时，称为发热（fever）。

另一类体温病理性升高，并非致热因子导致体温调定点上移所致，而是体温调节机构失调或调节障碍引起的一种被动性体温升高，如甲状腺功能亢进症时的产热异常增多，先天性汗腺缺乏、环境高温时的散热障碍，以及下丘脑损伤时的体温调节能力丧失等，称为过热（hyperthermia）。

健康人在剧烈运动、月经前期、妊娠期等生理条件下，体温升高，可超过正常体温 0.5℃，称为生理性体温升高。

【发生机制】

发热是由能刺激机体产生致热性细胞因子的物质——发热激活物（fever activators）作用于机体后产生的。发热激活物包括外来的病原体及其产物（如内毒素、细菌、病毒等），以及体内产物（如抗原抗体复合物、某些类固醇产物、尿酸盐结晶等致炎物）。

　　各种发热激活物作用于机体，激活产内生致热原细胞（包括单核细胞、中性粒细胞等），使之产生并释放白细胞介素–1（IL-1）、肿瘤坏死因子（TNF）、干扰素（IFN）及白细胞介素–6（IL-6）等致热原细胞因子（pyrogenic cytokines）。致热原细胞因子作用于下丘脑内皮细胞，使之产生前列腺素 E_2（PGE_2），PGE_2 可增加脑组织中环磷腺苷（cAMP）。cAMP 作为一种神经传递介质导致体温中枢调定点升高，引起体温调节中枢对体温重新调节。一方面通过垂体内分泌机制使代谢率增加，或通过运动神经使骨骼肌紧张度增高或寒战，引起产热增加，另一方面经交感神经使皮肤血管收缩，引起散热减少，于是产热大于散热，体温上升到与体温调定点相适应的新水平，而引起发热（图 1-1）。

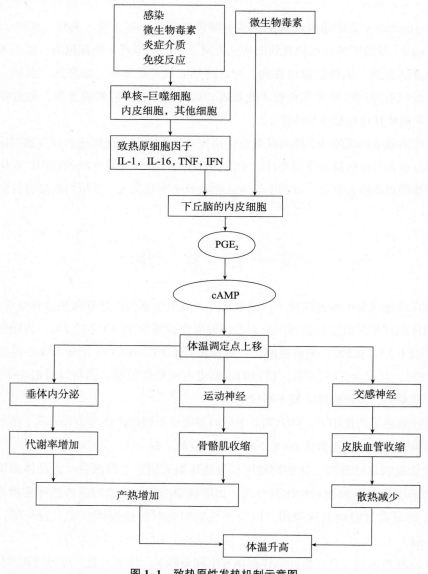

图 1-1　致热原性发热机制示意图

【病因】

　　临床上通常把体温超过正常范围 0.5℃者，都称为发热。引起发热的病因很多，按有无病原体侵入人体分为感染性发热和非感染性发热两大类。临床上感染性发热最常见。

1. 感染性发热 感染性发热（infective fever）是各种病原体侵入人体所致，常见的病原体有细菌、病毒、立克次体、支原体、螺旋体、真菌、寄生虫等。不论急性还是慢性、局部性还是全身性感染，均可引起发热。

2. 非感染性发热 由病原体以外的其他病因引起的发热，称为非感染性发热（noninfective fever）。常见原因包括：

（1）无菌性坏死物质吸收：是由于组织坏死、组织蛋白分解和坏死组织吸收引起的发热，亦称为吸收热（absorption fever）。见于：①物理和机械性损伤：如大面积烧伤、创伤、大手术后、内脏出血等。②血管栓塞或血栓形成引起的内脏梗死或肢体坏死：如急性心肌梗死、肺梗死等。③组织坏死与细胞破坏：如癌、白血病、淋巴瘤、溶血反应等。

（2）抗原 - 抗体反应：变态反应产生的抗原 - 抗体复合物可作为发热激活物引起发热，如风湿热、药物热、血清病、结缔组织病等。

（3）内分泌与代谢障碍：如嗜铬细胞瘤、痛风急性发作、严重脱水等。

（4）体温调节中枢功能失调：致热因素直接损害体温调节中枢，如物理性因素（中暑等）、化学性因素（重度安眠药中毒等）、机械性因素（颅内占位性病变等），可使体温调节中枢功能失常而引起发热，称为中枢性发热。高热而无汗是这类发热的特点。

（5）引起产热过多的疾病：如癫痫持续状态、甲状腺功能亢进症等。

（6）引起散热减少的疾病：如广泛性皮炎、慢性心力衰竭等。

（7）自主神经功能性紊乱：如夏季低热、神经性低热等。

【临床表现】

1. 发热的临床分度 一般来说，口腔温度在37.3℃以上，可认为有发热。以口测法为准，按发热的高低可分为：①低热：37.3℃~38.0℃；②中等度热：38.1℃~39.0℃；③高热：39.1℃~41.0℃；④超高热：41.0℃以上。

2. 发热的临床过程 发热过程的一般可分为三个阶段：

（1）体温上升期：此期体温调定点上移，使产热增加、散热减少，体温上升。临床表现为皮肤苍白，干燥无汗，畏寒或寒战，肌肉酸痛，疲乏无力等。

体温上升形式有两种：①骤升型：体温在数小时内达到39℃或以上，常伴有寒战。见于肺炎链球菌肺炎、败血症、急性肾盂肾炎、疟疾、输液反应或某些药物反应等。②缓升型：体温逐渐上升，数天内才达高峰，多不伴寒战。见于伤寒、结核病等。

（2）高热持续期：当体温升高到新的调定点水平后，产热和散热在新的高度上达到平衡，称高热持续期。临床表现为病人自觉酷热，皮肤发红、干燥。高热使水分经皮肤蒸发较多，皮肤、口唇干燥。因疾病不同此期持续长短不等，如疟疾可持续数小时，肺炎链球菌肺炎、流行性感冒可持续数天，伤寒可长达数周。

（3）体温下降期：当发热激活物、内生致热原及发热介质得到控制和清除，或依靠药物使体温中枢调定点恢复到正常水平，使产热减少、散热增加，体温下降。临床表现为皮肤潮湿，大量出汗，体温下降，严重者可出现脱水甚至休克。体温下降形式有两种：①骤降型：体温于数小时内迅速下降至正常，常伴有大汗。见于肺炎链球菌肺炎、急性肾盂肾炎、疟疾及输液反应等。②缓降型：体温于数天内逐渐降至正常。见于伤寒、风湿热等。

3. 热型及临床意义 发热患者在不同时间测得的体温数值分别记录在体温单上，将各次体温数值点连接成曲线，该体温曲线的不同形态，称为热型（fever type）。不同的发热性疾病可具有相对应的热型，热型的不同有助于发热病因的诊断和鉴别诊断。临床常见的热型有：

（1）稽留热（continued fever）：体温持续在 39℃~40℃以上，达数天或数周，24 小时内体温波动不超过 1℃。常见于肺炎链球菌肺炎、伤寒及斑疹伤寒高热期（图 1-2）。

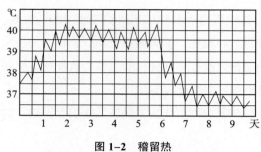

图 1-2　稽留热

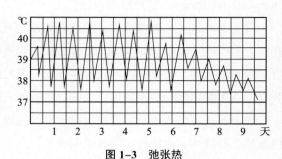

图 1-3　弛张热

（2）弛张热（remittent fever）：体温持续在 39℃以上，24 小时内体温波动在 2℃以上，但都高于正常体温。常见于败血症、风湿热、重症肺结核及化脓性炎症等（图 1-3）。

（3）间歇热（intermittent fever）：高热期与无热期（间歇期）交替出现，即体温骤升达高峰后持续数小时，又迅速降至正常水平，无热期可持续 1 天至数天，如此反复发作。见于疟疾、急性肾盂肾炎等（图 1-4）。

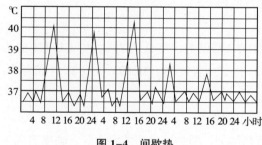

图 1-4　间歇热

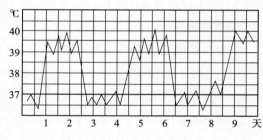

图 1-5　回归热

（4）回归热（recurrent fever）：高热期与无热期各持续若干天后规律性交替一次，即体温骤然上升至 39℃或以上，持续数天后又骤然下降至正常水平。见于回归热、霍奇金病等（图 1-5）。

（5）波状热（undulant fever）：体温逐渐升高达 39℃或以上，数天后逐渐下降至正常水平，持续数天后又逐渐升高，如此反复多次。见于布氏菌病等（图 1-6）。

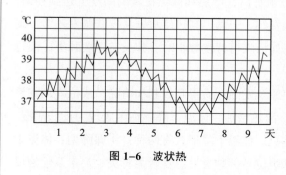

图 1-6　波状热

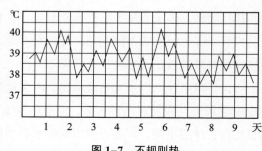

图 1-7　不规则热

（6）不规则热（irregular fever）：发热的体温曲线无一定规律。见于结核病、风湿热、支气管肺炎等（图 1-7）。

必须注意的是，抗生素、解热药或糖皮质激素的应用，可使热型变得不典型。此外，热型也与个体反应性有关，如老年人休克型肺炎可仅有低热或无发热。

4. 热程

（1）急性发热：临床上一般将热程在 3 周以内的发热，称为急性发热（acute fever）。急性发热临床常见，且常为高热，其中以急性感染占首位，包括各种病原体引起的传染病、全身或局灶性感染。而各种病原体中又以细菌最为常见，其次为病毒。

（2）长期不明原因发热（fever of unexplained origin，FUO）：是指发热持续 3 周以上，体温≥38.5℃，经完整的病史询问、体格检查及常规实验室检查后，仍不能明确诊断者。FUO 的热型多样，以弛张热和不规则热多见。热程长短对 FUO 诊断具有较大的参考价值。一般来说，热程短，有乏力、寒战等中毒症状者，有利于感染性疾病的诊断；热程中等，但呈进行性消耗、衰竭者，以肿瘤多见；热程长，无毒血症症状，但发作与缓解交替出现者，则有利于结缔组织病的诊断。

（3）慢性低热：凡口腔温度在 37.3℃~38.0℃，除外生理性原因（如孕妇或女性排卵期）并持续 1 个月以上者，称为慢性低热（chronic lower fever）。慢性低热一般可分为器质性和功能性两大类。器质性者常见，病因又以慢性感染为多，也可见于结缔组织病、内分泌疾病、恶性肿瘤等；功能性者可见于自主神经功能紊乱。

【问诊要点】

1. 发热特点 如起病的缓急、患病的时间与季节、发热的病程、程度（热度高低）、频度（间歇性或持续性）、病因与诱因、体温变化的规律等。

2. 伴随症状 发热的伴随症状对发热病因的诊断具有重要意义。如：①伴寒战：常见于肺炎链球菌肺炎、败血症、急性肾盂肾炎、急性胆囊炎、流行性脑脊髓膜炎、疟疾、药物热、急性溶血或输血反应等。②伴皮疹：见于猩红热、麻疹、风疹、水痘、斑疹伤寒、风湿热等。③皮肤黏膜出血：见于重症感染、某些急性传染病、血液病。④伴结膜充血：见于流行性出血热、麻疹、斑疹伤寒、钩端螺旋体病等。⑤伴口唇单纯疱疹：见于肺炎链球菌肺炎、流行性脑脊髓膜炎、流行性感冒等。⑥淋巴结肿大：见于局灶化脓性感染、风疹、传染性单核细胞增多症、淋巴结结核、淋巴瘤、白血病等。⑦伴肝脾肿大：见于病毒性肝炎、传染性单核细胞增多症、布氏菌病、疟疾、白血病、淋巴瘤、结缔组织病等。⑧伴昏迷：先发热后昏迷，常见于流行性乙型脑炎、流行性脑脊髓膜炎、中毒性菌痢等；先昏迷后发热，常见于脑出血、巴比妥类药物中毒等。⑨伴各系统症状：如伴咳嗽、咳痰见于呼吸系统炎症等；伴腹泻见于肠炎、痢疾等；伴尿频、尿急、尿痛见于尿路感染等。

3. 诊治经过 曾经患过的疾病，患病以来的所做过的检查及结果，使用过的药物名称、剂量、疗效等。

4. 患病以来的一般情况 如精神状态、食欲、体重改变、睡眠及大小便情况。

5. 流行病学资料 对传染病的诊断十分重要，如蚊虫叮咬可引起流行性乙型脑炎、疟疾等；有牲畜接触史者，可患布氏菌病；中毒性菌痢、食物中毒患者，发病前多有进食不洁饮食史；疟疾、乙型或丙型病毒性肝炎、艾滋病等可通过应用血制品、分娩及性交等传播；钩端螺旋体病、血吸虫病都有疫水接触史。

6. 其他 服药史、预防接种史、过敏史、外伤手术史、流产或分娩史、居住地及职业特点等，都可对相关疾病的诊断提供重要线索。

【检查要点】

1. 体格检查　对发热患者要进行全面而细致的体格检查。重点检查生命体征、意识状态、面容、皮肤黏膜、淋巴结、肺、心、肝、脾和神经系统等。注意有无意识障碍、皮疹、出血点、局部或全身浅表淋巴结肿大及肝脾肿大等。

2. 实验室及其他检查

（1）实验室检查：白细胞计数与分类对发热的鉴别诊断有重要意义。如严重化脓性感染白细胞与中性粒细胞显著增多；传染性单核细胞增多症淋巴细胞明显增多，并有异型淋巴细胞增多达 10%~20% 甚至更多；寄生虫病嗜酸性粒细胞增多等。

尿蛋白伴有血尿或脓尿，考虑尿路感染、肾结核、肾肿瘤等。怀疑消化道感染时，粪便常规及培养有重要意义。

发现引起发热的病原体是诊断感染性疾病的最重要的手段。要尽量采集血、尿、粪、痰液、脓液、穿刺液等标本进行培养，阳性结果还需要进行药敏试验以利于治疗时选择相应抗菌药物。长期高热患者，应常规进行血液细菌培养，对伤寒、败血症、感染性心内膜炎的诊断有重要意义。

感染性免疫检查有助于很多细菌、病毒、寄生虫感染的诊断。自身抗体检查有助于系统性红斑狼疮、类风湿关节炎等风湿性疾病的诊断。甲胎蛋白等肿瘤标志物检测，有助于肝癌等肿瘤所致发热的诊断。

（2）影像学检查：胸部 X 线检查有助于肺炎、肺结核、肺肿瘤等的诊断，高分辨率 CT 有助于支气管扩张症的诊断，而 CT 有助于占位性病变的诊断。泌尿系统疾病可进行静脉肾盂造影检查。超声心动图检查可发现感染性心内膜炎的细菌赘生物及瓣周并发症而有助于确诊。超声波检查也利于肝、胆、胰、肾等脏器病变所致发热的诊断。

第二节　疼　痛

疼痛（pain）是一种不愉快的感觉及情绪体验，与实际发生的和潜在的组织损害有关。疼痛是一种生理与心理的综合现象，也是个体防御机能遭破坏时机体避开或去除损害的一种信号，是一种保护性防御反应，为促使病人就医的主要原因。各种损害均可导致机体产生痛觉，强烈或持久的疼痛又会造成生理功能紊乱甚至休克，因此必须了解病因，明确诊断，及时处理。

【病因】

疼痛常由导致组织损伤的损害性刺激引起，包括：①机械性损伤：如刀割、棒击等。②理化因素：如电流、高温和强酸、强碱等。③生物活性物质刺激：如组织细胞发炎或损伤时释入细胞外液中的钾离子、5- 羟色胺、乙酰胆碱、缓激肽、组胺等。

部位不同引起疼痛的刺激方式有所不同。引起皮肤痛的方式是戳刺、切割、挤压、烧伤等；胃肠对机械性牵拉、缺血、痉挛和炎症比较敏感，因而黏膜发炎、平滑肌扩张或痉挛、肠系膜根部牵拉等常引起内脏痛；骨骼肌疼痛是由于缺血、坏死、出血、结缔组织撕裂及长时间收缩等引起；心绞痛与急性心肌梗死的疼痛是由于心肌缺血、缺氧，乳酸堆积刺激神经末梢所致；关节可因高渗盐水或炎症作用于滑膜产生疼痛；动脉在针刺、强烈搏动（如偏头痛）或其他疾病（如蛛网膜下腔出血与颞动脉炎）时产生疼痛。

【发病机制】

疼痛的传导途径主要有脊髓丘脑侧束、三叉神经脊束、脊髓 – 网状 – 丘脑通路、脊颈束、二级后索通路、脊髓固有束和内脏痛通路等 7 个。疼痛中枢包括脊髓、脑干、丘脑、边缘系统和基底神经节、大脑皮质。其中脊髓后角是疼痛信息传递和调制的第一站，丘脑是最重要的疼痛整合中枢，脑干下行抑制与易化系统对疼痛起调节作用，大脑皮质处理疼痛信息。疼痛产生的外周机制主要表现为：伤害性刺激促使受损部位释放致痛物质，作用于痛觉感受器，经传入纤维，冲动传入脊髓、丘脑，最后到达大脑皮层，产生痛觉。来自外界的疼痛信号经初级感觉传入神经进入中枢神经系统以后，从脊髓到大脑各个水平都会受到各级中枢的调节，在中枢神经系统中不仅有痛觉的传导系统，在不同水平上还存在着调制痛觉的神经结构，即在痛觉调制通路上的神经网络系统中，各级中枢也行使对痛觉信息选择性抑制，一旦疼痛信号传导与疼痛调控系统之间的平衡被打破则产生疼痛。目前认为脊髓后角存在一个门控机制，它调节着神经冲动由外周向脊髓投射神经元的传入。粗纤维的活动能够抑制神经冲动上传而关闭闸门，细纤维活动则使闸门开放，神经冲动上传。任何使细纤维活动增强和（或）粗纤维活动减弱的因素均可导致疼痛，这就是著名的有关疼痛的"闸门控制理论"。

【疼痛分类】

1. 按疼痛的程度 ①微弱疼痛：似痛非痛，常与其他感觉复合出现，如酸、麻、沉重、不适感等。②轻度疼痛：疼痛局限，程度很轻或仅有隐痛。③中度疼痛：较为剧烈，但尚能忍受。④剧烈疼痛：难以忍受，有自伤、自杀行为。

2. 按疼痛部位深浅

（1）皮肤痛（skin pain）：位于体表皮肤或黏膜的疼痛，来自体表，定位明确，其刺激可分为机械性、化学性和温度性。皮肤损伤可发生两种不同性质的疼痛，首先出现的是一种尖锐的刺痛（快痛），继而在 1~2 秒后出现一种烧灼样痛（慢痛），称为"双重痛感"。如以止血带扎束肢体使神经组织缺血，然后戳刺皮肤，则刺痛消失，只感觉烧灼样痛。

（2）内脏痛（visceralgia）：位于内脏、肌腱、关节、韧带、筋膜、骨膜等部位的疼痛，是内脏疾病的临床症状之一。内脏感觉纤维的数目较少，且多为细纤维，痛阈较高，一般强烈的刺激不引起主观感觉。例如，在外科手术挤压、切割或烧灼内脏时，患者并不感觉疼痛。但在脏器活动较强烈时，则可产生内脏痛觉，如胃的饥饿收缩、直肠和膀胱的充盈等均可引起痛觉。因此，引起内脏痛的刺激主要是：内脏器官过度膨胀受到牵拉；平滑肌痉挛或强烈收缩，特别是在伴有局部缺血时；化学刺激和机械性刺激等。此外，发炎的脏器或组织对引起疼痛的刺激尤为敏感。内脏痛的痛觉感受器位于身体的深部，痛觉发生较慢而较持续，缺乏"双重痛觉"，定位较不明确，痛区的边缘也难以确定。

3. 按疼痛的表现形式

（1）局部痛：指病变部位的局限性疼痛，多为感受器或神经末梢受到刺激而引起。

（2）放射痛：指神经干、神经丛、神经根或中枢神经受到病变的刺激，疼痛不仅发生于局部，并可沿受累的神经向末梢方向传导，使其分布区内也出现疼痛。

NOTE

（3）扩散痛：指一个神经分支受到刺激时，疼痛除向该分支分布区放射外，尚可扩散到另一个神经分支，甚至邻近脊髓节段的其他神经所支配的区域也出现疼痛。

（4）牵涉痛（referred pain）：指深部疼痛（尤其是内脏痛）扩散到远离脏器的体表而出现疼痛，为一特殊的扩散痛。其发生机制可能是内脏和体表的传入神经纤维由同一后根进入脊髓，在感觉传入的第二级神经元发生会聚，提高了邻近体表感觉神经元的兴奋性，由内脏病变引起的疼痛传入冲动可直接激发脊髓体表感觉神经元，引起相应体表区域的疼痛过敏，被高级中枢误感觉为体表疼痛（皮节法则）。内脏疾病常见牵涉痛的部位见表1-1。

表1-1　常见内脏疾病牵涉痛的部位

患病器官	心	胃、胰	肝、胆	肾脏	阑尾
体表疼痛部位	心前区、左臂尺侧	左上腹、肩胛间	右肩胛	腹股沟区	上腹部或脐

一、头痛

头痛（headache）是指疼痛局限于头颅上半部（眉弓、耳轮上缘和枕外隆突连线以上），主要有额、顶、颞及枕部的疼痛，是临床最常见的症状之一。根据发病的缓急可分为急性头痛（病程在2周内）、亚急性头痛（病程在3个月内）和慢性头痛（病程大于3个月）。根据病因可分为：①原发性头痛：如偏头痛（migraine）、丛集性头痛（cluster headache）、紧张性头痛（tension headache）。②继发性头痛：多为局部器质性损害或全身性疾病的一种症状，如因外伤、感染、肿瘤等所致的头痛。

急性或持续的头痛可能是严重疾病的信号，如高血压、动脉硬化病人头痛突然加剧，尤其是伴呕吐时，须警惕为脑出血的先兆。某些疾病在病程中如头痛呈进行性加剧，常提示病情加重或恶化，应认真检查，明确诊断，及时治疗。

【病因】

1. 颅内病变　①感染：如脑膜炎、脑膜脑炎、脑炎、脑脓肿等。②血管病变：如脑出血、脑血栓形成、脑栓塞、蛛网膜下腔出血、高血压脑病、脑供血不足、脑血管畸形等。③占位性病变：如脑肿瘤、颅内转移癌、白血病时颅内浸润、脑囊虫病、脑血吸虫病、脑包虫病等。④颅脑外伤：如脑震荡、脑挫伤、硬膜下血肿、颅内血肿、脑外伤后遗症等。⑤其他：如偏头痛、丛集性头痛（组胺性头痛）、腰椎穿刺后头痛等。

2. 颅外病变　①颈椎病及其他颈部疾病等。②神经痛：如三叉神经痛等。③眼、耳、鼻及牙齿疾病所致的头痛：眼源性头痛如屈光不正、青光眼等；耳源性头痛如中耳炎、乳突炎等；鼻源性头痛如鼻炎或鼻窦炎症、肿瘤等；牙源性头痛如龋齿、牙周炎等。

3. 全身性疾病　①急性与慢性感染：如流感、伤寒、钩端螺旋体病、慢性肝炎、肺炎等发热性疾病。②心血管疾病：如高血压病、慢性心功能不全等。③中毒：外源性中毒如铅、酒精、一氧化碳、有机磷农药、药物（如颠茄、水杨酸类）等中毒；内源性中毒如尿毒症等。④其他：中暑、低血糖、贫血、肺性脑病、系统性红斑狼疮、月经期及绝经期头痛等。

4. 神经症　如神经衰弱及癔症性头痛等。

【发生机制】

原发性头痛的发生机制，有下列两种学说。血管学理论认为脑血管在头痛的产生过程中起着重要的作用，如偏头痛发作前颅内动脉收缩，随之颈外动脉系统扩张。神经学理论认为多为大脑本身功能障碍所致，如疼痛阈值降低、疼痛感受区域扩大等，出现痛觉过敏（hyperalgesia）、痛觉超敏（allodynia）而引起头痛。

头痛主要由于头部疼痛敏感组织神经纤维的过度放电，或这些结构放电正常但心理反应异常。对疼痛敏感的头颅结构有：①颅内痛敏结构：三叉神经（Ⅴ）、面神经（Ⅶ）、舌咽神经（Ⅸ）、迷走神经（Ⅹ）、静脉窦、脑膜前动脉及中动脉、颅底硬脑膜、颈内动脉近端部分及邻近 Willis 环分支、脑干、中脑导水管周围灰质、丘脑感觉核等。②颅外痛敏结构：颅骨骨膜、帽状腱膜、头皮、皮下组织、头颅部肌肉、颅外动脉、眼、耳、牙齿、鼻窦旁、口咽部、鼻腔黏膜以及第 1、2、3 颈神经。其余颅内组织对疼痛不敏感。

下列因素常导致头痛：①颅内动脉扩张、收缩、移位；②脑膜受刺激或牵张；③头颈部肌肉持续收缩；④第 Ⅴ、Ⅶ、Ⅸ、Ⅹ 对脑神经或第 1、2、3 对颈神经受压、损伤、化学刺激等；⑤五官和颈椎病变；⑥生化因素及内分泌紊乱；⑦精神疾患，如神经衰弱、抑郁症、高度焦虑等。

【问诊要点】

1. 头痛的特点

（1）头痛的起病方式

1）急性头痛：急性起病的头痛，常提示颅内血管性疾病（如蛛网膜下腔出血、颅内动脉瘤或脑血管畸形出血）；伴有发热者常见于感染性疾病（如脑膜炎）；急剧的头痛集中于一侧并伴一只眼睛疼痛提示急性青光眼。

2）亚急性头痛：也可能是严重疾病的表现，特别是当头痛进行性加重时，必须询问近期有无颅脑外伤（如硬膜外血肿），有无发热或颈项强直（如亚急性脑膜炎），有无精神症状、呕吐、缓脉等（如原发或转移脑瘤），有无动脉硬化等病史。

3）慢性头痛：青壮年长期的反复发作性头痛或搏动性头痛，多为血管性头痛（如偏头痛）或神经症。慢性肌收缩性头痛多为紧张性头痛。临床上大多数慢性头痛为良性。

（2）头痛的部位：弄清头痛部位是单侧、双侧、前额或枕部，局部或弥散，颅内或颅外，对病因的诊断有重要价值。颅内或全身急性感染性疾病所致头痛，多为全头痛，呈弥散性，较少放射。蛛网膜下腔出血头痛常牵涉至颈部。反复发作的一侧眶后或额颞部搏动性头痛见于偏头痛、丛集性头痛。紧张性头痛位于双侧颈部或全头部。三叉神经痛的部位与其分支分布的范围有关。颅内疾病如脑炎、脑膜炎、脑肿瘤等引起的头痛常较弥散与深在，其疼痛部位不一定与病变部位相符合，但疼痛多向病灶同侧放射。颅外病变（眼、鼻、牙源性）多为浅表性头痛，位于刺激点或受累神经分布的区域内。高血压病引起的头痛多在额部或整个头部。神经性头痛部位不定，常呈弥漫性全头痛。

（3）头痛的性质：高血压性及血管性头痛多为胀痛、搏动性痛。蛛网膜下腔出血多表现为在剧烈活动中或活动后出现爆裂样局限性或全头部剧痛。颅脑损伤导致的头痛多为钝痛。紧张性头痛多为重压感、紧箍感。偏头痛多为一侧搏动性头痛或钻痛。丛集性头痛、三叉神经痛多呈电击样痛或刺痛。

（4）头痛的程度：头痛的程度一般分轻、中、重，但与病情的轻重并无平行关系，而与患者对痛觉的敏感性有关。一般以三叉神经痛、偏头痛、脑膜刺激征所致的头痛最剧烈。高血压

NOTE

性头痛在血压极度升高时可发生严重头痛，常是高血压脑病或高血压性脑出血的先兆。鼻源性、牙源性的头痛多为中度。脑肿瘤疼痛在一个较长时间内多为轻度或中度。

（5）头痛发生的时间与规律：某些头痛可发生在特定时间，如颅内占位性病变往往清晨加剧，是睡眠后颅内压相对增高所致。高血压性头痛也常于晨间加剧，以后逐渐减轻。鼻窦炎可出现有规律的清晨头痛，与睡眠中鼻窦内脓液积蓄有关。丛集性头痛常在夜间发生。眼源性头痛在长时间阅读后发生。女性偏头痛常在月经期发作频繁。脑肿瘤所致头痛通常为慢性进行性，可有长短不等的缓解期。脑外伤性头痛有明确的病史。神经性头痛病程较长，有明显的波动性与易变性的特点。

（6）头痛加重或缓解的因素：如摇头、咳嗽、打喷嚏、用力排便等可使颅内压增高的动作，常使脑膜炎、脑肿瘤与血管性的头痛加剧。神经性头痛因精神紧张、焦虑、失眠等诱发或加重。丛集性头痛在直立位时可缓解。腰椎穿刺后的头痛则因直立位而加重。颈肌急性炎症时的头痛可因颈部运动而加剧；慢性或职业性颈肌痉挛所致头痛，可因活动或按摩颈肌而逐渐缓解。组胺试验可诱发丛集性头痛，而麦角胺可使偏头痛缓解。

2. 头痛的伴随症状及体征

（1）伴发热：体温升高与头痛同时出现者，常为急性感染、中暑等；急性头痛后出现体温升高，可见于脑出血、某些急性中毒、颅脑外伤等。

（2）伴剧烈呕吐：提示颅内压增高，如脑膜炎、脑炎、脑肿瘤等。头痛在呕吐后减轻者可见于偏头痛。

（3）伴剧烈眩晕：见于小脑肿瘤、椎 – 基底动脉供血不足、基底型偏头痛等。

（4）伴脑膜刺激征：见于脑膜炎、蛛网膜下腔出血。

（5）伴意识障碍：急性头痛伴意识障碍可见于颅内急性感染、蛛网膜下腔出血、一氧化碳中毒等。慢性头痛出现神志逐渐模糊，提示有发生脑疝的危险。

（6）伴癫痫发作：可见于脑血管畸形、脑寄生虫病或脑肿瘤等。

（7）伴视力障碍：多见于眼病（如青光眼）和某些脑肿瘤。短暂的视力减退可见于椎 – 基底动脉供血不足发作。偏头痛发作时可伴有畏光、畏声等症状。

【检查要点】

1. 测体温、呼吸、脉搏、血压及观察面容　发热见于急性感染、中暑、某些急性中毒、脑出血后等；体温过低见于垂体前叶功能减退症、急性乙醇中毒等。呼吸急促常见于心功能不全或急性高热。血压升高见于高血压病。急性面容见于脑出血、中暑、急性乙醇中毒、急性颠茄类中毒等。急性一氧化碳中毒者口唇呈樱红色。

2. 注意有无偏瘫、脑膜刺激征等　伴偏瘫者为一侧性脑血管病；伴脑膜刺激征者为脑膜炎、脑膜脑炎与蛛网膜下腔出血。

3. 神经系统与五官科检查　对头痛病因未明者，有指征时应做全面的神经系统检查以及口腔、眼（包括眼底）、耳鼻咽喉检查等。

4. 实验室与器械检查

（1）血液检查：周围血象检查可提示有无化脓性炎症。尿毒症时血中肌酐、尿素氮明显增高。

（2）脑脊液（CSF）检查：是诊断脑膜炎、蛛网膜下腔出血的重要诊断依据。

（3）血气分析：肺性脑病、一氧化碳中毒时有明显的改变。

（4）免疫学检查：脑寄生虫病时可做抗原皮内试验。

（5）脑电图检查：有助于癫痫、颅内占位性病变的诊断。

（6）影像学检查：X线摄片、脑动脉造影、电子计算机体层扫描（CT）、放射性核素脑扫描、脑超声波检查、数字减影血管造影（DSA）、核磁共振（MRI）等，对脑血肿、脓肿、肿瘤、颅骨骨折、颅骨疾病、颈椎病、鼻窦炎等可提供有价值的诊断依据。

（7）病理组织检查：有助于鼻咽癌、颞动脉炎等的诊断。

二、胸痛

胸痛（chest pain）主要由胸部疾病引起，各种刺激因子如缺氧、炎症、肌肉紧张、肿瘤浸润、组织坏死以及物理、化学因子都可刺激胸部的感觉神经纤维产生痛觉冲动，并传至大脑皮质的痛觉中枢引起胸痛。有时腹腔疾病也可引起胸痛。胸痛是一个常见症状，因痛阈个体差异性大，故胸痛的剧烈程度与病情的轻重并不完全一致。

【病因】

1. 胸壁疾病 ①皮肤及皮下组织病变：蜂窝组织炎、乳腺炎等。②肌肉病变：外伤、劳损、肌炎等。③肋骨病变：肋软骨炎、肋骨骨折、肋骨挫伤等。④肋间神经病变：肋间神经炎、带状疱疹等。

2. 心血管疾病 ①冠心病：心绞痛、心肌梗死等。②心包、心肌病变：心包炎、肥厚型心肌病等。③血管病变：胸主动脉瘤、主动脉夹层、肺梗死等。④心脏神经症。

3. 呼吸系统疾病 ①支气管及肺部病变：支气管肺癌、肺炎、肺结核累及胸膜。②胸膜病变：胸膜炎、自发性气胸、胸膜肿瘤等。

4. 其他原因 ①食管疾病：食管炎、食管癌等。②纵隔疾病：纵隔气肿、纵隔肿瘤。③腹部疾病：肝脓肿、胆囊炎、胆石症、膈下脓肿等。

【发生机制】

胸部感觉神经纤维有肋间神经感觉纤维、支配主动脉的交感神经纤维、支配气管与支气管的迷走神经纤维、膈神经的感觉纤维。各种刺激因子如缺氧、炎症、肌张力改变、肿瘤浸润、肿瘤坏死以及物理、化学因子都可以刺激胸部的感觉神经纤维产生痛觉冲动，并传至大脑皮质的痛觉中枢引起胸痛。其中肋间神经感觉纤维传导胸壁与壁层胸膜及部分膈肌的痛觉，交感神经纤维传导心脏大血管的痛觉，迷走神经纤维传导气管、食管的痛觉，膈神经的感觉纤维传导膈中央部与心包壁层的痛觉。

胸部的疼痛部位与病变部位大致一致，但内脏疾病引起的胸痛也可表现为体表部位同时疼痛，即前述的牵涉痛，如心绞痛时出现心前区、胸骨后疼痛，也可表现为牵涉至左肩、左臂内侧或左颈、左侧面颊部等部分的疼痛。

【问诊要点】

1. 发病年龄与病史 青壮年胸痛，应注意结核性胸膜炎、自发性气胸、心肌炎、心肌病。40岁以上者应多考虑心绞痛、心肌梗死与肺癌等。小儿与青少年胸痛如发生于夏秋季，须考虑流行性胸痛。此外，尚须问及既往有无心脏病、高血压病、动脉硬化病史，有无肺及胸膜疾病史和胸部手术史，有无大量吸烟史等。

2. 胸痛的部位　胸壁疾病所致的胸痛常固定于病变部位，局部常有压痛；胸壁皮肤炎症在罹患处皮肤伴有红、肿、热等改变。带状疱疹是成簇的水疱沿一侧肋间神经分布伴胸痛，疱疹不超过体表正中线。流行性胸痛时可出现胸、腹部肌肉剧烈疼痛，并可向肩、颈部放射。非化脓性肋软骨炎多侵犯第1、2肋软骨，患部隆起，但局部皮肤正常，有压痛。心绞痛与急性心肌梗死的疼痛常位于胸骨后或心前区，疼痛常牵涉至左肩背、左臂内侧达无名指及小指。食管、膈和纵隔肿瘤的疼痛也位于胸骨后，常伴进食或吞咽时加重。自发性气胸、急性胸膜炎和肺梗死的胸痛，多位于患侧的腋前线及腋中线附近。

3. 胸痛的性质　带状疱疹呈阵发性灼痛或刺痛；肌痛常呈酸痛；骨痛呈刺痛。食管炎常呈灼痛或灼热感。心绞痛常呈压榨样痛，可伴有窒息感；心肌梗死则疼痛更为剧烈，并有恐惧、濒死感。干性胸膜炎常呈尖锐刺痛或撕裂痛，伴呼吸时加重，屏气时消失。原发性肺癌、纵隔肿瘤可有胸部闷痛。肺梗死为突然剧烈刺痛或绞痛，常伴有呼吸困难与发绀。

4. 胸痛持续时间　平滑肌痉挛或血管狭窄缺血所致疼痛为阵发性，如心绞痛发作时间短暂，而心肌梗死疼痛持续时间长且不易缓解。炎症、肿瘤、栓塞或梗死所致疼痛呈持续性。

5. 胸痛的诱因与缓解因素　心绞痛常因劳累、体力活动或精神紧张而诱发，含服硝酸甘油可迅速缓解，而对心肌梗死的胸痛则无效。心脏神经症的胸痛在体力活动后反而减轻。胸膜炎、自发性气胸的胸痛则可因深呼吸与咳嗽而加剧。胸壁疾病所致的胸痛常于局部压迫或因胸廓活动时加剧。食管疾病的胸骨后疼痛常于吞咽食物时出现或加剧。反流性食管炎的胸骨后烧灼痛，在服用抗酸剂后减轻或消失。

6. 伴随症状　①伴咳嗽、咯痰：见于气管、支气管、肺或胸膜疾病。②伴咯血：见于肺炎、肺脓肿、肺梗死或支气管肺癌。③伴呼吸困难：提示肺部较大面积病变，如肺炎链球菌性肺炎、自发性气胸、渗出性胸膜炎、过度换气综合征或其他心肺疾病重症。④伴吞咽困难：提示食管疾病。⑤伴面色苍白、大汗、血压下降或休克：多考虑急性心肌梗死、主动脉夹层或大块肺栓塞等严重病变。⑥纵隔疾病所致胸痛常伴上腔静脉阻塞综合征。

胸痛常见病因的鉴别见表1-2。

表1-2　胸痛常见病因的鉴别

特点	胸壁疾病	胸膜病变	心绞痛、心肌梗死	食管、纵隔疾病
部位	固定于病变处。带状疱疹沿神经走向分布，不越过正中线	患侧腋中线肺底部位	胸骨后或心前区，可牵涉至左肩、左臂内侧	胸骨后
性质	隐痛或剧痛。带状疱疹呈刀割样痛或灼痛	干性胸膜炎为尖锐刺痛	压榨样伴窒息感，心肌梗死时更剧烈	食管炎为烧灼痛；纵隔肿瘤为闷痛
持续时间	不定。带状疱疹可持续数周	粘连性胸膜炎为长期钝痛	心绞痛短暂（<15分钟），心肌梗死时长（数小时或数日）	纵隔肿瘤呈持续性且逐渐加重
影响因素	压迫局部或胸廓活动时加剧	咳嗽、深呼吸时加剧	心绞痛诱因明显，含硝酸甘油迅速缓解；心肌梗死诱因不明显，含硝酸甘油不缓解	吞咽食物时出现或加剧

【检查要点】

1. 体格检查　测量体温、脉搏、呼吸、血压，注意胸腹部有无阳性体征。如急性白血病与慢性白血病急变可有自发性胸骨痛与胸骨压痛；肋间神经炎沿肋间神经有明显触痛；胸膜炎时可检查到胸膜摩擦音（感）或有胸腔积液体征；自发性气胸患侧叩诊呈鼓音，听诊呼吸音减弱或消失；心包炎有心包摩擦音（感）等心脏体征。

2. 实验室及器械检查

（1）血常规及血沉检查对鉴别感染与非感染、器质性与功能性疼痛有帮助。

（2）肌钙蛋白、肌酸激酶及其同工酶、乳酸脱氢酶及其同工酶的测定，有助于急性心肌梗死的诊断。

（3）胸腔穿刺或心包穿刺能发现胸腔或心包有无积液，并可做有关的实验室检查，血性积液常由恶性肿瘤引起，可发现肿瘤细胞。

（4）X线胸片检查可发现与胸痛有关的肋骨、脊椎、胸骨、纵隔、主动脉、心、肺与胸膜的病变，钡餐检查有助于发现上消化道疾病。

（5）超声波检查有助于发现与胸痛有关的心脏、大血管及上腹部疾病。

（6）心电图检查对诊断心绞痛与心肌梗死有重要价值。

（7）放射性核素检查有助于冠心病及肺梗死的诊断。

3. 治疗性诊断　如胸壁局部病变做局部普鲁卡因封闭，胸痛可暂时消失提示与心脏无关。含服硝酸甘油后，心绞痛迅速缓解，而对急性心肌梗死则无效。气胸患者可行诊断性胸腔穿刺，既可解除患者呼吸困难又可确诊。

三、腹痛

腹痛（abdominal pain）是临床上常见的症状，常是患者就诊的主要原因。多数由腹部脏器的疾病引起，但胸部疾病及全身性疾病也可引起。病变的性质有器质性和功能性之分。临床上一般分为急性腹痛与慢性腹痛。急性腹痛发病急、病情重、变化快，内科、外科、妇产科与儿科疾病均可引起急性腹痛，其中属外科范围者，临床上习惯称之为"急腹症（acute abdomen or surgical abdomen）"。急腹症是一类以急性腹痛为突出表现，需要及时诊断和紧急处理的腹部疾病，其特点为发病急、进展快、变化多、病情重，如延误诊断或治疗不当，将会给病人带来严重危害。慢性腹痛起病缓慢而病程较长，或由急性起病后转变为迁延性。由于发病原因比较复杂，对腹痛病人必须进行认真全面的体格检查和必要的辅助检查才能作出正确的诊断。

【病因】

1. 腹部疾病

（1）腹膜炎：由胃肠穿孔引起者最常见。腹痛的特点为：疼痛一般位于炎症所在部位，腹痛常因加压、改变体位而加剧，呈持续性锐痛，病变部位有压痛、反跳痛与腹肌紧张，肠蠕动音减弱或消失。

（2）腹腔脏器炎症：如急性或慢性胃炎、肠炎、胰腺炎、阑尾炎和盆腔炎等。一般腹痛部位与病变脏器的体表投影相符。

（3）空腔脏器梗阻或扩张：如肠梗阻、胆石症、胆道蛔虫病、泌尿道结石梗阻等。腹痛常为阵发性剧烈绞痛。

（4）脏器扭转或破裂：如肠扭转、肠系膜或大网膜扭转、卵巢囊肿扭转，急性内脏破裂如肝脾破裂、异位妊娠破裂等。急性扭转及内脏破裂时可引起剧烈的绞痛或持续性疼痛。

（5）腹腔或脏器包膜牵张：如手术后或炎症后腹膜粘连；实质性脏器因病变肿胀，导致包膜张力增加而发生腹痛，如肝炎、肝淤血、肝癌等。

（6）化学性刺激：消化性溃疡，可因胃酸作用而发生刺痛或灼痛。

（7）肿瘤压迫与浸润：多见于演进中的腹腔恶性肿瘤压迫或浸润感觉神经。

2. 胸腔疾病的牵涉痛　如肺炎、心绞痛、急性心肌梗死、急性心包炎、肺梗死、胸膜炎、食管裂孔疝等，疼痛可牵涉腹部，类似急腹症。

3. 全身性疾病　如尿毒症时毒素刺激腹腔浆膜可引起腹痛。少数糖尿病酮症酸中毒可引起腹痛，酷似急腹症。铅中毒时则引起肠绞痛。荨麻疹时胃肠黏膜水肿，过敏性紫癜时肠管浆膜下出血，也可致腹痛。

【发生机制】

1. 内脏性腹痛　主要由交感神经传入脊髓，其特点为：①疼痛部位不确切，接近腹中线。②疼痛感觉模糊，多为痉挛、不适、钝痛、灼痛。③常伴恶心、呕吐、出汗等其他自主神经兴奋症状。

2. 躯体痛（somatic pain）　经体神经传至脊神经根，反映到相应脊髓节段所支配的皮肤。其疼痛特点：①定位准确，可在腹部一侧。②程度剧烈。③可有局部腹肌强直。④腹痛可因咳嗽、体位变化而加重。

3. 牵涉痛　指内脏性疼痛牵涉到体表部位，即内脏痛觉信号传至相应脊髓节段，引起该节段支配的体表部位疼痛。其特点是：①定位明确，疼痛程度剧烈持续。②有压痛、肌紧张及感觉过敏。

如阑尾炎早期疼痛部位不确切，常有恶心、呕吐，此为内脏性疼痛；当痛觉信号传至相应脊髓节段，引起该节段支配的体表部位疼痛，表现为脐周或上腹部出现疼痛，此为牵涉痛；当持续而强烈的炎症刺激影响相应脊髓节段的躯体传入纤维，则出现躯体性疼痛，表现为疼痛转移至右下腹麦氏（Mc Burney）点，提示炎症进一步发展波及壁腹膜，疼痛程度剧烈，可伴以压痛、肌紧张及反跳痛。

【问诊要点】

1. 年龄及既往史　儿童要多考虑肠道蛔虫症及肠套叠。青壮年则以消化性溃疡、阑尾炎多见。中老年人则应警惕恶性肿瘤的可能。既往史对腹痛的病因诊断十分重要。如反复发作的节律性上腹痛病史有助于消化性溃疡的诊断；胆石症、泌尿道结石史，有助于胆绞痛、肾绞痛的诊断；既往的急性阑尾炎、急性胰腺炎、急性胆囊炎、急性盆腔炎等病史，有利于各种慢性炎性腹痛的诊断；结核性腹膜炎史与腹部手术史有利于腹膜粘连性腹痛的诊断；肠道寄生虫病史有助于肠道寄生虫病性腹痛的诊断。

2. 腹痛部位　一般来说腹痛的部位常与投影于该部位的腹腔脏器病变一致。如胃及十二指肠疾病、急性胰腺炎疼痛多在中上腹部；肝胆疾患疼痛位于右上腹；小肠绞痛位于脐周；结肠疾病疼痛多位于下腹或左下腹；膀胱炎、盆腔炎症及异位妊娠破裂，疼痛在下腹部。空腔脏器穿孔后引起弥漫性腹膜炎则为全腹痛；急性阑尾炎早期因为炎症仅波及脏腹膜，疼痛在脐周或上腹部，数小时后因炎症波及壁腹膜，疼痛转移至右下腹；肺炎、心肌梗死等可因病变刺激相应脊髓节段的传入神经纤维出现牵涉性腹痛。也有腹痛呈弥漫性与不定位性，如结核性腹膜炎、腹膜转移癌、腹膜粘连、结缔组织病等。

3. 腹痛的性质与程度 消化性溃疡常有慢性、周期性、节律性中上腹隐痛或灼痛，如突然呈剧烈的刀割样、烧灼样持续性疼痛，可能并发急性穿孔；并发幽门梗阻者常为胀痛，于呕吐后减轻或缓解。胆石症、泌尿道结石及肠梗阻的绞痛相当剧烈，病人常呻吟不已、辗转不安。剑突下钻顶样痛是胆道蛔虫梗阻的特征。肝癌疼痛多呈进行性锐痛。慢性肝炎与淤血性肝大（如右心衰竭、缩窄性心包炎）多为持续性胀痛。肠寄生虫病多呈发作性隐痛或绞痛。结肠病变常呈阵发性痉挛性疼痛，排便后常缓解；直肠病变的疼痛常伴里急后重。肝脾破裂、异位妊娠破裂可出现腹部剧烈绞痛或持续性疼痛。持续性、广泛性剧烈腹痛伴腹肌紧张或板状腹，提示为急性弥漫性腹膜炎。

4. 诱发、加重或缓解腹痛的因素 胆囊炎或胆石症发作前常有进食油腻食物史。急性胰腺炎发作前则常有暴饮暴食、酗酒史。急性出血性坏死性肠炎多与饮食不洁有关。服碱性药缓解者，见于十二指肠溃疡。腹部受外部暴力的作用后出现腹部剧痛并有休克者，可能是肝脾破裂所致。急性腹膜炎腹痛在静卧时减轻，腹部加压或改变体位时加重。胃黏膜脱垂病人左侧卧位时疼痛减轻，右侧卧位时疼痛加剧。胃下垂、肾下垂时，病人站立过久或运动后出现腹痛或腹痛加剧，在仰卧位或同时垫高髋部时疼痛缓解。胰头癌病人仰卧时出现疼痛或使疼痛加剧，而在前倾坐位或俯卧位时缓解。反流性食管炎病人在躯体前屈时剑突下的烧灼痛明显，而直立时可减轻。肠炎引起的腹痛常于排便后减轻，而肠梗阻腹痛于呕吐或排气后缓解。

5. 腹痛的伴随症状 ①伴寒战、高热：提示急性炎症，可见于急性化脓性胆管炎、肝脓肿、腹腔脏器脓肿等。②伴黄疸：提示肝、胆、胰腺疾病，急性溶血等。③伴血尿：多见于尿路结石。④伴休克：常见于急性腹腔内出血、急性胃肠穿孔、急性心肌梗死、中毒性菌痢等。⑤伴呕吐、腹胀、停止排便排气：提示胃肠梗阻。⑥伴腹泻：提示为肠道炎症、吸收不良，亦见于慢性胰腺及肝脏疾病。⑦伴血便：急性者见于急性菌痢、肠套叠、绞窄性肠梗阻、急性出血性坏死性结肠炎、过敏性紫癜等；慢性者可见于慢性菌痢、肠结核、结肠癌等；柏油样便提示上消化道病变；鲜血便提示下消化道病变。⑧伴反酸、嗳气：提示为慢性胃炎或消化性溃疡。

【检查要点】

1. 一般情况检查 如体温、脉搏、呼吸、血压等。

2. 心、肺、皮肤检查 在急性腹痛病人不应忽视急性心肌梗死、下叶肺炎、带状疱疹等病变的可能，故应注意心、肺、皮肤检查。

3. 腹部检查 是重点内容。应注意腹部压痛部位及有无反跳痛。触及腹部肿块时应鉴别所属脏器或组织，是炎症性还是非炎症性，是囊性还是实质性，是良性还是恶性，是在腹壁上还是在腹腔内。压痛、反跳痛及腹肌紧张提示腹膜炎症。腹痛、腹胀伴肠蠕动波及肠鸣音亢进要考虑机械性肠梗阻。腹胀而肠鸣音消失则是麻痹性肠梗阻的特征。有腹膜炎体征伴肝浊音界缩小或消失提示胃肠穿孔。腹痛、腹胀并有移动性浊音提示腹腔内脏器出血或积液。

4. 直肠检查 对诊断直肠与盆腔内炎性包块、血肿、脓肿、肿瘤、结肠套叠等有重要帮助。异位妊娠破裂时在直肠子宫凹陷处诊断性穿刺可抽出血性液体。

5. 实验室及器械检查

（1）血常规检查可区别急性腹痛为炎症性或非炎症性；血沉增快的慢性腹痛须注意腹腔结核、局灶性结肠炎、淋巴瘤、癌、结缔组织病的可能。

（2）尿常规检查异常，提示腹痛与泌尿系统疾病有关；尿糖与尿酮体阳性，有助于糖尿病酮症酸中毒的诊断；肾绞痛伴血尿常提示泌尿系结石；尿妊娠试验阳性有助于异位妊娠破裂的诊断。

（3）血清或尿淀粉酶明显增高，对诊断急性胰腺炎有确诊意义。

（4）大便常规检查发现蛔虫卵有助于蛔虫性肠梗阻、胆道蛔虫病的诊断；发现阿米巴滋养体和包囊有助于阿米巴肠病的诊断。血便提示结肠癌、痔疮等，粪便隐血试验阳性提示活动性消化性溃疡、肠结核、胃癌、结肠癌等的可能。细菌性痢疾粪便培养可检出痢疾杆菌。

（5）超声波检查能发现肝脾肿大、肝内占位性病变、胰腺炎症与肿瘤、胆道炎症与结石、腹内包块及其性质、部分尿路结石，以及确定异位妊娠；并可通过超声波定位进行诊断性腹腔穿刺。

（6）腹部 X 线平片检查可发现胆道、胰管与尿路结石，肠梗阻的肠内气液平面、肠胀气，胃肠穿孔的膈下游离气体；胃肠钡餐及钡剂灌肠能协助消化道疾病的诊断；肾盂、输尿管与膀胱造影可协助诊断泌尿系统疾病。必要时可进行 CT 检查。

（7）胃镜、结肠镜下直视及活体组织病理学检查有助于胃肠道疾病的诊断。

6. 剖腹探查　对疑为胃肠穿孔、脏器破裂及并发内脏出血、脏器扭转、脓肿、肿瘤及其他需手术治疗的疾病均可考虑。

第三节　咳嗽与咳痰

咳嗽（cough）是一种保护性反射动作，通过咳嗽反射能有效地清除呼吸道内的病理性分泌物和从外界进入呼吸道内的异物。但长期、频繁咳嗽影响工作与休息，甚至加重心肺负担，促使感染扩散而失去保护意义。

咳嗽是由于延髓咳嗽中枢受刺激引起。刺激可来自呼吸系统以外的器官，但大部分来自呼吸道黏膜，经迷走神经、舌咽神经和三叉神经的感觉纤维传入。传出神经纤维来自喉下神经、膈神经及脊神经，分别将冲动传到咽肌、声门、膈肌及其他呼吸肌，引起咳嗽动作。咳嗽首先是快速短促吸气，膈下降，声门关闭，随即呼吸肌、膈与腹肌快速收缩，使肺内压迅速升高，然后声门突然开放，肺内高压气流喷射而出，冲击声门裂隙而发生咳嗽动作与特别音响，呼吸道分泌物或异物随之排出。

根据病程，临床上咳嗽可分为三类：①急性咳嗽：是指 3 周以内的咳嗽，是呼吸科门诊最常见的症状。②亚急性咳嗽：持续时间超过 3 周，在 8 周以内的咳嗽称为亚急性咳嗽，原因较为复杂。③慢性咳嗽：持续时间超过 8 周，可持续数年甚至持续数十年。

咳痰（expectoration）是将呼吸道内病理性分泌物，借助咳嗽反射而排出口腔外的动作，属病态现象。

【病因与发生机制】

1. 咳嗽

（1）呼吸道疾病：从鼻咽部至小支气管整个呼吸道黏膜受到刺激时，均可引起咳嗽。呼吸道各部位，如咽、喉、气管、支气管黏膜受到刺激性气体（冷热空气、氯气、氨气及吸烟等）、各种炎症、粉尘、出血、肿瘤、异物等因素刺激，均可引起咳嗽。肺泡内分泌物排入小支气管也能引起咳嗽。

（2）胸膜疾病：胸膜炎或胸膜受刺激（如自发性气胸、胸腔穿刺）时，可引起咳嗽。

（3）心血管病：如二尖瓣狭窄或其他原因所致的肺淤血与肺水肿，肺泡及支气管内有浆液性或血性浆液性漏出物，可引起咳嗽；右心或体循环静脉栓子脱落引起肺栓塞时，也可引起咳嗽。

（4）中枢神经因素：随意性咳嗽起源于大脑皮质，皮质冲动传至延髓咳嗽中枢，引起咳嗽动作。大脑皮质也能在一定程度上抑制咳嗽反射。

2. 咳痰 正常支气管黏膜腺体和杯状细胞只分泌少量黏液，使呼吸道黏膜保持湿润。当咽、喉、气管、支气管或肺因各种原因（微生物性、物理性、化学性、过敏性）使黏膜或肺泡充血、水肿、毛细血管通透性增高和腺体分泌增多，渗出物（含红细胞、白细胞、巨噬细胞、纤维蛋白等）与黏液、浆液、吸入的尘埃等一起混合成痰。在呼吸道感染和肺寄生虫病时，痰中可检出病毒、细菌、肺炎支原体、立克次体、阿米巴原虫和某些虫卵等。此外，在肺淤血和肺水肿时，因毛细血管通透性增高，肺泡和小支气管内有不同程度的浆液漏出，也会引起咳痰，肺水肿时咳痰常呈粉红色泡沫状。

【问诊要点】

1. 咳嗽的性质

（1）干性咳嗽：指咳嗽无痰或痰量甚少。常见于急性咽喉炎、急性支气管炎初期、胸膜炎、轻症肺结核、肺癌等。

（2）湿性咳嗽：指带痰液的咳嗽。常见于慢性咽喉炎、慢性支气管炎、支气管扩张症、肺炎、肺脓肿、空洞型肺结核。

2. 咳嗽出现的时间与节律 ①突然发生的咳嗽，常见于吸入刺激性气体所致急性咽喉炎、气管与支气管异物。②阵发性咳嗽见于支气管异物、支气管哮喘、支气管淋巴结结核、支气管肺癌、百日咳等。③长期慢性咳嗽见于慢性支气管炎、支气管扩张、慢性肺脓肿、空洞型肺结核等。④晨咳或夜间平卧时（即改变体位时）加剧并伴咳痰，常见于慢性支气管炎、支气管扩张和肺脓肿等病。⑤左心衰竭、肺结核夜间咳嗽明显，可能与夜间肺淤血加重及迷走神经兴奋性增高有关。

3. 咳嗽的音色 对提示诊断有一定意义。①声音嘶哑的咳嗽多见于声带炎、喉炎、喉癌，以及肺癌、扩张的左心房或主动脉瘤压迫喉返神经。②犬吠样咳嗽多见于喉头炎症水肿或气管受压。③无声（或无力）咳嗽可见于极度衰弱或声带麻痹的患者。④带有鸡鸣样吼声常见于百日咳。⑤金属调的咳嗽可由于纵隔肿瘤或支气管癌等直接压迫气管所致。

4. 痰的性质与量 痰的性质可分为黏液性、浆液性、脓性、黏液脓性、浆液血性、血性等。急性呼吸道炎症时痰量较少；支气管扩张、空洞型肺结核、肺脓肿等痰量常较多；支气管扩张与肺脓肿患者痰量多时，痰可出现分层现象：上层为泡沫，中层为浆液或浆液脓性，下层

NOTE

为坏死性物质。痰有恶臭气味者，提示有厌氧菌感染。

5. 伴随症状　①伴发热：多见于呼吸道感染、胸膜炎、肺结核等。②伴胸痛：见于累及胸膜的疾病如肺炎、胸膜炎、支气管肺癌、自发性气胸等。③伴哮喘：可见于支气管哮喘、喘息型慢性支气管炎、心源性哮喘、气管与支气管异物等，也可见于支气管肺癌引起的气管与大支气管不完全阻塞时。④伴呼吸困难：见于喉头水肿、喉肿瘤、慢性阻塞性肺疾病、重症肺炎以及重症肺结核、大量胸腔积液、气胸、肺淤血、肺水肿等。⑤伴体重减轻：需考虑肺结核、支气管肺癌。⑥伴咯血：常见于肺结核、支气管扩张、肺脓肿、支气管肺癌及风湿性二尖瓣狭窄等。⑦伴杵状指（趾）：主要见于支气管扩张、慢性肺脓肿、支气管肺癌等，也可见于部分先天性心脏病患者。

【检查要点】

1. 着重心、肺检查　如心尖区隆隆样舒张中晚期杂音，提示二尖瓣狭窄。肺部触诊语颤增强，叩诊呈局限性浊音，听诊有管状呼吸音，提示肺实变；听诊两下肺散在湿啰音常见于急性或慢性支气管炎；双肺满布大、中、小水泡音可见于急性肺水肿；成人肺尖部（尤一侧性者）局限性有响性水泡音常提示为肺结核；局限性肺下部湿啰音见于支气管扩张症。

2. 实验室及器械检查

（1）痰细菌学检查（涂片、培养）：对肺炎、肺结核等的诊断有重要帮助。肺吸虫病时痰涂片可发现肺吸虫卵；痰中发现癌细胞，能明确支气管肺癌的诊断。

（2）胸部 X 线透视及摄片检查：能确定肺部病变的部位与范围，有时还可以确定病变的性质。有指征时还需做 CT、支气管造影、纤维支气管内镜检查等。

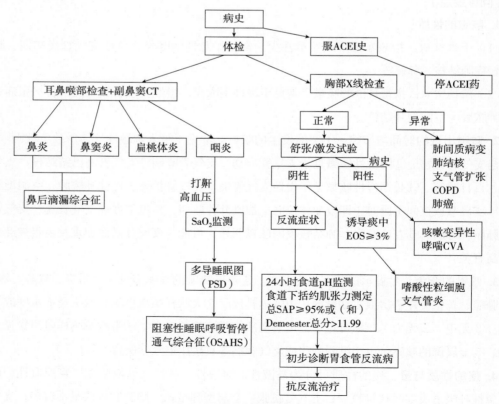

图 1-8　慢性咳嗽诊断流程图

第四节　咯　血

咯血（hemoptysis）是指喉部以下的呼吸器官出血，经咳嗽动作从口腔排出。咯血前常有喉部作痒，血液随咳嗽而咯出。咯血量的多少随病因、病变性质及损伤血管的情况不同而异，少者可痰中带血，多则大口涌血，一次数百毫升。每日咯血量在100mL内者属小量咯血，咯血量在100~500mL者属中等量咯血，咯血量超过500mL者属大量咯血。大咯血是危及病人生命的急症，若血块阻塞呼吸道引起病人窒息则立即危及生命。窒息时，患者有濒死感，表情恐惧，喉头作响，随即呼吸浅速甚或骤停，一侧或双侧呼吸音消失，全身皮肤发绀，大汗淋漓，神志不清，大小便失禁。大咯血需与呕血（上消化道出血）相鉴别（表1-3）。

表1-3　咯血与呕血的鉴别

	咯血	呕血
病史	肺结核、支气管扩张、肺癌、心脏病等	消化性溃疡、肝硬化等
出血前症状	喉部痒感、胸闷、咳嗽等	上腹不适、恶心、呕吐等
出血方式	咯出	呕出，可为喷射状
出血颜色	鲜红	棕黑色或暗红色，有时鲜红色
血内混有物	泡沫和（或）痰	食物残渣、胃液
黑粪	无（如咽下血液时可有）	有，可在呕血停止后仍持续数日
酸碱反应	碱性	酸性

【病因】

引起咯血的原因很多，但以呼吸系统和循环系统疾病为主。

1. 支气管疾病　常见的有支气管扩张、支气管肺癌、支气管内膜结核和慢性支气管炎等。出血机制主要因炎症或肿瘤损害支气管黏膜或病灶毛细血管，使其通透性增高或破裂所致。

2. 肺部疾病　常见的有肺结核、肺炎链球菌性肺炎、肺脓肿等；较少见的有肺梗死、恶性肿瘤转移、肺吸虫病等。肺结核为我国最常见的咯血原因。其出血机制为结核病使毛细血管渗透性增高，血液渗出，表现痰中带血丝、血点或小血块；如病变侵蚀小血管，使其破溃，则引起中等量咯血；如空洞壁肺动脉分支形成的小动脉瘤破裂或继发结核性支气管扩张形成的小动静脉瘘破裂，则引起大量咯血，可危及生命。

3. 心血管疾病　较常见的是风湿性心脏病二尖瓣狭窄所致的咯血。某些先天性心脏病如房间隔缺损、动脉导管未闭引起肺动脉高压时，也可发生咯血。急性肺水肿时可咳粉红色泡沫痰。

4. 其他　血液系统疾病，如血小板减少性紫癜、白血病、血友病等；急性传染病，如肺出血型钩端螺旋体病、肾综合征出血热等均可引起咯血。

【问诊要点】

1. 既往史　了解有无口、鼻、咽、上消化道出血的特征性表现及相应病史，以区分口、

NOTE

鼻、咽部出血，呕血或咯血。询问咯血是初发还是屡发，注意询问既往有无呼吸系统、循环系统、血液系统等与咯血有关的疾病。

2. 年龄   青壮年咯血多见于肺结核、支气管扩张、风湿性心脏病二尖瓣狭窄等；中年以上有长期吸烟史者咯血，除应考虑慢性支气管炎外，尚须警惕支气管肺癌的可能性。

3. 咯血量   中等量和大量咯血常见于空洞型肺结核、支气管扩张、肺脓肿、二尖瓣狭窄、钩端螺旋体病、支气管腺瘤等。其他原因所致的咯血量较少。

4. 咯血的颜色及其性状   肺结核、支气管扩张、肺脓肿、出血性疾病，咯血颜色鲜红；铁锈色血痰见于大叶性肺炎，也可见于肺吸虫病；砖红色胶冻样血痰主要见于克雷伯杆菌肺炎；巧克力样血痰见于阿米巴肺脓肿；左心衰竭肺水肿时咯粉红色泡沫样血痰；肺梗死时常咯暗红色血痰。

5. 伴随症状   ①伴有发热、盗汗者多见于肺结核。②伴有发热、胸痛者，多见于大叶性肺炎、肺结核、肺脓肿、肺梗死等。③伴有大量脓痰者，需考虑支气管扩张症、肺脓肿、空洞型肺结核并发感染。④伴有刺激性呛咳、杵状指者，要警惕支气管肺癌。⑤伴有心悸、气促者，常提示心脏疾病。⑥伴有皮肤黏膜出血，应注意血液病、结缔组织病；若起病急骤，同时出现高热者，需考虑肺出血型钩端螺旋体病、肾综合征出血热等急性传染病。

【检查要点】

1. 排除口腔、咽、鼻部位出血   口腔与咽部出血易观察到局部出血灶。鼻腔出血多从前鼻孔流出，常在鼻中隔前下方发现出血灶，较易诊断。有时鼻腔后部出血量较多，可被误诊为咯血，如用鼻咽镜检查血液从后鼻孔沿咽壁下流，即可确诊。此外，还需检查有无鼻咽癌、喉癌、口腔溃疡、牙龈出血及咽喉炎的可能性。

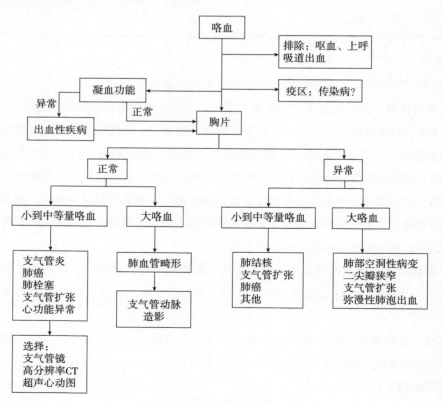

图1-9   咯血的诊断流程

2. 体格检查　注意观察有无黄疸、贫血、全身皮肤黏膜出血、杵状指（趾），心、肺有无异常体征，肝、脾与淋巴结有无肿大，有无体重减轻等。咯血开始时某侧呼吸音减弱或出现啰音，如止血后恢复正常，常表示该侧出血。

3. 实验室及其他检查

（1）痰液检查可发现结核菌、真菌、原虫、肺吸虫卵、癌细胞等。

（2）有指征时可做钩端螺旋体血清免疫反应、肺吸虫抗原皮内试验。

（3）血液常规、出凝血功能检查，必要时做骨髓检查，可明确出血性疾病的诊断。

（4）常规做胸部 X 线平片检查，必要时做 CT 检查，对胸肺疾病或心脏病的诊断有重要意义。支气管碘油造影、CT 可确诊支气管扩张症。

（5）疑为先天性心脏病，需做超声心动图或右心导管检查。

（6）纤维支气管镜检查对原因未明的咯血可提供诊断信息，并可在直视下进行活组织检查做病理学诊断。放射性核素扫描对肺栓塞、肺肿瘤的诊断常有帮助。

咯血的诊断流程见图 1-9。

第五节　呼吸困难

呼吸困难（dyspnea）是指患者主观上感到空气不足，呼吸费力；客观上表现为呼吸频率、节律与深度的异常，严重时出现鼻翼扇动（nasal alae flap）、发绀（cyanosis）、端坐呼吸（orthopnea）及辅助呼吸肌参与呼吸活动。呼吸困难是呼吸功能不全及心功能不全的重要症状，由于通气不足、通气/血流比例失调、气体交换障碍以及肺淤血等所引起。

【病因】

引起呼吸困难的原因主要是呼吸系统和循环系统疾病。

1. 呼吸系统疾病

（1）肺部疾病：如肺炎链球菌性肺炎、肺淤血、肺水肿、肺不张、肺栓塞、特发性肺间质纤维化、细支气管肺泡癌等。

（2）呼吸道梗阻：如喉部炎症、水肿、肿瘤或异物所致的上呼吸道狭窄或梗阻；支气管哮喘、慢性阻塞性肺气肿所致下呼吸道痉挛或狭窄。

（3）胸廓活动障碍：如严重胸廓脊柱畸形、气胸、大量胸腔积液和胸廓外伤等。

（4）神经肌肉疾病：如脊髓灰质炎病变累及颈髓、急性多发性神经根炎和重症肌无力累及呼吸肌、药物（如氨基糖苷类）导致呼吸肌麻痹等。

（5）膈肌运动受限：如膈麻痹、高度鼓肠、大量腹水、腹腔巨大肿瘤、胃扩张和妊娠末期。

2. 心血管系统　各种原因所致的重度心力衰竭，特别是左心衰竭、心包填塞、原发性肺动脉高压等。

3. 中毒　如尿毒症、糖尿病酮症酸中毒、吗啡中毒、巴比妥类中毒、亚硝酸盐中毒、有机磷中毒和一氧化碳中毒等。

4. 血液病　如重度贫血、高铁血红蛋白血症和硫化血红蛋白血症等。

5. 神经精神因素　见于中枢神经系统病变，如脑出血、脑肿瘤压迫、脑外伤、脑炎、脑膜脑炎以及二氧化碳潴留所致呼吸功能障碍。精神因素所致呼吸困难如癔症等。

【发生机制】

1. 通气障碍（hypoventilation）

（1）气道阻塞性疾病：上呼吸道梗阻，如喉头水肿、喉头异物及喉头肿瘤等疾病，吸气时气道内压明显低于大气压，导致气道狭窄加重；呼气时则因气道内压大于大气压而使阻塞减轻，故患者表现为吸气性呼吸困难（inspiratory dyspnea）。下呼吸道梗阻，如慢性阻塞性肺疾病、支气管哮喘等疾病，吸气时由于胸膜腔内压降低，气道内压大于胸膜腔内压，故使阻塞减轻；用力呼气时由于胸膜腔内压升高而压迫气道，使气道狭窄加重，患者表现为呼气性呼吸困难（expiratory dyspnea）。

（2）胸壁、胸膜疾病：如肋骨骨折、气胸、渗出性胸膜炎等疾病，由于限制了肺的扩张，引起限制性通气不足（restrictive hypoventilation）。

（3）中枢损害或抑制：如脑血管病变、脑炎、脑外伤、药物中毒等直接或间接抑制呼吸中枢，脊髓灰质炎、多发性神经炎以及重症肌无力等导致呼吸肌疲劳（respiratory muscle fatigue），引起限制性通气不足。

2. 换气功能障碍

（1）弥散障碍：各种累及肺泡和（或）肺间质的病变，如肺炎、重症肺结核、肺气肿、弥漫性肺纤维化、肺水肿、急性呼吸窘迫综合征等，可引起参与呼吸的肺泡减少，有效弥散面积减少，出现弥散障碍（diffusion impairment），导致缺氧或合并二氧化碳潴留。

（2）通气/血流比例失调：如肺动脉栓塞等引起通气/血流比例失调，或部分肺动脉内的静脉血未经过氧合作用而直接流入肺静脉，发生低氧血症，引起呼吸困难。

【临床表现】

1. 肺源性呼吸困难

（1）吸气性呼吸困难：吸气显著困难，气道高度狭窄时呼吸肌极度紧张，胸骨上窝、锁骨上窝、肋间隙在吸气时明显凹陷，称为三凹征（three depressions sign），常伴有频繁干咳及高调的吸气性喘鸣音。见于各种原因引起的喉、气管、大支气管的狭窄与梗阻：①喉部疾患，如急性喉炎、喉水肿、喉痉挛、白喉、喉癌等。②气管疾病，如气管异物、支气管肿瘤、气管受压（甲状腺肿大、淋巴结肿大或主动脉瘤压迫）等。

（2）呼气性呼气困难：呼气显著费力，呼气时间延长而缓慢，伴有广泛哮鸣音，是由于肺组织弹性减弱及小支气管痉挛、狭窄，呼气时气流在肺泡和细支气管的阻力增大所致。常见于支气管哮喘、喘息性慢性支气管炎、慢性阻塞性肺疾病等。

（3）混合性呼吸困难：吸气与呼气均感费力，呼吸频率浅而快，常伴有呼吸音异常（减弱或消失），可有病理性呼吸音。是由于肺部病变广泛，呼吸面积减少，影响换气功能所致。见于重症肺炎、重症肺结核、大面积肺不张、大块肺梗死、大量胸腔积液和气胸等。

2. 心源性呼吸困难　主要由左心衰竭引起。左心衰竭发生呼吸困难的主要原因是肺淤血和肺泡弹性降低。其机制为：①肺淤血使气体弥散功能降低。②肺泡张力增高，刺激牵张感受器，通过迷走神经反射兴奋呼吸中枢。③肺泡弹性减弱，扩张与收缩能力降低，肺活量减少。④肺循环压力升高对呼吸中枢的反射性刺激。左心衰竭引起的呼吸困难，临床上主要有三种表现形式：

（1）劳力性呼吸困难：呼吸困难在体力活动时出现或加重，休息时减轻或缓解，称之为劳力性呼吸困难（exertional dyspnea）。其发生机制：①体力活动时回心血量增多，加重肺淤血，造成肺毛细血管压力升高，肺顺应性降低，气道阻力增大。②体力活动时，心率加快，耗氧量增加，舒张期缩短，左心室充盈减少，加重肺淤血。③体力活动时，需氧量增加，因缺氧、二氧化碳潴留刺激呼吸中枢，发生呼吸困难。

（2）端坐呼吸：常表现为平卧时加重，端坐位时减轻，故被迫采取端坐位或半卧位以减轻呼吸困难的程度，称为端坐呼吸（orthopnea）。其发生机制主要是体位对心输出量和肺活量的影响：①平卧时，机体下半身的血液回流到右心增多，加重肺淤血、肺水肿；而坐位时血液由于重力作用，部分（可达15%）移至腹腔和下肢，使回心血量减少，减轻肺淤血。②坐位时膈肌下移，胸腔容积变大，肺活量增加，减轻呼吸困难。③坐位时因下垂性水肿，组织液回流减少，减轻肺淤血。

（3）夜间阵发性呼吸困难：左心衰竭时，因急性肺淤血常出现阵发性呼吸困难，多在夜间入睡后感到气闷而被憋醒，称为夜间阵发性呼吸困难（paroxysmal nocturnal dyspnea）。发作时，患者被迫坐起喘气和咳嗽，轻者数十分钟后症状消失，重者表现为面色青紫、大汗、呼吸有哮鸣声，咳浆液性粉红色泡沫样痰，查体两肺底有湿啰音，心率增快，可出现奔马律。此种呼吸又称为心源性哮喘（cardiac asthma）。常见于高血压性心脏病、冠状动脉粥样硬化性心脏病、风湿性心瓣膜病、心肌炎等。其发生机制是：①患者平卧位时静脉血回流增多，且在白天因重力关系积聚在下垂部位组织间隙的水肿液吸收入血增多，使肺淤血、肺水肿加重。②卧位时膈肌上移，肺活量减少，发生呼吸困难。③入睡后迷走神经兴奋性相对升高，冠状动脉痉挛，支气管收缩，气道阻力增大。④入睡后中枢神经系统处于抑制状态，神经反射的敏感性降低，只有肺淤血比较严重、PaO_2降到一定水平时，才足以刺激呼吸中枢，使患者突感呼吸困难而憋醒。

左心衰竭合并右心衰竭时，呼吸困难可减轻（肺淤血减轻），而发绀则可出现或加深。

3. 中毒性呼吸困难

（1）代谢性酸中毒：血中酸性代谢产物增多，强烈刺激呼吸中枢，出现深大而规则的呼吸，可伴有鼾声，称库斯莫尔（Kussmaul）呼吸，亦称酸中毒大呼吸。

（2）呼吸抑制药物：如吗啡、巴比妥类、有机磷农药中毒等引起呼吸中枢抑制、呼吸道痉挛及分泌物增加等，致呼吸减慢，也可呈潮式呼吸。

（3）急性感染：急性传染病如败血症、急性中毒性痢疾及各种原因引起的高热，由于机体代谢增加、体温增高及毒性代谢产物刺激呼吸中枢使呼吸加快。

（4）某些毒物：如一氧化碳中毒时，一氧化碳与血红蛋白结合成碳氧血红蛋白；亚硝酸盐和苯胺类中毒时，使血红蛋白转变为高铁血红蛋白，而失去携氧能力导致组织缺氧。氰化物中毒时，氰离子抑制细胞色素氧化酶的活性，影响细胞的呼吸作用，导致组织缺氧，引起呼吸加快。

4. 中枢性呼吸困难 重症颅脑疾病（如脑出血、颅内压增高、颅脑外伤），呼吸中枢因受增高的颅内压和供血减少的刺激，使呼吸变慢而深，并常伴有呼吸节律的异常，如呼吸遏止（呼吸突然停止）、双吸气（抽泣样呼吸）等。

NOTE

5. 精神或心理因素性呼吸困难　癔症患者由于精神或心理因素的影响可有呼吸困难发作，其特点是呼吸非常频速（可达 60~100 次 / 分）和表浅，并常因换气过度而发生呼吸性碱中毒，出现口周、肢体麻木和手足搐搦，经暗示疗法、分散其注意力，或在睡眠中，可使呼吸困难减轻或消失。此外，还有一种呼吸，病人主观感到空气不足，偶尔出现一次深大呼吸，伴有叹气样呼气，在叹气之后自觉轻快，也属于神经症表现。

6. 其他　如重度贫血由于红细胞减少，红细胞携氧量降低，导致呼吸困难；在急性大出血或休克时，也可因缺血与血压下降刺激呼吸中枢而致呼吸困难。

【问诊要点】

1. 发病情况　注意询问是吸气性、呼气性，还是呼气、吸气均感困难，是突发性还是渐进性。一般突然发病者见于急性中毒、肺部急性感染、气胸、气管异物、支气管哮喘、急性左心衰竭等；缓慢发病者见于慢性呼吸道疾病，如肺结核、肺气肿、支气管扩张等。还应询问有无药物、毒物摄入及外伤史。

2. 发病诱因　劳累后出现呼吸困难，常是心功能不全的早期症状，亦可见于慢性阻塞性肺气肿、尘肺和先天性心脏病者。体位改变后呼吸困难加重，见于心功能不全（于卧位时加重）及一侧胸腔积液（向健侧卧位时加重）。

3. 伴随症状　①伴发热：见于肺炎、肺脓肿、肺结核、胸膜炎、急性心包炎、神经系统疾病（炎症、出血）等。②伴咳嗽、脓痰：见于慢性支气管炎、阻塞性肺气肿并发感染、化脓性肺炎、肺脓肿等。③伴咯粉红色泡沫样痰：见于急性肺水肿。④伴大量咯血：常见于肺结核、支气管扩张。⑤伴心悸、下肢水肿：要考虑心脏疾患。⑥伴窒息感：可见于支气管哮喘、心源性哮喘、气管内异物及癔症等。⑦伴胸痛：见于肺炎链球菌性肺炎、渗出性胸膜炎、肺梗死、自发性气胸、支气管肺癌、急性心包炎、急性心肌梗死、纵隔肿瘤等。⑧伴昏迷：见于脑出血、脑膜炎、休克型肺炎、尿毒症、糖尿病酮症酸中毒、肺性脑病、急性中毒等。

【检查要点】

1. 观察呼吸频率、节律和深度的变化　呼吸频率加快见于呼吸系统疾病、心血管疾病、贫血、高热、癔症等；呼吸频率减慢是呼吸中枢受抑制的表现，见于麻醉药、安眠药中毒及颅内压增高。呼吸节律不规则是呼吸中枢衰竭的表现，表示病情严重。呼吸加深见于代谢性酸中毒；呼吸变浅见于肺气肿、脑外伤、呼吸肌麻痹等。

2. 重点检查胸肺和心脏　如有无桶状胸、语颤增强与减弱、病理性呼吸音、干湿性啰音等肺部体征；有无心律失常、心界扩大、心前区震颤、心脏杂音、奔马律等心脏体征。此外，也应注意有无肝脾肿大、腹部包块、腹水、水肿、杵状指（趾）等，对查出引起呼吸困难的原发疾病有帮助。

3. 实验室及其他检查

（1）血、尿、痰等常规检查：如血红蛋白、红细胞计数可诊断贫血，白细胞计数（必要时做嗜酸性粒细胞计数）对感染性疾病有诊断价值，血糖、血尿素氮及肌酐测定对糖尿病酮症酸中毒、尿毒症有诊断价值，痰直接涂片或培养可找到致病菌，中毒患者的呕吐物或排泄物可做毒理学分析等。

（2）可做血气分析以了解患者酸碱平衡状态及缺氧程度。当动脉血氧饱和度低于 85% 时可出现发绀。二氧化碳潴留时患者表现为呼吸浅表、头痛、多汗、周围血管扩张、皮肤潮湿红润等，严重时出现肌肉抽搐、扑翼样震颤、嗜睡、昏迷等。

（3）X 线胸片或必要时作 CT 检查，可观察气管、大支气管腔有无变窄或阻塞等。

（4）有指征时做纤维支气管内镜、心电图检查。

（5）肺血管造影、放射性核素肺扫描对肺栓塞、肺肿瘤的诊断有一定帮助。

（6）胸腔穿刺抽出积液或积气具有诊断与治疗的双重意义。

呼吸困难诊断流程见图 1-10。

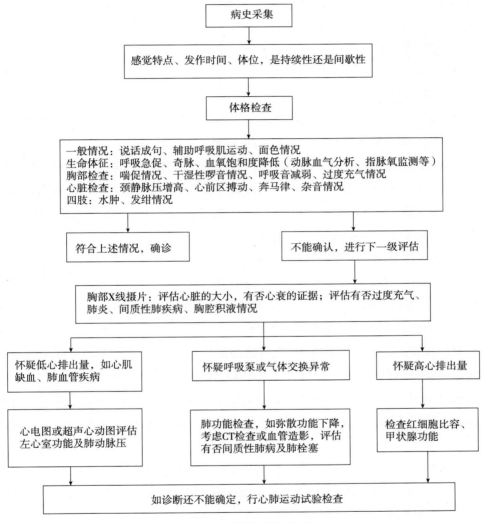

图 1-10　呼吸困难诊断流程

第六节　发　绀

发绀（cyanosis）是指血液中还原血红蛋白或异常血红蛋白衍生物（高铁血红蛋白、硫化血红蛋白）增多所致的皮肤黏膜青紫现象。发绀常在毛细血管丰富、皮肤较薄和色素较少（远离心脏）的口唇、鼻尖、面颊、耳垂、甲床等部位较明显。

【发生机制】

皮肤黏膜的颜色取决于毛细血管中血液血红蛋白的颜色。氧合血红蛋白为鲜红色，还原血红蛋白为暗红色，当毛细血管血液中的还原血红蛋白含量超过 40g/L 时，皮肤黏膜即可出现发绀。还原血红蛋白的增加常由于毛细血管中静脉血增加或动脉血氧饱和度（SaO_2）的降低，但有相当部分发绀不能确切反映 SaO_2 下降情况。当血红蛋白浓度正常时，$SaO_2<85\%$，即可出现皮肤黏膜发绀；当重度贫血时，血红蛋白总量显著减少，即使 SaO_2 有明显降低，因还原血红蛋白的绝对含量很少，发绀不明显；真性红细胞增多症时，血红蛋白总量增加，即使 $SaO_2>85\%$，还原血红蛋白量的绝对含量仍然很高而表现出发绀。可见发绀的主要原因是还原血红蛋白绝对数量的增加，而不是相对数量。少数情况下，血液中异常血红蛋白（高铁血红蛋白、硫化血红蛋白）增多也可导致皮肤黏膜发绀。

【病因与临床表现】

根据发绀的病因不同，可分为两大类。

1. 血液中还原血红蛋白增多

（1）中心性发绀：由于心、肺疾病导致 SaO_2 降低引起的发绀。特点是全身性的，除四肢与面颊外，发绀亦见于黏膜与躯干的皮肤，皮肤温暖。常见于：

1）肺功能障碍：由于肺泡通气障碍、通气 / 血流比例失衡或弥散功能障碍，肺氧合作用不足，导致血液中还原血红蛋白增多而出现发绀。常见于各种严重呼吸系统疾病，如呼吸道（喉、气管、支气管）阻塞、肺部疾病（肺炎、慢性阻塞性肺疾病、肺间质纤维化、肺淤血、肺水肿）、胸膜疾病及大量胸腔积液、气胸等。

2）动静脉解剖分流：由于心脏、大血管之间存在异常通道，体循环的静脉血经异常通道分流入动脉血中，使动脉血中 SaO_2 降低，即可导致发绀。最常见的发绀型先天性心脏病是法洛四联症（Fallot tetralogy），由于肺动脉口狭窄合并室间隔缺损引起右向左分流而导致发绀。而房间隔缺损、室间隔缺损、动脉导管未闭等先天性心脏病，由初始的左向右分流发展到肺动脉高压和右向左分流时而表现出皮肤黏膜青紫，称为艾森曼格综合征（Eisenmenger syndrome）。先天性或获得性肺动静脉瘘、门静脉 – 肺静脉吻合也可引起发绀。

3）高原性发绀：快速登上 5000m 的高原，由于空气稀薄，吸入氧浓度及肺泡氧分压明显降低，SaO_2 下降至 75%，严重者甚至发生高原肺水肿，可出现心悸、呼吸困难、皮肤黏膜发绀等表现。

（2）周围性发绀：由于周围循环血流障碍引起的发绀。常见于肢体末梢与下垂部位，如肢端、耳垂与鼻尖，这些部位的皮肤冰冷，若加温或按摩使其温暖，发绀可消退。这一特点有助于与中心性发绀相鉴别。可分为：

1）淤血性周围性发绀：由于体循环淤血，周围血流缓慢，血液中的氧被周围组织摄取过多所致。见于右心衰竭、缩窄性心包炎以及局部静脉阻塞如血栓性静脉炎、上腔静脉综合征、下肢静脉曲张等。

2）缺血性周围性发绀：由于周围血管痉挛收缩或闭塞，导致周围组织缺氧，导致皮肤黏膜呈青紫色。常见于休克、肢体动脉硬化闭塞症、雷诺（Raynaud）病、肢端发绀症、严重受寒等。休克时为保证心脑等重要脏器供血，皮肤小动脉收缩，从而表现为发绀、四肢厥冷。

（3）混合性发绀：中心性发绀与周围性发绀同时存在。可见于心力衰竭，重度左心衰时肺淤血、肺水肿可致肺内氧合不足，SaO_2 下降，并发心源性休克则导致周围循环障碍，合并右心衰时体循环淤血，因而心力衰竭表现为混合性发绀。

2. 血液中存在异常血红蛋白衍化物

（1）高铁血红蛋白血症：正常人亚铁血红蛋白具有携氧能力，当二价铁被氧化成三价铁形成高铁血红蛋白后，则携氧能力丧失。血中高铁血红蛋白（methemoglobin）含量达 30g/L 时，即可出现发绀。多数情况见于硝酸和亚硝酸盐、氯酸钾、碱式硝酸铋、苯胺等中毒。发绀特点是急骤出现，静脉血呈棕色，氧疗无效，静脉注射亚甲蓝溶液或大剂量维生素 C 均可使发绀消退。分光镜检查证实血中高铁血红蛋白的存在。当食用含有大量硝酸盐的变质蔬菜或腌菜后，肠道细菌将硝酸盐还原为亚硝酸盐，亚硝酸盐的吸收导致高铁血红蛋白血症，称为肠源性发绀（enterogenous cyanosis）。先天性高铁血红蛋白血症自幼发绀，有家族史，无心肺疾病，少见。

（2）硫化血红蛋白血症：凡能引起高铁血红蛋白血症的药物或化学物质也能引起硫化血红蛋白血症，机制不清。一般认为患者在便秘情况下服用含硫的氨基酸药物时，这类药物在肠内形成大量硫化氢，吸收入血后形成硫化血红蛋白，血中含量达 5g/L 时，即可出现发绀。发绀的特点是持续时间长，可达数月之久，患者血液呈蓝褐色，分光镜检查可证实硫化血红蛋白的存在。

【问诊要点】

1. 发病年龄与起病时间　新生儿或幼儿发绀常见于新生儿肺不张、肺炎等肺部疾病，或先天性心脏病（如法洛四联症），或先天性高铁血红蛋白血症等。青少年时期发绀提示先天性心脏病、严重风心病。老年人的发绀多因心肺疾病引起。

2. 发绀部位　明确发绀部位有助于判断发绀的类型，如为全身性发绀，应注意有无心悸、呼吸困难、胸痛、咳嗽等心肺疾病症状，如某个肢体或肢端发绀，应注意有无局部疼痛、肢凉、受寒情况。

3. 有关药物或化学物质服用史　如无心肺疾病表现，发病又急，则应询问有无服用相关药物、化学物品或变质蔬菜病史，有无便秘等。

4. 伴随症状　①伴呼吸困难：常见于各种原因所致的心力衰竭及肺部疾患，如急性呼吸道梗阻、气胸、急性左心衰等。②伴杵状指（趾）：主要见于病程较长的发绀型先天性心脏病及某些慢性阻塞性肺部疾病。③伴脏器衰竭表现和意识障碍：常见于某些药物或化学物质急性中毒、休克、急性肺部感染或急性心力衰竭等。

【检查要点】

1. 确定发绀的类型　重点检查皮肤、黏膜，注意发绀的部位及程度，有无杵状指（趾）及呼吸困难，有无心脏大血管及肺部的阳性体征，有无意识障碍等。

2. 实验室检查　血气分析可了解动脉血氧饱和度（SaO_2）和动脉血氧分压（PaO_2）。分光镜检测血中高铁血红蛋白、硫化血红蛋白。

3. 器械检查　心血管疾病患者需做超声心动图、选择性心血管造影等检查，肺部疾病患者应做 X 线胸片或胸部 CT 检查。

第七节　心　悸

心悸（palpitation）是指患者感受到自己心跳的不适感觉，常被描述为心前区"猛烈的心

NOTE

跳（pounding）""乱跳（fluttering）""停跳（stopping）"或"漏跳（skipping）"等，尤其是在无其他刺激分散注意力（如躺在床上无法入睡）时更明显。

【发生机制】

心悸发生机制尚不明了，一般认为与心脏搏动增强、心跳频率和节律的改变及精神心理因素等有关。心室收缩力增强时，心室内压在心肌等长收缩期间迅速增高，第一心音增强，收缩期缩短，喷射速度增快等，都可引起心悸。心律失常引起的心悸与心律失常的种类、心室率快慢及持续时间有关。心动过速时，舒张期缩短，心室充盈不足，当心室收缩时心室肌与心瓣膜的紧张度突然增加，可引起心搏增强而感心悸；心动过缓时，舒张期延长，心室充盈度增加，心脏收缩力加强，心搏强而有力，也可引起心悸；期前收缩时，在一个较长的代偿间歇之后的心室收缩，往往强而有力，会有心悸感；突然发生阵发性心动过速、突然心率减慢或节律不规则时，心悸往往较明显；而慢性心律失常，如持续性房颤可因长期适应而无明显心悸。此外，心悸也与焦虑、精神紧张、自主神经功能紊乱或 β 受体过度敏感所致的交感神经兴奋、儿茶酚胺分泌增加有关。

【病因】

健康人在剧烈运动、情绪激动时儿茶酚胺分泌增加，可引起心悸。常见病理意义如下：

1. 心律失常

（1）心动过速：各种原因引起的窦性心动过速、阵发性室上性或室性心动过速、快室率房颤、房扑等，均可引起心悸。

（2）心动过缓：高度房室传导阻滞、严重的窦性心动过缓或病态窦房结综合征时，由于心率缓慢，心搏强而有力，可引起心悸，尤其在心率突然变慢时感觉更明显。

（3）心律不齐：期前收缩、心房颤动时，由于心跳不规则或有间歇而感到心悸。

2. 心血管疾病　各种心血管疾病如高血压、冠心病、心脏瓣膜病、心肌炎、心肌病、先天性心脏病等，最终将会导致心脏的肥厚、扩大，甚至心力衰竭。代偿性心室肥大时，心脏收缩力增强，可引起心悸，如高血压、主动脉瓣关闭不全等。随着心脏收缩功能的下降，心排血量减少，会引起心跳加快甚至心动过速，或并发各种心律失常，均可引起心悸。

3. 心外疾病或因素

（1）呼吸系统疾病：支气管哮喘、肺气肿、肺心病、肺栓塞等支气管肺疾病时，由于呼吸衰竭引起缺氧，可导致代偿性心率加快，引起心悸。

（2）发热和甲状腺功能亢进：由于基础代谢与交感神经兴奋性增高，心率加快，心搏增强而引起心悸。甲亢还可引起室上性心动过速、房性期前收缩、房颤等心律失常，甚至引起心脏扩大、心衰（称为甲亢性心脏病），因而心悸明显。

（3）贫血：贫血时血液携氧量减少，为保证组织器官的氧供，出现代偿性心率加快，心搏增强，故引起心悸。

（4）其他：嗜铬细胞瘤引起的肾上腺素分泌增多、低血糖发作等，也可发生心悸。

4. 药物作用　饮酒、浓茶、咖啡，大量吸烟，应用某些药物（如肾上腺素、麻黄素、咖啡因、阿托品、甲状腺素片、氨茶碱等），均可导致心率加快、心脏搏动加强而出现心悸。

5. 精神心理因素　心脏本身并无器质性病变，多由自主神经功能紊乱引起，多见于青年女性，常伴有疲乏、失眠、焦虑、注意力不集中等神经衰弱表现，心悸发作常与精神因素有关。β 受体功能亢进综合征也与自主神经功能紊乱有关，易在紧张时发生，心率快时心电图上可出现轻度 ST 段下移及 T 波平坦或倒置，在应用普萘洛尔减慢心率后，心电图可恢复正常，易与心脏器质性病变相混淆。更年期妇女的心悸，则与自身内分泌系统的改变有关。

心悸常见于心脏病患者，但心悸不一定有心脏病；反之，心脏病患者也可不发生心悸。

【问诊要点】

1. 发病年龄 儿童、青少年发病见于先天性心脏病、风湿热、风湿性心脏病、心肌炎等，青年以心肌病、心肌炎、甲亢多见，中老年则冠心病、高血压、老年瓣膜病多见。

2. 病史和诱因 有无心血管疾病、呼吸系统疾病、内分泌疾病、贫血、神经症等病史，有无喝浓茶、咖啡，抽烟喝酒等嗜好，有无精神刺激史，有无服药史。

3. 发作特点 心悸呈突发突止者多见于阵发性室上性心动过速；心跳有间歇感或停跳感，常见于期前收缩；感觉心跳"怦怦乱跳"者，常见于房颤发作或频发期前收缩；心率缓慢者常感心跳强而有力。心悸偶尔发作常见于阵发性心动过速、期前收缩等，经常性发作多见于器质性心脏病。

4. 伴随症状 ①伴心前区疼痛：见于缺血性心脏病（如心绞痛、心肌梗死）、心肌炎、心包炎，亦可见于心脏神经症等。②伴头晕、乏力：见于阵发性室上速、快室率房颤发作。③伴晕厥或抽搐：见于严重房室传导阻滞、病态窦房结综合征、阵发性室性心动过速或心室颤动等。④伴发热：见于上呼吸道感染、支气管肺炎、急性传染病、感染性心内膜炎等感染性疾病。⑤伴皮肤黏膜苍白：见于各种原因导致的中重度贫血。⑥伴呼吸困难：见于急性心肌梗死、心包炎、心肌炎、心力衰竭、支气管哮喘发作、慢性阻塞性肺疾病等。⑦伴消瘦、出汗、甲状腺肿大：见于甲状腺功能亢进症。⑧伴失眠、焦虑、注意力不集中：见于心脏神经症。⑨伴饥饿感、出汗：见于低血糖发作。

【检查要点】

1. 体格检查 以心脏检查为重点，注意心界是否扩大，心率快慢，心律是否规则，心音强弱，各瓣膜听诊区有无杂音。有无贫血貌、甲状腺肿大、肺部啰音等。还应注意体温、脉搏、呼吸、血压等生命征。

2. 实验室检查 血常规检查有助于判断有无感染、贫血征象，疑为风湿性心脏炎时测定抗"O"，血清心肌酶测定有助于心肌炎、心肌梗死的诊断。血清游离三碘甲状腺原氨酸（FT_3）、甲状腺素（FT_4）、促甲状腺激素（TSH）测定有助于甲状腺功能亢进症的诊断。

3. 器械检查 常规做心电图检查，必要时行动态心电图或运动平板试验，明确有无心律失常；行 X 线胸片检查排除支气管肺疾病；超声心动图检查有助于心肌病、瓣膜病的诊断及心功能评价；甲状腺 B 超、甲状腺摄 [131] 碘率测定等有助于诊断甲亢。

第八节　水　肿

人体组织间隙有过多的液体积聚使组织肿胀，称为水肿（edema）。水肿可发生于任何组织器官，以皮下水肿、肺水肿、脑水肿最为常见。如果体液积聚于体腔称为积液（hydrops），如胸腔积液（hydrothorax）、心包积液（hydropericardium）、腹腔积液（hydroperitoneum）等。

NOTE

当液体在体内组织间隙呈弥漫性分布时，称全身性水肿（anasarca），多见于充血性心力衰竭、肾病综合征、肝脏疾病、营养不良及某些内分泌疾病。当液体积聚在局部组织间隙时，称局部性水肿（local edema），多见于器官组织的局部炎症、静脉阻塞及淋巴管阻塞等疾病。

【发生机制】

1. 体内外水分交换异常——钠水潴留 某些疾病引起肾小球滤过率下降和（或）肾小管对钠、水重吸收增多，即球 - 管平衡失调，导致钠水潴留，从而产生水肿。

（1）肾小球滤过下降：①肾小球滤过面积明显减少：如各种肾炎。②有效滤过压下降：如充血性心力衰竭、肾病综合征、尿路梗阻等。

（2）肾小管重吸收钠、水增多

1）房钠肽（atrial natriuretic peptide，ANP）分泌减少：当机体有效循环血量减少时，有利尿、利钠作用的房钠肽分泌减少，近曲小管对钠、水重吸收增加。

2）肾小球滤过分数增加：肾小球滤过分数 = 肾小球滤过率 / 肾血浆流量。如充血性心力衰竭、肾病综合征等有效循环血量减少性疾病，肾小球滤过率相对增高，肾小球滤过分数增加，近曲小管重吸收钠、水增加。

3）醛固酮、抗利尿激素增多：当机体有效循环血量下降或其他原因导致醛固酮分泌增加，肝脏功能障碍导致醛固酮灭活减少，两者均可导致醛固酮增加，血浆渗透压增高，血浆渗透压增高刺激抗利尿激素分泌增加，促进远曲小管和集合管对钠、水的重吸收。

2. 血管内外液体分布异常——组织液增多 常见的原因有：①毛细血管内流体静压增高，如右心衰竭等。②毛细血管通透性增加，如炎症。③血浆胶体渗透压降低，如血清白蛋白减少。④淋巴回流受阻，如丝虫病。

【病因】

1. 全身性水肿

（1）心性水肿（cardiac edema）：常见的病因为右心衰竭及慢性缩窄性心包炎。主要机制是：①有效循环血量减少；②肾血流量减少；③继发性醛固酮增多引起的水、钠潴留以及静脉淤血；④毛细血管滤过压增高及组织液回吸收减少。水肿的特点是凹陷性、下垂性、对称性。首先出现在身体下垂部位，最早出现于踝内侧，经常卧床者以腰骶部为明显，休息后减轻或消失。临床上主要见于右心衰竭，右心衰竭常同时有颈静脉怒张、肝大、肝 - 颈静脉反流征阳性，严重者还可出现胸水、腹水、心包积液及颜面浮肿。

慢性缩窄性心包炎可引起水肿、淤血性肝大、腹水等体征。若其临床表现不典型，可误诊为肝硬化。慢性缩窄性心包炎有显著的静脉压升高，虽然有肝功能损害，但其程度较轻，肝大而表面平滑。肝硬化的病人，不会出现颈静脉怒张、肝 - 颈静脉反流征阳性。

（2）肝性水肿（hepatic edema）：常见于各种原因引起的肝硬化失代偿期，水肿主要表现为腹水。腹水产生的主要机制有：①门静脉高压症；②低白蛋白血症；③肝淋巴液回流障碍；④继发性醛固酮增多；⑤肾小球滤过率下降。水肿的特点除主要表现为腹水外，也可首先出现踝部水肿，逐渐向上蔓延。头、面部及上肢常无水肿。临床上还有肝功能减退及门静脉高压的其他表现。

（3）肾性水肿（nephrotic edema）：常见的原因为各种肾炎和肾病综合征。水肿产生的主要机制有：①肾小球滤过率下降，而肾小管重吸收水、钠增多，即球 - 管失衡导致钠水潴留；

②肾实质缺血，激活肾素－血管紧张素－醛固酮系统，导致水钠潴留；③大量蛋白尿导致低蛋白血症，血浆胶体渗透压下降使水分外渗；④肾内前列腺素（PGI_2、PGE_2）产生减少，致使肾排钠减少。水肿的特点是疾病早期晨起时有眼睑与颜面水肿，以后发展为全身水肿。临床上常伴有高血压、蛋白尿、管型尿、血尿等肾脏受损的表现。

（4）营养不良性水肿（nutritional edema）：常见原因为慢性消耗性疾病、长期营养物质缺乏、蛋白质丢失性胃肠病、重度烧伤或冻伤、慢性酒精中毒等所致低蛋白血症或维生素 B_1 缺乏。水肿特点是常从足部开始逐渐蔓延至全身。皮下脂肪减少，组织松弛，组织压降低，可加重水肿液潴留。一旦及时补充了足够的蛋白质及维生素 B_1，水肿则迅速消退。

（5）内分泌性水肿（endocrine edema）：常见原因为甲状腺功能减退症、垂体前叶功能减退症、原发性醛固酮增多症、经前期紧张综合征等。甲状腺功能减退症引起的水肿表现为黏液性水肿，产生的机制与皮肤角化、细胞间液中积聚多量透明质酸、黏多糖、硫酸软骨素和水分有关，其中酸性黏多糖常为正常的数倍至十余倍。水肿的特点是非凹陷性，颜面及下肢较明显，临床上有原发病的其他特点。垂体前叶机能减退症是指垂体前叶各种激素分泌不足引起的综合征，当垂体前叶机能减退伴有促甲状腺激素（TSH）分泌不足时，则出现继发性甲状腺机能减退症，导致黏液性水肿。原发性醛固酮增多症因肾上腺皮质腺瘤或增生，肾上腺皮质分泌醛固酮及去氧皮质酮过多，导致高血压、低血钾、高血钠、血浆容量增加，部分病人水、钠潴留而致水肿。经前紧张综合征者行经前黄体酮减少，其拮抗的醛固酮激素增高并达峰值，致水、钠潴留而水肿。

（6）其他原因性水肿：如某些结缔组织疾病、妊娠高血压综合征、血清病、间脑综合征性水肿以及特发性、药物性水肿等。

2. 局部水肿

（1）组织炎症：由疖、痈、丹毒等局部病变所致水肿，常伴有红、热、压痛等。

（2）静脉和淋巴回流受阻：静脉回流受阻如血栓性静脉炎、静脉血栓形成等。静脉血栓形成如未能建立有效的侧支循环，则可引起局部淤血、水肿、出血甚至坏死。淋巴回流受阻可引起该处淋巴系统引流区域的局限性水肿，其中以丝虫病所致的慢性淋巴管炎最常见，以后可演变成象皮肿（elephantiasis）。象皮肿是晚期丝虫病特征性表现之一，患部皮肤粗糙与增厚，如皮革样，并起皱褶，以下肢最常见，其次为阴囊、阴唇、上肢等。

（3）血管神经性水肿（angioneurotic edema）：属变态反应性疾病，患者大多有对药物、食物或周围环境过敏的病史。水肿的特点是发生突然、无痛、硬而富有弹性。水肿的皮肤呈苍白色或蜡样光泽，水肿的中央部微凹陷。

【问诊要点】

1. 水肿特点　水肿出现的时间、发展速度、蔓延情况，水肿是全身性还是局部性，是对称性还是非对称性，水肿与体位变化及活动的关系。女性患者应注意水肿与饮食、妊娠、体位的关系。

2. 既往疾病史　有无心、肝、肾、内分泌及结缔组织病史，药物过敏史，及特殊用药史。

3. 伴随症状　①水肿伴颈静脉怒张、肝大、肝－颈静脉回流征阳性，见于心性水肿。②水肿伴高血压、蛋白尿、血尿、管型尿，见于肾性水肿。③水肿伴肝掌、蜘蛛痣、腹壁静脉曲张、脾肿大、肝功能损害，见于肝性水肿。④水肿与月经周期有明显关系者，见于经前期

NOTE

紧张综合征。⑤水肿伴消瘦、体重减轻者，见于营养不良。⑥水肿伴出汗减少、怕冷、动作缓慢、精神萎靡、智力减退、体重增加、表情呆板，见于甲状腺功能减退症。

【检查要点】

1. 水肿情况　注意水肿是全身性还是局部性，是凹陷性还是非凹陷性，是对称性还是非对称性，注意水肿局部的软硬及扩散和分布情况。

2. 全身体检　在全面体格检查的基础上应重点检查：①皮肤：注意皮肤色泽、湿润度、毛发改变。②心血管系统：注意心脏大小、颈部静脉及肝 – 颈静脉反流情况。③腹部：注意腹壁静脉、肝脾大小、肾区叩击痛等情况。④如果是局部水肿，注意红、肿、热、痛等。

3. 实验室检查　血常规、尿常规、肝肾功能检查，血浆 B 型利钠肽、N– 末端心房利钠肽检测。必要时选择内分泌功能及自身抗体检查。

4. 特殊检查　有针对性地选择心血管的 X 线检查，心、肝、肾、血管超声波检查。

水肿诊断流程图可供参考（图 1–11）。

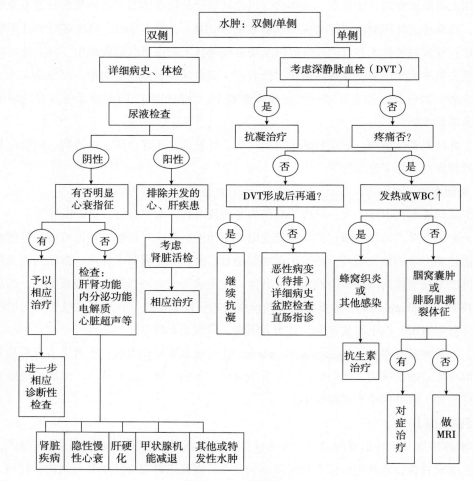

图 1–11　水肿诊断流程

第九节　恶心与呕吐

恶心（nausea）为上腹不适、紧迫欲呕的感觉。恶心常为呕吐前奏，多伴有流涎、皮肤苍白、出汗、心动过缓、血压下降等迷走神经兴奋症状。呕吐（vomiting）是指胃或部分小肠的内容物逆流，经食管从口腔排出体外的一种复杂的反射动作。呕吐过程为内脏与躯体的协调反射运动，首先是胃窦及幽门区收缩与关闭，胃逆蠕动，胃体与胃底张力减低，继而贲门开放，最后膈肌、肋间肌及腹肌突然收缩，腹压骤增，迫使胃内容物通过食道、咽部而排出体外。无恶心与上述呕吐协调运动，胃内容物经食道、口腔溢出体外，称反食。反食而再行咀嚼下咽者为反刍。这些都与呕吐不同，易于区别。

　　恶心常伴呕吐，但二者均可单独出现。临床上，呕吐可将胃内有害物吐出，具有一定的保护作用。但反复、持续剧烈的呕吐会导致水电解质与酸碱平衡紊乱及营养障碍，有时还会引起食管贲门黏膜撕裂（Mallory–Weiss syndrome）。神志不清者，呕吐物易被吸入造成吸入性肺炎，甚至窒息而危及生命，应予高度重视。

【发生机制】

　　呕吐由延髓的两个位置相邻而功能不同的中枢控制。一个是呕吐中枢（vomiting center），为神经反射中枢，位于延髓外侧网状结构的背部，接受来自消化道、大脑皮质、前庭器官以及化学感受器触发带的传入冲动，可引起呕吐动作，产生呕吐反射。另一个为化学感受器触发带，其本身不能产生呕吐反射动作。它接受多种药物或化学物质（如吗啡、洋地黄、依米丁、氮芥、硫酸铜）、内生代谢物（如雌激素、酮体、氮质血症）的刺激，引起兴奋，产生神经冲动，并将冲动传入呕吐中枢，再引起呕吐动作。

【病因】

　　许多疾病都可引起恶心与呕吐，通常按产生机制不同，大致分以下4类：

　　1. 反射性呕吐　机体任何脏器、躯体任何部位受到不良刺激都可能导致恶心、呕吐。

　　（1）咽部刺激：如吸烟、剧烈咳嗽、鼻咽部炎症或溢脓等。

　　（2）消化系统疾病：是引起反射性呕吐最常见的一类病因。

　　1）胃肠病变：胃源性呕吐如急性或慢性胃炎、非溃疡性消化不良、急性食物中毒、消化性溃疡、急性胃扩张或幽门梗阻、胃肿瘤等。胃源性呕吐的特点：常与进食有关，常伴有恶心先兆，吐后感轻松。肠源性呕吐如急慢性肠炎、急性阑尾炎、肠梗阻、腹型过敏性紫癜等。肠梗阻者常伴腹痛、肛门停止排气排便。

　　2）肝、胆、胰与腹膜病变：如急性或慢性肝炎、肝硬化、肝淤血、急性或慢性胆囊炎、胆石症、胆道蛔虫、急性胰腺炎、急性腹膜炎等。它们的共同特点是有恶心先兆，呕吐后不觉轻松。

　　（3）呼吸系统疾病：百日咳、急性或慢性支气管炎、支气管扩张、肺炎、急性胸膜炎、肺梗死等刺激支气管或胸膜引起呕吐。

　　（4）心血管系统疾病：如急性心肌梗死、充血性心力衰竭、急性心包炎、主动脉夹层等。

　　（5）泌尿生殖系统疾病：如泌尿系统结石、急性肾炎、急性肾盂肾炎、急性盆腔炎、急性输卵管炎等。

　　（6）其他：如令人嫌恶的景象与气味、屈光不正、青光眼、急性中毒、急性鼻窦炎。

　　2. 中枢性呕吐　中枢神经系统的许多病变，如炎症、缺血、出血、颅内高压等均可刺激呕吐中枢。而药物、化学物、病原微生物毒素、内分泌及代谢障碍的代谢产物均可刺激化学感受器触发带。

（1）中枢神经系统疾病：①脑血管疾病：如脑出血、脑栓塞、脑血栓形成、高血压脑病、椎 - 基底动脉供血不足及偏头痛等。②感染：如脑炎、脑膜炎、脑脓肿、脑寄生虫等。③各种病因引起的颅内高压。颅内高压呕吐的特点是呈喷射状，常无恶心先兆，吐后不感轻松。常伴剧烈头痛、血压升高、脉搏减慢、视神经盘水肿。④颅脑损伤：脑挫裂伤、颅内血肿、蛛网膜下腔出血等。⑤癫痫：尤其是癫痫持续状态。

（2）全身性疾病：①感染。②内分泌与代谢障碍性疾病，如早孕反应、甲状腺危象、甲状旁腺危象、Addison 病危象、糖尿病酮症酸中毒、尿毒症、水电解质及酸碱平衡紊乱等。③其他：如休克、缺氧、中暑、急性溶血。

（3）药物反应与中毒：药物反应常见，如某些抗生素、抗癌药物、洋地黄、吗啡、雌激素、雄激素等。中毒反应，如乙醇、重金属、一氧化碳、有机磷农药、鼠药、毒蕈中毒等均可引起呕吐。

3. 前庭障碍性呕吐　凡呕吐伴有听力障碍、眩晕等症状者，需考虑前庭障碍性呕吐。常见疾病有梅尼埃病、晕动病、迷路炎等。

4. 神经性呕吐　常见于躯体形式障碍、癔症等，常伴头痛、失眠、焦虑、抑郁等症状。

【问诊要点】

1. 呕吐与进食的关系　进食过程中或餐后出现的呕吐多见于胃源性呕吐，常见幽门管溃疡或精神性因素。进餐 6 小时以后呕吐，且呕吐物有隔夜宿食，多见于幽门梗阻；餐后短时间内呕吐且集体发病多见于急性食物中毒。胃炎、幽门痉挛、神经症的呕吐也常发生在进食后。

2. 呕吐发生时间　育龄女性在晨间呕吐要考虑早孕反应；尿毒症、慢性乙醇中毒常出现晨间呕吐。鼻窦炎、慢性咽炎也常伴有晨起恶心与干呕。服药后出现恶心、呕吐应考虑药物反应。乘飞机、车、船发生呕吐常见于晕动病。

3. 呕吐特点　有恶心先兆，呕吐后感轻松者多见于胃源性呕吐。喷射状呕吐多见于颅内高压。无恶心，呕吐不费力，全身状态较好者多见于神经性呕吐。

4. 呕吐物性质　呕吐物呈咖啡色，见于上消化道出血。呕吐隔餐或隔日食物，并含腐酵气味，见于幽门梗阻。呕吐物含胆汁者多见于十二指肠乳头以下的十二指肠或空肠梗阻。呕吐物有粪臭者提示低位肠梗阻。呕吐物中有蛔虫者见于胆道蛔虫、肠道蛔虫。

5. 伴随症状　①伴发热见于全身或中枢神经系统感染、急性细菌性食物中毒。②伴剧烈头痛见于颅内高压、偏头痛、青光眼。③伴眩晕及眼球震颤见于前庭器官疾病。④伴腹泻见于急性胃肠炎、急性中毒、霍乱等。⑤伴腹痛见于急性胰腺炎、急性阑尾炎及空腔脏器梗阻等。⑥伴黄疸见于急性肝炎、胆道梗阻、急性溶血。⑦伴贫血、水肿、蛋白尿见于肾功能不全。

【检查要点】

1. 体格检查　以腹部为重点，注意有无胃肠蠕动波及胃型与肠型、肝脾肿大、压痛、反跳痛、肌紧张、肠鸣音异常、震水音等。神经系统应注意意识状态、瞳孔大小、脑膜刺激征及病理反射等。还应注意有无发热、黄疸、呼出异常气味。有指征时进行五官科检查。

2. 实验室检查　包括呕吐物检验，血、尿、大便常规检查。疑肝脏病变，可做肝功能检查；疑肾功能衰竭，应做肾功能检查；疑内分泌代谢疾病，需做血液生化及内分泌功能检查。

3. 器械检查　消化道疾病可选择 X 线钡餐、内镜、超声波检查。疑颅内占位性病变，可做头颅 CT 检查。疑前庭器官病变，可做前庭功能检查。

第十节　呕血与黑粪

呕血（hematemesis）和黑粪（melena）是上消化道出血的主要表现，而暗红或鲜红色的便血则多提示下消化道出血。但不是绝对的，上消化道出血，若出血量大、速度快，可出现红色便；下消化道出血，若位置高如高位小肠出血，停留时间长，也可出现黑粪。

上消化道指屈氏韧带以上的消化道，包括食管、胃、十二指肠。临床上，上消化道疾病、肝脏病变、门静脉高压、胰腺或胆道出血、胃空肠吻合术后的空肠出血及全身性疾病均可导致上消化道出血。

【病因】

1. 食管疾病　如食管静脉曲张破裂、食管炎、食管癌、食管贲门黏膜撕裂、食管异物、食管裂孔疝、食管憩室炎、食管损伤等。大出血者常见于食管与胃底静脉曲张破裂及食管异物刺穿主动脉可见大呕血，危及生命。

2. 胃及十二指肠疾病　最常见的原因是消化性溃疡，非甾体类抗炎药及应激所致的胃黏膜病变出血也较常见。其他病因有急性及慢性胃炎、胃黏膜脱垂症、十二指肠炎、胃底静脉曲张破裂、急性胃扩张、胃扭转、憩室炎、结核、胃肿瘤等。

3. 肝、胆、胰疾病　肝硬化、门静脉高压引起的食管与胃底静脉曲张破裂是引起上消化道出血的常见病因。胆道结石、胆道蛔虫、胆囊癌、胆管癌及壶腹癌出血均可引起大量血液流入十二指肠导致呕血。急慢性胰腺炎、胰腺癌合并脓肿破溃、主动脉瘤破入上消化道、纵隔肿瘤破入食道等也可引起上消化道出血，但均少见。

4. 全身性疾病　①血液疾病：再生障碍性贫血、血小板减少性紫癜、过敏性紫癜、弥散性血管内凝血（DIC）、遗传性毛细血管扩张症、霍奇金病、血友病、白血病等，凡能引起凝血与止血功能障碍的疾病都可能引起上消化道出血。②感染性疾病：肾综合征出血热、钩端螺旋体病、急性重症肝炎、登革热、败血病等。③结缔组织病：系统性红斑狼疮、皮肌炎、结节性多动脉炎等累及上消化道。④其他：尿毒症、肺源性心脏病、呼吸功能衰竭等。

引起上消化道出血的疾病很多，临床上前三位的病因分别是消化性溃疡、食管与胃底静脉曲张破裂、急性胃黏膜病变。

【临床表现】

1. 呕血与黑粪　呕血与黑粪是上消化道出血的主要表现，但临床表现的差异取决于出血的部位、出血的量及速度。一般来说，呕血者均伴有黑粪，而黑粪者不一定伴有呕血。幽门以下的出血常无呕血，血液经肠道时，血红蛋白中的铁与肠内硫化物结合成硫化铁而表现为黑粪，更由于附有黏液而发亮，呈柏油样，故又称柏油便（tarry stool）；而幽门以上的出血则往往兼有呕血。但是，幽门以下的出血如量大且速度快，可反流入胃引起呕血；幽门以上的出血如量少，也可无呕血，而只表现为黑粪。出血量大时，呕吐物为暗红色，甚至鲜红色或混有血凝块。胃内出血量少时，血红蛋白经酸作用后变成酸化正铁血红蛋白，呕吐物为咖啡色或棕褐色。

2. 失血性周围循环衰竭　出血量为全身循环血量的 10% 以下时，患者一般无明显症状；

NOTE

出血量为全身循环血量的 10%~20% 时，可有头晕、乏力、心悸、口渴等症状；出血量超过 20% 时，则有出冷汗、四肢厥冷、心悸、脉搏增快等急性失血症状；出血量达到 30% 以上时，患者可出现精神萎靡、面色苍白、脉搏细弱、心率加快、血压下降、呼吸急促、晕厥及休克等急性周围循环衰竭表现。尤其值得注意的是少数急性上消化道大出血的病人，早期无呕血及黑粪，而表现为急性周围循环衰竭，应引起重视，以便早期做出诊断。

3. 其他　大量呕血可出现发热、贫血、肠源性氮质血症等。

【问诊要点】

1. 确认是否为上消化道出血　呕血应与咯血及口、鼻、咽喉部位出血鉴别。黑粪应与食动物血、铁剂、铋剂等造成的黑粪鉴别。

2. 估计出血量　出血方式及颜色有助于判断出血部位、出血速度、出血量、在体内停留的时间。出血量达 5mL 以上可出现大便隐血试验阳性，达 60mL 以上可出现黑粪，胃内储积血量达 300mL 可出现呕血，出血量一次达 400mL 以上可出现头昏、眼花、口干乏力、皮肤苍白、心悸不安、出冷汗甚至昏倒，出血量达 800~1000mL 可出现周围循环衰竭。评估出血量还应参考呕血及便血量、血压及脉搏情况、贫血程度等。

3. 诱因　如饮食不节、酗酒及服用某些药物、大面积烧伤、颅脑手术、脑血管疾病和严重外伤伴呕血者等，应考虑急性胃黏膜病变；剧烈呕吐后继而呕血，见于食道贲门黏膜撕裂综合征。

4. 既往病史　重点询问有无消化性溃疡、肝炎、肝硬化以及长期服用某些损害消化道黏膜的药物史。

5. 伴随症状　①伴慢性、周期性、节律性上腹痛，见于消化性溃疡；中老年患者慢性无明显节律性上腹痛、进行性消瘦或贫血者应警惕胃癌。②伴蜘蛛痣、肝掌、黄疸、腹壁静脉曲张、腹水、脾肿大，见于肝硬化门静脉高压；肝区疼痛、肝大、质地坚硬、表面凸凹不平或有结节者，多为肝癌。③伴皮肤黏膜出血者，见于血液疾病或急性传染病，如白血病、过敏性紫癜、血友病、重症肝炎、肾综合征出血热等。④伴右上腹痛、黄疸、寒战高热者，见于胆道疾病，如急性梗阻性化脓性胆管炎。⑤伴头晕、黑蒙、口渴、冷汗者，提示血容量不足，在出血于早期可随体位变动（如由卧位变坐、立位时）而发生。伴肠鸣、黑粪者，提示有活动性出血。

【检查要点】

1. 体格检查　进行系统全面的体格检查。首先注意体温、呼吸、脉搏、血压等生命体征。重点检查有无肝病面容、黄疸、出血点、毛细血管扩张、蜘蛛痣、肝掌，腹部有无腹壁静脉曲张、上腹部压痛、肝脾肿大及腹水。

2. 实验室检查　大便检查有助于上消化道出血的诊断；血常规白细胞及血小板减少，肝功能检查异常，应考虑肝硬化、门静脉高压。必要时做肾功能及止血、凝血功能检查。

3. 器械检查　①上消化道内镜检查：是当前诊断上消化道出血的首选方法，而且可用于出血的治疗。②腹部超声波检查：对排除肝、胆、胰的疾病有帮助。③ X 线钡餐检查：检查时间的选定仍有争议。过早可能引起再出血，过晚阳性率下降。一般主张出血停止数天后进行。不过目前多被上消化道内镜检查取代。④选择性动脉造影：经内镜检查诊断仍不明时选用。

急性上消化道出血诊治流程见图 1-12。

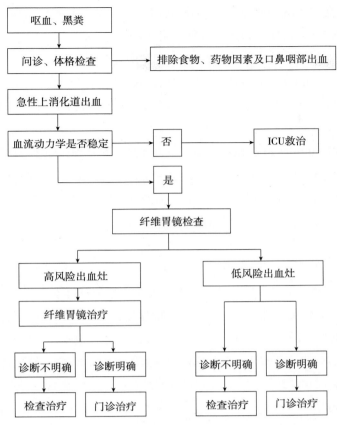

图 1-12 急性上消化道出血诊治流程

第十一节 腹 泻

腹泻（diarrhea）是指排便次数增多，粪质稀薄，或带有黏液、脓血或未消化的食物。临床上分急性腹泻与慢性腹泻两大类。急性腹泻起病急骤，每天排便可达 10 次以上，粪便量多而稀薄，排便时常伴腹鸣、肠绞痛或里急后重。慢性腹泻是指病程在两个月以上的腹泻或间歇期在 2~4 周内的复发性腹泻。

【发生机制】

腹泻发生的机制主要与肠蠕动过快、肠黏膜分泌亢进、肠黏膜炎症渗出及肠吸收不良有关。一般从生理及病理角度可归纳为以下几类：

1. 分泌性腹泻（secretory diarrhea） 因肠黏膜分泌大量液体超过黏膜吸收能力所致。如霍乱弧菌肠毒素引起的大量水样腹泻即属于典型的分泌性腹泻，其产生的机制为霍乱弧菌肠毒素激活肠黏膜细胞内的腺苷酸环化酶，促使环磷酸腺苷（cAMP）含量增加，使水与电解质分泌到肠腔增多，从而导致腹泻。某些胃肠道内分泌肿瘤如胃泌素瘤、血管活性肠肽（VIP）瘤所致的腹泻也属分泌性腹泻。

2. 渗透性腹泻（osmotic diarrhea） 肠内容物渗透压增高，影响肠腔内水与电解质的吸收而致腹泻。典型的如口服盐类泻药或甘露醇所致腹泻，乳糖酶缺乏症因乳糖不能水解而形成肠内高渗状态所致腹泻也属此类。

3. 吸收不良性腹泻（malabsorption diarrhea） 由于肠黏膜的吸收面积减少或吸收障碍所致。如小肠大部分切除术后所致短肠综合征、吸收不良综合征、小儿乳糜尿、热带口炎性腹泻、成人乳糜泻及消化酶分泌减少如慢性胰腺炎引起的腹泻等。

4. 渗出性腹泻（exudative diarrhea） 肠道非感染或感染性炎症，如阿米巴痢疾、细菌性痢疾、溃疡性结肠炎、克罗恩（Crohn）病、肠结核、放射性肠炎以及肿瘤溃烂等均可使炎性渗出物增多而致腹泻。

5. 动力性性腹泻（motility diarrhea） 由肠蠕动亢进引起食物在肠道中停留时间过短，未被充分吸收所致，见于急性肠炎、甲状腺功能亢进、类癌综合征、肠易激综合征、糖尿病等。

必须指出，腹泻发生的机制相当复杂，每一具体病例所致腹泻往往并非单一机制所致，可能有多种机制共同参与，而且它们之间常可互为因果。

【病因】

1. 急性腹泻

（1）急性肠道疾病：①各种病原体（病毒、细菌、真菌及寄生虫等）引起的急性肠道感染，如病毒性肠炎、急性细菌性痢疾、霍乱、空肠弯曲菌肠炎、侵袭性大肠杆菌肠炎、假膜性肠炎、急性出血性坏死性肠炎、白色念珠菌肠炎、急性阿米巴痢疾、急性血吸虫病等。②细菌性食物中毒，常见的有沙门菌属性、金黄色葡萄球菌性、变形杆菌性及嗜盐菌性食物中毒，肉毒中毒等。③其他如溃疡性结肠炎急性发作、放射性肠炎、急性缺血性肠病、抗生素相关性小肠结肠炎、克罗恩病等。

（2）急性中毒：食用如毒蕈、鱼胆、河豚、发芽马铃薯、桐油等中毒，及化学物质如有机磷、砷、铅、汞等中毒。

（3）全身性疾病：①急性全身感染：急性病毒性肝炎、钩端螺旋体病、败血症、伤寒、副伤寒等。②变态反应性疾病：过敏性紫癜、变态反应性胃肠病。③内分泌疾病：甲状腺危象、肾上腺皮质功能减退性危象。④药物副作用：如 5- 氟尿嘧啶、利舍平、新斯的明等。⑤其他：尿毒症、移植物抗宿主病。

2. 慢性腹泻

（1）胃部疾病：慢性萎缩性胃炎、胃大部切除术后胃酸缺乏。

（2）慢性肠道感染：如慢性阿米巴痢疾、慢性细菌性痢疾、肠结核、慢性血吸虫病、肠鞭毛原虫病、钩虫病、绦虫病等。

（3）肠道非感染性病变：溃疡性结肠炎、肠易激综合征、放射性肠炎、缺血性肠炎、结肠多发性息肉、尿毒症性肠炎、克罗恩病等。

（4）胃肠道肿瘤：结肠癌、直肠癌、小肠淋巴瘤、胃泌素瘤等。

（5）胰腺疾病：慢性胰腺炎、胰腺癌、胰腺切除术后。

（6）肝胆疾病：肝硬化、胆汁淤积性黄疸、慢性胆囊炎、胆石症。

（7）吸收不良性腹泻：吸收不良综合征、短肠综合征等。

（8）其他：如甲状腺功能亢进症、肾上腺皮质功能减退症、糖尿病性肠炎、结肠冗长、血管活性肠肽（VIP）瘤、类癌综合征、系统性红斑狼疮、硬皮病、艾滋病；药物影响，如抗生素及抗肿瘤药物、利舍平、甲状腺素、洋地黄类、考来烯胺等。

总之，腹泻病因繁多且复杂，临床上，急性腹泻最常见的病因是急性肠道感染与细菌性食物中毒，慢性腹泻最常见的病因是肠道感染性疾病与肠道肿瘤。

【问诊要点】

1. 起病及病程　急性腹泻与慢性腹泻的病因是有所差异的。起病急骤伴发热、腹泻次数多者见于急性肠道感染及细菌性食物中毒。慢性腹泻多病程长，多见于慢性感染、非特异性炎症、吸收不良、消化功能障碍、肠道肿瘤或神经功能紊乱。

2. 发病季节　急性腹泻发生于夏季与秋季者，多见于急性肠道感染及细菌性食物中毒。

3. 诱因　不洁饮食史见于急性肠胃炎。进食虾、螃蟹、菠萝后发生腹泻，见于过敏性胃肠炎；长期服用广谱抗生素者要考虑真菌性肠炎及假膜性肠炎；同餐后集体爆发者要考虑食物中毒；高脂肪饮食、紧张、焦虑等也可引起腹泻。

4. 大便情况　水样便见于急性肠胃炎；米泔水样便见于霍乱；黏液脓血便见于细菌性痢疾、结肠癌、直肠癌；果酱样便伴血腥臭味见于阿米巴痢疾；粪便恶臭呈紫红色血便见于急性出血性坏死性小肠炎；大便带黏液而无病理成分者见于肠易激综合征。

5. 既往史　有无慢性肝炎、肝硬化、慢性胆囊炎、慢性胰腺炎、慢性肾病、内分泌疾病及腹部手术史。

6. 伴随症状　①伴发热见于急性肠道感染、细菌性食物中毒、全身感染性疾病及溃疡性结肠炎急性发作期等。②伴腹痛，以感染性腹泻多见。小肠疾病的腹痛常在脐周围，结肠疾病的腹痛则多在下腹部。③伴里急后重，提示病变以直肠、乙状结肠为主，常见于直肠炎、直肠癌、左半结肠癌、细菌性痢疾等。④伴腹泻与便秘交替见于结肠过敏、肠结核、结肠癌。⑤伴明显消瘦，提示病变多位于小肠，见于恶性肿瘤、肠结核、吸收不良综合征。⑥伴皮疹或皮下出血见于伤寒、副伤寒、败血症、过敏性紫癜、糙皮病。⑦伴腹部肿块见于胃肠道肿瘤、增殖型肠结核、血吸虫性肉芽肿、克罗恩病。⑧伴关节痛或肿胀见于溃疡性结肠炎、肠结核、结缔组织疾病、惠普尔（Whipple）病（即肠源性脂肪代谢障碍）等。

【检查要点】

1. 体格检查　①一般检查：包括生命体征、脱水、营养、贫血情况，皮肤有无黄染、潮红、出血，淋巴结有无肿大等。②腹部检查：注意腹部外形、腹部肿块、压痛、肠鸣音等情况。③直肠指检：尤其是慢性腹泻伴大便带血者。④其他：还要注意有无突眼、虹膜炎、关节红肿等。

2. 实验室检查　①粪便检查：包括外观、细胞、原虫、隐血以及大便细菌培养、粪便脂肪检查。②疑小肠吸收不良性腹泻，应选择小肠吸收功能试验。③血液检查：包括血常规、电解质与酸碱、肝肾功能检查。④血浆激素及介质检测：如甲状腺激素、前列腺素、5-羟色胺等。

3. 器械检查　腹部超声波检查，无创，方便，对腹腔实质性脏器病变的诊断有帮助。还可选择X线钡餐、钡灌肠、肠镜及组织活检检查，尤其是慢性腹泻患者。

第十二节　黄　疸

黄疸（jaundice）是血清中胆红素（bilirubin）浓度升高致皮肤、黏膜、巩膜黄染的表

NOTE

现。正常血清中总胆红素（total bilirubin，TB）为 1.7~17.1μmol/L（0.1~1mg/dL）。胆红素在 17.1~34.2μmol/L（1~2mg/dL）时，虽然浓度升高，但无黄染出现，称为隐性黄疸（concealed jaundice）；胆红素超过 34.2μmol/L（2mg/dL）时，则可出现皮肤、黏膜、巩膜黄染，称为显性黄疸。临床上黄疸一般分为溶血性、肝细胞性、胆汁淤积性、先天性非溶血性黄疸四种类型。

【胆红素的正常代谢】

生成胆红素的原料主要是血红蛋白的血红素。代谢过程包括非结合胆红素的形成及运输，肝细胞对非结合胆红素的摄取、结合及排泄，胆红素的肠肝循环及排泄（图 1-13）。

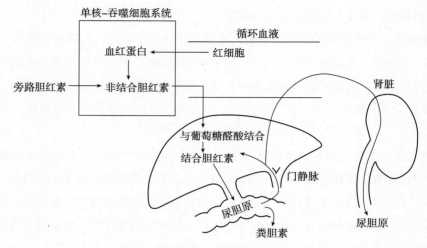

图 1-13　胆红素的正常代谢

1. 胆红素的来源与形成　体内的胆红素主要来源于血红蛋白。血液中衰老的红细胞经单核 - 吞噬细胞系统吞噬、破坏，释放血红蛋白，在组织蛋白酶的作用下分解成珠蛋白与血红素，血红素在血红素加氧酶的作用下转变为胆绿素，胆绿素再由胆绿素还原酶转变为非结合胆红素（unconjugated bilirubin，UCB），这一部分占胆红素来源的 80%~85%。另外的 15%~20% 来源于 "旁路胆红素"（bypass bilirubin），如骨髓幼稚红细胞的血红蛋白及来自肝脏中含有亚铁血红素的蛋白质。

2. 胆红素的运输　非结合胆红素与血清白蛋白结合，经血液循环到达肝脏。非结合胆红素系脂溶性，能透过细胞膜，故对组织细胞特别是脑细胞有毒性作用，但不溶于水，不能从肾小球滤出，故不出现于尿中。

3. 肝脏对胆红素的摄取、结合、排泄　随血液循环到达肝脏的非结合胆红素与血清白蛋白分离后，被肝细胞摄取，进入肝细胞后与 Y、Z 两种载体蛋白结合，并被运送到肝细胞光面内质网的微粒体，经葡萄糖醛酸转移酶的催化作用，与葡萄糖醛酸结合，形成胆红素葡萄糖醛酸酯，即结合胆红素（conjugated bilirubin，CB）。结合胆红素系水溶性，可从肾小球滤过，从尿中排出。

4. 胆红素的肠肝循环及排泄　结合胆红素从肝细胞的毛细胆管面排出，随胆汁进入胆道，最后在十二指肠进入肠道，由肠道细菌脱氢还原为尿胆原。大部分尿胆原在肠道下段氧化为粪胆素，成为粪便中的色素，经粪便排出。小部分尿胆原（10%~20%）被肠道吸收，经门静脉回到肝脏，其中的大部分再转变为结合胆红素，又随胆汁经胆道排入肠内，即胆红素的肠肝循环。另外的小部分进入体循环到肾脏，随尿液排出体外，氧化为尿胆素，成为尿液主要色素。

【病因、发生机制及临床表现】

1. 溶血性黄疸

（1）病因：凡溶血者，都可能出现黄疸，一般可分为以下几种病因：

1）先天性溶血性贫血：如遗传性球形红细胞增多症、珠蛋白生成障碍性贫血（海洋性贫血）、蚕豆病等。

2）后天获得性溶血性贫血：①自身免疫性溶血性贫血。②同种免疫性溶血性贫血，如误输异型血、新生儿溶血。③非免疫性溶血性贫血，如败血症、疟疾、毒蕈中毒、毒蛇咬伤、阵发性睡眠性血红蛋白尿等。

（2）发生机制：由于大量红细胞破坏，非结合胆红素形成增多，超出了肝细胞的摄取、结合与排泄能力，最终会出现血中非结合胆红素潴留，超出正常水平；同时因溶血造成的贫血、缺氧，进一步降低了肝脏对胆红素的代谢能力，使非结合胆红素超出正常值，形成黄疸。非结合胆红素增多，结合胆红素的形成会代偿性增多，排泄到肠道的结合胆红素也相应增多，从而尿胆原的形成增多（图1-14）。

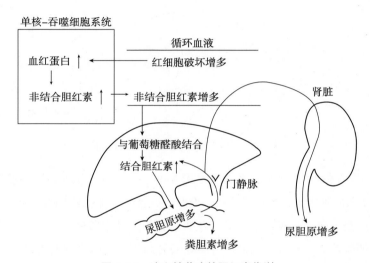

图1-14　溶血性黄疸的胆红素代谢

（3）临床表现：溶血性黄疸一般较轻，呈浅柠檬色，不伴皮肤瘙痒。急性溶血时，起病急骤，出现寒战、高热、头痛、腰痛、恶心、呕吐、血红蛋白尿（尿色呈酱油色或茶色），严重者出现周围循环衰竭及急性肾功能衰竭。慢性溶血主要表现为先天性与家族性，有贫血、黄疸、脾肿大三大特征。长期溶血可并发胆道结石及肝功能损害。

（4）实验室检查：血清总胆红素增多，以非结合胆红素为主，结合胆红素一般正常。由于血中非结合胆红素增加，结合胆红素也代偿性增加，从胆道排至肠道的量也增加，致尿胆原增加，大便中粪胆素随之增加，大便色亦加深。肠内尿胆原增加，重吸收入肝内的量也增加，由于缺氧及毒素作用，肝脏处理增多尿胆原的能力下降，因此血中尿胆原增多，并从肾脏排出，故尿中尿胆原增加，但胆红素阴性。急性溶血性黄疸尿中有血红蛋白排出，可见血红蛋白尿、尿隐血试验阳性，具有溶血性贫血的改变，如贫血、网织红细胞增多、骨髓红细胞系列增生旺盛等。

2. 肝细胞性黄疸

（1）病因：肝脏具有很强的代偿能力，轻度损害时可不出现黄疸。但不论何种疾病，如引起肝细胞广泛损害，则可发生黄疸，如病毒性肝炎、中毒性肝炎、肝硬化、肝癌、钩端螺旋体病、败血症、伤寒等。

（2）发生机制：肝细胞广泛性损害引起肝细胞对胆红素的摄取、结合及排泄能力下降，血中非结合胆红素潴留。但肝细胞还是能将一部分非结合胆红素转变为结合胆红素，只是转化能力较正常低。形成的结合胆红素，部分可从损伤的肝细胞反流入血中，部分由于肝内小胆管阻塞而反流入血液循环，剩下的部分仍经胆道排入肠道，故血中结合胆红素也增多。从肠道吸收的尿胆原因为肝脏损害而被转变为胆红素的部分减少，大部分经损伤的肝脏进入体循环并从尿中排除，故尿中尿胆原常增多；但如肝内胆汁淤积较明显时，进入肠道的胆红素少，形成的尿胆原少，尿中尿胆原也可不增多，甚至减少（图 1-15）。

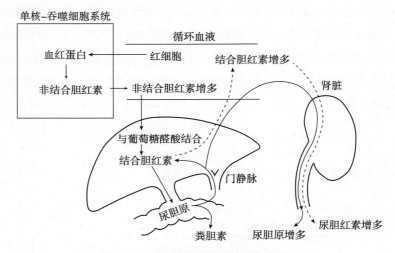

图 1-15　肝细胞性黄疸的胆红素代谢

（3）临床表现：黄疸呈浅黄至深黄，甚至橙黄色。有乏力、食欲下降、恶心、呕吐、右上腹痛、腹胀、腹水及肝脾肿大，严重者可见出血倾向、腹水、昏迷等肝功能受损的症状及体征。

（4）实验室检查：血清总胆红素、结合及非结合胆红素均增多。尿中尿胆原通常增多，尿胆红素阳性。大便颜色通常改变不明显。有转氨酶升高等肝功能受损的表现。

3. 胆汁淤积性黄疸

（1）病因：胆道机械性梗阻及胆汁排泄障碍均可致胆汁淤积性黄疸。

1）肝外梗阻性黄疸：常见于外科疾病，如胆总管结石、胆管狭窄、胆道炎症水肿、胆道蛔虫、胆管癌、胰头癌等引起的梗阻。

2）肝内梗阻性黄疸：如肝内胆管泥沙样结石、胆管狭窄、原发性硬化性胆管炎、蛔虫、胆道炎症水肿、华支睾吸虫病等。

3）肝内胆汁淤积：胆汁排泄障碍所致，而无机械性梗阻，常见于内科疾病，如毛细胆管型病毒性肝炎、药物性胆汁淤积（氯丙嗪、甲睾酮及避孕药等）、原发性胆汁性肝硬化、妊娠期特发性黄疸等。

（2）发生机制：胆道梗阻，梗阻上方胆管内压力升高，胆管扩张，使毛细胆管及小胆管破裂，胆汁中的胆红素反流入血，故血中结合胆红素增多，因此尿胆红素增多，而非结合胆红素一般不升高。由于胆红素肠肝循环被阻断，故尿胆原减少，甚至消失。此外，肝内胆汁淤积有些并非因机械因素，而是因胆汁分泌功能障碍，毛细胆管通透性增加，胆汁浓缩流量减少，致胆道内胆盐沉淀、胆栓形成（图 1-16）。

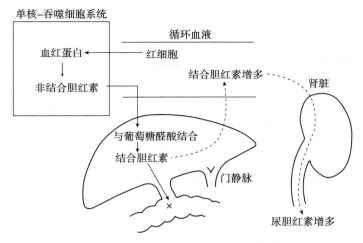

图1-16 胆汁淤积性黄疸的胆红素代谢

（3）临床表现：黄疸深而色泽暗，甚至呈黄绿色或褐绿色。胆酸盐反流入血，刺激皮肤可引起瘙痒，刺激迷走神经可引起心动过缓。尿色加深。因肠肝循环途径被阻断，粪胆原减少或缺如，故粪便颜色变浅甚至呈白陶土色。可伴有寒战、发热、右上腹痛等胆道梗阻症状。

（4）实验室检查：血清结合胆红素明显增多。尿胆原减少或阴性，尿胆红素阳性。大便颜色变浅。反映胆道梗阻的指标改变，如血清碱性磷酸酶及总胆固醇增高。

4. 先天性非溶血性黄疸

系肝细胞对胆红素摄取、结合、排泄有缺陷所致的黄疸，临床少见，有以下四种类型。

（1）Gilbert 综合征：是由肝细胞摄取非结合胆红素功能障碍及微粒体内葡萄糖醛酸转移酶不足，导致非结合胆红素增高而出现黄疸的一组综合征。

（2）Dubin-Johnson 综合征：是因结合胆红素及某些阴离子（如靛氰绿、X 线造影剂）由肝细胞向毛细胆管排泄发生障碍，导致血清结合胆红素增高而出现黄疸的一组综合征。

（3）Crigler-Najjar 综合征：是由肝细胞缺乏葡萄糖醛酸转移酶致非结合胆红素不能形成结合胆红素，导致血中非结合胆红素增高而出现黄疸的一组综合征。

（4）Rotor 综合征：是由肝细胞摄取非结合胆红素和排泄结合胆红素存在先天性缺陷致血中胆红素增高而出现黄疸的一组综合征。

【问诊要点】

1. 年龄与性别 新生儿黄疸常见于生理性黄疸、新生儿溶血性黄疸、新生儿败血症及先天性胆道闭锁等。儿童与青少年时期出现的黄疸要考虑先天性与遗传性疾病。病毒性肝炎也多见于儿童及青年人。中年以后胆道结石、肝硬化、原发性肝癌常见。老年人应多考虑肿瘤。胆石症、原发性胆汁性肝硬化多见于女性，原发性肝癌、胰腺癌多见于男性。

2. 原因与诱因 有无输血史，输血后早期出现黄疸见于误输异型血，晚期出现的则见于输血引起的病毒性肝炎。有无食鲜蚕豆及毒蕈史。有无服氯丙嗪、甲睾酮等药物及接触锑剂、氟烷等毒物。

3. 既往史 有无溶血家族史，有无病毒性肝炎及肝硬化病史，有无胆道结石史、酗酒史、胰腺病史、血吸虫病史等。

4. 病程 黄疸急起者常见于急性病毒性肝炎、急性中毒性肝炎、胆石症、急性溶血。黄疸病程长者见于慢性溶血、肝硬化、肿瘤等。黄疸进行性加深者，见于胆管癌、肝癌、胰头癌。黄疸波动较大者常见于胆总管结石及壶腹癌等。

5. 伴随症状　①黄疸伴寒战、高热，多见于急性胆道梗阻、急性胆道感染、败血症、大叶性肺炎、钩端螺旋体病等。急性溶血可先有发热而后出现黄疸。②伴腹痛：右上腹阵发性绞痛，多见于胆道结石及胆道蛔虫病；右上腹持续性钝痛或胀痛，多见于急性肝炎、肝脓肿、肝癌等；右上腹剧痛、寒战高热及黄疸为夏科（Charcot）三联征，提示急性化脓性胆管炎。③伴肝大，多见于病毒性肝炎、急性胆道梗阻、急性胆道感染、肝硬化或肝癌。④伴胆囊肿大，多因胆总管阻塞，多见于胆总管结石、胆总管癌、胰头癌、壶腹癌。⑤伴脾大，多见于病毒性肝炎、肝硬化、败血症、钩端螺旋体病、疟疾、各种原因引起的溶血性贫血。⑥伴腰痛、血红蛋白尿见于急性溶血性黄疸。⑦伴乏力、恶心呕吐、食欲下降，多见于肝细胞性黄疸。⑧伴皮肤瘙痒、心动过缓多见于梗阻性黄疸。

【检查要点】

1. 黄疸诊断的确立　应与球结膜下脂肪样变、服用大量胡萝卜素及阿的平等引起的皮肤黄染相鉴别。

2. 确定黄疸的类型　黄疸确定后，要进一步判断黄疸的类型。通过病史、体格检查，再结合胆红素代谢的实验室检查结果，一般不难判断。

3. 确定病变部位及病因　除常规的病史询问及体格检查外，溶血性黄疸应进行相应的溶血性贫血的实验室检查；肝细胞性黄疸应重点注意检查肝脾情况，进行肝功能、肝炎病毒、甲胎蛋白及肝脏超声波、CT检查；梗阻性黄疸应注意胆囊有无肿大，胰腺有无肿大，血清碱性磷酸酶有无升高。确定梗阻部位及可能的原因需选择腹部肝胆胰脾超声波、X线腹部平片、上腹部CT扫描、胆管造影、腹腔镜、经十二指肠镜逆行胰胆管造影（ERCP）、放射性核素、经皮肝穿刺胆管造影（PTC）、核磁共振胰胆管成像（MRCP）等检查。

三种黄疸的鉴别见表1-4，黄疸鉴别诊断流程见图1-17。

表1-4　三种黄疸的鉴别

	溶血性黄疸	肝细胞性黄疸	胆汁淤积性黄疸
病史	有溶血因素可查，有类似发作史	肝炎或肝硬化病史，肝炎接触史，输血、服药史	结石者反复腹痛伴黄疸，肿瘤者常伴有消瘦
症状与体征	贫血、血红蛋白尿、脾肿大	肝区胀痛或不适，消化道症状明显，肝脾肿大	黄疸波动或进行性加深，胆囊肿大，皮肤瘙痒
胆红素测定	UCB↑	UCB↑，CB↑	CB↑
CB/TB	<20%	>30%	>60%
尿胆红素	（－）	（＋）	（＋＋）
尿胆原	增加	轻度增加	减少或消失
ALT、AST	正常	明显增高	可增高
ALP	正常	可增高	明显增高
其他	溶血的实验室表现，如网织红细胞增加	肝功能检查结果异常	影像学发现胆道梗阻病变

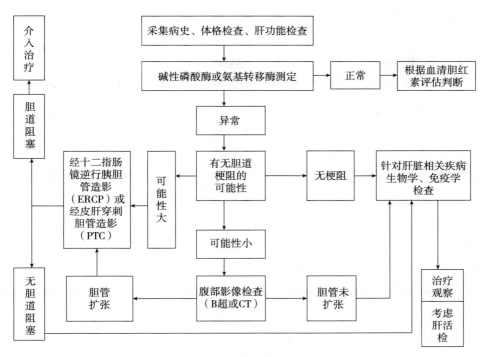

图 1-17　黄疸鉴别诊断流程

第十三节　尿频、尿急、尿痛

正常成人每天排尿 4~5 次，夜间 0~2 次。排尿次数明显增多为尿频（frequent micturition）。患者一有尿意即难以控制，急欲排尿，称为尿急（urgent micturition）。 尿痛（dysuria）是指病人排尿时尿道有疼痛或伴灼热感，甚至耻骨部及会阴部疼痛。尿频不一定是病态，如生理性尿频，常不伴尿急、尿痛。尿频伴尿急、尿痛则称膀胱刺激征（irritation symptoms of bladder），一般为病理性，常见于下尿路病变或受到刺激。

【病因及临床表现】

1. 尿频

（1）生理性尿频：见于饮水多、出汗少及气候寒冷时，还可见于精神紧张及习惯性的尿频。生理性尿频不伴尿急、尿痛等症状，尿液检查结果为阴性。

（2）病理性尿频

1）肾脏排尿量增多：常见于糖尿病、尿崩症、急性肾衰竭多尿期、原发性甲状旁腺功能亢进症、原发性醛固酮增多症、精神性多尿。此类疾病的共同特点是多尿、多饮而无尿急、尿痛。

2）下尿路有病变或受到刺激：①炎症性尿频：每次尿量少，常伴有尿急、尿痛，如膀胱炎、尿路感染、前列腺炎、尿路结核、膀胱及尿道结石。②膀胱容量减少性尿频：持续性尿频，药物治疗难以缓解，每次尿量减少。见于膀胱受压、结核或严重炎症后的膀胱挛缩、膀胱占位病变等。③下尿路梗阻性尿频：如前列腺增生症、尿道狭窄、尿道口息肉、尿道旁腺囊肿、处女膜伞等，常伴有排尿困难。④神经源性尿频：尿频伴每次尿量少，不伴尿急、尿痛，

NOTE

常伴真性尿失禁，见于癔症、神经源性膀胱。⑤尿道综合征：如感染性尿道综合征、非感染性尿道综合征。

2. 尿急、尿痛　尿急、尿痛常同时出现。如仅有尿急而无尿痛者常可能为精神因素所致。

（1）感染性：①下尿路感染：如膀胱炎、尿道炎、膀胱结核，尿急症状特别明显。②上尿路感染：如肾盂肾炎、肾结核、肾积脓。③附近器官感染：如急性前列腺炎常有尿急，慢性前列腺炎常伴排尿困难、尿线细和尿流中断。其他可见附件炎、阑尾炎、精囊炎等。

（2）非感染性：间质性膀胱炎，膀胱及尿道的结石、肿瘤、异物等。

一般来说，排尿开始时出现的疼痛多见于尿道炎，排尿终末时出现疼痛加剧见于膀胱炎，而前列腺炎还会出现耻骨部、腰骶部及会阴部疼痛。

【问诊要点】

1. 排尿情况　如排尿次数、每次排尿量、全日尿量，是否伴尿急、尿痛及排尿困难，尿液的性状及颜色。

2. 既往病史　重点询问泌尿道感染、尿道结石、盆腔炎、糖尿病、结核、神经系统受损等病史。

3. 伴随症状　①伴发热，见于泌尿道感染、结核、急性盆腔炎、阑尾炎。②伴多尿、烦渴、多饮者，见于糖尿病、尿崩症、精神性多尿、原发性甲状旁腺亢进症、原发性醛固酮增多症。③伴脓尿，见于泌尿道感染及结核。④伴血尿，见于急性膀胱炎、膀胱肿瘤。⑤伴尿细、进行性排尿困难，见于前列腺增生症。⑥尿频、尿急、尿痛伴尿流突然中断，见于膀胱结石堵住出口或后尿道结石嵌顿。⑦伴尿失禁见于神经源性膀胱。

【检查要点】

1. 体格检查　重点是泌尿系统的查体。肾区明显叩击痛及上尿路的体表处有压痛点，见于急性肾盂肾炎、肾积脓等。急性膀胱炎时，耻骨上区可有压痛。尿道口红肿，有分泌物甚至流脓者见于尿道炎。其他如睾丸、附睾、前列腺、盆腔及附件的检查也非常必要。

2. 实验室检查　如血常规检查、尿液检查、尿细菌培养、前列腺液检查等。如尿频伴多饮、多尿者，需选择血糖、胰岛素、醛固酮、抗利尿激素等内分泌实验室检查。

3. 器械检查　腹部超声波、腹部平片、静脉肾盂造影、膀胱镜等检查均可有选择地使用。

第十四节　皮肤黏膜出血

皮肤黏膜出血（mucocutaneous hemorrhage）是指因机体止血或凝血功能障碍所引起的全身或局限性皮肤黏膜自发性出血或损伤后难以止血。它是出血性疾病的主要表现。此概念不包括血管遭受损伤（如外伤、手术、溃疡、静脉曲张、血管瘤等）而破裂所发生的局部出血。

【病因与发生机制】

引起皮肤黏膜出血的病因繁多，按发生机制不同可分为以下四类：

1. 血管壁结构与功能异常

（1）先天性：如遗传性出血性毛细血管扩张症、血管性血友病、家族性单纯性紫癜等。

（2）获得性：过敏性紫癜、药物性紫癜、感染性紫癜、中毒性紫癜、单纯性紫癜、结缔组织疾病、维生素 C 缺乏症等。

血管是参与止血的重要因素。正常情况下，血管破裂后，局部小血管发生收缩，使血管的破损伤口缩小或闭合。同时，血管受损，胶原暴露，启动内源性凝血机制及促使血小板在损伤部位黏附与聚集，从而发挥止血作用。当血管壁结构与功能异常时，不能发挥上述作用，从而导致皮肤黏膜出血。

2. 血小板数量与功能的异常　血小板在止血过程中的作用有：①形成血小板血栓，修复受损血管。②产生血栓素 A_2（TXA_2），收缩血管及诱导血小板聚集。③释放血小板第 3 因子（PF_3），形成凝血酶原激活物，参与凝血反应。④在一定的条件下，激活 XI 及 XII 因子，启动内源性凝血机制。如果血小板的数量与功能出现异常，必然导致止血及凝血功能障碍，引起皮肤黏膜出血。

（1）血小板减少：①生成减少：如急性白血病、再生障碍性贫血、感染或放疗及化疗后的骨髓抑制等。②破坏增多：如特发性血小板减少性紫癜、药物性免疫性血小板减少性紫癜、脾功能亢进等。③消耗过多：如弥散性血管内凝血（DIC）、血栓性血小板减少性紫癜、溶血性尿毒综合征等。

（2）血小板增多：①原发性：如原发性出血性血小板增多症。②继发性：继发于慢性粒细胞性白血病、脾切除后、感染、创伤等。此类疾病血小板数量虽然增多，因活动性凝血活酶生成迟缓或伴有血小板功能异常，仍可引起出血现象。

（3）血小板功能异常：①遗传性：血小板无力症、血小板病（主要为血小板第 3 因子异常）。②获得性：继发于感染、药物、尿毒症、肝病等。

3. 凝血功能障碍　凝血是在内源性或外源性凝血途径启动后所进行的有序的、逐级放大的、系列性的酶促反应。任何凝血因子或任何凝血环节出现障碍，均可导致凝血功能障碍，引起皮肤黏膜出血。

（1）先天性：血友病、遗传性凝血酶原缺乏症、遗传性纤维蛋白原缺乏症、低纤维蛋白原血症、凝血因子缺乏症等。

（2）继发性：严重肝功能不全、尿毒症、维生素 K 缺乏症等。

4. 抗凝及纤维蛋白溶解异常　常见于某些中毒及抗凝药物过量，如毒蛇咬伤、水蛭咬伤、敌鼠钠中毒、肝素使用过量、双香豆素过量、溶栓药过量、免疫相关抗凝物质增多等。

有些疾病发生的出血倾向是由多种因素引起，如弥散性血管内凝血，涉及血小板、凝血因子及纤维蛋白溶解等多个因素。

【临床表现】

出血性疾病除可表现为皮肤及黏膜出血点、紫癜、瘀斑及血肿外，还可出现牙龈出血、鼻出血、尿血、便血、月经过多等症状，严重的可发生内脏出血。

一般来说，血管壁异常引起的出血，女性多见，家族史少见，皮肤紫癜常见了，而皮肤大瘀斑、血肿，关节腔出血罕见，内脏出血及手术或外伤后渗血不止少见。血小板疾病的出血特点为女性多见，家族史罕见，皮肤紫癜、瘀斑多见，内脏出血常见，关节腔出血罕见，血肿及手术或外伤后的渗血不止可见。凝血功能障碍引起的出血常表现为男性多见，家族史多见，皮肤紫癜罕见，常见血肿、关节腔出血、内脏出血及手术或外伤后出血不止。

三种出血性疾病的临床鉴别见表 1-5，但具体病因的确诊往往需相应的实验室检查。

NOTE

表 1-5   出血性疾病的临床鉴别

	血管疾病	血小板疾病	凝血功能异常
家族史	少见	罕见	常见
性别	女性多见	女性多见	男性多见
病程	短暂、反复	短暂、反复	常为终身性
皮肤紫癜	常见	多见	罕见
血肿	罕见	可见	常见
关节腔出血	罕见	罕见	常见
内脏出血	罕见	常见	常见
月经过多	少见	常见	少见

【问诊要点】

1. 出血发生的年龄，患者的性别，有关家族史。

2. 有无药物过敏史、外伤史、感染及中毒史、肝肾疾病史。

3. 出血的部位、多少及特点，有无鼻出血、牙龈出血、关节腔出血、内脏出血。

4. 病程经过短暂或反复，还是终生经过。

5. 伴随症状：①四肢对称性、荨麻疹样或丘疹样紫癜伴关节痛、腹痛多见于过敏性紫癜。②伴广泛性出血如鼻出血、牙龈出血、血尿、便血者提示血小板异常引起的出血。③伴血肿、关节腔出血或关节畸形见于血友病。

【检查要点】

1. **体格检查**   ①注意出血的部位、范围、分布，是否对称，有无血肿及关节腔出血。②有无肝、脾、淋巴结肿大。③有无黄疸、蜘蛛痣、腹水。④关节有无畸形，皮肤及黏膜有无异常扩张的小血管。⑤注意贫血程度及血压、脉搏情况。

2. **实验室检查**   ①止血与凝血功能的实验室检查。②肝、肾功能检查。

第十五节   关节痛

关节痛（arthralgia）是指关节部位的疼痛感觉，是关节病变的主要症状。关节面、关节软骨、关节囊、关节腔、滑液、韧带等任何关节组成部分发生病变均可导致关节痛。根据不同病因及病程，关节痛可分急性和慢性两类。急性关节痛是急性关节病变的主要症状，也可由关节周围组织急性炎症（如滑囊炎、腱鞘炎、纤维组织炎）所致。急性关节痛起病急，关节疼痛伴局部软组织肿胀、皮肤红、发热和关节运动受限。慢性关节痛常迁延数月、数年甚至数十年，由于慢性关节病变引起关节囊增殖肥厚、软骨和骨质破坏、关节间隙变窄及骨质增生，常引起关节疼痛、肿胀、变形和运动障碍，甚至引起关节强直与功能丧失。

【病因及发病机制】

引起关节痛的病因众多，既可以是关节局部的病变，也可能是全身疾病的局部表现。常见病因有如下几类。

1. 外伤 多发生于重体力劳动者或运动员，外力碰撞关节或使关节过度伸展扭曲，关节内及其周围组织等结构损伤，造成关节脱位或骨折，血管破裂出血，组织液渗出，关节肿胀而疼痛。另外，持续的慢性机械损伤，关节长期负重导致的关节软骨及关节面破坏，外伤后关节面破损形成的粗糙瘢痕长期摩擦关节面，或外伤后因治疗处理不当造成的关节畸形愈合导致负重不平衡，均可造成关节慢性损伤并刺激受损部位神经而引起疼痛。

2. 感染 细菌直接侵袭关节引起损伤。如外伤后细菌侵入关节，败血症时细菌经血液进入关节，邻近的骨髓炎、软组织炎症时，细菌扩散蔓延至关节内等。常见的包括金黄色葡萄球菌性关节炎、肺炎链球菌性关节炎、结核性关节炎等。

3. 变态反应和自身免疫 病原微生物及其产物、某些药物、异种血清等，可与血液中的抗体形成免疫复合物，流经关节沉积在关节腔引起变态反应性关节损伤。外来抗原或理化因素也可使宿主组织成分改变，形成自身抗原刺激机体产生自身抗体，引起自身免疫性关节损伤。如风湿性关节炎、关节型过敏性紫癜、药物过敏性关节炎、类风湿关节炎等。

4. 退行性关节疾病 主要是骨关节炎，多发生于 50 岁以上中老年人，病变关节可出现酸痛，轻度僵硬，活动时有摩擦音，是由于关节软骨退化变薄、软骨下组织硬化、关节边缘骨刺形成、滑膜充血水肿等，导致关节疼痛。

5. 内分泌代谢性疾病 嘌呤代谢障碍所致的痛风性关节炎、脂质代谢障碍所致的高脂血症性关节病以及原发性甲状旁腺机能亢进症引起的骨关节病，均可引起关节疼痛。另外部分糖尿病患者因血糖水平异常，常并发周围神经或血管病变，并发周围神经病变时下肢感觉障碍，不能抑制关节的过度活动，易导致关节损伤而关节痛；并发周围血管病变时会加重脱钙，造成跖跗关节、跖趾关节等疼痛。

6. 骨关节肿瘤 关节疼痛常是骨关节恶性肿瘤首先出现的症状，如骨肉瘤、软骨肉瘤、骨纤维肉瘤、滑膜肉瘤和转移性骨肿瘤等，都可引起关节疼痛。疼痛原因可能与恶性肿瘤的急剧生长、阻塞骨髓腔、动静脉血运障碍等因素有关。部分骨关节良性肿瘤也可引起疼痛，如以进行性加重的疼痛为主要表现的骨样骨瘤。

7. 血液系统疾病 白血病患者常出现关节痛症状，是由于骨髓腔内大量白血病细胞增生，压迫、浸润、破坏骨膜、骨皮质和关节所致；关节型过敏性紫癜患者常以关节痛为突出表现，以膝关节受累多见，其次为踝、肘和腕关节，为多发性、游走性和对称性，是过敏性血管炎累及关节腔引起。

关节型过敏性紫癜是过敏性紫癜的一种类型，临床特点是除了有一定程度的皮肤紫癜之外，因关节部位受累而引起关节疼痛与肿胀。临床特点是在皮肤紫癜出现前后发生膝、踝、肘、腕关节的肿胀与疼痛，以膝关节疼痛与肿胀最为显著，可呈游走状态，并反复发作，体检时可见受累关节有明显的红、肿、热、痛及功能障碍。

【问诊要点】

1. 关节疼痛出现的时间 创伤性关节痛、化脓性关节炎，常可问出起病的具体时间。反复发作的慢性关节疼痛，疼痛不剧烈，而以其他器官受累症状为主，如系统性红斑狼疮等，常难以陈述确切的起病时间。

2. 疼痛部位 化脓性关节炎多为大关节和单关节发病；结核性关节炎多见于髋关节和脊椎；风湿性关节炎常对称性地引起大关节疼痛，且疼痛部位常由一个关节转移至另一关节，具有游走性；类风湿关节炎多见于手足小关节；骨关节炎常以负重的髋、膝关节痛多见；痛风性关节炎则多引起第一跖趾关节红、肿、热、痛。

3. 疼痛出现的缓急程度及性质　急性创伤、化脓性关节炎及痛风起病急剧，疼痛剧烈，呈烧灼样切割样疼痛或跳痛；骨折和韧带拉挫伤则呈锐痛；骨关节肿瘤呈钝痛；系统性红斑狼疮、类风湿关节炎、增生性骨关节病等起病缓慢，疼痛程度较轻，呈酸痛或胀痛。

4. 关节疼痛的诱因　痛风性关节炎常在饮酒或高嘌呤饮食后发作；骨关节炎常在关节过度负重、活动过多以及天气湿冷时疼痛；风湿性关节炎常因气候变冷、潮湿而发病。

5. 疼痛的程度　急性外伤、化脓性关节炎及痛风，疼痛剧烈；骨关节恶性肿瘤者，初发病时为间歇性轻痛，继而呈持续性剧痛；良性肿瘤则多表现为间歇性隐痛；系统性红斑狼疮、类风湿关节炎、增生性骨关节病等，疼痛程度较轻。

6. 加重与缓解因素　化脓性关节炎局部冷敷可缓解疼痛；痛风多因饮酒或高嘌呤饮食诱发或加重，解热镇痛药效果不佳，而秋水仙碱缓解疼痛效果显著；关节肌肉劳损休息时疼痛减轻，活动则疼痛加重；增生性关节炎夜间卧床休息、静脉回流不畅、骨内压力增高时疼痛增加，起床活动后静脉回流改善，疼痛缓解，但活动过多疼痛又会加重。

7. 伴随症状　伴高热畏寒、局部红肿灼热，见于化脓性关节炎；伴低热、乏力、盗汗、消瘦、纳差，见于结核性关节炎；全身小关节对称性疼痛，伴有晨僵和关节畸形，见于类风湿关节炎；关节疼痛呈游走性，伴有心脏炎、舞蹈病，见于风湿性多发性关节炎；伴血尿酸升高，局部红肿灼热，见于痛风；伴有皮肤红斑、光过敏、低热和多器官损害，见于系统性红斑狼疮；伴有皮肤紫癜、腹痛腹泻者，见于关节型过敏性紫癜。

8. 职业及居住环境　长期负重、剧烈运动的职业易患关节病，如搬运工，体操、举重运动员等。工作和居住在潮湿寒冷环境中的人员，关节病的患病率也明显升高。

【检查要点】

1. 体格检查　应重点系统地检查各关节，可按颈椎、胸椎、腰椎、颌部、肩部、上肢、骨盆及下肢顺序，注意病变是单关节还是多关节，是否对称。关节局部有无红、热、肿胀、压痛、波动感，有无关节变形、肌肉萎缩，并测定各关节运动范围。膝关节疼痛者应做浮髌试验，以发现膝关节腔积液。

2. 实验室检查　对于关节痛的鉴别甚为重要。如血常规中白细胞升高，可能为感染性关节炎或急性风湿性关节炎。白细胞升高、降低或正常，但有幼稚细胞出现，同时伴有血红蛋白下降、血小板减少，考虑急性白血病。血沉、C 反应蛋白增高，有助于诊断炎症性关节炎，如风湿性关节炎、化脓性关节炎、结核性关节炎。另外，血沉还可以反映关节炎症为活动性或非活动性，血沉持续增快说明关节炎症仍有活动性。类风湿因子测定对类风湿关节炎的诊断有意义；血清抗链球菌溶血素"O"（ASO）滴度增高者，应警惕风湿性多关节炎；抗核抗体谱检查对结缔组织病的关节炎有鉴别诊断价值；人类白细胞抗原 I 类分子 B27（HLA-B27）阳性，支持强直性脊柱炎诊断；血尿酸增高对痛风性关节炎的诊断有重要意义。关节腔穿刺液检查、关节滑膜活检等，有利于明确关节痛的病因。

3. X 线检查　能发现关节面、关节腔、关节周围软骨组织和骨质的变化，对慢性关节病的诊断有重要意义，但许多急性关节疾病常无明显 X 线改变。

关节痛诊断流程图（图 1-18）可供参考。

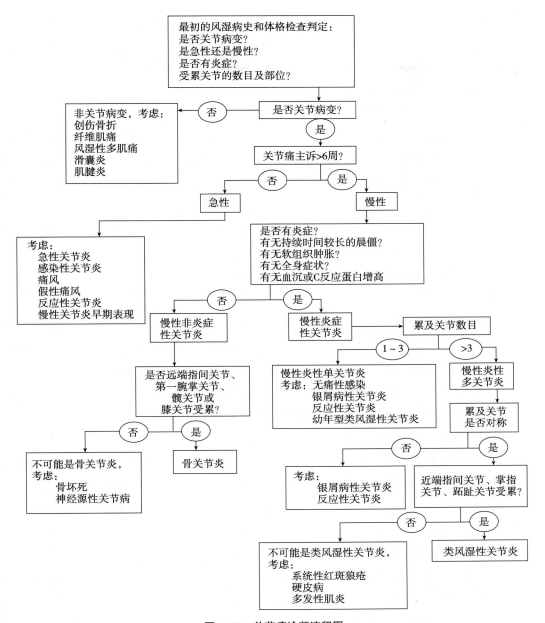

图 1-18　关节痛诊断流程图

第十六节　眩　晕

眩晕（vertigo）是人体对空间关系定向的主观体会错误，是一种并不存在的自身或外景的运动性幻觉或错觉，患者出现一种异常的自身或环境的旋转摆动感（"天旋地转"感），一般无意识障碍。

头晕是指间歇性或持续性的自身不稳的感觉，包括眩晕及其他头晕（如与贫血、感染、发热、低血容量、低血压、糖尿病、药物副作用有关的短暂发作性头晕）。

头昏是指持续的头脑昏昏沉沉不清晰感觉，多伴有头重、头胀、健忘、乏力和其他神经症或慢性躯体性疾病症状，劳累时加重。系由神经衰弱或慢性躯体性疾病等所致。

NOTE

【发生机制】

人体空间位象觉的维持需要视觉识别周围物体的方位与自身的关系，深感觉感知自身的姿势、位置、运动幅度，前庭器官感受身体及头部空间移动时的冲动并辨别运动方向及所处位置，这些躯体位置的信息经感觉神经传入中枢神经系统，经大脑皮质及皮质下结构整合后做出位置判断，并通过运动神经传出，调整偏差，维持平衡。

前庭系统、视觉、深感觉三者中，任何一个传导环节的功能异常都会引起判断错误，产生眩晕感觉。如眼外肌麻痹、屈光不正、配镜不当等，造成双眼在视网膜上成像不等，使传入中枢神经系统躯体位置的信息错误可引起眼性眩晕。脊髓空洞症、梅毒患者，因本体觉传入障碍而引起姿势感觉性眩晕。梅尼埃病、迷路炎、前庭神经炎、椎–基底动脉供血不足等前庭器官或中枢病变时，前庭感受的刺激与来自肌肉、关节的本体觉以及视觉感受器的关于空间定向的冲动不一致，便产生运动错觉即前庭性眩晕。

前庭系统病变引起的前庭性眩晕是最常见、最典型的眩晕。

【病因】

1. 生理性眩晕（physiologic vertigo） 包括了健康人运动时常发生的晕动病、航天病、高处眩晕等不适，患者运动错觉轻微，自主神经反应症状明显。如高处眩晕的患者可经历急性焦虑与恐慌反应；典型的晕动病、航天病患者，会出现出汗、恶心、呕吐、流涎、打呵欠并全身不适感，胃蠕动减少及消化不良，甚者看到或闻到食物都觉得难受，而焦虑时出现的过度换气、低碳酸血症，使周围血管扩张，可诱发体位性低血压及晕厥。

2. 系统性眩晕 由前庭系统病变引起，可伴眼球震颤、平衡障碍及听力障碍。

（1）周围性眩晕（peripheral vertigo）：是指内耳前庭感受器至前庭神经颅外段之间的病变所引起的眩晕。为脑干神经核以下的病变，常见眼震，有时可能伴听力障碍。常见病因有：

1）梅尼埃病（Ménière's disease）：又称内耳膜迷路积水、内耳眩晕病。以发作性眩晕、波动性感音神经性耳聋、耳鸣和耳胀为典型临床表现，可伴有眼球震颤、平衡障碍，严重时可伴有恶心、呕吐、面色苍白和出汗。发作多短暂（很少超过两周），具有反复发作特点。

2）良性发作性位置性眩晕（benign paroxysmal positional vertigo，BPPV）：又称壶腹嵴顶结石病、半规管结石病。被认为是自椭圆囊脱落的自由浮动的耳石移动进入一支半规管（通常是后半规管），当头位改变至激发位时，耳石受到重力作用牵动内淋巴，使其流体力学发生改变而刺激壶腹嵴的毛细胞引起眩晕及眼震，是反复发作性眩晕的常见病因。眩晕与眼球震颤发作时间短（短于1分钟，典型发作为15~20秒），常因与重力有关的头部位置改变诱发（如坐位躺下、床上翻身、仰卧坐起时），患者耳蜗器一般不受影响，不伴耳鸣及听力减退，重复该头位眩晕及眼震可再度发生。

3）内耳药物中毒性眩晕：常由链霉素、庆大霉素及其同类药物损害内耳前庭或耳蜗所致。多表现为用药后渐进性眩晕伴耳鸣、听力减退，可伴恶心、呕吐、唇周及面颊麻木感，眼球震颤多不明显。

4）急性周围前庭性神经病（前庭神经元炎）：被认为是病毒感染前庭神经或前庭神经元的结果。多数患者于1~2周前有上呼吸道感染病史，突然出现眩晕，伴恶心、呕吐、出汗等自主神经反应，持续数日，眼震电图（electronystagmography，ENG）检查可见病侧前庭功能低下，一般无耳鸣及听力减退。多数患者1~2周后症状逐渐改善，但头晕、平衡障碍等后遗症状可持续数周至数月，直到中枢发生代偿。本综合征偶呈流行性发病，可于同一家庭数名成员发病。春季与初夏时多发。

通常，周围性眩晕症状较重，常引起恶心、呕吐等自主神经症状，更可能伴有听力减退及耳鸣，不伴神经系统损害的症状和体征，所伴随的眼球震颤常可被凝视固定所抑制。

（2）中枢性眩晕（central vertigo）：是前庭神经颅内段、前庭神经核、核上纤维、内侧纵束、皮质及小脑的前庭代表区病变所引起的眩晕，大部分中枢性眩晕的病灶位于后颅窝。常见的病因包括：

1）血管病变：如椎 – 基底动脉系统的短暂性脑缺血发作、椎 – 基底动脉供血不足、小脑或脑干梗死、小脑或脑干出血等。椎 – 基底动脉供血不足性眩晕，可由动脉管腔变窄、内膜炎症、椎动脉受压或动脉舒缩功能障碍等因素所致。特点为突然出现的短暂性眩晕，常于颈部突然过度伸屈或转侧时诱发，伴恶心、呕吐较轻，偶有黑蒙、耳鸣，共济失调、躯体不稳程度也较轻。眩晕常于 24 小时内减轻或消失。

2）肿瘤：如听神经瘤、小脑肿瘤、第四脑室肿瘤和其他部位肿瘤，直接浸润或压迫前庭神经核等引起头晕。眩晕程度多不剧烈，可持续性存在，耳鸣、耳聋不明显。

3）小脑或脑干感染：如急性小脑炎、脑干脑炎、颅后凹蛛网膜炎等，常急性起病，有上呼吸道感染或腹泻等前驱感染史，除有脑干或小脑损害的临床表现外，患者出现眩晕。

4）头颈部外伤：外伤损害前庭系统的不同部位，可引起不同形式、不同程度的眩晕。

5）颅内脱髓鞘疾病及变性疾病：如多发性硬化、延髓空洞症等，病灶累及脑干及小脑时可出现眩晕。

中枢性眩晕症状常较周围型者轻，引起的恶心、呕吐等自主神经症状较轻，多数患者体检可见神经系统局灶性损害的体征，伴随的眼球震颤更频繁而突出，且不被凝视固定所抑制。垂直性眼震、意识改变、运动或感觉功能缺损、失语，提示中枢性眩晕。

3. 非系统性眩晕 指前庭系统以外的全身或局部病变引起的眩晕。可有轻度站立不稳，无眼球震颤，通常不伴恶心、呕吐。包括：①低血压、严重心律失常等心脏疾病时，由于射血少可引起眩晕。②中重度贫血患者，常在运动时出现眩晕。③内分泌疾病时，如低血糖也常出现眩晕。④屈光不正、眼肌麻痹等眼部疾病引起的眩晕，遮盖病眼时眩晕常可消失。⑤深感觉障碍者可出现姿势感觉性眩晕，由姿势不稳引起，伴 Romberg 征阳性。

【问诊要点】

1. 发作特点 急性起病，发作过程极短暂（常不超过 1 分钟），有反复发作性、持续数周至数月特点者，考虑良性发作性位置性眩晕。急性起病，发作短暂（多为 20 分钟至数小时），有反复发作性、持续两周左右者，考虑梅尼埃病。急性、单次发作的眩晕，多为脑血管病性眩晕。急性发生、慢性经过的眩晕，多为头颈部外伤性眩晕。慢性进展性者，多考虑颅内占位性病变引起的眩晕。

2. 诱因及有关病史 注意询问眩晕是在什么情况下发生，是否与转颈、仰头、起卧、翻身有固定的关系；询问有无头颈部外伤、耳部疾病、眼部疾病、心血管病、血液病的病史以及使用可引起内耳损伤的药物（如链霉素等）史，将有助于眩晕的病因诊断。

3. 伴随症状

（1）伴有耳鸣、听力减退者，考虑梅尼埃病、内耳药物中毒、小脑脑桥脚肿瘤等。眩晕不伴有耳鸣、听力减退者，考虑 BPPV、前庭神经元炎、脑干或颅后窝肿瘤等。

（2）伴有恶心、呕吐等迷走神经激惹症状者，多考虑周围性眩晕。颅内占位性病变、颅内高压者，也可伴有呕吐。

（3）伴站立不稳或左右摇摆者，多考虑周围性眩晕；眩晕伴站立不稳或向一侧运动者，多考虑中枢性眩晕。

【检查要点】

1. 体格检查　注意检查体温、脉搏、呼吸、血压等生命体征，耳部、眼部（注意观察眼球震颤）、颈部有无异常，心血管及血液系统有无异常。重点检查神经系统，尤其应重视前庭功能检查及相关体征。

2. 实验室检查　血常规、血生化、血培养检查，以及脑脊液常规、生化、细胞学、压力及细菌培养检查等，将有助于病因诊断。

3. 听力学检查　有助于鉴别诊断，如声阻抗测定有助于诊断中耳性眩晕，脑干听觉诱发电位有助于对蜗后病变、脑干病变的诊断。

4. 眼震电图　有助于诊断前庭病变引起的眩晕。

5. 影像学检查　头颈部 X 线摄片、CT、MRI、脑血管造影、数字减影血管造影（DSA）等影像学检查，均可能对眩晕诊断提供依据。其中 MRI 是中枢性眩晕的首选检查。对于了解基底动脉、椎动脉的供血情况，DSA 的分辨率高于 MRI，故必要时可进行选择性血管造影协助诊断。MRI 也有助于细致检查迷路的病变。但对于怀疑中耳炎引起的眩晕，以及外伤后眩晕，则可选择高分辨率 CT，以了解骨骼的情况。

眩晕诊断流程图（图 1-19）可供参考。

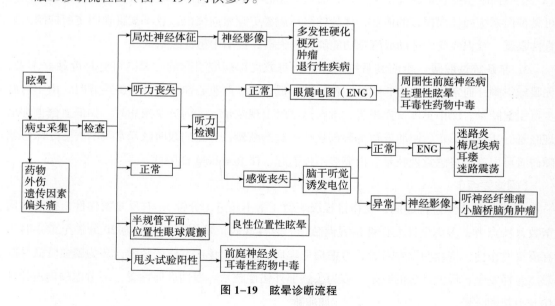

图 1-19　眩晕诊断流程

第十七节　晕　厥

晕厥（syncope）是由于短暂的全大脑半球及脑干供血不足引起发作性短暂意识丧失，伴肌张力消失而倒地的现象。典型晕厥发作前可出现恶心、出汗、头晕、耳鸣等自主神经症状数秒至十秒，继而感觉眼前发黑，意识丧失及肌张力消失，患者倒地或不能维持正常姿势，平卧后意识迅速（数秒至数分钟）恢复，全身软弱无力，恢复后不留任何后遗症。

晕厥需与眩晕、癔症、癫痫失神小发作等症状相鉴别：眩晕有旋转感而无意识丧失；癔症多有精神诱因，发病具有暗示性、多变性的特点；癫痫失神小发作多于儿童期起病，突然出现发作性凝视，意识障碍，伴眼睑、面部轻度痉挛性运动，极少跌倒。晕厥则无这些表现，是一过性意识丧失，且以发病迅速、持续时间短、可完全自行恢复为特点。

【病因及发生机制】

1. 神经反射性晕厥（neurally mediated syncope） 指自主神经性心血管功能突然衰竭，引起脑灌注不足所致的一过性意识丧失。常见的有：

（1）血管迷走神经性晕厥（vasovagal syncope）：多见于年轻体弱女性，在恐惧、疲劳、疼痛、失血、医疗器械检查等诱发下，外周化学或机械感受器受刺激，冲动传入延髓引起神经血管反射，使交感神经抑制，迷走神经过度激活，外周血管张力突然降低，窦性心律突然减慢，从而引起晕厥。

（2）颈动脉窦性晕厥（carotid sinus syncope）：颈动脉窦反射过敏，在急剧转颈、低头、衣领过紧等情形下，颈动脉窦突然受压，引起交感神经抑制，副交感神经兴奋，而致晕厥。

（3）情境性晕厥（situation syncope）：是与某些特殊情境（如排尿、吞咽、排便、咳嗽、打喷嚏）相关联的神经调节性晕厥。常见的有：①排尿性晕厥：多见于男性夜间起床排尿时或排尿结束时，因屏气动作导致晕厥。②吞咽性晕厥：食管、咽喉、纵隔等疾病患者，以及高度房室传导阻滞、窦性心动过缓、病态窦房结综合征等患者，因咽喉、食管的机械性刺激兴奋心血管迷走神经，导致心动过缓、血管扩张而产生晕厥。③咳嗽性晕厥：多见于慢性支气管炎、肺气肿的老年患者，或百日咳、支气管哮喘的幼年患者，为紧接于剧烈咳嗽后发生的晕厥。上述晕厥发生机制相似，即排尿、吞咽、排便、咳嗽时，分别刺激泌尿生殖道、胃肠道机械感受器，胸腔内压力感受器，和第Ⅴ、Ⅶ、Ⅷ脑神经传入中枢（孤束核、髓质血管减压部位），致迷走张力增高，心动过缓和低血压，引起晕厥。

2. 直立性低血压性晕厥（orthostatic hypotension syncope） 是指从卧位或久蹲位突然转为直立位时发生的一种晕厥。发生机制可能是由于下肢静脉张力低，血液蓄积于下肢（体位性），周围血管扩张，血液循环自主神经调节反射弧受疾病或药物影响而功能障碍等因素，使回心血量减少，心输出量减少，血压下降，而导致脑供血不足引起晕厥。可见于：①原发性自主神经调节失常综合征，如单纯自主神经衰竭、多系统萎缩、帕金森病合并自主神经衰竭等。②继发性自主神经调节失常综合征，如糖尿病性神经病变、尿毒症、脊髓损伤等。③药物（如利舍平、氯丙嗪、胍乙啶、亚硝酸盐类等扩张血管药物）诱发的直立性低血压性晕厥。④血容量不足（如大量利尿、失血、失液、Addison's病）引发的晕厥等。⑤某些长期站立于固定位置（特别是炎热天气）及长期卧床者发生的晕厥。

3. 心源性晕厥（cardiac syncope） 由于急性心搏出量骤减，随即脑灌注量急降而出现的晕厥，可发生于卧位、体力活动时或活动后。最严重的为Adams-Stokes综合征，表现为心搏停止5~10秒出现晕厥，停搏15秒以上出现抽搐，偶有大小便失禁。心源性晕厥的病因包括：

（1）心律失常：见于病态窦房结综合征、二度或三度房室传导阻滞、室性或室上性阵发性心动过速、室颤、遗传性QT间期延长综合征等，以及植入抗心律失常器械（如起搏器）功能障碍，奎尼丁、洋地黄等药物中毒诱发的心律失常等。

（2）器质性心血管病：如左心房黏液瘤、主动脉瓣狭窄、梗阻性肥厚型心肌病、心包填塞、急性心肌梗死、原发性肺动脉高压、肺栓塞等，可引起急性心排血量减少导致晕厥。

4. 脑血管性晕厥　指供应脑部血液的血管发生一时性闭塞，使脑灌注压急降而引起的晕厥。常见于脑动脉粥样硬化引起的脑血管闭塞或狭窄、颈部疾患引起的椎动脉受压等。

5. 心理性晕厥　如精神紧张或癔症发作时出现的换气过度综合征，患者呼吸增强和过度换气产生的低碳酸血症可降低脑灌注量，引起晕厥。

【问诊要点】

1. 年龄、性别　晕厥的原因和年龄密切相关。儿童和青年人发生晕厥，多为神经介导性晕厥和心理性晕厥，也见于心律失常如长 QT 综合征或预激综合征。神经反射性晕厥是中年人发生晕厥的主要病因。老年人和中年人发生情境性晕厥及直立性低血压性晕厥多于年轻人。老年人发生因主动脉瓣狭窄、肺栓塞或器质性心脏病基础上的心律失常导致的晕厥较多。晕厥原因与性别也有很大关系，血管迷走神经性晕厥以女性多见，而排尿性晕厥患者则几乎全为男性。

2. 发作的诱因　血管迷走神经性晕厥多在情感刺激、疼痛、失血、医疗器械检查等情况下发作。心源性晕厥（尤其左心室流出道梗阻性心脏病如主动脉瓣狭窄、梗阻性肥厚型心肌病等）突出特点为劳累性晕厥，多在用力后发作。急剧转颈、低头、衣领过紧诱发的晕厥，多考虑颈动脉窦性晕厥。紧接于咳嗽后发生的晕厥须考虑咳嗽性晕厥。

3. 发作与体位关系　体位性低血压晕厥发生于从卧位或久蹲位突然转为直立位时；血管迷走神经性晕厥、颈动脉窦性晕厥大多在站立或坐位发生；而心源性晕厥的发作多与体位无关，可发生在卧位。

4. 既往病史及用药史　注意询问病史，有些患者仅仅根据病史就能确定晕厥的原因并制定出检查方案。应了解有无心脏病、神经系统疾病、内分泌及代谢性疾病的历史等，有无服用神经节阻滞剂类、镇静类、扩血管类药物、洋地黄类等药物史。

5. 伴随症状及体征　血管迷走神经性晕厥多伴有面色苍白、血压下降、脉搏缓弱；心源性晕厥可伴面色苍白、呼吸困难、发绀；急性脑血管病引起晕厥者可伴有黑蒙、复视、面部或肢体麻木无力等神经系统局灶体征。

【检查要点】

1. 体格检查　注意检查血压、脉搏、呼吸、体温等生命体征，注意检查面色有无异常。重点检查心血管系统及神经系统（尤其是自主神经功能检查），心血管和神经系统体征将更有助于晕厥病因的诊断。

2. 实验室检查　血常规、血生化、血气分析检查等，有助于发现循环血容量不足或代谢原因引起的晕厥。

3. 心电图及超声心动图检查　对于晕厥患者心电图检查是非常必要的，典型的心电图异常表现能高度提示心律失常性晕厥，也是预测心源性晕厥和死亡危险性的独立因素。怀疑为心脏病的患者还应尽快做超声心动图、动态心电图检查及心电监测等，以明确晕厥原因；如果仍未做出诊断，可以进行有创的心电生理检查以进一步明确心律失常的性质。

4. 影像学检查　颈椎 X 线片、CT、MRI 及血管造影检查等有助于诊断脑源性晕厥。

5. 诊断试验

（1）倾斜试验：是一项用于检查静脉血管是否正常的辅助检查方法。正常人体由平卧位变为直立时，有300~800mL血液从胸腔转移到下肢，致静脉容积增加，使心室前负荷降低，心输出量减少，动脉压下降，主动脉弓和颈动脉窦压力感受器张力减弱，迷走神经传入张力消失，交感神经传出信号增加，通过心率加快和外周血管收缩来代偿以增加心输出量。因此，正常生理反应是心率稍加快，收缩压稍降低，舒张压增加，平均动脉压不变。在血管迷走神经性晕厥患者，由平卧位变成倾斜位时，身体下部静脉的血流淤积程度较健康人更为显著，回心血量突然过度减少，左室强力收缩，刺激左室后下区的机械感受器C纤维，由此感受器产生强烈冲动传至脑干，反射性引起交感神经活性减低，迷走神经兴奋亢进，导致心率减慢和外周血

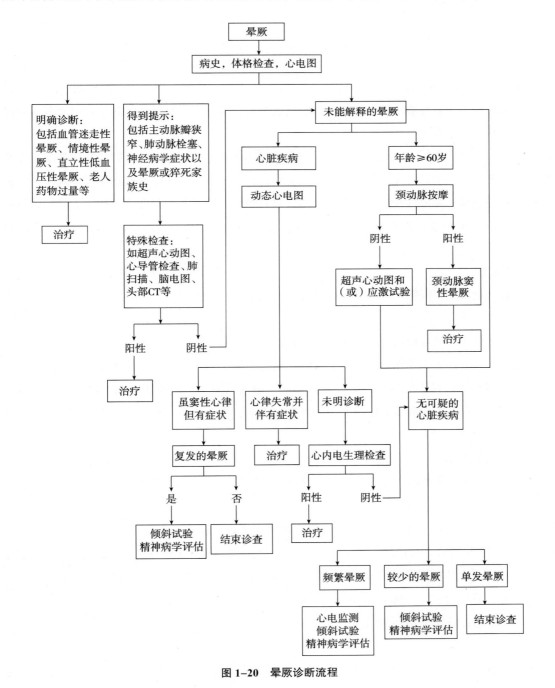

图 1-20　晕厥诊断流程

管扩张，心排出量减少，血压下降，发生晕厥。此试验被认为是血管迷走神经性晕厥的一种有效激发试验。

（2）颈动脉窦按摩：颈动脉窦按摩是提示颈动脉窦性晕厥的一种检查方法。检查时应持续监测心电、血压。记录基础心率、血压后，在胸锁乳突肌前缘环状软骨水平按摩右侧颈动脉窦5~10 秒，如果未获得阳性结果，1~2 分钟后按摩对侧。如果出现窦性停搏超过 3 秒和（或）收缩压下降超过 50mmHg，可考虑为颈动脉窦过敏。此试验应避免用于既往 3 个月内发生过短暂脑缺血或卒中或颈动脉有血管杂音（除非颈动脉超声检查除外了严重狭窄）患者。

诊断流程图（图 1-20）可供参考。

第十八节　抽　搐

抽搐（convulsion）指骨骼肌群的快速、发作性不自主收缩。抽搐大多是全身性的，当抽搐表现为肌群的强直性或阵挛性或二者兼有的收缩时，称惊厥。抽搐或惊厥发作时大多伴意识障碍，少数可不伴意识障碍。

惊厥与癫痫并非同一综合征，癫痫大发作的临床表现与惊厥相同，而有些特殊类型癫痫发作时，常无骨骼肌抽搐。惊厥除见于癫痫大发作外，其他许多疾病也可出现惊厥样发作，如破伤风、低钙抽搐、癔症性抽搐。另外，局部骨骼肌收缩，除见于局限性癫痫外，大多不属抽搐范畴，如寒冷刺激导致的小腿肌肉痛性痉挛、神经症性或器质性面肌痉挛、儿童的习惯性抽搐等。

【病因】

一般可分为颅脑疾病、全身性疾病及癔症性抽搐。

1. 颅脑疾病

（1）感染性：如各种脑炎、脑膜炎、脑脓肿、脑寄生虫病等。

（2）非感染性：①外伤：产伤、脑挫伤、脑血肿等。②肿瘤：原发性肿瘤（如脑膜瘤、神经胶质瘤等）及转移性脑肿瘤。③血管性疾病：脑血管畸形、高血压脑病、脑出血、脑梗死等。④癫痫。⑤先天异常及变性疾病，如脑发育不全、小头畸形、脑积水、结节性硬化、多发性硬化、核黄疸等。

2. 全身性疾病

（1）感染性：全身的严重感染性疾病都可引起抽搐，如小儿高热惊厥、中毒性肺炎、中毒性菌痢、败血症、狂犬病、破伤风等。

（2）非感染性：①缺氧：如窒息、溺水、休克、肺心病等。②中毒：外源性中毒如药物（洛贝林、尼可刹米、阿托品、氨茶碱等）、化学物（苯、铅、砷、汞、乙醇、有机磷、有机氯）；内源性中毒如尿毒症、肝性脑病等。③代谢性疾病：如低血糖、低血钙等。④心血管疾病：如阿 - 斯综合征（Adams-Stokes syndrome）。⑤物理损伤：如中暑、触电等。⑥癔症性抽搐。⑦其他：妊娠高血压综合征、系统性红斑狼疮、脑血管炎、突然撤停安眠药或抗癫痫药等。

3. 癔症性抽搐　在情绪激动或受暗示下，具有癔症人格的个体即可发作癔症，有的表现为抽搐。癔症人格表现为情感丰富，有表演色彩，以自我为中心，富于幻想，受暗示性高。

【发生机制】

抽搐的发生机制尚不完全清楚，可能与下述机制有关：

1. 异常放电　颅脑或全身疾病引起的大脑皮质运动神经元过度同步化放电，导致肌群收缩，典型的如癫痫大发作。

2. 其他　如低钙抽搐是由于低血钙导致神经肌肉兴奋性增高所致；破伤风是由破伤风杆菌痉挛毒素所致；癔症性抽搐往往有明显的精神刺激因素。

【临床表现】

1. 全身性抽搐　抽搐大多为全身性，至少为双侧性。典型的临床表现如癫痫大发作，表现为突然出现尖叫、倒地，意识丧失，全身骨骼肌强直，呼吸暂停，发绀，眼球上窜，瞳孔散大，对光反射消失，继而发生全身性阵挛性抽搐，常伴大小便失禁。一般数分钟后发作停止，也有反复发作或呈持续状态者。癔症性抽搐时意识清楚，在情绪激动或受暗示下，往往在白天、有人的场合发作，突然发作，徐徐地倒下，四肢不规则地抽动，或僵直呈角弓反张，或双手抓头发、捶胸或辗转翻滚，常伴有呻吟、哭泣、自语、吼叫等精神症状，意识范围缩小，呈蒙眬状态，瞳孔对光反射正常，无遗尿及外伤，发作数十分钟或时断时续数小时全身肌肉才松弛下来，进入昏睡或逐渐清醒，可有概括性的回忆。因为病人意识不丧失，所以不会摔伤、咬破舌、小便失禁等。

2. 局限性抽搐　一般见于局限性癫痫。表现为单侧肢体或其一部分如手指、足趾，或一侧口角和眼睑的局限性抽搐，常无意识障碍。抽搐发作可扩散到整个半身甚至全身。

【问诊要点】

1. 发病年龄，有无家族史及反复发作史。

2. 发作情况，有无诱因及先兆、意识丧失及大小便失禁，发作时肢体抽动次序及分布。

3. 既往史，包括出生史、发育史、颅脑疾病史、长期服药史。有无心、肺、肝、肾及内分泌疾病史。

4. 伴随症状：①伴高热，见于颅内与全身的感染性疾病、小儿高热惊厥等。注意抽搐本身也可引起高热。②伴高血压，见于高血压脑病、高血压性脑出血、妊娠高血压综合征、颅内高压等。③伴脑膜刺激征，见于各种脑膜炎及蛛网膜下腔出血等。④伴瞳孔散大、意识丧失、大小便失禁，见于癫痫大发作。⑤不伴意识丧失，见于低钙抽搐、癔症性抽搐、破伤风、狂犬病。⑥伴肢体偏瘫者，见于脑血管疾病及颅内占位性病变。

【检查要点】

1. 体格检查　抽搐病因很多，各系统的疾病均可引起抽搐，因此详细的体格检查十分必要。除必须检查体温、脉搏、呼吸、血压等生命体征外，应重点检查神经系统与心脏血管系统。神经系统应注意意识状态、瞳孔情况、眼底改变，有无神经系统定位体征、脑膜刺激征及病理反射。心脏血管检查应注意有无严重的心律失常及心肌功能受损等。

2. 实验室检查　包括血、尿、大便常规检查，脑脊液检查，肝、肾功能检查，血生化及内分泌功能检查。

3. 器械检查　包括心电图、24小时动态心电图、超声心动图、脑电图检查，头颅的 X 线平片、CT 或核磁共振等检查。

第十九节　意识障碍

意识（consciousness）是指机体对自身状态和客观环境的主观认识能力，可通过言语及行动来表达，是人脑反映客观现实的最高形式。意识包含两方面的内容，即觉醒状态和意识内容。觉醒状态是指与睡眠呈周期性交替的清醒状态，能对自身和周围环境产生基本的反应，属皮层下中枢的功能；意识内容包括定向力、感知力、注意力、记忆力、思维、情感和行为等人类的高级神经活动，可对自身和周围环境做出理性判断并产生复杂反应，属大脑皮层的功能。意识的维持涉及大脑皮层及皮层下脑区的结构和功能完整。

意识障碍（disturbance of consciousness）是指机体对周围环境及自身状态的识别和觉察能力出现障碍。意识障碍通常同时包含有觉醒状态和意识内容两者的异常，常常是急性脑功能不全的主要表现形式。

【病因】

1. 全身性疾病

（1）急性感染性疾病：见于脓毒症、重症肺炎、中毒性菌痢、伤寒、钩端螺旋体病等严重感染引起的中毒性脑病。

（2）内分泌代谢系统疾病：如甲状腺危象、黏液性水肿性昏迷、糖尿病酮症酸中毒昏迷、高血糖高渗状态、乳酸酸中毒、低血糖性昏迷、慢性肾上腺皮质功能减退症性昏迷等。

（3）水、电解质平衡紊乱：如稀释性低钠血症、低氯性碱中毒、高氯性酸中毒等。

（4）其他疾病所致昏迷：尿毒症性昏迷、肝性脑病、肺性脑病等。

（5）外因性中毒：如急性的一氧化碳、二氧化硫、苯等毒物中毒，急性的有机磷、有机氯、有机汞等农药中毒，吗啡类、巴比妥类、颠茄类等药物中毒，木薯、苦杏仁等植物类中毒以及毒蛇咬伤后蛇毒引起的动物类中毒等。

（6）物理性及缺氧性损害：如热射病、日射病、触电等物理性损害，以及高原反应时的缺氧性脑损害等。

2. 颅内疾病

（1）颅内感染性疾病：如各种脑炎、脑膜炎、脑寄生虫感染等。

（2）脑血管疾病：脑出血、蛛网膜下腔出血、脑栓塞、动脉血栓性脑梗死、高血压脑病及颅内静脉窦血栓形成等。

（3）颅脑占位性疾病：如脑肿瘤等。

（4）闭合性颅脑损伤：如脑震荡、脑挫裂伤、外伤性颅内血肿、脑水肿、脑疝等。

（5）癫痫：癫痫大发作、小发作以及癫痫持续状态患者常出现意识障碍表现。

【发生机制】

各种感觉冲动经特异性上行投射系统传导，途经脑干时发出侧支至脑干网状结构，再经由上行网状激活系统（包括脑干网状结构、丘脑非特异性神经核、前脑基底部核团和丘脑下部等），上传冲动激活大脑皮质，维持觉醒状态。意识内容则与大脑皮质功能有关。

意识的维持是通过脑桥中部以上的脑干上行网状激活系统及其投射至双侧丘脑的纤维以及

双侧大脑半球的正常功能实现的。意识内容变化主要由大脑皮质病变造成，上行网状激活系统和大脑皮质的广泛损害，则可导致不同程度觉醒水平的障碍。

【临床表现】

1. 以觉醒度改变为主的意识障碍　可为上行性网状激活系统或双侧大脑半球急性病变所致，临床上表现为嗜睡、昏睡和昏迷。

（1）嗜睡（somnolence）：为意识障碍的早期表现，是一种病理性持续睡眠状态。患者可被唤醒，醒后定向力基本完整，能配合检查及回答简单问题，停止刺激后很快继续入睡。

（2）昏睡（stupor）：觉醒度降至最低水平，是一种比嗜睡较重的意识障碍。病人处于沉睡状态，正常外界刺激不能使其觉醒，强烈疼痛刺激或言语方可唤醒，醒后简短模糊而不完全地回答提问，当刺激减弱后很快又陷入沉睡状态。

（3）昏迷（coma）：为最严重的意识障碍。患者意识完全丧失，各种强刺激均不能使其觉醒，无有目的的自主活动，不能自发睁眼。临床上按严重程度不同可将昏迷分为三级：

浅昏迷（light coma）：病人意识完全丧失，可有较少的无意识自发动作。对周围事物及声、光刺激全无反应，对强烈刺激如疼痛刺激可有痛苦表情和回避动作，但不能觉醒。脑干反射（角膜反射、瞳孔对光反射、吞咽反射、咳嗽反射等）基本保留。生命体征无明显改变。

中度昏迷（middle coma）：对外界的正常刺激均无反应，自发动作很少。对强刺激的防御反射、角膜反射减弱，瞳孔对光反射迟钝。可见呼吸节律紊乱等生命体征轻度改变。大、小便潴留或失禁。

深昏迷（deep coma）：对任何刺激全无反应。全身肌肉松弛，无任何自主运动。眼球固定，瞳孔散大，各种反射消失。生命体征显著改变，呼吸不规则，血压或有下降。大、小便失禁。

为了较准确地评价意识障碍的程度，国际上通用 Glasgow 昏迷量表（见表 1-6）对昏迷程度作量化评价，最高得分 15 分，最低得分 3 分，分数越低病情越重。通常 8 分或以上恢复机会较大，7 分以下预后较差，3~5 分并伴有脑干反射消失的患者有潜在死亡危险。

表 1-6　Glasgow 昏迷评量表（Glasgow Coma Scale，GCS）

检查项目	临床表现	评分
睁眼反应	自动睁眼	1
	呼之睁眼	3
	疼痛引起睁眼	2
	不睁眼	1
言语反应	定向正常	5
	应答错误	4
	言语错乱	3
	言语难辨	2
	不语	1
运动反应	能按指令动作	6
	对刺痛能定位	5
	对刺痛能躲避	4
	刺痛肢体屈曲反应（去皮层强直）	3
	刺痛肢体伸展反应（去大脑强直）	2
	无动作	1

NOTE

2. 以意识内容改变为主的意识障碍

（1）意识模糊（confusion）：表现为注意力减退，情感反应淡漠，定向力障碍，活动减少，语言缺乏连贯性，对声、光、疼痛等外界刺激有反应，但低于正常水平。

（2）谵妄（delirium）：为较意识模糊严重的一种急性脑高级功能障碍，患者对周围环境的认识能力、反应能力均有所下降，表现为认知、注意力、定向、记忆功能受损，思维推理迟钝，错觉，幻觉，睡眠觉醒周期紊乱等，可表现为紧张、恐惧和兴奋不安，甚至可能有冲动和攻击行为。常见于高热、药物中毒、代谢障碍（如肝性脑病）以及中枢神经系统疾患等。

3. 特殊类型的意识障碍　在一些特殊的医学状态下，病人可出现意识内容和觉醒状态分离的现象，大脑皮质高级神经活动完全受抑制而意识内容完全丧失，但皮质下觉醒功能正常，这类意识障碍被称为醒状昏迷（coma vigil），是持续植物状态（persistent vegetative state，PVS）的俗称。醒状昏迷按发病机制的不同，分去皮层综合征与无动性缄默两种类型。

（1）去皮质综合征（decorticate syndrome）：是双侧大脑皮质广泛损害而导致的皮质功能减退或丧失，皮质下及脑干功能仍然保存的一种特殊状态。患者表现为意识丧失，但觉醒和睡眠周期存在，能无意识地睁眼闭眼、咀嚼和吞咽，但对外界刺激无意识反应，无自发语言及有目的的动作，呈上肢屈曲、下肢伸直的去皮质强直姿势，瞳孔对光反射、角膜反射存在，常有病理征。多见于缺氧性脑病、脑血管疾病、颅脑外伤等导致的大脑皮质广泛损害。

（2）无动性缄默症（akinetic mutism）：是脑干上部和丘脑的网状激活系统受损引起的意识障碍。患者大脑半球及其传导通路无病变，能注视周围环境及人物，貌似清醒，但不能活动或言语，二便失禁，肌张力减低，无锥体束征。强烈刺激不能改变其意识状态，存在觉醒-睡眠周期障碍。是一种无言且除了眼球可以活动外，完全没有自发性身体运动的特殊意识障碍。本症常见于脑干梗死。

【问诊要点】

1. 既往史　如休克、急性感染、高血压、动脉硬化、心脏病、肝脏病、肾脏病、糖尿病、慢性阻塞性肺疾病、颅脑外伤、肿瘤、癫痫等既往病史，将有助于明确诊断。

2. 发病诱因　如糖尿病人降糖药服用情况或胰岛素用量、肝脏病人应用巴比妥类镇静剂情况等，有助于鉴别诊断。意识障碍前在高温或烈日下工作等诱因，有助于明确诊断。

3. 伴随症状　①伴发热：先发热然后有意识障碍，可见于重症感染性疾病；先有意识障碍然后有发热，则见于脑出血、蛛网膜下腔出血、巴比妥类药物中毒等。②伴呼吸缓慢：是呼吸中枢受抑制的表现，可见于吗啡类、巴比妥类、有机磷杀虫药等中毒及银环蛇咬伤等。③伴瞳孔散大：可见于颠茄类、酒精、氰化物等中毒，以及癫痫、低血糖状态等。④伴瞳孔缩小：可见于吗啡类、巴比妥类、有机磷杀虫药等中毒。⑤伴心动过缓：可见于颅内高压症、房室传导阻滞以及吗啡类、毒蕈等中毒。⑥伴高血压：可见于高血压脑病、脑血管意外、肾炎尿毒症等。⑦伴低血压：可见于各种原因的休克。⑧伴皮肤黏膜改变：伴出血点、瘀斑和紫癜等，可见于严重感染和出血性疾病；口唇呈樱桃红色提示一氧化碳中毒。⑨伴脑膜刺激征：见于脑膜炎、蛛网膜下腔出血等。

【检查要点】

1. 体格检查

（1）血压、脉搏、呼吸、体温等生命体征：如脉率与呼吸减慢见于吗啡类药物中毒；体温过高多见于各种颅内外感染、脑出血、蛛网膜下腔出血；体温过低则应注意休克、低血糖、甲状腺功能减退症、肾上腺皮质功能减退症等；呼吸深大者考虑代谢性酸中毒，呼吸急促者多见于急性感染性疾病，潮式呼吸多见于双侧大脑半球疾病或间脑病变，不规则的呼吸节律则多为脑桥下部延髓上部病变。

（2）皮肤黏膜的变化：尿毒症性昏迷者，皮肤较苍白。肝性脑病患者，皮肤多伴黄疸。一氧化碳中毒口唇常呈樱桃红色。唇指发绀多见于心肺功能不全。此外，还应注意皮肤外伤或皮下注射（如麻醉品、胰岛素）的证据，以及皮疹等。

（3）瞳孔变化：如双侧瞳孔散大，可见于颠茄类、氰化物、肉毒杆菌等药物或食物中毒；双侧瞳孔缩小，见于吗啡类药物、有机磷杀虫药、毒蕈、氯丙嗪等中毒及原发性桥脑出血；两侧瞳孔大小不等或忽大忽小，常提示脑疝早期等。

（4）呼气味：呼气带有氨味者，提示尿毒症性昏迷；呼气有"肝臭"者，提示为肝性脑病；呼出气体带烂苹果味者，提示糖尿病酮症酸中毒；呼出气体带苦杏仁味者，提示苦杏仁、木薯、氰化物等含氢氰酸物质中毒。

（5）神经系统：重点检查神经系统，尤其是发现神经系统局灶体征、脑膜刺激征等，有助于意识障碍的病因诊断。

2. 实验室检查 对于原因不明的意识障碍，实验室检查有一定的诊断价值。如进行血液常规（包括血细胞比容、白细胞数等）检查，血糖、血酮体、血乳酸、血尿素氮、肌酐、血氨测定，血气分析以及其他血生化检查，将有助于感染及代谢紊乱所致意识障碍的诊断。对于怀疑中毒的病人应进行洗胃取样，样品进行毒物检查。如怀疑颅内感染者，除非有占位性病变引起的颅压增高禁忌证，应尽可能及早进行腰椎穿刺做脑脊液检查。

3. 影像学检查 对诊断不明的病例应做急诊 CT 或 MRI 检查，了解颅内弥漫性或局灶性病变情况。

4. 脑电图检查 是对大脑皮层的一项功能性检查，对癫痫、颅内占位性病变、颅内炎症等有一定辅助诊断价值。

第二章 问 诊

问诊（inquiry）是医师通过对患者或知情人交谈，详细了解疾病的历史与现状等病史资料，经过综合分析而提出临床判断的一种诊断方法。医师将患者或知情者的陈述归纳整理后，按规范格式记录写成病史（patient history）。病史的完整性和准确性对疾病的诊断和处理有很大的影响，因此问诊是每个临床医师必须掌握的基本技能。

一、问诊的重要性

1. 确立诊断的重要手段 问诊是采集病史的重要手段，是诊断疾病的重要方法之一。建立正确诊断需要搜集多方面的临床资料，如病史采集、体格检查、实验室检查以及各种针对性更强的其他检查，但通过问诊采集病史是医师诊治患者的第一步，为解决病人诊断问题提供大多数线索和依据。一个有丰富医学知识和临床经验的医师，通过问诊就能够对许多疾病做出临床判断，如慢性支气管炎、消化性溃疡、胆道蛔虫症、心绞痛、疟疾、癫痫等疾病，通过问诊即可基本确定。对那些问诊不能做出初步诊断的疾病，也可从采集到的病史资料中获得进一步检查的线索。某些疾病（例如肝硬化）的早期，机体处于功能性或病理生理改变阶段，患者可能只有乏力、食欲不振、疼痛、头晕、失眠、焦虑等自觉症状，而体格检查、实验室检查甚至某些特殊检查都可能没有阳性发现，此时，问诊采集到的病史就能为早期诊断提供重要的线索和依据。

2. 增加医患沟通，减少医疗纠纷 医患关系是医疗实践活动中最基本的人际关系。医患沟通就是在医疗工作中，医患双方围绕伤病、诊疗、健康及相关因素等主题，以医方为主导，通过各种有特征的全方位信息的多途径交流，科学地指引诊疗患者的伤病，使医患双方达成共识并建立信任合作关系，达到维护人们健康、促进医学发展和社会进步的目的。医患之间的沟通不同于一般的人际沟通，病人就诊时，特别渴望医护人员的关爱、体贴，对医护人员的语言表情、行为方式更为关注、更加敏感。这就要求，医务人员必须以心换心，以情换真，站在病患的立场上思考和处理问题。医患之间的沟通，就是医患双方为了治疗患者的疾病，满足患者的健康需求，在诊治疾病过程中进行的一种交流。近年来，医患关系日趋紧张，医疗纠纷日益增加，但根据中国医师协会的调查，医患纠纷的发生绝大部分不是由于技术原因，而是缘于服务态度、语言沟通和医德医风问题。

问诊的过程是医患沟通，建立良好医患关系的重要时机。正确的问诊方法和良好的问诊技巧，将使患者感到医师的亲切和温暖，有信心与医师合作，这种建立在真诚、理解和信任基础上的医患关系，对诊断、治疗疾病的实践活动十分重要。

二、问诊内容

问诊的内容是住院病历所要求的内容，一般包括以下内容。

（一）一般项目

一般项目（general data）包括姓名、性别、年龄（需写实足年龄，不可以"儿"或"成"代替）、籍贯（出生地）、民族、婚姻、住址、工作单位、职业、入院日期、记录日期、病史陈述者及其可靠性。若病史陈述者不是患者本人，则应注明陈述者与患者的关系。

（二）主诉

主诉（chief complaints）是迫使患者就医的最明显、最主要的症状或体征及持续时间，也就是本次就诊的最主要原因。记录主诉，应包括患者感觉最痛苦的一个或几个主要症状（或体征）的性质和持续时间。若主诉包括几个症状，应按发生的先后顺序排列。通常用一两句话加以概括，力求简明扼要。主诉要有显著的意向性，确切的主诉常可提供对某系统疾病的诊断线索。尽可能用患者自己的言辞，不用医师的诊断用语。如"反复上腹隐痛 8 年，解黑大便 2 天"，"活动后心慌、气短 2 年，下肢水肿 1 周"，"进行性吞咽困难 1 月余"等主诉，基本上都符合上述要求。病情简单、病程短者，主诉容易确定。病情复杂、病程长、症状体征变化多者，提取主诉则比较难，医师应当一面问诊，一面分析众多症状中哪个是主诉。患者诉说的主要症状可能不是患者所患疾病的主要表现，此时需要结合病史分析，选择出更贴切的主诉。对当前无症状表现，诊断资料和入院目的又十分明确的患者，也可用以下方式记录主诉。如"血糖升高 2 个月，入院进一步检查"，"发现胆囊结石 2 个月，入院接受手术治疗"。

（三）现病史

现病史（history of present illness）是病史中最重要的部分，包括现在所患疾病的最初症状、自开始到就诊时的全过程，即发生、发展、演变和诊治经过。采集现病史时可按下列程序进行。

1. 起病情况与患病时间 每种疾病的起病或发作都有各自的特点。有的疾病起病急骤，如脑栓塞、脑出血、心绞痛；有的疾病起病缓慢，如肺结核、风湿性心脏病、高血压病等；有的疾病起病隐袭，如肿瘤、结核病。疾病的发生常与某些因素有关，如激动、紧张和劳累可以诱发心绞痛或急性心肌梗死、脑出血和高血压危象，脑血栓形成常发生于夜间睡眠时，暴饮暴食可以诱发急性胰腺炎，而进不洁饮食则可引起急性胃肠炎等。

患病时间指起病到就诊或入院的时间。先后出现几个症状或体征时，需按时间顺序分别记录。时间长者可按年、月、日计算，起病急骤者可按小时、分钟计算。如"慢性咳嗽 10 年，进行性呼吸困难 2 年，下肢水肿 6 天"，"寒战、高热 6 小时，呼之不应 30 分钟"。

2. 主要症状的特点 主要症状基本上就是主诉的症状。其特点包括主要症状的部位、性质、持续时间、程度、缓解和加剧的因素。

（1）部位：主要症状的准确部位有助于确定病变的部位。一般来说，腹痛开始部位或疼痛最显著部位，往往与病变部位一致。如上腹部疼痛多为胃、十二指肠或胰腺的疾病；右下腹急性发作的疼痛则多为急性阑尾炎，若为妇女还应考虑到卵巢或输卵管疾病；若为胃、十二指肠穿孔，疼痛开始于上腹部，然后波及全腹。

（2）性质：同一症状有不同的性质，如腹痛有灼痛、刺痛、绞痛、隐痛、胀痛、刀割样痛等，咳嗽有干性咳嗽、湿性咳嗽、呛咳、犬吠样咳嗽等。症状性质不同，临床意义亦不同。如上腹的隐痛、灼痛可能是消化性溃疡，右上腹部的绞痛则可能是胆道疾病；急性咽喉炎、胸膜炎时为干性咳嗽，而慢性支气管炎、支气管扩张、肺脓肿时则为湿性咳嗽，会厌喉头疾患或气管受压则可出现犬吠样咳嗽。

（3）持续时间：如持续性腹痛，可能为炎性渗出物、空腔脏器内容物和血液刺激腹膜所致；阵发性腹痛，可能为空腔脏器平滑肌痉挛，如脐周疼痛可能为肠蛔虫病；持续性腹痛伴阵发性加剧，多为空腔脏器炎症与梗阻并存，如肠梗阻发生绞窄时。急性阑尾炎、急性胰腺炎的疼痛时间可能只有几小时，而消化性溃疡的上腹痛可反复发作，长达数年甚至更长。有的疾病有发作期和间歇期，如疟疾；有的疾病有急性发作期与缓解期，如慢性支气管炎。

（4）程度：指症状的严重程度。隐痛轻，可以忍受，如消化性溃疡；绞痛重，不可忍受，如胆绞痛、心绞痛。早晚短时间的咳嗽病情轻，持续不断的咳嗽病情重。同一疾病，24 小时的痰量多者病情重，痰量少者病情轻。

（5）缓解和加剧的因素：如心绞痛因增加心肌耗氧量的因素而诱发，休息或含化硝酸甘油后缓解；吸烟可使支气管炎病情加重，而停止吸烟则可使其减轻；仰卧位可使肺淤血患者的呼吸困难加重，而端坐位则可使其减轻；向健侧卧位使胸膜炎、胸腔积液的疼痛或呼吸困难加重，而向患侧卧位则使疼痛或呼吸困难减轻。

3. 病因和诱因　问诊时，应尽可能地了解与本次发病的有关病因（如外伤、中毒、感染、遗传、变态反应等）和诱因（如气候变化、环境改变、情绪激动或抑郁、饮食起居失调等）。如细菌性痢疾、伤寒多有不洁饮食史；支气管哮喘可能与季节和接触过敏原有关；紧张、劳累、情绪激动、大量饮酒可能为心绞痛、急性心肌梗死、急性脑血管疾病的诱因；气候寒冷则可能是慢性支气管炎急性发作的诱因。患者对直接的或近期的病因和诱因容易提供，对远期的或病情复杂的病因和诱因则可能难以提供，并可能提供一些似是而非的或自以为是的原因，医师应当仔细分析后记录到病史中。

4. 病情的发展与演变　主要症状的变化或新症状的出现，都是病情的发展与演变。如慢性支气管炎患者，咳嗽、咳痰、喘息中任何一项明显加剧都提示患者处于急性发作期；如果有进行性加重的呼吸困难提示有慢性阻塞性肺气肿；咳吐大量脓臭痰（原有症状的变化）、大咯血（新症状出现）时，则提示患者并发有支气管扩张；当出现下肢水肿时则提示患者已进入慢性肺心病右心衰竭阶段。原有心绞痛的患者，如果心前区疼痛加重，休息和含化硝酸甘油不缓解，持续时间超过 30 分钟时，则应考虑急性心肌梗死的可能。肝硬化患者出现性格改变、情绪和行为的异常，则可能是发生了肝性脑病。

5. 伴随症状　在主要症状的基础上又同时出现的一些其他症状，称为伴随症状。伴随症状常是鉴别诊断的依据。如咯血可由多种病因引起，仅根据咯血这一症状难以确定其病因。但如大量咯血伴反复发作的发热、咳吐脓臭痰，可能为支气管扩张；咯血伴长期低热、盗汗、乏力、消瘦等结核中毒症状，可能为肺结核；咯血伴心悸、呼吸困难、二尖瓣面容，提示为风湿性心脏病二尖瓣狭窄。又如发热的病因很多，但若同时伴有右上腹疼痛及黄疸，应想到胆道感染的可能；发热伴有腰痛、膀胱刺激症状，则应想到尿路感染的可能；发热伴有咳嗽、胸痛、咯铁锈色痰，则应想到肺炎链球菌肺炎的可能。

一份好的病史不应放过任何一个主要症状之外的细小伴随症状，因为它们往往是明确诊断的重要线索。相反，按一般规律在某病应当出现的伴随症状而实际上没有出现时（如急性病毒性肝炎的患者巩膜无黄疸，肾炎患者无水肿等），也应记述在现病史中，以备进一步观察，因为这些阴性表现往往具有重要的鉴别诊断价值。

6. 诊治经过　本次就诊前已接受过其他医疗单位诊治时，应当询问已经接受过什么诊断检查及检查结果，若已进行治疗则应询问使用过的药物名称、剂量、给药途径、疗程及其效果，以便为制定本次诊断治疗方案时参考。但不能用别人的诊断来代替自己的诊断。

7. 病程中的一般情况　病后的精神、体力状态、食欲及食量、睡眠、大小便、体重变化等情况也应详细询问，这对全面评价患者的预后以及采取什么辅助治疗措施，其至对鉴别诊断都有重要的参考意义。

（四）既往史

既往史（past history）包括患者既往的健康状况和过去曾经患过的疾病（包括各种传染病）、外伤手术、预防接种、过敏史等，尤其是与现病有密切关系的疾病的历史。如冠心病患者，应当询问过去是否有过高血压病、血脂异常、糖尿病等；对风湿性心脏病患者，应询问过去是否有反复咽痛、游走性关节痛等；对肝硬化的患者，应询问过去是否有过黄疸、营养障碍及酗酒史；气胸患者，应询问既往有无肺结核、慢性阻塞性肺疾病等。在记述既往史时，注意不要和现病史混淆。如现患肺炎，则不应把数年前也患过肺炎的情况写入现病史；而现患慢性支气管炎、慢性阻塞性肺气肿、慢性肺源性心脏病的患者，则应把历年来慢性支气管炎、慢性阻塞性肺气肿、慢性肺源性心脏病的发病情况记述于现病史中。对过去患过的传染病和地方病、外伤、手术、预防接种史以及对药物、食物和其他接触物的过敏史等，均应记录到既往史中。因为患过麻疹、百日咳、伤寒者，有持久免疫力而不会再患这些疾病；最近接种过伤寒菌苗的患者，则患伤寒的机会也不多；有青霉素过敏史的患者就不应再给青霉素治疗。此外，既往的手术、外伤及中毒史也常与现病有密切的因果关系。

既往史的记录，一般应按发病年月的先后顺序排列。

（五）系统回顾

系统回顾（review of systems）是对各系统可能发生的疾病进行详细询问，它是规范病历不可缺少的部分。系统回顾可以帮助医师在短时间内扼要地了解患者某个系统是否发生过疾病，以及这些已发生过的疾病与本次疾病之间是否存在因果关系，也有助于使患者回忆起既往病史而不致遗漏。系统回顾问诊提要如下：

1. 头颅五官　视力障碍、耳聋、耳鸣、眩晕、鼻出血、牙痛、牙龈出血、咽喉痛、声音嘶哑。

2. 呼吸系统　慢性咳嗽、咳痰、咯血、哮喘、呼吸困难、胸痛。

3. 循环系统　心悸、活动后气促、咯血、下肢水肿、心前区痛、血压增高、晕厥。

4. 消化系统　食欲减退、吞咽困难、恶心、呕吐、腹胀、腹痛、便秘、腹泻、呕血、便血、黄疸。

5. 泌尿生殖系统　腰痛、尿频、尿急、尿痛、排尿困难、血尿、尿量异常、夜尿增多、颜面水肿、尿道或阴道异常分泌物。

6. 血液系统　面色苍白、乏力、头昏眼花、皮肤黏膜出血、骨痛、淋巴结肿大、肝脾肿大。

7. 内分泌系统及代谢　食欲亢进、食欲减退、多汗、畏寒、多饮、多尿、双手震颤、性格改变、显著肥胖、明显消瘦、毛发增多、毛发脱落、色素沉着、性功能改变、闭经。

8. 肌肉骨骼系统　关节痛、关节红肿、关节变形、肌肉痛、肌肉萎缩、运动障碍。

9. 神经系统　头痛、眩晕、晕厥、记忆力减退、语言障碍、意识障碍、颤动、抽搐、瘫痪、感觉异常。

10. 精神状态　错觉、幻觉、思维障碍、注意障碍、定向力障碍、情绪异常、睡眠障碍。

（六）个人史

个人史（personal history）包括：①社会经历：出生地、居住地区和居留时间（尤其是传染病疫源地和地方病流行区）、受教育程度、经济生活和业余爱好。②职业和工作条件：工种、劳动环境、对工业毒物的接触情况及时间。③习惯与嗜好：起居与卫生习惯、饮食的规律与质量、烟酒嗜好与摄入量，以及异嗜癖和麻醉品及毒品吸食情况等。④冶游史：有无不洁性交，是否患过淋病性尿道炎、尖锐湿疣、下疳等。

（七）婚姻史

婚姻史（marital history）包括未婚或已婚，结婚年龄，配偶健康状况，性生活情况，夫妻关系等。

（八）月经史及生育史

月经史（menstrual history）包括月经初潮年龄，月经周期和经期天数，经血的量和颜色，经期症状，有无痛经与白带，末次月经日期，闭经日期，绝经年龄。记录格式如下：

$$初潮年龄 \frac{行经期（天）}{月经周期（天）} 末次月经时间（或绝经年龄）$$

例如：$13 \dfrac{3{\sim}5 \text{天}}{28{\sim}30 \text{天}}$ 2012 年 4 月 17 日（或 50 岁）

生育史（childbearing history）包括妊娠与生育次数和年龄，人工或自然流产的次数，有无死产、手术产、产褥热及计划生育状况等。对男性患者也应询问有无生殖系统疾病。

（九）家族史

家族史（family history）的内容包括询问双亲与兄弟姐妹及子女的健康状况，特别应询问有无患同样疾病者，有无与遗传有关的疾病以及传染病（communicable disease）。遗传性疾病（inherited disease）是因遗传因素而罹患的疾病，遗传物质可以是生殖细胞或受精卵内遗传物质结构或功能的改变，也可以是体细胞内遗传物质结构和功能的改变，如血友病、白化病、遗传性球形细胞增多症等。家族性疾病（familial disease）具有家族聚集现象，但不一定就是遗传性疾病，如糖尿病、精神病、高血压病、夜盲症、病毒性肝炎等。对已死亡的直系亲属要问明死因及年龄。某些遗传性疾病还涉及父母双方亲属，也需问明。若在几个成员或几代人中都有同样疾病发生，可绘出家系谱。

三、问诊的方法和注意事项

（一）问诊方法

问诊是诊断疾病的第一步，也是医师必须具备的基本功，必须在反复临床实践中学会。

1. 先进行自我介绍　为解除患者临诊时的紧张情绪，医师可先向患者做自我介绍，讲明交谈的目的及自己的职责，并表示愿意为解除他（她）的痛苦而努力，这样可以缩短医患之间的距离，使患者在宽松和谐的气氛中，平静地、有条不紊地陈述自己的病情。

2. 从开放性提问开始，抓住主要线索　开始与患者交谈时，先提开放性问题，如"您哪里不舒服？""你为什么来这家医院看病？"这种类型的提问让病人先发言，有利于医师了解病人的主诉或者被患者认为是最重要的问题。这种提问方法也应该在现病史、既往史、个人史等每一部分开始时使用，有利于获得某一方面的大量资料，让患者像讲故事一样叙述他（她）的病史，提供给医师关于病情的主要线索。

3. 围绕线索直接提问或选择性提问，充实病史资料 在问诊过程中，医师应围绕主诉的症状，按诱发或缓解因素、性质、部位、严重性和时间特征的顺序等细节进行提问。如患者主诉胸痛，可直接提问："胸痛什么时候开始？""能说出疼痛的特点和性质吗？""胸痛的部位在什么地方？""疼痛时间有多久？"也可选择性提问："过去有无类似发作？""有没有办法可以减轻疼痛？""除疼痛之外还有没有什么不舒服？""有没有在其他医院看过？"这类提问获得的信息更有针对性，有助于医师获得全面、系统、准确的病史资料。

4. 每项内容应及时归纳与核实 在每一部分问诊内容结束时进行归纳小结，有助于问诊者核实信息，理顺思路，准确理解患者所述病情。

5. 两个项目之间使用过渡语言 转换话题的时候，应向患者说明将要讨论的新话题及其理由，使患者不会困惑你为什么要改变话题以及为什么要询问这些情况。如过渡到家族史话题之前可说明有些疾病有遗传倾向或在一个家庭中更容易患病，因此我们需要了解这些情况。

6. 结束语 问诊结束前，应礼貌地询问病人是否还有任何遗漏的问题："还有什么你想告诉我，我还没有问？"把问诊过程是否结束的决定权交给患者。如果患者确认没有需补充询问的内容，医师即应感谢病人的配合，问诊过程结束。

（二）问诊注意事项

1. 医师对患者应当态度和蔼、亲切、体贴、耐心、考虑周到，要有高度的同情心和责任感，避免可能对患者发生不良影响的言语和表情。

2. 语言应通俗易懂，不要采用有特定含义的医学术语，如"谵妄""隐血""里急后重""间歇性跛行"等。不恰当地使用医学术语，可能引起患者的误解。患者的方言俗语，也应仔细询问其含义。记录患者所述的药名和病名时应加引号标明。

3. 对危重患者，在做扼要的询问和重点检查后，应立即进行抢救；紧急情况下应先抢救，在抢救中扼要询问，待病情趋于稳定后再做补充。

4. 问诊时应直接询问患者，只有患者对自己的病情体会得最清楚、最深刻，只有患者的亲身感受和病情变化的实际过程，才能为诊断提供客观依据。医师应让患者充分陈述自己的病情和感受，切不可压抑患者思路。对于没有能力叙述病情的患者（如小儿、病重、意识不清等），需询问家属或最了解病情的亲友。为保证病史的可靠性，病情好转或意识清醒后，必须再直接询问患者加以补充或更正。

5. 患者所持的有关病情介绍或病历摘要，可能是重要的参考材料，但不能取代问诊过程，医师主要应依靠自己的询问来获取第一手资料。

6. 患者对以前接触过的医师的诊断治疗提出质疑，甚至表达出对他们的不满时，医师不能随声附和，更不能在不明真相情况下随意评价，甚至指责其他医生或医院。

四、问诊技巧

（一）仪表和礼节

诊断过程从医患会面的第一刻就开始了。医师的仪表可以影响问诊的效率。医师身穿整洁的白大衣并佩戴胸卡，提示您是专业医疗团队的一员，有助于赢得患者的尊重与信任。

医师应该面带微笑，与病人打招呼，介绍自己名字，注意与患者眼神接触，坚定有力地与患者握手。这有助于发展与患者的和谐关系。

（二）问诊环境

问诊环境应尽可能令患者感到舒适。让患者自然地坐在椅子上或躺在床上。通常使医师和患者眼睛处在同一水平，甚至也可使病人的视点高于医师，这种位置优势更有利于病人敞开心扉，与医师交流。

医师应该坐在椅子上，面对患者，保持眼神交流。通常医师与患者相距 1~1.5 m。超过 1.5 m 显得太疏远了，不足 1 m 则妨碍到患者的"私密空间"。注意避免双臂交叉抱于胸前的姿势，因为这种姿势有拒绝的意思，不利于双方的和谐交流。

（三）尊重患者

医师不要将自己的道德标准强加于患者。问诊过程中，不论其年龄、性别、信仰、智慧、教育背景、法律地位、行为、文化、疾病、身体体质、情绪状况、经济状况等，尊重所有的病人，令患者感到舒适，这是实现良好沟通的基础。

（四）交谈技巧

医生在与患者交谈过程中，注意遵循"五元音规则"——a、e、i、o、u，内容包括：

1. a "a" 是 "audition" 的首字母，指医师应仔细倾听患者关于病情的陈述。提高问诊效率的重要法则是多听、少讲、少打断病人的陈述，打断病人的陈述会中断病人的思路，阻碍患者充分表达其对疾病的感受。

2. e "e" 是 "evaluation" 首字母，指医师须评价患者所提供资料的可靠性与重要性。问诊过程中，医师要随时分析、归纳患者所陈述的各种症状之间的内在联系，分清主次，去伪存真，从中辨别出患者的主要症状或主诉，排除无关资料，保留有关的重要的资料。例如，当患者叙述曾患过某些疾病时，应详细询问当时的主要症状与诊断治疗经过及其反应，以推测其正确性。

3. i "i" 是 "inquiry" 首字母，指医师应深入询问出系统完整又详细准确的病史资料。开放式提问常用于主诉、现病史、既往史、个人史等问诊的开始，可使患者自然叙述病情，让医师收集大量病史资料；直接提问常用于收集一些特定的有关细节，以使医师获得更系统、更完整、更翔实的病史。为了系统有效地获得准确的病史资料，医师应遵循从开放性提问到直接提问的原则。

不正确的提问可能得到错误的信息或遗漏有关的资料，例如：

诱导性提问或暗示性提问（suggestive question）：问题的措辞已暗示了期望的答案，如"你的上腹痛放射到右肩吗？"患者易于附和医师的诱问，从而使采集的病史失真。

责难性提问（"why" question）：常带有对患者责备的意思，如"你怎么能吃这么多的甜食呢？""你为什么等这么久才来看病呢？"这种提问易使患者产生防御心理，从而阻碍患者敞开心扉。

连续性提问（multiple question）：即连续地向患者提出一系列的问题，如"你的腹痛是什么时候开始的？现在还痛不痛？是隐隐作痛还是剧痛？你以前也这样痛过吗？"这种提问易使患者混淆并难以回答，从而造成采集的病史内容有缺漏。

有偏见的提问（biased question）：常表现为否定的问句，如"你没用过违禁药物，对吗？"这种问句常暗示医师不赞成使用这些药物，有可能导致用过这些药物的患者不愿意承认，而使病史采集失真。如果我们改用肯定的问句"你用过违禁药物吗？"这个问句没有表现出医师的倾向，有利于患者说出实情。

4. o "o"是"observation"首字母，指医师交谈中应观察患者表情姿态等非语言方式传达的信息。在倾听患者讲述病情的同时，医师还应仔细观察患者的面部表情、肢体动作、姿态等形体语言传达出的信息，从中获得关于患者病情更全面的理解。

5. u "u"是"understanding"首字母，指医师应充分了解患者的顾虑及其对诊断治疗的期待。医师在与患者交谈的过程中，应注意发现患者关注及担心的问题，如患病对其工作、家庭、经济有什么影响，是否有失去控制的感觉，这种关注会使患者感到医师并非只关心他们的病情，他们是被当作完整的人来对待的，从而增进对医师的信任。

医师也应该明白患者的期望，了解患者最感兴趣的、想要知道的以及每次可以理解的信息量，给予患者更适当的信息、更贴心的指导。一个善解人意、富有同情心的医师，更易于获得患难时刻病人的信赖。

（五）注意形体语言

形体语言（body language），也称非语言交流（nonverbal communication），是指人们在社会活动中，通过表情、手势以及身体其他部分的动作来表达思想感情和传递信息内涵的行为和方式。仔细观察患者的面部表情和身体动作可能会提供有价值的非语言线索。医师也可以使用身体语言，如目光接触、微笑、点头、手势，鼓励患者倾诉病情。

直接的目光接触表明你在听对方说话，并且想了解他（她），传达对他（她）所言感兴趣的信号。微笑、点头表明友好、亲近的态度，适时的微笑或点头，有助于缓解求医者的焦虑与紧张，向患者传达鼓励与赞同的信号。交谈中采用身体前倾的姿势表示医师正注意倾听，传达出对对方所言感兴趣的友好信号。而双臂交叉显示缺乏耐心、心中不快，这种姿态常阻止患者敞开胸怀。

恰当的形体语言，有助于发展与患者的和谐关系，使患者感到温暖亲切，获得患者的信任，使患者能畅所欲言，说清楚病情。

NOTE

第二篇 检体诊断

第三章 基本检查法

通过体格检查来收集资料、认识疾病的诊断方法，称为检体诊断（physical diagnosis）。体格检查（physical examination）是医师运用自己的眼、耳、鼻、手等感官，或借助于简单的诊断工具如听诊器、血压计、体温表、叩诊锤等，对患者身体状况进行了解的一种最基本的检查方法。体格检查时的异常发现，称为体征（sign）。多数疾病通过详细的病史采集、全面而准确的体格检查即可做出初步临床诊断。

体格检查的基本检查法有视诊、触诊、叩诊、听诊和嗅诊五种。只有熟练地运用这些方法，才能准确无误地发现体征，从而使检查结果具有临床诊断价值。尽管临床诊断的检查项目日渐增多、检查手段不断进步，但体格检查尚不能完全被其他方法所代替。因此，正确而熟练地掌握体格检查的基本方法，是每一位临床医师必须具备的基本功。体格检查的过程既是收集临床重要体征的过程，也是与病人交流、沟通、建立良好医患关系的过程，一般在病史采集完毕后进行。

体格检查应在适当的自然光线、适宜的室温和整洁肃静的环境中进行。病床或体检桌最好置于检查室的中央，以便检查者行动于患者的两侧。检查开始前检查者应剪短指甲并洗手，以减少疾病的传播。体格检查前，先清点体格检查所需的器械（图 3-1）。

体格检查时应注意以下几点：

1. 医师必须具有高度的责任感和良好的医德修养，仪表端庄，举止大方，应以患者为中心，态度亲切和蔼、耐心，对患者要关心、体贴。

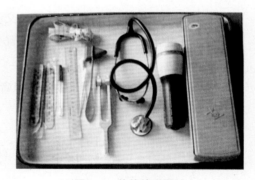

图 3-1 体格检查器械

2. 检查前，应有礼貌地先做自我介绍，并说明体格检查的目的和要求，检查时适当与患者说话，关心其病情，回答患者的某些问题，这有助于消除患者的紧张情绪，并建立良好的医患关系。

3. 检查者应站在患者的右侧，一般用右手进行检查。

4. 体格检查时要严肃认真，操作规范有序，动作轻柔、细致、准确、熟练，全面而有重点。检查时依次暴露被检查部位，在一个体位做尽可能多的检查，力求全面、系统，切忌主观片面，避免反复翻动患者。

5. 体格检查要按一定的顺序进行。通常先观察一般情况，然后依次检查头、颈、胸、腹、外生殖器、肛门直肠、脊柱、四肢和神经系统，做到有条不紊，不重复，不遗漏，并注意左右及相邻部位的对照检查。

6. 如病情危重需急救不允许做详细检查时，应根据主诉和主要临床表现做重点检查，待病情好转后，再做详细查体。

7. 对某些疑为传染病的患者进行体格检查时，应穿隔离衣、戴口罩和手套，并做好隔离、消毒工作。

8. 根据病情变化，及时发现新体征，以便补充或修正诊断，并采取相应的治疗措施。

9. 无论门诊病人还是住院病人都应做体格检查，力求及时发现阳性体征，以利于明确诊断，及时进行恰当的治疗。

一、视诊

视诊（inspection）是用视觉来观察患者全身或局部表现的诊断方法。视诊的适用范围很广，既能观察到全身的一般状态，如发育、营养、意识状态、面容与表情、体位、姿势与步态等，又能观察到局部的体征，如皮肤黏膜、毛发、五官、头颈、胸部、腹部、脊柱、四肢、肌肉、骨骼关节等的外形。但对耳膜、眼底、支气管及胃肠黏膜等特殊部位，则需借助检耳镜、检眼镜、内镜等仪器辅助检查。视诊常能提供重要的诊断资料和线索，有时仅用视诊就可明确一些疾病的诊断，如双眼突出应考虑甲状腺功能亢进症的可能。

在所有诊断方法中，视诊使用器械最少，但是得到的体征却最多。与其他方法比较，视诊完全取决于观察者丰富的医学知识、临床经验和基本技能。一般人只能看到它是什么，却不知道后面隐藏的是什么。例如，观察患者外表是否清洁干净、头发是否梳理、指甲是否修剪等，对判断患者的精神状态可提供有用的信息。

视诊时应注意以下几点：

1. 适宜的光源　视诊一般在间接日光下进行，亦可借助于灯光。但是观察黄疸和某些皮疹必须在自然光线下进行，因灯光下不易辨认而常发生漏诊。观察搏动、肿物和某些器官的轮廓时以侧面光为宜。

2. 正确的方法　检查应在温暖的检查室进行。根据检查需要，患者取适宜的体位，全身或部分裸露，并可配合做某些动作。视诊应按一定的顺序，全面、系统、细致地对比观察。使用检耳镜、鼻镜、检眼镜等工具时，方法要规范，操作要熟练。

3. 结合其他检查方法　视诊不受条件限制，但应与触诊、叩诊、听诊、嗅诊等其他检查方法结合进行，使检查结果更具有临床意义。

二、触诊

触诊（palpation）是医师通过手的触觉对被检查部位进行判断的一种诊断方法。触诊可遍及身体各部，肛门、直肠、阴道也可用触诊进行检查，但以腹部的触诊最为重要。触诊可以进一步补充视诊所不能确定的体征，通过触、摸、按、压来检查局部，以了解体表（皮肤及皮下组织等）及脏器（心、肺、肝、脾、肾、子宫等）的物理特征，如温度、湿度、震颤、波动、摩擦感、移动度、压痛，以及包块的位置、大小、轮廓、表面性质、硬度等，从而对检查部位及脏器是否发生病变进行判断。触诊时必须紧密结合解剖部位及脏器、组织间的关系进行分析方有诊断价值。

（一）触诊方法

手的感觉以指腹和掌指关节掌面的皮肤较为敏感，指腹皮肤最为敏感，因此触诊多用这两个部位。根据检查目的不同，触诊分为浅部触诊和深部触诊。

1. 浅部触诊（light palpation） 用一手轻轻放在被检查部位，利用掌指关节和腕关节的协同配合，轻柔地进行滑动触摸以触知被检查部位有无触痛或异常感觉（图3-2）。浅部触诊主要用于检查体表浅在病变、关节、软组织、表浅淋巴结、浅部的血管、神经、阴囊和精索等。浅部触诊不会引起肌肉紧张，患者无痛苦，因此对检查腹部有无压痛、抵抗感、搏动、包块和某些肿大脏器更为有利。如有肿块应注意其大小及与邻近脏器之间的关系等。

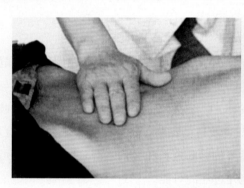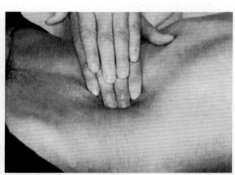

图3-2　浅部触诊（左）及深部触诊（右）示意图

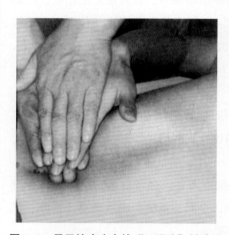

图3-3　用于怕痒病人的"三明治"触诊法

2. 深部触诊（deep palpation） 主要用于腹腔内病变和脏器的检查。嘱患者平卧，屈膝以松弛腹肌，与患者谈话转移其注意力有助于腹肌松弛。对于怕痒易于腹肌紧张的患者，可采取"三明治"触诊法，将患者的手放在检查者两手之间（图3-3）。检查者的手应当温暖，嘱患者张口平静呼吸，检查时用一手或两手重叠，由浅入深，逐渐加压以达深部（图3-2）。根据检查目的和手法的不同又分为以下几种：

（1）深部滑行触诊（deep slipping palpation）：医师以并拢的示、中、环指末端逐渐加压到腹腔的脏器或包块上，做上下、左右的滑动触摸；如为肠管或索条状包块，则应与其长轴相垂直做滑动触诊。滑动触诊主要适用于腹腔深部包块和胃肠病变的检查。

（2）双手触诊（bimanual palpation）：医师将左手置于被检查脏器或包块的后部，并将被检查部位推向右手方向，这样除可起到固定作用外，又可使被检查脏器或包块更接近体表以利于右手触诊。适用于肝、脾、肾、子宫及腹腔肿物的检查。

（3）深压触诊（deep press palpation）：以拇指或并拢的2~3个手指逐渐用力按压，以探摸腹部深在病变部位或确定腹腔压痛点如阑尾压痛点、胆囊压痛点等。检查反跳痛时，在深压的基础上迅速将手抬起，并询问患者疼痛感觉是否加重，或观察患者面部是否有痛苦表情。

（4）冲击触诊（ballottement palpation）：又称浮沉触诊法。以并拢的3~4个手指取

70°~90°角，置放于腹壁上相应的部位，先做2~3次较轻的适应性冲击动作，然后迅速有力地向下一按，在冲击时即会出现腹腔内脏器在指端浮沉的感觉。适用于大量腹水而肝脾难以触及时。因急速冲击可使腹水在脏器表面暂时移去，脏器随之浮起，故指端易于触及肿大的肝、脾或腹腔内包块。该种触诊法会使患者不适，操作时应避免用力过大（图3-4）。

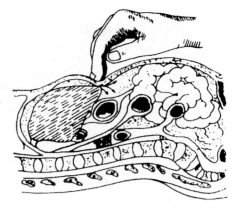

图3-4　冲击触诊法示意图

（二）触诊注意事项

1. 检查前医师应向患者讲清检查目的和配合事项，检查手法应注意轻柔，由浅而深，由轻到重，手掌手指应保持温暖，避免患者精神和肌肉紧张。检查时应由远离病变部位开始。

2. 检查时医师与患者都应采取适宜的位置方能达到检查目的。如检查腹部时，医师应站在患者的右侧，面向患者，以便随时观察患者的面部表情；患者一般为仰卧屈膝，两腿略分开，双手置于体侧，腹肌放松。必要时可采取侧卧位。

3. 检查下腹部时，应嘱患者先排尿，以免将充盈的膀胱误认为腹腔包块，有时还应排净大便。

4. 触诊时要手脑并用，边触摸边思考，密切结合解剖部位和毗邻关系，以明确病变的性质和来自何种脏器。

三、叩诊

叩诊（percussion）是用手叩击身体表面某部，使之震动而产生音响，传导至其下组织器官，然后反射回来，为检查者的触觉和听觉所接收，检查者根据叩击发出的震动和声响特点来判断被检查部位的脏器有无异常的诊断方法。叩诊多用于确定肺尖宽度、肺下界、胸膜的病变及胸膜腔中液体或气体的多少、肺部病变的范围与性质、心界的大小与形状、肝脾的边界、腹水的有无及多少，以及子宫、卵巢、膀胱有无异常等。

（一）叩诊方法

根据叩诊部位不同，将患者置于适宜的体位。如叩诊胸部时取坐位或卧位；叩诊腹部时常取仰卧位，如腹水量较少可嘱患者取肘膝位（knee-elbow position）。叩诊时还应嘱患者充分暴露被检查部位，肌肉放松，并注意比较对称部位音响的异同。根据叩诊的手法与目的不同，通常又分为间接叩诊与直接叩诊两种叩诊方法。

1. 间接叩诊法（indirect percussion）　叩诊时左手中指第二指节紧贴于叩诊部位，其余手指稍微抬起，勿与体表接触；右手各指自然弯曲，以右手中指指端叩击左手中指第二指节的前端。叩击方向应与叩诊部位的体表垂直，主要以活动腕关节与掌指关节进行叩诊，避免肘关节及肩关节参加活动（图3-5、图3-6、图3-7）。叩击动作要灵活、短促，富有弹性。叩击后右手中指应立即抬起，以免影响音响的振幅与频率。在一个部位每次只需连续叩击2~3下，如印象不深，可再连续叩击2~3下，不间断地连续叩击反而不利于对叩诊音的分辨。叩击用力要均匀适中，使产生的音响一致，才能正确判断叩诊音的变化。叩击力量的轻重，应根据不同的检查部位，病变组织的性质、范围大小、位置深浅等具体情况而定。如病灶或被检部位范围

NOTE

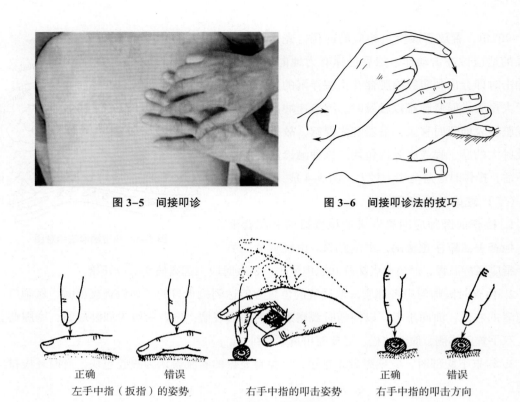

图 3-5   间接叩诊   图 3-6   间接叩诊法的技巧

正确   错误   右手中指的叩击姿势   正确   错误
左手中指（扳指）的姿势   右手中指的叩击方向

图 3-7   间接叩诊法正误图

小或位置表浅，宜采取轻（弱）叩诊法，如确定心、肝的相对浊音界；当被检部位范围比较大或位置比较深时，则需使用中度叩诊，如确定心或肝的绝对浊音界；当病灶距体表较深（约达7cm）则需使用重（强）叩诊法。叩诊时还应注意对称部位的比较与鉴别，除注意音响的变化外，还应注意不同病灶的振动所引起的指下感觉差异，两者互相配合，即使在周围环境不太安静的情况下，也能获得比较满意的叩诊效果。

2. 直接叩诊法（direct percussion） 用右手拇指以外的四指掌面直接拍击被检查部位，借拍击的音响和指下的震动感来判断该部深层组织或器官病变的方法，称为直接叩诊法（图3-8）。本法适用于胸部或腹部面积较广泛的病变，如胸膜粘连或增厚、大片肺实变、气胸、大量胸水或腹水等。

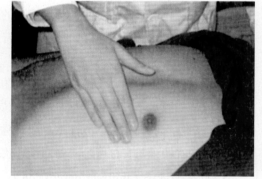

图 3-8   直接叩诊

（二）叩诊音

被叩击部位的组织或器官因致密度、弹性、含气量以及与体表间的距离不同，叩击时可产生不同的音响，根据叩诊音的频率（高者音调高）、振幅（大者音响强）和是否乐音（有规律的振动、音律和谐）的不同，临床上分为清音、浊音、实音、鼓音和过清音五种，其特点见表3-1。

1. 清音（resonance） 是一种频率为100~128Hz，振动持续时间较长的音响，为不甚一致的非乐音性叩诊音。清音是正常肺部的叩诊音，提示肺组织的弹性、含气量和致密度正常。

2. 浊音（dullness） 是一种音调较高、音响较弱、振动持续时间较短的非乐音性叩诊音。

表 3-1　五种叩诊音及其特点

叩诊音	音响强度	音调	持续时间	正常分布区	病理情况
鼓音	最强	最低	最长	胃泡区及腹部	气胸、气腹、肺空洞
过清音	很强	很低	很长	肺脏区域（老年性肺气肿）	肺气肿
清音	强	低	长	正常肺脏区域	
浊音	较弱	较高	较短	肝及心脏相对浊音区	肺有浸润、炎症
实音	弱	高	短	实质脏器裸区部分	肺实变、胸腔大量积液

正常情况下，当叩击被少量含气组织覆盖的实质脏器时产生，如叩击被肺的边缘所覆盖的心脏或肝脏部分，即心脏或肝脏相对浊音区。病理状态下，如肺炎，因肺组织含气量减少，叩诊时常表现为浊音。

3. 实音（flatness）　亦称重浊音或绝对浊音，为音调较浊音更高、音响更弱、振动时间更短的非乐音性叩诊音。生理情况下见于叩击不含气的实质脏器，如心脏、肝脏；病理状态下，见于大量胸腔积液或肺实变。

4. 鼓音（tympany）　是一种和谐的乐音，如同击鼓声。与清音相比音响更强，振动持续时间也较长，在叩击含有大量气体的空腔器官时出现。正常情况下，见于左胸下部的胃泡区及腹部；病理情况下，见于肺空洞、气胸或气腹等。

5. 过清音（hyperresonance）　属于鼓音范畴的一种变音，介于鼓音与清音之间，音调较清音低，音响较清音强，为一种类乐音。过清音的出现提示肺组织含气量增多、弹性减弱，临床常见于肺气肿及部分老年人。

（三）叩诊注意事项

1. 环境应安静，以免影响叩诊音的判断。

2. 被检查者应采取适当体位，叩诊部位肌肉要松弛，否则影响叩诊音调与音响。

3. 叩诊时除注意叩诊音响的变化外，还要注意不同病灶的震动感差异，两者应相互配合，综合考虑判断。同时应注意对称部位的比较与鉴别。

4. 叩诊操作应规范，用力要均匀适当，不可过重，以免引起局部疼痛和不适。

四、听诊

听诊（auscultation）是指医师直接用耳或借助听诊器听取被检查者体内各部在运动时发出的声音，以此来判断人体正常与否的一种检查方法。听诊是临床体格检查的基本技能和重要手段，在诊断心、肺疾病中尤为重要。

广义的听诊还包括听取患者的说话声、呼吸声、咳嗽、呃逆、嗳气、呻吟、啼哭、呼（尖）叫、关节活动音、骨擦音以及患者发出的任何声音。这些声音对临床诊断有时会提供十分有用的线索。

（一）听诊方法

1. 直接听诊法（direct auscultation）　医师将耳郭直接贴附在被检查者的体表进行听诊，称为直接听诊法。这种方法所听得的体内声音很微弱，只有在某些特殊或紧急情况下才采用。

2. 间接听诊法（indirect auscultation）　即借助听诊器进行听诊的检体方法。为临床常用方法，不受被检查者体位影响，而且对器官运动的声音还能起放大作用。该法使用范围很广，除心、肺、腹外，还可听身体其他部位的血管音、皮下捻发音、肌束颤动音、关节活动音、骨擦音等。

听诊器（stethoscope）由耳件、体件（胸件）及软管三部分组成（图3-9）。体件分为两种类型：一是钟形体件，适用于听取低调声音，如二尖瓣狭窄的舒张期隆隆样杂音；一种是膜形体件，适用于听高调的声音，如主动脉瓣关闭不全的舒张期杂音。临床使用时应根据检查的目的要求和部位的不同而加以选择。用听诊器进行听诊是临床医师必须掌握的基本功，是许多疾病尤其是心肺疾病诊断的重要手段，也是基本检查法中的重点和难点，必须勤学苦练，反复实践，才能达到掌握和熟练应用的目的。

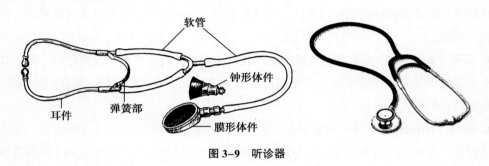

图3-9　听诊器

（二）听诊注意事项

1. 环境应安静，温度要适宜，光线应充足，避免患者紧张。如遇寒冷天气，应先使听诊器体件温暖，勿将冰冷的体件直接放在患者的体表，以免因寒冷引起肌肉震颤影响听诊效果。

2. 选择体位要适当。检查时体位应根据病情而定，一般多取坐位或卧位，有时需更换体位，有时还需让患者适当运动之后再进行听诊检查。对衰弱患者，为减少患者翻身的痛苦，可使用膜形体件。

3. 被检查部位应充分暴露。切忌隔衣听诊、听诊器在衣服遮盖下摩擦或在胶管扭曲情况下听诊。应根据需要交替使用膜形和钟形体件。听诊时体件要紧贴听诊部位，避免缝隙或摩擦产生附加音。也不要用力过度，使患者感到不适。

4. 听诊要做到细心、耐心，注意力集中于被检查部位和器官所发出的声音。如听诊肺部时，仅注意肺部呼吸音及啰音等，暂时把心音忽略；听诊心脏时则相反。

五、嗅诊

嗅诊（smelling，olfactory examination）是医师以嗅觉来判断发自患者的异常气味与疾病之间关系的一种诊断方法，嗅诊往往能提供具有重要意义的诊断线索。异常气味多来自于皮肤黏膜、呼吸道、胃肠道、呕吐物、排泄物、脓液与血液等。常见异常气味的临床意义如下：

1. 汗液味　正常人汗液无强烈刺激性气味。酸性汗味见于风湿热或长期服用水杨酸、阿司匹林等解热镇痛药物者。狐臭味见于臭汗症。脚臭味见于多汗者或脚癣合并感染。

2. 痰液味　痰液一般无特殊气味，如嗅到血腥味见于大咯血的患者，恶臭味提示支气管扩张症或肺脓肿。

3. 脓液味　脓液呈恶臭味应考虑气性坏疽的可能。

4. 呕吐物味　胃内容物略带酸味。呕吐物出现粪臭味见于肠梗阻，烂苹果味并混有脓液见于胃坏疽，浓烈的酸味见于幽门梗阻或狭窄等。

5. 粪便味　腐败性臭味见于消化不良或胰腺功能不全，腥臭味见于细菌性痢疾和阿米巴痢疾。

6. 尿液味　新鲜尿液如有浓烈的氨味，见于膀胱炎。

7. 呼气味　浓烈的酒味见于酒后或醉酒，刺激性蒜味见于有机磷杀虫药中毒，烂苹果味见于糖尿病酮症酸中毒，氨味见于尿毒症，肝臭味见于肝性脑病。

8. 口腔气味　口臭见于口鼻部病变、肺脓肿、支气管扩张症、肺坏疽、消化不良、肝病、吸烟等。苦杏仁味见于苦杏仁、桃仁、氰化物等含氰苷及氰酸的食物、药物中毒等。血腥味见于体内大出血、维生素 C 缺乏等。

第四章 一般检查

一般检查（general examination）是对患者全身状态的概括性观察，常以视诊为主，但当视诊不能达到检查目的时，需配合使用触诊、听诊和嗅诊等检查方法。一般检查的内容包括体温、脉搏、呼吸、血压等生命体征，以及发育与体型、营养、意识状态、面容与表情、体位、步态、皮肤、淋巴结等。

第一节 全身状态检查

一、体温

（一）体温测量及正常范围

人体的温度分为核心部位（肝脏、脑、肾、胰腺等）的体核温度和皮肤部位的体表温度。体核温度相对稳定，各部位之间差异小，但体核温度不易测试；体表温度不稳定，各部位之间差异大。临床上以口腔、直肠、腋下三个部位的温度表示体温（body temperature，T），体温度数以摄氏度（℃）或华氏度（℉）来表示。

两者的换算公式为：摄氏度（℃）=［华氏度（℉）–32］×5/9

1. 腋下温度（axillary temperature） 擦干腋窝汗液（有汗会使腋温偏低），将腋窝温度计（axilla thermometer，简称腋表）的水银柱甩到35℃以下，再将温度计的水银端放在患者腋窝深处，嘱患者用上臂将温度计夹紧，放置10分钟后读数。正常值为36℃~37℃。腋测法较安全、方便，不易发生交叉感染。

2. 口腔温度（oral temperature） 将消毒过的口腔温度计（oral thermometer，简称口表）的水银柱甩到35℃以下，再将水银端置于舌下，让被测者紧闭口唇，不用口腔呼吸，以免冷空气进入口腔，影响口腔内的体温，测量5分钟后读数。正常值为36.3℃~37.2℃。此方法准确且方便，测量前避免喝热水或冷水以免影响测温准确性，婴幼儿及意识障碍者不宜使用。

3. 肛门温度（rectal temperature） 患者取侧卧位，将直肠温度计（rectal thermometer，简称肛表）的水银柱甩到35℃以下，在肛表水银端涂以润滑剂，徐徐插入患者肛门，深达肛表的一半为止，放置5分钟后读数。正常值为36.5℃~37.7℃。肛门温度一般较口腔温度高0.3℃~0.5℃。适用于小儿及神志不清的患者。

正常人24小时内体温略有波动，一般情况下2：00~6：00最低，13：00~18：00最高，相差不超过1℃。生理状态下，运动、进餐后及妇女月经期前或妊娠期体温均可略升高，老年人体温略低。

致热原作用于体温调节中枢或体温调节中枢本身功能紊乱等原因，导致体温高于正常，称为发热（fever）。发热的临床分度如下：低热为37.3℃~38℃，中度发热为38.1℃~39℃，高热为39.1℃~41℃，超高热为41℃以上。

体温低于正常，称为体温过低（hypothermia），常见于周围循环衰竭、大出血后、慢性消耗性疾病、年老体弱、严重营养不良、甲状腺功能减退以及在低温环境中暴露过久等。

（二）记录方法

将体温检测结果，按时记录到病历的体温记录单上，连成曲线，即为体温曲线（temperature curve）。许多发热性疾病，体温曲线的形状有一定的规律性，称为热型（fever type），对某些疾病的诊断有很大的帮助，如疟疾、布氏菌病、脓毒血症、结核病等，均各有其独特的热型。

（三）体温误差的原因

临床工作中，有时体温测量的结果与患者的全身状态不符，如不认真分析，会造成诊断和处理上的错误。常见的误差原因如下：

1. 测得体温较实际为低　①消瘦、病情严重及神志障碍的患者测腋温时不能将温度计夹紧，使体温计没有上升到实际的高度，以致检测结果低于患者的实际体温。②温度计附近有使局部体温降低的物体，如冰袋等。

2. 测得体温较实际为高　①检查前未将温度计的水银柱甩到35℃以下，致使检测的结果高于实际情况。②温度计附近有使局部体温增高的物体，如热水袋等。③检测前以热水漱口或以热毛巾擦拭腋部等。

二、脉搏

脉搏（pulse，P）是由心脏节律性地收缩和舒张，主动脉内的压力一升一降，从而引起血管壁相应地出现扩张与回缩而形成。它能反映心率、心律、心脏收缩力和动脉管壁状态。临床上常用的测量部位多选择表浅、靠近骨骼的大动脉如桡动脉、肱动脉、颞动脉、颈动脉、腘动脉、足背动脉等，最常选择的诊脉部位是桡动脉。检查者将一手示指、中指、环指并拢，并将其指腹平放于桡动脉近手腕处，以适当压力触摸桡动脉搏动，至少30秒，并计算出每分钟搏动次数（图4-1）。

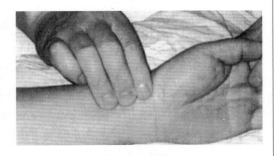

图4-1　脉搏检查

1. 脉率（pulse rate）　因年龄、性别、体力活动和精神状态不同而有一定的变动。正常成人，在安静状态下频率为60~100次/分，儿童较快，婴幼儿可达130次/分，老年人较慢，女性较男性快。此外，脉率在白昼较快，夜间睡眠时较慢；餐后、活动后或情绪激动时增快。病理状态下，发热、疼痛、贫血、甲状腺功能亢进症、心力衰竭、休克、心肌炎等，脉率增快；颅内高压、病态窦房结综合征、二度以上窦房或房室传导阻滞，或服用强心苷、钙拮抗剂、β阻滞剂等药时，脉率减慢。临床上除注意脉率增快或减慢之外，还应注意脉率与心率是否一致。心律失常时，如心房颤动、频发期前收缩等，同时计数脉率和心率，脉率少于心率，这种现象称为脉搏短绌（pulse deficit）。

2. 节律（rhythm）　脉搏的节律是心搏节律的反映，正常的脉搏搏动均匀规则，间隔时间相等，即节律规整。某些正常儿童、青少年和成年人，表现为吸气时脉搏增快、呼气时减慢，屏住呼吸则变整齐，称为呼吸性窦性心律不齐（respiratory sinus arrhythmia），属生理现象。心律失常时，脉律不齐有重要意义。心房颤动和期前收缩时，脉律皆不整齐。心房颤动时，脉搏节律完全无规律，同时有脉搏强弱不一和脉搏短绌，称为脉搏绝对不齐（irregular pulse）。二度房室传导阻滞时，某些心房激动不能下传至心室，使心搏出现脱漏，脉搏亦相应脱落，脉律也不规则，称为脱落脉（dropped beats）。

3. 紧张度（tensity）　脉搏的紧张度与动脉收缩压高低有关。触诊脉搏时，以近端的手指按压桡动脉，并逐渐用力使远端手指触不到脉搏，近端手指完全阻断动脉所需的压力，即为脉搏的紧张度。

4. 强弱　为诊脉时血液流经血管的一种感觉，取决于心搏出量、脉压和周围血管阻力的大小。正常的脉搏搏动强弱相等。心搏量增加、周围血管阻力较小时，则脉搏强而大，称为洪脉（bounding pulse），见于高热、贫血、甲状腺功能亢进症、主动脉瓣关闭不全等。心搏量减少、脉压减少、周围动脉阻力增大时，脉搏减弱而振幅低，称为细脉（small pulse）或丝脉（thready pulse），见于心功能不全、休克、主动脉瓣狭窄等。

5. 动脉壁的弹性　正常人的动脉管壁光滑、柔软，并有一定的弹性。动脉脉搏的传导速度与动脉壁的情况密切相关，弹性越大传导越慢。检查时医师用手指压迫动脉近心端使其血流阻断，则该动脉远心端管壁之搏动不能触及。若无论如何用力压迫动脉近心端，其远心端动脉仍能触及，则提示动脉硬化。动脉硬化程度严重者，动脉管壁不仅硬，且有迂曲或呈结节状。

三、呼吸

观察记录呼吸（respiration，R）的频率及节律，检测方法及临床意义见第七章第三节。

四、血压

体循环动脉血压简称血压（blood pressure，BP）。血压是血液在血管内流动时作用于血管壁的压力，它是推动血液在血管内流动的动力。心室收缩，血液从心室流入动脉，此时血液对动脉的压力最高，称为收缩压（systolic pressure）。心室舒张，动脉血管弹性回缩，血液仍缓慢继续向前流动，但血压下降，此时的压力称为舒张压（diastolic pressure）。收缩压与舒张压之差，称为脉压（pulse pressure）。一个心动周期中每一瞬间动脉血压的平均值，称为平均动脉压（mean arterial pressure）。粗略估计，平均动脉压 = 舒张压 +1/3 脉压。

（一）测量方法

1. 直接测量法　用特制的导管经穿刺周围动脉，送入主动脉，导管末端经换能器外接床旁监护仪，自动显示血压。此法虽然精确、不受外周动脉收缩的影响，但技术要求高，且属有创操作，必要时用于危重患者。

2. 间接测量法　即广泛应用的袖带加压法。此法常用的血压计（sphygmomanometer）有汞柱式、弹簧式和电子血压计，临床常用汞柱式。间接测量法的优点为简便易行，但易受多种因素影响，尤其是周围动脉舒缩变化的影响。临床上通常采用间接方法在上臂肱动脉部位测取血压值。

（1）诊室血压：选择汞柱式血压计或经国际标准（BHS 和 AAMI、ESH）检验合格的电子血压计进行测量。被检查者安静休息至少 5 分钟，在测量前 30 分钟内禁止吸烟和饮咖啡，排空膀胱。使用大小合适的袖带，气囊应至少包裹 80% 的上臂。

裸露右上臂，肘部置于与右心房同一水平（坐位平第 4 肋软骨，仰卧位平腋中线）。首次就诊者左、右臂的血压应同时测量，并予记录，以后通常测量较高读数一侧。让受检者脱下该侧衣袖，露出手臂并外展 45°。将袖带平展地缚于上臂，袖带下缘距肘窝横纹 2~3cm，松紧适宜。检查者先于肘窝处触知肱动脉搏动，再将听诊器体件置于肱动脉上（体件不应塞于袖带与上臂之间），轻压听诊器体件（图 4-2）。旋紧与气囊相连的气球充气旋钮，然后用橡皮球将空气打入袖带，气

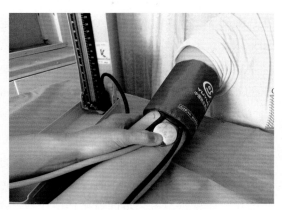

图 4-2　动脉血压测定法

囊充气过程中应同时听诊肱动脉搏动音，观察汞柱上升高度。待动脉音消失，再将汞柱升高 20~30mmHg 后，松开气球上的充气旋钮使气囊缓慢（2~6mmHg/s）放气，心率较慢时放气速率也较慢，获取舒张压读数后快速放气至零。测压时双眼平视汞柱凸面水平，根据听诊结果读出血压值。按照 Korotkoff 的五期法，当听到第一个声音时所示的压力值是收缩压（第 1 期）；继续放气，随后声音逐渐增强为第 2 期；继而出现柔和吹风样杂音为第 3 期；再后音调突然变低钝为第 4 期；最终声音消失为第 5 期。第 5 期声音消失时血压计上所示的压力值是舒张压（个别声音不消失者，可采用变音值作为舒张压并加以注明）。使用水银柱血压计测压读取血压数值时，末位数值只能为 0、2、4、6、8，不能出现 1、3、5、7、9。相隔 2 分钟重复测量，重复测量时应将汞柱下降到"0"点后再向袖带内打气。取两次读数的平均值记录，如果两次测量的收缩压或舒张压相差超过 5mmHg，则相隔 2 分钟后再次测量，然后取三次读数的平均值。记录方法是：收缩压 / 舒张压，如 120/70mmHg；若仅有变音而无声音消失时，记录为：120/70mmHg，变音。

血压检测完毕，将气囊排气，解下袖带，卷好气袖并平整地放入血压计中。向右侧倾斜血压计汞柱约 45°，使玻璃管中汞柱完全进入水银槽后，关闭汞柱开关和血压计。

某些情况下（如多发性大动脉炎、主动脉缩窄）需测下肢血压，测压方法同前。但测量下肢血压时，被检查者需采取俯卧位，气袖束于腘窝上部 3~4cm 处，听诊器体件放在腘窝腘动脉搏动处。正常成人收缩压 90~140mmHg，舒张压 60~90mmHg，脉压 30~40mmHg，两上肢血压可有 5~10mmHg 的差别，下肢血压较上肢高 20~40mmHg，但在动脉穿刺或插管直接测量时则无显著差异。

（2）家庭血压（home blood pressure，HBP）：是受测者在家中或其他环境里给自己测量血压，又称为自测血压或家庭自测血压。适用于一般高血压患者的血压检测、白大衣高血压（white coat hypertension）识别、难治性高血压的鉴别、降压疗效评价等。在评价血压水平和指导降压治疗上，家庭血压已成为诊室血压的重要补充。一般而言，自测血压低于诊室偶测血压

值，目前尚无统一的自测血压正常值，推荐 135/85 mmHg 为正常参考值上限。

（3）动态血压监测（ambulatory blood pressure monitoring，ABPM）：通常使用经 BHS、AAMI 和（或）ESH 方案检验合格的动态血压检测仪，且每年与汞柱式血压计进行读数校准至少 1 次，采用 Y 或 T 形管与袖带连通，两者的血压平均读数应 <5mmHg。

一般监测 24 小时。测压间隔时间通常设白昼时间为 6：00~22：00，每 15 分钟测血压 1 次；晚间为 22：00~ 次晨 6：00，每 30 分钟记录 1 次。血压读数记录次数应达到应测次数的 80% 以上，最好每小时至少有一个血压读数。

24 小时、白天与夜间血压的平均值反映不同时段血压的总体水平，目前推荐动态血压的正常范围为：24 小时平均压 <130/80mmHg，白昼平均压 <135/85mmHg，夜间平均压 <120/70mmHg。白昼血压有两个高峰，即上午 6：00~10：00 和下午 16：00~20：00，半夜 2：00~3：00 时处于最低谷，所以 ABPM 曲线常呈"双峰一谷"。夜间血压下降百分率计算公式为（白昼平均值 – 夜间平均值）/ 白昼平均值 ×100%。夜间血压下降百分率 10%~20%：勺型；<10%：非勺型；>20%：超勺型；<0%：反勺型。收缩压与舒张压不一致时，采用收缩压。正常情况下，夜间血压均值比白昼血压均值低 10%~20%，夜间血压较白昼血压下降 >10%。

ABPM 临床上可用于：诊断评价白大衣高血压、隐蔽性高血压、顽固性高血压、血压波动幅度大等的患者；诊断发作性高血压和低血压；判断高血压的程度，了解血压变异性和血压昼夜规律，指导治疗和评价降压药物疗效。

诊室血压与动态血压监测相比更易实现，与家庭血压相比更易控制质量，因此，仍然是目前评估血压水平的主要方法。如果能够进行 24 小时动态血压监测，则以 24 小时动态血压为诊断依据。

（二）血压水平的定义和分类

根据《中国高血压防治指南》（2012 年修订版），采用下述标准（表 4-1）。

表 4-1　血压水平的定义和分类

类别	收缩压（mmHg）		舒张压（mmHg）
正常血压	<120	和	<80
正常高值血压	120~139	和（或）	80~89
高血压	≥140	和（或）	≥90
1 级高血压	140~159	和（或）	90~99
2 级高血压	160~179	和（或）	100~109
3 级高血压	≥180	和（或）	≥110
单纯收缩期高血压	≥140	和	<90

注：收缩压与舒张压分属于不同级别时，以较高的分级为准。

（三）血压变异的临床意义

收缩压主要取决于心肌收缩力的大小和心搏出量的多少；舒张压主要取决于外周血管阻力的大小，外周阻力大则舒张压高，外周阻力小则舒张压低。血压测值受多种因素的影响，如情绪、季节、环境、昼夜等。

1. 高血压　未用药情况下，非同日三次测血压，收缩压≥140mmHg 和（或）舒张压≥90mmHg，即为高血压（hypertension）。如果只有收缩压达到高血压标准，则称为收缩期高血压（systolic hypertension）。高血压绝大多数见于高血压病（亦称原发性高血压）；继发性高血压见于肾脏疾病、肾上腺皮质或髓质肿瘤、肢端肥大症、甲状腺功能亢进症、颅内高压、妊娠高血压综合征等所致的血压增高。

2. 低血压　血压低于 90/60mmHg 时，称为低血压（hypotension）。常见于各种原因所致的休克、急性心肌梗死、心力衰竭、心包填塞、肾上腺皮质功能减退等，也可见于营养不良、极度衰弱及高山病的患者。低血压也可有体质的原因，患者自诉一贯血压偏低，一般无症状。

另外，如果患者改变体位为直立位的 3 分钟内，其收缩压下降 >20mmHg 或舒张压下降 >10mmHg，并伴有头晕或晕厥，称为体位性低血压。

3. 脉压增大和减小　脉压 >40mmHg 称为脉压增大，见于主动脉瓣关闭不全、动脉导管未闭、动静脉瘘、高热、甲状腺功能亢进症、严重贫血、老年主动脉硬化等。脉压 <30mmHg 称为脉压减小，见于主动脉瓣狭窄、心力衰竭、低血压、休克、心包积液、缩窄性心包炎等。

4. 上下肢血压差异常　双上肢血压差大于 10mmHg，见于多发性大动脉炎、血栓闭塞性脉管炎、先天性动脉畸形等。下肢血压如小于或等于上肢血压，提示相应部位动脉狭窄或闭塞，见于主动脉缩窄、闭塞性动脉硬化、胸腹主动脉型大动脉炎、髂动脉或股动脉栓塞等。

五、发育与体型

人体生命过程的发展变化，总称发育（development）。发育的正常与否，通常以年龄与体格成长状态（身高、体重）、智力、性征（第一、第二性征）之间的关系来判断。发育正常时，年龄与体格、智力和性征的成长状态是相应的。健康者在成年以前每年可见体格不断成长，在青春期还可以出现一段成长速度特别迅速的时期，称为青春期急激成长期，属于正常的发育状态。正常发育与种族遗传、内分泌、营养代谢、生活条件、体育锻炼等内外因素有密切关系。一般判断成人体格发育正常的指标为：头部的长度为身高的 1/7~1/8，胸围等于身高的一半，两上肢展开的长度（指距）约等于身高，身体上部长度（头顶至耻骨联合上缘的距离）与下部长度（耻骨联合上缘至足底的距离）也大致相等。如明显不对称或不成比例，即属于发育不正常。

体型（habitus）是身体各部发育的外观表现，包括骨骼、肌肉的成长与脂肪分布的状态等。临床上把正常成人的体型分为 3 种。

1. 正力型（ortho-sthenic type）　又称均称型，身体各部结构匀称适中，腹上角 90° 左右。正常人多为此型。

2. 超力型（sthenic type）　又称矮胖型，按身高计，体重偏重，指距稍小，上身稍长。外形矮胖，体格粗壮，颈粗短，肩平，胸部宽阔，腹上角大于 90°。高血压病患者中，矮胖型多见。

3. 无力型（asthenic type）　又称瘦长型，与矮胖型相反，体高肌瘦，颈细长，肩垂，胸廓扁平，腹上角小于 90°。肺结核等慢性消耗性疾病，瘦长型较常见。

临床上，病态发育与内分泌疾病的关系尤为密切。如在发育成熟前脑垂体前叶功能亢进时，体格异常高大，称为巨人症（gigantism）；反之，脑垂体功能减退时，体格异常矮小，称脑垂体性侏儒症（pituitary dwarfism）。甲状腺对体格发育具有促进作用，如小儿患甲状腺功能亢进症时，代谢增强，食欲亢进，使体格发育超过正常；如小儿患甲状腺功能减低，则体格矮小，智力低下，为呆小症（cretinism）。性腺分泌对体格发育也具有一定影响，如性早熟儿童，患病初期可较同龄儿童体格发育快，但可造成骨骺早期愈合以致后期体格发育受到限制。同时性腺分泌与第二性征发育关系较为密切，某些疾病（如结核病、肿瘤）破坏了性腺分泌机能，则可发生性腺功能低下所致的第二性征改变，如男性患者出现"阉人"征（eunuchism）：上、下肢过长，骨盆宽大，无须，毛发稀少，皮下脂肪丰满，外生殖器发育不良，发音呈女声；女性患者则出现乳房发育不良，闭经，体格男性化，多毛，皮下脂肪减少，发音呈男声。幼年时营养不良可影响正常发育，如维生素 D 缺乏时可致佝偻病（rachitis）。

六、营养状态

营养状态（state of nutrition）与食物的摄入、消化、吸收和代谢等因素有关。营养状态的好坏，一般可作为评定健康与疾病程度的标准之一。营养过度可以引起肥胖，营养不良则可引起消瘦。营养状态是根据皮肤、毛发、皮下脂肪、肌肉的发育情况来综合判断的。

理想体重（ideal body weight，IBW）：IBW（kg）＝身高（cm）－105

目前常用体重指数（body mass index，BMI）来衡量体重是否正常。BMI＝体重（kg）/［身高（m）］^{2}。我国 BMI 的正常范围为 18.5~23.9。

检查营养状态最简便而迅速的方法是看皮下脂肪充实的程度，最适宜的检查部位是上臂背侧下 1/3。被检查者站立，双上肢自然下垂。检查者在患者背后，取左侧肩峰至鹰嘴突连线中点的上方 2cm 处，用拇指和食指顺上臂的长轴捏起皮肤，使捏起点的两边皮肤对称，然后进行测量，一般应测量三次取其平均值。男性青年皮褶厚度一般为（13.1±6.6）mm，女性青年皮褶厚度一般为（21.5±6.9）mm。同时测量一定时间内体重的变化也是观察营养状态的方法之一。

（一）营养状态分级

1. 良好（well） 皮肤黏膜红润、弹性良好，皮下脂肪丰满，肌肉结实，指甲、毛发润泽，肋间隙及锁骨上窝平坦，肩胛部和股部肌肉丰满。

2. 不良（poorly） 皮肤黏膜干燥、弹性减低，皮下脂肪菲薄，肌肉松弛无力，指甲粗糙无光泽，毛发稀疏，肋间隙、锁骨上窝凹陷，肩胛骨和髂骨嶙峋突出。

3. 中等（fairly） 介于良好与不良两者之间。

（二）常见的营养异常

1. 营养不良（malnutrition） 特点是消瘦，体重减轻。主要由摄食不足和（或）消耗增多所致，常见原因如下：①摄食障碍：多见于食管、胃肠道的病变，神经系统及肝、肾等内脏病变引起严重的恶心、呕吐等。②消化障碍：由胃、肠、胰腺、肝、胆疾患，引起消化液或酶的生成减少，影响消化和吸收所致。③消耗增多：由于精神神经因素的影响，或活动性结核、恶性肿瘤、代谢疾病（如糖尿病）和某些内分泌疾病（如甲状腺功能亢进症）等所致的热量、脂肪和蛋白质消耗过多。长期消耗增多，体重减轻到不足标准体重的 90% 或体重指数 <18.5 时，称为消瘦（emaciation）。极度消瘦者称恶病质（cachexia）。

2. 肥胖（obesity） 肥胖是指体内脂肪堆积过多和（或）分布异常，体重增加，导致实际体重超过理想体重的 20% 的病理状态。其原因主要由于摄食过多，摄入量超过消耗量，过剩营养物质转化为脂肪积存于体内所致。内分泌、家族遗传、生活方式与运动、精神因素等皆有影响。

肥胖症常用的测量方法包括：①体重指数：测量身体肥胖程度，是诊断肥胖症最重要的指标。②理想体重：主要用于计算饮食中热量和各种营养素供给量。③腰围或腰／臀比（waist/hip ratio，WHR）：受试者站立，双足分开 25~30cm，使体重均匀分配。腰围测量髂前上棘与第 12 肋下缘连线的中点水平周径，臀围测量环绕臀部的骨盆最突出点的周径。WHR 反映脂肪分布。目前认为测量腰围更为简单可靠，是诊断腹部脂肪积聚最重要的指标。

如体重指数≥24，称为超重（overweight）；男性大于 27，女性大于 25，即为肥胖症。男性腰围≥90cm，女性腰围≥85cm，为腹型肥胖（abdominal obese）。正常成人腰臀比（WHR）男性 <0.90，女性 <0.85，超过此值为中央性（又称腹内型或内脏型）肥胖。

（1）单纯性肥胖：全身脂肪分布均匀，无神经、代谢、内分泌等系统的功能性或器质性异常表现，常有一定的遗传倾向。为摄食过多，摄入量超过消耗量，过剩营养物质转化为脂肪积存于体内所致，与生活方式、运动、精神因素等均有关。

（2）继发性肥胖：一般由内分泌疾病引起，如库欣综合征、原发性甲状腺功能减退症、下丘脑性肥胖等。下丘脑病变所致的肥胖性生殖无能综合征，在女性表现为生殖器发育障碍、闭经，在男性则表现为女性体型。肾上腺皮质功能亢进症，表现为向心性肥胖，以面部（满月面）、肩背部（水牛背）、腰腹部为著，而四肢不明显。甲状腺功能低下症（黏液性水肿）则有毛发稀疏、皮肤干燥、月经异常、智能障碍。

七、意识状态

意识（consciousness）是大脑功能活动的综合表现，即指人对周围环境及自身的认识、反应和理解能力。意识的内容即为高级神经活动，包括定向力、感知力、注意力、记忆力、思维、情感和行为等。意识状态的分类见第一篇第一章第十九节意识障碍。

检查意识状态，主要检查患者对周围环境和对自身所处状况的认识能力。检查者可通过与患者交谈来了解其思维、反应、情感活动、计算、记忆力、注意力、定向力（即对时间、人物、地点，以及对自己本身状态的认识能力）等方面的情况。对较为严重者应同时做痛觉试验（如重压患者眶上缘）、瞳孔对光反射、角膜反射、腱反射等，以判断有无意识障碍及其程度。对昏迷患者，重点注意生命体征尤其是呼吸的频率和节律、瞳孔大小、眼底有无视乳头水肿、出血，有无偏瘫、锥体束征、脑膜刺激征等。

八、面容与表情

面容（facial feature）是指面部的面貌与气色；表情（expression）是指表现在面部或姿态上的思想感情。健康人面容润泽，表情自如。面容与表情常反映病人的精神状态与病情程度。当患者有疾病时，常常出现痛苦、忧虑或疲惫的面容与表情。某些疾病还可使患者呈现特征性面容与表情。常见典型面容如下：

1. 急性（热）病容（acute illness facies） 面色潮红，兴奋不安，可有面部与发际多汗，口唇干燥，呼吸急促，表情痛苦，有时鼻翼扇动，口唇出现疱疹。常见于急性感染性疾病，如肺炎链球菌肺炎、疟疾、流行性脑脊髓膜炎等。

2. 慢性病容（chronic illness facies）　面容憔悴，面色晦暗或苍白无华，双目无神，表情淡漠等。多见于慢性消耗性疾病，如肝硬化、严重肺结核、恶性肿瘤等。

3. 贫血面容（anemic facies）　面色苍白无华，唇舌色淡，表情疲惫。见于各种原因所致的贫血。

4. 肝病面容（liver disease facies）　面颊瘦削，面色灰褐，额部、鼻背、双颊有褐色色素沉着，有时可见蜘蛛痣。见于慢性肝病。

5. 肾病面容（nephropathy facies）　面色苍白，眼睑、颜面浮肿，舌质淡，边缘有齿痕。见于慢性肾脏疾病。

6. 甲状腺功能亢进面容（hyperthyroidism facies）　简称甲亢面容。眼裂增大，眼球突出，目光闪烁，呈惊恐貌，兴奋不安，烦躁易怒（图4-3）。见于甲状腺功能亢进症。

7. 黏液性水肿面容（myxedema facies）　面色苍白，睑厚面宽，颜面浮肿，目光呆滞，反应迟钝，眉毛、头发稀疏，舌色淡、胖大。见于甲状腺功能减退症（图4-3）。

8. 二尖瓣面容（mitral facies）　面色晦暗，双颊紫红，口唇轻度发绀。见于风湿性心瓣膜病二尖瓣狭窄（图4-3）。

9. 伤寒面容（typhoid facies）　表情淡漠，反应迟钝，呈无欲状态。见于伤寒、脑脊髓膜炎、脑炎等。

10. 苦笑面容（sardonic facies）　发作时牙关紧闭，面肌痉挛，呈苦笑状。见于破伤风。

11. 满月面容（moon facies）　面圆如满月，皮肤发红，常伴痤疮和小须。见于库欣综合征及长期应用肾上腺皮质激素的患者（图4-3）。

12. 肢端肥大症面容（acromegalic facies）　头颅增大，脸面变长，下颌增大、向前突出，眉弓及两颧隆起，唇舌肥厚，耳鼻增大。见于肢端肥大症（图4-3）。

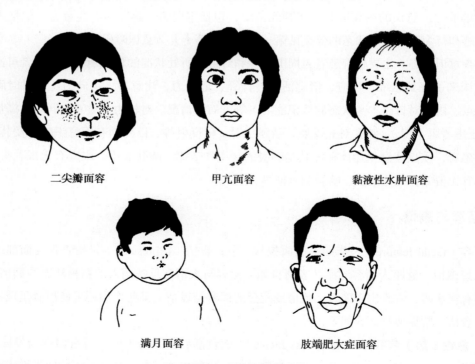

二尖瓣面容　　　　甲亢面容　　　　黏液性水肿面容

满月面容　　　　肢端肥大症面容

图4-3　常见典型面容

13. 病危面容（critical facies）　亦称 Hippocrates 面容。面色苍白或铅灰，眼窝凹陷，鼻梁、颧骨突起，表情淡漠，目光晦暗，面肌瘦削，唇干，皮肤干燥、松弛而无光泽。常见于大出血、休克、脱水及急性腹膜炎的患者。

14. 面具面容（masklike facies）　又称"面具脸"。面肌运动减少，面部呆板，无表情，不眨眼，双目凝视，似面具样。常见于震颤麻痹，也可见于脑炎等。

九、体位

体位（position）是指休息状态时身体所处的位置。健康人体位自如，患者则因病情不同采取不同的体位。常见体位如下：

1. 自动体位（active position）　患者活动自如，不受限制。见于轻病或疾病早期。

2. 被动体位（passive position）　患者不能随意调整或变换体位，需别人帮助才能改变体位。见于极度衰弱或意识丧失的患者。

3. 强迫体位（compulsive position）　患者为了减轻疾病所致的痛苦，被迫采取的某些特殊体位。常见者有以下几种：

（1）强迫仰卧位（compulsive dorsal position）：患者仰卧，双腿蜷曲，借以减轻腹部肌肉紧张。见于急性腹膜炎等。

（2）强迫俯卧位（compulsive prone position）：俯卧位可减轻脊背肌肉的紧张程度。常见于脊柱疾病。

（3）强迫侧卧位（compulsive lateral position）：患者侧卧于患侧，以减轻疼痛，且有利于健侧代偿呼吸以减轻呼吸困难。见于一侧胸膜炎及大量胸腔积液。

患者侧卧于健侧，见于一侧肺或一侧主支气管的疾病。这时因为重力的关系增加了健侧肺的灌注，从而最大化增加健康肺的功能以减轻呼吸困难。

慢性心衰患者宁愿卧向左侧以增加回心血量，进而增加心排血量。

（4）强迫坐位（compulsive sitting position）：又称端坐呼吸（orthopnea），患者坐于床沿上，以两手置于膝盖上或扶持床边。这种体位可使胸廓辅助呼吸肌易于运动，膈肌下降、肺容量增加，肺换气量增加；而且下肢静脉血不易回流到心脏，可以减少回心血量，减轻心脏负担和肺淤血。见于心肺功能不全的患者。

（5）强迫蹲位（compulsive squatting position）：患者往往在步行或其他活动的进程中，由于感到呼吸困难和心悸，而采取蹲踞体位或膝胸位以缓解症状。见于发绀型先天性心脏病。

（6）强迫停立位（compulsive standing position）：在步行时心前区疼痛突然发作，患者常被迫立刻站立，并以右手按抚心脏部位，待稍缓解后，才离开原位。见于心绞痛。

（7）辗转体位（alternative position）：患者坐卧不安，辗转反侧。见于胆绞痛、肾绞痛、肠绞痛等。

（8）角弓反张位（opisthotonos position）：患者颈及脊背肌肉强直，以致头向后仰，胸腹前凸，背过伸，躯干呈反弓形。见于破伤风、脑炎及小儿脑膜炎。

十、步态

步态（gait）即走路时的频率、节律、方式和姿态。正常时，儿童常跳跃小跑，青壮年矫

NOTE

健快速，老年人小步慢行。某些疾病可使步态发生变化，并具有一定的特征性。常见典型异常步态如下：

1. 痉挛性偏瘫步态（spastic hemiplegic gait） 瘫痪侧上肢内收、旋前，指、肘、腕关节屈曲，无正常摆动；下肢伸直并外旋，举步时将患侧骨盆抬高以提起瘫痪侧下肢，然后以髋关节为中心，脚尖拖地，向外画半个圆圈跨前一步，故又称画圈样步态（图4-4）。多见于急性脑血管疾病的后遗症。

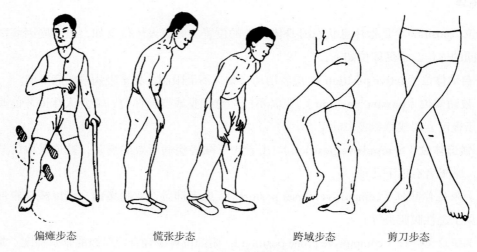

偏瘫步态　　　　慌张步态　　　　跨域步态　　　　剪刀步态

图 4-4　步态异常

2. 痉挛性截瘫步态（spastic paraplegic gait） 又称剪刀步态（scissors gait），双下肢肌张力增高，尤以伸肌和内收肌张力明显增高，双下肢强直内收，交叉到对侧，形如剪刀（图4-4）。见于双侧锥体束损害及脑性瘫痪等。

3. 醉酒步态（drunken gait） 行路时躯干重心不稳，步态蹒跚，摇晃，前后倾斜，似乎随时都会失去平衡而跌到，如醉酒状。见于酒精中毒或巴比妥中毒。

4. 小脑共济失调步态（cerebellar ataxic gait） 小脑共济失调患者，行走时双腿分开较宽，呈阔基底步态。步态不规则，笨拙，左右摇晃，常向侧方倾斜，走直线困难，状如醉汉。常见于多发性硬化、小脑肿瘤、脑卒中及某些遗传性小脑疾病。

5. 慌张步态（festinating gait） 步行时头及躯干前倾，步距较小，起步动作慢，但行走后越走越快，有难以止步之势，向前追赶身体而防止失去重心，双上肢缺乏摆动动作（图4-4）。见于帕金森病（Parkinson's disease），又称震颤麻痹（shaking palsy）。

6. 跨阈步态（steppage gait） 由于踝部肌腱、肌肉弛缓，患足下垂，走路时足尖离地前，先将膝关节、髋关节屈曲，使患肢抬得很高才能起步，如跨越门槛之势（图4-4）。见于腓总神经麻痹出现的足下垂患者。

7. 蹒跚步态（staggering gait） 又称鸭步。走路时身体左右摇摆似鸭行。见于佝偻病、大骨节病、进行性肌营养不良或先天性双髋关节脱位等。

8. 间歇性跛行（intermittent claudication） 休息时无症状，行走稍久后发生缺血，以致下肢麻木、无力、酸痛，难以继续行走，被迫停止行进，经休息症状好转后重新起步行走，走走歇歇，故名。见于闭塞性动脉硬化、高血压动脉硬化等。

9. 感觉性共济失调步态（sensory ataxic gait） 起步时一脚高抬，骤然垂落，且双目向下注视，夜间走路或闭眼时加重，两脚间距很宽，以防身体倾斜，闭目时不能保持平衡，摇晃，易跌倒，睁眼时视觉可部分代偿。见于脊髓亚急性联合变性、多发性硬化、脊髓痨和感觉神经病等脊髓后索病变。

第二节　皮肤检查

检查皮肤应在自然光线下进行，一般通过视诊观察，除检查外露皮肤，还应检查躯干皮肤，同时应配合触诊获得全面印象，方能得到正确的诊断。

一、皮肤弹性

皮肤弹性（skin elasticity）与年龄、营养状态、皮下脂肪及组织间隙含液量有关。儿童与青年皮肤紧张富有弹性；中年以后皮肤逐渐松弛，弹性减弱；老年皮肤组织萎缩，皮下脂肪减少，弹性减退。检查时，常取手背或前臂内侧部位，用拇指和食指将皮肤捏起，正常人于松手后皮肤皱褶迅速平复。弹性减弱时皱褶平复缓慢，见于长期消耗性疾病或严重脱水的患者。发热时血液循环加速，周围血管充盈，皮肤弹性可增加。

二、皮肤颜色

皮肤颜色（skin colour）与种族、遗传有关。同一种族的皮肤颜色与毛细血管的分布、血液的充盈度、含血量、色素量、皮下脂肪的厚薄及腺体分泌情况有关。正常人黏膜红润，皮肤颜色差异虽较大但都有光泽。中国人健康的皮肤是微黄略透红润，室外工作者略黑。临床上常见的皮肤颜色异常如下：

1. 发红（redness）　皮肤发红是由毛细血管扩张充血、血流加速及红细胞数量增多所致。生理情况下，见于饮酒、日晒、运动、情绪激动等。病理情况下见于发热性疾病，如肺炎链球菌肺炎、肺结核、猩红热、阿托品及一氧化碳中毒等。一氧化碳中毒患者的皮肤黏膜呈樱桃红色。皮肤持久性发红可见于库欣（Cushing）综合征及真性红细胞增多症。

2. 苍白（pallor）　皮肤黏膜苍白可由贫血、末梢毛细血管痉挛或充盈不足引起，常见于贫血、寒冷、惊恐、休克、虚脱以及主动脉瓣关闭不全等。检查时，应结合甲床、掌纹、眼睑结膜、口腔黏膜及舌质的颜色，综合判断。只有肢端苍白者，可能与肢体血管痉挛或阻塞有关，如雷诺病、血栓闭塞性脉管炎。

3. 黄染（stained yellow）　皮肤黏膜呈不正常的黄色，称为黄染。皮肤黄染主要见于因胆红素浓度增高引起的黄疸（jaundice）。黄疸早期或轻微时见于巩膜及软腭黏膜，较明显时才见于皮肤。黄疸见于肝细胞损害、胆道阻塞或溶血性疾病。

过多食用胡萝卜、南瓜、橘子等，使胡萝卜素在血中的含量增加，可使皮肤黄染，但发黄的部位多在手掌、足底皮肤，一般不发生于巩膜和口腔黏膜。长期服用带有黄颜色的药物，如阿的平、呋喃类等也可使皮肤发黄，严重者可表现巩膜黄染，但这种巩膜黄染以角膜缘周围最明显，离角膜缘越远黄染越浅，这是与黄疸鉴别的重要特征。

4. 发绀（cyanosis）　是指皮肤黏膜呈青紫色。主要因单位容积血液中还原血红蛋白增多

（>50g/L）所致。发绀的常见部位为舌、唇、耳郭、面颊和指端。广义的发绀也包括少数由异常血红蛋白衍化物（高铁血红蛋白、硫化血红蛋白）所致的皮肤、黏膜青紫现象。可见于心、肺疾病，亚硝酸盐中毒等。参见第一章第六节。

5. 色素沉着（pigmentation）　由于表皮基底层的黑色素增多，以致部分或全身皮肤色泽加深，称为色素沉着。生理情况下，身体的暴露部分，以及乳头、腋窝、生殖器官、关节、肛门周围等处皮肤色泽较深。如这些部位的色泽明显加深，或其他部位出现色素沉着，则为病理现象。全身性色素沉着多见于慢性肾上腺皮质功能减退，有时也见于肝硬化、肝癌晚期、肢端肥大症、黑热病、疟疾等。使用某些药物如砷剂、抗癌药等，可引起不同程度的皮肤色素沉着。放射治疗亦可使局部皮肤色素沉着。妇女在妊娠期，面部、额部可出现棕褐色对称性色素斑片，称为妊娠斑（cyasma）；老年人全身或面部也可出现散在的斑片，称老年斑（senile plaque）。

6. 色素脱失（achromoderma）　指皮肤色素局限性或全身性减少或缺失。当缺乏酪氨酸酶导致酪氨酸不能转化为多巴而形成黑色素时，即可发生色素脱失。

（1）白癜（vitiligo）：是后天性皮肤黏膜色素局限性脱失，可能与遗传、自身免疫等因素有关。为多形性大小不等的色素脱失斑片，发生后可逐渐扩大，但进展较慢，无自觉症状，也不引起生理功能改变。见于白癜风（图4-5），偶见于甲亢、肾上腺皮质功能减退及恶性贫血等。

（2）黏膜白斑（leukoplakia）：是一种发生于口腔黏膜或女性外阴部黏膜的增生性、白色角化性损害，呈圆形、椭圆形色素脱失斑片，面积一般不大。因可继发鳞癌，通常认为是一种癌前病变。

（3）白化症（albinismus）：属常染色体隐性遗传性疾病，可能是患者组织中黑色素细胞内缺乏酪氨酸酶，因而不能形成黑色素。临床表现为皮肤呈白色或淡红色，毛发很白或为淡黄色，虹膜及瞳孔呈浅红色，并且羞明。部分患者有屈光不正、斜视和眼球震颤等症状，少数白化症患者智力低下，体格发育不良。

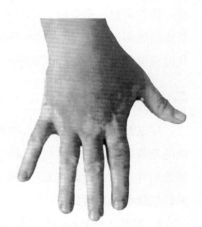

图4-5　白癜风

三、湿度与出汗

皮肤的湿度（moisture）与汗腺分泌功能有关。在气温高、湿度大的环境里出汗增多是生理调节功能所致。病理情况下可有出汗增多，如风湿热、结核病、甲状腺功能亢进症、佝偻病、布氏菌病等。盗汗（夜间睡后出汗）见于肺结核活动期。冷汗（手脚皮肤发凉、大汗淋漓）见于休克与虚脱。阵发性出汗见于自主神经功能紊乱。发热期出汗多见于风湿病、结核病、布氏菌病。无汗时皮肤异常干燥，见于维生素A缺乏症、黏液性水肿、硬皮病和脱水等。

四、皮疹

皮疹（rash）常见于传染病、皮肤病、药物及其他一些物质的过敏反应，多为全身性疾病的表现之一，是临床诊断某些疾病的重要依据。检查时应注意皮疹出现与消失的时间、发展顺序、分布部位、形状及大小、颜色、压之是否褪色、平坦或隆起、有无瘙痒（pruritic）和脱屑（desquamation）等。常见皮疹如下：

1. 斑疹（macula）　只是局部皮肤发红，一般不高出皮肤。见于麻疹初起、斑疹伤寒、丹毒、风湿性多形性红斑等。

2. 玫瑰疹（rose spots）　是一种鲜红色的圆形斑疹，直径 2~3mm，由病灶周围的血管扩张所形成，压之褪色，松开时又复现。多出现于胸腹部。对伤寒或副伤寒具有诊断意义。

3. 丘疹（papule）　直径小于 1cm，除局部颜色改变外还隆起皮面，为局限、充实的浅表损害。见于药物疹、麻疹、猩红热及湿疹等。

4. 斑丘疹（maculopapule）　在丘疹周围合并皮肤发红的底盘，称为斑丘疹。见于风疹、猩红热、湿疹及药物疹等。

5. 荨麻疹（urticaria）　又称风团块，是由于皮肤、黏膜的小血管反应性扩张及渗透性增加而产生的一种局限性暂时性水肿。主要表现为边缘清楚的红色或苍白色的瘙痒性皮肤损害。出现得快，消退也快，消退后不留痕迹，是速发的皮肤变态反应所致。见于各种异性蛋白性食物或药物过敏。

五、皮下出血

病理情况下可以出现皮下出血（subcutaneous hemorrhage）。皮肤或黏膜下出血，出血面的直径小于 2mm 者，称为瘀点（petechia）；皮下出血直径在 3~5mm 者，称为紫癜（purpura）；皮下出血直径 >5mm 者，称为瘀斑（ecchymosis）；片状出血并伴有皮肤显著隆起者，称为血肿（hematoma）。小的出血点容易和小红色皮疹或小红痣相混淆，但皮疹压之褪色，出血点压之不褪色，小红痣加压虽不褪色，但触诊时可稍高出平面，并且表面发亮。皮肤黏膜出血常见于造血系统疾病、重症感染、某些血管损害的疾病以及某些毒物或药物中毒等。

六、蜘蛛痣

蜘蛛痣（spider angioma）是皮肤小动脉末端分支性扩张所形成的血管痣，因形似蜘蛛而得名（图 4-6）。蜘蛛痣出现部位多在上腔静脉分布区，如面、颈、手背、上臂、前胸和肩部等处。大小可由针头大到直径数厘米不等。检查时除观察其形态外，可用铅笔尖或火柴杆等压迫蜘蛛痣的中心，如周围辐射状的小血管随之消退、解除压迫后又复出现，则证明为蜘蛛痣。蜘蛛痣的发生一般认为与雌激素增多有关。肝功能障碍使体内雌激素灭活能力减退，常见于慢性肝炎、肝硬化时。健康妇女在妊娠期间、月经前或月经期偶尔也可出现蜘蛛痣。

慢性肝病患者手掌大、小鱼际处常发红，加压后褪色，称为肝掌（liver palms）。肝掌的发生机制与蜘蛛痣相同。

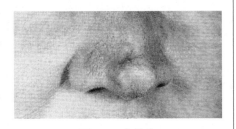

图 4-6　蜘蛛痣

七、皮下结节

检查皮下结节（subcutaneous nodules）时应注意大小、硬度、部位、活动度、有无压痛。

位于关节附近或长骨骺端的圆形硬质小结，无压痛，对称性分布，多为风湿小结。位于皮下肌肉表层的豆状硬韧小结，圆形或椭圆形，表面光滑，可推动，无压痛，多为猪带绦虫囊尾蚴结节。如沿末梢动脉分布，且双侧发生不对称，质硬，有压痛，多为结节性多动脉炎。在指尖、足趾、大小鱼际肌处出现的豌豆大小的红色或紫色的痛性结节，称为 Osler 小结，常见于亚急性感染性心内膜炎。反复出现的游走性皮下结节，边界不清而水肿明显伴痒感，见于并殖吸虫病。无明显局部症状而生长迅速的皮下结节，见于肿瘤所致的皮下转移。

八、水肿

皮下组织的细胞内及组织间隙液体积聚过多，称为水肿（edema）。轻度水肿单靠视诊不易发现，一般体重增加 5kg 后方可发现。检查有无水肿时，可用手指按压被检查部位皮肤（通常是胫骨前缘）3~5 秒。手指按压后凹陷不能很快恢复者，称为凹陷性水肿（pitting edema）。黏液性水肿及象皮肿（丝虫病所致）指压后无组织凹陷，称非凹陷性水肿（non-pitting edema）。黏液性水肿（myxedema）常见部位为颜面、锁骨上、胫前内侧及手背皮肤，皮肤干燥、粗糙，见于甲状腺功能减退症。象皮肿（elephantiasis）见于丝虫病，表现为下肢不对称性皮肤增厚、粗糙，毛孔增大，有时出现皮肤皱褶，也可累及阴囊、大阴唇及上肢等部位。

全身性水肿（anasarca）常见于肾炎和肾病综合征、心力衰竭（尤其是右心衰竭）、失代偿期肝硬化和营养不良等；局限性水肿（localized edema）可见于局部炎症、外伤、过敏、血栓形成所致的毛细血管通透性增加，静脉或淋巴回流受阻。

九、溃疡与瘢痕

1. 溃疡（ulcer）　指皮肤或黏膜深层真皮或皮下组织的局限性缺损，常见原因有创伤性、感染性及癌性，要注意溃疡大小、形状、部位、颜色、边缘、基底、分泌物及发展过程。

内踝上方等部位的小腿溃疡，常见于静脉周围炎、血栓性静脉炎或复发性蜂窝组织炎。口腔、外生殖器及肛门等部位的小溃疡并逐渐愈合成卵圆形或不规则形，边缘呈潜行性，基底有高低不平的苍白色肉芽组织，分泌物或苔膜中可查到结核杆菌者，为溃疡型皮肤结核。外生殖器出现的圆形或卵圆形溃疡，边缘不整齐，基底柔软为肉芽组织，其表面覆盖有灰黄色脂性脓苔或脓性分泌物间杂坏死组织，有恶臭，易出血，溃疡周围皮肤潮红，为软下疳（chancroid）。软下疳是由杜克雷嗜血杆菌经性接触传播的急性、疼痛性、多发性阴部溃疡。边缘锐利如凿状，质硬，基底有坏死组织及树胶样分泌物的无痛性溃疡，常为梅毒性溃疡。

2. 瘢痕（scar）　指真皮或深部组织外伤、手术或病变愈合后，新的结缔组织和上皮细胞增生的斑块，代替失去的皮肤组织。表皮低于周围正常皮肤者，为萎缩性瘢痕（atrophic scar）；高于周围正常皮肤者，为增生性瘢痕（hyperplastic scar）。瘢痕也常为曾患过某些疾病提供证据，如皮肤疖肿、淋巴结核、某些手术等，均可在相应部位遗留有瘢痕。

十、毛发

毛发（hair）的颜色、曲直可因种族而不同，毛发的分布、多少和变化对临床诊断有辅助意义。男性体毛较多，阴毛分布呈菱形，以耻骨部最宽，上方尖端可达脐部，下方尖部可延至肛门前方。女性阴毛多呈倒三角形分布，体毛较少。人到中年以后由于毛发根部的血运和细胞代谢减退，头发可逐渐减少或色素脱失，形成秃顶、光泽减退或苍白。另外，家族遗传、营养状况和精神状态都可使毛发发生改变。

病理性毛发稀少（hypotrichosis）常见的原因有：①头部皮肤疾病：如脂溢性皮炎，呈不规则脱发，但以顶部为著。②神经营养障碍：如斑秃（alopecia areata），脱发多为圆形，范围大小不等，也有全秃者，发生突然，与精神因素有关，可以再生。③某些发热性疾病后：如伤寒可致弥漫性脱发。④某些内分泌疾患：如甲状腺功能减退症、垂体前叶功能减退等。席汉综合征不仅眉毛、头发脱落，同时有腋毛、阴毛的脱落。⑤理化因素性脱发：如过量的放射线、某些抗癌药物（如环磷酰胺等）的使用。

某些疾病也可使毛发增多（hypertrichosis or hirsutism），如库欣综合征或长期使用肾上腺皮质激素者，女性患者除一般体毛增多外，还可呈男性体毛分布，生长胡须。

第三节　淋巴结检查

一般体格检查只能检查身体各部的表浅淋巴结。正常情况下，这些淋巴结很小，直径多为0.2~0.5cm，质地柔软，表面光滑，与邻近组织无粘连，不易触及，亦无压痛。

一、检查方法

检查淋巴结的方法是视诊和触诊。视诊时不仅要注意局部征象（包括皮肤是否隆起，颜色有无变化，有无皮疹、瘢痕、瘘管等）也要注意全身状态。

触诊是检查淋巴结的主要方法。浅表淋巴结检查采用双手或单手触诊法，由浅入深进行滑动触诊，并注意使局部皮肤或组织放松。检查者将示、中、环三指并拢，其指腹平放于被检查部位的皮肤上进行滑动触诊，这里所说的滑动是指腹按压的皮肤与皮下组织之间的滑动，滑动的方式应取相互垂直的多个方向或转动式滑动，这有助于淋巴结与肌肉和血管结节的区别。

淋巴结的检查应用规范手法按一定顺序进行检查，避免遗漏。检查浅表淋巴结的顺序依次为耳前、耳后、乳突区、枕骨下区、颌下、颏下、颈后三角、颈前三角、锁骨上窝、腋窝、滑车上、腹股沟、腘窝等。腋窝淋巴结应按尖群、中央群、胸肌群、肩胛下群和外侧群的顺序进行。发现有肿大的淋巴结时，应注意部位、大小、数目、质地、移动度，表面是否光滑，有无粘连，局部皮肤有无红肿、压痛和波动、疤痕、瘘管等。同时注意寻找引起淋巴结肿大的原发病灶。

检查左颌下淋巴结时，将左手置于被检查者头顶，以便能随时改变其头位而配合检查，使头微向左前倾斜，右手四指并拢，屈曲掌指及指间关节，沿下颌骨内缘向上滑动触摸（图4-7）。检查右侧时，两手换位，让被检查者向右前倾斜。

检查颈部淋巴结时，检查者站在被检查者背后，让患者的头向前倾，并稍向检查的一侧倾斜，然后用手指紧贴检查部位，由浅入深进行滑动触诊。

检查锁骨上窝淋巴结时，检查者面对患者（可

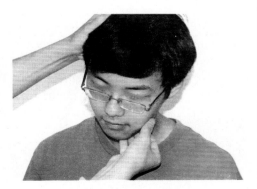

图4-7　左颌下淋巴结检查法

取坐位或仰卧位），用右手检查患者的左锁骨上窝，用左手检查其右锁骨上窝。检查时将示指与中指屈曲并拢，在锁骨上窝进行触诊，并深入锁骨后深部。

　　检查腋窝淋巴结时，患者取坐位，也可取仰卧位，医生以右手检查左侧，左手检查右侧。先检查左侧，医生左手握住患者左腕部向外上方屈肘外展抬高约45°，右手指并拢，掌面贴近胸壁向上逐渐达腋窝顶部，滑动触诊，依次触诊前壁、内侧壁、腋窝后壁，再翻掌向外，同时将患者外展上臂下垂，触诊腋窝外侧壁。同法检查右侧（图4-8）。

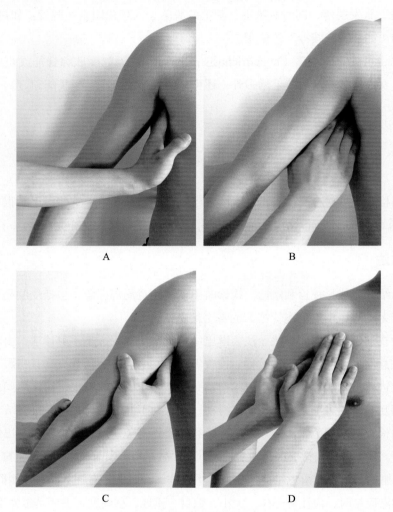

图4-8　腋下淋巴结检查法
A：检查胸侧壁；B：检查后壁；C：检查外侧；D：检查前壁

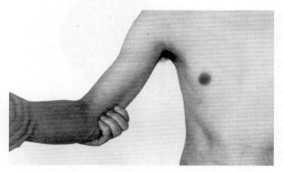

图4-9　滑车上淋巴结检查法

　　检查右侧滑车上淋巴结时，右手扶托患者右腕部，屈肘90°，以左手小指抵在肱骨内上髁上，左手的食、中、环指并拢在肱二头肌与肱三头肌间沟中纵行、横行滑动触摸（图4-9）。同法检查左侧。

　　检查腹股沟淋巴结时，被检查者仰卧，检查者用手指在腹股沟平行处进行触诊。

二、浅表淋巴结肿大的临床意义

淋巴结肿大（lymph node enlargement）分为全身性与局限性。全身性淋巴结肿大指颈、腋窝及腹股沟等多数区域中，有两组以上的淋巴结同时肿大。局限性淋巴结肿大指局限于某一组的淋巴结肿大。

（一）局限性淋巴结肿大

1. 非特异性淋巴结炎　一般炎症所致的淋巴结肿大多有触痛，表面光滑，无粘连，质地不硬。急性淋巴结炎质地柔软，有压痛，表面光滑无粘连；慢性者则质地较硬，疼痛轻微。颌下淋巴结肿大常由口腔内炎症所致；颈部淋巴结肿大常由化脓性扁桃体炎、齿龈炎等急慢性炎症所致；腋窝淋巴结肿大常由上肢、胸壁、乳腺等部位的炎症常引起；腹股沟淋巴结肿大常由下肢、会阴、臀部等部位的炎症引起。

2. 淋巴结结核　肿大淋巴结常发生在颈部血管周围，呈多发性，质地较硬，大小不等，可互相粘连或与邻近组织、皮肤粘连，移动性稍差。如组织发生干酪性坏死，则可触到波动感。晚期破溃后形成瘘管，愈合后可形成不规则瘢痕。

3. 转移性淋巴肿结大　恶性肿瘤转移所致的淋巴结肿大，质硬或有橡皮样感，一般无压痛，表面光滑或有突起，与周围组织粘连而不易推动。左锁骨上窝淋巴结肿大，多为腹腔脏器癌肿（胃癌、肝癌、结肠癌等）转移；右锁骨上窝淋巴结肿大，多为胸腔脏器癌肿（肺癌、食管癌等）转移。鼻咽癌易转移到颈部淋巴结；乳腺癌最早引起同侧腋下淋巴结肿大；肺癌一般转移到同侧纵隔、支气管及颈部淋巴结；食管癌可向上或向下转移，上段食管癌常转移至锁骨上及颈淋巴结，中下段食管癌多转移至气管旁、贲门及胃左动脉旁淋巴结。

（二）全身性淋巴结肿大

常见于传染性单核细胞增多症、淋巴细胞性白血病、淋巴瘤和系统性红斑狼疮。

1. 传染性单核细胞增多症　可引起全身淋巴结肿大，以颈部最为常见，也可见于腋下、腹股沟，两侧不对称，肿大的淋巴结一般不超过3cm，无粘连及明显压痛，不化脓，常于热退数周后消退。

2. 淋巴细胞白血病　特别是慢性淋巴细胞白血病，可引起全身各处淋巴结皆肿大，但活动，不粘连，光滑，不硬，不痛，也不化脓溃破。

3. 淋巴瘤　可引起全身性或局限性淋巴结肿大。常首先表现为颈部或锁骨上窝无痛性淋巴结肿大，可以活动，也可互相粘连，融合成块，淋巴结坚实而有弹性，触诊有软骨样感觉，无疼痛及压痛。

4. 系统性红斑狼疮　淋巴结肿大为无痛性的轻度或中度肿大，以颈部和腋下为多。

NOTE

第五章　头部检查

头部及其器官是人体最重要的外部特征之一，是检查者最先和最容易见到的部分，仔细检查可获取很多诊断资料，是体格检查的重要内容，检查以视诊为主，辅以触诊。

一、头发

检查头发应注意颜色、疏密度、有无脱发及脱发的类型与特点。受种族、遗传因素和年龄的影响，头发的颜色、曲直和疏密度有所不同。儿童和老年人头发较稀疏，头发逐渐变白是老年性改变。引起脱发的常见疾病是佝偻病、脂溢性皮炎、伤寒、斑秃、系统性红斑狼疮、甲状腺功能减退症、接受放射线及抗癌药物治疗等，检查时要注意脱发发生的部位、形状与特点等。

二、头颅及颜面

头颅视诊应注意大小、外形变化和有无异常活动。触诊时用双手仔细触摸头颅的每一个部位，了解其外形，有无压痛和异常隆起。

1. 大小及形态　头颅的大小通常以头围来表示。头围是用软尺经眉间和枕骨粗隆绕头一周测得的周径，新生儿头围约 34cm，出生后 6 个月内增长 8cm，6~12 个月增长 3cm，第 2 年增长 2cm，第 3~4 年约增长 1.5cm，4~10 岁共增长约 1.5cm，到 18 岁时，可达 53cm 或以上，以后基本上不再变化。矢状缝和其他颅缝一般在出生后 6 个月内骨化，过早骨化会影响颅脑的发育。成年后头颅增大，须警惕脑垂体前叶功能亢进症。

头颅的形状、大小异常可为某些疾病的特征，如：

（1）小颅（microcephalia）：婴幼儿后囟在出生时即已很小或已闭合，最迟于出生后 6~8 周闭合。前囟常在出生后 12~18 个月内闭合，过早闭合可引起小头畸形，同时伴有智力发育障碍（痴呆症）。

（2）方颅（squared skull）：前额左右突出，头顶平坦，呈方颅畸形。见于小儿佝偻病、先天性梅毒。

（3）巨颅（large skull）：额、头顶、颞和枕部膨大呈圆形，颜面部相对很小，伴颈部静脉充盈。因颅内高压，压迫眼球，形成双目下视、巩膜外露的特殊面容，称为落日现象（setting sun phenomenon），见于脑积水（hydrocephaly）（图 5-1）。

此外，前囟隆起是颅内压增高的表现，见于脑膜炎、颅内出血等；前囟凹陷见于脱水和极度消瘦；前囟迟闭、过大，

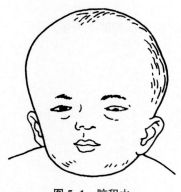

图 5-1　脑积水

见于佝偻病、先天性甲状腺功能减退症。

2. 头颅运动　正常人头部活动自如。头部活动受限，见于颈椎病及颈部软组织损伤。头部不随意颤动，见于帕金森病（Parkinson's disease），又称震颤麻痹（shaking palsy，paralysis agitans）。与颈动脉搏动节律一致的点头运动，称 De Musset 征即点头征，见于严重主动脉瓣关闭不全。

3. 颜面　颜面为头颅前面未被头发遮盖的部分。一般可概括为三个类型，即椭圆形、方形和三角形。下颌增大前凸，两颧和眉弓高凸，口唇增厚，可见于肢端肥大症；两侧腮腺肿大致耳垂被托起，颜面增宽，见于流行性腮腺炎。

三、头部器官

（一）眼

1. 眉毛　正常人的眉毛一般内侧和中间比较浓密，外侧较稀疏。眉毛外 1/3 过于稀疏或脱落，见于黏液性水肿和脑垂体前叶功能减退症。外侧部分特别稀少或脱落，应考虑麻风病。

2. 眼睑　眼睑皮肤薄而富于弹性，皮下组织疏松，组织液或血液易于在皮下积聚。检查时注意观察有无红肿、浮肿，睑缘有无内翻或外翻，睫毛生长方向及排列是否整齐，两侧眼睑是否对称，上睑提起及闭合功能是否正常。

（1）上睑下垂（ptosis）：双侧上眼睑下垂见于重症肌无力、先天性上眼睑下垂。单侧上眼睑下垂，常见于引起动眼神经麻痹的各种疾病，如脑炎、脑脓肿、蛛网膜下腔出血、白喉、外伤等。

（2）眼睑水肿（palpebral edema）：眼睑组织疏松，初发或轻度水肿常先出现在眼睑。眼睑水肿多见于肾炎、肝炎、贫血、营养不良、血管神经性水肿等。

（3）眼睑闭合不全（hypophasis）：双侧眼睑闭合不全，常见于甲状腺功能亢进症；单侧眼睑闭合不全，常见于面神经麻痹。

（4）睑内翻（entropion）：睑内翻是睑缘部朝眼球方向卷曲的一种位置异常。当内翻达到一定程度时，睫毛也必然随之倒向眼球，刺激角膜，称为倒睫（trichiasis）。常见于沙眼及睑结膜烧灼伤后的瘢痕形成。

3. 泪囊　嘱受检者向外上看，检查者以双手拇指轻压双眼内眦下方，即骨性眶缘下内侧，挤压泪囊，观察有无分泌物或泪液自上、下泪点溢出（图 5-2）。若有黏液脓性分泌物流出，考虑慢性泪囊炎。有急性炎症时应避免作此检查。

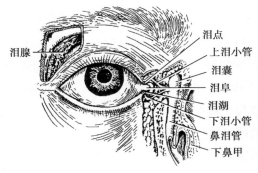
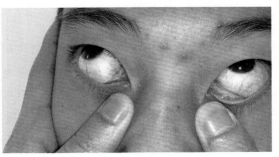

图 5-2　泪囊及泪囊检查法

4. 结膜　分为睑结膜、穹隆结膜和球结膜三部分（图5-3、图5-4）。检查时应注意有无充血、水肿、乳头增生、结膜下出血、滤泡和异物等。

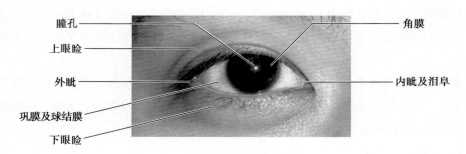

图5-3　眼的外部结构

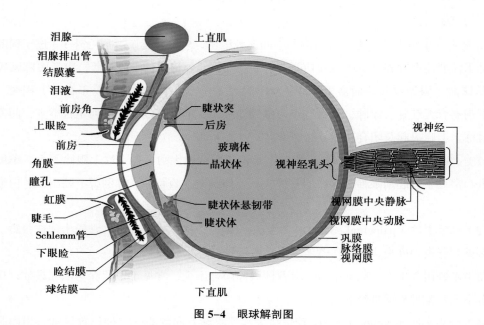

图5-4　眼球解剖图

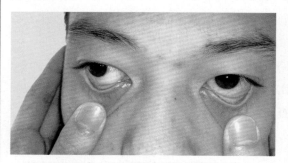

图5-5　下眼睑结膜检查

检查球结膜时，以拇指和食指将上、下眼睑分开，嘱病人向上、下、左、右各方向转动眼球。检查下眼睑结膜时，嘱受检者向上看，拇指置于下眼睑的中部边缘，向下轻按压，暴露下眼睑及其穹隆结膜（图5-5）。

检查上眼睑结膜时需翻转眼睑。翻转要领为：嘱受检者向下看，检查左眼时，用右手示指（在上方）和拇指（在下方）捏住上睑中外1/3交界处的边缘，并轻轻向前下方牵拉，示指轻压睑板上缘的同时，拇指向上捻转，即可翻转上睑，暴露上睑结膜，然后用拇指固定上睑缘（图5-6）。翻转眼睑时，动作要轻柔，并应避免手指触到睑缘，以免引起受检者痛苦和流泪。检查后轻轻向前下方牵拉上睑，同时嘱受检者往上看，即可使眼睑恢复正常位置。检查右眼时用左手，方法同前。

检查结膜时，注意其颜色，有无充血、水肿、乳头肥大、滤泡增生、瘢痕形成等。

常见结膜病变的表现：结膜发红、水肿、血管充盈为充血，见于结膜炎、角膜炎、沙眼早

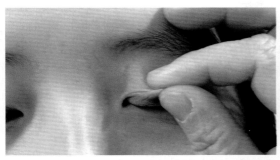
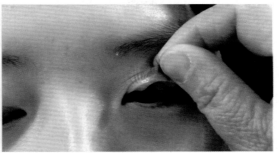
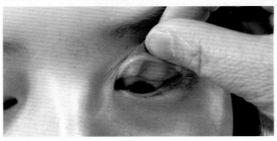

图 5-6　翻转上眼睑检查法

期。结膜苍白见于贫血。结膜发黄见于黄疸。睑结膜有滤泡（半透明白色颗粒）或乳头（细小突起）见于沙眼。结膜有散在出血点，可见于感染性心内膜炎。结膜下片状出血，见于外伤及出血性疾病，亦可见于高血压、动脉硬化。球结膜透明而隆起为球结膜下水肿，见于脑水肿或输液过多。

5. 巩膜　位于球结膜下。巩膜不透明，血管极少，为瓷白色。患者有显性黄疸时，多先在巩膜出现均匀的黄染。观察巩膜有无黄染，应在自然光线下进行。中年以后在内眦部可出现黄色斑块，为脂肪沉着所形成，呈不均匀分布，可与黄疸鉴别。仅在角膜周围出现黄染，见于血液中其他黄色色素增多，如胡萝卜素和阿的平等。

6. 角膜　包括透明度和敏感性检查。透明度检查时用斜照光更易观察。检查时应注意有无白斑、云翳、溃疡、角膜软化和血管增生等。白斑和云翳如发生在角膜的瞳孔部可引起视力障碍。角膜溃疡常见于感染和外伤。角膜软化常见于小儿营养不良、维生素 A 缺乏。角膜血管增生常见于严重沙眼。由于类脂质沉积在角膜边缘及周围，出现灰白色混浊环，称为老年环（arcus senilis），多见于老年人或早老症（图 5-7）。角膜边缘出现黄色或棕褐色环，环外缘较清晰，内缘较模糊，是铜代谢障碍的结果，称为凯 - 费（Kayser-Fleischer）环（角膜色素环），见于肝豆状核变性（Wilson 病）。角膜的敏感性检查见第十一章神经系统检查角膜反射。

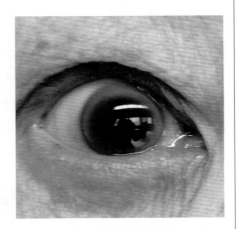

图 5-7　角膜老年环

7. 虹膜　位于眼球葡萄膜的最前部分，中央的圆形孔洞即为瞳孔（图 5-3、图 5-4），虹膜内有瞳孔括约肌和扩大肌，能调节瞳孔的大小。正常虹膜纹理近瞳孔部分呈放射状排列，周边呈环形排列。纹理模糊或消失见于虹膜炎症、水肿或萎缩；虹膜形态异常或有裂孔，常见于

NOTE

虹膜后粘连、外伤、先天性虹膜缺损。

8. 瞳孔　正常瞳孔直径 2~5mm，双侧等大等圆。瞳孔缩小（瞳孔括约肌收缩）受动眼神经的副交感神经纤维支配，瞳孔扩大（瞳孔扩大肌收缩）受交感神经支配。检查瞳孔时，应注意其大小、形态及双侧是否相同，对光反射和调节反射是否正常。

（1）缩小与扩大：影响瞳孔大小的因素很多。婴儿或老年人瞳孔较小，青少年瞳孔较大；在光亮处瞳孔较小，在阴暗处或精神兴奋时瞳孔较大。病理情况下，瞳孔缩小（<2mm）常见于虹膜炎、中毒（有机磷杀虫剂及毒蕈）、药物影响（吗啡、氯丙嗪、毛果芸香碱）等；瞳孔扩大（>5mm）见于外伤、青光眼绝对期、视神经萎缩、完全失明、濒死状态、颈交感神经刺激、药物影响（阿托品、可卡因）等。

（2）大小不等：双侧瞳孔大小不等，常见于脑外伤、脑肿瘤、脑疝及中枢神经梅毒等颅内病变。双侧瞳孔大小不等且变化不定，常见于中枢神经和虹膜支配神经病变。如双侧瞳孔不等大、对光反射减弱或消失并伴意识障碍，常是中脑功能损害的表现。

（3）形状异常：瞳孔呈椭圆形常见于青光眼或眼内肿瘤；呈不规则状常见于虹膜粘连。

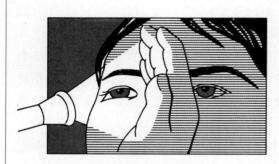

图 5-8　瞳孔对光反射检查法

（4）对光反射（light reflex）：用手电筒照射瞳孔，观察其前后的反应变化（图 5-8）。正常人受照射光刺激后，瞳孔立即缩小，移开照射光后瞳孔随即复原，称为对光放射。分为：①直接对光反射：即光线直接照射侧瞳孔立即缩小，移开光源后瞳孔迅速复原。②间接对光反射：用手隔开双眼，光线照射一侧瞳孔时，另一侧瞳孔也立即缩小，移开光源瞳孔迅速复原。瞳孔对光反射迟钝或消失，见于昏迷病人。

（5）近反射（near reflex）：当两眼同时注视一个近处目标时，两眼同时产生瞳孔缩小，晶体变凸及两眼向内侧聚合，这三种联合反射，称为近反射。其目的是使外界物体成像清晰并投射在两眼的黄斑上。

嘱被检查者注视 1 米以外的目标（通常为检查者的示指尖），然后逐渐将目标移至距被检查者眼球约 10cm 处，这时观察双眼瞳孔变化情况（图 5-9）。由看远逐渐变为看近，即由不调节状态到调节状态时，正常反应是双侧瞳孔逐渐缩小，称为调节反射（accommodation reflex）；双眼球向内聚合，称为聚合反射（convergency reflex）。当动眼神经受损害时，睫状肌和眼内直肌麻痹，调节和聚合反射消失。

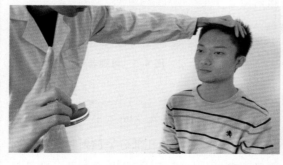
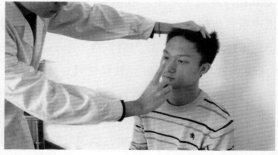

图 5-9　近反射检查法

9. 眼球　检查时，注意眼球的外形和运动。

（1）眼球突出（exophthalmos）：单侧眼球突出，多见于局部炎症或眶内占位性病变，偶见于颅内病变。双侧眼球突出，见于甲状腺功能亢进症。甲状腺功能亢进症时常伴有以下眼部体征（图 5-10）：下视时上眼睑不能相应下垂（Graefe 征）；瞬目减少（Stellwag 征）；双侧眼球内聚能力减弱（Mobius 征）；上视时无额纹出现（Joffroy 征）。

（2）眼球凹陷（enophthalmos）：单侧眼球凹陷，见于 Horner 综合征和眶尖骨折。双侧眼球凹陷，见于重度脱水及恶病质，老年人由于眶内脂肪萎缩而有双侧眼球后缩。

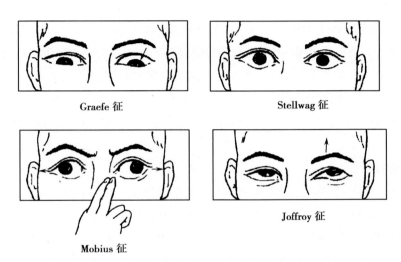

图 5-10　甲状腺功能亢进症的眼部体征

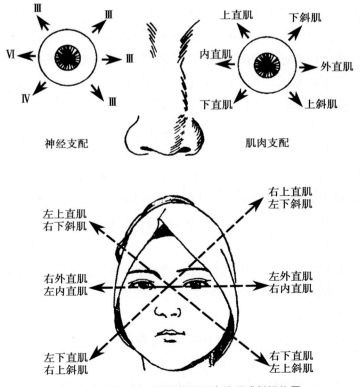

图 5-11　Ⅲ、Ⅳ、Ⅵ脑神经麻痹的眼球斜视位置

NOTE

（3）眼球运动：医师左手置于受检者头顶以固定头部，使其不能随眼球转动，右手指尖放在受检者眼前30~40cm处，嘱受检者两眼随医师右手指尖移动方向运动。一般按受检者的左侧→左上→左下，右侧→右上→右下，共6个方向进行（图5-11）。注意眼球运动幅度、灵活性、持久性、两眼是否同步，并询问受检者有无复视（diplopia）出现。

眼球运动受动眼神经（Ⅲ）、滑车神经（Ⅳ）和展神经（Ⅵ）支配，这些神经麻痹时，会引起眼球运动障碍，并伴有复视。由于支配眼肌运动的神经或眼外肌本身的器质性病变所致的斜视，称为麻痹性斜视（paralytic squint），多由颅脑外伤、脑炎、脑膜炎、脑脓肿、脑血管病变、脑肿瘤所致。

嘱受检者眼球随医师手指所示方向（水平或垂直）往返运动数次，观察是否出现一系列有规律的往返运动。双侧眼球出现一系列有规律的快速往返运动，称为眼球震颤（nystagmus）。运动方向以水平方向多见，垂直和旋转方向很少见。自发的眼球震颤见于耳源性眩晕及小脑病变等。

（4）眼内压：可采用指压触诊法或眼压计来检查。眼内压减低时，指压法张力减弱，双眼球凹陷，见于眼球萎缩或脱水。眼内压增高时，指压法张力增强，见于眼内压增高性疾病，如青光眼。

10. 眼功能检查

（1）视力：分为中心视力（检查眼底黄斑中心凹的功能）和周边视力（检查中心凹以外的视网膜功能）。中心视力是检查一定距离内视标在黄斑形成清晰图像的能力；周边视力是检查视野的范围。中心视力分为远视力和近视力，通常选用国际标准视力表来检查。用远距离视力表时，在距离视力表5m处能看清1.0行视标为正常视力；用近距离视力表时，在距离视力表33cm处能看清1.0行视标为正常视力。两表合用可初步判断有无屈光不正（近视、远视、散光和老视）及眼底病变。近距离视力检查还能了解眼的调节功能。

视力不到0.1者，让患者逐步走近视力表，直至认出0.1视标为止。根据走近后的距离换算视力，例如3m处才能看清0.1，则视力为3/5×0.1=0.06。若走近1m不能辨认0.1者，则改为数手指，记录为数指（finger counting，CF）/距离（CF/cm）。若手指近到眼前5cm仍数不清者，则改为用手在患者眼前左右摆动，如能看到，记录为手动（hand movement，HM）/距离（HM/cm）。不能看到眼前手动者，在暗室内用手电筒照射受检眼，如能看到光亮，记录为光感（light perception，LP），不能看到光亮则记录为无光感。

（2）色觉：色觉是检查对颜色的辨认能力，应在适宜的光线下进行。受检者在距色盲表50cm处读出上面的数字或图像，如5~10秒内不能读出，则按色盲表的使用方法判断受检者为色盲（对颜色识别能力缺乏）或色弱（对颜色识别能力减低）。色盲分为先天性和后天性两种类型。先天性色盲是遗传性疾病，以红绿色盲最常见；后天性色盲多由视网膜病变、视神经萎缩和球后视神经炎所致。

（3）视野：指眼球向前方凝视不动时所能见到的空间范围。见第十一章神经系统检查。

11. 眼底检查　见第十一章神经系统检查。

（二）耳

耳是听觉和平衡器官，分外耳、中耳和内耳三个部分。

1. 外耳

（1）耳郭：注意耳郭的外形、大小、位置和对称性，有无畸形、瘘口、结节、低垂耳等。

血肿、疤痕多提示外伤；耳郭上有触痛小结节，多为尿酸盐沉积形成的痛风结节；耳郭红肿热痛，多为局部感染；牵拉和触诊耳郭引起疼痛，提示炎症。

（2）外耳道：有黄色液体流出伴痒痛者，为外耳道炎；外耳道有局限性红肿，触痛明显，牵拉耳郭或压迫耳屏时疼痛加剧，见于外耳道疖肿；外耳道有脓性分泌物、耳痛伴全身症状，见于中耳炎；外耳道有血液或脑脊液流出，多为颅底骨折；耳闷、耳鸣应注意耵聍或异物堵塞，以及外耳道疤痕狭窄。

2. 中耳 注意观察鼓膜有无病变。检查时先向后上牵拉耳郭，再插入耳镜进行观察。正常鼓膜呈灰白色，圆形，光滑而平坦。鼓膜内陷常为中耳炎，化脓后鼓膜可外凸、穿孔、溢脓。胆脂瘤时，可见溢脓并伴有恶臭。

3. 乳突 乳突位于外耳门后方，乳突内有许多空隙，为乳突小房，乳突内腔与中耳道相通。化脓性中耳炎引流不畅时可蔓延到乳突而成乳突炎，表现为耳郭后皮肤红肿，乳突压痛，有时可见瘘管或瘢痕，严重时可导致耳源性脑脓肿或脑膜炎。

4. 听力 粗略检查时嘱受检者闭目坐于安静的室内，用手指堵塞一侧耳道，医师将一机械手表从 1m 以外逐渐移近受检者耳部，直到受检者听到声音为止，测量其距离。比较两耳的测试结果并与检查者（正常人）的听力进行比较。正常人在约 1m 处即可闻及表声。明显近于此距离才能闻及表声，提示听力减退，常见于耳道有耵聍或异物堵塞、局部或全身动脉硬化、听神经损害、中耳炎等。粗略检查发现听力减退患者，应进行专科检查。

（三）鼻

1. 鼻的外形 观察鼻外形时应注意其皮肤的改变。鼻梁部皮肤出现红色斑块，病损处高出皮面且向两侧面颊扩展，为蝶形红斑（butterfly type erythema），见于红斑狼疮。鼻部皮肤出现黑褐色斑点，见于日晒、肝脏病变或黑热病所致色素沉着。鼻部皮肤发红并有小脓疱或小丘疹，见于痤疮（acne）。鼻尖及鼻翼皮肤发红，并有毛细血管扩张、组织肥厚，见于酒糟鼻（rosacea）。

鼻梁塌陷而致鼻外形似马鞍状，称为鞍鼻（saddle nose），见于鼻骨骨折、鼻骨发育不全和先天性梅毒。鼻腔完全阻塞，鼻梁宽平如蛙状，为蛙状鼻（frog shaped nose），见于肥大鼻息肉患者。

2. 鼻翼扇动（nose alae flap） 吸气时鼻孔开大，呼气时鼻孔回缩，是高度呼吸困难的表现，常见于大叶性肺炎、支气管哮喘、心源性哮喘等。

3. 鼻中隔 正常人的鼻中隔稍向一侧偏移，很少能恰在正中。如有明显的偏曲，并引起鼻腔功能障碍时，称为鼻中隔偏曲（deviation of nasal septum）。鼻中隔外伤、鼻中隔的骨或软骨发育不均衡为常见原因，也可由肿瘤或异物压迫鼻中隔引起。严重的高位鼻中隔偏曲，可压迫鼻甲引起神经性头痛，弯曲部骨质刺激黏膜可导致鼻出血。

鼻中隔出现孔洞，称为鼻中隔穿孔（perforation of nasal septum）。检查时用小型电筒照射一侧鼻孔，对侧鼻孔有亮光透过，患者自己可听见鼻中有哨音，多由鼻腔慢性炎症、外伤等引起。

4. 鼻黏膜及鼻腔分泌物 急性鼻黏膜肿胀多见于急性鼻炎，常伴有鼻塞、流涕。慢性鼻黏膜肿胀多为黏膜组织肥厚，见于慢性鼻炎。鼻黏膜萎缩，鼻甲缩小，鼻腔干燥、宽大，嗅觉减退或消失，为慢性萎缩性鼻炎。在各种刺激下，鼻黏膜会产生过多分泌物。清稀无色的分泌物为卡他性炎症，发黄或发绿的黏稠分泌物为鼻或鼻窦的化脓性炎症所致。长期单侧鼻腔通气不畅，应警惕息肉或肿瘤。

5. 鼻出血（epistaxis）　出血部位大多在鼻中隔前下方的易出血区，少数严重出血发生在鼻腔后部。单侧鼻出血多见于局部病变导致的血管损伤，如鼻和鼻窦外伤、鼻腔感染、鼻咽癌及鼻中隔偏曲。双侧鼻出血多由全身性病变引起，如：①感染性疾病的高热期、肾综合征出血热等；②血小板减少性紫癜、再生障碍性贫血、白血病、血友病等血液病；③高血压等血管病变；④维生素 C、K 等缺乏；⑤慢性肾衰竭、慢性肝脏疾病、风湿热；⑥女性如发生周期性鼻出血，则应考虑子宫内膜异位症的可能。

6. 鼻窦　鼻窦是鼻腔周围含气的骨质空腔，共四对（图 5-12），依其所在颅骨而命名，分别是额窦、筛窦、上颌窦和蝶窦。窦内黏膜与鼻腔黏膜相连接，各有窦口与鼻腔相通，当引流不畅时易发生炎症。鼻窦区压痛多为鼻窦炎，患者常可表现出慢性鼻塞、流涕和头痛。

检查额窦压痛时，一手扶住受检者枕后，另一手拇指或食指置于眼眶上缘内侧，用力向后

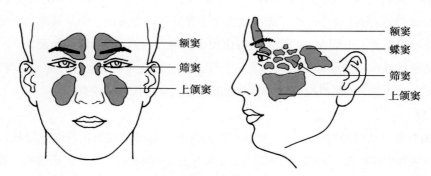

图 5-12　鼻窦的体表位置

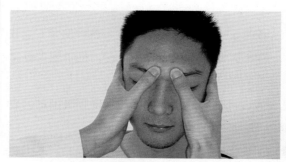

额窦压痛检查法

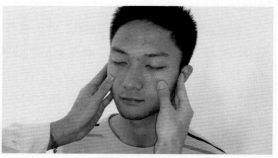

上颌窦压痛检查法

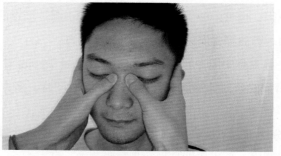

筛窦压痛检查法

图 5-13　鼻窦压痛检查法

上方按压，或以两手固定头部，双手拇指置于眼眶上缘内侧向后上方按压，询问有无压痛，两侧有无差异。检查上颌窦压痛时，双手拇指置于受检者颧部，其余手指分别置于受检者的两侧耳后，固定其头部，双手拇指向后方按压。检查筛窦压痛时，双手扶住受检者两侧耳后，双手拇指分别置于鼻根部与眼内眦之间，向后方按压。检查时应询问受检者有无压痛，并比较双侧压痛有无区别。检查额窦和上颌窦时，还可用右手中指叩击该区，询问有无叩击痛（图5-13）。

蝶窦因解剖位置较深，不能在体表检查到压痛。

（四）口腔

1. 口唇 正常人的口唇红润而光泽。口唇苍白为毛细血管充盈不足或血红蛋白减少所致，见于贫血、主动脉瓣关闭不全或虚脱。唇色深红为血流加速、毛细血管过度充盈所致，见于急性发热性疾病。口唇与皮肤相交处发生成簇半透明小水疱，伴有痒或刺痛，多为单纯疱疹病毒感染，常伴发于肺炎链球菌肺炎、感冒、流行性脑脊髓膜炎、疟疾、使用某种药物后（如磺胺）等。口唇干燥并有皲裂，见于重度脱水患者。口角糜烂见于核黄素缺乏。口唇突然发生非感染性无痛性肿胀，见于血管神经性水肿。唇裂（兔唇）为口唇先天性畸形。口唇肥厚增大见于黏液性水肿、肢端肥大症。

口唇发绀为血中还原血红蛋白增加、血管重度收缩等所致。见于：①心脏内外有异常动静脉分流通道，如法洛四联症、先天性肺动静脉瘘；②慢性阻塞性肺气肿、肺动脉栓塞；③心力衰竭、休克及暴露在寒冷环境；④真性红细胞增多症。

2. 口腔黏膜 正常人的口腔黏膜光洁，呈粉红色。出现蓝黑色的色素沉着多见于原发性肾上腺皮质功能减退症（Addison 病）。在相当于第二磨牙处的颊黏膜出现直径约 1mm 的灰白色小点，外有红色晕圈，为麻疹黏膜斑（Koplik spots），是麻疹的早期（发疹前 24~48 小时）特征。在黏膜下出现大小不等的出血点或瘀斑，见于各种出血性疾病或维生素 C 缺乏。口腔黏膜溃疡，见于慢性复发性口疮。无痛性黏膜溃疡可见于系统性红斑狼疮。乳白色薄膜覆盖于口腔黏膜、口角等处，为鹅口疮（白色念珠菌感染），多见于体弱重症的病儿或老年患者，或长期使用广谱抗生素的患者。

3. 牙齿及牙龈 检查牙齿时，要注意牙齿的颜色、形状，有无龋齿、缺齿、义齿、残根。牙齿呈黄褐色，为斑釉牙，见于长期饮用含氟量高的水或服用四环素等药物后。中切牙切缘凹陷呈月牙形伴牙间隙过宽，称为哈钦森齿（Hutchinson teeth），见于先天性梅毒。单纯性牙间隙过宽，可见于肢端肥大症。如发现牙齿疾患可按下列格式表明部位：

$$右\ \frac{\overset{\text{上}}{8\ 7\ 6\ 5\ 4\ 3\ 2\ 1\ |\ 1\ 2\ 3\ 4\ 5\ 6\ 7\ 8}}{\underset{\text{下}}{8\ 7\ 6\ 5\ 4\ 3\ 2\ 1\ |\ 1\ 2\ 3\ 4\ 5\ 6\ 7\ 8}}\ 左$$

其中：1 为中切牙，2 为侧切牙，3 为尖牙，4 为第一前磨牙，5 为第二前磨牙，6 为第一磨牙，7 为第二磨牙，8 为第三磨牙。例如右上尖牙为龋齿，可用"龋齿$\frac{3\ |}{\quad}$"来表示。

正常人的牙龈呈粉红色，质坚韧且与牙颈部紧密贴合，检查时经压迫无出血与溢脓。牙龈水肿见于慢性牙周炎；挤压后牙龈溢脓，见于慢性牙周炎和牙龈瘘管；牙龈萎缩，见于萎缩性牙周病。牙龈出血可见于牙石、牙周炎等牙龈局部病变和全身性出血性疾病。齿龈的游离缘出现灰黑色点线为铅线（lead line），见于慢性铅中毒。在铋、汞、砷中毒时，也可出现类似黑褐色点线状的色素沉着。

4. 舌　正常舌呈粉红色，大小厚薄适中，活动自如，舌面湿润，并覆盖着一层薄白苔。

（1）干燥舌：见于张口呼吸（鼻腔病变）、大量吸烟或服用阿托品类药物后；严重时舌面出现纵向裂纹，舌体缩小（可伴有皮肤干燥、弹性减退），见于严重脱水。

（2）舌体增大：暂时性舌体肿大，见于舌炎、口腔炎、舌体蜂窝组织炎、脓肿、血肿、血管神经性水肿等；长期舌体增大见于呆小病、黏液性水肿、先天愚型和舌肿瘤等。

（3）裂纹舌（wrinkled tongue）：舌面出现横向裂纹，见于先天愚型、核黄素缺乏（伴有舌痛），纵向裂纹见于梅毒性舌炎。

（4）地图舌（geographic tongue）：在舌面上出现边缘不规则的黄色上皮细胞堆积而成的隆起，数日间即可剥落恢复正常。如再形成新的黄色隆起，称移行性舌炎，这种舌炎多不伴随其他病变，发生原因尚不明确，也可由核黄素缺乏引起。

（5）草莓舌（strawberry tongue）：舌乳头肿胀、发红如同草莓，见于猩红热或长期发热的患者。

（6）牛肉舌（beefy tongue）：舌面绛红如同生牛肉，见于糙皮病（烟酸缺乏）。

（7）镜面舌：亦称光滑舌（smooth tongue），舌体小，舌面光滑，呈粉红色或红色，无苔，见于恶性贫血（内因子缺乏）、缺铁性贫血或慢性萎缩性胃炎。

（8）毛舌（hairy tongue）：舌面上出现黑色或黑褐色毛，也称黑舌，此为丝状乳头缠绕了真菌丝以及其上皮细胞角化所形成，见于久病衰弱或长期大量应用广谱抗生素的病人。

（9）运动异常：舌体不自主偏斜，见于舌下神经麻痹；舌体震颤，常见于甲状腺功能亢进症。

（10）其他：舌色淡，见于营养不良或贫血；舌色深红，见于急性感染性疾病；舌色紫红，见于心、肺功能不全。

5. 咽部及扁桃体　咽部分为鼻咽、口咽和喉咽三个部分（图5-14）。

（1）鼻咽：位于软腭平面以上，鼻腔之后。儿童时期这里的淋巴组织丰富，称为腺状体，

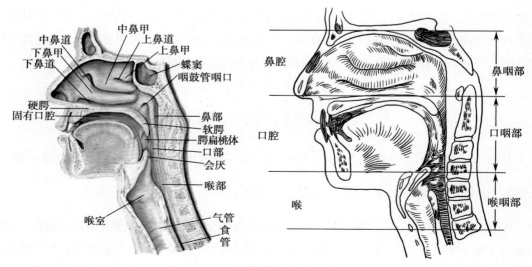

图5-14　鼻咽喉部矢状切面

青春期前后逐渐萎缩。腺状体过度肥大时，可引起鼻塞、张口呼吸及语音单调。鼻咽部出现血性分泌物，单侧持续性鼻塞，伴耳鸣、耳聋，单侧颈部包块等，见于早期鼻咽癌。

（2）口咽及扁桃体：口咽位于软腭平面之下、会厌上缘之上，前方与口腔相通。软腭向下延伸形成两层弓状黏膜皱襞，前外侧的称舌腭弓，后内侧的称咽腭弓，正中是腭垂，后方是咽后壁。正常情况下，扁桃体位于舌腭弓和咽腭弓之间的扁桃体窝中而不能被查见。

检查时，嘱被检查者头稍向后仰，口张大并拉长发"啊"声，医师用压舌板在舌的前 2/3 与后 1/3 交界处迅速下压舌体，此时软腭上抬，在照明的配合下即可见软腭、腭垂、软腭弓、扁桃体、咽后壁等。

咽部充血红肿，分泌物增多，多见于急性咽炎；咽部充血，表面粗糙，并有淋巴滤泡呈簇状增生，见于慢性咽炎；扁桃体红肿增大，或伴有黄白色分泌物或苔片状易剥离假膜，见于扁桃体炎。扁桃体肿大分为三度：Ⅰ度肿大时扁桃体不超过咽腭弓；Ⅱ度肿大时扁桃体超过咽腭弓；Ⅲ度肿大时扁桃体达到或超过咽后壁中线（图 5-15）。扁桃体充血红肿，并有不易剥离的假膜（强行剥离时出血），见于白喉。

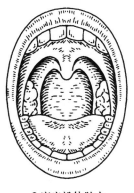 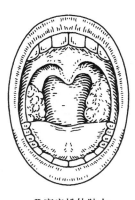 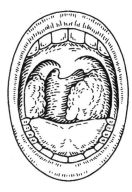

Ⅰ度扁桃体肿大　　　　　Ⅱ度扁桃体肿大　　　　　Ⅲ度扁桃体肿大（左侧）

图 5-15　扁桃体肿大的分度

（3）喉咽：位于口咽和喉腔之间。它的前方经喉口与喉腔相通，后方经喉咽腔与食管相通，喉口和喉咽腔之间有会厌相隔。喉咽及其下方的喉部需用喉镜进行检查。

6. 喉　喉上通喉咽，下连气管，既是空气出入的通道，也是发音的主要器官。喉部病变的常见症状为疼痛、咳嗽、发音障碍。急性失音多见于急性炎症，慢性失音可见于喉结核或喉癌。喉返神经受损时，可出现声音嘶哑或失音。突然发生的窒息性呼吸困难可见于喉头水肿。

7. 口腔气味　健康人的口腔无特殊气味，在吸烟或进食后可留有气味。疾病引起口腔的特殊气味，称为口臭（ozostomia）。引起口臭的常见口腔病变为牙龈炎、牙周炎、牙龈脓肿、龋齿。尿臭味见于尿毒症。烂苹果味见于糖尿病酮症酸中毒。大蒜味见于有机磷杀虫剂中毒。

（五）腮腺

腮腺位于耳屏、下颌角与颧弓所构成的三角区内。腮腺导管开口在与上颌第二磨牙牙冠相对的颊黏膜上（图 5-16）。正常的腮腺腺体软薄，不能触清其轮廓。

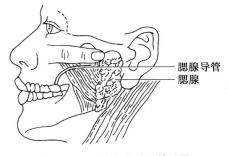

腮腺导管
腮腺

图 5-16　腮腺和腮腺导管位置

腮腺肿大时可出现以耳垂为中心的隆起，并可触及包块。一侧或双侧腮腺肿大，触诊边缘不清，有轻压痛，腮腺导管开口处红肿，见于流行性腮腺炎。口腔不卫生的体弱重症病人，如出现单侧腮腺肿大，腮腺导管开口处加压后有脓性分泌物流出，多为化脓性腮腺炎。腮腺肿大，触诊质韧，呈结节状，边界清楚，可以移动，见于腮腺混合瘤。腮腺肿大并较快增长，触诊质硬，固定，有痛感，可伴有面瘫，见于腮腺恶性肿瘤。

第六章 颈部检查

检查颈部时，受检者最好取坐位，暴露颈部和肩部。如受检者仰卧，也应尽量充分暴露颈部和肩部。检查手法应轻柔，对可能患有颈椎疾病者更应注意。

一、颈部外形与分区

正常人颈部直立，左右对称。颈部一侧有包块或斜颈时，则左右不对称。矮胖者颈部较粗短，瘦长者则较细长。男性的甲状软骨比较突出，女性则不明显。胸锁乳突肌在转头时明显可见。正常人安静坐位时颈部血管不显露。

颈部每侧可分为两个三角区，即：①颈前三角：为胸锁乳突肌内缘、下颌骨下缘和前正中线之间的区域。②颈后三角：为胸锁乳突肌后缘、锁骨上缘和斜方肌前缘之间的区域。

二、颈部姿势与运动

正常人颈部伸屈、转动自如。检查时应注意颈部静态与运动时的改变。如头部固定向一侧偏斜，称为斜颈（torticollis），常见于先天性颈肌挛缩、颈肌外伤、瘢痕挛缩。先天性斜颈者，病侧胸锁乳突肌粗短，头部扶正直立时病侧胸锁乳突肌胸骨端会立即隆起，是其特征性表现。头部不能抬起，见于严重消耗性疾病的晚期、重症肌无力、脊髓前角细胞炎、进行性肌萎缩等。颈部活动受限伴疼痛，常见于软组织炎症、颈肌扭伤、颈椎骨质增生、颈椎结核或肿瘤等。颈部强直是脑膜刺激征的表现之一，见于各种脑膜炎、蛛网膜下腔出血等。

三、颈部包块

检查时应根据包块出现的部位、数目、大小、质地、活动性、有无压痛、发生与增长的特点及全身情况加以鉴别。

如为淋巴结肿大，常见于急慢性淋巴结炎、淋巴结结核以及恶性肿瘤的淋巴结转移、淋巴瘤等。淋巴结肿大时，质地不硬，有轻度压痛，可能为非特异性淋巴结炎；如质地较硬，且伴有纵隔、胸腔或腹腔病变的症状或体征，则应考虑恶性肿瘤的淋巴结转移；如为全身性、无痛性淋巴结肿大，则多见于血液系统疾病。

颈部良性肿块有甲状腺腺瘤、腮腺瘤、舌下囊肿和血管瘤等。如包块弹性大又无全身症状，则可能为囊肿。恶性肿瘤常见甲状腺癌、涎腺癌等。先天畸形有甲状腺舌管囊肿、胸腺咽管囊肿等。对颈部包块可通过影像学或活体组织检查进一步了解其性质。

四、颈部血管

正常人安静坐位或立位时，颈外静脉塌陷而不显露。平卧时颈外静脉可见充盈，充盈水平仅限于锁骨上缘至下颌角距离的下 2/3 以内。根据颈静脉充盈的高度可间接推测中央静脉压水平，受检者采取卧、坐、立位，观察颈静脉最高充盈点。右侧颈静脉因其通往上腔静脉的途

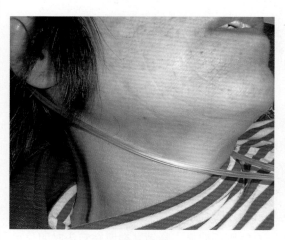

径较短而直，更易观察。以胸骨角作为参照点，无论何种体位，胸骨角均在右心房中心之上约 5cm，正常的颈静脉最高充盈点距胸骨角的垂直距离 <4cm，即距右心房垂直距离 <9cm（相当于 9cmH$_2$O 压力），大于此值即为静脉压升高。静脉压异常增高时，坐位或半卧位可见明显的颈静脉充盈，称为颈静脉怒张（jugular filling or neck vein distention）（图 6-1）。颈静脉怒张提示体循环静脉血液回流受阻或上腔静脉压增高，常见于右心功能不全、缩窄性心包炎、心包积液、上腔静脉阻塞综合征。

图 6-1   颈静脉怒张

正常人颈部动脉的搏动，只在剧烈运动心搏出量增加时可见，且很微弱。如安静状态下出现颈动脉的明显搏动，提示心排血量增加或脉压增大，常见于主动脉瓣关闭不全、甲状腺功能亢进症、高血压及严重贫血等。见到颈部血管明显搏动，应区别是颈动脉搏动（carotid pulsation）还是颈静脉搏动（jugular pulsation）。一般动脉搏动强劲有力，为膨胀性，搏动感明显；静脉搏动柔和而弥散，触诊无搏动感，压迫颈外静脉下段后搏动消失。颈静脉搏动，见于三尖瓣关闭不全。

听诊颈部血管，一般用钟形听诊器。坐位或立位时，正常人颈静脉处可闻及柔和、低调、连续性静脉嗡鸣（venous hum），右锁骨上窝处最明显，为生理性静脉血管音，在平卧位或用手指压迫颈静脉时消失。在颈部大血管区如听到收缩期杂音，应考虑颈动脉或椎动脉狭窄。如在锁骨上窝处听到杂音，提示锁骨下动脉狭窄。

五、甲状腺

甲状腺形似"H"形，位于甲状软骨下方，紧贴在气管两侧，中以峡部（位于环状软骨下方第二至第四气管环前面）相连（图 6-2），表面光滑，薄而柔软，重量 15~25g。

（一）检查方法

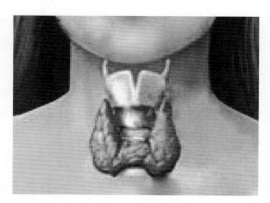

1. 视诊   正常人甲状腺外观不明显。检查时嘱受检者双手放于枕后，头向后仰，观察甲状腺的大小和对称性。嘱受检者做吞咽动作，可见甲状腺随吞咽动作向上移动，常可据此与颈前的其他包块相鉴别。

2. 触诊   可进一步明确甲状腺的大小、轮廓和性质。嘱受检者取坐位，颈部肌肉放松，以利于触摸。触诊时动作宜轻柔，避免用力过重引起受检者咳嗽、憋气或疼痛。正

图 6-2   甲状腺位置图

常甲状腺不易触及。

（1）从前面触诊甲状腺：受检者取坐位，医师站在受检者对面。检查峡部时，用拇指从胸骨上切迹向上触摸。触摸甲状腺侧叶时，一手拇指施压于一侧甲状软骨，将气管推向对侧，另一手示指、中指在对侧胸锁乳头肌后缘向前推挤甲状腺侧叶，拇指在胸锁乳突肌前缘触诊（图6-3），用同样方法检查另一叶甲状腺。

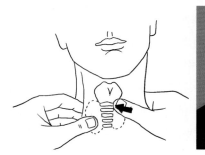
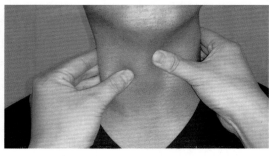

图 6-3　从前面触诊甲状腺

（2）从后面触诊甲状腺：医师站在受检者身后，首先触摸位于气管环前面的甲状腺峡部，用食指从胸骨上切迹向上触摸，可感到气管前软组织，判断有无增厚。然后触摸甲状腺侧叶，将双手拇指放在其颈后，其余四指触摸甲状软骨下方两侧，一手示指、中指施压于一侧甲状软骨，将气管推向对侧，另一手拇指在对侧胸锁乳突肌后缘向前推挤甲状腺，示指、中指在其前缘触诊甲状腺（图6-4）。用同样方法检查另一叶甲状腺。

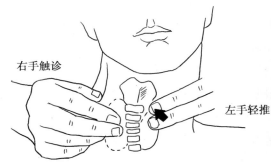
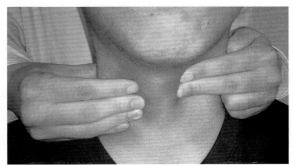

右手触诊　　左手轻推

图 6-4　从后面触诊甲状腺

触到肿大的甲状腺时，让受检者做吞咽动作，甲状腺随之上下移动，可帮助判断。

3. 听诊　当触到甲状腺肿大时，将听诊器钟形体件直接放在肿大的甲状腺上，如听到收缩期吹风样或连续性收缩期加强的血管杂音，称为甲状腺杂音（thyroid bruit），对诊断甲状腺功能亢进症很有帮助。

甲状腺肿大（goitre）分为三度：不能看出肿大但能触及者为Ⅰ度；既可看出肿大又能触及，但在胸锁乳突肌以内者为Ⅱ度；肿大超出胸锁乳突肌外缘者为Ⅲ度。

注意肿大甲状腺的大小、硬度、是否对称，有无压痛，表面是否光滑，有无结节、震颤和血管杂音。

（二）甲状腺肿大的临床意义

生理性甲状腺肿大见于女性青春期、妊娠或哺乳期，甲状腺轻度肿大，表面光滑，质地柔

NOTE

软，无任何症状，可能因机体对甲状腺激素需要量增加所致。

病理性甲状腺肿大常见于：

1. 甲状腺功能亢进症　甲状腺呈对称性或非对称性肿大，质地多柔软。由于血管增多、增粗且血流加快，可听到连续性血管杂音并触及震颤。

2. 慢性淋巴细胞性甲状腺炎（桥本甲状腺炎）　多为对称性、弥漫性肿大，也可呈结节性肿大，与四周无粘连而边界清楚，表面光滑，质地坚韧，有时可出现质地较硬的结节。肿大的腺体向后挤压颈总动脉时，可在腺体后缘触及颈总动脉搏动，而甲状腺癌常将颈总动脉包绕在癌组织内，腺体后缘不能触及颈总动脉搏动，有助于两者的鉴别。

3. 单纯性甲状腺肿　缺碘为主要病因，也可由致甲状腺肿物质或酶的缺陷等引起。甲状腺肿大显著，质地柔软，多为弥漫性，也可为结节性，不伴有甲状腺功能亢进症的表现。

4. 甲状腺腺瘤　呈圆形或椭圆形肿大，多为单发，也可多发，质地较韧，无压痛。

5. 甲状腺癌　常呈不规则结节，质硬而固定，易与周围组织粘连。波及喉返神经、颈交感神经时，可引起声音嘶哑及 Horner 综合征。因大部分甲状腺癌发展较慢，体积较小时易与甲状腺腺瘤和颈前淋巴结肿大等相混淆。

六、气管

正常人的气管位于颈前正中部。检查时让受检者取坐位或仰卧位，颈部自然伸直，头部保持正中位置，医师分别将示指和环指置于两侧胸锁关节上，中指在胸骨上切迹部位，置于气管正中，观察中指是否在食指和环指中间。如两侧距离不等，则表示有气管移位（tracheal displacement）（图 6-5）。也可将中指置于气管与两侧胸锁乳头肌之间的间隙，根据两侧间隙是否相等来判断气管有无移位。

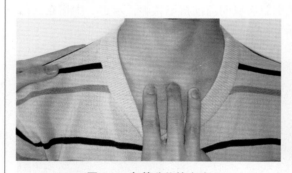

图 6-5　气管移位检查法

检查气管是否移位，其实质是检查纵隔是否有移位。凡能引起纵隔移位的疾病均可导致气管移位。大量胸腔积液、气胸或纵隔肿瘤及单侧甲状腺肿大，可将气管推向健侧；肺不张、肺纤维化、胸膜粘连等，可将气管拉向患侧。

主动脉弓动脉瘤时，由于心脏收缩时瘤体膨大将气管压向后下，因而每随心脏搏动可以触到气管向下拽动，称为气管牵拽（Oliver 征）。

第七章 胸部检查

胸部检查的内容很多，包括胸廓外形、胸壁、乳房、胸壁血管、纵隔、支气管、肺、胸膜、心脏和淋巴结等，重点是乳房、肺、胸膜、心脏及血管检查。检查应在温暖和光线充足的环境中进行。尽量暴露全部胸廓，根据病情和检查需要，被检查者可以采取坐位、卧位或其他特殊体位。检查应从前胸部开始，然后再检查两侧胸部及背部，全面系统地按视诊、触诊、叩诊和听诊的顺序进行。

第一节 胸部体表标志及分区

为标记胸廓内各脏器的轮廓和位置、体格检查时异常征象的部位和范围，常需借助胸廓上的一些自然标志和人工画定的垂直线来表示和记录。

一、骨骼标志

1. 胸骨上切迹 位于胸骨柄的上方。正常情况下气管位于切迹正中。

2. 胸骨角 胸骨体与胸骨柄的连接处所形成的微向前突起的角，称为胸骨角，又称 Louis 角。胸骨角两侧分别与左、右第 2 肋软骨相连接，通常以此作为标记来计数前胸壁上的肋骨和肋间隙。气管分叉、第 4 胸椎下缘或者第 5 胸椎上缘、上纵隔与下纵隔交界部，均位于胸骨角的水平。

3. 脊柱棘突 脊柱棘突是后正中线的标志。第 7 颈椎棘突最为突出，低头时更加明显，为背部颈、胸交界部的骨性标志，其下即为第 1 胸椎棘突。临床上以此作为标志来计数胸椎棘突或胸椎。

4. 肩胛下角 肩胛骨最下端称为肩胛下角。肩胛骨位于后胸壁第 2~8 肋骨（或肋间隙）之间。肩胛冈及肩峰均易触及。被检查者取直立位，两手自然下垂时，肩胛下角平第 7 肋骨或第 7 肋间隙，或相当于第 8 胸椎水平。临床上以此作为标志来计数背部肋骨和肋间隙。

5. 肋骨与肋软骨 12 对肋骨在背部与相应的胸椎连接，肋骨由后上方向前下方倾斜。第 1~7 肋骨在前胸部与各自的肋软骨相连后，再直接与胸骨相连。第 8~10 肋前端借肋软骨与上位的肋软骨相连，形成肋弓。第 11、12 肋不与胸骨相连，称为浮肋。

6. 胸骨下角 两侧肋弓在胸骨下端会合处所形成的夹角，称为胸骨下角，又称腹上角。正常为 70°~110°，体型瘦长者腹上角较小，矮胖者腹上角较大，深吸气时可稍增宽。

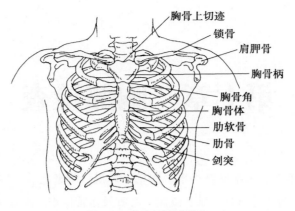

图 7-1　胸廓的骨骼结构

二、胸部体表标志线

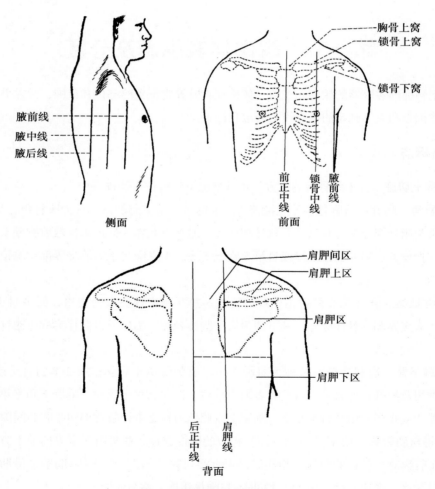

图 7-2　胸部体表标志线及分区

1. 前正中线（anterior midline）　通过胸骨正中的垂直线。

2. 锁骨中线（midclavicular line）　通过锁骨胸骨端与锁骨肩峰端的中点所引的垂直线。
成年男性和儿童，此线一般通过乳头，左右各一。

3. 腋前线（anterior axillary line） 通过腋窝前皱襞沿前侧胸壁向下的垂直线，左右各一。

4. 腋后线（posterior axillary line） 通过腋窝后皱襞沿后侧胸壁向下的垂直线，左右各一。

5. 腋中线（midaxillary line） 为腋前线与腋后线等距离的平行线，即通过腋窝顶点的垂直线，左右各一。

6. 肩胛线（scapular line） 两上肢自然下垂时，通过肩胛下角所作的垂直线，左右各一。

7. 后正中线（posterior midline） 通过脊柱棘突所作的垂直线或沿脊柱正中下行的垂直线。

三、胸部分区

1. 腋窝 为上肢内侧与胸外侧壁相连的凹陷部，左右各一。

2. 胸骨上窝 为胸骨柄上方的凹陷部，正常时气管位于其后。

3. 锁骨上窝 为锁骨上方的凹陷部，相当于两肺上叶肺尖的上部，左右各一。

4. 锁骨下窝 为锁骨下方的凹陷部，下界为第 3 肋骨下缘。相当于两肺上叶肺尖的下部，左右各一。

5. 肩胛上区 为背部肩胛冈以上的区域，其外上界为斜方肌的上缘，左右各一。

6. 肩胛区 上界为肩胛冈，下界为两肩胛下角连线，内侧为肩胛骨内缘，外侧为腋后线，左右各一。

7. 肩胛间区 两肩胛骨内缘之间的区域，后正中线将此区分为左、右两部。

8. 肩胛下区 两肩胛下角的连线与第 12 胸椎水平线之间的区域，后正中线将此区分为左、右两部。

胸部体表横的标志，通常前胸壁以肋间隙，背部以胸椎棘突或肋间隙为标志。纵的标志则以人工画定的垂直线内、外多少厘米来表示。通过胸部的纵横标志及分区，便可说明胸腔内脏器的位置以及阳性体征的部位、大小及范围。例如，"心尖搏动在第 5 肋间左锁骨中线内 1cm 处，搏动范围直径为 2cm"，"右锁骨上窝可触及肿大的淋巴结"等。

第二节　胸廓、胸壁与乳房检查

一、胸廓检查

（一）正常胸廓

胸廓由 12 个胸椎、12 对肋骨、胸骨、锁骨和它们之间的连接共同构成。胸廓具有一定的弹性和活动性，起着支持、保护胸腔及腹腔器官的作用，并参与呼吸运动。正常胸廓近似圆锥形，上部窄而下部宽，两侧大致对称；成人胸廓前后径较横径（左右径）短，前后径与横径之比约为 1∶1.5，小儿和老年人前后径略小于或等于横径，故呈圆柱形（图 7-3）。

（二）异常胸廓

1. 桶状胸（barrel chest） 胸廓的前后径增大，以至与横径几乎相等，甚至超过横径，胸廓呈圆桶形。肋骨的倾斜度减小几乎呈水平位。肋间隙增宽，有时饱满。锁骨上、下窝展平或突出，颈短肩高，腹上角增大呈钝角，胸椎后凸。桶状胸常见于慢性阻塞性肺气肿及支气管哮喘发作时，由两肺过度充气、肺体积增大所致，亦可见于一部分老年人及矮胖体型的人（图7-3、图7-4）。

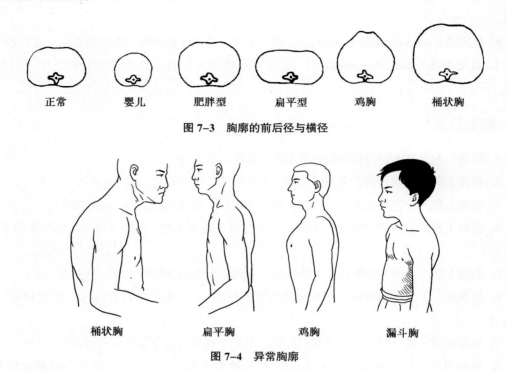

正常　　婴儿　　肥胖型　　扁平型　　鸡胸　　桶状胸

图7-3　胸廓的前后径与横径

桶状胸　　扁平胸　　鸡胸　　漏斗胸

图7-4　异常胸廓

2. 扁平胸（flat chest）　胸廓扁平，前后径常不到横径的一半。肋骨的倾斜度增加，肋间隙较窄，肋下缘较低，腹上角呈锐角。颈部细长，锁骨突出，锁骨上、下窝凹陷。见于瘦长体型者，也可见于慢性消耗性疾病，如肺结核等。

3. 鸡胸（pigeon breast）　为佝偻病所致的胸部病变，多见于儿童。胸骨特别是胸骨下部显著前凸，两侧肋骨凹陷，胸廓前后径增大而横径缩小，胸廓上下径较短，因形似鸡胸而得名，又称佝偻病胸（rachitic chest）。有时肋骨与肋软骨交接处增厚隆起呈圆珠状，在胸骨两侧排列成串珠状，称为佝偻病串珠（rachitic rosary）。前胸下部膈肌附着处，因肋骨质软，长期受膈肌牵拉可向内凹陷，而下部肋缘则外翻，形成一水平状深沟，称肋膈沟（即Harrison groove）。

4. 漏斗胸（funnel chest）　胸骨下端剑突处内陷，有时连同依附的肋软骨一起内陷而形似漏斗，称为漏斗胸。见于佝偻病、胸骨下部长期受压者，也有原因不明者。

5. 胸廓一侧或局限性变形

（1）胸廓膨隆：一侧胸廓膨隆多伴有肋间隙增宽，若同时有呼吸运动受限，气管、心脏向健侧移位，见于一侧大量胸腔积液、气胸、液气胸、胸内巨大肿物。病侧呼吸功能严重障碍者，健侧可呈代偿性肺气肿而隆起。局限性胸壁隆起，见于心脏肥大、大量心包积液、主动脉瘤、胸内或胸壁肿瘤、胸壁炎症、皮下气肿等。肋骨软骨炎常发生在肋骨与肋软骨交接处，可有一个或多个菱形痛性较硬包块，疼痛可持续数周至数月。肋骨骨折时，可见骨折部位局部突起。

（2）胸廓凹陷：一侧或局限性胸廓凹陷多见于肺不张、肺萎缩、肺纤维化、广泛肺结核、胸膜增厚粘连、肺叶切除术后等。此时，因健侧代偿性肺气肿而膨隆，两侧胸廓不对称的表现更加明显。

6. 脊柱畸形所引起的胸廓变形 脊柱前凸多发生在腰椎，对胸廓外形无影响。脊柱后凸畸形（驼背）多发生在胸椎，胸椎向后凸起，胸廓上下径缩短，肋骨靠拢，胸骨向内牵拉（图7-5），常见于胸椎结核、强直性脊柱炎、老年人、骨质软化症。脊椎侧凸畸形时，外凸侧肩高，肋间隙增宽，而对侧肋间隙变窄，见于胸椎疾患、长期姿势不正或发育畸形。

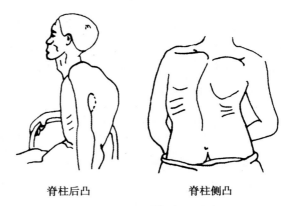

脊柱后凸　　　　脊柱侧凸

图7-5 脊柱畸形引起的胸廓变形

上述各种情况均可导致胸腔内器官移位，严重者可引起呼吸、循环功能障碍。

二、胸壁检查

1. 胸壁静脉 正常胸壁无明显静脉可见。在哺乳期，女性乳房附近的皮下静脉可较明显；皮下脂肪较少者的侧胸壁也可见浅静脉。上腔静脉或下腔静脉回流受阻建立侧支循环时，胸壁静脉可充盈或曲张，对于显露、充盈或曲张的静脉应检查血流方向进行鉴别（见第八章腹部检查）。

2. 皮下气肿 气体存积于皮下时，称皮下气肿（subcutaneous emphysema）。皮下气肿时，胸壁外观肿胀，指压可凹陷，但去掉压力后则迅速恢复原形。按压时引起气体在皮下组织内移动，有捻发感或握雪感。用听诊器按压皮下气肿部位时，可听到类似用手指搓捻头发的声音，称皮下气肿捻发音。胸部皮下气肿是由肺、气管、胸膜受伤或病变，气体自病变部位逸出，存积于皮下所致，也偶见于产气杆菌感染或气胸穿刺引流时。严重胸部皮下气肿，可向颈部、腹部或其他部位皮下蔓延。

3. 胸壁压痛 用手指轻压或轻叩胸壁，正常人无疼痛感觉。胸壁炎症、肿瘤浸润、肋软骨炎、肋间神经痛、带状疱疹、肋骨骨折等，可有局部压痛。压胸试验是诊断外伤性肋骨骨折的重要体征。病人站立或坐位，检查者一手抵住患者脊柱，另一手压迫胸骨，两手轻轻对挤，如果在胸侧壁上某处出现疼痛，则表明该处肋骨骨折（图7-6）。骨髓异常增生时，常有胸骨压痛或叩击痛，见于白血病患者。

4. 肋间隙回缩或膨隆 吸气时肋间隙回缩提示呼吸道阻塞，因吸气时气体不能自由地进入肺内。肋间隙常与锁骨上窝和胸骨上窝同时发生凹陷，称为"三凹征"。肋间隙膨隆见于大量胸腔积液、张力性气胸或严重肺气肿。胸壁肿瘤、主动脉瘤、儿童期心脏明显肥大者，相应部位的肋间隙亦常膨出。

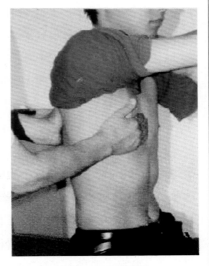

图7-6 压胸试验

NOTE

三、乳房检查

正常情况下，儿童及成年男性的乳头一般位于锁骨中线第 4 肋间。女性乳房在青春期逐渐长大呈半球形，乳头也逐渐长大成圆柱状。孕妇及哺乳期妇女的乳房增大，向前突出或下垂，乳晕扩大，色素加深，乳房浅表静脉可扩张。成年、老年妇女乳房多下垂呈袋状。

检查时光线应充足，前胸充分暴露，被检查者取坐位或仰卧位，必要时取前倾位。检查应按正确的顺序，先检查健侧，后检查患侧，除检查乳房外，还应检查引流乳房部位的淋巴结。先视诊后触诊。男医师检查女性患者的乳房时应有患者的家属或女医护人员在场。

（一）视诊

注意两侧乳房的大小、对称性、外表、乳头状态、有无溢液及乳房淋巴引流区等。

1. 大小、对称性　正常女性坐位时，两侧乳房基本对称，但大小可略有差别，此为两侧乳房发育程度不同的结果，两乳头一般在同一水平。一侧乳房明显增大可能为先天畸形、一侧哺乳，也可能为乳房炎症或有较大的肿物。一侧乳房明显缩小多因发育不全所致。

2. 外表　乳房外表发红、肿胀并伴疼痛、发热者，见于急性乳腺炎。乳房皮肤表皮水肿隆起，毛囊及毛囊孔明显下陷，皮肤呈"橘皮样"（peaud' orange），多为浅表淋巴管被乳癌堵塞后局部皮肤出现淋巴性水肿所致。

肿瘤累及 Cooper 韧带使其缩短而致肿瘤表面皮肤回缩而内陷，形成乳房酒窝征（dimpling of the breast）。此征虽可见于外伤或炎症，如无相应病史则常提示恶性肿瘤的可能。

乳房溃疡和瘘管见于乳腺炎、结核或脓肿。单侧乳房浅表静脉扩张常是晚期乳癌或肉瘤的征象；妊娠、哺乳也可引起乳房浅表静脉扩张，但常是双侧性的，且乳房明显增大，向前突出或下垂，乳晕扩大，色素加深。

3. 乳头状态　乳头内陷（nipple retraction）如系自幼发生，为发育异常。近期发生的乳头内陷或位置偏移，可能为癌变或炎症。令病人两臂高举过头，乳头内陷可更加明显。乳头出现分泌物提示乳腺导管有病变，血性分泌物见于乳管内乳头状瘤、乳癌；黄色或黄绿色溢液常是乳房囊性增生病的表现，偶见于乳癌；棕褐色溢液多见于乳管内乳头状瘤或乳房囊性增生病。

4. 男性乳房发育　见于各种原因所致的睾丸功能不全（雌激素过多）、肝硬化所致的雌激素蓄积、肾上腺皮质激素分泌过多或垂体泌乳素瘤等。

（二）触诊

被检查者采取坐位，先两臂下垂，然后双臂高举超过头部或双手叉腰再进行检查。若采取仰卧位检查，可置一枕头于肩胛骨下，使乳房能够对称地位于胸前。

先触诊检查健侧乳房，再检查患侧。检查者以并拢的手指掌面平置于乳房上，应用指腹略施压力，以旋转或来回滑动的方式进行触诊，切忌用手指将乳房提起来触摸。按外上（包括角状突出）、外下、内下、内上、中央（乳头、乳晕）各区的顺序由浅入深进行滑动触诊，然后检查淋巴引流部位——腋窝、锁骨上下窝等处淋巴结（图 7-7）。

正常乳房有一种细软的弹力感和颗粒感，青年女性的乳

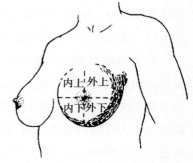

图 7-7　乳房病变的定位

房较软并呈均一性，随年龄增长而有结节感，一般无压痛，老年人乳房多松弛。乳房由腺体组织的小叶组成，当触及小叶时，切勿误认为肿块。如乳房变为较坚实而无弹性，提示皮下组织受肿瘤或炎症浸润。乳房压痛多系炎症所致，恶性病变一般无压痛。

触及乳房包块时，应注意其部位、大小、外形、硬度、压痛及活动度（图7-8）。

（1）定位：以乳头为中心，按时钟的方向和肿块距乳头的距离来描述，如：沿1点钟方向距乳头3cm。

（2）大小：以横径、上下径和前后径多少厘米来描述。

（3）外形：是否规则，表面是否光滑，肿块与周围是否有粘连。

（4）硬度：分为柔软、囊性、中等硬度和坚硬如石等。

（5）压痛：炎症性病变可有中度到重度压痛，而恶性病变常无压痛。

（6）活动度：良性病变的包块早期可活动，但随着病情发展活动度则不断降低而固定。

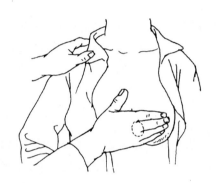
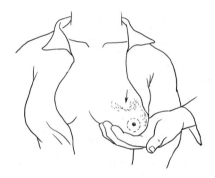

图7-8　以手掌的前半部触诊乳房肿块　　　　**图7-9　乳癌时皮肤与深部组织粘连**

乳房肿块见于乳癌、乳房纤维腺瘤、乳管内乳头状瘤、乳房肉瘤、乳房囊性增生病、结核、慢性脓肿、乳管堵塞等。良性肿块一般较小，形状规则，表面光滑，边界清楚，质地不硬，无粘连而活动度大。恶性肿瘤以乳癌最常见，多见于中年以上的妇女，肿块形状不规则，表面凹凸不平，边界不清，压痛不明显，质地坚硬，早期恶性肿瘤可活动，但晚期可与皮肤及深部组织粘连而固定（图7-9），易向腋窝等处淋巴结转移，尚可有"橘皮样"皮肤表现、乳头内陷及血性分泌物。

急性乳腺炎常发生于哺乳期妇女，尤其是初产妇更为多见，亦可见于青年女子和男性。乳房红、肿、热、痛，常局限于一侧乳房的某一象限。触诊有明显压痛的硬块，患侧腋窝淋巴结肿大并有压痛，伴寒战、发热及出汗等全身中毒症状，周围白细胞计数明显增高。

第三节　肺和胸膜检查

胸腔由胸廓和膈围成，上界为胸廓上口，下界借膈与腹腔分隔；纵隔位于胸腔中部，将胸腔分为左、右胸腔，分别容纳左、右肺。胸膜是覆盖于左右肺、胸壁内表面、纵隔侧面和膈上面的浆膜。覆盖在肺表面的胸膜，称为脏胸膜；覆盖在胸廓内面、膈上面及纵隔侧面的胸膜，称为壁胸膜。肺叶与肺叶之间由胸膜脏层分开，称为叶间隙。右肺中叶与下叶、右肺上叶与下叶（后面）、左肺上叶与下叶之间的叶间隙，称为斜裂；右肺上叶与中叶（前面）之间的叶间隙，称为水平裂（图 7-10）。

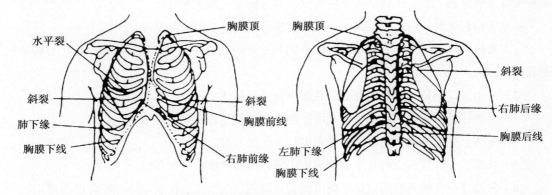

图 7-10　肺及胸膜的体表投影（前、后面观）

检查胸部时患者一般取坐位或仰卧位，脱去外衣，使腰部以上的胸部充分暴露。室内应舒适温暖，环境安静，光线充足。

一、视诊

（一）呼吸类型

吸气时，胸廓前部肋骨向上、向外扩张，膈肌收缩使腹壁隆起，胸腔内负压增加，肺扩张，空气经呼吸道进入肺内；呼气时，肺脏弹力回缩，膈肌和肋间外肌舒张而还原，胸廓缩小，胸腔内负压降低。以胸廓（肋间外肌）运动为主的呼吸，称为胸式呼吸（thoracic breathing）；以腹部（膈肌）运动为主的呼吸，称为腹式呼吸（abdominal breathing）。实际上，胸部运动和腹部运动常不同程度地同时存在，所谓胸式呼吸或腹式呼吸是以某部位运动更明显而言。

一般来说，成年女性以胸式呼吸为主，儿童及成年男性以腹式呼吸为主。肺炎、重症肺结核、胸膜炎、肋骨骨折、肋间肌麻痹等胸部疾患时，因肋间外肌运动受限可使胸式呼吸减弱，即胸式呼吸变为腹式呼吸。腹膜炎、腹水、巨大卵巢囊肿、肝脾极度肿大、胃肠胀气等腹部疾病及妊娠晚期，因膈肌向下运动受限可使腹式呼吸减弱而胸式呼吸增强，即腹式呼吸变为胸式呼吸。若部分胸壁吸气时内陷、呼气时外凸，为反常呼吸（paradoxical breathing），见于多发性肋骨、肋软骨骨折或胸骨骨折。

正常人吸气时胸廓增大，腹壁隆起。若呼吸时吸气相胸廓扩张而腹壁塌陷，称为胸腹矛盾呼吸（diaphragmatic paradox），见于膈肌麻痹或疲劳，吸气时胸腔负压增加，膈肌收缩无力反而被胸腔负压吸引，导致腹壁下陷。

（二）呼吸频率、深度及节律

平静状态下，健康人进行着有节律的、深度适中的呼吸运动。静息状态下，正常成人呼吸频率为 12~20 次 / 分，呼吸与脉搏之比为 1∶4。新生儿较快，可达 44 次 / 分，随年龄增长而逐渐减慢。计数 30 秒内呼吸次数乘以 2，即可得到呼吸频率数（次 / 分）。由于呼吸频率和类型是可以人为控制的，检查时应不让被检查者感觉到。常用方法是在检查桡动脉后，继续按压被检查者桡动脉的同时观察呼吸频率和类型。

1. 呼吸频率变化　成人呼吸频率超过 20 次 / 分，称为呼吸过速（tachypnea），见于剧烈体力活动、发热（体温每增高 1℃呼吸增加 4 次 / 分）、疼痛、贫血、甲状腺功能亢进症、呼吸功能障碍、心力衰竭、肺炎、胸膜炎、精神紧张等。成人呼吸频率低于 12 次 / 分，称为呼吸过缓（bradypnea），见于深睡、颅内高压、黏液性水肿、吗啡及巴比妥中毒等。呼吸停顿、心跳仍存在，见于脑疝及其他能引起延髓麻痹的疾病，如感染性多发性神经炎等（图 7-11）。

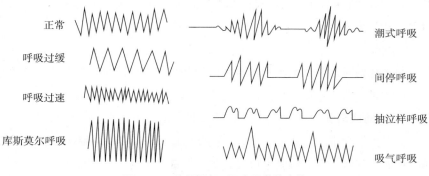

正常　　　　　　　　　　　　　　　　　　　潮式呼吸

呼吸过缓　　　　　　　　　　　　　　　　　间停呼吸

呼吸过速　　　　　　　　　　　　　　　　　抽泣样呼吸

库斯莫尔呼吸　　　　　　　　　　　　　　　吸气呼吸

图 7-11　呼吸频率、深度及节律变化

2. 呼吸深度变化　呼吸幅度加深是呼吸中枢受到强烈刺激所致，多见于剧烈运动时，因机体需氧量增加，呼吸可加深加快以增加肺内气体交换。此外，突然发生情绪激动或紧张时，呼吸深而快，可有通气、换气过度而使动脉血二氧化碳含量降低，出现呼吸性碱中毒，此种病人可有口周及肢端发麻、肌肉颤动，重者可有抽搐、意识障碍及呼吸暂停。严重代谢性酸中毒时，病人可以出现节律匀齐、呼吸深而大（吸气慢而深、呼气短促）、病人不感呼吸困难的呼吸，称为库斯莫尔呼吸（Kussmaul respiration），又称酸中毒大呼吸。库斯莫尔呼吸有利于排出较多的二氧化碳，以调节细胞外酸碱平衡，从而缓解代谢性酸中毒，见于尿毒症、糖尿病酮症酸中毒等疾病。呼吸浅快可见于肺气肿、胸膜炎、胸腔积液、气胸、呼吸肌麻痹、大量腹水、肥胖、鼓肠、麻醉剂或镇静剂过量等。

3. 呼吸节律变化　呼吸呈周期性暂停者，有潮式呼吸及间停呼吸。

（1）潮式呼吸（tidal respiration）：又称陈 - 施呼吸（Cheyne-Stokes respiration）。潮式呼吸的特点是呼吸由浅慢逐渐变为深快，再由深快逐渐变为浅慢，直至呼吸停止片刻（5~30 秒），再开始上述周期性呼吸，形成如潮水涨落的节律，故称为潮式呼吸。潮式呼吸的周期为 30~120 秒。

潮式呼吸的发生机制是呼吸中枢兴奋性降低，对呼吸节律的调节失常，当呼吸暂停一段时间后，缺氧和二氧化碳潴留刺激呼吸中枢，使呼吸恢复并逐渐加强，当缺氧和二氧化碳潴留得到改善后，呼吸中枢失去有效兴奋，呼吸重新出现变慢变浅，继而出现呼吸暂停（图 7-11）。

潮式呼吸多见于中枢神经系统疾病，如脑炎、脑膜炎、颅内压增高以及某些中毒，也见于心力衰竭（肺 - 脑循环时间延长）、缺氧及某些脑干损伤。有些老年人在深睡时也可出现潮式呼吸，可能是脑动脉硬化、脑供血不足的表现。

（2）间停呼吸（intermittent respiration）：又称比奥呼吸（Biot respiration），表现为有规律的深度相等的呼吸几次之后，突然停止呼吸，间隔一个短时间后又开始深度相同的呼吸，如此周而复始（图 7-11）。周期持续时间 10~60 秒。间停呼吸的发生机制与潮式呼吸大致相同，但其呼吸中枢的抑制程度较潮式呼吸更重，病情更严重，多发生于中枢神经系统疾病，如脑损伤、颅内高压、脑炎、脑膜炎等疾病，常为临终前的危急征象。

呼吸频率与节律不规则，且呼吸表浅、不匀，称为不规则呼吸（irregular respiration），见

NOTE

于中枢神经疾病及休克等严重疾病。双吸气也称抽泣样呼吸（sobbing respiration），表现为连续两次较短的吸气之后继以较长的呼气，类似哭泣后的抽泣，为中枢性呼吸衰竭的表现，主要见于颅内高压和脑疝前期。

某些患者自觉胸部发闷，间隔一段时间做一次深呼吸，类似叹气声，称为叹息样呼吸（sighing respiration），转移其注意力时则呼吸正常，多为功能性改变，见于神经衰弱、精神紧张或忧郁的人。

（三）呼吸运动

检查时，通过观察对比两侧前胸和锁骨下区随呼吸而起伏的幅度来判定。被检查者可取平卧位或坐位。正常时，两侧呼吸运动对称。

1. 呼吸运动减弱或消失　局限性呼吸运动减弱或消失常见于大叶性肺炎、肺结核、肺脓肿、肺肿瘤、肺不张、少量胸腔积液、局限性胸膜增厚或粘连等。一侧呼吸运动减弱或消失常见于大量胸腔积液、气胸、显著胸膜增厚及粘连、一侧肺不张、一侧膈神经麻痹等。两侧呼吸运动减弱或消失最常见于慢性阻塞性肺气肿，也见于双侧肺纤维化、气胸、胸腔积液、胸膜增厚及粘连、呼吸肌瘫痪等。

2. 呼吸运动增强　局部或一侧呼吸运动增强见于健侧的代偿性肺气肿。双侧呼吸运动增强见于酸中毒大呼吸（深长呼吸）、剧烈运动等。

二、触诊

（一）胸廓扩张度

胸廓扩张度即呼吸时胸廓的活动度。检查前胸时，被检查者取坐位或仰卧位，嘱被检查者深呼气后屏住呼吸，检查者的左、右拇指展开在胸骨下端正中线相遇，两手掌及其余四指分开紧贴两侧前下胸部，让被检查者做深吸气动作，检查者的手即可感觉到被检查者的胸廓呼吸运动的范围及两侧呼吸运动是否对称，亦可从拇指移开后距前正中线的距离来加以判断。检查背部时，被检查者取坐位，检查者将两手掌面贴于肩胛下区对称部位，两手拇指在后正中线相遇，其余四指并拢放在腋下，同样可以观察呼吸运动的范围及两侧呼吸运动是否对称（图7-12）。胸廓扩张度增强或减弱的临床意义与视诊所见相同，只是触诊的检查结果可能更准确。

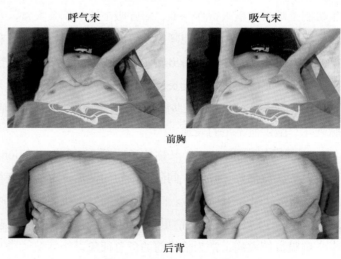

呼气末　　　　　　　吸气末

前胸

后背

图7-12　胸廓扩张度的检查方法

（二）触觉语颤

检查者将两手掌平贴于病人胸壁两侧对称部位，以手掌尺侧缘（也可用指尖）放在肋间隙，让患者用低音调拉长说"一"字音或重复发"一、二、三"字音，这时检查者手掌所感觉到的震动，称为触觉语颤（tactile fremitus），简称语颤。检查者的手掌应轻轻平放在胸壁上（太紧会减弱胸壁的震动），自上而下，从内侧到外侧，再到背部，比较两侧对称部位的语颤是否相同（图 7-13）。

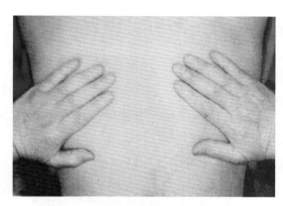

图 7-13　触觉语颤检查法

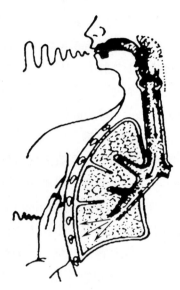

图 7-14　触觉语颤示意图

触觉语颤的产生机制是发音时声带震动所产生的声波，沿气管、支气管及肺泡传导到胸壁，引起胸壁震动而使检查者感觉到（图 7-14）。语颤传导有两个主要条件，即气管、支气管必须畅通，胸膜的脏层及壁层必须接近。语颤的强弱与发音强弱（发音强则较强）、音调高低（音调低则较强）、胸壁厚薄（越薄则越强）等因素密切相关。

正常情况下，胸部的不同区域，语颤的强弱有所不同。例如，前胸上部的语颤较下部强，因上部距声带更近；后胸下部较上部强，因上部覆盖有肩胛骨且肌层较下部厚；右上胸较左上胸强，因为右上肺较靠近气管，且右主支气管较粗、短而陡直。一般情况下，男性（音强调低）的语颤较女性强，成人（音强调低）较儿童强，瘦者因胸壁薄而强于胖者。

1. 语颤增强　常见于：

（1）肺实变：指终末细支气管以远的含气腔隙内的气体被病理性液体、细胞或组织所替代。因传导声波的能力固体＞液体＞气体，故实变的肺组织传导声波的能力较正常肺组织强，当声波通过畅通的气管、支气管传到实变的肺组织，再传到胸壁时语颤增强。见于大叶性肺炎实变期、大片肺梗死、肺结核、肺脓肿及肺癌等。

（2）压迫性肺不张：指肺泡内不含气体或仅含少量气体时，肺组织萎陷，称为肺不张；畅通的气管、支气管将声波传导到含气量减少而传导声波能力增强的肺组织，再传到胸壁时语颤增强。见于胸腔积液上方受压而萎瘪的肺组织及受肿瘤压迫的肺组织，以及大量心包积液所致的肺组织受压。

NOTE

（3）较浅而大的肺空洞：肺内病变组织发生坏死、液化，坏死组织经引流支气管而排出体外，在受损局部形成的带壁气腔，称为肺空洞。声波在空洞内产生共鸣而导致声波的振幅增大，且空洞周围肺组织多有炎性浸润而实变，有利于声波传导，故语颤增强。见于肺结核、肺脓肿、肺肿瘤所致的空洞。如病变区的支气管已被阻塞，则声波传导受阻而使语颤减弱或消失。

2. 语颤减弱或消失 主要见于：

（1）肺泡内含气量增多：传导声波的能力降低，如肺气肿及支气管哮喘发作时。

（2）支气管阻塞：如阻塞性肺不张、气管内分泌物增多。

（3）胸壁与肺组织距离加大：如胸腔积液、气胸、胸膜高度增厚及粘连、胸壁水肿或高度肥厚、胸壁皮下气肿。

（4）体质衰弱：因发音较弱而语颤减弱。

（5）其他：大量胸腔积液、严重气胸时，语颤可消失。

（三）胸膜摩擦感

胸膜有炎症时，两层胸膜因有纤维蛋白沉着而变得粗糙，呼吸时壁胸膜和脏胸膜相互摩擦而产生震动引起胸膜摩擦感（pleural friction fremitus）。触诊时，检查者用手掌轻贴胸壁，令病人做深慢呼吸运动，此时若有皮革相互摩擦的感觉，即为胸膜摩擦感。胸膜的任何部位均可出现胸膜摩擦感，但以腋中线第5~7肋间隙最易感觉到（图7–15）。因为呼吸时该部位胸廓的活动度较大，脏胸膜和壁胸膜发生的位置改变大。胸膜摩擦感的临床意义同胸膜摩擦音。

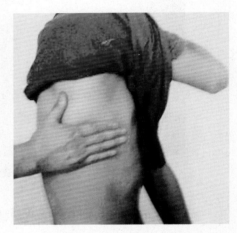

**图 7–15 胸膜摩擦感及摩擦音
最易发现的部位**

三、叩诊

肺部叩诊时，采用间接叩诊法，被检查者通常取坐位或者卧位，放松肌肉，呼吸均匀。首先检查前胸部，叩诊自锁骨上窝开始，然后从第1肋间隙开始，逐一肋间隙向下进行叩诊。其次检查腋部，让患者将上臂置于头顶，从腋窝开始向下叩至肋缘。检查背部时，让患者头低垂，上身略向前倾，双手交叉抱肘，先叩得肺上界宽度，然后从肺尖开始，逐一肋间隙向下叩诊。叩诊力量要轻重适宜，如欲发现范围较小、位置较浅表的病变，可用轻叩法；反之，可用重叩法。板指应平贴在肋间隙并与肋骨平行，叩诊肩胛间区时板指可与脊柱平行。自肺尖开始，自上而下，两侧对称部位要对比，并注意叩诊音的变化（图7–16）。当病人不能取坐位时，先仰卧位检查前胸，然后侧卧检查侧胸及背部。

（一）正常胸部叩诊音

胸部叩诊音根据其强度、音调、时限和性质分为清音、过清音、鼓音、浊音和实音。正常肺部含有适量空气，肺泡壁又有一定的弹性，叩诊呈清音。在肺与肝或心交界的重叠区域，叩诊时为浊音，又称肝脏或心脏的相对浊音区。叩诊未被肺遮盖的心脏或肝脏时为实音，又称心脏或肝脏的绝对浊音区。前胸左下方为胃泡区，叩诊呈鼓音，为胃泡鼓音区（又称 Traube's space），其上界为左肺下缘，右界为肝脏，左界为脾脏，下界为肋弓。该鼓音区的大小随胃内含气量的多少而变化。背部从肩胛上区到第 9~11 肋下缘，除脊柱部位外，叩诊都呈清音（图 7-17）。

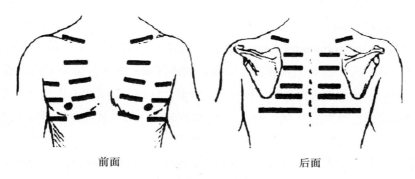

前面　　　　　　　　后面

图 7-16　胸部叩诊和听诊的部位

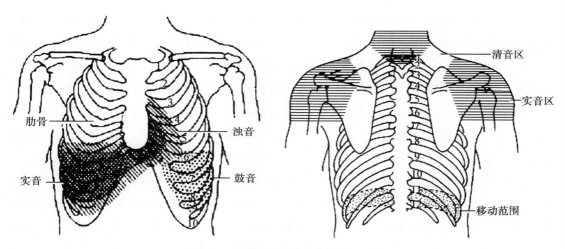

图 7-17　正常胸部叩诊音（前、后位）

　　正常肺部的叩诊音虽为清音，但可有生理性变异，其音响强弱、音调高低与肺含气量的多少、胸壁厚薄以及邻近器官的影响有关。胸壁较厚者如胸肌发达、肥胖、乳房部位，叩诊稍浊。肺上叶体积较下叶小，含气量少，且上胸部的肌肉较厚，故胸上部的叩诊音较下部相对稍浊。由于右肺上叶较左肺上叶小，右肺尖位置又较低，惯用右手者前胸右上方肌肉较左侧更厚，故右肺上部叩诊音较左肺上部稍浊。背部的肌肉、骨骼（如肩胛骨）层次较多、较厚，故背部的叩诊音较前胸稍浊。老年患者肺泡含气量增多，叩诊可呈过清音。

　　侧卧位检查背部时，脊柱暂时向卧侧稍凸，故上部的肋骨靠拢而相对较密集，在朝上一侧的肩胛下角处可出现叩诊音稍浊；去枕侧卧检查则无此变异。卧侧肋间虽较宽，但卧位时胸部与床面接触而声波振动受限，故近床面的胸部可叩得一条实音带；在该带的上方可叩

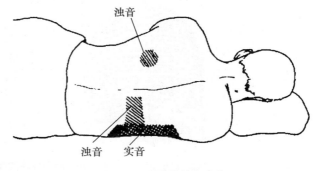

图 7-18　侧卧位的叩诊音

出一浊音区，产生机制可能与侧卧位有关，因腹腔脏器压力的影响，上侧的肺下界向下移，下侧者则向上移，两者相差可达 3~4cm，故靠近床面一侧的膈肌抬高而叩诊稍浊（图 7-18）。为证实是体位的影响，可让被检查者卧于另一侧再进行检查。

（二）肺部定界叩诊

1. 肺上界（upper pulmonary boundary）　肺尖近似圆锥形，在前胸约占锁骨内侧 1/3，上缘达锁骨上方约 3cm，在肩上缘叩诊呈清音，此清音带的宽度可认为是肺尖的宽度，又称 Krönig 峡。检查时，被检查者取坐位，检查者在背侧。自斜方肌前缘中央开始叩诊，此时为清音，逐渐向外侧叩诊，当清音变为浊音时，用笔作一记号；然后转向内侧叩诊，直到清音转为浊音时为止，并再作一记号，测量两者之间的距离。内、外界的宽度正常为 4~6cm，右肺尖位置较低，且右肩部肌肉较厚，故右侧的宽度较左侧稍窄。气胸、肺气肿、肺尖部的肺大泡时，此峡增宽，且叩诊可呈鼓音或过清音。肺尖有结核、肿瘤、纤维化、萎缩或胸膜增厚时，此峡变窄或消失。

2. 肺下界（inferior pulmonary boundary）　两侧肺下界大致相同。右下肺与肝脏相邻，其边缘覆盖在肝上部，肝上缘因有肺脏遮盖而呈浊音，至无肺遮盖的肝脏时叩诊呈实音。在胸部右锁骨中线上，自上（通常是第 4 肋间隙）而下轻叩时，先为清音（第 4 肋间隙），然后是浊音（常在第 5 肋间隙），最后是实音（常在第 6 肋间隙），浊音与实音的交界（一般在第 6 肋骨）即为肺下界。按上述方法，也可在腋中线、肩胛线上，分别叩出肺下界。平静呼吸时，右肺下界在右侧锁骨中线、腋中线、肩胛线分别为第 6、第 8、第 10 肋骨。左肺下界除在左锁骨中线上变动较大（因有胃泡鼓音区）外，其余与右侧大致相同。

矮胖体型或妊娠时肺下界可上移一肋，消瘦体型者肺下界可下移一肋。卧位时肺下界可比直立时升高一肋。病理情况下，肺下界下移见于肺气肿、腹腔内脏下垂；肺下界上移见于阻塞性肺不张、肺萎缩、胸腔积液、气胸、胸膜增厚或粘连，以及腹压增高所致的膈肌上抬，如腹水、鼓肠、肝脾肿大、腹腔肿瘤、膈肌麻痹。胸腔积液和气胸时，肺下界上移而膈肌下移，液体或气体位于两者之间。下叶肺实变、胸腔积液、胸膜增厚时，肺下界不易叩出。

3. 肺下界移动度（diaphragmatic movement）　相当于呼吸时膈肌的移动范围。检查膈移动度一般在肩胛线上进行叩诊，也可在锁骨中线、腋中线上按上述方法测得肺下界。嘱患者深吸气后屏住呼吸，重新叩出肺下界，用笔标记之；再嘱病人深呼气后屏住呼吸，叩出肺下界，用笔标记之，两个标记之间的距离即为肺下界移动度（图 7-19）。

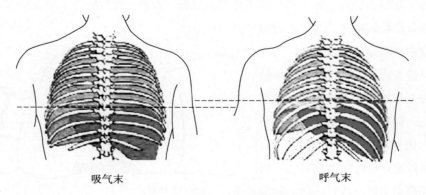

吸气末　　　　　呼气末

图 7-19　肺下界移动度示意图

正常人，两侧肺下界移动度为 6~8cm，表示胸腔光滑而无粘连，肺组织弹性良好。移动范围的多寡与肋膈窦的大小有关，故不同部位肺下界移动范围亦稍有差异，一般腋中线及腋后线上的移动度最大。若肺组织弹性减退、胸膜粘连或膈肌移动受限，则肺下界移动度减小，见于阻塞性肺气肿、胸腔积液、气胸、肺不张、胸膜粘连、肺炎及各种原因所致的腹压增高。当胸腔大量积液、积气或广泛胸膜增厚粘连时，肺下界移动度难以叩出。膈神经麻痹患者，肺下界移动度亦消失。

（三）胸部病理性叩诊音

正常肺部清音区范围内如出现浊音、实音、过清音或鼓音时则为异常叩诊音，提示肺、胸膜、膈或胸壁具有病理改变存在。病理性叩诊音的性质及范围取决于病变的性质、大小及病变部位的深浅。一般情况下，离胸部表面 5cm 以上、直径 <3cm 的病灶或少量胸腔积液，常不能发现叩诊音的改变。

1. 浊音或实音　产生浊音或实音的病理基础是一致的。见于：①肺部大面积含气量减少或消失：如肺炎、肺结核、肺梗死、肺不张、肺水肿、肺硬化等。②肺内不含气的占位病变：如肺肿瘤、肺包虫或囊虫病、未穿破的肺脓肿等。③胸膜腔病变：如胸腔积液、胸膜增厚粘连等。④胸壁疾病：如胸壁水肿、肿瘤等。病灶广泛且浅表的肺实变、胸腔内巨大肿物等，叩诊呈实音；中等或中等以上胸腔积液的下部，叩诊也呈实音。病灶范围较小或较深，积液量较少时，叩诊呈浊音。

2. 鼓音　产生鼓音的原因是肺部有大的含气腔，见于气胸及直径大于 3~4cm 的浅表肺空洞，如空洞型肺结核、液化破溃了的肺脓肿或肺肿瘤。

3. 过清音　是介于鼓音和清音之间的音响，见于肺内含气量增加且肺泡弹性减退者，如肺气肿、支气管哮喘发作时。

4. 其他

（1）空瓮音：若空洞巨大（直径 >4~6cm）、位置浅表且腔壁光滑或张力性气胸时，叩诊时局部虽呈鼓音，但因具有金属性回响，因此称为空瓮音（amphorophony）。此音犹如以手指弹击充足气体的小皮球一样。

（2）破壶音：当叩击浅表、开口又较小的肺部巨大空洞时，空气可从裂隙突然挤入支气管腔内，出现具有鼓音性质兼泄气性质的音响，称为破壶音（cracked-pot resonance）。破壶音的出现表明肺部有浅表的和外界有狭窄裂隙沟通的大空腔，见于肺结核大空洞和气胸。

（3）浊鼓音（turbidity drum sound）：是一种兼有浊音及鼓音特点的混合性叩诊音。产生浊鼓音的原因是肺泡含气量减少和肺泡壁弛缓。肺泡含气量减少故叩诊呈浊音，弛缓的肺泡壁又为声波传导的良好介质，叩击力量稍大时，病灶内支气管腔中的空气也受震动而传导出来，故兼有鼓音。浊鼓音见于肺不张、肺炎的充血期或消散期、肺水肿等。胸腔积液浊音界上方受压的肺组织，叩诊亦呈浊鼓音，此音又称 Skodaic 叩响。

四、听诊

听诊肺部时，被检查者取坐位或卧位。嘱被检查者微张口均匀呼吸，必要时可做较深的呼吸或咳嗽几声后立即听诊。听诊顺序一般由肺尖开始，自上而下，由前胸到侧胸和背部。听诊前胸部应沿锁骨中线和腋前线，听诊侧胸部应沿腋中线和腋后线，听诊背部应沿肩胛线，并且要上下对比，左右对称部位对比。每个部位至少要听一个呼吸周期。

（一）正常呼吸音

1. 气管呼吸音（tracheal breath sound）　是空气进出气管所发出的声音，粗糙、响亮且高调，吸气与呼气相几乎相等，于胸外气管上面可听及。因对肺的病变诊断意义有限，故很少作为听诊项目。

2. 支气管呼吸音（bronchial breath sound）　是由吸入或呼出的气流在声门及气管、支气管内形成的湍流和摩擦所产生的声音。支气管呼吸音类似于将舌抬高后张口呼吸时所发出的"哈——"音响。支气管呼吸音强且调高，吸气时弱而短，呼气时强而长。因吸气为主动运动，声门较宽而使气体流速较快，故占时短；呼气为被动运动，声门较窄而使气体流速较慢，故占时长。

越靠近气管的区域音响越强，音调越低。如在肺部其他部位听到支气管呼吸音则提示有病变存在。

3. 肺泡呼吸音（vesicular breath sound）　吸气时，气流由气管经支气管进入肺泡，冲击肺泡壁，使肺泡壁由弛缓变为紧张；呼气时，肺泡壁则由紧张变为弛缓。一般认为，肺泡壁的弹性变化和气流的振动是肺泡呼吸音的产生机制。肺泡呼吸音的声音类似于齿咬下唇呼吸时发出的"夫——"音，声音柔和而有吹风性质。肺泡呼吸音的吸气音较呼气音强，且音调更高，时限更长。因吸气为主动运动，吸入气流量较大，速度较快，肺泡维持紧张的时间较长，反之，肺泡呼吸音的呼气音较弱，且音调较低，时限较短；因呼气为被动运动，呼出气流量较小，速度较慢且逐渐减慢，在呼气末气流太小、声音太弱而听不到，故听诊时呼气音在呼气终止前声音即消失。

正常人，除了上述支气管呼吸音的部位和下述的支气管肺泡呼吸音的部位外，其余肺部都可听到肺泡呼吸音。

呼吸运动愈深愈快，呼吸音愈强。老年人肺泡弹性差，故呼吸音较弱且呼气时间较长。年龄愈小，胸壁愈薄，肺组织弹性愈好，则呼吸音愈清晰。男性因呼吸运动的力量较强且胸壁皮下脂肪较少，故肺泡呼吸音较女性强。消瘦者较肥胖者强。乳房下部、肩胛下区、腋窝下部，因胸壁肌肉较薄且肺组织较多，故肺泡呼吸音较强；相反，肺尖及肺下缘则较弱。

4. 支气管肺泡呼吸音（bronchovesicular breath sound）　亦称混合呼吸音，是支气管呼吸音与肺泡呼吸音的混合性呼吸音。吸气音和呼气音的强弱、音调、时限大致相等。一般支气管肺泡呼吸音的吸气音与肺泡呼吸音的吸气音相似，其呼气音与支气管呼吸音的呼气音相似（图7–20）。正常人在胸骨角附近、肩胛间区的第3、4胸椎水平及右肺尖可以听到支气管肺泡呼吸音。右肺尖含气量较少且右侧主支气管较粗、短、直，接近体表，所以在右肺上部的锁骨上、下窝处的呼吸音很像支气管肺泡呼吸音。

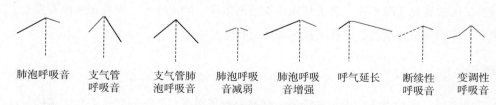

| 肺泡呼吸音 | 支气管呼吸音 | 支气管肺泡呼吸音 | 肺泡呼吸音减弱 | 肺泡呼吸音增强 | 呼气延长 | 断续性呼吸音 | 变调性呼吸音 |

图 7–20　各种呼吸音示意图

升支为吸气相，降支为呼气相。吸气与呼气之间的空隙为短暂间隙。线条粗细表示音响强弱，长短表示时间长短，斜线与垂线间的夹角示音调高低，角度小者音调高

（二）病理性呼吸音

1. 病理性肺泡呼吸音　为肺脏发生病变时所引起的肺泡呼吸音减弱、增强或性质改变，病理性肺泡呼吸音有以下几种：

（1）肺泡呼吸音减弱或消失：由进入肺泡内的空气量减少、气流速度减慢或声音传导障碍引起的双侧、单侧或局部的肺泡呼吸音减弱或消失。常见原因：①胸廓活动受限：如全身衰弱、胸膜炎、呼吸肌瘫痪、腹压过高、肋间神经痛、肋骨骨折等，此时肺泡通气量减少，气流速度较慢，因此肺泡呼吸音减弱。②支气管阻塞：如支气管炎、支气管哮喘、喉或大支气管肿瘤等，可因进入肺泡内的空气量减少，气流速度减慢，而使肺泡呼吸音减弱或消失。③肺顺应性降低：肺顺应性是指在外力作用下，肺组织的可扩张性。容易扩张者顺应性大，不易扩张者顺应性小。肺顺应性降低可使肺泡壁弹性减退，充气受限而使呼吸音减弱，如肺气肿、肺间质炎症、肺淤血等。④胸腔内肿物：如肺癌、肺囊肿等，因肺组织受压，空气不能进入肺泡或进入肺泡减少引起。⑤胸膜疾患：如胸腔积液、气胸、胸膜增厚及粘连等，由于胸廓呼吸运动受限，进入肺泡的气体量减少，气流速度减慢，以及声波传导障碍，均可使肺泡呼吸音减弱。大量胸腔积液、气胸时，肺泡呼吸音甚至可听不到。⑥胸壁增厚：如胸肌发达、胸壁水肿、肥胖等，因声波传导障碍而致肺泡呼吸音减弱。⑦腹部疾病：如大量腹水、腹部巨大肿瘤等。

（2）肺泡呼吸音增强：与呼吸运动及通气功能增强，进入肺泡的空气流量增多或者进入肺泡内的空气流速加快有关。常见原因：①机体需氧量增加，引起呼吸深长和增快，如运动、发热或代谢亢进等。②缺氧兴奋呼吸中枢，导致呼吸运动增强，如贫血等。③呼吸性酸中毒。④肺脏或胸腔病变使一侧或一部分肺的呼吸功能减弱或丧失，则健侧或无病变部分的肺泡呼吸音可出现代偿性增强。

（3）呼气音延长（extended exhale sound）：下呼吸道有部分阻塞、痉挛或狭窄时，呼气时气道狭窄更明显而使呼气时间延长，常伴呼吸音粗糙。双肺肺泡呼吸音的呼气音延长见于支气管哮喘、喘息型支气管炎及慢性阻塞性肺气肿。局部呼气音延长见于局限性支气管狭窄或部分阻塞，如支气管肺癌。

（4）断续性呼吸音（interrupted breath sound）：又称齿轮性呼吸音。其表现为吸气音较强，有不规则的间歇而将吸气音分为若干节段，但每个节段的声音是均匀的。肺脏某一局部有小的炎性病灶或小支气管狭窄，空气断续地通过呼吸道进入肺泡，即形成断续性呼吸音。断续性呼吸音见于肺炎、肺结核、支气管肺癌、胸膜粘连等。当寒冷、疼痛、精神紧张时，可听到断续性肌肉收缩的附加音，但此音与呼吸无关，应予鉴别。

（5）粗糙性呼吸音（corse breath sound）：为音调较高、音响不均匀且有粗糙感的呼吸音。多为黏膜水肿或炎性浸润而使支气管腔不光滑或狭窄，加之黏稠分泌物黏附于呼吸道表面，气流通过时引起漩涡或冲击黏稠分泌物而引起振动，使呼吸音变得粗糙，常见于支气管炎或肺炎早期。

2. 病理性支气管呼吸音　在正常肺泡呼吸音分布的区域内听到了支气管呼吸音，即为病理性支气管呼吸音，亦称管呼吸音（tubular breath sound）。可由下列病变引起：

（1）肺组织实变：主要是炎症性肺实变。发炎的肺泡内充满渗出物及炎性细胞，气体无法进入肺泡则肺泡呼吸音不能形成；实变的肺组织传导声音的能力增强，使支气管呼吸音经畅通的气管、支气管以及实变的肺组织传导到胸壁表面而能听到。实变部位范围越大、越表浅，则支气管呼吸音越强；反之，则较弱。常见于大叶性肺炎实变期、肺结核（大块渗出性病变），也见于肺脓肿、肺肿瘤及肺梗死。

（2）肺内大空洞：当肺内大空洞与支气管相通，气流进入空洞产生漩涡振动或支气管呼吸音的音响在空腔内产生共鸣而增强，再加上空腔周围实变的肺组织有利于声波传导，因此，可以听到支气管呼吸音。常见于空洞型肺结核、肺脓肿、肺癌形成空洞时。

（3）压迫性肺不张：在胸腔积液、肺部肿块等情况下，肺组织受压发生肺不张时，肺组织致密且支气管畅通，支气管呼吸音可通过畅通的支气管、致密的肺组织传导到体表而听到。常见于中等量胸腔积液的上方、大量心包积液时的左肩胛下区域以及肺肿块的周围。

3. 病理性支气管肺泡呼吸音　在正常肺泡呼吸音分布的区域内听到支气管肺泡呼吸音，称为病理性支气管肺泡呼吸音。常见于肺实变区域较小且与正常肺组织掺杂存在，或肺实变部位较深并被正常肺组织所遮盖，实变区的支气管呼吸音和正常肺组织的肺泡呼吸音均可听到，两音一起形成混合呼吸音。肺组织轻度或不全实变、胸腔积液上方有肺膨胀不全时，亦可产生混合呼吸音而听到病理性支气管肺泡呼吸音。

（三）啰音

啰音（rales）是伴随呼吸音的附加音。根据声音性质不同，可分为干啰音和湿啰音（图7-21）。

1. 干啰音（rhonchi）　是一种持续时间较长的呼吸性附加音。由气流通过狭窄的支气管时产生漩涡，或气流通过有黏稠分泌物的管腔时冲击黏稠分泌物引起的振动所致，又称连续性呼吸附加音（图7-22）。支气管黏膜水肿、渗出或增厚，支气管平滑肌痉挛，管腔内肿瘤侵入，异物或分泌物使支气管部分阻塞，支气管外肿瘤或肿大的淋巴结压迫等，均可引起管腔狭窄。

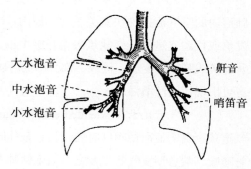

图 7-21　啰音的发生机制

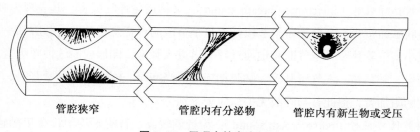

图 7-22　干啰音的发生机制

（1）听诊特点：①吸气和呼气均可听到，但以呼气时更加明显。②强度和性质易改变且部位变换不定，如咳嗽后可以增多、减少、消失或出现，多为黏稠分泌物移动所致。③音调较高，每个音响持续时间较长。④几种不同性质的干啰音可同时存在。⑤发生于主支气管以上的干啰音，有时不用听诊器即可听到，称为喘鸣（stridor）。

（2）分类

1）鼾音（sonorous rhonchi）：为一种粗糙的、音调较低的、类似熟睡时的鼾声，由气流通过有黏稠分泌物的较大支气管或气管时发生的震动和移动所产生的。

（2）哨笛音（sibilant rhonchi）：为一种高音调的干啰音，由于气流通过狭窄或痉挛的小支气管而产生。有的似吹口哨或吹笛声，称为哨笛音；有的呈咝咝声，称为飞箭音。

（3）临床意义：干啰音是支气管有病变的表现。如两肺均出现干啰音，可见于急性或慢性支气管炎、支气管肺炎、支气管哮喘、心源性哮喘等。局限性干啰音常由于局部支气管狭窄所致，常见于支气管局部结核、肿瘤、异物或黏稠分泌物附着。局部而持久的干啰音见于肺癌早期或支气管内膜结核。

2. 湿啰音（moist rales or crackles）　又称不连续性呼吸附加音，是因为气道或空洞内有较稀薄的液体（渗出物、黏液、血液、漏出液、分泌液），呼吸时气流通过液体形成水泡并立即破裂所产生的声音，很像用小管插入水中吹气时所产生的水泡破裂音，故也称水泡音（bubble sound）

（1）听诊特点：①吸气和呼气都可听到，以吸气终末时多而清楚，因吸气时气流速度较快且较强，吸气末气泡大，容易破裂。②常有数个水泡音成串或断续发生。③部位较恒定，性质不易改变。④大、中、小湿啰音可同时存在。⑤咳嗽后湿啰音可增多、减少或消失，因咳嗽可使支气管、气管内的液体发生移动。

（2）分类

1）按支气管口径大小：可分为粗、中、细湿啰音（图7-23）。

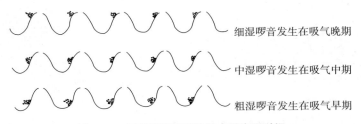

细湿啰音发生在吸气晚期

中湿啰音发生在吸气中期

粗湿啰音发生在吸气早期

图7-23　三种湿啰音听诊特点及出现时间

粗湿啰音：又称大水泡音，产生于气管、主支气管或空洞部位，多出现在吸气早期。见于肺结核空洞、肺水肿、昏迷或濒死的病人，也可见于支气管扩张症。昏迷或濒死的病人，因无力将气管内的分泌物排出，呼吸时可于气管处闻及大湿啰音，有时不用听诊器即可听到，称为痰鸣音。

中湿啰音：又称中水泡音，产生于中等大小的支气管内，多出现于吸气的中期。见于支气管炎、支气管肺炎、肺梗死、肺结核。

细湿啰音：又称小水泡音，发生在小支气管或肺泡内，多在吸气终末出现。常见于细支气管炎、支气管肺炎、肺结核早期、肺淤血、肺水肿及肺梗死等。弥漫性肺间质纤维化患者吸气后期出现的细湿啰音，其音调高，如尼龙扣带撕开时发出的声音，称之Velcro啰音。

2）按音响程度：分为响亮性和非响亮性湿啰音。

响亮性湿啰音：声音清楚、响亮、近耳。声音响亮是由于周围有良好的传导介质或因空洞的共鸣作用引起的，见于肺炎或肺空洞。如果空洞内壁光滑或有液气胸时，响亮性湿啰音还可带有金属调。

非响亮性湿啰音：声音较弱而音调较低，听诊时感觉遥远。由于病变周围有较多的正常肺组织，高音调声波大部分被含气肺泡吸收，传导过程中声波逐渐减弱，且距胸壁较远所致。

（3）临床意义：湿啰音是肺与支气管有病变的表现。湿啰音散在分布于两肺，常见于支气管炎、支气管肺炎、血行播散型肺结核、肺水肿；分布于两肺底的湿啰音，多见于肺淤血、肺水肿及支气管肺炎；一侧或局限性分布，常见于肺炎、肺结核（多在肺上部）、支气管扩张症（多在肺下部）、肺脓肿、肺癌及肺出血等。

3. 捻发音（crepitus） 又称为捻发性湿啰音或微小湿啰音，是一种极细而均匀的高音调的音响，多在吸气终末听及，很像用手在耳边捻搓一束头发所产生的声音，所以称捻发音。一般认为，捻发音是由未展开的或液体稍增多而互相黏合的肺泡，在吸气时被气流冲开而产生的细小爆裂音（图7-24）。持续存在的捻发音为病理性的，见于肺炎早期、肺结核早期、肺淤血、纤维性肺泡炎。老年人、深睡或长期卧床者，因呼吸较浅，边缘部位肺泡充气不足而萎陷，深吸气时可在肺底听到捻发音，在数次深呼吸或咳嗽后则可消失，一般无特殊临床意义。

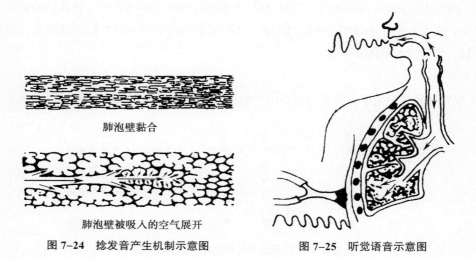

肺泡壁黏合

肺泡壁被吸入的空气展开

图 7-24 捻发音产生机制示意图　　　　图 7-25 听觉语音示意图

（四）听觉语音

听觉语音（vocal resonance）又称语音共振，是指当被检查者按平时说话的音调数"一、二、三"时，在胸壁上可用听诊器听到柔和而模糊的声音。听觉语音的发生机制及临床意义与触觉语颤相同，但更敏感。被检查者声带振动产生的声波，通过气管、支气管、肺组织、胸膜及胸壁传出，用听诊器便可听到（图7-25）。正常情况下，在气管、大支气管附近（如胸骨柄和肩胛间区）听觉语音较强且清楚，右胸上部较左胸上部强，其他部位则较弱且字音含糊，肺底最弱。听诊时，注意左右对比、上下对比，以确定语音传导的强弱变化。

当过度衰弱、支气管阻塞、肺气肿、胸腔积液、气胸、胸膜增厚或水肿时可使听觉语音减弱。当肺实变、肺空洞及压迫性肺不张时可使听觉语音增强。

在病理情况下，听觉语音增强、响亮，且字音清楚，称为支气管语音（bronchophony），见于肺组织实变，此时常伴有触觉语颤增强、病理性支气管呼吸音等肺实变的体征，但以支气管语音出现最早。

羊鸣音（egophony）不仅语音强度增加，还兼有性质改变，带有鼻音性质，颇似"羊叫声"。让病人发"e"的音，可听起来却像"a"的音。常在中等量胸腔积液上方受压的区域听到，亦可在肺实变伴少量胸腔积液的部位听到。

被检查者用耳语声调发"一、二、三"音，将听诊器放在胸壁上听取，正常能听到肺泡呼吸音的部位只能听到极微弱的声音，此即耳语音（whispered voice）。肺实变、肺空洞及压迫性肺不张时可使耳语音增强。耳语音增强且字音清晰者，为胸耳语音（whispered pectoriloquy），是肺实变较广泛的征象。

（五）胸膜摩擦音

正常胸膜表面光滑，胸膜腔内并有微量液体存在，因此呼吸时胸膜脏层和壁层之间相互滑动并无音响发生。然而，当胸膜发生炎症时，表面粗糙，呼吸时脏、壁两层胸膜相互摩擦产生振动，触诊时有胸膜摩擦感，听诊时有胸膜摩擦音（pleural friction rub），以胸膜摩擦音更易被发现，即听到胸膜摩擦音不一定能触到胸膜摩擦感，触到胸膜摩擦感一定能听到胸膜摩擦音。胸膜摩擦音颇似以手掩耳，用指腹摩擦掩耳的手背时听到的声音。胸膜摩擦音在吸气和呼气时皆可听到，一般以吸气末或呼气开始时较为明显。屏住呼吸时胸膜摩擦音消失，可借此与心包摩擦音区别。深呼吸或在听诊器体件上加压时胸膜摩擦音常更清楚。胸膜摩擦音可在短期内消失或重新出现，亦可持续存在数日或更久。胸膜摩擦音可发生于胸膜的任何部位，但最常见于胸膜脏层与壁层发生位置改变最大的部位——胸廓下侧沿腋中线处，一般肺尖部的呼吸动度较胸廓下部小，因此胸膜摩擦音很少在肺尖听及。

胸膜摩擦音是干性胸膜炎的重要体征，出现胸膜摩擦音时肯定有胸膜炎症存在。当胸腔积液较多时，将脏、壁两层胸膜分开后胸膜摩擦音消失，积液吸收后可再出现。

胸膜摩擦音见于：①胸膜炎症：如结核性胸膜炎、化脓性胸膜炎以及其他原因引起的胸膜炎症。②肺部病变累及胸膜：如肺炎、肺梗死等。③原发性或继发性胸膜肿瘤。④胸膜高度干燥：如严重脱水等。⑤其他：如尿毒症等。

五、常见呼吸系统病变的体征

1. 肺实变 肺实变（pulmonary consolidation）是指终末细支气管以远的含气腔隙内的空气被病理性液体、细胞或组织所替代（图7-26）。主要由炎症（如肺炎链球菌性肺炎、肺结核、肺脓肿）引起，也可见于肺梗死、肺肿瘤等。

视诊：两侧胸廓对称，但呼吸动度可呈局限性减弱或消失。

触诊：气管居中，语颤增强。

叩诊：呈浊音，较大块肺实变可呈实音。

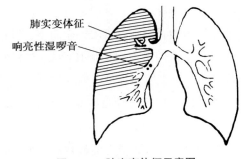

图 7-26 肺实变体征示意图

听诊：肺泡呼吸音消失，可听到病理性支气管呼吸音、响亮性湿啰音及支气管语音，听觉语音增强。

2. 肺不张 肺泡内不含气或仅含少量气体时，肺组织萎陷，称为肺不张（pulmonary atelectasis）。支气管阻塞可导致阻塞性肺不张，最为多见。因肺组织受到外部压迫所致的压迫性肺不张，见于大量或中等量胸腔积液、大量心包积液、心脏过度肥大及肺内肿瘤等。

（1）阻塞性肺不张：面积较大的阻塞性肺不张可见以下体征（图 7-27）：

视诊：患侧胸廓下陷，肋间隙变窄，呼吸动度减弱或消失。

触诊：气管被迫移向患侧，语颤减弱或消失。

叩诊：呈浊音或实音。

听诊：呼吸音消失，听觉语音减弱或消失。

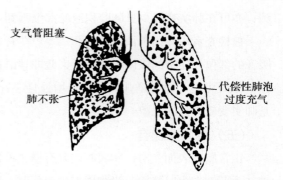

图 7-27　阻塞性肺不张体征示意图

（2）压迫性肺不张：因胸腔积液等因素可使患侧胸廓饱满，气管向健侧移位。语颤可增强，其原因是压迫性肺不张时支气管畅通，能将声带产生的声波传导到不含气或含气量减少的肺组织，而不张的肺组织传导声波的能力增强，故语颤增强，叩诊呈浊音。同理，病人可有病理性支气管呼吸音及听觉语音增强。

3. 肺水肿　过多液体在肺组织间隙与肺泡内积聚的现象，称为肺水肿（pulmonary edema）。一般情况下，水肿液先在间质中积聚，称为间质性肺水肿（interstitial edema），然后发展为肺泡性肺水肿（alveolar edema）。

视诊：呼吸过速，端坐呼吸，面色苍白，唇指发绀，极度焦虑，大汗淋漓，咳吐含泡沫的稀薄黏液痰，严重时可有大量粉红色泡沫痰从口鼻涌出。胸廓对称，呼吸动度减弱。

触诊：气管居中，呼吸动度减弱，语颤减弱。

叩诊：正常或浊音。

听诊：呼吸音减弱，双肺满布湿啰音，可有哮鸣音，听觉语音减弱或正常。

4. 支气管哮喘　支气管哮喘（bronchial asthma）是由嗜酸性粒细胞、肥大细胞和 T 淋巴细胞等多种炎症细胞参与的以变态反应为主的气道慢性炎症。支气管哮喘患者对各种激发因子具有气道高反应性，并引起气道广泛可逆性阻塞。发作时细支气管平滑肌痉挛、黏膜水肿及腺体分泌增加。因支气管不完全阻塞，肺泡呈急性扩张状态，反复持久发作可形成慢性阻塞性肺气肿。发作前常有过敏原接触史或过敏性鼻炎症状，继之出现胸闷，并迅速出现明显呼吸困难，缓解期无明显体征，发作时可出现下列体征。

视诊：呼气性呼吸困难，严重者被迫端坐，大汗淋漓，唇指发绀，胸廓胀满，呼吸动度减弱。

触诊：气管居中，语颤减弱，呼吸动度减弱。

叩诊：呈过清音，肺下界下移，肺下界移动度减小。

听诊：两肺散在哮鸣音，呼气相延长，有时可伴有湿啰音，听觉语音减弱。

5. 慢性阻塞性肺疾病（chronic obstructive pulmonary disease）　肺气肿指呼吸细支气管、肺泡管、肺泡囊和肺泡因过度充气呈持久性扩张，并伴有肺泡间隔破坏，以致肺组织弹性减弱、容积增大的一种病理状态。慢性支气管炎、支气管哮喘等所致的细支气管逐渐狭窄可导致阻塞性肺气肿。阻塞性肺气肿的产生机制是支气管有不完全阻塞。

视诊：胸廓呈桶状，肋间隙增宽，呼吸动度减弱。

触诊：气管居中，语颤减弱。

叩诊：双肺叩诊呈过清音，心脏浊音界减小或者消失，肝浊音界和肺下界下移，并且肺下界移动度减小。

听诊：肺泡呼吸音普遍减弱，呼气相延长，听觉语音减弱，心音遥远。

6. 肺空洞　肺内病变组织发生坏死、液化，坏死组织经引流支气管而排出体外，在受损局部形成的带壁气腔，称为肺空洞（pulmonary cavity）。肺结核、肺脓肿、原发性支气管肺癌常可导致肺空洞。

视诊：胸廓正常或局部凹陷，局部呼吸动度减弱。

触诊：气管居中或偏向患侧，触觉语颤增强。

叩诊：较大的空洞呈鼓音。洞壁光滑时呈空瓮音，空洞与支气管相通时可呈破壶音。

听诊：可闻及病理性支气管呼吸音，响亮性湿啰音，听觉语音增强，支气管不通时语颤减弱。

7. 气胸　胸膜腔内有气体存在时，称为气胸（pneumothorax）。导致气胸的常见原因有肺结核、肺气肿以及胸部外伤、胸腔穿刺、针灸事故等。少量胸腔积气可无明显的体征或仅有呼吸音减弱。积气量多时出现明显的气胸体征（图7-28）。

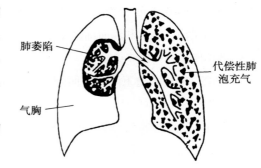

图7-28　气胸体征示意图

视诊：患侧胸廓饱满，肋间隙增宽，呼吸动度减弱或消失。

触诊：气管被推向健侧，触觉语颤减弱或消失。

叩诊：患侧呈鼓音，心脏向健侧移位，右侧气胸时肝浊音界下降，左侧气胸时心浊音界叩不出。

听诊：患侧呼吸音减弱或消失，听觉语音减弱或消失。

8. 胸腔积液　胸膜腔的脏层胸膜和壁层胸膜之间有过多的液体积聚，称为胸腔积液（pleural effusion）。胸腔积液量达300mL以上时，X线可检查证实。少量胸腔积液（300~500mL以下）者常无明显体征，中等量至大量胸腔积液（超过1500mL），阳性体征较明显（图7-29）。

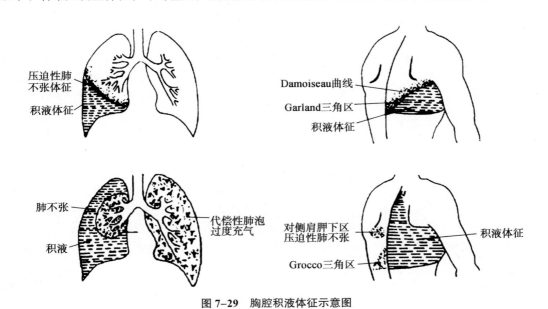

图7-29　胸腔积液体征示意图

视诊：肋间隙饱满，呼吸动度减弱，呼吸浅快，心尖搏动移向健侧。

触诊：气管向健侧移位，患侧语颤减弱或消失。

叩诊：积液区叩诊呈浊音，大量积液或脓性积液伴胸膜增厚时叩诊呈实音。患侧心界可叩不出，积液量多时心界向健侧移位。不伴胸膜增厚粘连的中等量积液的患者，可叩得积液区上界的 Damoiseau 线，积液区后上方的 Garland 三角区和积液区前上方的 Skodaic 叩响两个浊鼓音区，以及健侧后下方脊柱旁的 Grocco 三角区呈浊音等体征。

听诊：积液区呼吸音减弱或消失，语音传导减弱或消失。液面上区域因为压迫性肺不张而听到病理性支气管呼吸音或病理性支气管肺泡呼吸音。纤维素性胸膜炎的患者常可听到胸膜摩擦音。

9. 胸膜增厚（pleural thickening）及粘连　主要为结核性胸膜炎的后遗症，也见于肺部炎症、脓胸等疾病。轻度胸膜粘连时胸壁可不变形。胸膜增厚和粘连明显时胸壁有明显的塌陷，胸廓和膈肌活动受限，肺组织被压迫萎缩，纵隔被拉向患侧（图 7-30）。

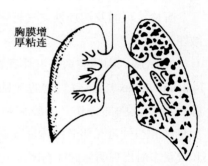

图 7-30　胸膜增厚及粘连体征示意图

视诊：患侧胸壁下陷，肋间隙变窄，呼吸动度减弱或消失。

触诊：气管被拉向患侧，触觉语颤减弱。

叩诊：患侧呈浊音或实音。

听诊：患侧呼吸音减弱或消失，听觉语音减弱。

表 7-1　肺与胸膜常见病变的体征

疾病	视诊		触诊		叩诊	听诊		
	胸廓	呼吸动度	气管位置	语颤		呼吸音	啰音	听觉语音
肺实变	对称	患侧减弱	居中	患侧增强	浊音或实音	支气管呼吸音	湿啰音	患侧增强
阻塞性肺不张	患侧凹陷	患侧减弱	拉向患侧	患侧消失	浊音或实音	消失	无	消失或减弱
压迫性肺不张	不定	患侧减弱	不定	患侧增强	浊音或浊鼓音	支气管呼吸音	无	患侧增强
肺水肿	对称	减弱	居中	正常或减弱	正常或浊音	减弱	湿啰音	正常或减弱
支气管哮喘	桶状	减弱	居中	减弱	高清音	呼气延长	哮鸣音	减弱
阻塞性肺疾病	桶状	减弱	居中	减弱	高清音	减弱，呼气延长	多无	减弱
肺空洞	正常或局部凹陷	局部减弱	居中或偏向患侧	增强	鼓音、破壶音、空瓮音	支气管呼吸音	湿啰音	增强
气胸	患侧饱满	患侧减弱或消失	推向健侧	患侧减弱或消失	鼓音	减弱或消失	无	减弱或消失
胸腔积液	患侧饱满	患侧减弱	推向健侧	患侧减弱或消失	实音或浊音	减弱或消失	无	减弱或消失
胸膜增厚	患侧凹陷	患侧减弱	拉向患侧	患侧减弱或消失	浊音	减弱或消失	无	减弱或消失

第四节　心脏血管检查

心脏是维持血液循环最重要的脏器，位于胸腔中纵隔内。从体表投影看，心脏的1/3位于前正中线右侧，2/3位于前正中线左侧（镜像右位心正好相反）。大体解剖将心脏分为心底部、左侧缘、右侧缘、膈面、心尖部。心底部大概平胸骨角水平，膈面平第五肋间水平（图7-31）。心脏检查是心血管疾病诊断的基本功，细致规范的心脏检查，对于发现阳性体征，诊断心血管疾患，具有重要的临床意义，甚至可以直接做出临床诊断。

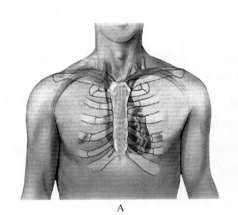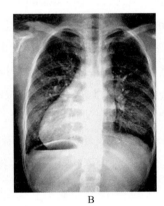

图7-31　心脏在胸腔内位置图
A：正常心脏；B：镜像右位心

心脏检查的学习，首先应熟练掌握心脏检查的内容与顺序，进行反复练习。临床实践时应手脑并用，注意其他系统疾病对心血管系统的影响以及心血管疾病的全身表现。心脏检查重在全面细致、手法规范，能正确使用听诊器，并应在安静、温暖的环境中进行。

在进行心脏系统全面检查时，检查环境应安静，光线充足，温度适宜，患者多取仰卧位，医生位于患者的右侧，或取坐位，医生位于患者的正对面。一般情况下，检查按照视诊、触诊、叩诊、听诊的顺序依次进行，以全面了解心脏的情况。需要时，为了更准确地确定阳性体征，也可同时交替应用两种以上的检查方法。如确定心尖搏动位置时视诊、触诊结合听诊判断；区分第一心音和第二心音时，听诊结合触诊心尖搏动或颈动脉搏动判断。

一、视诊

（一）检查方法

病情允许的情况下，患者取仰卧位，完全暴露患者胸部，嘱患者平静呼吸。医生的视线与患者胸廓水平呈一定夹角（一般30°~60°），仔细观察胸廓心脏部位。了解心前区有无隆起和异常搏动等，医生可将视线与胸廓平行，细心观察。

（二）检查内容

1. 心前区胸廓　正常人胸廓左右两侧应基本对称，检查时注意与心脏有关的胸廓畸形情况。

（1）心前区隆起：表现为心前区胸廓高于右侧对称部位并伴有胸廓异常，部位不同临床意义不同。①胸骨下段及胸骨左缘第 3、4、5 肋间的局部隆起，多见于先天性心脏病法洛四联症、肺动脉瓣狭窄等导致的右心室肥大，及儿童期风湿性心脏病二尖瓣狭窄所致的右心室肥大，或伴有大量心包积液的儿童慢性心包炎。②胸骨右缘第 2 肋间其附近局部饱满，多为主动脉弓动脉瘤或升主动脉扩张所致，常伴有收缩期搏动。

（2）胸廓畸形：胸廓畸形可以是某些心脏疾病的表现，如先天性心脏病。另外，胸廓畸形可以导致心脏发生异常，如佝偻病的鸡胸、漏斗胸及脊柱畸形等，严重者可使心脏位置出现异常。因此，发现胸廓畸形时，应区分胸廓异常与心脏异常之间的因果关系。

2. 心尖搏动 心尖处游离，圆钝，是左心室的重要组成部分，在左心室收缩时与左前胸壁接近。心尖搏动（apical impulse）主要由于心室收缩时心尖部向前碰触前胸壁相应部位而形成的外向性动作。正常成人心尖搏动位于左侧第 5 肋间锁骨中线内侧 0.5~1.0cm 处，搏动范围直径 2.0~2.5cm。

（1）心尖搏动移位：心尖搏动位置的改变可受生理性和病理性因素的影响，因此，发现心尖搏动异常时，应首先排除生理性因素的影响。①生理性因素主要有体位和体型两方面。正常仰卧时心尖搏动略上移；左侧卧位时，心尖搏动向左移 2.0~3.0cm；右侧卧位可向右移 1.0~2.5cm。肥胖体型者、小儿及妊娠时，横膈位置较高，使心脏呈横位，心尖搏动向上外移，多在第 4 肋间左锁骨中线外；瘦长体型者横膈可下移，心脏呈垂位，心尖搏动移向内下方，可达第 6 肋间。②病理性因素包括心脏本身因素及心脏以外的因素（表 7–2）。

表 7–2　心尖搏动移位的常见病理因素

因素	心尖搏动移位	常见病理因素
心脏因素		
左心室肥大	向左下移位	主动脉瓣关闭不全、高血压性心脏病、左心室室壁瘤等
右心室肥大	向左侧移位	二尖瓣狭窄、慢性肺心病等
左、右心室扩大	向左下移位伴心浊音界向两侧扩大	扩张型心肌病等
右位心	心尖搏动位于右侧第 5 肋间锁骨中线内侧	先天性右位心（镜像右位心）
心外的因素		
纵隔移位	心尖搏动向患侧移位	一侧胸膜增厚、肺不张等
	心尖搏动向健侧移位	一侧胸腔积液、气胸等
横膈移位	心尖搏动向左侧移位	大量腹水、气腹等

（2）心尖搏动强度与范围的改变：受生理和病理因素的影响。

生理情况下，胸壁软组织层较厚、乳房下垂或肋间隙狭窄时，心尖搏动较弱，搏动范围缩小；胸壁软组织层较薄或肋间隙增宽时，心尖搏动增强。另外，剧烈运动与情绪激动时，因心肌收缩力增强，心尖搏动也随之增强。

病理情况下，心肌收缩力增加可使心尖搏动增强，见于高热、严重贫血、甲状腺功能亢进及左心室肥厚的心功能代偿期，因代偿性心肌收缩力增加所致。心尖搏动减弱，多由原发性心肌受损而心肌收缩力减弱所致，见于扩张型心肌病、急性心肌梗死及病毒性心肌炎等。另外大量心包积液、肺气肿、左侧大量胸腔积液或气胸等，由于心脏与前胸壁距离增加，使心尖搏动减弱甚至消失。

（3）负性心尖搏动：心脏收缩时，心尖搏动与正常相反，呈现内陷，称为负性心尖搏动（inward impulse），见于粘连性心包炎或心包与周围组织广泛粘连时。

3. 心前区搏动　正常情况下，心前区视诊仅可见到心尖搏动，如可见其他部位与心脏节律一致的搏动，具有病理意义，应加以明确。

（1）胸骨左缘第3、4肋间搏动：心脏收缩时出现强有力而较持久的搏动，为右心室肥厚的征象，见于先天性心脏病所致的右心室肥厚，如房间隔缺损等。也可见于其他原因引起的右心室肥厚，如二尖瓣狭窄、慢性肺心病等。

（2）剑突下搏动：多由右心室收缩期搏动或腹主动脉搏动产生，也可见于正常瘦长体型者。右心室收缩期搏动多见于肺源性心脏病等，腹主动脉搏动常由腹主动脉瘤引起，两者的鉴别要点：①患者深吸气后，剑突下搏动增强者为右心室搏动，减弱者则为腹主动脉搏动。②手指指腹平放于剑突下，从剑突下向上压入前胸壁后上方，搏动冲击手指末端者为右心室搏动，搏动冲击手指掌面者为腹主动脉搏动。消瘦者的剑突下搏动可能来自正常的腹主动脉搏动或右心室搏动。

（3）心底部搏动：胸骨左缘第2肋间肺动脉瓣区收缩期搏动，多由肺动脉扩张或肺动脉高压所致，临床常见于心脏瓣膜病二尖瓣狭窄、慢性肺心病及某些先天性心脏病等，也可见于少数正常青年人在体力活动或情绪激动时。胸骨右缘第2肋间主动脉瓣区收缩期搏动，多由主动脉弓结构异常或升主动脉扩张所致，见于升主动脉瘤、高血压等。

二、触诊

心脏触诊除可进一步明确视诊发现的心尖搏动位置和心前区异常搏动外，更重要的是明确有无心脏震颤及心包摩擦感。与视诊结合进行检查，能起到互补的作用。

（一）触诊方法

心脏触诊时，检查者先用右手全手掌轻触于心前区，然后用手掌尺侧（小鱼际）或食指和中指指腹并拢进行局部触诊，必要时也可用单指指腹触诊（图7-32、图7-33）。

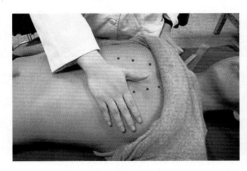
图 7-32　全手掌心脏触诊

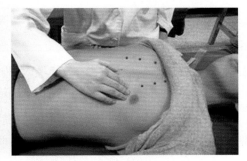
图 7-33　手指指腹心脏触诊

（二）检查内容

心脏触诊能更准确地判断心尖搏动或其他搏动的位置、强弱及范围，尤其是视诊不能发现的或不能确定的心尖搏动及心前区搏动。心率及心律的变化也可通过触诊了解。触诊时，心尖搏动的外向动作的起始时间标志着心室收缩期的开始，有助于协助听诊判定第一心音，以及心前区震颤及心脏杂音出现的时期。触诊内容包括心尖搏动及心前区搏动、心脏震颤、心包摩擦感的触诊。心尖搏动及心前区搏动的触诊，应结合视诊的结果综合判断。心脏震颤、心包摩擦

NOTE

感属于极具诊断价值的阳性体征，应仔细全面触诊，以免遗漏，一旦发现应进一步结合心脏听诊的结果及病史资料，做出临床判断。

1. 心尖搏动及心前区搏动   触诊除可进一步确定心尖搏动的位置及范围外，尚可判断有无心尖或心前区抬举性搏动。心尖搏动触诊时呈单一的、短暂的向外动作，超过 50 岁的正常人，约半数以上在仰卧位时不易触及，取左侧卧位时，常可触及。触诊心尖搏动时，患者先取仰卧位，需要时转为左侧卧位。心尖区抬举性搏动是指心尖区有力的搏动向上顶撞手指，可使手指指腹有将被抬起的感觉，多伴有心尖搏动范围的增大，是左室肥厚的体征。患者取左侧卧位触诊，心尖搏动范围直径超过 3cm，是左心室增厚的特异性体征，见于高血压性心脏病、肥厚性心肌病、主动脉瓣狭窄等器质性心脏病的心功能代偿期。胸骨左下缘收缩期抬举性心脏搏动是右心室肥厚的体征，见于慢性肺心病代偿期、二尖瓣狭窄、先天性心脏病房间隔缺损等。

2. 震颤   震颤（thrill）是指触诊心脏时，手掌触到的一种细小的震动感，与猫的呼吸震颤类似，又称为猫喘。震颤的发生机制是血液流经狭窄的瓣膜口或异常通路时，在局部形成涡流场，造成局部瓣膜、血管壁或心腔壁震动，传至胸壁所形成。触及震颤时，应确定部位与出现的心动周期时相（收缩期、舒张期或连续性），综合分析其临床意义。震颤多见于某些先天性心血管疾病及狭窄性瓣膜病变，亦可见于房室瓣重度关闭不全时。除肺动脉瓣及三尖瓣所产生的震颤外，震颤在深呼气后较易触及。

凡能触及震颤，可以确定有器质性心脏病变。触诊有震颤者，将听诊器体件放置在触及震颤的部位，多数可闻及响亮的心脏杂音。心前区震颤的临床意义，见表 7-3。

表 7-3   心前区震颤的临床意义

部位	时相	临床意义
胸骨右缘第 2 肋间	收缩期	主动脉瓣狭窄
胸骨左缘第 2 肋间	收缩期	肺动脉瓣狭窄
胸骨左缘第 3、4 肋间	收缩期	室间隔缺损
胸骨左缘第 2 肋间	连续性	动脉导管未闭
心尖区	舒张期	二尖瓣狭窄
心尖区	收缩期	重度二尖瓣关闭不全

3. 心包摩擦感   急性心包炎早期，心包膜纤维素性渗出致表面粗糙，随心脏收缩与舒张运动，脏层与壁层心包膜摩擦产生震动传至胸壁，可出现心包摩擦感。位于心前区或胸骨左缘第 3、4 肋间，多呈收缩期和舒张期双相的粗糙摩擦感，以收缩期、前倾体位和呼气末更明显。随病情进展，心包腔内渗出液增多，使脏层与壁层心包膜分离，摩擦感则消失。

三、叩诊

心脏叩诊用于确定心界大小及其形状，辅助判断心脏的大小、位置、心脏房室腔的异常变化。心浊音界包括相对及绝对浊音界。心脏左、右缘被肺覆盖，叩诊呈浊音，称为心脏相对浊音界，反映心脏的实际大小；心脏未被肺覆盖的部分，叩诊呈实音（绝对浊音），称为心脏绝对浊音界。心脏浊音界异常的临床诊断价值，应结合病史及病程判断，如早期右心室肥大时，相对浊音界改变不明显，而绝对浊音界则增大；大量心包积液量时，绝对与相对浊音界较为接近，或相对浊音界几近消失。（图 7-34）

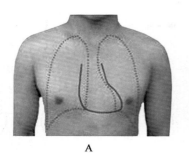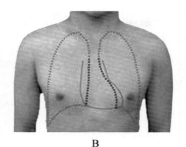

图 7-34　心脏浊音界
A：心脏相对浊音界；B：心脏绝对浊音界

（一）叩诊方法

1. 体位与叩法　心脏叩诊采用间接叩诊法，受检者取平卧位时，板指与肋间平行，受检者取坐位时，板指与肋间平行或垂直。部分器质性心脏病（如大量心包积液），患者体位变化时心浊音界随之变化，此表现具有特征性，应分别进行坐、卧位叩诊，并注意改变体位时心浊音界的变化，有助于诊断。叩诊时，板指平置于心前区拟叩诊的部位，其余手指翘起脱离胸壁皮肤，以右手中指借腕关节活动均匀叩击板指，每次连续叩击 2~3 次，由外向内逐渐移动板指，仔细听取叩诊音。通常左侧心浊音界用轻叩诊法，右侧浊音界宜适当增加叩诊力度，并注意根据患者皮下脂肪厚度等适当调整叩诊力度。

2. 叩诊顺序及心界判定　叩诊心界，先左后右，先下后上，先外后内。左侧心界由心尖搏动外 2~3cm 处开始（多为第五肋间），由外向内，逐个肋间向上，直至第 2 肋间；右侧先叩出肝上界，于肝上界上一肋间开始（多为第 4 肋间），由外向内逐一肋间向上叩诊，直至第 2 肋间（图 7-35）。每一肋间叩诊时，由外向内叩诊音由清音变为浊音时，为心脏相对浊音界，继续向内叩诊，叩诊音由浊音变为实音时，为心脏绝对浊音界。对每一肋间叩得的浊音点逐一做标记，各标记点显示的轮廓，即为心脏的大小及位置。

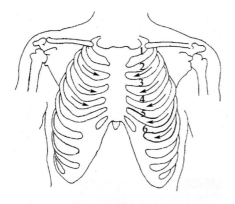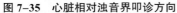

图 7-35　心脏相对浊音界叩诊方向

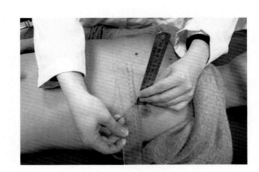

图 7-36　心浊音界测量方法

3. 测量及记录方法　分别测量每一肋间叩出的浊音点距胸骨中线间的垂直距离，以厘米（cm）为单位记录，并测量受检者左侧锁骨中线距胸骨正中线的垂直距离（图 7-36）。

（二）正常心浊音界

1. 心界的构成

（1）左心界：正常心浊音界左界自第 2 肋间起至第 5 肋间，向外逐渐移行形成一外凸弧形，其解剖学关联为：第 2 肋间处相当于肺动脉段，第 3 肋间为左心耳，第 4、5 肋间为左心室，其中肺动脉段及左心耳部相对较凹陷，称为心腰部（图 7-37）。

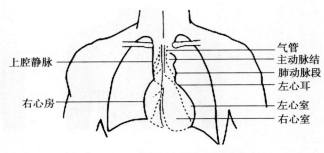

图 7-37　心脏左右心界构成示意图

（2）右心界：右心界在各肋间几乎与胸骨右缘重叠，仅第 4 肋间稍超出胸骨右缘，其解剖学关联为：第 2 肋间相当于升主动脉和上腔静脉，第 3 肋间以下为右心房（图 7-37）。

（3）心底部浊音区：第 1、2 肋间水平的胸骨部分浊音区称为心底部浊音区，相当于大血管投射在胸壁上的范围（图 7-37）。

2. 正常心浊音界大小　以胸骨中线至心浊音界线的垂直距离表示正常成人心相对浊音界的大小，以表 7-4 的形式记录在住院病历中，表格下方需注明受检者左锁骨中线距胸骨中线的间距，一般为 8~10cm。

表 7-4　正常成人心脏相对浊界

右心界（cm）	肋间	左心界（cm）
2~3	II	2~3
2~3	III	3.5~4.5
3~4	IV	5~6
	V	7~9

注：左锁骨中线距胸骨中线为 8~10cm。

（三）心浊音界改变及其临床意义

心浊音界的改变受心脏本身病变和心脏以外因素的影响。器质性心脏病心浊音界异常，是由于心血管本身的形态学异常所致，是原发病的直接表现，而心脏以外因素导致的心浊音界改变，多因原发疾病引起心脏的物理位置发生变动或邻近器官结构异常所致。

1. 心浊音界增大

（1）心浊音界向左下扩大：左心室肥厚或扩大时，引起心界向左下扩大，心腰加深，心界似靴形，称为靴形心，常见于主动脉瓣关闭不全、高血压性心脏病等，亦称为主动脉型心（图 7-38）。

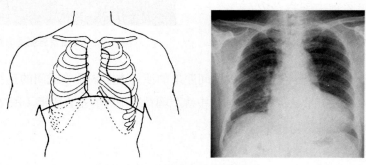

图 7-38　靴形心示意图及胸片表现

（2）心浊音界向左扩大：右心室肥厚或扩大时，心右浊音界可增大，同时由于心脏沿长轴作顺钟向转位，故左侧心浊音界向左侧扩大更为显著，常见于慢性肺心病、二尖瓣狭窄、先天性心脏病房间隔缺损等。

（3）心腰部浊音界向左扩大：左心房显著扩大时，胸骨左缘第 3 肋间心浊音界向左侧扩大，见于中度以上二尖瓣狭窄。当左心房增大伴有肺动脉高压肺动脉扩张时，胸骨左缘第 2、3 肋间心界向左扩大，心腰部饱满或膨出，心界如梨形，称为梨形心，因多见于二尖瓣狭窄，故又称为二尖瓣型心（图 7-39）。

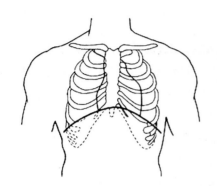
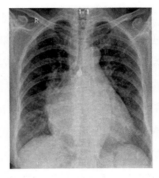

图 7-39　梨形心示意图及胸片表现

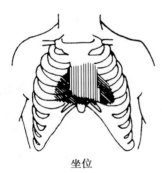
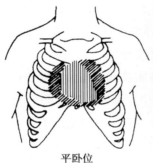
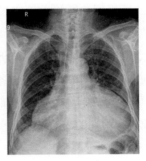

坐位　　　　　　　　　　平卧位

图 7-40　三角烧瓶心示意图及胸片表现

（4）心界向两侧扩大：大量心包积液时，心界向两侧扩大，心底部增宽，相对、绝对浊音界几乎相同，心界外观呈球形，称为球形心。其特点是随体位改变，心界形态发生改变，坐位时由于积液随重力下移，两侧心界下方显著增宽，心界呈三角烧瓶样（图 7-40）。左、右心室肥厚或扩大时，心浊音界向两侧扩大，且左心界向左下增大，称为普大心，常见于全心衰竭、心肌炎、扩张型心肌病等（图 7-41）。

（5）心底部浊音界扩大：胸骨右缘第 1、2 肋间浊音界增宽，多伴收缩期搏动，多见于升主动脉瘤、纵隔肿瘤及心包大量积液等。

2. 心浊音界缩小或消失　心浊音界缩小多为相对性缩小，常因心脏被周围组织或病变覆盖所致，见于阻塞性肺气肿、心包积气、左侧气胸等。

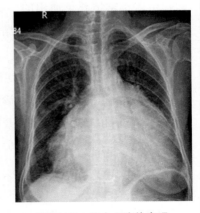

图 7-41　普大心胸片表现

NOTE

3. 心浊音界位置异常　心脏位置变化可引起心浊音界变化，原因与引起心尖搏动移位的原因基本相同。

（1）心浊音界向病侧移位：见于肺不张、肺组织纤维化、胸膜粘连增厚及一侧肺叶切除术后等。

（2）心浊音界向健侧移位：见于一侧胸腔积液、气胸等。

（3）心浊音界向左上移位：当腹腔内压力升高时，横膈位置抬高，可将心脏推向左上方，常见于大量腹水、腹腔内巨大肿瘤等。生理情况下见于妊娠中晚期。

四、听诊

心脏听诊是心脏检体诊断中最重要诊断方法，通过听诊可获取心率、心律、心音、心脏杂音和额外心音等体征，对心脏状态的判断及疾病的诊断，具有重要的临床价值。听诊发现的部分阳性体征，具有确定心脏病理改变的价值。

（一）心脏听诊方法与注意事项

1. 听诊方法　听诊时，患者多取卧位或坐位，可根据诊断的需要改变体位，如疑诊二尖瓣狭窄者宜取左侧卧位，疑有主动脉瓣关闭不全者宜取坐位且上半身前倾。根据听诊的目的不同，选择不同的体件。钟形体件适合听低音调声音，如二尖瓣舒张期隆隆样杂音；膜形体件能滤过部分低音调声音而适用于听高音调声音，如主动脉瓣舒张期叹气样杂音。

2. 注意事项　听诊前应向患者讲明听诊的目的及需要配合的动作，需暴露患者胸部，不能隔着衣服进行心脏听诊。保持环境安静，如发现异常，应重复听诊确定。

（二）心脏瓣膜听诊区与听诊顺序

1. 心脏瓣膜听诊区　心脏各瓣膜开放与关闭时所产生的声音传导至体表最易听清的部位，称为心脏瓣膜听诊区，其与瓣膜的解剖投影部位不完全一致。心脏瓣膜有 5 个听诊区，分别是：①二尖瓣区：位于心尖搏动最强处，又称心尖区。②肺动脉瓣区：位于胸骨左缘第 2 肋间。③主动脉瓣区：位于胸骨右缘第 2 肋间。④主动脉瓣第二听诊区：位于胸骨左缘第 3 肋间。⑤三尖瓣区：位于胸骨下端左缘，即胸骨左缘第 4、5 肋间处（图 7-42）。上述听诊区是心脏的结构和位置正常情况下通用的，病理情况下当心脏的结构和位置发生改变时，需根据心脏结构改变的特点和血流的方向，适当变化听诊部位和扩大听诊范围，以免阳性体征被遗漏。

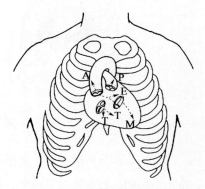

图 7-42　心脏瓣膜听诊区

2. 听诊顺序　设定听诊顺序的目的是为了避免听诊时遗漏听诊内容，临床经验丰富、检体诊断熟练的医生，在保证听诊质量的前提下，可根据自身的习惯或诊断的需要，改变听诊顺序。通常的听诊顺序从心尖区开始，按逆时针方向依次听诊：心尖区→肺动脉瓣区→主动脉瓣区→主动脉瓣第二听诊区→三尖瓣区。心脏听诊内容包括心率、心律、心音、额外心音、杂音和心包摩擦音。

（三）心率

心率（heart rate）指每分钟心搏的次数。正常成人在安静、清醒的状态下，心率为 60~100

次 / 分, 3 岁以内的儿童多在 100 次 / 分以上, 随年龄增加有减慢的趋势, 且易受多种因素影响而瞬时变化。心率的听取一般在心尖区听诊第一心音, 节律规整者可听诊 15 秒计算出心率, 节律不规整者尤其是心房颤动患者, 应听诊 1 分钟以上, 方能反映真实的心率。

1. 心动过速 凡成人心率超过 100 次 / 分, 婴幼儿超过 150 次 / 分, 称为心动过速。

（1）窦性心动过速（sinus tachycardia）：生理情况下见于情绪激动、剧烈运动、饮酒及饮用咖啡、浓茶等交感神经张力增加时；病理情况下多为代偿性增快, 见于心力衰竭、发热、缺氧、贫血、甲状腺功能亢进症等。也可见于应用某些药物后, 如肾上腺素受体激动剂、抗胆碱能药物等。

（2）阵发性心动过速（paroxysmal tachycardia）：多呈现突发突止的特征, 发作时心率在 100 次 / 分以上, 见于阵发性室上性心动过速及室性心动过速患者。室上性者心率在 150~250 次 / 分, 节律规整；室性者心率在 100~200 次 / 分, 节律规整或略不规整。听诊心率在 160 次 / 分以上, 应考虑异位性心动过速。

2. 心动过缓 心率低于 60 次 / 分, 称为心动过缓。

（1）窦性心动过缓（sinus bradycardia）：生理情况下, 见于熟睡时、长期从事重体力劳动的健康人及从事高强度运动项目的运动员；病理情况下, 见于病态窦房结综合征、胆汁淤积性黄疸、颅内压升高等。也可见于应用某些药物后, 如肾上腺素受体阻滞剂、拟胆碱能药物、非二氢吡啶类钙拮抗剂等。

（2）非窦性心动过缓：见于缓慢性心律失常患者, 如二度及三度房室传导阻滞等。二度房室阻滞时, 心动过缓, 心室律多不规整；三度房室阻滞时, 心动过缓更显著, 心室律规整。

（四）心律

心律（cardiac rhythm）是指心脏跳动的节律, 正常人心律基本规则。

1. 窦性心律不齐 部分青少年心律随呼吸改变, 吸气时心率增快, 呼气时减慢, 屏气后心律则变为较规则, 称为呼吸性窦性心律不齐, 一般无病理学意义。心率不受呼吸影响而呈现时快时慢, 屏气后心律不齐依然存在, 称为非呼吸性窦性心律不齐, 可见于洋地黄类药物过量或中毒、慢性心力衰竭、缺血性心脏病等。

2. 过早搏动 过早搏动（premature beat, 简称为早搏）是指起源于窦房结以外的异位起搏点提前发出的激动引起的心脏搏动, 亦称为期前收缩（premature systole）。在窦性心律的基础上, 提前出现一次心搏, 其后有一较长间歇, 过早搏动的第一心音明显增强, 第二心音减弱或消失, 此搏动对应的脉搏可触不到。根据异位起搏点的位置不同, 早搏分为房性、房室交界性、室性, 多见于器质性心脏病, 如冠心病、心肌炎、心脏瓣膜病等, 亦见于缺氧、酸中毒、电解质紊乱等病理因素时。房性及室性早搏可见于正常人, 多出现于情绪激动、劳累、饱食、饮酒时等, 可自行消失。根据早搏出现的频率, 分为偶发与频发。超过 5 次 / 分者称为频发早搏。早搏规律出现形成的心律, 称为联律, 每 1 次窦性搏动后出现 1 次早搏, 称为二联律（bigeminy）；每 2 次窦性搏动后出现 1 次早搏或 1 个窦性心搏后出现 2 次早搏, 如此连续出现 3 个及 3 个以上周期, 称为三联律（trigeminy）, 以此类推；1 个窦性心搏后出现 2 次早搏, 称为成对出现的早搏（couplets of premature complexes）。偶发早搏多无病理意义；频发早搏应首先排除器质性心脏病、各种病理因素及自主神经功能紊乱, 以免贻误治疗, 进展为更严重的心律失常。

3. 心房颤动 心房颤动（atrial fibrillation，简称房颤）是指心房肌发生的每分钟350~600次的节律绝对不规则的激动，其听诊特点是心律绝对不规则、第一心音强弱不等和脉搏短绌（pulse deficit，是指脉搏脱漏导致的脉率小于心率的现象，其产生机制是心房颤动时，心室收缩极不规则，过早的心室收缩使心室舒张期短而充盈不足，心排血量较少，不足以引起外周血管搏动）。心房颤动多见于心脏瓣膜病、高血压、高血压合并左心室肥大、心力衰竭、冠心病、甲状腺功能亢进症等。少数心房颤动者无任何病理性原因，称为特发性房颤（亦称为孤立性房颤）。

（五）心音

心音（heart sound）是心脏活动时产生的比较短暂的、独立的、强度与性质不同的可听到的声音。

1. 正常心音 每个心动周期有4个心音，按其出现的先后顺序，依次命名为第一心音（first heart sound，S_1）、第二心音（second heart sound，S_2）、第三心音（third heart sound，S_3）和第四心音（fourth heart sound，S_4）。通常情况下，借助于听诊器只能听到S_1、S_2，S_3可在部分青少年中闻及，S_4一般听不到，如听到S_4，多属病理性。可被听到的S_1和S_2构成一个完整的心脏活动周期，S_1代表心室收缩期的开始，S_2代表心室舒张期的开始，S_1到S_2之间为心室收缩期；S_2到下一心动周期的S_1之间为心室舒张期。其他心音和心脏杂音等均据此判断出现的时期。心音的产生机制和听诊特点，见表7-5。

表7-5　心音的产生机制和听诊特点

心音	产生机制	听诊特点
S_1	包含2个主要成分，即心室收缩开始二尖瓣关闭及三尖瓣关闭，瓣叶突然拉紧产生振动而发出声音，通常听诊仅为一个声音	音调较低钝，音响较强，持续较长（约0.1秒），在心尖部听诊最响，与心尖搏动基本同时出现
S_2	包含2个成分，即心室舒张开始，主动脉瓣和肺动脉瓣突然关闭，引起瓣膜振动所致。S_2的两个成分，主动脉瓣关闭在前，肺动脉瓣关闭在后，因其间距极小，听诊仅为一个声音	音调较高而脆，强度较S_1弱，持续时间较短（约0.08秒），在心底部最响，出现于心尖搏动之后
S_3	正常的S_3是心室舒张早期心室壁伸展突然受限所致；病理性S_3是由于心室快速充盈时心室的物理改变及容量增加，血液冲击心室壁使心室壁、腱索和乳头肌振动所致。出现在心室舒张早期	音调轻而低，持续时间短（约0.04秒），局限于心尖部及其内上方，仰卧位、呼气时较清楚
S_4	S_4均为病理性，由于增强的心房收缩使收缩期前心室扩张，心室以更大的力量进行收缩，房室瓣及其相关结构突然紧张、振动而产生，典型的病理学基础是心室肥大。出现在心室舒张晚期	低调、沉浊而弱，心尖部及其内侧较明显

心脏听诊最基本的技能是判定第一和第二心音，由此才能进一步确定杂音或额外心音所处的心动周期时相。通常情况下，第一心音与第二心音的区分不困难，主要区分点是：①S_1音调较S_2低，时限较长，在心尖区最响；S_2时限较短，音调较高，在心底部较响。②S_1至S_2的距离较S_2至下一心搏S_1的距离短。根据以上区分点仍不能区分S_1与S_2时，可借助下列两点进行区分：①心尖或颈动脉的向外搏动与S_1同步或几乎同步，其中利用颈动脉搏动判别S_1更为方便准确。②可先听心底部即肺动脉瓣区和主动脉瓣区，心底部的S_1与S_2易于区分，再将听诊器体件逐步移向心尖部，边移边顺序默数S_1、S_2节律，进而区分心尖部的S_1和S_2，该方法仅在心律规则时有助于判断S_1与S_2。

2. 心音改变及其临床意义

（1）心音强度改变：引起心音强度改变的因素有心外因素和心脏本身因素两个方面，另外，心音强度的改变亦可见于一些生理情况下。心外因素包括肺含气量多少、胸壁或胸腔病变、心包积液等；心脏本身因素主要有心肌收缩力、心室充盈程度（影响心室内压增加的速率）、瓣膜位置的高低、瓣膜的结构及活动性等。有些疾病心音强度的改变由多重因素所致。

1）第一心音强度的改变：主要决定因素是心室内压增加的速率，心室内压增加的速率越快，S_1 越强；其次受心室开始收缩时二尖瓣和三尖瓣的位置和其他因素影响。

S_1 增强：产生机制有心室充盈减少二尖瓣低位、心肌收缩力增强、心动过速等。二尖瓣狭窄时，由于心室充盈减慢且减少，心室开始收缩时二尖瓣位置低垂，同时由于心室充盈减少，心室收缩时左室内压上升加速和收缩时间缩短，造成瓣膜关闭振动幅度大，因而 S_1 亢进。但是，二尖瓣狭窄如果伴有严重的瓣叶纤维化或钙化，使瓣叶增厚、僵硬，瓣膜活动明显受限，则 S_1 反而减弱。心肌收缩力增强和心动过速引起的 S_1 增强，见于高热、贫血、甲状腺功能亢进症等。生理情况下 S_1 增强见于剧烈运动、情绪激动、饮酒、饮咖啡等导致交感神经张力增加时，因心肌收缩力增强、心率加快而导致 S_1 增强。

S_1 减弱：主要机制有心室过度充盈、心肌收缩力减弱、PR 间期延长等。二尖瓣关闭不全时，由于左心室舒张期过度充盈（包括由肺静脉回流的血液和收缩期反流入左房的血液），使二尖瓣漂浮，心室收缩前二尖瓣位置较高，关闭时振动幅度小，因而 S_1 减弱。另外，心电图 PR 间期延长（心室充盈时间充分）、主动脉瓣关闭不全等使心室充盈过度和二尖瓣位置较高，S_1 减弱。心肌收缩力减弱致 S_1 减弱，见于心肌梗死、心力衰竭、心肌炎及心肌病等。

S_1 强弱不等：发生机制是心律绝对不规则或完全性房室分离导致心室充盈不恒定。心房颤动时，由于心律绝对不规则，两次心搏相近时 S_1 增强，相距远时则 S_1 减弱；完全性房室传导阻滞时，出现完全性房室分离，当心室收缩正好出现在心房收缩之后（心电图上表现为 QRS 波接近 P 波出现）时，心室在相对未完全舒张、未充分充盈的情况下，急速的心室收缩使二尖瓣迅速和有力关闭，S_1 增强，称为"大炮音"（cannon sound）。

2）第二心音强度的改变：主要因素是体循环或肺循环压力的高低及半月瓣的病理改变。S_2 有两个成分，即主动脉瓣部分（A_2）和肺动脉瓣部分（P_2）。通常 A_2 在主动脉瓣区听诊最清楚，P_2 在肺动脉瓣区听诊最清楚，两者的强度因年龄而有变化，一般情况下，青少年 $P_2>A_2$，成年人 $P_2=A_2$，而老年人 $P_2<A_2$。

S_2 增强：发生机制主要是体循环或肺循环阻力增加。体循环阻力增高或血流增多时，主动脉压增高，主动脉瓣关闭有力，振动幅度大，引起 A_2 增强或亢进，可呈高调金属撞击音，向心尖及肺动脉瓣区传导，见于高血压、动脉粥样硬化。肺循环阻力增高或血流量增多时，肺动脉压力增高，P_2 亢进，向胸骨左缘第 3 肋间传导，见于肺源性心脏病、左向右分流的先天性心脏病（如房间隔缺损、室间隔缺损、动脉导管未闭等）、二尖瓣狭窄伴肺动脉高压等。

S_2 减弱：主要机制是体循环或肺循环阻力降低及半月瓣狭窄。体循环或肺循环阻力降低、血流减少、半月瓣钙化或严重纤维化时，分别导致 S_2 的 A_2 或 P_2 减弱，见于低血压、休克、主动脉瓣或肺动脉瓣狭窄等。

（2）心音性质改变：心肌严重病变时，S_1 失去原有性质且明显减弱，同时 S_2 也减弱，S_1、S_2 的音调变得很相似，听诊似一个心音，形成"单音律"。单音律的收缩期与舒张期时限几乎相等时，听诊似钟摆声，称为"钟摆律"；如伴有显著的心率增快，当超过 120 次 / 分时，听诊似胎心音，称为"胎心律"，见于大面积急性心肌梗死、重症心肌炎等，提示病情严重。

NOTE

（3）心音分裂：生理情况下，心室收缩与舒张时左右两个房室瓣与两个半月瓣的关闭并非绝对同步，一般三尖瓣关闭迟于二尖瓣 0.02~0.03 秒，肺动脉瓣关闭迟于主动脉瓣约 0.03 秒，此微小的时间差不能被人耳分辨，听诊仍为一个声音。当 S_1 或 S_2 的两个主要成分之间的间距延长时，听诊可闻及原有的一个心音分裂为两个声音的现象，称为心音分裂（splitting of heart sound）。

1）S_1 分裂：当左、右心室收缩明显不同步时，S_1 的两个成分相距 >0.03 秒，可出现 S_1 分裂，在心尖或胸骨左下缘听诊明显，一般不因呼吸而有变异，多由于心室电或机械活动延迟，使三尖瓣关闭明显迟于二尖瓣。电活动延迟见于完全性右束支传导阻滞，机械活动延迟见于肺动脉高压等，因导致右心室开始收缩时间明显晚于左心室，三尖瓣延迟关闭，引起 S_1 分裂。

2）S_2 分裂：当主动脉瓣及肺动脉瓣关闭明显不同步时（>0.035 秒），可出现第二心音分裂，较 S_1 分裂常见，以肺动脉瓣区明显。

生理性分裂（physiologic splitting）：由于深吸气时胸腔负压增加，肺血管床容积增加，肺动脉瓣关闭延迟。如果肺动脉瓣关闭明显迟于主动脉瓣关闭，在深吸气末出现 S_2 分裂，称为 S_2 生理性分裂，无病理学意义，多见于青少年。

持续性分裂（continuous splitting）：又称为宽分裂（general splitting），是临床上最常见的异常 S_2 分裂，存在不受呼吸时相的影响，吸气期及呼气期均可听到，但分裂的时间长短受呼吸影响，吸气时分裂变宽，呼气时变窄。由于右室排血时间延长引起的 S_2 分裂，见于二尖瓣狭窄伴肺动脉高压、肺动脉瓣狭窄、完全性右束支传导阻滞等；由于左室射血时间缩短，主动脉瓣关闭时间提前引起的 S_2 分裂，见于二尖瓣关闭不全、室间隔缺损等。

固定分裂（fixed splitting）：S_2 分裂的存在及间隔时间不受呼吸时相影响而固定不变，称为 S_2 固定分裂。房间隔缺损时，存在左向右的分流，呼气时右心房回心血量减少，左心房血液向右心房的分流增加，右心血流量增加，排血时间延长，肺动脉瓣关闭明显延迟，引起 S_2 分裂；吸气时，右心房回心血流量增加，右心房压力增高造成左向右分流减少，抵消了吸气导致的右心血流量的增加，使 S_2 分裂不受呼吸时相的影响，S_2 分裂的两个成分时距较固定。S_2 固定分裂是无并发症的先天性心脏病房间隔缺损的特征性体征。

逆分裂（reversed splitting）：又称为反常分裂（paradoxical splitting），是指主动脉瓣关闭迟于肺动脉瓣引起的 S_2 分裂。吸气时分裂变窄，呼气时变宽。S_2 逆分裂是病理性体征，见于完全性左束支传导阻滞。另外主动脉瓣显著狭窄或重度高血压时，由于左心室压力负荷增加及排血受阻，排血时间显著延迟，使主动脉瓣关闭明显延迟，也可出现 S_2 反常分裂（图 7-43）。

3. 额外心音　在正常 S_1、S_2 之外听到的附加心音，称为额外心音（extra cardiac sound）。额外心音（图 7-44）多数为病理

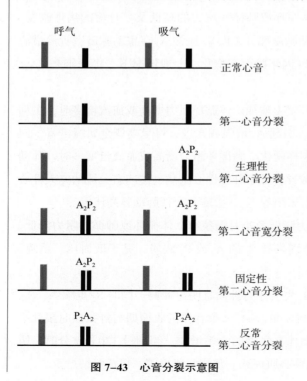

图 7-43　心音分裂示意图

性，大部分出现在 S_2 之后即心室舒张期，与原有的 S_1、S_2 构成三音律（triple rhythm），如奔马律、开瓣音和心包叩击音等；也可出现在 S_1 之后即心室收缩期，如收缩期喷射音。少数情况下可出现两个附加心音，与 S_1、S_2 构成四音律（quadruple rhythm）。

（1）舒张期额外心音

1）奔马律：由发生在舒张期的额外心音与 S_1、S_2 形成的三音心律，多伴有心率增快，类似马奔跑时的蹄声，故称为奔马律（gallop rhythm，GP）。奔马律是心肌严重损害的体征，按其出现时间的早晚分为舒张早期奔马律和舒张晚期奔马律。

舒张早期奔马律（proto diastolic gallop）：是最常见的病理性三音律，其本质为病理性 S_3，又称为第三心音奔马律或室性奔马律。常伴有心率增快，使 S_2 和 S_3 的间距与 S_1 和 S_2 的间距相仿，听诊音调低，强度弱。舒张早期奔马律

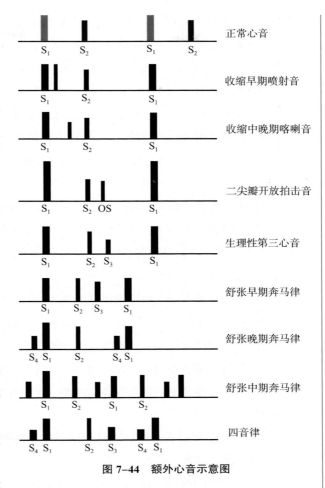

图 7-44　额外心音示意图

是由于心室舒张期负荷过重，心肌张力减低与顺应性减退，心室舒张时，心房的血液充盈心室，引起室壁振动所致。舒张早期奔马律可来源于左心室或右心室，以左心室奔马律多见。左心室舒张早期奔马律在心尖区稍内侧明显，呼气时响亮，提示有严重器质性心脏病，常见于心力衰竭、急性心肌梗死、重症心肌炎及扩张性心肌病等；右心室奔马律在胸骨下段左缘明显，吸气末响亮，提示右心室扩张及右心衰竭，见于肺动脉高压症、慢性肺源性心脏病等。

舒张晚期奔马律（late diastolic gallop）：为增强的 S_4，又称为收缩期前奔马律或房性奔马律。由于心室舒张末期压力增高或顺应性减退，心房为克服来自心室的充盈阻力，于舒张末期加强收缩而产生。听诊特点为音调较低，强度较弱，较接近 S_1（在 S_1 前约 0.1 秒），距 S_2 较远。来源于左心室的舒张晚期奔马律，在心尖部稍内侧听诊最清楚，左侧卧位及呼气末明显，提示左心室压力负荷过重及心室肥厚、严重心肌损害，多见于高血压性心脏病、肥厚型心肌病、主动脉瓣狭窄等。来源于右心室的舒张晚期奔马律在胸骨下段左缘处最清楚，见于肺动脉高压症、肺心病及肺动脉瓣狭窄等。

重叠型奔马律（summation gallop）：舒张早期和晚期奔马律同时存在，在心率增快或房室传导时间延长时，舒张早期及舒张晚期奔马律在舒张中期重叠出现，使额外音明显增强。当心率较慢时，两种奔马律可不发生重叠，听诊则为四音律，多见于心肌病及心力衰竭。

2）开瓣音：又称为二尖瓣开放拍击音（opening snap，OS）。二尖瓣狭窄时，舒张早期血液自高压力的左房迅速流入左室，二尖瓣瓣叶迅速开放后又因狭窄而突然停止继续开放，血流

NOTE

冲击瓣叶，使弹性尚好的瓣叶发生振动引起拍击样声音。出现于第二心音后 0.05~0.06 秒，音调高，历时短促而响亮，清脆，呈拍击样，在心尖区内侧较清楚。见于二尖瓣狭窄且瓣膜尚有一定弹性时。开瓣音的存在常作为二尖瓣瓣叶弹性及活动尚好的间接证据，是二尖瓣分离术适应证的重要参考指标。

3）心包叩击音：舒张早期心室快速充盈时，由于心包增厚或发生钙化，阻碍心室舒张以致心室在舒张过程中被迫骤然停止，导致室壁振动而产生的声音，为心包叩击音（pericardial knock）。在 S_2 后 0.09~0.12 秒出现，较响亮而短促，在心尖区及胸骨下段左缘最清楚，见于缩窄性心包炎。

4）肿瘤扑落音（tumor plop）：心房黏液瘤患者，黏液瘤在舒张期随血流进入左室，碰撞房、室壁和瓣膜，瘤蒂柄突然被拉紧产生振动形成肿瘤扑落音（tumor plop）。出现在 S_2 后 0.08~0.12 秒出现，声音与开瓣音相似，但音调较低，在心尖区或其内侧、胸骨左缘第 3、4 肋间最清楚，随体位变化听诊部位可发生改变。

（2）收缩期额外心音：收缩期出现的额外心音，可发生于收缩早期及中、晚期。

1）收缩早期喷射音（early systolic ejection sound）：产生机制为扩大的肺动脉或主动脉在心室射血时动脉壁产生振动，或在主、肺动脉压力增高的情况下，半月瓣瓣叶用力开启，或狭窄的瓣叶在开启时突然受限产生振动所致。为高频的爆裂样声音，音调高、短促而清脆，紧接于 S_1 后 0.05~0.07 秒出现，在心底部最清楚。根据发生部位分为肺动脉收缩期喷射音和主动脉收缩期喷射音。

肺动脉收缩期喷射音：在肺动脉瓣区最响，吸气时减弱，呼气时增强，见于肺动脉高压症、原发性肺动脉扩张、轻中度肺动脉瓣狭窄、房间隔缺损及室间隔缺损等。

主动脉收缩期喷射音：在主动脉瓣区听诊最响，不受呼吸影响，见于高血压、主动脉瘤、主动脉瓣狭窄、主动脉瓣关闭不全及主动脉缩窄等。当瓣膜钙化或活动明显减弱时，此喷射音可消失。

2）收缩中、晚期喀喇音（mid and late systolic click）：出现在 S_1 后 0.08 秒者称收缩中期喀喇音，0.08 秒以后者为收缩晚期喀喇音。音调高、短促而清脆，在心尖区及其稍内侧最清楚，改变体位时出现的时间可发生变化，下蹲位可使喀喇音出现时间延迟，从下蹲到直立位可使喀喇音出现时间提前。喀喇音由房室瓣（多数为二尖瓣）在收缩中、晚期脱入左房，瓣叶及其腱索突然被拉紧产生振动所致。二尖瓣脱垂可造成二尖瓣关闭不全，血液由左室反流至左房，可同时伴有收缩晚期杂音，称为二尖瓣脱垂综合征，见于二尖瓣脱垂、乳头肌功能不全、肥厚型心肌病等。

（3）医源性额外音：人工器材置入心脏后产生的额外心音，称为医源性额外音，常见的医源性额外音有两种，即人工瓣膜音和人工起搏音。

1）人工瓣膜音：在置入人工金属瓣后，可产生瓣膜开关时撞击金属支架所产生的金属乐音，音调高、响亮而短促。人工二尖瓣关瓣音在心尖部最响，而开瓣音在胸骨左下缘最明显。人工主动脉瓣开瓣音在心底及心尖部均可听到，而关瓣音则仅在心底部可闻及。

2）人工起搏音：安置人工心脏起搏器后，可出现两种额外音：①起搏音：发生于 S_1 前 0.08~0.12 秒，高频而短促，带有喀喇音性质，在心尖区内侧或胸骨左下缘最清楚，为起搏电极发放的脉冲电流刺激心内膜或心外膜电极附近的神经组织，引起局部心肌收缩，同时起搏电极在心腔内摆动，产生振动所致。②膈肌音：发生在 S_1 之前，伴上腹部肌肉收缩，为起搏电极发放的脉冲电流刺激膈肌或膈神经，引起膈肌收缩所产生。

额外心音听诊特点及临床意义，见表 7-6。

表 7-6 常见额外心音听诊特点及临床意义

额外心音	听诊部位	性质	时间	临床意义
舒张早期奔马律	左室奔马律位于心尖部，右室奔马律位于胸骨下段左缘	音调低，强度弱	舒张早期	左室奔马律提示心肌损伤，见于心力衰竭、急性心肌梗死、重症心肌炎、扩张性心肌病等；右室奔马律提示右心室扩张及右心衰竭，见于肺动脉高压症、慢性肺源性心脏病等
舒张晚期奔马律	左室奔马律在心尖部稍内侧最清楚，右室奔马律在胸骨下段左缘最清楚	音调较低，强度较弱	舒张晚期，S_1 前约 0.1 秒	左室奔马律提示左心室压力负荷过重及心室肥厚、严重心肌损害，见于高血压性心脏病、肥厚型心肌病、主动脉瓣狭窄等；右室奔马律见于肺动脉高压症、肺心病及肺动脉瓣狭窄等
开瓣音	心尖区内侧较清楚	音调高，响亮清脆，呈拍击样	舒张早期，S_2 后 0.05~0.06 秒	二尖瓣狭窄且瓣膜尚有一定弹性时
心包叩击音	心尖区及胸骨下段左缘最清楚	较响，短促	舒张早期，S_2 后 0.09~0.12 秒	缩窄性心包炎
肿瘤扑落音	心尖区或其内侧、胸骨左缘第 3、4 肋间最清楚	与开瓣音相似，但音调较低，随体位改变	S_2 后 0.08~0.12 秒	心房黏液瘤
收缩早期喷射音	心底部，主动脉瓣区或肺动脉瓣区	音调高、清脆短促的高频爆裂样声音	紧跟 S_1 后 0.05~0.07 秒	肺动脉瓣区者见于肺动脉高压症、原发性肺动脉扩张、肺动脉瓣狭窄、房间隔缺损等；主动脉瓣区者见于高血压、主动脉瘤、主动脉瓣狭窄等
收缩中晚期喀喇音	心尖部或其内侧	高调、短促、清脆，可伴收缩晚期杂音	S_1 后 0.08 秒或以上	二尖瓣脱垂、乳头肌功能不全、肥厚型心肌病等

（六）心脏杂音

心脏杂音（cardiac murmur）是出现于心脏收缩或舒张过程中的具有不同频率、不同强度、持续时间较长的夹杂声音。心脏杂音可与心音分开或相连续，甚至完全掩盖心音。杂音对于心脏病的诊断具有重要价值，尤其对心脏瓣膜病及某些先天性心脏病的诊断有重要意义。

1. 心脏杂音的产生机制 正常血流呈层流状态，中央部分流速最快，越远离中央部分越慢，边缘部分最慢。层流状态下的血流不发出声音。当心脏血管结构异常、血流动力学或血黏度改变时，层流可变为湍流（或旋涡）而冲击心壁、血管壁、瓣膜等，使之振动而产生杂音。具体机制如下（图 7-45）：

（1）血流加速：血液在管径、黏度系数不变的情况下，由层流变为湍流的因素主要是血流的速度，该速度是固定的（72cm/s）。当血流加速达到或超过该速度时，则产生湍流场，使心壁和血管壁发生振动而导致杂音。此时即使没有瓣膜或血管病变也可产生杂音或使原来的杂音增强。这种情况见于剧烈运动、高热、严重贫血、甲状腺功能亢进症等。

（2）瓣膜口、大血管通道狭窄：血流通过狭窄部位形成湍流场而产生杂音。瓣膜口器质性狭窄见于心脏瓣膜病如二尖瓣狭窄、主动脉瓣狭窄、肺动脉瓣狭窄等。相对性狭窄是指心室腔

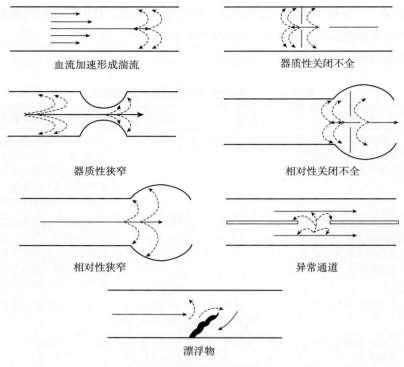

图 7-45　心脏杂音产生机制示意图

或大血管扩张所致瓣口相对狭窄，而瓣膜本身并无病变。大血管通道狭窄常见于先天性主动脉缩窄等。梗阻性肥厚型心肌病所致的流出道梗阻也可因类似机制导致杂音产生。

（3）瓣膜关闭不全：血流通过关闭不全的瓣膜而反流，产生湍流场导致杂音。器质性关闭不全如风湿性二尖瓣关闭不全、主动脉瓣关闭不全等。相对性关闭不全时，瓣膜本身并无病变，可见于：①心腔扩大使乳头肌及腱索向两侧推移，如扩张型心肌病。②乳头肌缺血使乳头肌、腱索张力不足而在心室最大排血期发生二尖瓣脱垂，如冠心病。③大血管扩张使瓣膜肌环扩大，如主动脉硬化、高血压病等。

（4）异常血流通道：心脏或大血管间存在异常通道，血液分流形成湍流场而出现杂音。常见于室间隔缺损、动脉导管未闭及动-静脉瘘等。

（5）心腔内漂浮物：如心内膜炎时的瓣叶赘生物、心室内乳头肌或腱索断裂的残端漂浮等，可扰乱血液层流，产生湍流场而出现杂音。

（6）大血管瘤样扩张：血流自正常的血管腔流入瘤样扩大的部分时会形成湍流场而出现杂音，主要见于动脉瘤。

2. 心脏杂音的特性与听诊要点　听到杂音时，应根据以下要点来分析判断杂音的临床意义。

（1）最响的部位：杂音的最响部位因其产生部位及血流方向的不同而不同。一般来说，在某瓣膜听诊区最响的杂音来源于该瓣膜的病变。例如，杂音在心尖部最响，提示病变在二尖瓣；杂音在胸骨左缘第 2 肋间最响，则提示病变在肺动脉瓣。胸骨右缘第 2 肋间处的收缩期杂音常提示主动脉瓣狭窄，胸骨左缘 3、4 肋间听到响亮粗糙的收缩期杂音则可能为室间隔缺损。

（2）出现的时期：不同病变产生的杂音在心动周期中出现的时期不同。根据杂音出现的不同时期，可分为：

收缩期杂音（systolic murmur，SM）：出现在 S_1 与 S_2 之间的杂音。

舒张期杂音（diastolic murmur，DM）：出现在 S_2 与下一心动周期的 S_1 之间的杂音。

连续性杂音（continuous murmur，CM）：连续出现于收缩期及舒张期的杂音，其间无间歇，杂音性质一致，且 S_2 常被杂音掩盖。

双期杂音（biphase murmur，BM）：一个瓣膜听诊区同时出现收缩期与舒张期杂音，但其间有间歇，可听到 S_2，且杂音性质多不相同。

杂音出现的时期与最响的部位相结合，可提示病变的性质。如收缩期杂音在房室瓣区最响，提示相应房室瓣的关闭不全，若在动脉瓣区最响，则提示相应动脉瓣的狭窄，常见于二、三尖瓣关闭不全，主、肺动脉瓣狭窄等。收缩期杂音还可见于房室间隔缺损或心室流出道狭窄等。如舒张期杂音在房室瓣区最响，提示相应房室瓣的狭窄，若在动脉瓣区最响，则提示相应动脉瓣的关闭不全，常见于二、三尖瓣狭窄，主、肺动脉瓣关闭不全等。双期杂音则提示相应瓣膜同时存在两种性质不同的病变（狭窄伴关闭不全）。连续性杂音见于动脉导管未闭或动 - 静脉瘘等。听诊时应注意连续性杂音与双期杂音相区别。

临床上，舒张期杂音和连续性杂音均为病理性，而收缩期杂音则有很多是功能性的。

根据在收缩期或舒张期出现的早与晚，杂音可进一步分为早期、中期、晚期或全期杂音。例如，二尖瓣关闭不全的收缩期杂音可占据整个收缩期，并可遮盖 S_1 甚至 S_2，称全收缩期杂音（holosystolic murmur）；二尖瓣狭窄的舒张期杂音常出现在舒张中晚期；主动脉瓣关闭不全的舒张期杂音则出现在舒张早期，也可为舒张早中期或全期；肺动脉瓣狭窄的收缩期杂音常为收缩中期杂音。

（3）性质：指不同的杂音所表现出的不同的音调与音色。临床上习惯用生活中熟悉的声音形容杂音的音色，一般分为吹风样、隆隆样（或雷鸣样）、叹气样（或哈气样）、机器声样及乐音样等；常用柔和、粗糙形容杂音的音调，器质性杂音多粗糙，功能性杂音则较柔和。杂音的不同音色与音调，反映不同的病理变化，临床可据此推断病变的不同。如心尖区粗糙的吹风样全收缩期杂音，常提示器质性二尖瓣关闭不全；心尖区柔和的收缩期吹风样杂音（blowing murmur）常为功能性杂音；心尖区舒张中晚期隆隆样杂音（rumbling murmur）是二尖瓣狭窄的特征性杂音；主动脉瓣第二听诊区舒张期叹气样杂音（sighing murmur），见于主动脉瓣关闭不全；胸骨左缘第 2 肋间及其附近连续性机器声样杂音（machinery murmur），见于动脉导管未闭；乐音样杂音（music murmur）听诊时其音色如海鸥鸣或鸽鸣样，常见于感染性心内膜炎及梅毒性主动脉瓣关闭不全。感染性心内膜炎时，由于赘生物生长或脱落、瓣膜穿孔、腱索断裂等，在病程中杂音性质多发生改变。

（4）强度与形态：杂音的强度（响度）与下列因素有关：①狭窄程度：一般而言，狭窄越重则杂音越强。但当极度狭窄以致通过的血流极少时，杂音反而减弱或消失。②血流速度：血流速度越快，杂音越强。③狭窄口两侧压力差：压力差越大，杂音越强。如风湿性二尖瓣狭窄伴心衰时，心肌收缩力减弱，狭窄口两侧压力差减小，血流速度减慢，杂音减弱甚至消失，当心功能改善后则两侧压力差增大，血液加快，杂音复又增强。④胸壁厚薄：胸壁薄者杂音较强，胸壁厚者杂音较弱。

收缩期杂音的强度一般采用 Levine 6 级分级法。

1/6 级：很轻很弱，占时很短，初次听诊不易察觉，易被忽视，须仔细听诊才能听到。

2/6 级：较易听到的弱杂音，初听时即可察觉。

3/6 级：中等响亮，不太注意听时也可听到。

4/6 级：较响亮，常伴有震颤。

5/6 级：很响亮，震耳，但听诊器稍离胸壁则听不到，伴明显震颤。

6/6 级：极响亮，即使听诊器稍离胸壁也能听到，有强烈的震颤。

一般而言，3/6 级及其以上的收缩期杂音多为器质性的。但应注意，杂音的强度不一定与病变的严重程度成正比。病变较重时，杂音可能较弱，病变较轻时也可能听到较强的杂音。因此，应该结合杂音的具体部位、性质、粗糙程度、传导远近等，综合判断，以辨别杂音为功能性或器质性。

杂音的形态是指在心动周期中杂音强度的变化规律。从心音图记录中，可以清楚地看到杂音的形态（图 7-46），通过听诊亦可加以辨别。常见的杂音形态有：①递增型杂音（crescendo murmur）：杂音由弱渐强，如二尖瓣狭窄的舒张中晚期杂音。②递减型杂音（decrescendo murmur）：杂音由较强逐渐减弱，如主动脉瓣关闭不全的舒张期杂音。③递增 - 递减型杂音（crescendo-decrescendo murmur）：又称菱形杂音，杂音由弱渐强，再由强渐弱，如主动脉瓣狭窄的收缩期杂音。④连续型杂音（continuous murmur）：杂音在收缩期（S₁ 后）开始，先弱然后逐渐增强，到 S₂ 处达最高峰，舒张期开始逐渐减弱直到下一个 S₁ 之前，形成大的菱形杂音，如动脉导管未闭的连续性杂音。⑤一贯型杂音（plateau murmur）：强度大体保持一致，如二尖瓣关闭不全的收缩期杂音。

（5）传导方向：杂音常沿着产生该杂音的血流方向传导，亦可借周围组织向外扩散，因而不同的杂音有不同的传导方向。杂音越响亮则传导的范围越广泛。

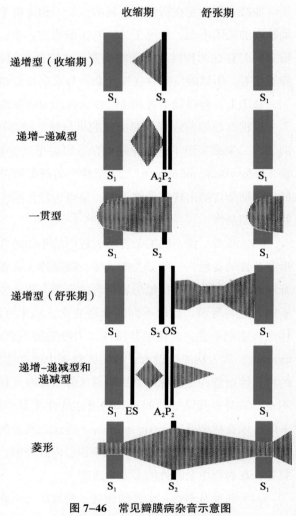

图 7-46　常见瓣膜病杂音示意图
（OS 为开瓣音，ES 为收缩期喷射喀喇音）

传导明显的杂音：二尖瓣关闭不全的收缩期杂音在心尖部最响，可向左腋下及左肩胛下角处传导；主动脉瓣关闭不全的舒张期杂音在主动脉瓣第二听诊区最响，向胸骨下端或心尖部传导；主动脉瓣狭窄的收缩期杂音以主动脉瓣区最响，可向上传至颈部及胸骨上窝。

较局限的杂音：二尖瓣狭窄的舒张期杂音常局限于心尖部；肺动脉瓣狭窄的收缩期杂音常局限于胸骨左缘第 2 肋间；室间隔缺损的收缩期杂音常局限于胸骨左缘第 3、4 肋间。

杂音传导越远，声音越弱，但杂音的性质保持不变。如果在两个瓣膜听诊区分别听到不同性质和（或）不同时期的杂音时，应判断为两个瓣膜同时有病变。如果在心前区两个部位都听到同性质和同时期的杂音时，则应辨别杂音是来自一个瓣膜听诊区还是两个瓣膜听诊区，其方法是将听诊器由一个瓣膜听诊区向另一个瓣膜听诊区逐渐移动，若杂音逐渐减弱则可能为杂音最响处的相应瓣膜有病变（寸移法）；如果杂音逐渐减弱，但当移近另一瓣膜听诊区时杂音又增强，则可能为两个瓣膜均有病变。

（6）体位的影响：采取某一特定的体位或体位改变可使某些杂音减弱或增强，有助于病变部位的诊断。例如，左侧卧位可使二尖瓣狭窄的舒张中晚期隆隆样杂音更明显；上半身前倾坐位时主动脉瓣关闭不全的舒张期叹气样杂音更易于听到；从卧位或下蹲位迅速起立，使瞬间回心血量减少，从而使二尖瓣、三尖瓣、主动脉瓣关闭不全和肺动脉瓣狭窄与关闭不全的杂音均减轻，而梗阻性肥厚型心肌病的杂音相反，迅速起立时增强，下蹲时减弱。

（7）呼吸的影响：深吸气时胸腔内压下降，静脉回心血量增多，右心排血量增加，且深吸气时心脏沿长轴有顺钟向转位，从而使右心相关瓣膜（三尖瓣、肺动脉瓣）的杂音增强。深呼气时胸腔内压上升使肺循环血液更多地回流入左心，且深呼气时心脏沿长轴有逆钟向转位，使左心相关瓣膜（二尖瓣、主动脉瓣）的杂音增强。深吸气后紧闭声门，用力做呼气动作（Valsalva 动作）时，胸腔内压增加，回心血量减少，则经瓣膜产生的杂音一般都减弱，而梗阻性肥厚型心肌病的杂音则增强。

（8）运动的影响：运动后心率加快，心搏增强，增加循环血流量及流速，在一定范围内可使杂音增强。例如，运动可使二尖瓣狭窄的舒张中晚期杂音增强。

3. 杂音的临床意义　杂音的听诊是心血管疾病检体中最重要的内容之一，尤其对于心脏瓣膜器质性损害或心血管先天性、后天性结构改变的诊断与鉴别诊断有重要价值。但有杂音不一定有心脏病，有心脏病也可无杂音。

各瓣膜听诊区听到的心脏杂音可分为功能性和病理性两大类。功能性心脏杂音常发生于一些全身性疾病的高心排量状态下，如高热、严重贫血、甲状腺功能亢进症等，以及部分正常人和某些生理状况如青少年、剧烈运动后等，后者又称为生理性杂音。病理性心脏杂音是由瓣膜器质性损害或心血管先天性、后天性变异所产生的杂音，又分为器质性和相对性，其中器质性杂音由瓣膜器质性狭窄或关闭不全产生，相对性杂音则是由心腔、大血管扩张导致的瓣膜相对性狭窄或关闭不全所产生，瓣膜本身是正常的。

（1）收缩期杂音：收缩期杂音是临床最常见的杂音，以功能性多见。功能性与器质性收缩期杂音的鉴别具有重要意义（表 7-7）。

表 7-7　器质性与功能性收缩期杂音的鉴别

	器质性	功能性
部位	任何瓣膜听诊区	肺动脉瓣区和（或）心尖部
持续时间	长，常占全收缩期，可遮盖 S_1	短，不遮盖 S_1
性质	吹风样，粗糙	吹风样，柔和
传导	较广而远	比较局限
强度	常在 3/6 级或以上	一般在 2/6 级或以下
心脏大小	有心房和（或）心室增大	正常

NOTE

1）二尖瓣区：心尖部收缩期杂音可由器质性或相对性二尖瓣关闭不全引起，亦可能是功能性的。临床上以功能性多见。

器质性：常见于风湿性心瓣膜病（约占二尖瓣关闭不全的 1/3）、冠心病乳头肌功能不全、二尖瓣环退行性变。此外，还可见于 Marfan 综合征等导致的二尖瓣脱垂、感染性心内膜炎瓣叶破坏、先天性心脏病心内膜垫缺损合并二尖瓣前叶裂等。杂音为粗糙吹风样，响亮，高调，多在 3/6 级以上，往往占据全收缩期，可掩盖 S_1，向左腋下传导，呼气末增强，左侧卧位时更清楚。

相对性：主要见于左心室增大或伴左心衰竭导致二尖瓣环扩大引起的相对性关闭不全，如高血压性心脏病、急性风湿热、扩张型心肌病及贫血性心脏病等。杂音为 3/6 级以下柔和的吹风样收缩期杂音，传导不明显。

功能性：见于运动、发热、贫血、妊娠、甲状腺功能亢进症等，与心肌收缩力增强和血流加速有关。一般为 2/6 级或以下柔和的吹风样收缩期杂音，较局限，不传导，病因去除后杂音消失。部分健康人运动后也可出现二尖瓣区功能性收缩期杂音，休息后可以减弱或消失。

2）主动脉瓣区：主动脉瓣区收缩期杂音为器质性或相对性主动脉瓣狭窄所致。

器质性：多见于各种病因的主动脉瓣狭窄，包括风湿性（瓣叶交界处粘连融合、纤维化、僵硬、钙化和挛缩畸形）、先天性畸形（二叶式主动脉瓣是成人孤立性主动脉瓣狭窄的常见原因）和退行性老年钙化性主动脉瓣狭窄（为 65 岁以上老人单纯性主动脉瓣狭窄的常见原因，常伴二尖瓣环钙化）。杂音为喷射性，响亮而粗糙，呈递增 – 递减型，沿大血管向颈部传导，常伴有收缩期震颤，可有收缩早期喷射音，伴 A_2 减弱。

相对性：见于主动脉粥样硬化、高血压性心脏病等引起的主动脉扩张。杂音柔和或粗糙，常有 A_2 增强。

3）肺动脉瓣区：肺动脉瓣区收缩期杂音可由器质性或相对性肺动脉瓣狭窄引起，但以功能性杂音多见。

器质性：见于肺动脉瓣狭窄，多为先天性。杂音呈喷射性，粗糙，强度在 3/6 级以上，呈递增 – 递减型，常伴收缩期震颤，可有收缩早期喷射音，伴 P_2 减弱。

相对性：见于二尖瓣狭窄、房间隔缺损等，由于肺淤血或肺动脉高压导致肺动脉扩张，引起相对性肺动脉瓣狭窄。杂音时限较短，较柔和，伴 P_2 增强。

功能性：非常多见，尤其儿童与青少年的生理性杂音，呈柔和、吹风样，强度在 2/6 级以下，时限较短。在部分发热、贫血、甲状腺功能亢进症患者亦可听到这一杂音，病因去除后杂音消失。

4）三尖瓣区：三尖瓣区收缩期杂音以相对性三尖瓣关闭不全为主，器质性三尖瓣关闭不全极少见。

相对性：见于右心室扩大导致的相对性三尖瓣关闭不全，如二尖瓣狭窄伴右心衰竭。为吹风样全收缩期杂音，多呈递减型，吸气时增强，一般在 3/6 级以下，可随病情好转、心腔缩小而减弱或消失。右室明显扩大时杂音可传至心尖区，但一般不向左腋下传导，可与二尖瓣关闭不全的杂音相鉴别。

器质性：听诊特点同相对性杂音，可伴颈静脉搏动及肝脏收缩期搏动。

5）其他部位收缩期杂音：主要见于室间隔缺损和梗阻性肥厚型心肌病。

室间隔缺损：胸骨左缘第 3、4 肋间响亮而粗糙的全收缩期杂音伴震颤，不向左腋下传导。

梗阻性肥厚型心肌病：胸骨左缘第 3、4 肋间闻及粗糙的喷射性收缩期杂音，心尖部也常可听到收缩期杂音。

（2）舒张期杂音：均为病理性，分为器质性和相对性两种。

1）二尖瓣区：心尖部舒张期杂音由器质性或相对性二尖瓣狭窄引起。

器质性：主要见于风湿性二尖瓣狭窄，少数因瓣膜退行性变、纤维化、钙化致二尖瓣开放不良，罕见于先天性畸形。杂音为舒张中晚期隆隆样，呈递增型，音调较低而局限，左侧卧位呼气末时较清楚，常伴有 S_1 亢进、开瓣音、P_2 亢进伴分裂以及心尖部舒张期震颤。

相对性：主要见于主动脉瓣关闭不全所致二尖瓣开放不良（左室舒张期容量负荷过高，及主动脉瓣反流入左心室的血流将二尖瓣前叶冲起，使二尖瓣基本处于半关闭状态）时出现的相对性二尖瓣狭窄，此心尖部舒张期杂音称为奥斯汀 – 弗林特杂音（Austin-Flint murmur）。多为柔和的舒张中期杂音，不伴有 S_1 亢进、P_2 亢进、开瓣音和舒张期震颤。此外，也见于其他原因所致的左心室扩大、二尖瓣口流量增加等情况。

2）主动脉瓣区：主动脉瓣舒张期杂音见于器质性或相对性主动脉瓣关闭不全。

器质性：常见于风湿性主动脉瓣关闭不全、感染性心内膜炎（瓣叶破损或穿孔、纤维化和挛缩以及赘生物影响瓣叶闭合），也见于梅毒、二叶式主动脉瓣、Marfan 综合征及特发性主动脉瓣脱垂等所致的主动脉瓣关闭不全。杂音为叹气样，呈递减型，主动脉瓣第二听诊区最强，可传至胸骨下端左侧或心尖部，前倾坐位、深呼气末屏住呼吸时最易听到，伴 A_2 减弱及周围血管征。

相对性：常见于严重高血压和（或）动脉粥样硬化导致升主动脉根部扩张（或升主动脉瘤）及左心室扩大导致主动脉瓣相对性关闭不全。杂音柔和，时限较短，伴 A_2 亢进，主动脉瓣区最清楚。

3）肺动脉瓣区：器质性肺动脉瓣关闭不全极少，多由相对性肺动脉瓣关闭不全所引起，常见于二尖瓣狭窄、肺心病等，伴明显肺动脉高压。杂音为叹气样，柔和，呈递减型，卧位吸气末增强，紧接 S_2 肺动脉瓣成分出现，常伴 P_2 亢进，称为格雷厄姆 – 斯蒂尔杂音（Graham-Steell murmur），胸骨左缘 2、3 肋间隙容易听到，可传至胸骨左缘第 4 肋间隙。

4）三尖瓣区：三尖瓣狭窄极少见。局限于胸骨左缘第 4、5 肋间隙，为低调隆隆样杂音。

（3）连续性杂音：血流在整个心动周期中持续地从高压处流向低压处，则产生连续性杂音。常见于先天性心脏病动脉导管未闭，亦可见于动 – 静脉瘘等。

动脉导管未闭：主动脉内的血压无论是收缩期还是舒张期都高于肺动脉，因此，无论收缩期或舒张期，血液不断地从主动脉经过未闭的动脉导管进入肺动脉，产生湍流场而形成杂音。杂音呈连续、粗糙的类似机器转动的声音，在胸骨左缘第 2 肋间隙及其附近听到，向左锁骨下与左颈部传导。杂音在 S_1 后开始，呈递增型，至收缩晚期达高峰，与 S_2 连续，在舒张早、中期递减，从而形成一个持续于整个心动周期的大菱形杂音，菱峰在 S_2 处，往往掩盖 S_2（图 7-46），常伴有连续性震颤。

动 – 静脉瘘、主 – 肺动脉间隔缺损等：动 – 静脉瘘在病变部位可听到连续性杂音；主 – 肺动脉间隔缺损杂音听诊位置较动脉导管未闭稍低，约在胸骨左缘第 3 肋间。

冠状动 – 静脉瘘、冠状动脉瘤破裂：也可出现连续性杂音，但前者杂音柔和，后者有冠状动脉瘤破裂的急性病史。

（七）心包摩擦音

心包炎时，心包脏层与壁层由于生物或理化因素致纤维蛋白沉积而粗糙，以致在心脏搏动过程中互相摩擦而产生振动，传至胸壁，听诊检查到的即为心包摩擦音（pericardial friction sound）。见于结核性、化脓性等感染性心包炎和急性非特异性心包炎，也可见于风湿性病变、急性心肌梗死、尿毒症、心包原发或继发性肿瘤和系统性红斑狼疮等非感染性情况。心包摩擦音与心搏一致，音质粗糙，高调，呈搔抓样，类似纸张摩擦的声音或用指腹摩擦耳郭声，近在耳边，通常在胸骨左缘3、4肋间隙处（心包裸区）较易听到，坐位前倾及呼气末更明显。典型心包摩擦音呈三相，即心房收缩–心室收缩–心室舒张期，但多为心室收缩–心室舒张的双期摩擦音，有时可仅出现在收缩期。当心包积液达到一定量后，心包摩擦音即可消失。

心包摩擦音与胸膜摩擦音的区别是：屏住呼吸时胸膜摩擦音消失，而心包摩擦音仍然存在。当胸膜炎累及壁层心包或壁层心包发炎累及胸膜时，可产生心包–胸膜摩擦音。心包–胸膜摩擦音在心脏左下界或心尖部最清楚，且深吸气时更明显，屏住呼吸和呼吸时均可听到。

五、血管检查

（一）视诊

1. 肝–颈静脉反流征　患者半卧位，观察其平静呼吸时的颈静脉充盈度，然后用手掌紧贴其右上腹肝区，逐渐加压，持续至少10s（图7-47）。如见患者颈静脉充盈度持续明显增加，称为肝–颈静脉反流征（hepatojugular reflux sign）阳性，亦称为腹–颈静脉回流征（abdominal-jugular reflux sign）阳性，提示肝脏淤血，是右心衰竭的重要早期征象，亦见于肺动脉高压、心包积液及缩窄性心包炎。其发生机制是压迫淤血的肝脏可使回流至下腔静脉和右心房的血量增加，但因右心房淤血或右心室舒张受限，

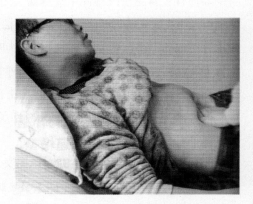

图7-47　肝–颈静脉反流征检查示意图

不能完全接受回流的血量，致颈静脉血量增多、压力升高而充盈更加明显。

2. 毛细血管搏动征　用手指轻压患者指甲床末端，或以干净玻片轻压患者口唇，如见到红白交替的、与患者心搏一致的节律性微血管搏动现象，称为毛细血管搏动征（capillary pulsation sign）阳性（图7-48）。主动脉瓣关闭不全时可见这一现象，其他脉压增大的疾病，

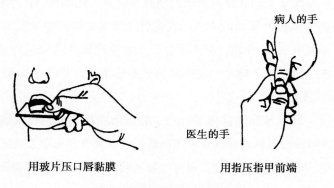

用玻片压口唇黏膜　　　　　用指压指甲前端

图7-48　毛细血管搏动征检查示意图

如严重贫血、甲状腺功能亢进症等，亦可出现毛细血管搏动征。

（二）触诊

血管触诊包括动脉触诊和静脉触诊，临床较为常用的是动脉触诊。一般选择较浅表的动脉进行触诊，如桡动脉。必要时可检查颞动脉、耳前动脉、肱动脉、股动脉、足背动脉等。

1. 触诊方法　通常用食指、中指及环指的指腹（互相靠拢）平放于近手腕处的桡动脉上，进行细致触诊。

首先应注意对比两侧脉搏的大小及出现的时间是否相同。生理情况下，两侧差异很小，某些病理情况下可有明显差异。如上肢无脉型多发性大动脉炎时，两侧桡动脉强弱大小不等；主动脉弓动脉瘤时，左侧脉搏的出现可能较右侧为晚。检查脉搏时，还需注意脉搏的速率、节律、紧张度、强弱、动脉壁的情况（见第四章一般检查）以及脉搏的波形。

2. 临床常见异常脉波　脉波指脉搏的波形，由心脏收缩与舒张时动脉内的压力变化所形成，可由脉波仪描记，也可由触诊感知。正常脉波由升支（叩击波）、波峰（潮波）和降支（重搏波）三部分构成。叩击波发生在收缩早期，由左心室射血冲击主动脉壁所致；波峰又称潮波，出现在收缩中晚期，系血液向动脉远端流动时，部分逆流冲击动脉壁所引起；降支发生在舒张期，主动脉瓣关闭时，血流由外周向近端（主动脉根部）折回后又再次流向外周动脉，形成降支上的切迹，称重搏波。了解脉波变化有助于心血管疾病的诊断。仔细地触诊动脉，可发现各种异常脉波（图 7-49）。

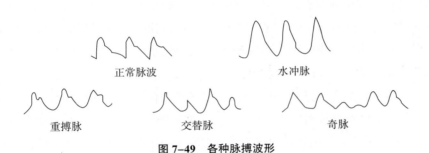

正常脉波　　　　　水冲脉

重搏脉　　　　交替脉　　　　　奇脉

图 7-49　各种脉搏波形

（1）水冲脉：脉搏骤起骤降，急促而有力。脉波图上可见脉波上升支骤起达到高于正常的高度，其顶峰持续时间极短，降支骤然下降（图 7-49）。这是由于左心室排血时，周围动脉的充盈阻力极低，患者血压表现为收缩压增高或偏高、舒张压降低而脉压增大。常见于主动脉瓣关闭不全、发热、甲状腺功能亢进症、严重贫血、动脉导管未闭等。检查时，检查者用手紧握患者手腕掌面，使自己掌指关节的掌面部位紧贴患者桡动脉，将患者的上肢高举过头，则水冲脉（water-hammer pulse）更易触知。

（2）交替脉：为一种节律正常而强弱交替的脉搏（图 7-49）。如测量血压可发现强弱脉搏间有 10~30mmHg 的压力差。目前认为交替脉（pulsus alternans）的产生是由于左室心肌丧失同步收缩性能，当部分心肌纤维发生收缩、部分心肌仍处于相对不应期而恢复时间延长则产生弱脉，大部或全部心室肌同步收缩则产生强脉。交替脉的出现表示心肌受损，为左室衰竭的重要体征，常见于急性心肌梗死、重症心肌炎或高血压性心脏病、主动脉瓣关闭不全等。

（3）重搏脉：正常脉波的降支上可见重搏波，此波一般不能触及。在某些病理情况下，此波增高而可触及，即为重搏脉（dicrotic pulse）（图 7-49）。重搏脉的产生机制可能是在血管紧张度降低的情况下，心室舒张早期主动脉瓣关闭时，主动脉内一部分血液向后冲击已关闭的主动脉瓣，由此产生的反冲击力使重复上升的脉波增高而被触及。重搏脉可见于败血症、严重心衰、低血容量性休克、心脏压塞等周围血管松弛、周围阻力降低的疾病。

（4）双峰脉：重搏脉的第二次搏动发生在舒张早期，如触及的第二次搏动发生在收缩晚期时，称为双峰脉（bisferiens pulse）（图 7-49）。见于梗阻性肥厚型心肌病。梗阻性肥厚型心肌病导致的狭窄流出道内血流速度快、压强低，使二尖瓣前叶向前移动与肥厚的室间隔紧贴，引起射血停止，主动脉瓣口关闭；因血流速度降低、压强升高，前移的二尖瓣前叶又与室间隔分离，射血再次开始。故射血早期的动脉波上升支尖锐；收缩中期，二尖瓣前叶前移至主动脉瓣的下部出现"收缩中期关闭现象"，脉搏压力波出现一个凹陷；收缩后期左心室再排血，形成第二峰。双峰脉也见于主动脉瓣关闭不全或主动脉关闭不全伴狭窄。

（5）奇脉：指吸气时脉搏明显减弱或消失的现象（图 7-49）。奇脉（pulsus paradoxus）常见于心包积液和缩窄性心包炎时，是心包填塞的重要体征之一，亦可见于喉部狭窄和重度支气管哮喘等情况。明显的奇脉触诊时即可按知，不太明显的奇脉可用血压计检测，吸气时收缩压较呼气时低 10mmHg 以上。

奇脉的产生与呼吸周期中左心室搏出量的变化有关。正常人脉搏强弱不受呼吸周期影响，吸气时肺循环血容量增加，同时胸腔负压加大，体循环血液向右心的回流亦相应增加，右心排血量增加，补偿了吸气时因肺循环血容量增加而减少的肺静脉血向左心的回流，故呼气与吸气时左心充盈和搏出量无明显改变，周围脉搏的大小也无明显变化。心包填塞使心脏舒张受限，致体循环的血液向右心室回流不能相应地增加而影响右心排血量，致使肺静脉回流入左心房血量也减少，即右室搏出量不能补偿吸气时减少的左心回心血量，以致吸气时左室搏出量减少而脉搏减弱甚至不能触及，故又称"吸停脉"。

（6）无脉：即脉搏消失。无脉（pulseless）见于严重休克及多发性大动脉炎。多发性大动脉炎使某一部位动脉闭塞而致相应部位脉搏消失（如上肢无脉症型、下肢无脉症型多发性大动脉炎）。此外，也可见于动脉粥样硬化闭塞症，多发生于下肢动脉，可见一侧胫后或足背动脉的脉搏减弱或消失。主动脉缩窄时，下肢脉搏可较上肢明显减弱甚至触不到。

（三）听诊

1. 正常动脉音   在颈动脉及锁骨下动脉上可听到相当于 S_1 与 S_2 的两个声音，称为正常动脉音。此音在其他动脉处听不到。

2. 枪击音与杜氏双重杂音   主动脉瓣关闭不全时，将听诊器体件放在肱动脉或股动脉处，可听到与心跳一致短促如射枪的"嗒——、嗒——"音，称为枪击音（pistol shot sound），这是由于脉压增大使脉波冲击动脉壁所致。如再稍加压力，并使体件开口方向稍偏向近心端，则可听到收缩期与舒张期双期吹风样杂音，称为杜氏双重杂音（Duroziez's murmur），这是脉压增大时血流往返于听诊器体件所造成的人工动脉狭窄处所引起的。甲状腺功能亢进症、高热、贫血所致脉压增大的患者，亦可听到枪击音及杜氏双重杂音。

3. 其他血管杂音   ①甲状腺功能亢进症：在肿大的甲状腺部位可听到病理性动脉杂音，常为连续性，但收缩期较强。②主动脉瘤：在相应部位可听到收缩期杂音。③动－静脉瘘：在病变部位可听到连续性杂音。④主动脉瓣狭窄：收缩期杂音可传至颈动脉处。⑤多发性大动脉炎上肢无脉症型：可在两侧锁骨上及颈后三角区听到收缩期杂音。⑥肾动脉狭窄：可在腰背部及上腹部听到收缩期杂音。⑦主动脉缩窄：可在背部脊柱左侧听到收缩期杂音。

（四）周围血管征

周围血管征由脉压增大所致，包括头部随脉搏呈节律性点头运动、颈动脉搏动明显、毛细血管搏动征、水冲脉、枪击音及杜氏双重杂音。常见于主动脉瓣关闭不全，亦可见于高热、贫血及甲状腺功能亢进症等。

六、常见循环系统病变体征

（一）二尖瓣狭窄

二尖瓣狭窄（mitral stenosis）时，心室舒张期自左心房进入左心室的血流受阻，导致左心室的充盈量减少，而左心房过度充盈，房内压增高，左心房发生代偿性扩张与肥厚。左心房压升高又可使肺静脉及肺毛细血管扩张、淤血，由于肺循环阻力增加与后期的肺小动脉硬化导致肺动脉高压，肺动脉高压导致右心室负荷加重而发生代偿性肥厚与扩张，最终导致右心衰竭。二尖瓣狭窄的病理学典型特点为左心房、右心室增大。主要症状为劳力性呼吸困难，随病情进展而加重；多于活动或夜间睡眠时发生咳嗽，可伴血丝痰甚至咯血。

视诊：两颧暗红，呈二尖瓣面容，口唇发绀，心尖搏动向左移动。

触诊：心尖搏动向左移，心尖部可触及舒张期震颤；右心衰竭时肝脏肿大，肝-颈静脉反流征阳性，下肢凹陷性水肿。

叩诊：轻度狭窄时心界可正常；随狭窄加重，胸骨左缘第2、3肋间心浊音界向左扩大，正常心腰消失，心浊音界呈梨形增大。

听诊：①局限于心尖部的递增型隆隆样舒张中晚期杂音，左侧卧位时更清楚，是二尖瓣狭窄最重要的特征性体征。②心尖部 S_1 亢进。③部分患者可伴有二尖瓣开放拍击音（开瓣音），提示瓣膜弹性及活动度尚好。如瓣叶钙化僵硬，则 S_1 减弱和（或）开瓣音消失。④肺动脉高压致 P_2 亢进伴分裂。⑤肺动脉高压、肺动脉扩张致相对性肺动脉瓣关闭不全时可有 Graham-Steell 杂音。⑥右室明显扩大致相对性三尖瓣关闭不全时，可在三尖瓣区听到吹风样收缩期杂音。⑦由于慢性肺淤血，肺底可出现湿啰音。⑧晚期患者可出现心房颤动，心律绝对不规则，心音强弱不等，脉搏短绌。

（二）二尖瓣关闭不全

二尖瓣关闭不全（mitral regurgitation）时，在左心室收缩过程中，部分血液经关闭不全的瓣口反流入左心房，使左心房充盈度及压力均增加而发生代偿性扩张与肥厚。左心室在舒张期除接受正常由左心房流入的血液外，还需容纳由左心室反流入左心房的血液，左心室的容量负荷加重，因而使左心室也发生扩张及肥厚。持续严重的过度负荷，导致左心室功能衰竭，左心室舒张末压和左心房压明显上升，出现肺淤血，最终可发生肺动脉高压和右心衰竭。二尖瓣关闭不全的病理学典型特点为左心房、左心室增大。主要症状有乏力、劳力性呼吸困难、心悸等。

视诊：心尖搏动向左下移位，搏动增强，发生心衰后则搏动减弱。

触诊：心尖搏动向左下移位，可呈抬举性。重度关闭不全者可触及收缩期震颤。

叩诊：心浊音区向左下扩大，后期因右心室也肥大则可向两侧扩大。

听诊：①心尖部 S_1 减弱。②心尖部有 3/6 级或以上较粗糙的吹风样全收缩期杂音，范围较广，向左腋下或左肩胛下角处传导，并可掩盖减弱的 S_1。③严重反流时心尖部常有 S_3。

（三）主动脉瓣狭窄

主动脉瓣狭窄（aortic stenosis）时，左心室排血明显受阻，逐渐产生左心室壁肥厚，使其顺应性降低，引起左心室舒张末压进行性升高，增加左心房后负荷。同时左心室舒张期血液充盈量增加，逐渐引起左心室扩大。最终由于室壁应力增高、心肌缺血和纤维化等导致左心室功能衰竭。由于左心室搏出量减少，致收缩压降低。严重者心排血量明显减少，冠状动脉灌流量减少，引起心肌缺血，发生心绞痛，导致各种心律失常而出现心悸；大脑供血不足则可出现眩晕甚至晕厥。主动脉瓣狭窄的病理学典型特点为左心室增厚。主要症状有呼吸困难、心绞痛和晕厥，为典型主动脉瓣狭窄的三联征，见于中、重度狭窄者。

视诊：心尖搏动向左下移位，搏动增强。

触诊：心尖搏动向左下移位，可呈抬举性。主动脉瓣区可触及收缩期震颤，脉搏细弱。

叩诊：心浊音区正常或向左下扩大。

听诊：①主动脉瓣区粗糙、响亮的 3/6 级以上收缩期喷射性杂音，呈递增 – 递减型，向颈部传导，伴收缩期震颤，此为特征性体征。②A_2 减弱，甚至消失。③由于左室射血时间延长，可有 S_2 逆分裂。④左心室显著肥厚致舒张功能减退、顺应性下降时，左房为增加排血而收缩明显加强，可在心尖区闻及 S_4。

（四）主动脉瓣关闭不全

主动脉瓣关闭不全（aortic regurgitation）时，在心室舒张期左心室同时接受来自左心房和从主动脉反流而来的血液，舒张期容量负荷增大，导致左心室代偿性扩张和肥厚，进而可引起左心功能衰竭。左心室高负荷下做功致心肌氧耗增多，且主动脉舒张压显著降低，引起冠状动脉灌注压下降，引起心肌缺血。舒张期主动脉内血液反流入左心室致舒张压降低，脉压增大。由主动脉反流至左心室的血液可将二尖瓣前叶冲起，阻止其开放，从而可产生相对性二尖瓣狭窄。主动脉瓣关闭不全的病理学典型特点是以左心室扩大为主。主要症状有心悸、头部血管搏动感、心绞痛、体位性头晕等症状，病变后期有劳力性呼吸困难。

视诊：颜面较苍白，颈动脉搏动明显，可见点头运动，心尖搏动向左下移位且范围较广，毛细血管搏动征阳性。

触诊：心尖搏动向左下移位并呈抬举样，有水冲脉及毛细血管搏动征等。

叩诊：心界向左下扩大，心腰凹陷，心浊音界呈靴形。

听诊：①主要体征为主动脉瓣区及主动脉瓣第二听诊区叹气样递减型舒张期杂音，以主动脉瓣第二听诊区更明显，可传导至心尖部。②心尖部 S_1 减弱，主动脉瓣区 S_2 减弱或消失。③有相对性二尖瓣关闭不全时，心尖部可听到柔和的吹风样收缩期杂音；如有相对性二尖瓣狭窄，心尖部可听到柔和的舒张中期隆隆样杂音（Austin–Flint murmur）。④股动脉枪击音及杜氏双重杂音。

（五）心包积液

正常状态下心包腔平均压力接近于零或略低于大气压。心包积液（pericardial effusion）的病理生理改变取决于积液的量与积液速度。积液仅为小量时对心脏及血流动力学无明显影响，但如积液迅速增加或逐渐增加至大量时均可引起心包腔内压力骤升，致使心脏舒张受限，影响静脉回流，心室充盈量及排血量均随之减少，同时心房内压及心室舒张期压力、体循环静脉压及肺循环静脉压均增高。主要症状有心前区闷痛、呼吸困难、腹胀、水肿等。大量心包积液或急性心包积液量较大时可以由于急性心包压塞出现休克而危及生命。

视诊：呼吸困难，多取前倾坐位。心尖搏动减弱或消失。大量心包积液时可出现颈静脉怒张，深吸气时更明显，称为库斯莫尔征（Kussmaul sign）。

触诊：心尖搏动减弱或触不到，若能触及则在心脏浊音界之内。少量积液时可有心包摩擦感。脉搏快而小，有奇脉。肝－颈静脉反流征阳性。

叩诊：心浊音界向两侧扩大，且随体位改变而变化，坐位时呈三角烧瓶样，卧位时则心底部浊音界增宽，相对心浊音界与绝对心浊音界几乎一致。

听诊：心音弱而遥远，心率快。少量积液时可听到心包摩擦音，积液量增多后消失，偶可闻及心包叩击音。

其他：如大量心包积液时心脏向后移位，压迫左侧肺组织，引起左肺下叶不张，可有Ewart征，表现为左肩胛下角处触觉语颤增强，叩诊呈浊音，听诊有支气管呼吸音。

（六）心力衰竭

心力衰竭（heart failure）是指在静脉回流无器质性障碍的情况下，由于心肌收缩力下降引起心排血量减少，不能满足机体代谢需要的一种综合征。临床上以肺和（或）体循环淤血以及组织灌注不足为主要特征，又称充血性心力衰竭（congestive heart failure）。据心力衰竭的发生部位分为左心衰竭、右心衰竭及全心衰竭。

1. 左心衰竭 主要病理生理改变为左房内压增加引起的肺循环淤血，严重者可发生肺水肿。主要症状有进行性劳力性呼吸困难、夜间阵发性呼吸困难、端坐呼吸、咳嗽、咳泡沫痰，少数出现咯血。常见于左心室负荷过重的疾病，如高血压性心脏病、主动脉瓣病变、二尖瓣关闭不全、冠心病等。也可见于单纯左房负荷过重者，如风湿性心瓣膜病单纯二尖瓣狭窄、慢性房颤发生心房重构而明显扩大时。

视诊：不同程度的呼吸急促，发绀，高枕卧位或端坐位，心尖搏动向左下移位。

触诊：心尖搏动向左下移位，严重者有交替脉。

叩诊：心浊音区可向左下扩大，单纯二尖瓣狭窄则表现为梨形心。

听诊：心率增快，心尖部 S_1 减弱，可闻及舒张期奔马律，P_2 亢进并有分裂。双侧肺底部可听到对称性细湿啰音，心衰程度越重，湿啰音范围越大，可间有少量哮鸣音；急性肺水肿时，全肺可满布湿啰音和（或）哮鸣音。

此外，还有基础心脏病的体征。

2. 右心衰竭 主要病理生理改变为体循环静脉淤血。主要症状有腹胀、少尿、食欲不振甚至恶心呕吐。多继发于左心衰竭。单纯右心衰竭多见于慢性肺源性心脏病、原发性肺动脉高压症、肺动脉栓塞及某些先天性心脏病，但均会先后不同程度地累及左心。

视诊：发绀，颈静脉怒张，下垂性水肿，淤血性肝硬化者可有巩膜、皮肤黄染。心尖搏动可向左移。

触诊：肝大并有压痛，肝－颈静脉反流征阳性，下肢或尾骶部（卧床者）凹陷性浮肿，严重者可出现全身性浮肿。

叩诊：心浊音界向左也可向右扩大，可有胸水（右侧为多）及腹水体征。

听诊：心率快，胸骨左缘第3、4、5肋间隙或剑突下闻及吹风样收缩期杂音（相对性三尖瓣关闭不全）和右室舒张期奔马律。

此外，还有基础心脏病的体征。

3. 全心衰竭 病理生理改变为同时具有肺淤血和体循环静脉淤血。大多由左心衰竭发展致右心衰竭，从而表现为全心衰竭；亦可见于心肌炎、心肌病等左右心同时受累的疾病。

临床表现为左心衰竭及右心衰竭的综合，但两者的程度可能不同，常以一侧心力衰竭为主。由左心衰竭发展而来者，当右心衰竭出现时右心排血量减少，可缓解左心负荷，原有的阵发性夜间呼吸困难等肺淤血的表现会有所减轻。

常见循环系统病变体征归纳见表 7-8。

表 7-8 常见循环系统病变体征

病变		视诊	触诊	叩诊	听诊
二尖瓣狭窄		二尖瓣面容，心尖搏动略向左移，中心性发绀	心尖搏动向左移，心尖部可触及舒张期震颤	心浊音界早期稍向左，以后向右扩大，心腰部膨出，呈梨形心	心尖部较局限的隆隆样舒张中晚期杂音，伴 S_1 亢进、开瓣音，P_2 亢进伴分裂，肺动脉瓣区 Graham-Steell 杂音，三尖瓣区收缩期杂音
二尖瓣关闭不全		心尖搏动向左下移位	心尖搏动向左下移位，常呈抬举性	心浊音界向左下扩大，后期亦可向右扩大	心尖部 3/6 级或以上较粗糙的吹风样全收缩期杂音，范围广泛，常向左腋下及左肩胛下角传导，心尖部 S_1 减弱，P_2 亢进伴分裂，心尖部可有 S_3
主动脉瓣狭窄		心尖搏动向左下移位	心尖搏动向左下移位，呈抬举性，主动脉瓣区收缩期震颤	心浊音界向左下扩大	主动脉瓣区粗糙、响亮的 3/6 级以上收缩期喷射性杂音，向右颈部传导，心尖部 S_1 减弱，A_2 减弱或消失，可有 S_2 逆分裂
主动脉瓣关闭不全		颜面较苍白，颈动脉搏动明显，心尖搏动向左下移位，可见点头运动及毛细血管搏动	心尖搏动向左下移位并呈抬举性，有水冲脉	心浊音界向左下扩大，靴形心	心尖部 S_1 减弱，A_2 减弱或消失，主动脉瓣第二听诊区叹气样递减型舒张期杂音，可向心尖部传导，心尖部可有柔和的吹风样收缩期杂音，也可有 Austin-Flint 杂音，可有动脉枪击音及杜氏双重杂音
心包积液		呼吸困难，前倾坐位，颈静脉怒张，心尖搏动减弱或消失	心尖搏动减弱或消失，脉搏快而小，奇脉，肝-颈静脉回流征阳性，少量积液有心包摩擦感	心浊音界随体位改变，坐位时呈三角烧瓶样，卧位时心底部浊音界增宽，相对与绝对心浊音界几乎一致	心音遥远，心率快，少量积液时可听到心包摩擦音
心力衰竭	左心衰竭	不同程度的呼吸急促，发绀，高枕卧位或端坐位，心尖搏动向左下移位	心尖搏动向左下移位（除外单纯性二尖瓣狭窄），严重者有交替脉	心浊音区可向左下扩大，单纯二尖瓣狭窄则表现为梨形心	心率增快，心尖部 S_1 减弱，可闻及舒张期奔马律，P_2 亢进伴分裂。双侧肺底部可听到细湿啰音（范围随心衰程度加重而扩大），可间有少量哮鸣音。急性肺水肿时，全肺可满布湿啰音
	右心衰竭	发绀，颈静脉怒张，下垂性水肿，淤血性肝硬化者可有巩膜、皮肤黄染，心尖搏动可向左移	肝大并压痛，肝-颈静脉反流征阳性，下垂性凹陷性水肿甚或全身水肿	心浊音界向左也可向右扩大，可有胸水（右侧为多）及腹水体征	心率快，胸骨左缘第 3、4、5 肋间隙或剑突下闻及右室舒张期奔马律及吹风样收缩期杂音（相对性三尖瓣关闭不全）

第八章　腹部检查

腹部检查运用视、触、叩、听诊等方法，其中以触诊最为重要。为减少触诊、叩诊对胃肠蠕动的影响，引起肠鸣音发生变化，也可按视、听、叩、触诊的顺序进行，但在记录病历时仍按视、触、叩、听诊顺序（为使其格式的统一）。检查时应先由正常部位开始，逐渐移向病变部位。腹腔脏器较多，正常解剖位置常有变异，且相互重叠，关系复杂，较难辨别。故正确诊断腹部疾病，除依赖完整病史和体征外，有时需辅以必要的实验室检查及 X 线、超声波、CT、内镜、磁共振成像等检查。

一、腹部体表标志与分区

腹部的范围：内部上方以膈肌为顶，下至骨盆为底。外部前面上起肋弓下缘和剑突根部，下至耻骨联合及腹股沟；后面以肋骨、脊柱、骨盆壁及骶骨为支架；左右两侧上方为第 10 肋或第 11 肋下缘；下为髂嵴。

（一）体表标志

为便于准确描述腹部症状和体征的位置，常用以下体表标志：①肋弓下缘：由 8~10 肋软骨构成肋弓，肋弓下缘为体表腹部上界。②脐：为腹部中心，平 3~4 腰椎之间。③腹股沟韧带：两侧腹股沟韧带与耻骨联合上缘共同构成体表腹部下界。④腹上角：为两侧肋弓至剑突根部的夹角。⑤腹中线：为前正中线在腹部的部分。⑥腹直肌外缘：相当于锁骨中线的延续。⑦髂前上棘：髂嵴前方突出点（图 8-1）。

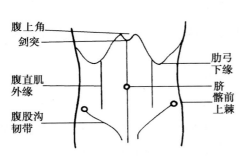

图 8-1　腹部前面体表标志

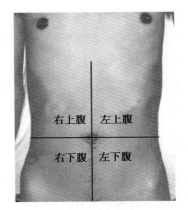

图 8-2　腹部体表四区法分区示意图

（二）腹部分区

1. 四区法　以脐为中点，画一水平线与垂直线，将腹部分为左上腹部、左下腹部、右上腹部、右下腹部四区（图 8-2）。此法简单，但腹部病变定位不很准确，故临床常用分区较细、定位更准确的九区法。

2. 九区法　用两条水平线和两条垂直线将腹部分成为九个区。上水平线为两侧肋弓下缘最低点的连线，下水平线为两侧髂前上棘连线。两条垂直线为通过左右髂前上棘至腹中线连线中点所作的垂直线。自上而下将腹部分成九区（图8-3），各区脏器的分布（图8-4）如下：

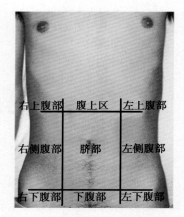

图8-3　腹部体表九区法分区示意图

（1）左上腹部（左季肋部）：胃、脾、结肠脾曲、胰尾、左肾上腺、左肾上部。

（2）左侧腹部（左腰部）：降结肠、空肠或回肠、左肾下部。

（3）左下腹部（左髂部）：乙状结肠、女性左侧卵巢及输卵管、男性左侧精索及淋巴结。

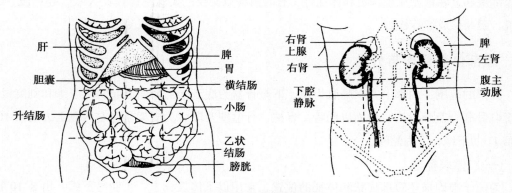

图8-4　腹部各区脏器分布图

（4）上腹部：肝左叶、胃幽门端、十二指肠、胰头和胰体、大网膜、横结肠、腹主动脉。

（5）脐部：大网膜、下垂的胃或横结肠、十二指肠下部、空肠和回肠、输尿管、腹主动脉、肠系膜及淋巴结。

（6）下腹部：回肠、输尿管、乙状结肠、胀大的膀胱、增大的子宫。

（7）右上腹部（右季肋部）：肝右叶、胆囊、部分十二指肠、结肠肝曲、右肾上腺、右肾。

（8）右侧腹部（右腰部）：升结肠、空肠、部分十二指肠、右肾下部。

（9）右下腹部（右髂部）：盲肠、阑尾、回肠下端、淋巴结、女性右侧卵巢及输卵管、男性右侧精索。

二、视诊

腹部视诊时，室内要温暖，患者应取仰卧位，暴露全腹，医师站在患者右侧，一般自上而下按一定顺序全面视诊。有时为发现腹部外形异常，可从不同角度仔细视诊。光线应充足适宜，以自然光线为佳。当观察腹部体表蠕动波、脏器轮廓、搏动及包块时，以侧光为宜。

（一）腹部外形

正常成人仰卧时，腹部外形对称，前腹壁大致与自胸骨下端到耻骨联合的连线相平，称为腹部平坦（abdominal flat）（图8-5A）。前腹壁稍低于此线者称为腹部低平（abdominal low flat）（图8-5B），常见于消瘦者。前腹壁略高于此线者称为腹部饱满（abdominal satiation），可

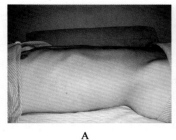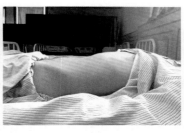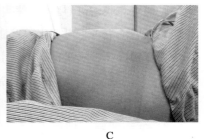

A   B   C

图 8-5　正常腹部的外形

A：腹部平坦；B：腹部低平；C：腹部饱满

见于小儿及肥胖者（图 8-5C）。

1. 腹部膨隆　仰卧时前腹壁明显高于胸骨下端至耻骨的连线，外形呈凸起状，称为腹部膨隆（abdominal bulge）。生理情况下见于肥胖者、妊娠等；病理情况可分为全腹膨隆和局部膨隆。

（1）全腹膨隆（whole-abdominal inflation）：①腹内积气：多为胃肠道内积气。大量积气可致全腹膨隆，腹部呈球形，变换体位时其形状无明显改变。积气在胃肠道内者，可见于各种原因所致的肠梗阻或肠麻痹。积气在肠道外腹腔内者，称为气腹（pneumoperitoneum），见于胃肠穿孔或治疗性人工气腹。②腹腔积液（ascites）：腹腔内大量积液的患者，仰卧位时液体因重力作用下沉于腹腔两侧，使腹部外形呈宽而扁状，称为蛙腹（frog belly）；坐位时下腹部明显膨出。腹腔积液常见于肝硬化门静脉高压症、重度右心衰竭、缩窄性心包炎、肾病综合征、结核性腹膜炎、腹膜转移癌等。结核性腹膜炎或肿瘤浸润时腹部膨隆则常呈尖凸状（脐部较突出），称为尖腹（apical belly）。③腹腔巨大肿块：以巨大卵巢囊肿最常见，腹部呈球形膨隆而以囊肿部位较明显。

当全腹膨隆时，为观察其程度和变化，需定期在同等条件下测量腹围以做比较。测腹围应嘱病人排尿后平卧，用软尺在脐水平绕腹一周，测得的周长即为腹围（abdominal perimeter），以厘米（cm）计算。

（2）局部膨隆（region inflation）：腹部局部膨隆常因腹内炎性包块、胃肠胀气、脏器肿大、肿瘤和疝等所致。视诊时应注意膨隆的部位、外形，有无搏动，是否随呼吸运动或体位改变而移位。左上腹膨隆见于脾肿大、巨结肠或结肠脾曲肿瘤等；上腹部膨隆见于肝左叶肿大、胃扩张、胃癌、胰腺囊肿或肿瘤等；右上腹膨隆见于肝肿大、肝淤血、肝脓肿、肝肿瘤、胆囊肿大及结肠肝曲肿瘤等；侧腹部膨出见于患侧肾盂大量积水或积脓、多囊肾、巨大肾上腺肿瘤等；脐部膨隆见于腹部炎性包块（如结核性腹膜炎引起的肠粘连）等；左下腹部膨隆见于降结肠肿瘤、干结粪块（灌肠后消失）；下腹部膨隆多见于妊娠、子宫肌瘤等所致的子宫增大、卵巢囊肿、尿潴留等，尿潴留时排尿或导尿后膨隆消失；右下腹部膨隆见于阑尾周围脓肿、回盲部结核或肿瘤、克罗恩病等。

局部膨隆呈长形者，多见于肠梗阻、肠扭转、肠套叠和巨结肠症等所致的肠道病变；呈圆形者，常见于炎性包块（有压痛且边缘不规则）、囊肿或肿瘤；膨隆伴搏动可为动脉瘤，也可能因压在动脉上的肿大脏器或肿块传导其搏动所致；膨隆随呼吸移动，多为膈下脏器肿大或肿块；膨隆随体位改变而移位明显者，可能为卵巢囊肿等带蒂的肿块、游走肾、肠系膜或大网膜上的肿块。腹膜后脏器肿块，一般不随体位改变而移位。腹压增加时出现局部膨隆，而卧位或腹压减低后消失者，可见于腹壁疝。

为鉴别局部肿块是位于腹壁上还是腹腔内，可嘱患者双手置于枕部，由仰卧起坐，使腹壁肌肉紧张，如肿块更为明显（被紧张的腹肌托起），提示在腹壁上；如肿块变得不清楚或消失（被紧张的腹肌遮盖），提示在腹腔内。

2. 腹部凹陷　仰卧时前腹壁明显低于胸骨下端至耻骨联合的连线，称为腹部凹陷（abdominal retraction），分为全腹凹陷和局部凹陷两种。

（1）全腹凹陷：常见于严重脱水、明显消瘦及恶病质等。严重者，前腹壁几乎贴于脊柱，肋弓、髂嵴和耻骨联合尤为显露，全腹呈舟状，称为舟状腹（scaphoid abdomen）（图 8-6）。见于恶性肿瘤、结核、糖尿病、神经性厌食及甲状腺功能亢进症等慢性消耗性疾病的晚期；弥漫性腹膜炎的早期因腹肌痉挛性收缩、膈疝时腹内脏器进入胸腔，均使全腹凹陷；全腹凹陷在吸气时出现，见于上呼吸道梗阻和膈肌麻痹。

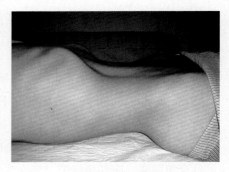

图 8-6　舟状腹

（2）局部凹陷：不多见，可由腹壁瘢痕收缩引起。

（二）呼吸运动

正常情况下，儿童和成年男性以腹式呼吸为主，而成年女性则以胸式呼吸为主。腹式呼吸减弱见于急性腹痛、腹膜炎、腹水、腹内巨大肿块或妊娠；腹式呼吸消失见于消化性溃疡穿孔所致急性腹膜炎或膈肌麻痹等；腹式呼吸增强较少见，常由胸式呼吸受限的疾病所致。

（三）腹壁

1. 腹壁静脉　正常时腹壁静脉一般不显露。较瘦者或皮肤较薄而松弛的老年人，有时隐约可见腹壁静脉显露，但不迂曲，呈较直的条纹，仍属正常。当门静脉循环障碍或上下腔静脉回流受阻导致侧支循环形成时，腹壁静脉扩张迂曲，称为腹壁静脉曲张（abdominal wall varicosis）。检查腹壁曲张静脉的血流方向有利于鉴别静脉阻塞的部位。检查时选择一段没有分支的静脉，医师将右手食指和中指并拢压在该段静脉上，然后用一手指紧压，另一手指向外移动，挤出静脉中的血液后放松该手指，另一手指仍紧压不动，观察挤空的静脉是否快速充盈，如迅速充盈，则血流方向是从放松手指端流向紧压的手指端。再用同法放松另一手指，可进一步证实血流受阻的部位（图 8-7）。

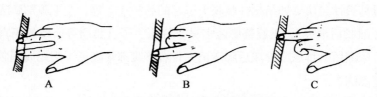

图 8-7　鉴别静脉血流方向示意图

A：医师用中指、示指并拢紧压曲张的静脉，中指向上移动挤出血液；B：放松中指，静脉不充盈，说明血流方向是自下而上，反之如静脉充盈，说明血流方向是自上而下；C：如重复 A 检查法，放松示指，静脉充盈快，说明血流方向是自下而上正常时，脐水平线以上的腹壁静脉血流自下而上经胸壁静脉和腋静脉而进入上腔静脉，脐水平线以下的腹壁静脉血流自上而下经大隐静脉而进入下腔静脉。门静脉阻塞有门静脉高压（portal hypertension）形成侧支循环时，腹壁曲张的浅静脉血流方向基本正常，是由于门静脉阻塞使闭塞的脐静脉再度开放，血流从脐静脉进入腹壁浅静脉流向四方（图 8-8A）；上腔静脉阻塞时，上腹壁或胸壁曲张的浅静脉血流转向下方，由下腔静脉回流（图 8-8B）；下腔静脉阻塞时，曲张的浅静脉多分布在腹壁的两侧，有时在股外侧及臀部，脐以下的腹壁浅静脉血流方向转向上方，进入上腔静脉（图 8-8C）。

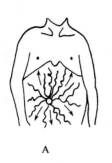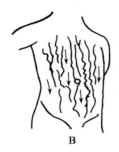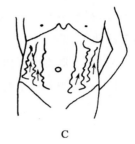

A   B   C

图 8-8 腹壁静脉曲张

A：门静脉受阻时，曲张静脉的血流方向正常；B：上腔静脉受阻时，曲张静脉的血流向下；C：下腔静脉受阻时，曲张静脉的血流向上

2. 皮肤改变

（1）皮疹：出现在腹部的皮疹（skin eruption）主要有玫瑰疹和带状疱疹。玫瑰疹最早而且常仅出现于上腹部皮肤；带状疱疹则局限在一侧的肋间、腹部或腰部，且沿脊神经走行分布，常伴烧灼样疼痛。

（2）腹纹：腹部皮肤真皮层的结缔组织因张力增高而断裂，出现条索状瘢痕性损害即为腹纹（abdominal striae）。白纹是因长期腹部膨胀，腹壁真皮层结缔组织因张力增高而断裂，呈银白色，多分布于下腹部和髂部，见于经产妇（又称妊娠纹）、过度肥胖者和曾患腹水者。紫纹（purplish striate）呈粗大的梭形条纹状裂痕，此处皮肤较薄，呈紫红色，多分布于下腹部两侧、大腿外侧等处。常见于皮质醇增多症，由于糖皮质激素引起蛋白质分解增强与皮下脂肪迅速沉积膨胀使皮肤变薄，弹性纤维断裂所致。由于真皮萎缩变薄，其下毛细血管网丰富，红细胞较多，故呈紫色条纹。

3. 脐的状态　正常时脐与腹壁相平或稍凹陷。脐稍凸见于小儿或腹壁菲薄者；脐明显凸出见于高度腹胀或大量腹水时，如伴脐组织薄弱则形成脐疝（umbilical hernia）。肥胖者可见脐深凹。结核性腹膜炎时也可见脐内陷。脐内陷伴分泌物呈浆液性或脓性，有臭味，多为炎症所致；分泌物呈水样，有尿臊味，是脐尿管未闭征象。脐部溃烂，可能为化脓性或结核性感染所致；脐部溃疡如果坚硬、固定而凸出，多为癌性溃疡。

4. 疝　任何脏器或组织离开了原来的部位，经人体正常或不正常的薄弱点或缺损、空隙进入另一部位即为疝（hernia）。腹壁疝是腹腔内容物经腹壁或骨盆薄弱点或孔隙向体表突出而形成。如脐疝多见于大量腹水者、经产妇或婴幼儿；股疝（femoral hernia）位于腹股沟韧带中部，女性多见；腹股沟斜疝（indirect inguinal hernia）则偏于内侧，男性斜疝可下降至阴囊；手术瘢痕愈合不良者可有切口疝；先天性双侧腹直肌闭合不良，可有白线疝。疝嵌顿可引起急

NOTE

性腹痛。因疝在直立位或用力咳嗽时明显，仰卧时可缩小或消失，所以必要时可嘱病人变换体位或咳嗽时再行检查。

5. 蠕动波　当胃肠道发生机械性梗阻时，梗阻近端蠕动增强，在腹壁可见到的胃肠波浪式运动称蠕动波（peristaltic wave），在腹壁显示出的胃或肠轮廓称胃型（gastral pattern）或肠型（intestinal pattern）。蠕动波也可能见于腹壁菲薄或松弛的老年人或极度消瘦者。幽门梗阻时，还可见到自右向左运行的逆蠕动波（contrary peristaltic wave）。脐部出现肠蠕动波见于小肠梗阻，严重梗阻时，脐部可见横行排列呈多层梯形的肠型和较大肠蠕动波；结肠梗阻时，宽大的肠型多出现于腹壁周边，同时盲肠多胀大呈球形。观察蠕动波时，需选择适当角度，也可用手轻拍腹壁诱发后察看。

6. 上腹部搏动　上腹部搏动（epigastric pulsation）大多由腹主动脉搏动传导而致，正常时见于较瘦者，病理时上腹部明显搏动见于腹主动脉或其分支的动脉瘤及肝血管瘤。右心室增大时，吸气时在上腹部可见右心室搏动；严重三尖瓣关闭不全时，在上腹部可见淤血肿大的肝脏搏动。

三、触诊

腹部检查最重要的方法是触诊，可获得腹部脏器病变的大部分体征，并可进一步确定视诊所见，还可为叩诊、听诊提示重点。

（一）触诊方法及注意事项

患者一般取仰卧位，头垫低枕，双手自然平放于躯干两侧，双腿屈曲并稍分开，使腹肌松弛，嘱患者张口缓慢做腹式呼吸，使膈下脏器上下移动以便检查。肝脏、脾脏触诊时，可分别采取左、右侧卧位；肾脏触诊时可取坐位或立位；触诊腹部肿瘤时可取肘膝位。

医师位于患者右侧，面对患者，前臂应与腹部表面在同一水平。指甲剪短，手要温暖，动作轻柔，由浅入深，先从健康部位开始，逐渐移向病痛区。一般自左下腹部开始逆时针方向顺序对腹部各区仔细进行触诊，边触诊边观察患者的反应与表情，以进行比较。对精神紧张或有痛苦者，可采取边触诊边与患者交谈的方式，转移其注意力，以减少腹肌紧张。

触诊方法见第二篇第三章基本检查法。

（二）触诊内容

1. 腹壁紧张度（abdominal wall tensity）　正常腹壁触之柔软，有一定张力，但较易压陷，称腹壁柔软（abdominal soft）。正常时某些人因怕痒等引起腹肌自主性痉挛，称肌卫增强（muscle strengthen），可在诱导或转移注意力后消失。某些病理情况可使全腹或局部腹壁紧张度增加或减弱。

（1）腹壁紧张度增加：全腹壁紧张度增加常见以下情况：①急性胃肠穿孔或实质脏器破裂所致急性弥漫性腹膜炎，因炎症刺激腹膜引起腹肌反射性痉挛，腹壁常有明显紧张，甚至强直硬如木板，称为板状强直（boardlike rigidity）。②结核性腹膜炎时，因炎症发展缓慢，对腹膜刺激不强，且有腹膜增厚、肠管和肠系膜粘连，故全腹紧张，触之犹如揉面的柔韧之感，不易压陷，称为面团感（dough sensation）或揉面感，此征还见于癌性腹膜炎。③肠胀气、腹内大量腹水者，因腹腔内容物增加，触诊腹壁张力较大，但无腹肌痉挛和压痛。

局部腹壁紧张多由该处脏器的炎症累及腹膜所致，如急性胰腺炎出现上腹或左上腹壁紧张，急性胆囊炎可出现右上腹壁紧张，急性阑尾炎常出现右下腹壁紧张。

（2）腹壁紧张度减低：触诊腹壁松软无力，失去弹性，为腹壁紧张度降低。

全腹紧张度减低见于经产妇、体弱的老年人、慢性消耗性疾病及大量腹水放出后的患者。全腹紧张度消失见于重症肌无力和脊髓损伤所致腹肌瘫痪。

局部腹壁紧张度减低不多见，可由局部的腹肌瘫痪或缺损而致。

2. 压痛及反跳痛 正常腹部无压痛及反跳痛，重按时仅有压迫感。触诊时，由浅入深进行按压，如发生疼痛，称为压痛（tenderness）。检查到压痛后，手指稍停片刻，使压痛感趋于稳定，然后突然将手抬起，此时如患者感觉腹痛骤然加剧，并伴有痛苦表情，称为反跳痛（rebound tenderness）。反跳痛的出现，提示炎症已累及到壁腹膜，当突然松手时壁腹膜被牵引起疼痛。腹壁紧张，同时伴有压痛和反跳痛，称为腹膜刺激征（peritoneal irritation sing），是急性腹膜炎的重要体征。

压痛多由腹壁或腹腔内病变所致。如腹部触痛在抓捏腹壁或仰卧起坐时明显，多考虑较表浅的腹壁病变，否则多为腹腔内病变。腹腔内病变常因脏器的炎症、结石、瘀血、破裂、扭转、肿瘤等病变所致，其临床意义需结合压痛部位、腹部各区组织脏器及疼痛性质来考虑。压痛局限某一部位时，即为压痛点（tenderness point）。某些疾病常有位置较固定的压痛点，如：①胆囊点：位于右侧腹直肌外缘与肋弓交界处，胆囊病变时此处有明显压痛。②阑尾点：又称麦氏点（Mc Burney point），位于右髂前上棘与脐连线外 1/3 与中 1/3 交界处，阑尾病变时此处有压痛。腹部常见疾病压痛点的位置见图 8-9。

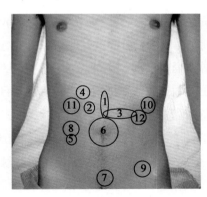

图 8-9 腹部常见疾病的压痛点
①胃炎或溃疡 ②十二指肠溃疡 ③胰腺炎或肿瘤 ④胆囊病变 ⑤阑尾炎 ⑥小肠疾病 ⑦膀胱及子宫病变 ⑧回盲部炎症、结核 ⑨乙状结肠炎症或肿瘤 ⑩脾或结肠脾曲病变 ⑪肝或结肠肝曲病变 ⑫胰腺炎的腰部压痛点（背面）

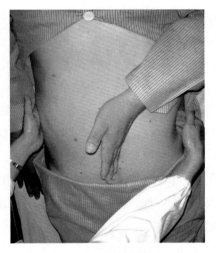

图 8-10 液波震颤检查方法

3. 液波震颤 检查时患者仰卧，医师用手掌面贴于患者腹壁一侧，以另一手并拢屈曲的四指指端迅速叩击腹壁另一侧，如腹腔内有大量游离液体（3000~4000mL 以上）时，贴于腹壁的手掌就可感到液波的冲击，称为液波震颤（fluid thrill）或波动感（fluctuation）。为防止腹壁震动造成的错觉，可让另一人将手掌尺侧缘轻压于患者脐部腹中线上，即可阻止腹壁震动的传导（图 8-10）。

4. 腹内器官触诊

（1）肝脏触诊：检查时嘱患者取仰卧位，双腿稍屈曲，使腹壁松弛，腹壁薄软者、儿童或肝下缘较表浅易触时，常用单手触诊（single palpation）。医师位于患者右侧，将右手掌平放于患者右侧腹壁上，腕关节自然伸直，四指并拢，掌指关节伸直，以食指前端桡侧或食指与中指前端桡侧指腹对着肋缘，在右侧腹直肌外缘上，自髂前上棘连线水平开始自下而上，逐渐向右季肋缘移动。嘱患者做慢而深的腹式呼吸运动，触诊的手与呼吸运动紧密配合，随患者深吸气，右手在继续施压中随腹壁隆起缓慢抬高，上抬的速度要慢于腹壁的隆起，并向季肋缘方向触探，以迎触下移的肝下缘。呼气时，腹壁松弛并下陷，触诊指端向腹深部按压，如肝脏肿大，则可触及肝下缘从手指端滑过。若未触及，则反复进行，直至触及肝脏或肋缘为止（图8-11）。

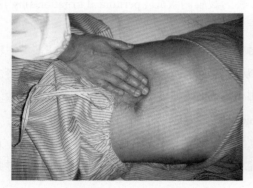

图8-11 肝脏触诊法（单手触诊）

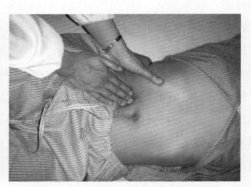

图8-12 肝脏触诊法（双手触诊）

为提高触诊效果，可用双手触诊法（bimanual palpation）。医师右手位置同单手触诊法，用左手掌托住患者右后腰，左大拇指张开置于右肋缘。在患者吸气的同时，左手向前推，使肝下缘紧贴前腹壁下移，并限制右下胸扩张，以增加膈肌下移的幅度，如此，随吸气下移的肝下缘就更易碰到迎触的右手指（图8-12）。用上述方法，还应在腹中线上由脐平面到剑突区域（肝左叶）进行触诊。如遇腹水患者，深触诊不能触及肝脏时，也可用沉浮触诊法。在腹部某处触及肝下缘后，应自该处起向两侧延伸触诊，以了解整个肝脏和全部肝下缘的情况。

正常成人的肝脏在右肋弓下缘一般触不到，但腹壁松弛的瘦者于深吸气时可触及肝下缘，多在肋弓下1cm以内。剑突下如能触及肝左叶，多在3cm以内。2岁以下小儿的肝脏相对较大，易触及。正常肝脏质地柔软，边缘较薄，表面光滑，无压痛和叩击痛。触及肝脏后，应详细描述以下几点。

1）大小：记录肝脏大小，一般在平静呼吸时，测量右锁骨中线上肋弓下缘至肝下缘垂直距离（以厘米计），并注明以叩诊法叩出的肝上界位置。同时应测量前正中线剑突下剑突根部至肝下缘垂直距离。肝脏下移时，可触及肝下缘，但肝上界也相应下移，且肝上下径正常，见于内脏下垂、肺气肿、右侧大量胸腔积液等导致的膈肌下降。肝大（hepatomegaly）时，肝上界正常或升高。肝脏肿大可分为弥漫性和局限性。弥漫性肝脏肿大见于肝炎、脂肪肝、肝淤血、早期肝硬化、白血病、血吸虫病等；局限性肝脏肿大见于肝脓肿、肝囊肿（包括肝包虫病）、肝肿瘤等，并常能触及或看到局部膨隆。肝脏缩小见于急性和亚急性重型肝炎、晚期肝硬化。

2）质地：肝脏质地一般分为质软、质韧（中等硬度）和质硬三级。正常肝脏质地柔软，如触口唇；急性肝炎及脂肪肝时质地稍韧；慢性肝炎质韧，如触鼻尖；肝硬化质硬，肝癌质地最硬，如触前额；肝脓肿或囊肿有积液时呈囊性感，大而浅者可能触到波动感。

3）表面形态及边缘：触及肝脏时应注意肝脏表面是否光滑，有无结节，边缘是否整齐及厚薄。正常肝脏表面光滑，边缘整齐，且厚薄一致。肝炎、脂肪肝、肝淤血表面光滑，边缘圆钝；肝硬化表面不光滑，呈结节状，边缘不整齐，且较薄；肝癌、多囊肝表面不光滑，呈不均匀的粗大结节状，边缘厚薄也不一致；巨块型肝癌、肝脓肿及肝包虫病，表面呈大块状隆起。

4）压痛：正常肝脏无压痛。当肝包膜有炎性反应或因肝大被绷紧，则肝脏有压痛。急性肝炎、肝淤血时，常有弥漫性轻度压痛；较表浅的肝脓肿，有局限性剧烈压痛。

5）搏动：正常肝脏触不到搏动。由炎症、肿瘤等引起的肝脏肿大，如未压迫到腹主动脉或右心室增大未向下推压肝脏时，也触不到搏动。如果触到肝脏搏动，应鉴别是肝脏本身的扩张性搏动还是传导性搏动。医师将右手放于肝前面，左手放于肝后面（或右外表面），嘱患者暂停呼吸，即可感到肝脏呈开合样搏动，则为肝脏本身的扩张性搏动，见于三尖瓣关闭不全，因右心室收缩期的搏动随血液反流到右心房、下腔静脉而传导至肝脏，使其呈扩张性搏动。如仅右手被推向上，左手无感觉，则为传导性搏动，见于肿大的肝脏压在腹主动脉上（向前搏动），或右心室增大（向下搏动）。当右心衰竭引起肝淤血肿大时有肝 - 颈静脉反流征阳性。

6）肝区摩擦感：嘱患者做腹式呼吸运动，医师将右手掌面轻贴于肝区，正常时掌下无摩擦感，肝周围炎时因其表面与邻近腹膜有炎性渗出物而变得粗糙，两者相互摩擦产生震动可用手触知，为肝区摩擦感（hepatic region friction aesthema）。如用听诊器听到时，为肝区摩擦音（hepatic region friction murmur）。

由于肝脏病变性质不同，物理性状也各异，故触诊时需逐项仔细检查，以了解肝脏下缘的位置、表面、质地、边缘及搏动等，综合判断其临床意义。如急性肝炎时，肝脏可轻度肿大，质稍韧，表面光滑，边缘钝，有压痛。慢性肝炎时，肝脏肿大较明显，质韧或稍硬，压痛较轻。肝硬化早期肝常肿大，晚期则缩小变硬，表面呈结节状，边缘较薄，无压痛。肝癌时，肝脏进行性肿大，质坚硬如石，表面呈大小不等的结节状或巨块状，高低不平，边缘不整，压痛明显。脂肪肝所致肝大，质软或稍韧，表面光滑，无压痛。肝淤血时，肝脏可明显肿大，质韧，表面光滑，边缘圆钝，有压痛，以肝 - 颈静脉反流征阳性为其特征。

（2）胆囊触诊：触诊法与肝脏触诊相同。正常胆囊不能触及。胆囊肿大（gallbladder enlargement）时，在右肋弓下腹直肌外缘处可触及一梨形或卵圆形、张力较高、随呼吸而上下移动的器官，质地和压痛视病变性质而定。

①急性胆囊炎时，胆囊渗出物潴留引起胆囊肿大，呈囊性感，压痛明显，并常有墨菲征（Murphy sign）阳性。检查墨菲征时，医师将左手掌平放于患者右胸下部，先以左手拇指指腹用适度压力钩压右肋下部胆囊点处（患者感到疼痛，为胆囊触痛征阳性），同时嘱患者缓慢深吸气，胆囊下移时碰到用力按压的拇指引起疼痛而使患者突然屏气，即墨菲征阳性（图8-13）。此检查法对于未明显肿大到肋缘以下

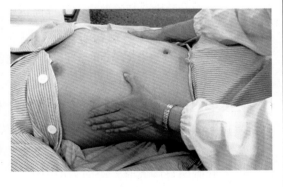

图 8-13　墨菲征检查法

NOTE

的胆囊触诊更有意义。②在胰头癌压迫胆总管导致阻塞，出现黄疸进行性加深，胆囊显著肿大，但无压痛，称为库瓦西耶征（Courvoisier sign）阳性，又称无痛性胆囊增大征阳性。③胆囊内有大量结石或胆囊癌所致的胆囊肿大有实体感。④胆总管结石导致阻塞时，因胆囊常有慢性炎症，囊壁因纤维化而皱缩，且与周围组织粘连而失去移动性，虽黄疸明显，但胆囊肿大不明显。

（3）脾脏触诊：正常脾脏不能触及。内脏下垂、左侧大量胸腔积液或积气时，膈肌下降，使脾向下移而可触及，除此之外能触及脾脏则提示脾大（splenomegaly）。脾脏明显肿大而位置较表浅时，用单手浅部触诊即可触及。如肿大的脾脏位置较深，则用双手触诊法进行检查。

患者仰卧，双腿稍屈曲，医师左手绕过患者腹部前方，手掌置于患者左腰部第7~10肋处，将脾从后方向前托起。右手掌平放于上腹部，四指与肋弓垂直，以稍弯曲的手指末端轻压向腹部深处，随病人腹式呼吸运动，由下向上逐渐移近左肋弓，直到触及脾缘或左肋缘为止（图8-14）。脾脏轻度肿大而仰卧位不易触及时，可嘱患者改为右侧卧位，患者右下肢伸直，左下肢屈髋、屈膝，用双手触诊较易触及（图8-15）。脾脏肿大的形态各异，如有的呈狭长形紧贴腰肌前面，有的薄而软。对于初学者而言，脾脏触诊常不能掌握要领而易漏诊。尤其注意触诊时不应按压过重，避免将脾脏挤开，故需沿左肋缘仔细触诊和体会。必要时还需配合叩诊胃泡鼓音区是否消失，进行核实。触及脾脏后应注意其大小、质地、表面形态、有无压痛及摩擦感等。

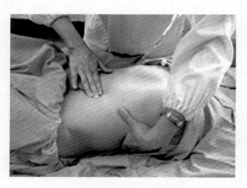

图8-14　脾脏触诊法（仰卧位）

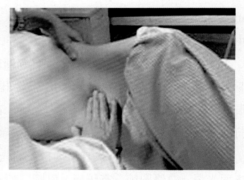

图8-15　脾脏触诊法（右侧卧位）

临床上常将脾肿大分为三度：深吸气时脾脏在肋下不超过3cm者，为轻度肿大；超过3cm至脐水平线以上，为中度肿大；超过脐水平线或前正中线，为高度肿大，又称巨脾。中度以上脾肿大时，其右缘常可触及脾切迹，这一特征可与左肋下其他包块相区别。

脾大的测量方法（图8-16）如下：当轻度脾肿大时只作甲乙线（又称第1线）测量，即在左锁骨中线与左肋缘交点至脾下缘的垂直距离，以厘米表示（下同）。脾脏明显肿大时，应加测甲丙线（第2线）和丁戊线（第3线）。甲丙线为左锁骨中线与左肋缘

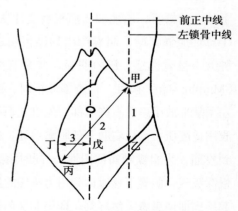

图8-16　脾大的测量法

交点至最远脾尖之间的距离。丁戊线为脾右缘到前正中线的距离，如脾肿大向右未超过前正中线，测量脾右缘至前正中线的最短距离，以"-"表示；超过前正中线，则测量脾右缘至前正中线的最大距离，以"+"表示。

轻度脾肿大常见于慢性肝炎、粟粒型肺结核、伤寒、感染性心内膜炎、败血症等，一般质地较柔软；中度脾肿大见于肝硬化、慢性溶血性黄疸、慢性淋巴细胞白血病、系统性红斑狼疮、淋巴瘤等，一般质地较硬；高度脾肿大，表面光滑者见于慢性粒细胞白血病、慢性疟疾等，表面不平而有结节者见于淋巴瘤等。脾囊肿时，表面有囊性肿物。脾脓肿、脾梗死和脾周围炎时，由于脾包膜常有纤维素性渗出物，并累及壁腹膜，故可触到摩擦感且压痛明显。

（4）肾脏触诊：常用双手触诊法。患者可取仰卧位或立位。仰卧位触诊右肾时，患者双腿屈曲并做较深的腹式呼吸。医师位于患者右侧，将左手掌放在患者右后腰部向上托（触诊左肾时，左手绕过患者前方托住左后腰部），右手掌平放于被检侧季肋部，以微弯的手指前端桡侧指腹放在肋弓下方，随患者呼气，右手逐渐深压向后腹壁，与在后腰部向上托起的左手试

图接近，双手夹触肾脏。如未触及肾脏，应让患者深吸气，此时随吸气下移的肾脏可能滑入双手之间被触知。如能触及肾脏大部分，则可将其在两手间夹住，同时患者常有类似恶心或酸痛的不适感。有时只能触及光滑、圆钝的肾下极，它常从触诊的手中滑出（图8-17）。

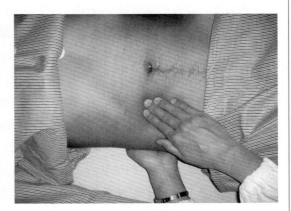

图 8-17　肾脏双手触诊法

如仰卧位未触及肾，还可嘱患者取坐位或立位，腹肌放松，医师位于患者侧面，双手前后配合触诊肾脏。在肾下垂或游走肾时，立位较易触到。

触及肾脏时，应注意其大小、形状、质地、表面状态、敏感性和移动度等。正常肾脏表面光滑而圆钝，质地结实而富有弹性，有浮沉感。正常人肾脏一般不能触及，身材瘦长者有时可触及右肾下极。肾脏代偿性增大、肾下垂及游走肾常被触及。如在深吸气时能触及 1/2 以上的肾，即为肾下垂（nephroptosis）。肾脏明显下垂并能在腹腔各个方向移动时，称为游走肾（movable kidney）。有时左肾下垂易误认为脾肿大，右肾下垂易误认为肝大，应注意鉴别。肾脏肿大见于肾盂积水或积脓、肾肿瘤及多囊肾等。肾盂积水或积脓时，质地柔软，富有弹性，有波动感；肾肿瘤则质地坚硬，表面凹凸不平；多囊肾时，不规则增大的肾脏有囊性感。

当肾脏和尿路发生疾病，尤其是炎性疾病时，可在一些部位出现压痛点（图 8-18）：①季肋点：在第 10 肋骨前端，相当于肾盂位置，又称前肾点。②上输尿管点：在脐水平线上腹直肌外缘。③中输尿管点：在两侧髂前上棘水平腹直肌外缘，相当于输尿管第二狭窄处（入骨盆腔处）。④肋脊点：在背部脊柱与第 12 肋所成的夹角顶点，又称肋脊角。⑤肋腰点：在第 12 肋与腰肌外缘的夹角顶点，又称肋腰角。

季肋点压痛可提示肾脏病变。输尿管有结石、化脓性或结核性炎症时，在上或中输尿管点出现压痛。肋脊点和肋腰点是肾脏炎症性疾病如肾盂肾炎、肾结核或肾脓肿等常出现压痛的部位。如炎症深隐于肾实质内，可无压痛而仅有叩击痛。

NOTE

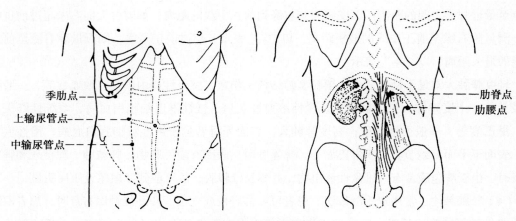

图 8-18　肾脏疾病压痛点示意图

（5）胰腺触诊：胰腺位于腹膜后，位于上腹部相当于第 1、2 腰椎处，且正常胰腺质软，故不能触及。胰头约位于腹中线偏右，胰体、胰尾在腹中线左侧。急性胰腺炎时，在中上腹或左上腹有横行带状压痛和腹壁紧张，并牵涉左腰部；如在充足的光线下观察到左腰背部皮下瘀血（青蓝色），即为格雷-特纳征（Grey-Turner sign）阳性，提示急性出血性胰腺炎。上腹部触及质硬而无移动性肿物时，如为横行条索状，应考虑为慢性胰腺炎。如呈坚硬块状，表面似有结节不光滑，则可能为胰腺癌；胰头癌时库瓦西耶征阳性。假性胰腺囊肿时，在上腹部肝下缘或左季肋部可触及囊性肿物，位置固定，表面光滑，无压痛。

（6）膀胱触诊：触诊膀胱应在排尿后进行，嘱患者仰卧屈膝，医师位于患者左侧，用单手滑行触诊法，以右手自脐开始向耻骨方向触摸。正常膀胱空虚时隐于骨盆内，不易触到。当膀胱充盈胀大时，超出耻骨上缘，可在下腹部触及圆形具有压痛的弹性器官。膀胱胀大常见于尿道梗阻、脊髓病变所致的尿潴留，也见于昏迷、腰椎或骶椎麻醉后、手术后局部疼痛的患者。膀胱胀大多由积尿所致，呈扁圆形或圆形，触之有囊性感，不能被推移，按压并有尿意，排尿或导尿后缩小或消失。以此可与妊娠子宫、卵巢囊肿、直肠肿物等常见耻骨上区包块相鉴别。

5. 正常腹部可触到的器官或结构　正常时，除瘦弱者和多产妇可触及右肾下缘，儿童可触及肝下缘外，尚可触及以下脏器：

（1）腹直肌肌腹与腱划：在腹肌发达者，于腹壁中上部可触及隆起略呈圆形、较硬的腹直肌肌腹与其间横行凹沟的腱划，在前正中线两侧对称，位置较表浅，于仰卧起坐时更明显。

（2）腹主动脉：腹壁薄软者，在脐或偏左的深部可触及搏动的腹主动脉，按压可有微痛。

（3）腰椎椎体与骶骨岬：腹壁薄软及瘦弱者，在脐附近前正中线部位常可触及第 3~5 腰椎椎体或骶骨岬，呈骨质硬度，自腹后壁向前突出，有时可触及腰椎上腹主动脉的搏动，其宽度不超过 3.5cm，易将其误认为后腹壁肿瘤。

（4）横结肠：正常较瘦者可触及横结肠，为一可移动的横条状物，光滑柔软。

（5）乙状结肠：正常乙状结肠用滑行触诊法常可触及，位于左下腹近腹股沟处，呈光滑索条状，可向左右移动而无压痛。当有干结粪块贮留于内时，可触及较粗条索状或类圆形包块，有轻度压痛，易误认为肿瘤，为鉴别可在肿块部位皮肤上做标记，隔日复查，如于排便或灌肠后包块移位或消失，可资鉴别。

（6）盲肠：部分较瘦者在右下腹麦氏点内侧稍上部位可触到盲肠。正常时触之如圆柱状，其下部为梨状扩大的盲端，表面光滑，稍能移动，无压痛。

6. 腹部包块（abdominal masses）　如在腹部触到上述内容以外的包块，应视为异常，多有病理意义。当触及这些包块时必须注意以下几点：

（1）部位：腹部某部位包块，一般多源于该区脏器的病变。

（2）大小：应准确测量包块的纵径、横径和前后径，前后径难以测出时可粗略估计，然后以厘米表示，如 3cm×5cm×2cm，以便进行动态观察。如肿块大小变异不定，甚至消失，则可能是痉挛、充气的肠襻所致。

（3）形态：应注意包块的形态，轮廓是否清楚，表面是否光滑，边缘是否规则，有无切迹等。如脾脏明显肿大时可有切迹。在右上腹触及边缘光滑的卵圆形包块，应考虑胆囊肿大。

（4）质地：实质性包块，质地可能柔软、中等硬或坚硬，见于炎症、结核和肿瘤。如为囊性，触之柔软，见于脓肿或囊肿等。

（5）压痛：炎性包块压痛明显，如肝炎、肝脓肿、阑尾周围脓肿。而肿瘤的压痛则轻微或不明显。

（6）搏动：触及腹中线附近膨胀性搏动的包块时，应考虑腹主动脉或其分支的动脉瘤。而腹主动脉附近的包块，可因传导而触及搏动，应予鉴别。

（7）移动度：肝、胆囊、胃、脾、肾或其包块，可随呼吸而上下移动。肝和胆囊的移动度最大，不易用手固定。如肿块能用手推动者，可能源于胃、肠或肠系膜。游走肾、游走脾及带蒂的包块，移动范围广且距离大。局部脓肿、炎性包块及腹膜外位的肿瘤，一般不能移动。

（8）与邻近器官的关系：触及包块还应确定与邻近皮肤、腹壁和脏器的关系。如能将包块与皮肤单独捏起，表示该包块与腹内脏器无关。如该处皮肤不能捏起或反而出现牵缩性凹陷，表示该包块与腹壁之间有粘连。腹壁包块在患者从仰卧起坐时，触及仍清楚；如为腹腔内包块，则多不能触及。腹膜内位的包块，常可推动，较易触及；而腹膜外位（后）的包块，除明显肿大可触及外，一般因部位较深，不易触及，也不能推动。

如肿块与邻近组织粘连，不易推动，压痛明显，以炎症的可能性最大。如包块边界清楚，质地不坚，表面光滑，压痛不明显，移动度较大，可能为良性肿瘤；如包块边界模糊，质地坚硬，表面不平，移动度差，则多为恶性肿瘤。

四、叩诊

腹部叩诊主要用于叩知某些脏器的大小和叩痛，胃肠道充气情况，腹腔内积气、积液和肿块等。直接叩诊法和间接叩诊法均可应用于腹部检查，但一般多采用间接叩诊法。

（一）腹部叩诊音

一般从左下腹开始按逆时针方向叩至右下腹部，再至脐部，从而获得腹部叩诊音的总体印象。正常情况下，腹部叩诊大部分区域均为鼓音，肝、脾、充盈的膀胱、增大的子宫以及两侧腹部近腰肌处叩诊为浊音。当肝、脾或其他脏器明显肿大，腹腔内肿瘤或大量腹水时，叩诊鼓音范围缩小，病变部位可出现浊音或实音。当胃肠胀气明显或胃肠穿孔致气腹时，则鼓音范围明显增大或出现于不应有鼓音的部位（如肝浊音界内）。

（二）肝脏及胆囊叩诊

肝脏叩诊用力要适当，勿过轻或过重。一般沿右锁骨中线、右腋中线和右肩胛线由肺区向下叩向腹部确定肝上界。当由清音转为浊音时，即为肝上界。此处相当于被肺遮盖的肝顶部，故又称肝相对浊音界。再向下叩 1~2 肋间，浊音变为实音，此处的肝脏不再被肺所遮盖而直接贴近胸壁，称肝绝对浊音界（图 8-19）。确定肝下界时，最好由腹部鼓音区沿右锁骨中线或正中线向上轻叩，由鼓音转为浊音处即为肝下界（图 8-20）。但因肝下界与胃、结肠等重叠，故很难叩准，一般多用触诊或搔刮试验听诊法确定。一般叩得的肝下界比触得的肝下缘高 1~2cm，但若肝缘明显增厚，则两项结果较为接近。在确定肝上下界时要注意体型，体型对肝脏位置有一定影响，成人体形匀称者的肝脏其上界通常在右锁骨中线上第 5 肋间，下界位于右季肋下缘。二者之间的距离为肝上下径，为 9~11cm；在右腋中线上，其上界为在 7 肋间，下界相当于第 10 肋骨水平；在右肩胛线上，其上界在第 10 肋间。体型矮胖者肝上下界均可高一个肋间，体型瘦长者则可低一个肋间。

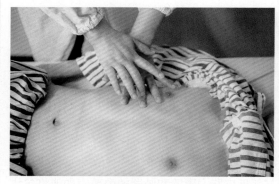

图 8-19　肝浊音上界检查示意图

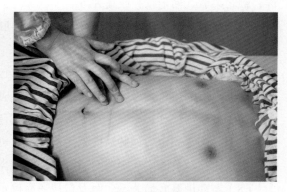

图 8-20　肝浊音下界检查示意图

　　肝浊音界扩大见于肝炎、肝癌、肝脓肿、肝淤血和多囊肝等。肝浊音界缩小见于肝硬化、急性重型肝炎和胃肠胀气等。肝浊音界消失代之以鼓音者，多由于肝表面覆有气体所致，是急性胃肠穿孔的一个重要征象，亦可见于腹部大手术后数日内、间位结肠（结肠位于肝与横膈之间）及全内脏转位等。肝浊音界向上移位见于右肺纤维化、右下肺不张及气腹、肠胀气等。肝浊音界向下移位见于肺气肿、右侧张力性气胸等。膈下脓肿时，由于肝下移和膈升高，肝浊音区也扩大，但肝脏本身并不增大。

　　检查肝脏和胆囊叩击痛时将左手掌平放于被检查者肝区，右手半握拳，用轻到中等力量叩击左手背，观察有无疼痛（图 8-21）。肝区叩击痛对于诊断肝炎、肝脓肿或肝癌有一定的诊断意义。

　　胆囊位于深部，且被肝脏遮盖，难以用叩诊检查其大小，一般只检查胆囊区有无叩击痛，胆囊区叩击痛为胆囊炎的重要体征。

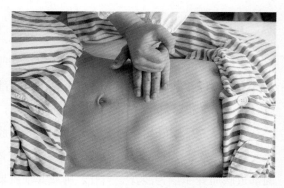

图 8-21　肝区叩击痛检查示意图

（三）胃泡鼓音区

　　胃泡鼓音区（Traube space）位于左前胸下部肋缘以上，约呈半圆形，因胃底穹隆部含气而形成。其上界为横膈及肺下缘，下界为肋弓，左界为脾脏，右界为肝左缘。除非在饱餐后，一般情况下胃泡鼓音区均可叩及，其大小受胃内含气量多少和周围器官组织病变的影响。正常成人胃泡鼓音区长径中位数为 9.5cm（5.0~13.0cm），宽径为 6.0cm（2.7~10.0cm）。此区明显扩大见于幽门梗阻等，此区明显缩小或消失可见于中重度脾肿大、左侧胸腔积液、心包积液、肝左叶肿大（不会使鼓音区完全消失），也见于急性胃扩张或溺水患者。

（四）脾脏叩诊

当脾脏触诊不满意或在左肋下触到很小的脾缘时，宜用脾脏叩诊进一步检查脾脏大小。

脾浊音区宜采用轻叩法，在左腋中线自上而下进行（图 8-22）。正常脾浊音区位于该线上第 9~11 肋间，宽 4~7cm，前方不超过腋前线。脾浊音区扩大见于脾肿大，脾浊音区缩小或消失见于左侧气胸、胃扩张及肠胀气等。

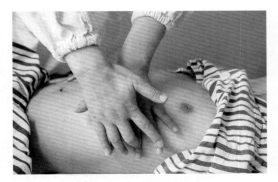
图 8-22　脾脏叩诊检查示意图

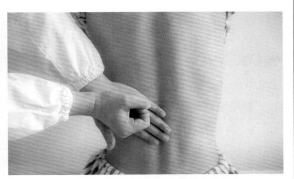
图 8-23　肾脏叩诊检查示意图

（五）肾脏叩诊

主要检查肾脏有无叩击痛，正常时肋脊角（肾区）处无叩击痛。检查时，患者取坐位或侧卧位，医师用左手掌平放于其肋脊角处，右手握拳用由轻到中等力量叩击左手背（图 8-23）。当有肾炎、肾盂肾炎、肾结石、肾结核及肾周围炎时，肾区有不同程度的叩击痛。

（六）膀胱叩诊

在耻骨联合上方进行，通常从上往下，由鼓音转成浊音即为膀胱区。膀胱空虚时，因耻骨上方有肠管存在，叩诊呈鼓音，叩不出膀胱的轮廓。当膀胱充盈时，耻骨上方叩诊呈圆形浊音区。妊娠期增大的子宫、子宫肌瘤或卵巢囊肿时，该区叩诊也呈浊音，应予鉴别。腹水时，耻骨上方叩诊也可有浊音区，但此区的弧形上缘凹向脐部，而膀胱肿大时浊音区的弧形上缘凸向脐部。排尿或导尿后复查，如浊音区转为鼓音，即为尿潴留所致。

（七）腹水叩诊

因重力作用，腹腔内有较多液体存留时，多潴积于腹腔低处，故在此处叩诊呈浊音。如患者仰卧位，腹中部由于含气的肠管在液面浮起，叩诊呈鼓音，两侧腹部因腹水积聚叩诊呈浊音。检查者自腹中部脐水平面开始向患者左侧叩诊，发现浊音时，板指固定不动，嘱患者右侧卧，再度叩诊，如呈鼓音，表明浊音移动。

可用同样方法叩患者对侧腹部，这种因体位不同而出现浊音区变动的现象，称移动性浊音（shifting dullness）（图 8-24）。当腹腔内游离腹水在 1000mL 以上时，即可查出移动性浊音。

如果腹水量少，用以上方法不能查出时，若病情允许可让患者取肘膝位，使脐部处于最低部位。由侧腹部向脐部叩诊，如由鼓音转为浊音，则提示有腹水的可能（即水坑征）（图 8-25）。

NOTE

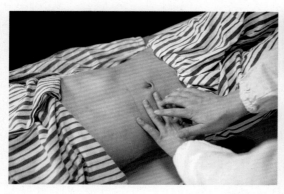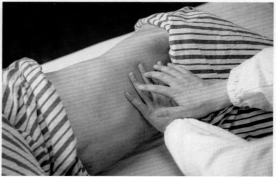

图 8-24　腹水叩诊检查法（移动性浊音）

也可让患者站立，如下腹部积有液体而呈浊音，液体的上界呈一凹面向下的曲线，在此线上为浮动的肠曲，叩诊呈鼓音。

下列情况易误为腹水，应注意鉴别：

1. 肠梗阻时由于肠管内有大量液体潴留，可因体位的变动出现移动性浊音，但常伴有肠梗阻的征象。

2. 巨大卵巢囊肿患者，腹部亦可出现大面积浊音，与腹水鉴别如下：①浊音区分布：卵巢囊肿所致浊音，于仰卧时常在

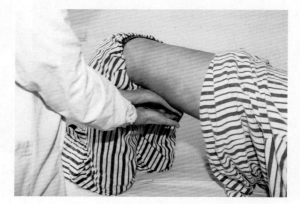

图 8-25　少量腹水检查法（水坑征）

腹中部，鼓音区则在腹部两侧，与腹水相反，这是由于肠管被卵巢囊肿压挤至两侧腹部所致（图 8-26）。②卵巢囊肿所致浊音不呈移动性。③尺压试验（ruler pressing test）：也可鉴别。即当患者仰卧时，用一硬尺横置于腹壁上，检查者两手将尺下压，如为卵巢囊肿，则腹主动脉的搏动可经囊肿传到硬尺，使尺发生节奏性搏动；如为腹水，则硬尺无此种搏动。

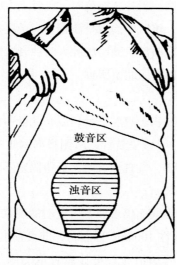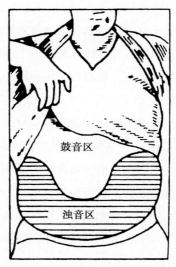

卵巢囊肿　　　　　　　　　　腹水

图 8-26　卵巢囊肿与腹水叩诊鉴别示意图

五、听诊

将听诊器膜形体件置于腹壁上，全面听诊各区，尤其注意上腹部、中腹部、腹部两侧及肝、脾各区。其内容主要有肠鸣音、振水音、血管杂音、摩擦音和搔弹音等。妊娠 5 个月以上的妇女还可在脐下方听到胎儿心音（130~160 次 / 分）。

（一）肠鸣音

肠蠕动时，肠管内气体和液体随之而流动，产生一种断断续续的咕噜声（或气过水声），称为肠鸣音（bowel sound）。

通常以脐周作为听诊点，时间不应少于 1 分钟（图 8-27）。如 1 分钟内未闻及肠鸣音，可持续听诊 3~5 分钟。正常情况下，肠鸣音每分钟 4~5 次，其频率声响和音调变异较大。肠鸣音在餐后频繁而明显，休息时稀疏而微弱。肠蠕动增强时，肠鸣音达每分钟 10 次以上，但音调不特别高亢，称肠鸣音活跃（active bowel sound），见于急性胃肠炎、服泻药后或胃肠道大出血时。如肠鸣音次数多且响亮、高亢，甚至呈叮当声或金属

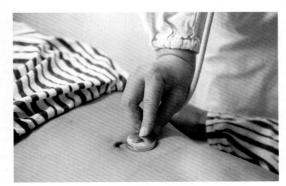

图 8-27　听诊肠鸣音

音，称肠鸣音亢进（hyperactive bowel sound），见于机械性肠梗阻。肠鸣音亢进是由于肠腔梗阻积气增多而扩大，肠壁被胀大变薄且极度紧张，与亢进的肠鸣音产生共鸣所致。如肠梗阻持续存在，肠壁肌肉劳损，蠕动减弱时，肠鸣音亦减弱，或数分钟才听到一次，称为肠鸣音减弱（hypoactive bowel sound），见于老年性便秘、腹膜炎、电解质紊乱（低血钾）及胃肠动力低下等。如持续听诊 3~5 分钟未听到肠鸣音，用手指轻叩或搔弹腹部仍未听到肠鸣音，称为肠鸣音消失（absent bowel sound），见于急性腹膜炎或麻痹性肠梗阻。

（二）振水音

患者仰卧，医师用耳凑近患者上腹部或将听诊器膜形体件放于此处，然后用稍弯曲的手指连续迅速冲击患者上腹部，如听到胃内液体与气体相撞击的声音，称为振水音（succussion splash）（图 8-28）。也可用双手左右摇晃患者上腹部以闻及振水音。在胃内有多量液体及气体存留时可出现振水音，正常人餐后或饮入多量液体时，上腹部可出现振水音。但若在清晨空腹或餐后 6~8 小时以上

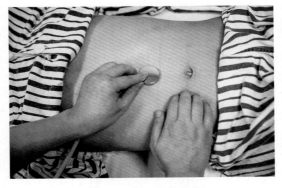

图 8-28　振水音检查法

仍有此音，则提示胃内有液、气潴留，见于胃扩张、幽门梗阻及胃液分泌过多等。

（三）血管杂音

正常腹部无血管杂音，腹部血管杂音对诊断某些疾病有一定作用。血管杂音有动脉性杂音和静脉性杂音，动脉性杂音常在腹中部或腹部两侧。在腹中部的收缩期血管杂音（喷射性杂

NOTE

音）常提示腹主动脉瘤或腹主动脉狭窄。腹主动脉瘤时可触到该部搏动的肿块，腹主动脉狭窄时则搏动减弱，下肢血压低于上肢，严重者触不到足背动脉搏动。如在左、右上腹听到收缩期血管杂音，常提示肾动脉狭窄，如该杂音在下腹两侧，应考虑髂动脉狭窄（图8-29）。当左叶肝癌压迫肝动脉或腹主动脉时，可在肿块体表部位听到吹风样杂音。

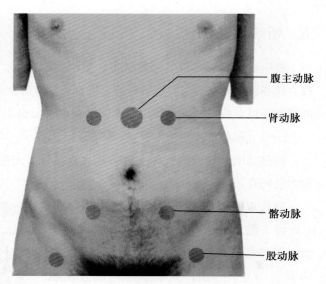

腹主动脉
肾动脉
髂动脉
股动脉

图 8-29　腹部动脉性杂音听诊部位

静脉性杂音为连续性潺潺声，无收缩期与舒张期之分。常出现于脐周或上腹部，尤其是腹壁静脉曲张严重时，提示门静脉高压（常为肝硬化引起）时的侧支循环形成，称克-鲍综合征（Cruveilhier-Baumgarten's syndrome）。

（四）摩擦音

在肝周围炎、胆囊炎、脾梗死或脾周围炎累及局部腹膜炎等情况下，可在深呼吸时，在各相应部位听到摩擦音（friction sound），严重时可触及摩擦感。腹膜纤维渗出性炎症时，在腹壁亦可听到摩擦音。

（五）搔弹音

在腹部听诊搔弹音（scratch sound）的变化可协助测定肝下缘和微量腹水。

1. 肝下缘的测定　当肝下缘触诊不清楚时，可辅以听诊、叩诊法确定。肝脏为实质性脏器，对声音的传导优于空腔脏器。让患者仰卧，医师位于其右侧，用左手食指、中指将听诊器膜形体件按压于剑突下肝左叶上，左手拇指按压于右锁骨中线与右肋缘的交点作为标志。右手掌面向上，无名指与小指屈曲，食指、中指半伸，中指稍向上用力，食指则往下紧擦过中指，以食指端弹击腹壁，沿右锁骨中线肋缘下自脐部向上轻弹。搔弹处未达肝缘时，仅听到弱而远的声音，当搔弹达肝脏表面腹壁时，则听到响亮而近耳的声音，此变音之处，即肝下缘所在。此法常用于腹壁较厚或不能满意配合触诊的患者，还可用于鉴别右上腹肿物是否为肿大的肝脏。

2. 微量腹水的测定　或称水坑征（puddle sign）。患者取肘膝位数分钟，使腹水积聚于腹内最低处的脐区。将听诊器膜形体件贴于脐旁腹壁，医师以手指在一侧腹壁稳定、快速轻弹，听其声响，同时逐步将体件向对侧腹部移动，如声音突然变得响亮，此体件所在处即为腹水边缘之上。此法可鉴定出少至 120mL 的游离腹水（图 8-30）。

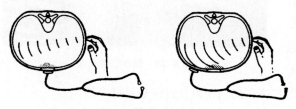

图 8-30　微量腹水检测示意图

六、腹部常见病变的体征

（一）肝硬化

肝硬化（liver cirrhosis）是一种或多种原因引起的进行性慢性肝病，其组织学特征为肝组织弥漫性纤维化、假小叶和再生结节形成，临床以肝功能减退和门静脉高压为特征。引起肝硬化的病因很多，主要有病毒性肝炎、慢性酒精中毒、胆汁淤积、循环障碍、药物或化学毒物、免疫疾病、寄生虫感染、遗传和代谢性疾病、营养不良等。据其病理特征可分为小结节型、大结节型、混合型及再生结节不明显型等。

肝硬化门静脉高压时出现脾肿大、侧支循环形成、腹水。

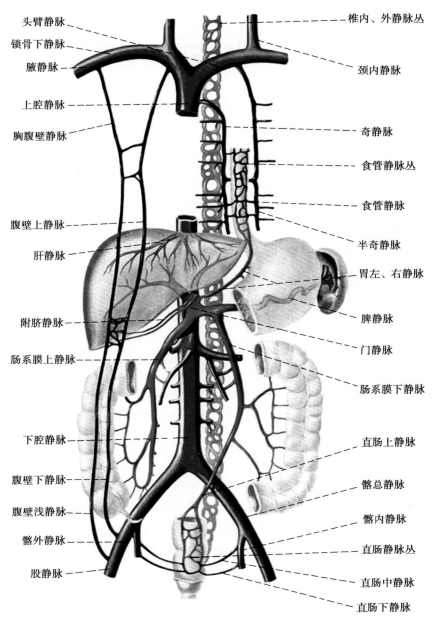

图 8-31　门静脉高压时侧支循环图

视诊：面色萎黄，颈部及上胸部可见毛细血管扩张、蜘蛛痣，并可见肝掌。晚期面色灰暗，缺少光泽，皮肤、巩膜多有黄染，大量腹水时腹部膨隆呈蛙状腹，腹部可见静脉曲张，男性常有乳房发育。

触诊：早期肝脏轻度肿大，质地偏硬，表面光滑，压痛不明显。脾脏可触及。晚期肝脏缩小而不能触及，腹壁紧张度增加，脾脏中度肿大。大量腹水时液波震颤阳性，下肢出现水肿。

叩诊：早期肝浊音区轻度扩大，晚期肝浊音区缩小，如有腹水，则移动性浊音阳性。

听诊：肠鸣音可减弱，脐周腹壁静脉曲张处可听到静脉连续性潺潺声。

（二）幽门梗阻

幽门梗阻（pyloric obstruction）多由消化性溃疡尤其是十二指肠球部溃疡引起幽门反射性痉挛、充血、水肿或瘢痕收缩所致。患者主要症状为上腹胀痛，餐后加重，反复呕吐大量发酵的隔日食物（宿食），呕吐后感觉舒适。严重呕吐可致水、电解质紊乱。

视诊：一般表现为消瘦和脱水，严重者出现恶病质，可见上腹部膨隆、胃蠕动波、胃型及逆蠕动波。

触诊：上腹部紧张度增加。

叩诊：上腹部浊音或实音。

听诊：可出现振水音。

（三）急性腹膜炎

当腹膜受到细菌感染或化学物质如胃、肠、胰液及胆汁等刺激时，即可引起腹膜急性炎症，称为急性腹膜炎（acute peritonitis）。临床上以细菌感染所致急性腹膜炎最为严重。

视诊：呈急性危重病容，表情痛苦，强迫体位，腹式呼吸明显减弱或消失，当腹腔内炎性渗出液增多或肠管发生麻痹明显扩张时，可见腹部膨隆。

触诊：出现典型腹膜刺激征——腹壁紧张、压痛及反跳痛。急性弥漫性腹膜炎呈板状腹。局限性腹膜炎局部形成脓肿，或炎症与周围大网膜和肠管粘连成团时，触诊时可在局部扪及有明显压痛的肿块。

叩诊：鼓肠或有气腹时，肝浊音区缩小或消失。腹腔有多量渗液时，可叩出移动性浊音。

听诊：肠鸣音减弱或消失。

（四）急性阑尾炎

急性阑尾炎（acute appendicitis）是指阑尾的急性炎症性病变，是外科最常见的急腹症，其主要症状是转移性右下腹痛。

视诊：急性病容，腹式呼吸减弱。

触诊：右下腹 Mc Burney 点（阑尾点）有显著而固定的压痛和反跳痛。如无明显压痛，可做诊断性试验：①结肠充气试验：患者仰卧位，右手加压其左下腹降结肠区，再用左手挤压近侧结肠，如病人诉右下腹痛，称为结肠充气征（Rovsing sign）阳性，这是由于结肠内气体倒流可传至盲肠和阑尾，刺激发炎阑尾所致。②腰大肌试验：患者左侧卧位，两腿伸直，当右下肢被动向后过伸时发生右下腹痛，称为腰大肌征（iliopsoas sign）阳性，此征提示炎症阑尾位于盲肠后位。低位或盆腔内阑尾炎症时，经肛指检可有直肠右前壁触痛或触及肿块。

叩诊：右下腹可有叩击痛。

听诊：肠鸣音可有变化。

（五）急性胆囊炎

急性胆囊炎（acute cholecystitis）是由于胆囊管阻塞、化学性刺激和细菌感染引起的急性胆囊炎症性疾病。患者一般中度发热，严重者可有失水及虚脱征象。有轻度或显著黄疸时，常提示合并胆总管结石或肝功能损害。

视诊：多呈急性病容，常取右侧卧位，腹式呼吸受限，呼吸表浅而不规则。

触诊：右上腹部稍膨隆，右肋下胆囊区有腹壁紧张、压痛及反跳痛，Murphy 征阳性。伴胆囊积脓或胆囊周围脓肿者，于右上腹部可触及包块。如引起胆囊穿孔或胆汁性腹膜炎，可出现急性弥漫性腹膜炎的表现。

叩诊：右肋下胆囊区有叩击痛。

听诊：肠鸣音无明显变化。

（六）急性胰腺炎

急性胰腺炎（acute pancreatitis）是多种病因导致胰腺组织自身消化所致的胰腺水肿、出血及坏死等炎性损伤。临床以急性上腹痛及血淀粉酶升高为特点。按病理分为急性水肿型及急性出血坏死型两型。

视诊：患者呈急性病容，表情痛苦，少数患者因胰酶及坏死组织液穿过筋膜与肌层，渗入腹壁皮下，可见胁腹皮肤呈青紫色，称为 Grey-Turner 征阳性，脐周皮肤呈青紫色，称为 Cullen 征阳性。部分有胆总管下端梗阻、肝损伤或以胰头病变为主者可出现黄疸。

触诊：上腹部有明显腹壁紧张、压痛或反跳痛。出现弥漫性腹膜炎时，则全腹有典型的腹膜刺激征。当胰腺及胰周围大片坏死、渗出或并发脓肿时，上腹部可触及包块。

叩诊：由于炎症渗出可叩出移动性浊音。

听诊：肠麻痹患者肠鸣音减弱或消失。

（七）肠梗阻

肠梗阻（intestinal obstruction）是肠内容物在肠道通过受阻所产生的一种常见的急腹症。临床主要表现为腹痛、腹胀、呕吐，排便、排气停止。腹痛是最主要症状。

视诊：呈痛苦重病面容，眼球凹陷，呈脱水貌，呼吸急促，腹部膨隆，小肠梗阻可见脐周不规则呈梯形多层排列的肠型和蠕动波，结肠梗阻可见腹部周边明显膨隆。

触诊：腹部有压痛，绞窄性肠梗阻患者腹肌紧张且伴压痛，可出现反跳痛。

叩诊：当腹腔有渗液时，出现移动性浊音。

听诊：机械性肠梗阻患者可听到肠鸣音明显亢进，呈金属音调。麻痹性肠梗阻患者肠鸣音减弱或消失。

第九章　肛门、直肠和外生殖器检查

　　肛门、直肠及外生殖器检查是全身体格检查必不可少的一部分，对有指征的患者应说服其配合检查，以免发生误诊或漏诊，导致严重后果。男医师检查女患者时，注意须有女医务人员或家属在场。

一、肛门和直肠检查

　　直肠位于盆腔后部，全长 12~15cm，下连肛管。肛管下端在体表的开口为肛门，位于会阴中心体与尾骨尖之间。肛门与直肠的检查常能发现许多有重要临床价值的体征。检查时先做视诊和触诊，必要时辅以内镜检查。

（一）体位

　　1. 膝胸位（肘膝位）　患者双膝关节屈曲成直角跪于检查床上，双前臂屈曲于胸前，置于检查床上，臀部抬高（图 9-1）。

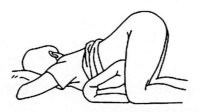

图 9-1　膝胸位（肘膝位）

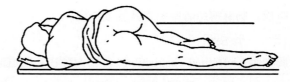

图 9-2　左侧卧位

　　2. 左侧卧位　患者臀部靠近检查台边缘取左侧卧位，右腿屈曲贴近腹部，左腿略屈。检查者位于患者背后进行检查。该体位适用于病重、年老体弱或女性患者（图 9-2）。

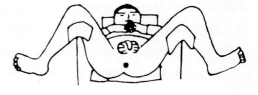

图 9-3　截石位

　　3. 截石位　患者仰卧于专用检查床上，臀部垫高，两腿屈曲、抬高并外展。适用于病重、体弱患者及女性盆腔器官检查及膀胱直肠窝的检查。亦可进行直肠双合诊，即右手食指在直肠内，左手在下腹部，双手配合，以检查盆腔脏器的病变情况。截石位也是直肠肛管手术的常用体位（图 9-3）。

　　4. 蹲位　患者取下蹲排大便的姿势。适用于检查内痔、脱肛及直肠息肉等。

　　5. 弯腰前俯位　双下肢略分开站立，双手扶支撑物，身体前倾。是肛门视诊时最常用的体位（图 9-4）。

　　肛门与直肠检查所见异常应按时针方向进行记录，并注明检查时患者的体位。膝胸位时肛门后正中点为 12 点钟位，前正中点为 6 点钟位，而仰卧位的时钟位则与之相反。

（二）视诊

检查者用手分开患者臀部，观察肛门皱褶及其周围皮肤情况。皱褶自肛门向外周呈放射状，正常肛周皮肤颜色较深。让患者收缩肛门时皱褶更明显，做排便动作时皱褶变浅。视诊还应观察肛门周围有无脓血、黏液、肛裂、外痔、瘘管口或脓肿等。

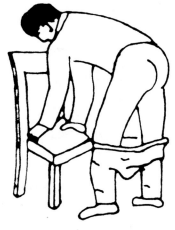

图 9-4　弯腰前俯位

1. 肛门闭锁与狭窄　肛门闭锁（proctatresia）是指没有肛门孔道，不能排便，而肛门狭窄（archostegnosis）为肛门孔道狭窄，排便困难，均多见于新生儿先天性畸形。若因感染、外伤或手术引起的肛门狭窄，则常可在肛周发现瘢痕。

2. 肛门外伤与感染　肛门有创口或瘢痕，多见于外伤、感染或手术后。肛门周围有红肿、压痛甚至波动感，见于肛门周围炎症或脓肿。

3. 肛门裂　简称肛裂（anal fissure），是指齿状线以下肛管皮肤全层纵行及梭形裂口。患者自觉排便时剧痛或伴有出血，疼痛有典型的周期性。检查时常可见与肛门纵轴平行的裂口，触诊时有明显触压痛。多见于中青年人。

4. 痔（hemorrhoids）　是由多种因素导致直肠下端黏膜下或肛管边缘皮下的静脉丛病理性扩张所形成的静脉团。多见于成年人，患者常有大便带血、痔块脱出、疼痛或瘙痒感。根据其发生部位分为三类：①内痔（internal hemorrhoids）：在齿状线以上，可见柔软的紫红色包块，表面覆盖直肠黏膜，主要表现排便时出血和痔核脱出；②外痔（externa hemorrhoids）：在齿状线以下，可见柔软紫红色包块，表面覆盖肛管皮肤，主要表现肛门不适或疼痛；③混合痔（mixed hemorrhoids）：在齿状线上、下均可发现紫红色包块，下部覆盖肛管皮肤，兼具外痔与内痔的临床特点。

5. 肛门直肠瘘　简称肛瘘（archosyrinx），是直肠、肛管与肛门周围皮肤相通的瘘管。由内口、瘘管、外口三部分组成。内口常位于直肠下部或肛管内，外口在肛周皮肤上。肛瘘多为肛管或直肠周围脓肿所致，少数由结核、溃疡性结肠炎、肛管外伤感染等所致，久不愈合或反复发作。检查时在肛周皮肤可见瘘管开口，有时有脓性分泌物流出，在直肠或肛管内可见瘘管的内口或伴有硬结。

6. 直肠脱垂　直肠脱垂（proctoptosis）又称脱肛（archocele），是指直肠壁部分或全层向外翻而脱出于肛门外。检查时患者取蹲位，嘱患者屏气用力，观察肛门外有无突出物。①直肠部分脱垂（黏膜脱垂）：可见圆形、红色、表面光滑的肿物，黏膜皱襞呈放射状，便后突出物常可回复到肛门内。②直肠完全脱垂（直肠壁全层脱垂）：突出物呈椭圆形块状物，表面有环形皱襞，便后不易回复。

（三）触诊

肛门或直肠触诊通常称为肛诊或直肠指诊。方法简便，具有重要的诊断价值，不仅对肛门、直肠的局部病变能做出诊断，而且对诊断盆腔疾病如阑尾炎、髂窝脓肿、前列腺和精索病变、子宫及输卵管病变等，也是一项不可或缺的诊断方法。患者体位可根据具体病情及要求采

NOTE

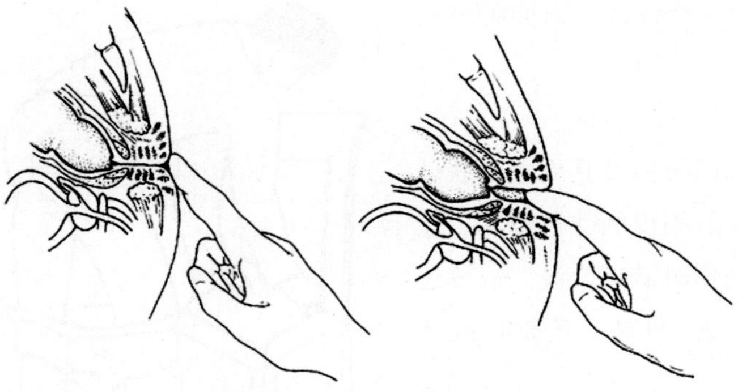

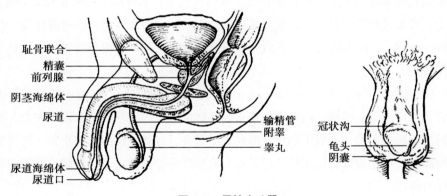

图 9-5　直肠指诊

取膝胸位、左侧卧位或仰卧位等。

检查者右手食指戴指套或手套，涂润滑剂（如肥皂液、凡士林、液状石蜡等）后，先在肛门外口轻轻按摩，待患者肛门括约肌适应放松后，再将手指慢慢插入肛门、直肠内（图 9-5），先检查肛门及括约肌的紧张度，再查肛管及直肠的内壁。注意有无压痛，黏膜是否光滑，有无肿块及搏动感。男性还可触诊前列腺和精索，女性则可检查子宫和输卵管等。必要时配合双合诊。若有剧烈触痛，见于肛裂及感染；触痛伴波动感，提示肛门、直肠周围脓肿；触及柔软光滑、有弹性的包块常为直肠息肉；触及坚硬、凹凸不平的包块，应考虑直肠癌。指诊后指套带有黏液、脓液或血液时，说明存在炎症并有组织破坏。取出物应做涂片镜检或细菌培养，以协助诊断。检查后仍诊断不明者，应进一步做内镜（如直肠镜、结肠镜）检查，以助鉴别。

二、男性生殖器检查

男性生殖器分为内、外生殖器。外生殖器包括阴茎和阴囊，而内生殖器包括睾丸、附睾、输精管及附属腺如前列腺、精囊腺等（图 9-6）。检查时应让患者充分暴露下身，双下肢取外展位，先检查外生殖器，然后用直肠指诊法检查内生殖器。

耻骨联合
精囊
前列腺
阴茎海绵体
尿道
输精管
附睾
睾丸
尿道海绵体
尿道口

冠状沟
龟头
阴囊

图 9-6　男性生殖器

（一）阴茎

阴茎呈圆柱状，是男性性交和排尿的器官，分头、体、根三部分，由 3 个海绵体（2 个阴茎海绵体和 1 个尿道海绵体）构成，海绵体充血可使阴茎勃起。阴茎头部稍膨大，前端有尿道开口，与体部连接处有一沟叫冠状沟，上面有一层能向上反转的皮肤叫阴茎包皮。

1. 包皮　包皮覆盖尿道口，但能上翻露出阴茎头称为包皮过长（prepuce redundant）。包皮口狭小，使包皮不能上翻露出阴茎头称为包茎（phimosis），可由先天性包皮口狭窄或炎症、外伤后粘连造成。包皮过长和包茎易引起尿道外口或阴茎头感染、嵌顿，因易引起阴茎颈部污垢残留，常被认为是阴茎癌的重要致病因素。

2. 阴茎头与冠状沟　阴茎前端膨大部分称为阴茎头，俗称龟头。在阴茎头、体交界部位有一环形浅沟，称为阴茎颈或阴茎头冠。正常阴茎头与冠状沟表面红润、光滑，质地柔软。检查时应将包皮上翻暴露全部阴茎头及阴茎颈，观察其表面色泽，有无充血、水肿、分泌物及结节等。如有红斑、硬结，伴暗红色溃疡或呈菜花样，易出血，分泌物有恶臭者，应考虑阴茎癌；冠状沟处如发现单个椭圆形质硬溃疡称为下疳（chancre），愈后遗留瘢痕，见于梅毒患者。阴茎部单个或多个淡红色小丘疹，湿润而柔软，融合成蕈样，呈乳突状、指状、菜花状或鸡冠状，应考虑为尖锐湿疣。

3. 尿道口　检查时检查者用拇指和食指，轻轻挤压龟头，使尿道口分开。正常尿道口黏膜红润、清洁，无分泌物黏附。尿道口红肿，有分泌物或溃疡，并沿尿道有压痛者，见于尿道炎。尿道口狭窄多因先天性畸形或炎症粘连所致。尿道口开口于阴茎腹面，称为尿道下裂，如嘱患者排尿，裂口处常有尿液溢出。

4. 阴茎大小　正常成年人阴茎未勃起时长 7~10cm。阴茎的海绵体充血可使阴茎勃起（erection）。成年人阴茎过小（婴儿型），见于垂体、性腺功能不全患者；在儿童期阴茎过大呈"性早熟"现象（成人型），见于肾上腺皮质肿瘤或睾丸间质细胞瘤。

（二）阴囊

1. 阴囊皮肤检查　正常阴囊皮肤呈暗褐色，皮肤薄而多皱褶，富有皮脂腺、汗腺，分布有少量阴毛，没有皮下脂肪。阴囊中间有一隔膜将其分为左右两个囊腔，每囊内含有睾丸、附睾及精索的阴囊段。

检查时患者取站立位、坐位或仰卧位，两腿稍分开。先观察阴囊皮肤及外形，然后进行阴囊触诊。视诊时注意观察阴囊是否发育，皮肤有无皮疹、脱屑等损害，观察阴囊外形有无肿胀、肿块。触诊时检查者将两手拇指置于患者阴囊前面，其余手指放在阴囊后面，双手同时触诊，进行对比，也可单手触诊。

（1）阴囊湿疹（scrotum eczema）：阴囊皮肤见小丘疹、疱疹、小水泡及糜烂渗液，或见皮肤增厚呈苔藓样，表面覆盖薄薄的痂皮和鳞屑，伴有顽固性奇痒。阴囊湿疹是阴囊最常见的皮肤病，属于过敏反应。

（2）阴囊水肿（scrotum dropsy）：阴囊皮肤肿胀发亮，甚至达到透明程度，见于全身性水肿，也可由炎症、过敏反应、下腔静脉阻塞等所致。

（3）阴囊象皮肿（scrotum chyloderma）：阴囊皮肤粗厚、粗糙，明显下垂，皱褶变宽，色淡，见于丝虫病引起的淋巴管炎或淋巴管阻塞。

（4）阴囊皮下瘀血或血肿：局部皮肤青紫、增厚，皱褶变浅或消失，一侧阴囊明显下垂或增大。不伴皮肤改变者，见于精索静脉曲张、鞘膜积液、腹股沟斜疝及睾丸肿瘤等。

2. 阴囊内容物的检查

（1）精索：精索为柔软的条索状圆形结构，自腹股沟管深环延至附睾上方，由输精管、提睾肌、动脉、静脉、精索神经及淋巴管等组成。其中仅输精管较硬，直径为 1~2mm，粗细一致，无挤压痛。精索在左、右阴囊腔内各有一条，检查时检查者用拇指和食指触诊精索，从附睾摸到腹股沟环。常见病变有：①输精管结核：输精管增粗，并有串珠样硬结，常伴附睾部浸润性硬结、阴囊皮肤粘连及窦道形成。②精索急性炎症：精索局部皮肤红肿、剧痛，可放射至下腹部及腰部，精索弥漫性增厚，可触及一个或数个结节性肿块，并有压痛。

③精索静脉曲张：沿精索见到或触到类似蚯蚓缠绕在一起的条索，能压缩，无压痛。④精索血丝虫病：精索肿胀、变硬，靠近附睾的精索可触及硬结，结节与输精管无关。⑤精索鞘膜积液（睾丸鞘膜积液）、腹股沟斜疝或睾丸肿瘤：沿精索触到长圆形或椭圆形囊性肿物，表面光滑。三者的鉴别方法：可牵拉睾丸，如肿物随之下降，则为精索鞘膜积液。也可做透光试验来鉴别：在暗室或用黑色纸筒罩于阴囊，手电筒由阴囊肿物下方向上照射，呈透明红色，则为阳性，见于精索鞘膜积液；阴性者为腹股沟斜疝或睾丸肿瘤。另外 B 超检查可帮助鉴别。

（2）附睾：附睾是由多数曲折、细小的管道构成的器官，贴附于睾丸后外侧，质地柔软，分头、体、尾三部分。附睾除贮存精子外还可以分泌附睾液，其中含有某些激素、酶和特异营养物质，促进精子成熟。检查时检查者用拇指、食指和中指触诊，应注意附睾大小，有无结节和压痛。急性炎症时，附睾肿痛明显，且常伴睾丸肿大，附睾与睾丸分界不清。慢性附睾炎则附睾肿大而压痛轻，并可摸到结节。附睾结核时，附睾肿胀而无压痛，可触到结节状硬块，与周围组织紧密相连，常伴有输精管增粗且呈串珠状；晚期的结核病灶破溃后易形成瘘管，经久不愈。双侧附睾结核可以表现为无精症，导致不育。

（3）睾丸：睾丸呈扁椭圆形，左右各一，大小相似，表面光滑柔韧。检查时检查者用拇指、食指和中指触诊，应两侧对比并注意其大小、形状、硬度及有无触压痛等。

如在阴囊中未触及睾丸，应触诊腹股沟、阴茎根部以及会阴部等，或做超声波检查腹腔，如睾丸隐藏在以上部位，为隐睾症（cryptorchism）。注意有时正常小儿因受凉或提睾肌收缩致睾丸上移，按摩或热敷后可降入阴囊。隐睾以一侧多见，也可双侧，如双侧隐睾在幼儿时未被发现并手术复位，常影响第二性征发育，并可丧失生育能力。睾丸过小常为先天性或内分泌异常引起，如肥胖性生殖无能症等。无睾丸见于先天性睾丸发育不全症，为性染色体数目异常所致，可为单侧或双侧。双侧睾丸发育不全者，生殖器官及第二性征均发育不良。外伤或炎症如流行性腮腺炎、淋病等可引起睾丸急性肿痛，治疗不及时，可导致睾丸萎缩。结核可致睾丸慢性肿痛。一侧睾丸肿大、质硬并有结节，应考虑睾丸肿瘤或白血病细胞浸润。睾丸鞘膜积液时阴囊内也可出现圆形肿物，与肿瘤不同之处是有囊性感，透光试验阳性，B 超检查有助于鉴别。

（三）前列腺

前列腺（prostate）为一有坚韧被膜的附属性腺，形状如前后稍扁的栗子，底朝上，尖朝下，后面较平坦，在正中线有一浅沟称前列腺中间沟。它位于膀胱颈下方，前方为耻骨联合，后方为直肠壶腹，包绕在尿道根部，距肛门约 4cm。排泄管开口于尿道前列腺部后壁。检查时检查者右手食指戴指套或手套，指端涂润滑剂，慢慢插入肛门，向腹侧触诊可触到前列腺。正常前列腺栗子大小，分为左右两叶，表面光滑，质韧，有弹性，后面可触及中间沟。前列腺增大，中间沟消失，但表面光滑者，见于前列腺增生；若质韧，无压痛及粘连，见于老年人良性前列腺增生，常有排尿不畅或困难。前列腺增大并有明显压痛，多见于急性前列腺炎。前列腺增大，质硬，表面凹凸不平，有结节者，多为前列腺癌。如需取前列腺液送检，可做前列腺按摩，患者排空膀胱，检查者做直肠指检，自前列腺两侧向中间沟，自上而下按摩两三次，再按摩中间沟，可见前列腺液由尿道口排出，标本应立即送检。

（四）精囊

精囊又叫精囊腺，为一对长椭圆形的囊状器官，位于前列腺后上方，其排泄管与输精管末端汇合成射精管。正常精囊质地柔软，光滑，直肠指诊不易触及。精囊病变常继发于前列腺病变。如触及精囊呈条索状肿胀并有触压痛，应考虑精囊炎。触及精囊表面呈结节状，则考虑为结核所致。精囊液是精液的重要组成部分，约占精液的70%，有营养和稀释精子的作用。精囊疾病如精囊缺如、精囊囊肿、精囊炎都会引起男性不育。

三、女性外生殖器检查

女性外生殖器是指生殖器的外露部分，位于两股之间，前为耻骨联合，后为会阴。包括阴阜、大阴唇、小阴唇、阴蒂和阴道前庭。一般女性患者不做常规内生殖器检查，疑有妇产科疾病时应由妇产科医师进行检查。检查前患者排空膀胱，暴露下身，取截石位仰卧于检查床上，检查者戴无菌手套进行检查。

1. 阴阜 为耻骨联合前面隆起的脂肪垫。青春期其皮肤上开始有阴毛生长，呈倒三角形分布，为女性第二性征之一。若阴毛先浓密后脱落而明显稀少或缺如，见于性功能减退症或席汉综合征等；阴毛明显增多，呈男性分布，见于肾上腺皮质功能亢进或多囊卵巢综合征。

2. 大阴唇 为两股内侧隆起的一对皮肤皱襞，前接阴阜，后连会阴。外侧面为皮肤，皮层内有皮脂腺和汗腺，青春期长出阴毛；内侧面湿润似黏膜。大阴唇内富含皮下脂肪，有丰富的血管、淋巴管和神经。局部受伤时，易形成血肿，疼痛剧烈。未生育妇女两侧大阴唇自然合拢遮盖外阴，经产妇两侧大阴唇常分开，老年人或绝经后则常呈萎缩状。

3. 小阴唇 小阴唇位于大阴唇内侧，为一对较薄的皮肤皱襞。前端融合后分成两叶包绕阴蒂，前叶形成阴蒂包皮，后叶形成阴蒂系带。大、小阴唇后端相会合形成阴唇系带。小阴唇表面湿润，浅红色或褐色，表面为复层鳞状上皮，无阴毛。小阴唇红肿、疼痛见于炎症；局部色素脱失见于白斑症；若有结节、溃烂应考虑癌变可能。如有乳突状或蕈样突起见于尖锐湿疣。

4. 阴蒂 阴蒂位于两侧小阴唇顶端会合处下方，其内具有与男性阴茎相似的海绵体样组织，性兴奋时能勃起。阴蒂过小见于性发育不全，过大应考虑两性畸形，红肿见于外阴炎症。

5. 阴道前庭 阴道前庭为两侧小阴唇之间的菱形区域，前端为阴蒂，后界为阴唇系带。

6. 尿道口 尿道外口位于阴蒂后下方，为不规则椭圆小孔，是尿液排出的孔道。其后壁两侧有一对腺体，为尿道旁腺，尿道旁腺开口于尿道后壁。尿道旁腺开口狭小，易有细菌潜伏。如腺体口引流不畅，易形成囊肿或脓肿。女性尿道短而直，又紧邻阴道，因此在性交时，容易把细菌带入尿道，引起感染。

7. 阴道口 位于前庭的后半部，为经血流出和自然分娩胎儿娩出的出口。阴道口周缘覆有一层中心有孔较薄的黏膜皱襞，称为处女膜，其内含有结缔组织、血管和神经末梢。成人的处女膜可有多种形态，常见为圆形或新月形，还有筛状、伞状等。初次性交或剧烈运动可使处女膜破裂，极少数处女膜组织坚韧或闭锁者需手术切开。受分娩影响，产后仅留处女膜痕。

8. 前庭大腺　又名巴多林（Bartholin）腺，位于大阴唇后部，如黄豆大小，左右各一。腺管细长（1~2cm），开口于小阴唇与处女膜之间的沟内。性兴奋时，分泌黏液起润滑作用。正常前庭大腺不能看到和摸到。若腺管闭塞，可形成囊肿或脓肿。前庭大腺囊肿多呈椭圆形，向大阴唇侧突起，表面皮肤正常，无触痛。当继发感染脓肿形成时，可见大阴唇肿大，表面皮肤红肿、剧痛，局部可触及波动感或有脓液溢出。

第十章　脊柱与四肢检查

第一节　脊柱检查

脊柱是躯体活动的枢纽，是支撑体重和维持躯体各种姿势的重要支柱。脊柱的病变主要表现为疼痛、姿势或形态异常以及活动度受限等。脊柱检查时按视诊、触诊、叩诊的顺序进行，了解其弯曲度、活动度，有无畸形、压痛及叩击痛等。

一、脊柱弯曲度

（一）检查方法

受检者脱去上衣，取坐位或站立位，上身保持直立，双手自然下垂。先从侧面观察四个生理弯曲是否存在，脊柱有无过度的前凸与后凸，再从后面观察脊柱有无侧弯。观察脊柱有无侧弯时，医师用右手拇指沿脊柱棘突以适当的压力自上而下划压，划压后皮肤出现一条红色充血痕，以此痕为标准。

（二）生理弯曲度

正常人直立时，从侧面观察脊柱似"S"形，有四个生理弯曲：颈段稍向前凸，胸段稍向后凸，腰段明显前凸，骶段明显后凸。从后面观察脊柱无侧弯。

（三）病理性弯曲

1. 脊柱前凸　脊柱过度向前弯曲称为脊柱前凸（lordosis）。脊柱前凸多发生于腰椎，常常是姿势代偿的结果。其特点为：腹部明显向前突出，臀部明显向后突出，多见于妊娠晚期、腹腔巨大肿瘤、大量腹水、髋关节结核及先天性髋关节后脱位等。

2. 脊柱后凸　脊柱过度后弯称为脊柱后凸（kyphosis），多发生于脊柱胸段，又称为驼背（gibbus）。常见病因有：

（1）佝偻病：多在儿童期发病，坐位时胸段呈明显均匀性后凸，卧位时弯曲可消失。

（2）脊柱结核：多见于青少年，病变常累及胸椎下段及腰段。由于椎体破坏、压缩，棘突明显后凸，形成特征性的成角畸形，常伴有其他脏器结核病变。

（3）强直性脊柱炎：多见于成人，脊柱胸段呈弧形后凸，常伴有脊柱强直性固定，仰卧位时也不能伸直。

（4）脊柱退行性变：多见于老年人，由于骨质退行性变，椎间盘退行性萎缩，胸椎椎体被压缩，造成胸椎明显后凸，形成驼背。

（5）其他：外伤导致脊椎压缩性骨折，造成脊柱后凸，可发生于任何年龄。青少年胸段下部均匀性后凸，常见于发育期姿势不良、脊椎骨软骨炎等。

3. 脊柱侧弯　脊柱离开后正中线向左或向右偏曲称为脊柱侧弯（scoliosis）。按发生部位不同，分为胸段侧弯、腰段侧弯及胸腰段联合侧弯；按性质分为姿势性侧弯和器质性侧弯。

（1）姿势性侧弯（posture scoliosis）：无脊柱结构的异常，改变体位（如平卧位或向前弯腰）可使侧弯得以纠正。姿势性侧弯的常见原因有儿童发育期坐立姿势不良、下肢长短不一、椎间盘突出、脊髓灰质炎后遗症等。

（2）器质性侧弯（organic scoliosis）：脊柱结构有器质性改变，改变体位不能纠正侧弯。颈椎侧弯常见于先天性斜颈、颈椎病或单侧颈肌麻痹等；胸椎侧弯常见于特发性脊柱侧凸症、脊柱损伤、佝偻病、肺纤维化、胸膜肥厚等；腰椎侧弯常见于腰椎间盘突出症、腰椎损伤、一侧腰肌瘫痪等。

二、脊柱活动度

（一）检查方法

脊柱活动度检查时，嘱受检者放松肌肉，最大限度地做前屈、后伸、侧弯、旋转等动作，观察其脊柱的活动范围。检查颈段活动度时，受检者保持直立位，医师用手固定受检者的双肩（图 10-1）；检查腰段活动度时，受检者取立位，髋、膝关节伸直，医师双手固定受检者骨盆（图 10-2）。注意：若患者有外伤史，有脊柱骨折或关节脱位可能时，应避免脊柱活动，以防止损伤脊髓。

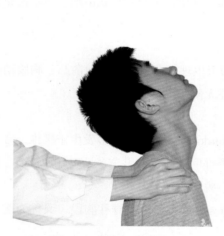

图 10-1　颈椎活动度检查

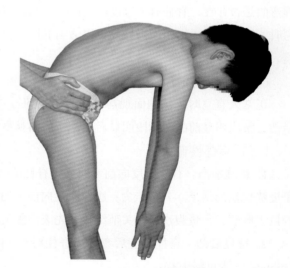

图 10-2　腰椎活动度检查

（二）正常活动度

正常脊柱有一定的活动度，但各部的活动范围有差别。颈段和腰段活动范围最大，胸段活动范围较小，骶、尾椎各节已融合，几乎不能活动。正常人各段活动范围参考值见表 10-1。

表 10-1　脊柱颈、胸、腰段活动范围参考值

	前屈	后伸	侧弯（左右）	旋转度（一侧）
颈段	35°~45°	35°~45°	45°	60°~80°
胸段	30°	20°	20°	35°
腰段	75°~90°	30°	20°~35°	30°

注意：受年龄、运动训练以及脊柱结构差异等因素的影响，脊柱活动范围有较大的个体差异。

（三）活动受限

脊柱活动受限的常见原因如下：

1. 肌肉、软组织炎症、损伤　常见于颈、腰肌肌纤维炎症，颈、腰部韧带劳损等。

2. 脊柱骨折或关节脱位　多见于脊柱外伤，患者往往有外伤史，局部有肿胀、变形。

3. 骨质退行性变　常见于颈、腰椎骨质增生。

4. 骨质破坏　常见于脊柱结核或肿瘤细胞浸润（骨转移）。

5. 椎间盘突出　多发生于腰椎，可使腰椎各个方向运动受限。

三、脊柱压痛

（一）检查方法

受检者端坐位，身体稍向前倾，医师以右手拇指从枕骨粗隆开始自上而下逐个按压受检者脊椎棘突及椎旁肌肉（图10-3），了解是否有压痛。医师在按压脊椎棘突及椎旁肌肉时如受检者感觉疼痛，称为脊柱压痛或椎旁肌肉压痛。

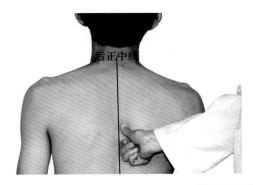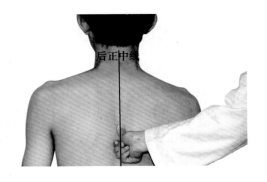

图 10-3　脊柱压痛检查法

（二）临床意义

正常人脊柱棘突及椎旁肌肉均无压痛。脊柱压痛或椎旁肌肉压痛的出现，提示压痛部位的脊柱或肌肉可能有病变。较常见的病变有脊柱外伤、脊柱骨折、脊柱结核、椎间盘突出、肌肉炎症及劳损等。

四、脊柱叩击痛

（一）检查方法

1. 直接叩击法　受检者取坐位，医师用右手手指或叩诊锤直接叩击各椎体棘突（图10-4），了解受检者有无疼痛。脊柱胸、腰段检查多用此方法。颈椎疾病，特别是颈椎骨关节损伤时，因颈椎位置深，一般不用此法检查。

2. 间接叩击法　受检者取坐位，头部直立，医师将左手掌置于受检者头顶，掌面向下，右手半握拳，以小鱼际肌部叩击左手手背，了解受检者有无疼痛（图10-4）。

（二）临床意义

正常人脊柱无叩击痛。脊柱叩击痛常见于脊柱结核、脊椎骨折、椎间盘突出等。叩击痛出

NOTE

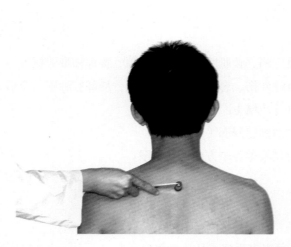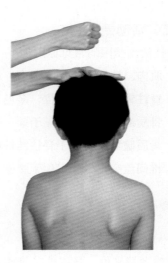

图 10-4　脊柱叩击痛检查法

现部位往往是病变所在部位。颈椎病或颈椎间盘脱出症患者，间接叩击法检查时还可出现上肢的放射性疼痛。

五、脊柱检查的几种特殊试验

（一）颈椎特殊试验

1. Jackson 压头试验　受检者取端坐位，头部直立，医师双手重叠放于受检者头顶部，向下加压，如受检者出现颈痛或上肢放射痛为阳性。多见于颈椎病及颈椎间盘突出症。

2. 颈静脉加压试验　又称压颈试验或 Naffziger 试验。受检者仰卧位，医师以双手手指按压受检者两侧颈静脉，如受检者颈部及上肢疼痛加重，为根性颈椎病。坐骨神经痛患者也常需要进行此试验，若坐骨神经痛患者颈部静脉加压时出现下肢症状加重，提示患者坐骨神经痛源于腰椎管内病变，即根性疼痛。

3. 前屈旋颈试验　即 Fenz 征。嘱受检者头颈部前屈并左右旋转，如果受检者感觉颈椎处疼痛，为阳性，多见于颈椎小关节的退行改变。

4. 旋颈试验　受检者取坐位，头略后仰，自动向左右做旋颈动作。如受检者出现头昏、头痛、视力模糊等症状，头部停止转动，症状亦随即消失，提示椎动脉型颈椎病。其机制为转动头部时椎动脉受到扭曲，加重了椎 - 基底动脉供血不足，头部停止转动，椎 - 基底动脉供血不足减轻。

（二）腰骶椎特殊试验

1. 摇摆试验　受检者仰卧位，屈膝、屈髋后双手抱于膝前，医师手扶受检者双膝左右摇摆，如受检者腰部疼痛为阳性。多见于腰骶部病变。

2. 拾物试验　让受检者拾起置于地上的物品。正常人可双膝伸直，腰部自然弯曲，俯身将物品拾起。如受检者先以一手扶膝蹲下，腰部挺直地拾起物品，称为拾物试验阳性（图 10-5）。多见于腰椎病变如腰椎间盘脱出、腰肌外伤及炎症等。

3. 股神经牵拉试验　受检者去枕俯卧位，双侧髋、膝关节完全伸直，医生将受检者一侧下肢抬起使髋关节过伸，如受检者大腿前方出现放射痛为阳性。多见于高位腰椎间盘突出症（腰 2~3 椎或腰 3~4 椎）患者。

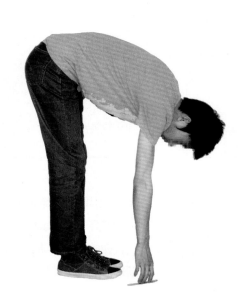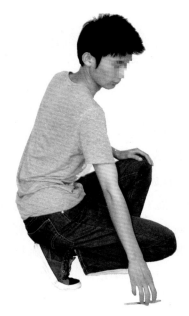

图 10-5　拾物试验

第二节　四肢与关节检查

四肢和关节的检查主要运用视诊和触诊，特殊情况需配合叩诊和听诊，以了解四肢及关节的形态、位置、活动度及软组织情况。

四肢检查时，受检者应充分暴露受检部位，双侧对比。上肢检查由远端至近端，下肢检查由近端至远端，观察双侧肢体长度、周径、外形、对称性及皮肤色泽，观察有无皮疹、水肿、瘢痕、皮下出血等，然后检查各关节形态、活动度及有无压痛等。

一、上肢

（一）长度及周径

1. 检查方法　上肢长度检查多用测量法（软尺测量）。上肢总长度：肩峰至桡骨茎突或中指指尖的距离。上臂长度：肩峰至尺骨鹰嘴的距离。前臂长度：尺骨鹰嘴突至尺骨茎突的距离，或肱骨外上髁至桡骨茎突距离。上肢周径的测量多在双侧对称部位肌腹进行测量。

2. 临床意义　正常人双上肢等长。双上肢周径大致相同，双侧差别 <0.5cm。双上肢长度不一，常见于关节脱位、骨折重叠和先天性短肢畸形等。如肱骨颈骨折时，患侧短于健侧；肩关节脱位时，患侧上臂长于健侧。双上肢周径差别≥0.5cm，常见于局部性水肿、肌萎缩等。

（二）手

正常人双手对称，关节无肿胀，无异常隆起。双手各关节运动范围见表 10-2。

表 10-2 正常成人手部各关节运动范围

	屈	伸	内收	外展
指间关节	90°		可横越手掌	
远端指间关节	60°~90°			
近端指间关节	90°			
拇指掌拇关节	20°~50°		可并拢桡侧示指	40°
掌指关节	60°~90°			

常见异常如下：

1. 杵状指（趾） 手指或足趾末端指节增宽、增厚（图 10-6），指甲从根部到末端拱形隆起，使指端背面皮肤与指甲构成的基底角≥180°，呈杵状，称为杵状指（acropachy）（趾），又称为鼓槌指（趾）。一般认为其发生机制可能与肢体末端慢性缺氧、代谢障碍及中毒性损害等因素有关，缺氧时末端肢体毛细血管增生、扩张，血流丰富，导致末端肢体软组织增生膨大。常见于：呼吸系统疾病，如慢性肺脓肿、支气管扩张、支气管肺癌等；某些心血管疾病，如发绀型先天性心脏病、亚急性感染性心内膜炎等；营养障碍性疾病，如肝硬化、Crohn 病、溃疡性结肠炎等。

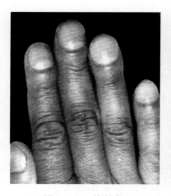 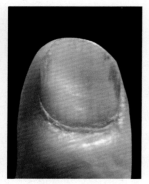

图 10-6 杵状指　　　　图 10-7 匙状甲

2. 匙状甲 又称反甲，特点为指甲变薄，指甲中央凹陷，边缘翘起，表面粗糙、有条纹（图 10-7），由于其外形似匙状，故称为匙状甲（koilonychia）。常因组织缺铁和某些氨基酸代谢障碍所致，多见于缺铁性贫血，偶见于风湿热及甲癣。

3. 指关节变形

（1）梭形关节：双侧近端指间关节呈对称性增生、肿胀呈梭形，称为梭形关节（fusiform articulus）。早期局部红肿、疼痛，晚期关节明显强直，活动受限，多伴有掌指关节疼痛、肿胀，手指及手腕向尺侧偏斜。多见于类风湿关节炎（图 10-8），也可见于骨关节炎，但在骨关节炎时多有特征性的 Heberden's 结节。

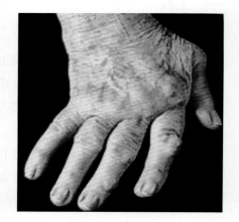

图 10-8 梭形关节

（2）爪形手：手指关节呈鸟爪样变形，故称为爪形手（claw hand）。常见于进行性肌萎缩、脊髓空洞症等。第 4、5 指爪形手见于尺神经损伤。

（三）腕关节

正常人双侧腕关节对称，无肿胀；正常腕关节运动（图 10-9）范围为屈曲 50°~60°，伸展 30°~60°，内收 25°~30°，外展 30°~40°。

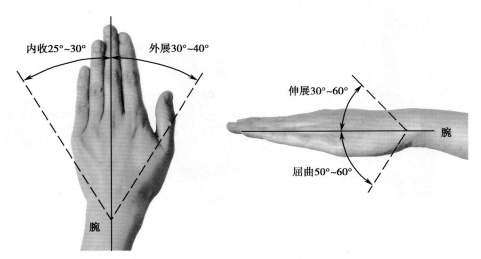

内收25°~30°　外展30°~40°

伸展30°~60°

屈曲50°~60°

腕

腕

图 10-9　腕关节功能活动检查

腕关节的炎症，神经、血管、肌腱及骨骼的损伤，或先天性因素，均可引起腕关节异常。常见的有：

1. 局部肿胀与隆起　腕关节背面和掌面结节性隆起、压痛，常见于引起腱鞘、滑膜炎症的病变，如关节结核、类风湿关节炎等。腕关节背面或桡侧圆形无痛隆起，质坚韧，可向肌腱的垂直方向推移，是腱鞘囊肿的特点。鼻咽窝压痛多见于舟骨骨折。

2. 腕垂症　常见于桡神经损伤。

3. 猿掌　常见于正中神经损伤。

4. 餐叉样畸形　常见于 Colles 骨折。

（四）肘关节

正常人双侧肘关节对称，无肿胀；肱动脉搏动正常。肘关节运动（图 10-10）参考范围：屈曲 135°~150°，伸展 10°，旋前 80°~90°，旋后 80°~90°。

常见病变如下：

携物角 >15° 为肘外翻；携物角减小，甚至呈负角为肘内翻。肘关节外形改变常见于肘部骨折、肘关节脱位。如髁上骨折时，可见肘窝上方突出，系肱骨下端向前移位所致；肘关节后脱位、肱骨外上髁骨折及尺骨鹰嘴骨折时，Hüter 线（肘关节伸时肱骨内、外上髁及尺骨鹰嘴形成的连线）及 Hüter 三角（屈肘时肱骨内、外上髁及尺骨鹰嘴形成的三角）解剖关系改变；桡骨头脱位时，肘窝外下方向桡侧突出；肘关节肿胀常见于肘关节积液和滑膜增生。

（五）肩关节

正常人双侧肩呈弧形，双侧对称，无肿胀。肩关节运动（图 10-11）参考范围：前屈 90°，后伸 35°，内收 45°，外展 90°，旋后 45°。

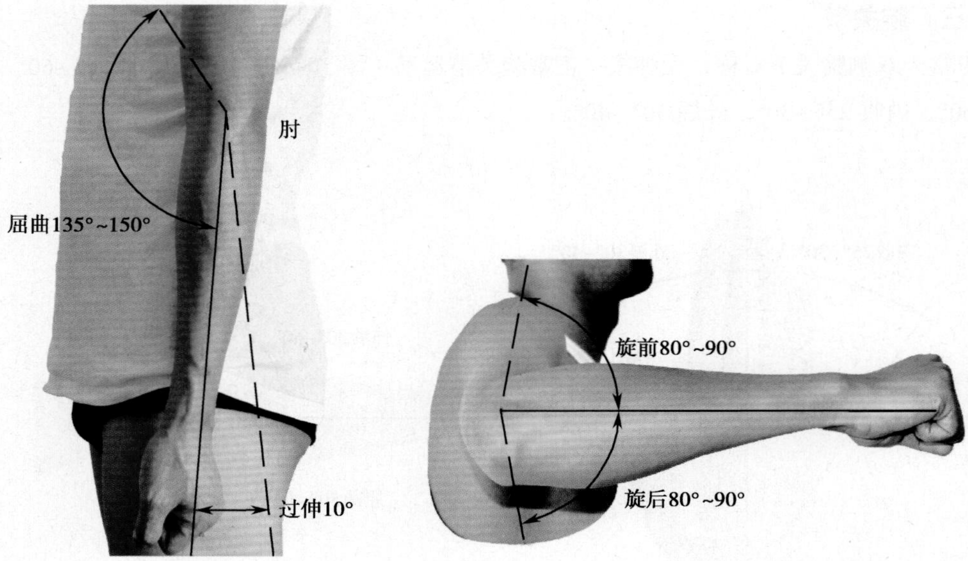

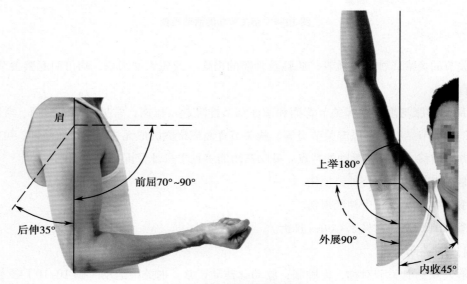

图 10-10　肘关节功能活动检查

图 10-11　肩关节功能活动检查

常见病变如下：

1. 肩关节形态异常　双侧肩关节一高一低，颈短耸肩，常见于先天性肩胛高耸症、脊柱侧弯。肩关节弧形轮廓消失，肩峰突出，呈"方肩"，常见于肩关节脱位或三角肌萎缩。肩部突出畸形如戴肩章状，常见于外伤性肩锁关节脱位。

2. 肩关节运动异常　肩关节向各方向的活动均受限，称冻结肩，常见于肩关节周围炎。嘱受检者用一侧手掌平放于对侧肩关节前方，如不能搭上，前臂不能自然贴紧胸壁，为搭肩试验（dugas sign）阳性，见于肩肱关节脱位或肩锁关节脱位。肩关节轻微外展即感疼痛见于肱骨或锁骨骨折。肩关节外展开始即痛，但仍可外展，见于肩关节炎。

3. 肩关节压痛　压痛的部位不同，有助于鉴别诊断。肱骨结节间沟的压痛见于肱二头肌长头腱鞘炎；肱骨大结节压痛，常见于冈上肌腱损伤；肩峰下内方压痛，见于肩峰下滑膜炎。

二、下肢

（一）长度及周径

1. 检查方法　常用测量法（用软尺测量）。下肢总长度：髂前上棘至内踝下缘的距离。大腿长度：髂前上棘至髌骨上缘或膝关节内外侧间隙的距离。小腿长度：胫骨内髁上缘至内踝距离，或膝关节外侧间隙至外踝距离。下肢周径多用测量法，取双侧下肢对称肌腹部位测量。

2. 临床意义　正常人双下肢等长，双下肢周径大致相同。一侧下肢缩短常见于先天性短肢畸形、骨折或关节脱位。双侧下肢周径不对称，多见于局部性水肿、肌萎缩等。

（二）下肢静脉曲张

下肢静脉曲张（varicose veins of lower extremity）多见于小腿，表现为下肢浅静脉明显显露，如蚯蚓状怒张、弯曲（图10-12），立位加重，卧位或抬高下肢可减轻，严重者伴小腿肿胀，局部皮肤呈暗紫色或有色素沉着，甚至形成溃疡，经久不愈。其形成原因多为下肢浅静脉瓣膜功能不全或下肢浅静脉血液回流受阻。常见于长期从事站立性工作者或血栓性静脉炎患者。

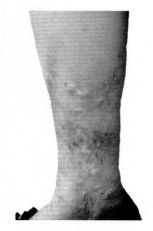

图10-12　下肢静脉曲张

（三）髋关节

正常成人臀部双侧对称，臀肌丰满，双侧髋关节对称；仰卧位，腰部放松，腰椎放平贴于床面，双下肢可伸直并拢；髋关节无压痛及波动感。髋关节运动（图10-13）参考范围：屈曲130°~140°，伸展15°~30°，内收20°~30°，外展30°~45°，内旋45°，外旋45°。

常见病变如下：

1. 臀部外形异常　臀部皱褶不对称，常见于一侧髋关节脱位。臀肌萎缩时，病变侧臀肌不丰满。

2. 髋关节畸形　髋关节畸形多见于髋关节脱位、股骨干及股骨头骨折错位等。常见的髋关节畸形有以下3种：

（1）内收畸形：仰卧位，腰部放松，腰椎放平贴于床面时，受检者一侧下肢超越躯干中线向对侧偏移，而且不能外展，称为内收畸形。

（2）外展畸形：仰卧位，腰部放松，腰椎放平贴于床面时，受检者下肢离开中线，向外侧偏移，不能内收，称为外展畸形。

（3）旋转畸形：仰卧位，腰部放松，腰椎放平贴于床面时，正常髌骨及足拇趾指向上方，如果向内侧（外侧）偏斜，称为髋关节内旋（外旋）畸形。

3. 髋关节脱位、积液　腹股沟韧带中点后下1cm，再向外1cm处硬韧饱满，常见于髋关节前脱位；若该处空虚，可能为髋关节后脱位。若触及波动感，见于髋关节积液。

（四）膝关节

正常成人双侧膝关节对称，无肿胀；双脚并拢直立时，双侧膝关节及双侧内踝均能并拢；无肿块、压痛及摩擦感。膝关节运动（图10-14）参考范围：屈曲120°~150°，伸展5°~10°，内旋10°，外旋20°。

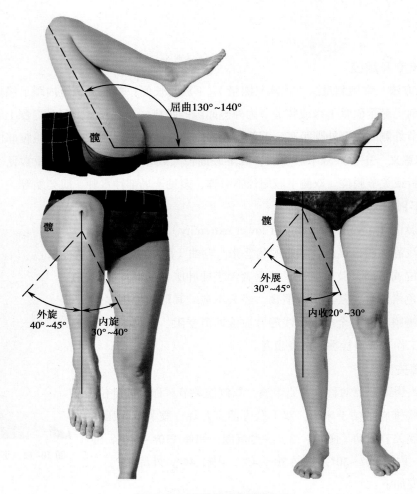

图 10-13　髋关节功能活动检查

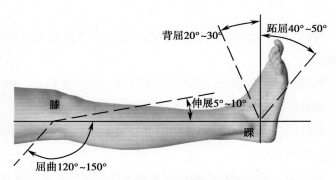

图 10-14　膝关节、踝关节功能活动检查

常见病变如下：

1. 膝外翻　受检者双脚并拢直立，当双侧膝关节并拢时，如双侧内踝分离，称为膝外翻（genua varum）。小腿远端向外偏斜，双下肢呈"X"状，故又称"X形腿"，见于佝偻病（图 10-15）。

2. 膝内翻　受检者双脚并拢直立，当双侧内踝并拢时，如双侧膝关节分离，称为膝内翻（genua varum）。小腿远端向内偏斜，膝关节向内形成角度，双下肢形成"O"状，故又称"O形腿"，见于佝偻病（图 10-16）。

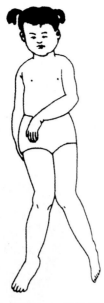
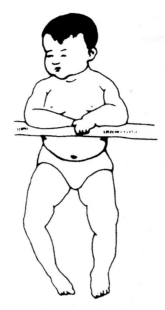

图 10-15 膝外翻　　　　　　　图 10-16 膝内翻

3. 膝关节肿胀　膝关节匀称性胀大，膝关节屈曲 90°时，髌韧带两侧的凹陷（膝眼）消失，见于膝关节积液；当关节腔积液超过 50mL 时，浮髌试验（floating patella test）阳性。髌骨上方明显隆起，多为髌上囊积液；膝关节呈梭形膨大，常见于膝关节结核；关节间隙附近有突出物，常为半月板囊肿。

浮髌试验：受检者取仰卧位，下肢伸直放松，医师左手拇指和其余四指分开分别固定髌骨上极两侧，并加压压迫髌上囊，使关节液集中于髌骨底面，右手食指垂直按压髌骨并迅速松开，按压时髌骨与关节面有碰触感，松手时髌骨浮起，即为浮髌试验阳性，提示关节有中等量（50mL）以上积液（图 10-17）。

4. 压痛　压痛的部位不同，有助于鉴别诊断。双膝眼处压痛，多为膝关节炎；半月板损伤时，压痛点多位于膝关节间隙；侧副韧带损伤，压痛点多在韧带上下两端的附着处。

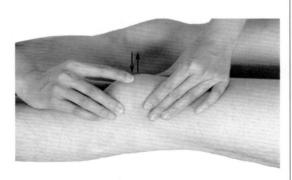

图 10-17 浮髌试验

5. 肿块　膝关节间隙处肿块，且伸膝时明显，屈膝后消失，多见于半月板囊肿；胫前上端或股骨下端有局限性无压痛隆起，多为骨软骨瘤；腘窝处肿块，囊性，有波动感，多见于腘窝囊肿，如伴有与动脉同步的搏动，则要考虑是否是动脉瘤。

（五）踝关节与足

正常成人双侧踝关节与双足对称，无肿胀，无压痛；直立时足掌前部及足趾与足跟部平稳着地，足底中部内侧稍微离地，约可插入一个手指；足背动脉搏动正常。踝关节运动（图 10-13）参考范围：跖屈 40°~50°，背伸 20°~30°。跟距关节运动参考范围：内翻 30°，外翻 30°；跗骨间关节内收 25°，外展 25°；跖趾关节运动参考范围：伸展 45°，屈曲 30°~40°。

NOTE

常见病变如下：

1. 畸形

（1）扁平足（flatfoot）：又称平跖外翻足，由于先天性或姿势性因素导致患者足弓低平或消失。患者站立、行走时，足弓塌陷，足跟外翻，伴疼痛或容易疲乏。

（2）弓形足（clawfoot）：足纵弓高起，横弓下陷，足背隆起，足趾分开。

（3）马蹄足：踝关节跖屈，前半足着地，常因跟腱挛缩或腓总神经麻痹引起。

（4）足内翻（strephenopodia）、足外翻（strephexopodia）：正常人膝关节固定时，足掌可向内、外翻35°。足掌部活动受限，呈固定性内翻、内收畸形，患者站立时足不能踏平，足外侧着地，称为足内翻（图10-18）。若呈固定性外翻、外展畸形称为足外翻。足内翻及足外翻常见于先天畸形、小儿麻痹后遗症等。

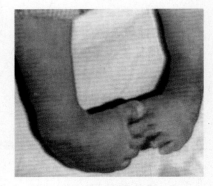

图10-18　足内翻

2. 压痛　骨折、关节脱位、软组织损伤、炎症时，病变相应部位出现压痛。痛风性关节炎急性期关节剧痛，伴关节红、肿、热和压痛，首发关节常累及第一跖趾关节，其次为踝、膝关节等。内外踝骨折、跟骨骨折、韧带损伤局部均可出现压痛。跟腱腱鞘炎时，跟腱出现压痛。

3. 痛风　慢性痛风性关节炎时，关节僵硬、肥大或畸形，也可在关节周围形成结节样痛风石，甚至局部破溃，有白色豆腐渣样物排出，形成瘘管，经久不愈。

第十一章　神经系统检查

神经系统主要包括大脑、脑干、小脑、脊髓及周围神经等。神经系统检查包括脑神经、感觉神经、运动神经、神经反射和自主神经检查等。检查时首先确定患者的精神状态，然后采取从头至足的检查法。一般先检查脑神经，然后分别检查上肢和下肢的运动功能、感觉功能和神经反射。

一、脑神经检查

脑神经（cranial nerver）共 12 对，主要支配头面部。其中第 I、II、VIII 为感觉神经，III、IV、VI、XI、XII 为运动神经，V、VII、IX、X 为混合神经，III、VII、IX、X 含副交感神经纤维。除XII神经核和VII脑神经核的下部外，所有脑神经核的中枢均支配双侧，例如，左侧动眼神经核同时接受左侧（不交叉）和右侧（交叉）的纤维支配。脑干内的神经核排列有一定规律，运动核靠近中线，感觉核靠近外侧（图 11-1）。

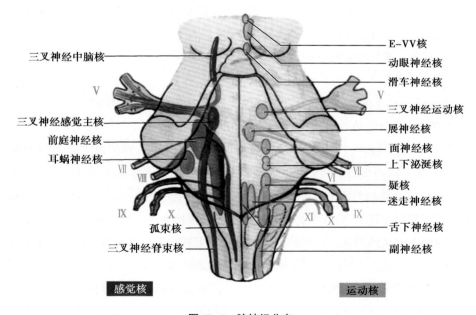

图 11-1　脑神经分布

（一）嗅神经

1. 功能　嗅神经司嗅觉。鼻腔上部嗅黏膜中双极嗅神经元的中枢突以 15~20 条嗅丝聚集构成嗅神经，穿过筛骨的筛板和硬脑膜，经额叶底部的嗅球、嗅束，终止于颞叶海马回钩和海马回，传导嗅觉（图 11-2）。

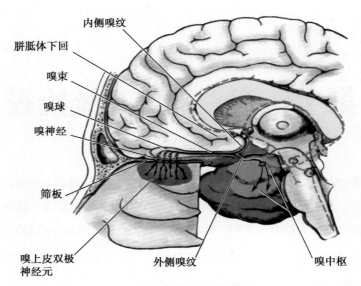

内侧嗅纹
胼胝体下回
嗅束
嗅球
嗅神经
筛板
嗅上皮双极
神经元
外侧嗅纹
嗅中枢

图 11-2　嗅神经传导路径

2. 检查方法　让被检查者闭目，用手指压闭一侧鼻孔。检查者将盛有患者熟悉、气味特殊、无刺激性溶液的小瓶（如香水、酒等）或物品（如香烟、香皂等）置于另一侧鼻孔下，让被检查者辨别各种嗅到的气味。两侧鼻孔分别测试，了解嗅觉是否正常。

3. 临床意义

（1）一侧嗅觉丧失：提示同侧嗅球或嗅丝病变，多见于创伤、蝶鞍附近占位性病变等。

（2）两侧嗅觉丧失：多见于颅底脑膜结核或鼻黏膜病变，如感冒、萎缩性鼻炎等。

（3）嗅幻觉：患者凭空嗅出原本不存在的某种气味，见于颞叶肿瘤或癫痫。

（4）嗅觉过敏：常见于神经症患者。

（二）视神经

1. 功能　视神经司视觉，感受器在视网膜，视觉中枢位于大脑枕叶。

2. 检查方法　视神经检查包括视力、视野和眼底检查。

（1）视野：在正视前方注视某一点时眼球保持不动所能看到的最大空间范围称为视野（visual field），又称周边视野。视野反映黄斑中央凹以外的视网膜及视觉通路的功能。检查时被检查者背光与检查者相对而坐，距离约 1m，各自用手遮住相对应一侧的眼睛（如检查者为右眼，被检查者则为左眼）。检查者将手指置于自己与被检查者中间等距离处，分别从上、下、左、右等不同的方位从外周逐渐向眼的中央部移动，嘱被检查者在发现手指时立即示意。如被检查者与检查者在不同方位同时看到手指，则视野大致正常；如某方向上检查者看到手指一定距离后被检查者才看到，则为视野缺损，此时可用视野计做精确的视野测定。

（2）眼底：眼底检查是观察视盘、视网膜、视网膜血管、黄斑有无异常的重要方法。检查眼底需要用检眼镜。检查时被检查者背光而坐，检查右眼时检查者位于被检查者右侧，右手持镜，用右眼观察；检查左眼时则位于被检查者左侧，左手持镜，用左眼观察。

正常人视盘为淡红色，呈圆形或椭圆形，边界清晰；动脉较细、色鲜红，静脉较粗、色暗红，动、静脉直径之比为 2：3；视网膜全部为鲜橘红色；黄斑区位于视盘颞侧偏下方处，呈暗红色，在其中央有一小反光点（图 11-3）。

（3）视力：视力检查见第五章。

3. 临床意义

（1）视野缺损：当视觉通路的某一部位遭受损害时都可引起视野缺损。常见的视野缺损见图11-4。

（2）眼底异常：视盘水肿常见于颅内肿瘤、颅内出血、脑膜炎、脑炎等引起的颅内压增高。视网膜出血见于高血压或出血性疾病等。视网膜有渗出物见于高血压、慢性肾炎和妊娠高血压综合征（简称妊高征）等。原发性视神经萎缩见于球后视神经炎或肿瘤直接压迫视神经等。常见疾病的眼底改变见表11-1。

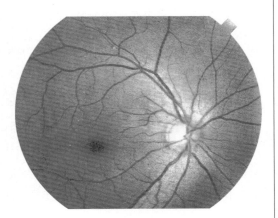

图 11-3　正常眼底

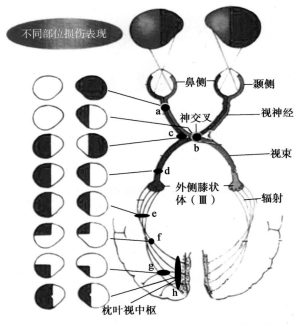

图 11-4　视神经路径及受损后视野缺损的症状

a. 一侧视神经损伤：一侧全盲；b. 视交叉中部损伤：两颞侧偏盲；c. 视交叉外侧：右眼鼻偏盲；d. 视束：左同向性偏盲（一侧视束损伤：同向偏盲）；e. 内囊后肢视辐射全部：左侧同向性偏盲；f. 视辐射下部（颞叶）：双眼左同向性上象限盲；g. 视辐射上部（顶叶）：双眼左同向性下象限盲（部分视放射及视中枢损伤：同侧 1/4 视野缺损）；h. 枕叶皮质（视中枢）：左同向性偏盲，黄斑回避

表 11-1　常见疾病的眼底改变

常见疾病	眼底改变
颅内压增高	出现视盘水肿，表现为视盘隆起、水肿，边界模糊不清，静脉淤血和迂曲，并可见火焰状出血
高血压、动脉硬化	早期为视网膜动脉痉挛。硬化期为视网膜动脉变细，反光增强，有动、静脉交叉压迫现象，动脉呈铜丝状或银丝状。晚期视盘周围可见火焰状出血、棉絮状渗出物，严重时有视盘水肿
妊娠高血压综合征	视网膜动脉痉挛、水肿，渗出物增多时可致视网膜脱离

续表

常见疾病	眼底改变
慢性肾炎	视盘及周围视网膜水肿，火焰状出血，棉絮状渗出物
糖尿病	Ⅰ期：微血管瘤，出血；Ⅱ期：微血管瘤，出血，并有硬性渗出；Ⅲ期：出现棉絮状软性渗出；Ⅳ期：新生血管形成，玻璃体积血；Ⅴ期：机化物增生；Ⅵ期：继发性视网膜脱离，失明
白血病	视盘边界不清，视网膜血管色淡，血管曲张或弯曲，视网膜上有带白色中心的出血斑及渗出物
原发性视神经萎缩	视盘苍白，边界清晰

（三）动眼神经、滑车神经及展神经

1. 功能　动眼神经核和滑车神经核位于中脑，展神经核位于脑桥，这三对脑神经共同支配眼球运动。动眼神经支配上直肌、下直肌、内直肌、下斜肌、上睑提肌、瞳孔括约肌和睫状肌。滑车神经支配上斜肌。展神经支配外直肌（图 11-5）。

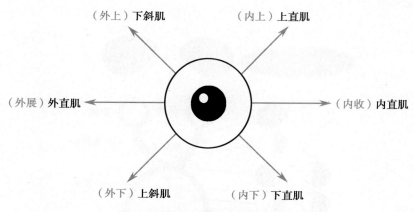

图 11-5　各眼外肌运动方向分解图

2. 检查方法　检查从眼外部开始，注意眼裂大小，有无眼睑下垂；观察眼球，注意有无斜视、眼球突出和凹陷、眼球震颤及复视；检查眼球运动，观察有无眼肌运动障碍。检查瞳孔，注意两侧瞳孔的大小和形状；检查对光反射及调节、集合反射。

3. 临床意义　动眼神经、滑车神经及展神经麻痹见于颅底肿瘤、结核性脑膜炎、脑出血合并脑疝等。

（1）动眼神经麻痹：上睑下垂；眼球转向外下方，有外斜视和复视；眼球不能向上、向下、向内转动；瞳孔扩大；对光反射、调节反射、集合反射消失。

（2）滑车神经麻痹：眼球向下及向外运动能力减弱，向下看时出现复视，无斜视。单独麻痹很少见。

（3）展神经麻痹：眼球不能外展，出现内斜视和复视。颅内压增高时可出现双侧展神经麻痹。

（4）霍纳综合征（Horner syndrome）：为颈交感神经传导通路麻痹的表现。交感神经支配上睑提肌、瞳孔开大肌等。霍纳综合征表现为同侧眼睑下垂，瞳孔缩小，眼球内陷，面部少汗或无汗，为同侧脑干、颈 8 至胸 1 的脊髓侧角及颈交感神经干通路上的交感神经麻痹所致，亦可见于肺尖部病变。（图 11-6）

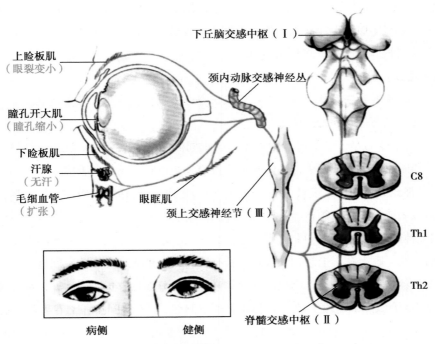

图 11-6　眼交感神经径路及 Horner 综合征表现

（四）三叉神经

1. 功能　三叉神经核位于脑桥，共分 3 支，主要支配面部感觉和咀嚼运动。注意区分周围性与核性感觉障碍。周围性感觉第 1 支眼神经分布于额顶部、上睑、鼻部等，第 2 支上颌神经分布于下睑、上颌、颊部和上唇等，第 3 支下颌神经为混合神经，感觉纤维分布于下唇及下颌部（图 11-7），运动纤维支配咀嚼肌群。核性感觉障碍呈洋葱皮样分离性感觉障碍。

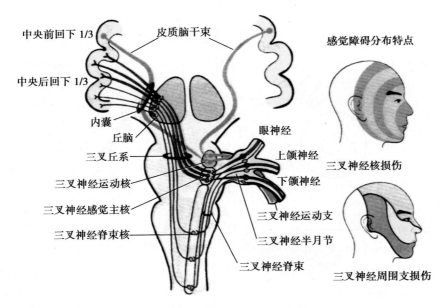

图 11-7　三叉神经感觉纤维分布

2. 检查方法　检查感觉时分别在 3 个分支体表分布区检查触觉、痛觉、温度觉。检查运动功能时，观察咀嚼肌和颞肌有无萎缩；嘱被检查者做咬合动作，检查者触诊两肌，比较两侧肌力；然后让其张口，注意下颌有无偏斜。

3. 临床意义

（1）一侧三叉神经半月节、三叉神经根或三个分支病变：多见于颅中窝脑膜瘤、鼻咽癌颅底转移和三叉神经节带状病毒感染等。

1）三叉神经半月节、三叉神经根病变：出现同侧面部皮肤及眼、口和鼻黏膜一般感觉减弱或消失，角膜反射减弱或消失，同侧咀嚼肌瘫痪，张口时下颌偏向患侧。

2）三叉神经分支病变：表现为各分支分布范围内的一般感觉减弱或消失。眼支受损可合并角膜反射减弱或消失；下颌神经受损可合并同侧咀嚼肌瘫痪，张口时下颌偏向病灶侧。

3）三叉神经刺激性病变：可出现三叉神经痛，常为突然发作的一侧面部剧痛，可在三个分支的出面骨孔（眶上孔、上颌孔和颏孔）处有压痛点，且按压时可诱发疼痛。

（2）三叉神经脊束核病变：出现同侧面部洋葱皮样分离性感觉障碍，即口鼻周围或面部周边痛温觉障碍而触觉和深感觉存在。常见于延髓空洞症、延髓背外侧综合征及脑干肿瘤等。

（3）一侧三叉神经运动核病变：可出现同侧咀嚼肌瘫痪、萎缩，张口时下颌偏向病灶同侧。常见于脑桥肿瘤。一侧中枢性损害时临床表现不明显（三叉神经运动核受两侧皮质核束支配）。

（五）面神经

1. 功能　面神经主要支配面肌运动和分管舌前 2/3 味觉。面神经核位于脑桥，分上、下两部分。面神经核上部受双侧大脑皮质运动区支配，发出的运动纤维支配同侧颜面上半部的肌肉；面神经核下部仅受对侧大脑皮质运动区支配，发出的运动纤维支配同侧颜面下半部的肌肉（图 11-8）。

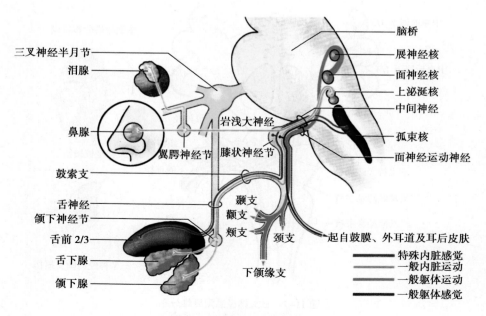

图 11-8　面神经分支与分布

2. 检查方法

（1）面肌运动功能：观察额纹、眼裂、鼻唇沟及口角两侧是否对称；让患者做皱额、皱眉、闭眼、露齿、鼓腮、吹口哨等动作，观察两侧运动是否相等。

（2）味觉：检查味觉时，嘱患者伸舌，用棉签蘸少许不同味感的溶液（如醋、糖水、盐水、奎宁溶液等）涂于一侧舌前2/3处，测试味觉，让患者用手指出某个预定的符号（酸、甜、咸、苦），或让患者写出所感觉的味道，但不能讲话和缩舌。每种味觉试完后应漱口，再试另一种；试完一侧后再试另一侧，两侧对比。

3. 临床意义　面神经麻痹分中枢性和周围性两种（图11-9）。

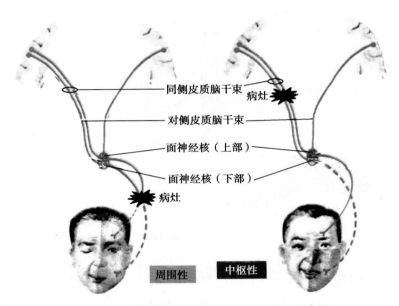

图 11-9　中枢性和周围性面神经麻痹时的面部表现

（1）中枢性：病变部位在面神经核以上，包括皮质、皮质脑干束、内囊或脑桥等受损。临床表现为病变对侧颜面下部表情肌麻痹，如病变对侧鼻唇沟变浅，口角下垂；露齿时口角引向病变侧；不能吹口哨及鼓腮。常见于脑血管病、肿瘤或炎症等。

（2）周围性：一侧面神经或面神经核受损。临床表现为病变侧全部面部表情肌麻痹，如病变侧鼻唇沟变浅，口角下垂；露齿时口角引向健侧；不能吹口哨及鼓腮；病变侧眼裂开大，不能闭眼，额纹消失，角膜反射消失；还可有舌前2/3味觉丧失，舌下腺、下颌下腺及泪腺等分泌障碍。常见于受寒冷刺激、耳部或脑膜感染、听神经瘤等。

（六）前庭蜗神经

1. 功能　前庭蜗神经又称位听神经，包括两种功能不同的感觉神经。前庭神经传导平衡觉，蜗神经传导听觉（图11-10），感受器在内耳，中枢在大脑颞叶。

2. 检查方法

（1）听力检查：测定蜗神经的功能，有简测法和精测法两种检查方法。

1）简测法：见第五章。

2）精测法：应用音叉试验，即用规定频率的音叉或电测设备进行一系列精确测试，这是鉴别传导性聋和感音性聋的标准方法。常用方法为：①任内试验（Rinne test，RT）：又称气导、

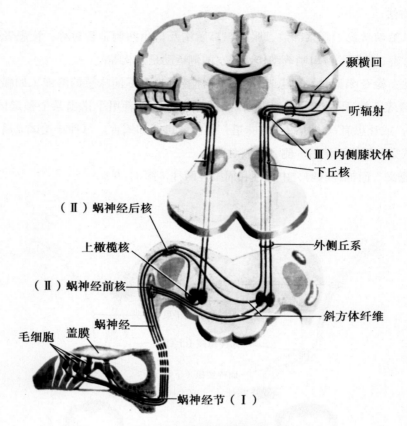

图 11-10 蜗神经传导路径

骨导比较试验。将 C128（128Hz）或 C256（256Hz）振动的音叉柄部紧密放置于受试者一侧乳突部，受试者可听到振动的声响（骨导），当受试者表示声响消失时迅速将音叉移至该侧外耳道口 1cm 处（气导），如仍能听到声响，表示气导大于骨导，即任内试验阳性。②韦伯试验（Weber test，WT）：又称双耳骨导比较试验或骨导偏向试验，即比较两侧耳骨导听力的强弱。将振动的音叉柄部放置于受试者颅中线前额处，正常人两侧耳骨导听力相等，骨导声响居中。传导性聋患者病侧声响较强，为韦伯试验阳性；感音性聋患者健侧声响较强，为韦伯试验阴性。

（2）前庭功能检查：检查平衡功能时，嘱患者直立，两足并拢，两手向前平伸，观察患者睁眼、闭眼时能否站稳。检查眼球震颤时，让患者的头部保持正位不动，并注视在其眼前 33cm 远处做水平或垂直移动的手指，观察眼球有无震颤和震颤的方向。还可通过外耳道灌注冷热水试验或旋转试验，观察有无前庭功能障碍所致的眼球震颤反应减弱或消失。

3. 临床意义

（1）听力减退或丧失（耳聋）：①传导性聋：由外耳道和中耳病变引起，如外耳道异物、耵聍、肿瘤等引起的外耳道阻塞，以及鼓膜穿孔、中耳炎等。②感音性聋：由耳蜗、前庭蜗神经和听觉中枢径路病变引起，如药物（链霉素、卡那霉素等）、重金属制剂等中毒，各种急慢性传染病引起的耳并发症，颅脑外伤，脑肿瘤等。传导性聋与感音性聋的鉴别见表 11-2。

表 11-2　传导性耳聋与感音性耳聋的音叉试验鉴别

音叉试验	正常耳	传导性耳聋	感音性耳聋
Rinne 试验	气导 > 骨导	骨导 > 气导	气导 > 骨导（两者均缩短或消失）
Weber 试验	居中	患侧音响较强	健侧音响较强

（2）前庭神经功能受损：出现眩晕、呕吐、平衡失调和眼球震颤等。常见于梅尼埃病（Meniere's disease）、良性发作性位置性眩晕等。

（七）舌咽神经和迷走神经

1. 功能　舌咽神经核、迷走神经核均位于延髓。舌咽神经管理舌后 1/3 味觉和一般感觉，软腭、咽部等处一般感觉；支配咽肌运动。迷走神经支配咽、喉部感觉与运动，以及内脏器官平滑肌运动。

2. 检查方法

（1）张口：看腭垂是否居中，两侧软腭高度是否一致。

（2）发音：让患者发"啊"音，注意有无声音嘶哑，两侧软腭上抬是否有力。

（3）吞咽：注意有无吞咽困难，饮水有无呛咳。

（4）咽反射：用压舌板轻触咽后壁，如引起恶心动作，提示咽反射正常。

3. 临床意义　一侧或双侧舌咽、迷走神经损害，引起软腭、咽和声带麻痹或肌肉本身的无力，称为延髓性麻痹（bulbar paralysis）或真性延髓性麻痹。双侧受损时出现声音嘶哑，吞咽困难，饮水呛咳，咽部感觉丧失，咽反射消失，常伴舌肌萎缩；一侧受损时症状较轻，表现为病侧软腭不能上举，腭垂偏向健侧，病侧咽反射消失，而吞咽困难不明显。多见于脑炎、脊髓灰质炎、多发性神经病、鼻咽癌转移等。

核上受损只有两侧都受损时才出现临床表现（舌咽和迷走神经的运动核受双侧皮质核束支配，一侧受损时不出现症状），较少见。当双侧皮质核束受损时，与延髓性麻痹表现不同的是咽反射存在甚至亢进，舌肌萎缩不明显，常伴有下颌反射活跃和强哭强笑等，称假性延髓性麻痹（pseudobulbar paralysis）。可见于两侧脑血管病及脑炎等。

（八）副神经

1. 功能　副神经核位于延髓，与颈髓 1~3 节前角部分运动纤维组成副神经支配胸锁乳突肌、斜方肌（图 11-11）。

2. 检查方法　观察患者两侧胸锁乳突肌和斜方肌有无萎缩，有无斜颈和垂肩。嘱患者做对抗阻力的耸肩转头动作，比较两侧肌力。

3. 临床意义　一侧副神经或其核受损时，该侧胸锁乳突肌和斜方肌萎缩，垂肩，斜颈，耸肩无力，头不能转向对侧，或转头无力。见于副神经损伤和颈椎骨折等。因副神经受两侧皮质核束支配，故一侧皮质核束病变不出现副神经损害表现，而两侧同时病变少见。

（九）舌下神经

1. 功能　舌下神经支配舌肌运动。舌下神经核位于延髓，并只受对侧大脑皮质运动区支配（图 11-12）。

2. 检查方法　检查时让患者伸舌，观察有无舌偏斜、舌肌萎缩和肌束颤动。

3. 临床意义　舌下神经麻痹分中枢性和周围性两种。

NOTE

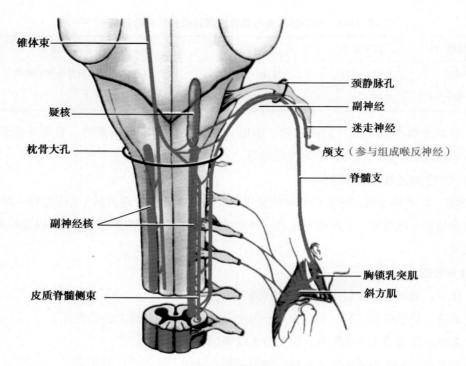

图 11-11 副神经的支配

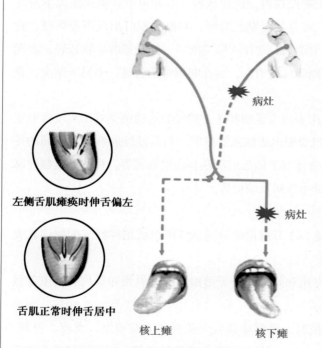

左侧舌肌瘫痪时伸舌偏左

舌肌正常时伸舌居中

核上瘫　　　　核下瘫

图 11-12 舌下神经麻痹示意图

（1）中枢性：病变部位在一侧舌下神经核以上，包括皮质、皮质脑干束等受损，临床表现为病变对侧舌肌瘫痪，如伸舌时舌偏向病变对侧，无舌肌萎缩及肌束颤动。见于脑外伤、脑肿瘤和脑血管病等。

（2）周围性：一侧舌下神经或舌下神经核受损。临床表现为病变侧舌肌瘫痪，如伸舌时舌偏向病变侧，伴舌肌萎缩及肌束颤动；两侧麻痹时表现为两侧舌肌均有萎缩和肌束颤动，舌肌不能运动，可有构音障碍、吞咽困难等。多见于运动神经元病等。

二、感觉功能检查

感觉（sensibility）是作用于各个感受器的各种形式的刺激在人脑中的直接反映。检查感觉功能必须在被检查者意识清醒时进行。检查前先让被检查者了解检查的目的和方法，以取得充分配合。检查时嘱被检查者闭目，刺激宜从感觉障碍区向正常区移行，如感觉过敏，也可由正常区移向感觉障碍区，并注意左右两侧对比及近端与远端对比。

NOTE

（一）检查法

1. 浅感觉 浅感觉（superficial sensibility）是指皮肤黏膜的触觉、痛觉和温度觉。

（1）触觉（touch sense）：用棉絮或软纸条轻触被检查者皮肤，让其回答有无轻痒的感觉。

（2）痛觉（pain sense）：用针尖轻刺被检查者皮肤，让其回答有无疼痛的感觉。

（3）温度觉（temperature sense）：用盛冷水（5℃~10℃）或热水（40℃~50℃）的试管分别接触被检查者皮肤，让其辨别冷热。

2. 深感觉 深感觉（deep sensibility）是指肌腱、关节等运动器官的运动觉、位置觉和振动觉。

（1）运动觉（motor sense，kinesthesia）：检查者用手指夹持被检查者的手指或足趾，做向上或向下的屈伸动作，让其回答手指或足趾被活动及活动的方向。

（2）位置觉（position sense）：将被检查者的肢体放在某种位置或摆成某一姿势，让其回答肢体所处的位置或姿势，也可用对侧肢体模仿。

（3）振动觉（vibratory sense）：将振动的音叉柄端置于被检查者的骨隆起处（如尺骨头、桡骨茎突、内踝或外踝等），询问有无振动感，并注意两侧对比。

3. 复合感觉 复合感觉（synesthesia）是大脑综合、分析、判断的结果，又称皮质感觉（cortical sensibility）。检查时嘱被检查者闭目，并应在深感觉、浅感觉都正常时检查才有意义。

（1）皮肤定位觉（topesthesia）：用叩诊锤柄端或手指轻触被检查者皮肤某处，让其用手指出被触部位。

（2）实体辨别觉（stereognosis）：让被检查者单手触摸常用物品，如钢笔、钥匙、小刀等，让其回答物品的名称、形态、大小及质地等。检查时应先测患侧。

（3）两点辨别觉（two point discrimination）：用分开的双脚规或叩诊锤的两尖端接触被检查者的皮肤，如感觉为两点，再逐渐缩小两尖端的距离，直至感觉为一点为止，测量出感觉为两点的最小距离。身体各部位对两点辨别觉的灵敏度不同，以舌尖、鼻端、手指最敏感，四肢近端和躯干最差。

（4）体表图形觉（graphesthesia）：用钝尖物在被检查者皮肤上画简单图形，如圆形、方形、三角形等，看其能否感觉、辨认。

（二）临床意义

1. 感觉障碍 感觉障碍（sensory disturbance）依病变性质不同，分为以下几种：

（1）疼痛（pain）：指与真正或潜在组织损伤相关的一种不愉快的主观感觉和情感体验。

1）局部痛（local pain，topoalgia）：疼痛部位即是病变所在处，因感受器或神经末梢受损而引起。见于周围神经炎、皮炎等。

2）放射痛（radiating pain）：疼痛不仅存在于病变局部，且沿神经根或神经干向末梢方向放射，如腰椎间盘突出症时可有坐骨神经痛。

3）牵涉痛（referred pain）：指在内脏病变中，患者除感觉患病的局部疼痛外，尚可出现在同一脊髓节段所支配的远离该器官皮肤区的疼痛。如肝、胆疾病时，右上腹痛牵涉右肩部疼痛；急性心肌梗死时，心前区痛牵涉左肩、左臂尺侧疼痛等。

4）烧灼样神经痛（causalgia）：疼痛呈烧灼样，可见于交感神经不完全损伤时，多发生于正中神经或坐骨神经，尚可伴有局部皮肤潮红、毛发增加、指甲增厚等营养障碍的表现。

NOTE

5）扩散痛：指一个神经分支受到刺激时，疼痛除向该分支分布区放射外，可扩散到另一个神经分支，甚至邻近脊髓节段的其他神经所支配的区域而出现的疼痛。如牙痛时，疼痛可扩散到其他三叉神经分支的区域。

6）幻肢痛：指截肢后，患者感觉到被切断的肢体仍然存在，且出现疼痛的现象，与下行抑制系统的脱失有关。

（2）感觉减退（hypesthesia）或感觉缺失（anesthesia）：为感觉神经遭受破坏性损害，使冲动部分或全部不能传导所致。

（3）感觉异常（paresthesia）：指无外界刺激的情况下产生的主观异常感觉，如针刺感、蚁走感、麻木感、肿胀感、沉重感、电击感、束带感、冷热感或吹凉风感等。常见于感觉神经不完全损害。

（4）感觉过敏（hyperesthesia）：指轻微刺激而出现强烈感觉，如棉花刺激皮肤就能引起不适或疼痛，是感觉神经受到刺激性损害所致。常见于多发性神经炎和带状疱疹等。

（5）感觉分离（sensory isolation）：指在同一区域内一种或数种感觉缺失而其他感觉存在。如脊髓空洞症或脊髓内肿瘤时出现痛觉、温度觉缺失而触觉存在。

（6）感觉倒错（paralgesia）：是对刺激产生的错误感觉。如对冷刺激产生热的感觉，触觉刺激或其他刺激产生疼痛感觉等。常见于额叶病变或癔症。

2. 感觉障碍的类型　因病变部位不同，感觉障碍常分为以下几型（图 11-13）。

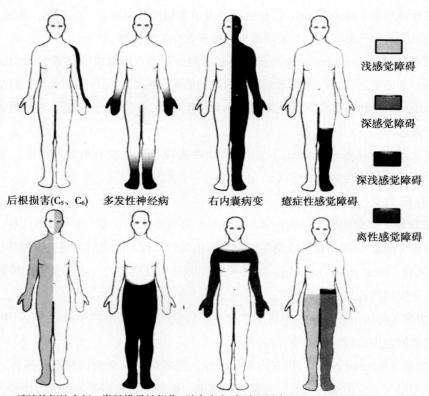

后根损害(C₅、C₆)　多发性神经病　右内囊病变　癔症性感觉障碍

浅感觉障碍

深感觉障碍

深浅感觉障碍

离性感觉障碍

延髓外侧综合征　脊髓横贯性损伤　髓内病变(脊髓空洞症)　脊髓半切症

图 11-13　临床常见的感觉障碍类型

（1）末梢型：感觉障碍区对称性出现在四肢远端，呈手套、袜子状分布，各种感觉皆减退或缺失，可伴有相应部位的运动及自主神经功能障碍，为多支周围神经末梢同时受损所致。常见于多发性神经病。

（2）周围神经型：感觉障碍局限于某一周围神经支配配区，如桡神经、尺神经、腓总神经、股外侧皮神经等受损。神经干或神经丛受损时则引起一个肢体多数周围神经的各种感觉和运动障碍。

（3）节段型

1）单侧节段性完全性感觉障碍（后根型）：见于一侧脊神经根病变（如脊髓外肿瘤），出现相应支配区的节段性完全性感觉障碍，可伴有后根放射性疼痛，如累及前根还可出现节段性运动障碍。

2）单侧节段性分离性感觉障碍（后角型）：见于一侧后角病变（如脊髓空洞症），表现为相应节段内痛觉、温度觉丧失，而触觉、深感觉保留。

3）双侧对称性节段性分离性感觉障碍（前连合型）：见于脊髓中央部病变（如髓内肿瘤早期及脊髓空洞症）使前连合受损，表现双侧对称性分离性感觉障碍。

（4）脊髓型：是脊髓某段发生病变所致，根据脊髓受损程度分为横贯型和半横贯型。

1）脊髓横贯型：脊髓完全被横断，因损害了上升的脊髓丘脑束及后索，引起损伤平面以下各种感觉缺失，并伴有四肢瘫或截瘫。常见于脊髓外伤、急性脊髓炎等。

2）脊髓半横贯型：又称为布朗塞卡尔综合征（Brown Séquard syndrome），仅脊髓一半被横断，引起病变同侧损伤平面以下深感觉障碍、痉挛性瘫痪，对侧躯体痛觉、温度觉障碍。见于髓外肿瘤、脊髓外伤等。

（5）内囊型：因感觉、运动传导通路都经过内囊，内囊病变时出现对侧偏身感觉障碍，并常伴对侧偏瘫和同向偏盲。常见于脑血管疾病。

（6）脑干型：在延髓中各种感觉传导束较分散，如病变局限，可发生分离性感觉障碍。延髓与脑桥下部的一侧病变可产生交叉性偏身感觉障碍，表现为病变同侧面部感觉障碍，对侧躯体痛觉、温度觉障碍。常见于脑血管疾病、炎症和肿瘤等。如小脑后下动脉闭塞所致的延髓背外侧（Wallenberg）综合征，病变累及三叉神经脊束、脊束核及对侧已交叉的脊髓丘脑侧束。

（7）皮质型：感觉中枢位于大脑皮质中央后回及中央旁小叶后部，由于大脑皮质的感觉分布较广，故一侧局部有病变时仅出现对侧上肢或下肢单肢体感觉障碍；一侧有广泛病变时可出现对侧偏身感觉障碍，但常是上肢重于下肢，肢体远端重于近端，复合感觉和深感觉重于浅感觉。

三、运动功能检查

运动功能（motor function）检查包括随意运动、不随意运动、被动运动和共济运动的检查。运动传导通路包括锥体系和锥体外系。锥体系主要管理骨骼肌的随意运动；锥体外系的主要功能是调节肌张力，协调肌肉活动，维持和调整体态姿势，进行习惯性和节律性动作等。

（一）随意运动

随意运动（voluntary movement）是指受意识支配的动作，是大脑皮质通过锥体束由骨骼肌来完成的。检查的重点是肌力。

1. 检查方法　肌力（muscle power）是指肢体随意运动时肌肉收缩的力量。检查时令被检查者做肢体伸屈动作，检查者从相反方向给予阻力，测试被检查者对阻力的克服力量，并注意两侧对比。

肌力分为0~5级。0级，完全瘫痪，肌力完全丧失；1级，仅见肌肉收缩，但无肢体运动；2级，肢体可做水平移动，但不能抬起；3级，肢体能抬离床面，但不能克服阻力；4级，能做克服阻力的运动，但较正常偏弱；5级，正常肌力。

2. 临床意义　随意运动功能障碍，称为瘫痪（paralysis）。瘫痪的分类见表11-3。

表11-3　瘫痪的分类

分类依据	分类
按瘫痪的病因	神经源性、神经肌肉接头性、肌源性
按瘫痪的程度	完全性瘫痪（肌力为0级）、不完全性瘫痪（肌力为1~4级）
按瘫痪的肌张力状态	痉挛性瘫痪（肌张力过高）、松弛性瘫痪（肌张力过低）
按瘫痪的分布	单瘫、偏瘫、截瘫、四肢瘫、交叉瘫
按病变所在运动传导通路部位	中枢性瘫痪（上运动神经元性瘫痪）、周围性瘫痪（下运动神经元性瘫痪）

（1）中枢性瘫痪（central paralysis）：病变部位在上运动神经元，包括中央前回、皮质脑干束和皮质脊髓束的受损。表现特点为：①肌张力增强。②深反射增强或亢进。③病理反射阳性。④无肌肉萎缩，但可有失用性萎缩。常见的中枢性瘫痪类型为：

1）皮质型：运动中枢位于大脑皮质中央前回及中央旁小叶前部，由于大脑皮质运动区范围较广，故一侧局部有病变时仅出现对侧上肢或下肢中枢性单瘫（monoplegia）。

2）皮质下白质（放射冠区）型：皮质与内囊间的投射纤维形成放射冠，此区的运动神经纤维越近皮质越分散，该处局灶性病损也可引起类似于皮质病损的对侧单肢瘫；病损部位较深或较大范围时可能导致对侧偏瘫，多为不均等性，如上肢瘫痪重于下肢。

3）内囊型：锥体束集中在内囊，因损害了皮质脑干束和皮质脊髓束，出现对侧偏瘫（hemiplegia）、偏身感觉障碍和同向偏盲，即"三偏"综合征。

4）脑干型：一侧脑干损伤，出现交叉瘫（crossed paralysis），即病变侧周围性脑神经麻痹和对侧肢体中枢性瘫痪。

5）脊髓型：上颈段损害出现四肢中枢性瘫痪；颈膨大损害出现四肢瘫，表现为双上肢周围性瘫痪，双下肢中枢性瘫痪；胸髓损害出现双下肢中枢性瘫痪；腰膨大损害出现截瘫（paraplegia），即双下肢周围性瘫痪。脊髓病变多伴有损害平面以下感觉障碍及括约肌功能障碍（图11-14）。

（2）周围性瘫痪（peripheral paralysis）：病变部位在下运动神经元，包括脊髓前角细胞及周围神经受损，在脑干为各脑神经核及神经纤维受损。表现特点为：①肌张力降低。②深反射、浅反射减弱或消失。③病理反射阴性。④有明显肌肉萎缩。

中枢性瘫痪与周围性瘫痪的鉴别见表11-4。

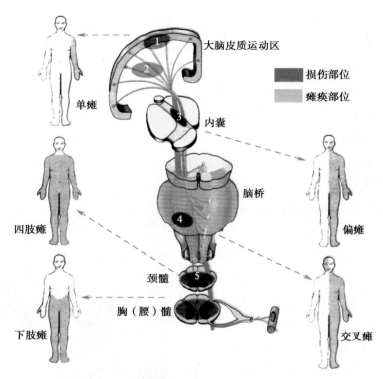

图 11-14　锥体束不同水平病损的瘫痪分布

表 11-4　中枢性瘫痪与周围性瘫痪的鉴别

鉴别点	中枢性瘫痪	周围性瘫痪
瘫痪分布	范围较广，单瘫、偏瘫、截瘫	范围较局限，以肌群为主
肌张力	增强	降低
肌萎缩	不明显	明显
腱反射	增强或亢进	减弱或消失
病理反射	阳性	阴性
肌束颤动	无	可有

（二）不随意运动

不随意运动（involuntary movement）是指患者意识清楚时由随意肌不自主收缩而产生的一些不能自行控制的异常动作。

1. 震颤（tremor）　躯体某部分有节律、不自主的抖动。

（1）静止性震颤（static tremor）：又称粗震颤或大震颤（coarse tremor）。在静止时表现明显，动作如"搓丸"样，活动时减轻或消失，伴有肌张力增高。见于帕金森病。

（2）动作性震颤（kinetic tremor）：又称意向性震颤（intentional tremor）。在动作时出现，在动作终末愈接近目的物时愈明显。见于小脑疾病。

（3）姿势性震颤（postural tremor）：又称细震颤或小震颤（fine tremor）。于身体主动地保持某种姿势时出现，而在运动及休息时消失。检查时可让患者两臂向前平伸，手掌向下，手指稍分开，可出现手指细微震颤。因常不易观察，也可在两手背上各放一张纸，观察纸边有无细小震动，即可判断有无震颤。常见于甲亢、焦虑状态等。

（4）扑翼样震颤（flapping tremor，asterixis）：患者两臂向前平伸，使其手和腕部悬空，可出现两手快落慢抬的震颤动作，与飞鸟扑翼相似。常见于全身性代谢障碍，如肝性脑病、尿毒症和肺性脑病等。

（5）老年性震颤（senile tremor）：为静止性震颤。常表现为点头、摇头或手抖，但一般不伴肌张力增高。常见于老年特发性震颤患者。

2. 舞蹈症（chorea） 为肢体及头面部的不规则、快速、无目的、不对称、运动幅度大小不等的舞蹈样不自主运动。可因情绪激动或做自主运动而加剧，安静时减轻，睡眠时消失。常见于儿童脑风湿病变。

3. 手足搐搦症（carpopedal spasm，tetany） 为缺钙而引起的阵发性手足肌肉的紧张性痉挛。手搐搦表现为腕关节向掌侧屈曲、拇指对掌、指掌关节屈曲、指间关节过伸，似助产士手（图11-15）。足搐搦表现为跖趾关节跖屈，似芭蕾舞样足。在发作间歇期可做激发试验：将血压计袖带缠于患者前臂，然后充气使汞柱达舒张压以上，持续4分钟，出现手搐搦时称为低钙束臂征阳性（Trousseau sign）。见于低钙血症和碱中毒。

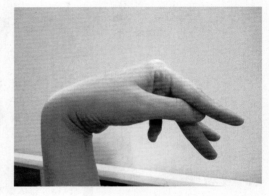

图11-15　手搐搦

4. 手足徐动症（athetosis） 为手指或足趾的一种缓慢、持续的伸展扭曲动作，可重复出现，较有规则，并在进行自主运动时加剧。见于脑性瘫痪、肝豆状核变性和脑基底节变性。

（三）被动运动

被动运动（passive movement）是检查肌张力强弱的方法。肌张力（muscle tone）是肌肉松弛状态的紧张度和被动运动时遇到的阻力。检查时嘱患者肌肉放松，触摸感受肌肉硬度，并被动屈伸肢体感知阻力。

1. 检查方法 持住被检查者完全放松的肢体，以不同的速度和幅度做各个关节的被动运动，注意所感受到的阻力，并注意两侧对比；触摸肌肉，注意其硬度，以测其肌张力。

2. 临床意义

（1）肌张力降低或缺失：指肌肉松软，伸屈肢体时阻力低，可表现为关节过伸。见于周围神经疾病、脊髓灰质炎和小脑疾病等。

（2）肌张力增强：指肌肉坚实，伸屈肢体时阻力增加。

1）痉挛性：指在被动运动开始时阻力较大，终末时阻力突然下降，有如开折刀的感觉，称为"折刀样"肌张力增强。见于锥体束损害。

2）强直性：指做被动运动时伸肌与屈肌肌张力均增强，肢体可保持在一定位置上固定不动，有如弯曲铅管的感觉，称为"铅管样"肌张力增强。如在此基础上伴有震颤，肌张力增强可呈断续现象，有如齿轮转动样感觉，称为"齿轮样"肌张力增强。见于锥体外系损害。

（四）共济运动

共济运动（coordination）是指机体完成任一动作时所依赖的某组肌群协调一致的运动。正常运动的完成有小脑、锥体外系、前庭神经、视神经及深感觉参与，以保证动作平稳、协调。

如协调运动有障碍时称为共济失调（ataxia）。

1. 检查方法

（1）指鼻试验（finger to nose test）：让被检者与医师相距 0.5m，嘱被检者用食指触及医师伸出的食指，再用食指触及自己的鼻尖，先慢后快，先睁眼后闭眼，反复进行，观察动作是否稳准。

（2）对指试验（finger to finger test）：嘱被检查者两上肢向外展开，伸直两手食指，由远而近使指尖相碰，先睁眼后闭眼，反复进行，观察动作是否稳准。

（3）轮替动作（diadochokinesia）：嘱被检查者伸直手掌，做快速旋前、旋后动作，先睁眼后闭眼，反复进行，观察动作是否协调。

（4）跟膝胫试验（heel knee tibia test）：嘱被检查者仰卧，两下肢伸直，先抬起一侧下肢，将足跟放在对侧膝盖下端，并沿胫骨前缘向下移动，先睁眼后闭眼，反复进行，观察动作是否稳准。健康人能准确完成而无偏斜，共济失调时出现动作不稳或失误。

（5）闭目难立征（Romberg test）：嘱被检查者两足并拢直立，两臂向前平伸，然后闭眼，视其有无摇晃或倾倒。如出现身体摇晃不稳或倾倒，即为阳性，表示平衡功能障碍。

2. 临床意义　正常人上述试验动作协调、稳准。如动作笨拙和不协调称为共济失调，可分为 3 种。

（1）感觉性共济失调（sensory ataxia）：有共济失调体征，并与视觉有关，即睁眼时减轻，闭眼时加剧，伴有深感觉障碍。常见于感觉系统病变，如多发性神经炎、亚急性脊髓联合变性、脊髓空洞症和脑部病变等。

（2）小脑性共济失调（cerebellar ataxia）：有共济失调体征，但与视觉无关，不受睁眼与闭眼影响，不伴有感觉障碍，但有肌张力降低、眼球震颤等。常见于小脑疾病，如小脑肿瘤、小脑炎等。

（3）前庭性共济失调（vestibular ataxia）：有共济失调体征，以平衡障碍为主，伴有眩晕、恶心、呕吐及眼球震颤。常见于梅尼埃病、脑桥小脑角综合征等。

四、神经反射检查

神经反射（nerve reflex）是神经系统对内外界环境的刺激所做出的非自主性反应，是神经系统活动的一种基本形式。神经反射是通过反射弧来完成的，反射弧由 5 个基本部分组成，即感受器→传入神经→反射中枢→传出神经→效应器。反射弧中任何一个环节发生损害，都能使反射减弱或消失。根据感受器部位的不同，将反射分为浅反射和深反射。反射活动受高级中枢控制，如锥体束有病变，反射活动失去抑制，而出现深反射亢进。正常人可引出的浅反射、深反射称为生理反射。某些神经系统疾病时引出一些正常人不能出现的反射称为病理反射。检查反射时应注意两侧对比，两侧反射不对称是神经系统损害的重要定位体征。

（一）浅反射

浅反射（superficial reflex）是刺激皮肤黏膜的感受器，引起骨骼肌收缩的反射。

1. 角膜反射（corneal reflex）

（1）检查方法：嘱被检查者睁眼，眼睛向内上方注视。检查者用细棉絮从外到内轻触角膜外缘。正常反应为被刺激侧眼睑迅速闭合，称为直接角膜反射；刺激后对侧眼睑也闭合，称为间接角膜反射。

（2）反射弧：反射由三叉神经和面神经共同完成。刺激角膜（感受器）→三叉神经眼支（传入神经）→脑桥（反射中枢）→两侧面神经（传出神经）→两侧眼轮匝肌（效应器），引起眼睑闭合。

（3）临床意义：直接与间接角膜反射皆消失，见于受刺激侧三叉神经损害（传入障碍）。

直接角膜反射消失，间接角膜反射存在，见于受刺激侧面神经损害（传出障碍）。

直接角膜反射存在，间接角膜反射消失，见于受刺激对侧面神经损害（传出障碍）。

深昏迷患者角膜反射消失。

2. 腹壁反射（abdominal reflex）

（1）检查方法：嘱被检查者仰卧位，两下肢稍屈曲使腹壁松弛，然后用钝尖物迅速由外向内分别轻划两侧上（季肋部）、中（脐平面）、下（髂部）腹部皮肤（图 11-16）。正常时受刺激部位腹肌收缩。

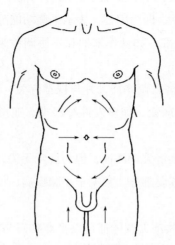
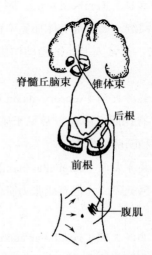

图 11-16 腹壁反射、提睾反射　　图 11-17 腹壁反射的反射弧

（2）反射弧：刺激腹壁皮肤（感受器），冲动经肋间神经和肋下神经（传入神经）传至胸髓 7~12 节，通过脊髓传入大脑皮质，大脑皮质为中枢，再由锥体束传出，通过脊髓经肋间神经和肋下神经（传出神经）传至腹肌（效应器）而引起收缩（图 11-17）。上、中、下腹壁反射分别通过胸髓 7~8 节、9~10 节、11~12 节。

（3）临床意义：一侧上、中、下腹壁反射全消失，见于锥体束损害。

上、中、下某一水平腹壁反射消失，见于同侧相应胸髓和脊神经的损害。

双侧上、中、下腹壁反射消失，见于昏迷和急性腹膜炎患者。

肥胖、老年人、腹壁松弛的经产妇及明显腹胀等，可出现腹壁反射减弱或消失。

3. 提睾反射（cremasteric reflex）

（1）检查方法：嘱被检查者仰卧位，双下肢伸直，检查者用钝尖物从下向上轻划男性大腿内侧上方皮肤（图 11-16）。正常时可引起同侧提睾肌收缩，使睾丸上提。

（2）反射弧：刺激大腿内侧皮肤（感受器），冲动经闭孔神经（传入神经）传至腰髓 1~2 节（反射中枢），再经生殖股神经（传出神经）传至提睾肌（效应器）而引起睾丸上提。

（3）临床意义：一侧提睾反射消失，见于锥体束损害。

双侧提睾反射消失，见于腰髓 1~2 节和脊神经的损害。

局部病变可引不出反射，见于腹股沟疝、阴囊水肿、睾丸炎、附睾炎等。

4. 肛门反射（anal reflex）　患者胸膝卧位或侧卧位，检查者用竹签轻划患者肛门周围皮肤，反射活动表现为肛门外括约肌的收缩。反射障碍为骶髓 4~5 节、肛尾神经病损。

（二）深反射

深反射（deep reflex）是刺激骨膜、肌腱感受器引起骨骼肌收缩的反射，又称腱反射（tendon reflex）。

1. 检查方法

（1）肱二头肌反射（biceps reflex）：检查者以左手托扶被检查者屈曲的肘部，将左手拇指置于肱二头肌肌腱上，右手拿叩诊锤叩击左手拇指指甲（图 11-18）。正常反应为肱二头肌收缩，前臂快速屈曲。反射中枢在颈髓 5~6 节。

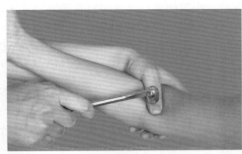
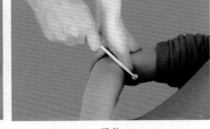

坐位　　　　　　　　　　卧位

图 11-18　肱二头肌反射检查法

（2）肱三头肌反射（triceps reflex）：检查者以左手托扶被检查者屈曲的肘部，右手拿叩诊锤直接叩击尺骨鹰嘴突上方的肱三头肌肌腱（图 11-19）。正常反应为肱三头肌收缩，前臂伸展。反射中枢在颈髓 6~7 节。

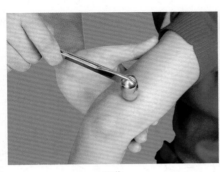
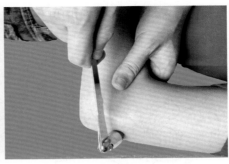

坐位　　　　　　　　　　卧位

图 11-19　肱三头肌反射检查法

（3）桡骨膜反射（radioperiosteal reflex）：检查者以左手托扶被检查者腕部，并使腕关节自然下垂，右手拿叩诊锤轻叩桡骨茎突（图 11-20）。正常反应为肱桡肌收缩，前臂旋前、屈肘。反射中枢在颈髓 5~6 节。

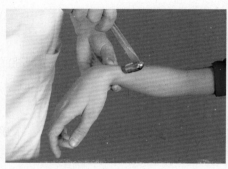
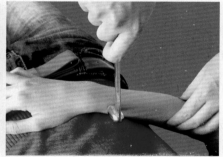

坐位   卧位

图 11-20 桡骨膜反射检查法

（4）膝反射（knee reflex）：坐位检查时，被检查者小腿完全松弛、下垂，卧位检查时，检查者用左手在其腘窝处托起下肢，使髋、膝关节稍屈曲，右手拿叩诊锤叩击髌骨下方的股四头肌肌腱（图 11-21）。正常反应为股四头肌收缩，小腿伸展。反射中枢在腰髓 2~4 节。

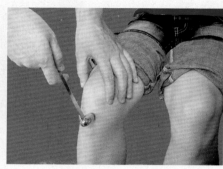
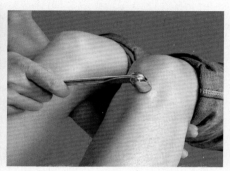

坐位   卧位

图 11-21 膝反射检查法

（5）跟腱反射（achilles reflex）：被检查者仰卧位，髋、膝关节稍屈曲，下肢外展、外旋位；检查者用左手托其足掌，使足呈过伸位，或让被检查者跪于椅上或床上，下肢膝关节呈直角屈曲，检查者右手拿叩诊锤叩击跟腱（图 11-22）。正常反应为腓肠肌收缩，足向跖面屈曲。反射中枢在骶髓 1~2 节。

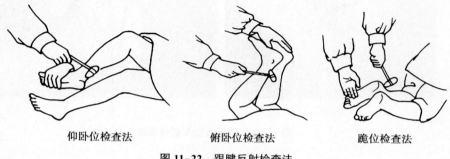

仰卧位检查法   俯卧位检查法   跪位检查法

图 11-22 跟腱反射检查法

（6）霍夫曼征（Hoffmann sign）：检查者用左手握住被检查者腕部，右手食指和中指夹持其中指，并向上提拉，使腕部处于轻度过伸位，再用拇指的指甲急速弹刮被检查者中指的指甲。如有拇指屈曲内收，其余四指轻微掌曲反应，为阳性（图 11-23）。

（7）阵挛（clonus）：是深反射极度亢进的表现。用一持续力量使被检查的肌肉处于紧张状态，则该深反射涉及的肌肉就会发生节律性收缩，称为阵挛。

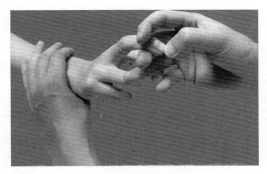

图 11-23 霍夫曼征检查法

1）髌阵挛（patella clonus）：嘱被检查者仰卧位，下肢伸直。检查者用拇指与食指持住髌骨上缘，用力向下快速推动数次，然后保持适度的推力（图 11-24），如股四头肌节律性收缩致使髌骨上下运动，称为髌阵挛。

2）踝阵挛（ankle clonus）：嘱被检查者仰卧位。检查者一手托住其腘窝部，使髋、膝关节稍屈曲，另一手持其足掌前端，迅速用力将足推向背屈，并保持适度的推力（图 11-25），如腓肠肌发生连续性、节律性收缩而使足呈现交替性伸屈运动，称为踝阵挛。

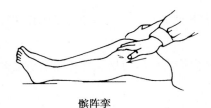

髌阵挛

图 11-24 髌阵挛检查法

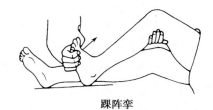

踝阵挛

图 11-25 踝阵挛检查法

2. 临床意义 深反射由初级脊髓反射弧完成，受锥体束控制。

（1）深反射减弱或消失：见于下运动神经元病变，如末梢神经炎、脊髓灰质炎、神经根炎等所致的反射弧损害；当脑、脊髓有急性病变时，可致脑或脊髓处于休克状态，由于损伤病灶的超限抑制，致使低级反射弧受到抑制，引起深反射减弱或消失，见于脑血管病、急性脊髓炎等急性期。深反射易受精神紧张影响，如出现可疑减弱或消失，可转移病人注意力后重新检查。

（2）深反射增强或亢进：见于上运动神经元病变（锥体束损害），如急性脑血管病、急性脊髓炎休克期（3 周左右）过后等，也可见神经症患者。

锥体束损害时，浅反射因反射弧中断而表现为减弱或消失，深反射因失去上运动神经纤元的抑制而表现为亢进的现象，称反射分离现象。

（三）病理反射

病理反射（pathologic reflex）是指当锥体束损害时失去了对脑干和脊髓的抑制功能，而出现一些正常人不能见到的反射，又称为锥体束征。

1. 检查方法

（1）巴宾斯基征（Babinski sign）：被检查者仰卧位，下肢伸直。检查者以左手持住其踝部，右手用钝尖物由后向前划足底外侧至小趾根部，再转向内侧。正常表现为足趾向跖面屈曲，称为正常跖反射，即巴宾斯基征阴性。如表现为趾背屈，其余四趾呈扇形展开，则称巴宾斯基征阳性（图 11-26）。

（2）奥本海姆征（Oppenheim sign）：检查者用拇指及食指沿被检查者的胫骨前缘用力由上

NOTE

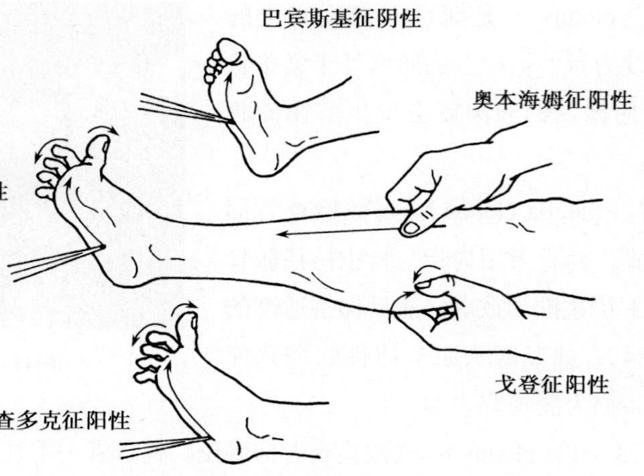

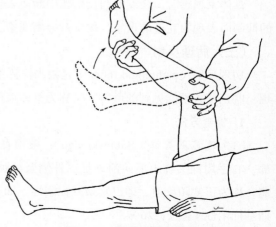

图 11-26 几种锥体束征检查法

向下滑压，阳性表现同巴宾斯基征（图 11-26）。

（3）戈登征（Gordon sign）：检查者用拇指和其他四指分置于腓肠肌两侧，握捏腓肠肌，阳性表现同巴宾斯基征（图 11-26）。

（4）查多克征（Chaddock sign）：检查者用钝尖物由后向前划足背外侧至小趾根部，阳性表现同巴宾斯基征（图 11-26）。

2. 临床意义　以上病理反射的临床意义相同，均为锥体束损害。巴宾斯基征较易引出，意义也最大；霍夫曼征多见于颈髓病变；阵挛与锥体束征同时存在，持续且出现于单侧，才有病理意义；中枢神经系统兴奋性亢进和神经症也可出现阵挛，但短暂且为双侧。1 岁半以内的婴幼儿由于锥体束尚未发育完善，可以出现上述反射现象。

（四）脑膜刺激征

脑膜刺激征（meningeal irritation sign）是指脑膜病变或其附近病变波及脑膜时刺激脊神经根，使相应的肌群痉挛，当牵扯这些肌肉时出现防御反应的现象。

1. 检查方法

（1）颈强直（cervical rigidity）：嘱被检查者仰卧位，下肢伸直。检查者用手托其枕部，做被动屈颈动作以测试其颈肌抵抗力。正常时下颌可接近前胸。颈强直表现为被动屈颈时抵抗力增强，下颌不能贴近前胸，患者感颈后疼痛。

（2）凯尔尼格征（Kernig sign）：又称克氏征。嘱被检查者仰卧位，先将一腿的髋、膝关节屈成直角，然后检查者将其小腿抬高伸膝，正常人膝关节可伸达 135°以上。如伸膝受限，达不到 135°，并伴有疼痛及屈肌痉挛，为阳性（图 11-27）。

（3）布鲁津斯基征（Brudzinski sign）：又称布氏征。嘱被检查者仰卧位，双下肢自然

图 11-27 凯尔尼格征检查法

伸直。检查者右手置于其胸前,左手托其枕部被动向前屈颈。如有双侧髋关节、膝关节反射性屈曲,为阳性(图 11-28)。

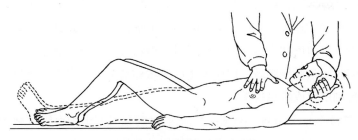

图 11-28　布鲁津斯基征检查法

2. 临床意义　脑膜刺激征为脑膜受激惹的表现。最常见于脑膜炎,其次可见于蛛网膜下腔出血、脑脊液压力增高等。颈强直也可见于颈部疾病,如颈椎病、颈椎结核、骨折、脱位、肌肉损伤等。凯尔尼格征也可见于坐骨神经痛、腰骶神经根炎等。

(五)拉塞格征

拉塞格征(Lasègue sign)为坐骨神经根受刺激的表现,又称为坐骨神经受刺激征。

1. 检查方法　嘱被检查者仰卧位,双下肢伸直。检查者一手压于其膝关节上,使其下肢保持伸直,另一手托其足跟将下肢于伸直位抬起,正常下肢可抬离床面 70°以上。如下肢抬离床面不足 30°即出现由上而下的放射性疼痛,为阳性(图 11-29)。

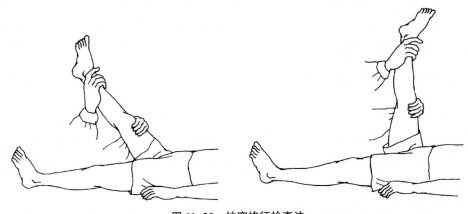

图 11-29　拉塞格征检查法

2. 临床意义　见于腰椎间盘突出症、坐骨神经痛、腰骶神经根炎等。

五、自主神经功能检查

自主神经(autonomic nerve,又称植物神经)可分为中枢部和周围部。中枢部位于脑和脊髓内;周围部主要分布于内脏、血管和腺体,故又称内脏神经(visceral nerve)。内脏神经包括内脏运动神经和内脏感觉神经。内脏运动神经支配平滑肌、心肌的运动和腺体的分泌。周围自主神经可分为交感神经和副交感神经两个系统,在大脑皮质及下丘脑的调节下,通过神经介质与特定受体结合而发挥作用,协调整个机体内外环境的平衡。临床常用的自主神经反射检查如下。

1. 眼心反射（oculocardiac reflex）　嘱被检查者仰卧位，静卧片刻后计数脉率，然后双眼自然闭合。检查者用中指和食指分别置于被检查者眼球两侧，逐渐加压一侧眼球，以不痛为限。加压 20~30 秒后再计数脉率，与加压前比较。正常人可减少 10~12 次 / 分。减少超过 12 次 / 分为阳性，提示副交感神经功能增强。副交感神经麻痹时压迫眼球则无反应。反之，压迫眼球后脉率不减少，反而增加，称为逆眼心反射，提示交感神经功能亢进。

注意，不可同时压迫两侧眼球，以防发生心跳骤停的危险。对心率缓慢、高度近视、青光眼或眼病者均应特别慎重或禁忌检查。

2. 皮肤划痕试验（dermatograph test）　是通过观察局部毛细血管对刺激的舒缩反应来了解自主神经的功能。用钝尖物在皮肤上适度加压划一条线，数秒钟后因血管收缩，出现白色划痕，高出皮面，以后变红，属正常反应。白色划痕正常持续时间为 1~5 分钟。如白色划痕持续时间较长，超过 5 分钟，表示皮肤血管收缩反应增强，为白色划痕征，提示交感神经兴奋性增高。因血管扩张，局部出现红色划痕，正常持续时间为 7~8 分钟。如红色划痕迅速出现，持续时间较长，明显增宽甚至隆起，表示皮肤血管扩张反应增强，为红色划痕征，提示副交感神经兴奋性增高。

3. 卧立位试验（recumbent up right test）　在患者平卧位时测 1 分钟脉率，然后迅速站立，再测 1 分钟脉率，如从卧位到立位脉率增加超过 10~12 次 / 分，为交感神经兴奋性增强。或先立位测 1 分钟脉率，然后迅速卧位，再测 1 分钟脉率，如从立位到卧位脉率减少超过 10~12 次 / 分，为副交感神经兴奋性增强。

4. 竖毛反射（pilomotor reflex）　将冰块放在患者颈后或腋窝皮肤上，数秒钟后可见竖毛肌收缩，毛囊处隆起如"鸡皮"状。因竖毛反射受交感神经节段性支配，故根据竖毛反射障碍的部位，可协助交感神经功能障碍的定位诊断。

六、神经系统常见疾病的主要体征

（一）多发性神经病

多发性神经病（polyneuropathy）以往称为末梢神经炎，多见于各类毒物中毒、营养缺乏和代谢障碍、自身免疫性疾病等。主要表现为四肢远端对称性感觉障碍、下运动神经元瘫痪和（或）自主神经障碍的临床综合征。

1. 感觉障碍　表现为肢体远端对称性各种感觉缺失，呈手套、袜子形分布，也可有感觉异常、感觉过度和疼痛等刺激症状。

2. 运动障碍　为肢体远端下运动神经元性瘫痪，表现肌无力、肌萎缩和肌束颤动等，远端重于近端。下肢肌萎缩以胫前肌、腓骨肌为明显，上肢以骨间肌、蚓状肌、大小鱼际肌为明显。可有手、足下垂和跨阈步态，晚期因肌肉挛缩而出现畸形。

3. 四肢腱反射减弱及消失　为疾病早期的表现，以踝反射明显，并较膝反射减弱出现得早。

4. 自主神经障碍　可有肢体远端皮肤发凉，多汗或无汗，指（趾）甲松脆，皮肤菲薄、干燥或脱屑，竖毛障碍，高血压及体位性低血压等，膀胱传入神经病变可出现无张力性膀胱，也可有阳痿、腹泻等。

（二）急性脊髓炎

急性脊髓炎（acute myelitis）是指急性发展的脊髓非特异性、横断性炎症性损害。多急性起病，在数小时至 2 天内达到最高峰，早期常伴有脊髓受累，最高节段上的 1~2 节段支配区域神经根性痛、束带感及感觉过敏带。其主要临床表现包括三方面。

1. 运动障碍　为病变平面以下的肢体瘫痪，早期表现为肌张力低，腱反射消失，锥体束征阴性，腹壁及提睾反射均消失，即所谓"脊髓休克现象"。2~3 周后脊髓休克开始恢复，肢体肌力有所恢复，肌张力增高，腱反射亢进，出现病理征。

2. 感觉障碍　急性期在病变水平以下的浅、深感觉基本消失。

3. 自主神经功能障碍　主要为膀胱、直肠括约肌的障碍，休克期多出现尿便潴留，无充盈感觉，进入恢复期可出现尿失禁、尿频、尿急或自主节律性膀胱。部分病人除了病变平面以下皮肤无汗或少汗外，还可有皮肤水肿、干燥脱屑、指甲松脆等。

（三）结核性脑膜炎

结核性脑膜炎（tuberculous meningitis，TBM）简称"结脑"，是由结核杆菌引起的非化脓性脑膜炎，常见于儿童及青年。

1. 急性或亚急性起病，以发热、头痛、呕吐及脑膜刺激征为其早期最常见的临床表现，通常持续 1~2 周。

2. 早期由于炎症反应，脑脊液生成增多，蛛网膜颗粒吸收下降，形成交通性脑积水，颅内压呈轻中度增高；晚期因蛛网膜、脉络丛粘连，呈完全或不完全性梗阻性脑积水，颅内压呈中重度增高，表现为头痛、呕吐和视盘水肿，严重者可出现去大脑强直发作或去皮层状态。脑脊液压力及白细胞数均增高，糖和氯化物含量降低。

3. 若治疗未能及时、适当，发病 4~8 周时可出现脑实质损害症状，如精神症状可见萎靡、淡漠、谵妄或妄想；也可出现部分性、全身性癫痫发作或癫痫持续状态；卒中样瘫痪可见有偏瘫、交叉瘫、四肢瘫、截瘫及颅神经的瘫痪如面瘫、视力减退或复视等。

（四）脑血栓形成

脑血栓形成（cerebral thrombosis，CT）是由于脑动脉血管壁病变，尤其是在动脉粥样硬化的基础上发生血流缓慢、血液成分改变或血液黏稠度增高而形成血栓，致使动脉管腔狭窄或闭塞，引起相应部位的脑梗死。

1. 大脑前动脉病变

（1）大脑前动脉主干病变：出现对侧中枢性偏瘫（包括面、舌瘫），偏瘫的特点为下肢较上肢重，伴有对侧下肢感觉障碍，可伴有排尿控制困难，若优势半球病变则有运动性失语和失用症。可出现摸索、强握反射和精神症状。

（2）纹状内侧动脉（深穿支）：出现对侧中枢性面舌瘫及上肢瘫痪，还可出现对侧肢体额叶性共济失调。

（3）大脑前动脉浅支（皮层支）：出现对侧下肢瘫痪，可伴有皮质性感觉障碍和排尿困难（大小便潴溜）、精神障碍（表情淡漠、欣快等）、强握反射、运动性失语（主侧半球）。

2. 大脑中动脉病变

（1）大脑中动脉主干病变：大脑中动脉供应区域出现大片软化，引起对侧严重偏瘫、偏身感觉障碍和偏盲，即"三偏"症状，优势半球受累还有失语（运动性、感觉性、失读、失用、失写等）、触觉忽略及体像障碍。

（2）深穿支病变：主要是豆纹动脉病变，出现对侧中枢性面舌瘫和对侧上下肢同等性瘫痪，可有感觉障碍和偏盲，优势半球病变还有失语。

3. 椎－基底动脉病变　可出现眼球震颤、偏盲、瞳孔缩小，动眼神经、展神经、面神经瘫痪，偏瘫，共济失调等，重者有高热、昏迷、肺水肿、消化道出血等。

4. 大脑后动脉病变

（1）主干闭塞：出现双侧同向性偏盲，伴有黄斑回避现象（黄斑视力保存）、皮层盲或失读、失用、感觉性失语症等。

（2）皮层支病变：可出现枕叶综合征，如为一侧病损则表现为病变对侧的同向偏盲、象限盲，视动性眼球震颤，视幻觉及枕叶性癫痫发作等。如双侧枕叶受损，可出现皮层盲及各种视觉失认症。

第十二章　全身体格检查

全身体格检查（complete physical examination）是指医师对受检者进行全面系统有序的体格检查，是临床医师必备的基本功之一，也是医师临床技能考评及执业医师资格考核的重要组成部分。

一、全身体格检查的基本要求

1. 内容全面系统、突出重点　全身体格检查是为了搜集尽可能完整的客观资料，提供疾病诊断的依据，并为完整住院病历规定的各项要求采集信息。体格检查通常是在问诊之后进行，医师在对受检者进行体格检查时，在全面系统检查的基础上，对与受检者疾病相关的系统应该进行重点检查，使检查内容既能涵盖全身各个系统，又能对与病变相关的系统有更加详细、深入的了解。

2. 顺序规范、合理　全身体格检查的关键是认真、仔细，避免项目遗漏，一般按照从头到足、由前往后、由表及里的顺序进行。既要便于医师操作，最大限度地保证检查速度，同时要尽量减少受检者不必要的体位变动。根据受检者和医师的具体情况，可酌情对个别检查顺序进行适当调整。如检查前胸部时，为了对发现的肺部体征有及时而全面的了解、对比，也可随即检查后胸部。四肢检查中，上肢检查习惯由远端到近端，而下肢检查应由近及远进行。为了检查的方便，某些器官系统，如皮肤、淋巴结、神经系统，可分段检查，统一记录。

3. 注意个体差异、灵活性　对具体病例，如急危重症病例，应在重点体检后先着手抢救，待患者病情稳定后，再完善检查内容；不能坐起的患者，背部检查可在侧卧位进行。肛门直肠、外生殖器的检查应根据病情需要确定是否检查，如确需检查，应特别注意保护患者隐私。

4. 手脑并用　体格检查过程中，医师要运用自己的医学知识和经验，随时分析、综合、归纳体检结果之间、与受检者症状之间的内在联系，做出客观正确的评价，对于有疑问、不确切的内容进一步核实补充。必要的时候需要重复检查和核实，以获得完整而正确的资料。

5. 加强沟通、注重人文关怀　全身体格检查之前，医师应与受检者进行适当的交流，告知受检者检查的内容、方法及目的，获得受检者的认同与配合；检查中，关心体贴受检者，身体暴露适度，及时为其盖好衣被，天气寒冷时，注意保持手和检查器械温暖；对危重患者及家属进行安慰、鼓励，增强患者及其家属战胜疾病的信心；检查隐私部位时，应使用屏风遮挡，并疏散无关人员。检查结束时，告知受检者体检的重要发现、注意事项及下一步的检查计划。但如对体征的临床意义把握不定时，不要随便解释，以免增加受检者思想负担或给医疗工作造成不必要的麻烦。

6. 控制好进度和时间　控制好检查的进度和时间，全身体格检查一般应尽量在40分钟内完成。

NOTE

二、全身体格检查的注意事项

1. 防止交叉感染及医源性感染　检查前后医师均应洗净双手，医师的工作服和检查器具要定期消毒；对急慢性传染病患者进行体格检查时，应穿隔离衣、戴口罩和手套，并做好消毒、隔离工作。

2. 注重自我保护　男医师检查女病人时，须有其他医护人员陪同；女医师检查男病人隐私部位时，也须有其他医护人员陪同。

三、全身体格检查的顺序

全身体格检查的顺序不完全是各系统检查简单地先后叠加，既要保证体格检查的全面系统，又要尽量避免受检者频繁更换体位带来的不适，因此全身体格检查时可将某系统检查在不同体位下分段进行。具体检查顺序如下：

1. 坐位患者　一般情况和生命体征（T、P、R、BP）→上肢→头颈部→后背部（包括肺、脊柱、肾区、骶部）→（受检者取仰卧位）前胸部、侧胸部→腹部→下肢→肛门、直肠→外生殖器→神经系统（最后站立位）。

2. 卧位患者　一般情况和生命体征→上肢→头颈部→前、侧胸部→（受检者取坐位）后背部（包括肺、脊柱、肾区、骶部）→（卧位）腹部→下肢→肛门、直肠→外生殖器→神经系统（最后站立位）。

对于被动体位的患者，医师需变更自己的位置或请助手帮助病人改变体位来完成全部检查项目。如完全不能坐起的患者，检查肺部、肾脏、脊柱、骶部等时，需有助手帮助患者翻身，在侧卧位完成侧面及背部的检查内容。

四、全身体格检查的基本项目

全身体格检查之前，医师需准备好需要的器械（体温计、血压计、听诊器、叩诊锤、手表、棉签、大头针、音叉等），确认器械状态正常，并在受检者在场时洗手。检查项目如下：

（一）一般检查及生命体征

1. 与受检者简短交谈并作自我介绍（姓名、职称等）

2. 观察面容、表情、发育、营养、意识等一般状态

3. 测量体温

4. 触诊桡动脉，至少 30s

5. 用双手同时触诊双侧桡动脉，检查其对称性

6. 计数呼吸频率，至少 30s

7. 测量右上肢血压 2 次（取平均值），必要时测量左上肢血压

（二）头颈部

8. 观察头部外形、毛发分布、异常运动等

9. 触诊头颅

10. 观察双眼、眉毛

11. 分别检查左右眼的近视力（用近视力表）

12. 检查下睑结膜、球结膜和巩膜

13. 检查泪囊

14. 翻转上睑，检查上睑、球结膜和巩膜

15. 检查面神经运动功能（皱额、闭目）

16. 检查角膜反射

17. 检查眼球运动（检查六个方向运动）

18. 检查瞳孔直接对光反射

19. 检查瞳孔间接对光反射

20. 检查调节反射、聚合反射

21. 观察双侧外耳及耳后区

22. 触诊双侧外耳及耳后区

23. 触诊颞颌关节及其运动

24. 分别检查双耳听力（摩擦手指或机械表声音）（必要时做 Rennie 试验和 Weber 试验）

25. 观察外鼻

26. 观察鼻前庭、鼻中隔

27. 触诊外鼻

28. 检查左右鼻道通气状态

29. 检查额窦，有无肿胀、压痛、叩痛等

30. 检查上颌窦，有无肿胀、压痛、叩痛等

31. 检查筛窦，有无压痛

32. 观察口唇、牙、上腭、舌质和舌苔

33. 借助压舌板检查颊黏膜、牙、牙龈、口底

34. 借助压舌板检查口咽部、悬雍垂及扁桃体

35. 检查舌下神经（伸舌）

36. 检查面神经运动功能（露齿、鼓腮或吹口哨）

37. 检查三叉神经运动支（触双侧嚼肌，或以手对抗张口动作）

38. 检查三叉神经感觉支（上、中、下三支）

39. 暴露颈部

40. 观察颈部外形和皮肤、颈静脉充盈和颈动脉搏动情况

41. 检查副神经（耸肩及对抗头部旋转）

42. 触诊耳前淋巴结

43. 触诊耳后淋巴结

44. 触诊乳突区淋巴结

45. 触诊枕后淋巴结

46. 触诊颌下淋巴结

47. 触诊颏下淋巴结

48. 触诊颈前淋巴结浅组

49. 触诊颈后淋巴结

50. 触诊锁骨上淋巴结

51. 触诊甲状软骨

52. 触诊甲状腺峡部（配合吞咽）

53. 触诊甲状腺侧叶（配合吞咽）

54. 分别触诊左、右颈动脉

55. 触诊气管位置

56. 听诊颈部（甲状腺、血管）杂音

（三）前、侧胸部

57. 暴露前、侧胸部

58. 观察胸部外形、对称性、皮肤、双侧乳房及呼吸运动等

59. 触诊左侧乳房（四个象限及乳头）

60. 触诊右侧乳房（四个象限及乳头）

61. 用右手触诊左侧腋窝淋巴结

62. 用左手触诊右侧腋窝淋巴结

63. 触诊胸壁弹性，有无压痛

64. 检查双侧呼吸动度

65. 检查双侧触觉语颤

66. 检查有无胸膜摩擦感

67. 叩诊双侧肺尖

68. 叩诊双侧前胸和侧胸

69. 听诊双侧肺尖

70. 听诊双侧前胸和侧胸

71. 检查双侧听觉语音

72. 观察心前区、心尖搏动、心前区搏动

73. 触诊心尖搏动（两步法）

74. 触诊心前区

75. 叩诊左侧心脏相对浊音界

76. 叩诊右侧心脏相对浊音界

77. 听诊二尖瓣区（计数心率，至少30s）

78. 听诊肺动脉瓣区

79. 听诊主动脉瓣区

80. 听诊主动脉瓣第二听诊区

81. 听诊三尖瓣区

上述心脏听诊，先用膜形体件，必要时用钟形体件补充。听诊内容包括心率、心律、心音、额外心音、杂音、心包摩擦音。

（四）背部

82. 请受检者坐起，充分暴露背部

83. 观察胸廓、脊柱外形及呼吸运动

84. 检查胸廓活动度及其对称性

85. 检查双侧触觉语颤

86. 检查有无胸膜摩擦感

87. 请受检者双上肢交叉抱肘

88. 叩诊双侧后胸部

89. 叩诊双侧肺下界

90. 叩诊双侧肺下界移动度（肩胛线）

91. 听诊双侧后胸部

92. 听诊有无胸膜摩擦音

93. 检查双侧听觉语音

94. 触诊脊柱有无畸形、压痛

95. 用直接、间接叩诊法检查脊柱有无叩击痛

96. 检查双侧肋脊点、肋腰点有无压痛

97. 检查双侧肋脊角有无叩击痛

98. 触诊骶部有无水肿

（五）腹部

99. 请受检者低枕仰卧，双下肢屈曲，放松腹肌，双上肢置于躯干两侧

100. 正确暴露腹部（上至剑突，下至耻骨联合）

101. 观察腹部外形、对称性、皮肤、腹壁静脉、胃肠型、蠕动波、脐及腹式呼吸等

102. 听诊肠鸣音（至少 1 分钟，如 1 分钟内未闻及，持续听 3~5 分钟）

103. 听诊腹部有无血管杂音

104. 检查振水音

105. 叩诊全腹

106. 叩诊肝上界

107. 叩诊肝下界

108. 检查肝脏有无叩击痛

109. 检查移动性浊音（经脐平面先左后右）

110. 浅触诊全腹部（自左下腹开始，逆时针方向，最后触诊脐部）

111. 深触诊全腹部（自左下腹开始，逆时针方向，最后触诊脐部）

112. 训练患者做加深的腹式呼吸 2~3 次

113. 在右腹直肌外缘上单手法触诊肝脏

114. 在右腹直肌外缘上双手法触诊肝脏

115. 在前正中线上双手法触诊肝脏

116. 检查肝 – 颈静脉反流征

117. 检查胆囊有无肿大，胆囊点有无压痛及墨菲征（Murphy sign）

118. 双手法触诊脾脏

119. 如未能触及脾脏，嘱受检者右侧卧位触诊脾脏

120. 双手法触诊双侧肾脏，检查各肾脏、输尿管压痛点有无压痛

NOTE

121. 检查腹部触觉（或痛觉）

122. 检查腹壁反射

（六）上肢

123. 正确暴露双上肢

124. 观察上肢外形、皮肤、关节等

125. 观察双手及指甲

126. 触诊指间关节及掌指关节

127. 检查指关节运动

128. 检查上肢远端肌力

129. 触诊腕关节

130. 检查腕关节运动

131. 触诊双肘鹰嘴和肱骨髁状突

132. 触诊滑车上淋巴结

133. 检查肘关节运动

134. 检查屈肘、伸肘的肌力

135. 正确暴露肩部

136. 视诊肩部外形

137. 触诊肩关节及其周围

138. 检查肩关节运动

139. 检查上肢触觉（或痛觉）

140. 检查肱二头肌反射

141. 检查肱三头肌反射

142. 检查桡骨骨膜反射

143. 检查 Hoffmann 征

（七）下肢

144. 正确暴露下肢

145. 观察双下肢外形、皮肤、趾甲等

146. 触诊腹股沟区有无肿块、疝等

147. 触诊腹股沟淋巴结横组

148. 触诊腹股沟淋巴结纵组

149. 触诊股动脉搏动，必要时听诊

150. 检查髋关节屈曲、内旋、外旋运动

151. 检查双下肢近端肌力（屈髋）

152. 触诊膝关节和检查髌阵挛、浮髌试验

153. 检查膝关节屈曲运动

154. 触诊踝关节及跟腱

155. 检查有无凹陷性水肿

156. 触诊双足背动脉

157. 检查踝关节背屈、跖屈运动

158. 检查双足背屈、跖屈肌力

159. 检查踝关节内翻、外翻运动

160. 检查屈趾、伸趾运动

161. 检查下肢痛觉（或触觉）

162. 检查膝腱反射

163. 检查跟腱反射

164. 检查踝阵挛

165. 检查跟 – 膝 – 胫试验（睁眼、闭眼）

166. 检查 Babinski 征

167. 检查 Chaddock 征

168. 检查 Oppenheim 征

169. 检查 Gordon 征

170. 检查颈强直

171. 检查 Kernig 征

172. 检查 Brudzinski 征

173. 检查 Lasegue 征

（八）肛门直肠（仅必要时检查）

174. 嘱受检者左侧卧位，右腿屈曲

175. 观察肛门、肛周、会阴区

176. 戴上手套，食指涂以润滑剂行直肠指检

177. 观察指套有无分泌物

（九）外生殖器（仅必要时检查）

178. 跟受检查者解释检查的目的、方法和必要性，注意保护隐私

179. 确认膀胱已排空，受检者取仰卧位

男性：

180. 视诊阴毛、阴茎、冠状沟、龟头、包皮

181. 观察尿道外口

182. 观察阴囊，必要时检查提睾反射

183. 触诊双侧睾丸、附睾、精索

女性：

180. 观察阴毛、阴阜、大小阴唇、阴蒂

181. 观察尿道口及阴道口

182. 触诊阴阜、大小阴唇

183. 触诊尿道旁腺、巴氏腺

（十）共济运动、步态与脊柱活动度

184. 请受检者站立

185. 指鼻试验（睁眼、闭眼）

NOTE

186. 检查双手快速轮替运动（睁眼、闭眼）

187. 检查闭目难立征

188. 观察步态

189. 检查颈椎活动度

190. 检查腰椎活动度

191. 检查脊柱特殊试验

192. 告知受检者体格检查的重要发现、注意事项及下一步的检查计划

第三篇　实验诊断

一、实验诊断的概念

实验诊断（laboratory diagnosis）是指在认真询问患者病史、体格检查的基础上，从患者的实际出发，有针对性地选用检验项目；临床实验室运用生物学、免疫学、化学、血液学、细胞学、病理学或其他技术，对患者的血液、体液、分泌物、排泄物或组织细胞等进行检验，以获得病原体、病理变化及脏器功能状态等数据；医生通过对临床实验室分析所得到的信息与临床医学的理论和实践相结合，进行综合分析，从而协助临床进行诊断、观察病情、制定防治措施和判断预后的方法。

实验诊断学与检验医学的研究和教学目的各有所侧重。实验诊断学是以检验结果的临床应用为目的，而检验医学则是以方法的研究和改进为目的。实验诊断学是临床医学各专业诊断学教学的主要内容。教学重点是使学生掌握临床思维，运用实验结果，综合为临床所用。通过检验结果所反映的机体功能状态、病理变化或病因等客观数据，进行全面系统的综合分析，来判断健康状况及指导临床诊断、病情监测、疗效观察和预后评估等。检验医学则着重在检验的仪器、试剂、方法的研究和改进，为临床提供正确的检验结果以及检验项目的开展、检验技术的思维和选择，以及检验的质量控制等为主要内容。

二、实验诊断学的主要内容和应用范围

1. 实验诊断学的内容

（1）血液学检验：血液和造血组织的原发性血液病以及非造血细胞疾病所致的血液学变化的检查。包括红细胞、白细胞、血小板、止血功能、凝血功能、抗凝和纤溶功能的检验，溶血、血型鉴定和交叉配血试验等。

（2）体液与排泄物检验：对尿、粪、浆膜腔积液、脑脊液等排泄物、分泌液的常规检验。

（3）生化学检验：对组成机体的生理成分、代谢功能、重要脏器的生化功能、毒物分析及药物浓度监测等的临床生物化学检验。包括糖、脂肪、蛋白质及其代谢产物和衍生物的检验，电解质和微量元素、血气和酸碱度、酶学、激素和内分泌功能的检验等。

（4）免疫学检验：免疫功能、感染免疫学、肿瘤标志物等的临床免疫学检测。

（5）病原学检验：常见感染性疾病的病原体检查、细菌耐药性检查等。

2. 实验诊断学的应用范围

实验诊断学以往主要是为临床诊断所用，随着医学模式由单纯的疾病诊断逐渐向健康保健、预防与临床医学相结合的方向发展，其职能和应用价值也有所扩展。主要包括：①为疾病的诊断和鉴别诊断提供依据。②为疗效观察和预后判断提供依据。③为公共卫生和预防疾病提供数据。④为临床研究和基础研究提供手段。⑤为健康普查和健康咨询提供服务等。

三、实验诊断的现状及发展趋势

近年来医学基础学科和边缘学科基础理论和技术的飞速发展，与临床检验之间的联系更为广泛密切，相互交叉渗透日益深入，实验手段和内容不断丰富，形成了一门现代医学中新兴的独立的科学——实验诊断学。当前我国已经自己研制生产或引进多种现代化精密检验仪器设备，使临床医学检验日新月异。已从手工操作发展到快速的高度自动化分析；从化学定性的实验发展到高精密度的定量实验；从应用常量标本一次检测一个项目发展到应用微量或超微量标本一次检测多个项目；从采血标本检测发展到部分项目经皮检测的无创伤性检测方法；从单项目的分析发展到多项生物信息网的分析等。高新精尖实验项目的研究和推广，使检验内容更加完善，诊断水平不断提高，使临床医学检验成为发展迅速、应用高新精尖技术最为集中的学科之一，目前实验诊断工作者为早日真正把后基因时代的生物信息及时应用到诊断中来而不懈努力。高通量检测方法的建立、系统生物信息处理模式的引进、网络信息节点疾病诊断模式的建立是体外诊断的发展趋势。

现代实验诊断的特点有：①微电子技术广泛应用，仪器日趋自动化。如自动血细胞分析仪、自动生化分析仪、自动放免分析仪、自动细菌培养和鉴定仪等，形成了全自动的检验体系。②实验方法趋于标准化、试剂多样化、标本微量化。检验方法逐渐国际标准化。各类实验室有各种高质量的试剂，根据检验的目的不同，选择不同的试剂，使结果更加准确。标本微量化，并可进行多参数的系列检验等。③分子生物学技术迅速应用于临床实验诊断。如流式细胞术、聚合酶链反应、分子杂交、生物芯片、限制性片段长度多态性、DNA 序列分析等技术，使实验诊断的水平不断提高，尤其对分子诊断或基因诊断起决定性作用。④建立质量保证体系：通过实验室认可、实验室内质量控制、实验室间质量评价，使实验结果更为可靠。⑤循证医学在实验诊断学中应用等。

四、实验诊断的临床应用和评价

1. 正确选择实验室检查项目　某些标本检测的结果可以有不同的临床意义，有的可直接得到确定的诊断，有的具有辅助诊断价值，有的具有鉴别诊断意义，且临床检验的项目繁多，因此，一定要在认真和详尽地进行询问病史和体格检查得到初步诊断的基础上，从疾病诊断的实际需要出发，有的放矢地选用诊断灵敏度高、针对性和特异性较强的项目进行检查，避免滥用，杜绝浪费。

为了安全而高效率、低成本、更好地为疾病的诊断和鉴别诊断提供依据，实验项目的选择和结果分析应考虑：检测的目的是什么？哪些项目最适合？实验的敏感性、特异性、准确性等如何？各种疾病中实验结果的频率分布怎样？阳性结果确定诊断和阴性结果排除诊断的概率是多少？检查对患者的利弊及安全性如何？成本效应分析？

2. 检验结果解释与临床的结合　实验诊断在临床工作中十分重要，但也有一定的局限性。检验结果多是静态的数据或现象，某些方法灵敏度有限、特异性不强，机体反应性不尽相同，一些生理、病理情况十分复杂。所以在解释检验结果时，必须密切结合病人的临床表现和其他检查数据进行具体分析，指导临床诊治工作。

五、实验诊断的学习方法和要求

实验诊断教学课程安排在从基础课程过渡到临床课程的中间阶段，在这一阶段主要是掌握医学检验中具有概念性、普遍性和实用性的内容，可在临床教学和继续教学阶段逐步去掌握。在现阶段要求掌握各项检验项目的选择，掌握常用检验的临床意义；学会临床思维，能运用这些检验结果，结合其他临床数据综合分析，进行诊断工作；熟悉常用检验的参考值、标本的采集和处理、各项实验的影响因素，了解检验项目的方法和原理。

第十三章　血液学检查

血液由血浆和血细胞两部分组成，通过血液循环遍布全身各组织器官，发挥着重要的生理功能。因此当血液发生病理变化时常影响组织器官功能，而组织器官的病变也可引起血液成分发生相应的病理变化，所以血液检查对于各系统疾病的诊断及鉴别诊断具有重要的意义。

第一节　血液一般检测

血液的一般检测主要指血液细胞成分的常规检测，简称血常规检测，主要包括血红蛋白测定、红细胞计数、白细胞计数及其分类计数，也包括红细胞平均值测定和红细胞形态检测。

一、红细胞检测

（一）血红蛋白测定和红细胞计数

红细胞起源于骨髓红系祖细胞，是由造血干细胞分化而来，在红细胞生成素的作用下分化为原始红细胞，然后经过有丝分裂后发育为早、中、晚幼红细胞，晚幼红细胞经过脱核后成为网织红细胞，再发育成为成熟的红细胞。红细胞生成的主要原料包括维生素 B_{12}、叶酸、铁。红细胞生成后在外周血中存活 120 天左右，其衰老的红细胞被破坏后释放的血红蛋白会被降解为铁、珠蛋白和胆色素。如果红细胞的生成和破坏失去平衡，导致红细胞计数减少或增多，就会引起贫血或血细胞增多症。如果红细胞的形态发生改变，对某些疾病的诊断也是有一定的意义。

【参考值】　红细胞计数：成年男性（4.0~5.5）×10^{12}/L，成年女性（3.5~5.0）×10^{12}/L，新生儿（6.0~7.0）×10^{12}/L。

血红蛋白测定：成年男性 120~160g/L，成年女性 110~150g/L，新生儿 170~200g/L。

【临床意义】　红细胞与血红蛋白异常的临床意义基本相同，但贫血时血红蛋白与红细胞减少的程度可不一致。在小细胞性贫血时，如缺铁性贫血，由于铁是血红蛋白的主要组成成分，故血红蛋白的减少较红细胞为甚；在大细胞性贫血时，如巨幼细胞贫血，由于 DNA 合成障碍影响细胞分裂，则血红蛋白减少的程度较红细胞数减少相对较轻。因此同时检查红细胞和血红蛋白对形态学分类具有重要意义。

1. 红细胞及血红蛋白减少　单位容积外周血液中红细胞数及血红蛋白量低于参考值低限，称为贫血。临床上可分为生理性减少和病理性减少。生理性见于：婴幼儿及 15 岁以前的儿童，由于生长发育迅速致造血原料相对不足；孕妇在妊娠中后期，血浆容量明显增多血液被稀释；老年人骨髓造血容量逐渐减少，使造血功能减退。上述情况均可使红细胞数及血红蛋白减少，统称为生理性贫血。病理性见于：

（1）红细胞生成减少：见于造血原料不足，如缺铁性贫血、巨幼细胞贫血等；造血功能障碍，如再生障碍性贫血、白血病等；其他系统慢性疾病，如慢性感染、慢性肾病、恶性肿瘤、内分泌疾病、风湿性疾病、中毒等。

（2）红细胞破坏过多：如异常血红蛋白病、珠蛋白生成障碍性贫血、免疫性溶血性贫血、阵发性睡眠性血红蛋白尿、葡萄糖–6–磷酸脱氢酶缺乏症、脾功能亢进症等。

（3）红细胞丢失过多：见于各种急慢性失血性贫血。

2. 红细胞及血红蛋白增多　指单位容积血液中红细胞数及血红蛋白量高于参考值上限。一般多次检查成年男性红细胞 $>6.0\times10^{12}$/L，血红蛋白 >170g/L，成年女性红细胞 $>5.5\times10^{12}$/L，血红蛋白 >160g/L 时，即可认为增多。

（1）相对性增多：是因血浆容量减少，使红细胞容量相对增加，血液浓缩所致，如大量出汗、严重呕吐、腹泻、大面积烧伤、糖尿病酮症酸中毒、慢性肾上腺皮质功能减退症、尿崩症、甲状腺危象等。

（2）绝对性增多：按发病原因可分为继发性和原发性两类。

1）继发性：血中促红细胞生成素增多所致。①红细胞生成素代偿性增加：生理性见于新生儿、高原地区居民、登山运动员和重体力劳动者；病理性见于严重的心、肺疾患如慢性阻塞性肺疾病、慢性肺源性心脏病、发绀型先天性心脏病等。②红细胞生成素非代偿性增加：促红细胞生成素增加与某些肿瘤和肾脏疾患有关，如肾癌、肝细胞癌、卵巢癌、肾胚胎瘤、肾上腺皮质腺瘤以及肾盂积水、多囊肾等。

2）原发性：即真性红细胞增多症，是一种原因未明的以红细胞增多为主的骨髓增殖性疾病，目前认为是多能造血干细胞受累所致。其特点为红细胞持续性显著增多，可高达 $(7\sim10)\times10^{12}$/L，血红蛋白达 170~250g/L，全身总血容量也增加，白细胞和血小板也不同程度增多。本病属慢性和良性增生，部分病人可转变为白血病等。

（二）红细胞形态改变

正常红细胞染色后呈双凹圆盘形，无核，大小较一致，直径 6~9μm，平均 7.5μm。色为淡红，中心着色较淡，周边较深。红细胞异常形态常有以下几种：

1. 大小异常

（1）小红细胞：红细胞直径小于 6μm，见于缺铁性贫血和遗传性红细胞增多症。前者由于血红蛋白合成不足，胞质体积变小所致，中央淡染区扩大；后者由于红细胞膜异常，红细胞厚度增加，血红蛋白充足，中央淡染区多消失。

（2）大红细胞：直径大于 10μm，见于巨幼细胞贫血、急性失血性贫血及溶血性贫血。

（3）巨红细胞、超巨红细胞：直径大于 15μm 为巨红细胞，直径大于 20μm 为超巨红细胞。巨红细胞常由于叶酸或（和）维生素 B_{12} 缺乏，导致细胞在发育时不能按时正常分裂，脱核后胞体成为巨红细胞。超巨红细胞常呈椭圆形，内含血红蛋白量高，中央淡染区常消失。

（4）红细胞大小不均：红细胞大小悬殊，直径可相差 1 倍以上，见于增生性贫血。增生性贫血系溶血性贫血、失血性贫血等骨髓以外的病因导致的贫血，表现为周围血象红细胞、血红蛋白减少，但骨髓象中红细胞系代偿性增生。

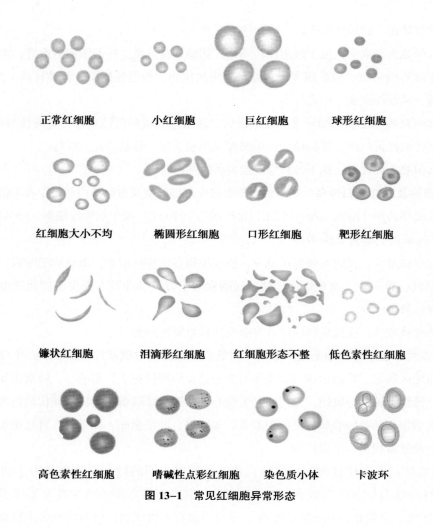

图 13-1　常见红细胞异常形态

2. 形态异常

（1）球形红细胞：细胞圆球形，细胞体积小，直径小于 6μm，但厚度大于 2.9μm，着色深，中央淡染区消失。主要见于遗传性球形细胞增多症，也可见于自身免疫性溶血性贫血。

（2）椭圆形红细胞：细胞呈卵圆形，横径与长径之比 <0.78。主要见于遗传性椭圆形红细胞增多症。

（3）口形红细胞：红细胞中央淡染区呈扁平裂缝状如鱼口，主要见于遗传性口形红细胞增多症，也见于弥散性血管内凝血及乙醇中毒。正常人血涂片中可偶见口形红细胞。

（4）靶形细胞：此种细胞的中央淡染区扩大，中心部位又有部分色素存留而深染，状似射击之靶标。常见于珠蛋白生成障碍性贫血等血红蛋白病，也见于缺铁性贫血。

（5）镰形细胞：细胞形状如镰刀，常见于血红蛋白 S 病即镰形细胞性贫血。

（6）泪滴形细胞：细胞呈泪滴状或手镜状，有时也呈逗号状。泪滴形红细胞可见于骨髓纤维化、骨髓癌转移、珠蛋白生成障碍性贫血和溶血性贫血等。

（7）棘细胞及刺细胞：棘细胞外周呈钝锯齿状突起，刺细胞外周呈不规则、不匀称的棘刺状突起。常见于棘形细胞增多症，也可见于脾切除后、酒精性肝病、尿毒症等。

（8）裂细胞：又称红细胞形态不规整、红细胞异形症，即红细胞呈不同形态的改变，如呈泪滴状、梨形、梭形、三角形、棍棒形和新月形等，常见于微血管病性溶血性贫血如弥散性血管内凝血、血栓性血小板减少性紫癜、恶性高血压等，严重烧伤病人亦可见。

（9）缗钱状红细胞：细胞呈串状叠连似缗钱状，常见于多发性骨髓瘤及原发性巨球蛋白血症。

3. 染色反应异常　常见染色反应异常有以下几种：

（1）低色素性：红细胞染色较正常浅，中央苍白区扩大。这种情况见于血红蛋白含量明显减少的时候，如缺铁性贫血、铁粒幼细胞性贫血和珠蛋白生成障碍性贫血等。

（2）高色素性：红细胞着色较正常深，中央淡染区消失。主要是由于血红蛋白含量增高。常见于巨幼细胞贫血，球形细胞也呈高色素性。

（3）嗜多色性（多染色性）：红细胞呈淡灰蓝或紫灰色，这种红细胞刚脱核，其体积较正常红细胞稍大，称嗜多色性红细胞或多染色性红细胞。正常人外周血中约占 1%。其增多反映骨髓造血功能活跃，红细胞系增生旺盛，见于增生性贫血，尤以溶血性贫血时为最多见。

4. 结构的异常

（1）碱性点彩红细胞：在血涂片中，红细胞胞质内见到散在的大小和数量不一嗜碱点彩，这种细胞称为点彩红细胞，碱性点彩红细胞的出现表示红细胞再生加速且紊乱，见于增生性贫血、骨髓纤维化等，铅等重金属中毒时也增多。

（2）有核红细胞：即幼稚红细胞，存在于骨髓中，正常成人外周血不能见到，血涂片中出现此类细胞是一种病理现象。最常见于各种溶血性贫血及珠蛋白生成障碍性贫血，此时骨髓中红细胞系增生明显活跃，幼稚红细胞提前释放入血；亦可见于急慢性白血病、骨髓纤维化及其他部位癌肿转移到骨髓。

（3）卡波（Cabot）环、染色质小体（Howell–Jolly 小体）：见于溶血性贫血及巨幼细胞贫血等。

二、白细胞检测

白细胞来源于骨髓造血干细胞，在粒 – 单集落刺激因子作用下，经原始粒细胞、早幼粒细胞、中幼粒细胞，然后再进行分化。白细胞包括中性粒细胞、嗜酸性粒细胞、嗜碱性粒细胞、淋巴细胞和单核细胞五种。由于外周血中五种白细胞各有其生理功能，在不同病理情况下，可引起不同类型的白细胞发生数量或质量的变化。

【参考值】　白细胞总数：成人（4~10）$\times 10^9$/L，儿童（5~12）$\times 10^9$/L，新生儿（15~20）$\times 10^9$/L，6 个月 ~2 岁（11~12）$\times 10^9$/L。

五种白细胞的百分数、绝对值及形态特点见图 13–2。

【临床意义】　白细胞总数高于参考值上限称白细胞增多，多由急性化脓性感染、急性大出血、严重烧伤、恶性肿瘤、某些中毒等引起。白细胞低于参考值下限则称白细胞减少，见于某些病毒感染、自身免疫性疾病、肿瘤化疗及某些药物反应等。白细胞总数的增多或减少主要受中性粒细胞数量的影响。各种类型白细胞变化的临床意义如下：

1. 中性粒细胞　中性粒细胞（neutrophil，N）来源于骨髓的造血干细胞，在骨髓中分化发育后，进入血液或组织。正常血液或组织中，中性粒细胞包括中性杆状核粒细胞和中性分叶核粒细胞两类。中性粒细胞具有趋化、吞噬和杀菌作用。中性粒细胞向着某一化学物质刺激的方向移动，即趋化作用，由于中性粒细胞内含有大量溶酶体酶，因此能将吞噬入细胞内的细菌和

名称		模式图	细胞核	细胞质	百分比（%）	绝对值
粒细胞	中性 杆状核	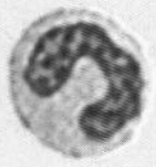	深紫色，弯曲似腊肠状	浆呈淡红色，浆内遍布细小的淡紫色颗粒	1~5	（0.04~0.5）×10^9/L
	中性 分叶核	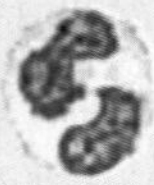	深紫色，分为 2~3 叶		50~70	（2.0~7.0）×10^9/L
	嗜酸性	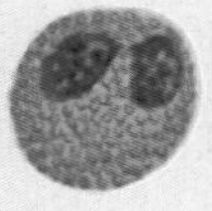	多分为 2 叶，呈眼镜状，深紫色	颗粒较大，均匀而圆，橙红色，中心淡染，布满胞质	0.5~5	（0.02~0.5）×10^9/L
	嗜碱性	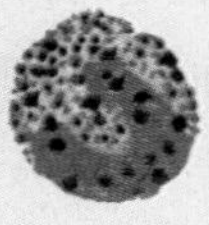	淡红色，结构不清，分叶不明显	颗粒大小不等，呈蓝黑色，常脱去颗粒而呈空泡状，分布不均匀，颗粒常盖住细胞核	0~1	（0~0.1）×10^9/L
淋巴细胞			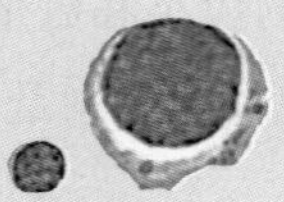 圆形或椭圆形，染色质呈块状，着色深而致密	浆呈透明的蔚蓝色，大淋巴细胞可见少数大而稀疏的天青颗粒	20~40	（0.80~4.0）×10^9/L
单核细胞			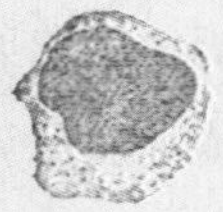 呈肾形、马蹄形，染色质疏松，呈网状	浆呈灰蓝色，含细小弥散的红紫色颗粒	3~8	（0.12~0.8）×10^9/L

图 13-2　五种白细胞的形态、百分数及绝对值

组织碎片分解，这样，入侵的细菌被包围在一个局部并被消灭，可防止病原微生物在体内扩散。

（1）中性粒细胞增多：在生理情况下，中性粒细胞午后较高，妊娠后期及分娩期、剧烈运动或劳动后、饱餐或淋浴后、高温或严寒等均可使其暂时性升高。病理情况下，引起中性粒细胞增多的原因很多，大致可归纳为反应性增多和异常增生性增多两大类。

1）反应性粒细胞增多：是机体对各种病因刺激产生的应激反应，动员骨髓贮存池中的粒细胞释放或边缘池粒细胞进入血液循环，因此增多的粒细胞大多为成熟的分叶核粒细胞或较成熟的杆状核粒细胞。见于：

急性感染：化脓性球菌（如金黄色葡萄球菌、溶血性链球菌、肺炎链球菌等）感染为最常见的原因，还可见于某些病毒感染，如乙型脑炎、狂犬病等，某些寄生虫感染，如急性血吸虫病、肺吸虫病等。

严重的组织损伤：如严重外伤、较大手术后、大面积烧伤、急性心肌梗死后 1~2 日内及严重的血管内溶血后 12~36 小时。

急性大出血：在急性大出血后中性粒细胞增多比红细胞减少变化更明显，尤其是内出血时白细胞可高达 20×10^9/L，因此白细胞的增高可作为内出血的早期诊断的参考指标。

急性中毒：可见于代谢性中毒如糖尿病酮症酸中毒，急性化学药物性中毒如安眠药、有机磷农药中毒，生物性中毒如毒蕈中毒。

恶性肿瘤：见于各类恶性肿瘤，特别是消化系统恶性肿瘤，如肝癌、胃癌。

其他：如器官移植术后出现排异现象、类风湿关节炎、自身免疫性疾病、痛风、严重缺氧及应用某些药物如糖皮质激素等。

2）异常增生性粒细胞增多：为造血干细胞疾病，造血组织中粒细胞大量增生，释放至外周血中的主要是病理性粒细胞。见于白血病，也见于真性红细胞增多症、原发性血小板增多症、骨髓纤维化早期等骨髓增殖性疾病。大多数白血病患者外周血中白细胞数量呈不同程度的增多，可达数万甚至数十万。急性或慢性粒细胞白血病时，出现中性粒细胞增多，并伴外周血中粒细胞质量改变。

（2）中性粒细胞减少：中性粒细胞绝对值低于 $2.0 \times 10^9/L$，称为粒细胞减少症；低于 $0.5 \times 10^9/L$ 时称为粒细胞缺乏症。引起中性粒细胞减少的原因有：

感染：某些病毒感染性疾病最常见，如流感、麻疹、病毒性肝炎、水痘、风疹等；某些革兰阴性杆菌感染，如伤寒、副伤寒杆菌感染；某些原虫感染，如疟疾、黑热病等。

血液系统疾病：如再生障碍性贫血、巨幼细胞贫血、严重缺铁性贫血、阵发性睡眠性血红蛋白尿、低增生性白血病、骨髓纤维化、多发性骨髓瘤、骨髓转移癌、淋巴瘤及恶性组织细胞病等。

物理、化学因素损伤：物理损伤包括 X 线、γ 射线、放射性核素等放射因素。化学损伤为化学物质引起如苯、铅、汞等，以及化学药物引起如磺胺类药、抗肿瘤药、抗结核药、抗糖尿病药、抗甲状腺药物和解热镇痛药等。

脾功能亢进：引起粒细胞、红细胞及血小板减少，如肝硬化、班替综合征、淋巴瘤及脾动脉瘤等。

自身免疫性疾病：如系统性红斑狼疮等，由于体内存在抗粒细胞抗体，引起粒细胞减少。

中性粒细胞动力学及常见增减机制见图 13-3。

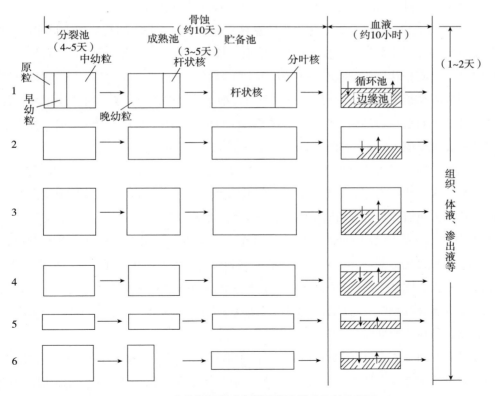

图 13-3 中性粒细胞动力学及常见增减机制示意图

1. 正常人中性粒细胞动力学；2. 一过性白细胞增多，边缘池粒细胞释放入循环池；3. 较长期和持续性白细胞增多，主要与分裂池增大有关；4. 暂时性白细胞减少，边缘池粒细胞增多；5. 粒细胞生成不足，分裂池粒细胞减少；6. 粒细胞破坏过多

（3）中性粒细胞的核象变化：在瑞氏染色涂片中，胞质呈无色或极浅的淡红色，有许多弥散分布的细小的浅红或浅紫色的特有颗粒。细胞核呈杆状或 2~5 分叶状，叶与叶间有细丝相连，一般以 2~3 叶居多，病理情况下分叶可达 10 叶。中性粒细胞的核象是指粒细胞核的分叶状况，反映其成熟程度（图 13-4）。

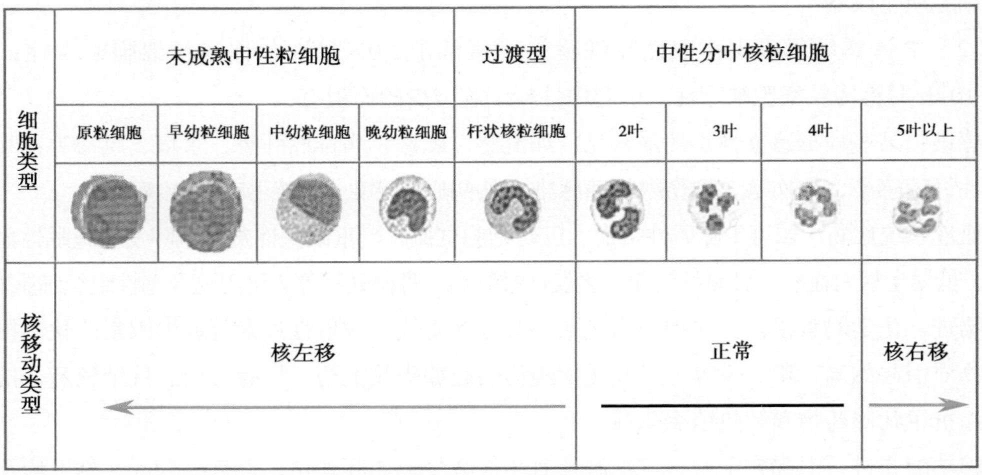

细胞类型	未成熟中性粒细胞				过渡型	中性分叶核粒细胞			
	原粒细胞	早幼粒细胞	中幼粒细胞	晚幼粒细胞	杆状核粒细胞	2叶	3叶	4叶	5叶以上
核移动类型	核左移					正常			核右移

图 13-4　中性粒细胞的核象变化

1）核左移：周围血中出现不分叶核粒细胞包括杆状核粒细胞、晚幼粒、中幼粒或早幼粒细胞等的百分率增高（超过 5%）时，称为核左移。常见于各种病原体所致的感染（特别是急性化脓性感染）、急性失血、急性中毒、急性溶血反应及恶性肿瘤晚期等。

核左移伴白细胞总数增高，称为再生性左移（regenerative left shift），表示机体反应性强，骨髓造血功能旺盛，能释放大量粒细胞至外周血。核左移程度与感染轻重及机体抗感染反应能力密切相关。仅有杆状核粒细胞增多（0.05~0.10）称轻度核左移，表示感染轻，机体抵抗力较强；如杆状核粒细胞 0.10~0.25 并伴有少数晚幼粒细胞甚至中幼粒细胞，称为中度核左移，表示感染严重；如杆状核粒细胞 >0.25 并出现更幼稚的粒细胞（早幼粒、原粒）时，称为重度核左移或类白血病反应（leukemoid reaction），表示感染更为严重。

类白血病反应是指机体对某些刺激因素（感染、恶性肿瘤、急性中毒、外伤、休克、急性溶血或出血、大面积烧伤等）所产生的类似白血病表现的外周血象反应。周围血中白细胞数大多明显增高，并可有数量不等的幼稚细胞出现。类白血病反应需与白血病鉴别，尤其是中性粒细胞型类白血病反应与慢性粒细胞白血病的鉴别。一般而言，类白血病反应多能查到原发疾病，血象中除白细胞数量和形态改变外，红细胞和血红蛋白无明显变化，血小板正常或增多；骨髓象变化不大，除增生活跃及核左移外，原始细胞及早期幼稚细胞增高不明显，无细胞畸形及核浆发育失衡，红细胞及巨核细胞系无明显异常；类白血病反应在原发病好转或解除后也迅速恢复正常，预后一般良好。

核左移而白细胞总数不增高甚至减少，称为退行性左移（regressive left shift）。再生障碍性贫血、粒细胞缺乏症出现这一情况提示骨髓造血功能减低，粒细胞生成和成熟受阻。严重感染出现退行性左移，表示机体反应性低下，病情极为严重。

2）核右移：周围血中中性粒细胞核若出现 5 叶或更多分叶（以至 15 叶），其所占比例超过 3% 者，称为核右移。主要见于巨幼细胞贫血及恶性贫血，也可见于应用抗代谢药物如阿糖胞苷或 6- 巯基嘌呤等。在炎症恢复期可出现一过性核右移。如在疾病进展期突然出现核右移的变化，则表示预后不良。

（4）中性粒细胞形态异常：中性粒细胞胞浆呈淡红色，内有细小的淡紫色颗粒，当其大小、分叶及其内的颗粒等发生改变时，多为病理性的改变。

1）中性粒细胞的中毒性改变：①细胞大小不均：表现为细胞胞体增大，细胞大小悬殊。②中毒颗粒：中性粒细胞胞质中出现的粗大、大小不等、分布不均、染色呈深紫红或紫黑色的颗粒，称为中毒颗粒。③空泡形成：中性粒细胞胞质或胞核中可见单个或多个、大小不等的空泡，可能是细胞质发生脂肪变性所致。④杜勒小体：是中性粒细胞胞质中毒性变化而保留的局部嗜碱性区域。⑤核变性：是指中性粒细胞胞核出现固缩、溶解及碎裂的现象，可单独出现，也可同时出现。

中性粒细胞的中毒性改变常见于各种严重感染、中毒、恶性肿瘤及大面积烧伤等，空泡形成尤以败血症最常见。轻症时出现一些中毒性颗粒，随着细胞受损程度的加重，中毒性颗粒更加粗大且数量增多，常伴有空泡形成及核变性。因此，中毒性粒细胞出现的程度与中性粒细胞核左移的程度一样，均可反映病情的程度及与预后的关系。

2）巨多分叶核中性粒细胞：细胞胞体较大，直径达 16~25μm，核分叶过多，常超过 5 叶，甚至在 10 叶以上，核染色质疏松。多见于巨幼细胞贫血、应用抗代谢药物治疗后。

3）棒状小体：为白细胞胞质中出现的红色细杆状物质，一个或数个，长 1~6μm，故称为棒状小体。棒状小体有助于诊断急性白血病，在鉴别急性白血病类型时有重要价值，急性淋巴细胞白血病无此种小体，而在急性粒细胞白血病和急性单核细胞白血病时则可见到。

2. 嗜酸性粒细胞　正常人外周血中，嗜酸性粒细胞（eosinophil，E）占 0.5%~5%。胞体呈圆形，直径 13~15μm，胞质中充满粗大、整齐、紧密排列的红色嗜酸性颗粒。嗜酸性粒细胞因子主要由受抗原刺激的 T 淋巴细胞产生，因此嗜酸性粒细胞与免疫系统之间有密切关系。嗜酸性粒细胞的主要功能：①抑制嗜碱性粒细胞和肥大细胞的生物活性物质的合成与释放，吞噬异物颗粒，并分泌组胺酶破坏组胺，从而抑制过敏反应。②参与对蠕虫的免疫反应：嗜酸性粒细胞利用溶酶体内所含的某种碱性蛋白质和过氧化物酶，以及细胞内 H_2O_2 所造成的过氧化物和某些酶类损伤蠕虫。

（1）嗜酸性粒细胞增多：在生理情况下，血液中嗜酸性粒细胞的数目有明显的昼夜周期性波动，清晨细胞数减少，午夜时细胞数增多。嗜酸性粒细胞数的周期性变化与肾上腺皮质释放糖皮质激素量的昼夜波动有关。病理性增多见于：

1）变态反应性疾病：如支气管哮喘、药物过敏、食物过敏、过敏性间质性肾炎、热带嗜酸粒细胞增多症等，嗜酸性粒细胞可达 10% 以上；某些皮肤病，如荨麻疹、血管神经性水肿、剥脱性皮炎、湿疹、天疱疮、银屑病等，外周血嗜酸性粒细胞轻中度增高。

2）寄生虫病：如血吸虫病、蛔虫病、钩虫病、并殖吸虫病、丝虫病等寄生虫病，主要是肠寄生虫抗原与肠壁内结合 IgE 的肥大细胞接触时，使后者脱颗粒而释放组胺，导致嗜酸性粒细胞增多，常达 10% 以上或更多。

3）血液病：如慢性粒细胞白血病、嗜酸粒细胞白血病、淋巴瘤、多发性骨髓瘤、嗜酸性粒细胞肉芽肿等。

4）某些恶性肿瘤：某些上皮系肿瘤如肺癌等可引起嗜酸性粒细胞增高，恶性肿瘤主要是通过分泌嗜酸性粒细胞克隆刺激因子引发血嗜酸性粒细胞增多。

5）其他：风湿性疾病、腺垂体功能减低症、肾上腺皮质功能减低症、猩红热等，也常伴有嗜酸性粒细胞增多。

（2）嗜酸性粒细胞减少：常见于伤寒、副伤寒初期，应激状态（如大手术、严重烧伤等），或长期应用肾上腺皮质激素后。

3. 嗜碱性粒细胞　嗜碱性粒细胞（basophil，B）可通过释放组胺等生物活性物质参与超敏反应，是参与变态反应的一类效应细胞，还能通过表达模式识别受体、分泌炎症介质等途径调节固有免疫应答，亦可通过发挥抗原递呈细胞样功能调节 Th2 分化，参与免疫记忆调节等途径，调节适应性免疫应答。

（1）嗜碱性粒细胞增多：指外周血嗜碱性粒细胞超过 1%。临床意义如下：①过敏性疾病：药物、食物及吸入物超敏反应，红斑狼疮及类风湿关节炎等。②血液病：慢性粒细胞白血病、嗜碱性粒细胞白血病及骨髓纤维化等均可见。③恶性肿瘤，特别是转移癌。④其他：如糖尿病、传染病等。

（2）嗜碱性粒细胞减少：一般无临床意义。

4. 淋巴细胞　淋巴细胞（lymphocyte，L）可按发育和成熟的不同途径分胸腺依赖性淋巴细胞（T 淋巴细胞）、骨髓依赖性淋巴细胞（B 淋巴细胞）和自然杀伤细胞（NK 细胞）。其中 T 淋巴细胞介导机体的细胞免疫，主要是抗胞内感染、瘤细胞与异体细胞等。B 淋巴细胞介导机体的体液免疫，B 淋巴细胞产生的抗体可阻断病原体与靶细胞的结合，从而具有中和病毒和胞内细菌的作用，除此之外，B 淋巴细胞产生的抗体还具有调理作用、参与补体的溶细胞或溶菌作用等。NK 细胞主要分布于外周血和脾，可直接杀伤某些肿瘤和病毒感染的靶细胞，因此在机体抗肿瘤和早期抗病毒或胞内寄生菌感染的免疫过程中起重要作用。

（1）淋巴细胞增多：指外周血中淋巴细胞增多超过正常范围。正常情况下，婴儿和儿童时期的淋巴细胞较高，4~6 岁时淋巴细胞比例逐渐减低。在再生障碍性贫血、粒细胞减少症和粒细胞缺乏症时由于中性粒细胞减少使淋巴细胞比例相对增高，但淋巴细胞的绝对值并不增高。淋巴细胞增多的病理意义如下：

1）感染性疾病：属于反应性增多。主要为病毒感染，如麻疹、风疹、水痘、流行性腮腺炎、传染性单核细胞增多症、传染性淋巴细胞增多症、病毒性肝炎、肾综合征出血热等，也可见于百日咳杆菌、结核分枝杆菌、布鲁菌、梅毒螺旋体、弓形虫等感染。

2）肿瘤性疾病：属于病理性增多，如急性和慢性淋巴细胞白血病、淋巴瘤等。

3）急性传染病的恢复期。

4）移植排斥反应：见于移植物抗宿主反应或移植物抗宿主病。

（2）淋巴细胞减少：淋巴细胞减少主要见于应用肾上腺糖皮质激素、烷化剂、抗淋巴细胞球蛋白等治疗后以及放射线损伤、免疫缺陷性疾病、丙种球蛋白缺乏症等。

（3）异形淋巴细胞：外周血中有时可见到一种形态变异的不典型淋巴细胞，称为异形淋巴细胞。根据细胞形态学特点分为三型，即 I 型（泡沫型）、II 型（不规则型）、III 型（幼稚型）。异形淋巴细胞主要是由 T 淋巴细胞受抗原刺激后转化而来，也有少数为 B 淋巴细胞。

异形淋巴细胞在正常人外周血中偶可见到，但不超过 2%。异形淋巴细胞增多可见于病毒感染性疾病，如传染性单核细胞增多症和肾病综合征出血热，可高达 10% 以上。此外，病毒性肝炎、风疹、某些细菌性感染、螺旋体病、立克次体疾病、过敏性疾病也可轻度增多。

5. 单核细胞　单核细胞（monocyte，M）来源于骨髓系干细胞，随血液循环进入组织后变为吞噬细胞，形成单核－吞噬细胞系统，共同发挥诱导免疫反应、吞噬杀灭病原体的作用。

（1）单核细胞增多：单核细胞计数超过参考值高限称为单核细胞增多。生理性增多见于婴幼儿。病理性增多见于：①某些感染，如感染性心内膜炎、疟疾、黑热病、急性感染的恢复期、活动性肺结核等。②某些血液病，如单核细胞白血病、多发性骨髓瘤、恶性组织细胞病、淋巴瘤、骨髓增生异常综合征、粒细胞缺乏症恢复期等。

（2）单核细胞减少：一般无临床意义。

三、血小板检测

（一）血小板计数

血小板在止血的过程中发挥着重要的作用，主要有黏附、聚集、分泌（释放）功能，促凝血活性功能，血块收缩功能，并可维护血管内皮的完整性。血小板的数量与血小板功能缺陷会导致疾病发生。在血小板结构和功能正常时，血小板数量正常，则发挥正常的凝血功能；若数量不足或增多，则会导致凝血功能障碍而出血或形成血栓。

【参考值】　（100~300）×10^9/L。

【临床意义】　血小板数量低于 100×10^9/L，为血小板减少；血小板数量高于 400×10^9/L，为血小板增多。

（1）血小板减少：常引起出血性疾病。见于：①血小板的生成障碍，如再生障碍性贫血、放射性损伤、急性白血病、巨幼细胞贫血、骨髓纤维化晚期等。②血小板破坏或消耗增多，如原发性血小板减少性紫癜、恶性淋巴瘤、新生儿血小板减少症、输血后血小板减少症、弥漫性血管内凝血、特发性血小板减少性紫癜、先天性血小板减少症、系统性红斑狼疮。③血小板分布异常，如脾肿大、血液稀释等。

（2）血小板增多：常引起出血性或血栓性疾病，分为原发性和继发性。原发性增多见于骨髓增殖性疾病，如真性红细胞增多症、原发性血小板增多症、骨髓纤维化早期及慢性粒细胞白血病等；反应性增多见于急性感染、急性溶血、某些癌症患者。

（二）血小板平均体积和血小板分布宽度测定

血小板平均体积代表单个血小板的平均容积，血小板分布宽度反映血小板容积大小的离散度，常用所测单个血小板容积大小的变易系数（CV%）表示。

【参考值】　血小板平均体积为 7~11fL；血小板分布宽度为 15% ~17%。

【临床意义】　血小板平均容积增加见于血小板破坏增加而骨髓代偿功能良好者。血小板平均容积减低见于骨髓造血功能不良，如白血病等。血小板平均容积随血小板数持续下降，是骨髓造血功能衰竭的标志之一。

血小板分布宽度减小表明血小板的均一性高。血小板分布宽度增高表明血小板大小差异大，见于急性髓系白血病、巨幼细胞贫血、慢性粒细胞白血病、脾切除、巨大血小板综合征、血栓性疾病等。

（三）外周血血小板形态

正常血小板胞体为圆形、椭圆形或不规则形，直径 2~3μm。胞质淡蓝色或淡红色，中央含细小的嗜天青颗粒。功能正常的血小板在外周血涂片上常聚集成团或成簇。

血小板明显的大小不均，主要见于原发性血小板减少性紫癜、粒细胞白血病及某些反应性骨髓增生活跃的疾病。幼稚型血小板增多见于急性失血后。骨髓巨核细胞增生旺盛时，外周血可见到大量蓝色的巨大的血小板。原发性血小板增多症，血小板聚集成团，可以大至占满整个油镜视野。再生障碍性贫血时，血小板明显减少。血小板无力症则不出现聚集成堆的血小板。

四、网织红细胞计数及红细胞沉降率的测定

（一）网织红细胞计数

网织红细胞（reticulocyte，Rct）是晚幼红细胞到成熟红细胞之间的未完全成熟的红细胞。由于胞质中尚残存多少不等的核糖核酸、核糖体等嗜碱性物质，活体染色时可被煌焦油蓝或新亚甲蓝染成蓝色细颗粒状，颗粒间又有丝状连缀而构成网状，故称为网织红细胞。网织红细胞是反映骨髓红系造血功能以及判断贫血疗效的重要指标。

【参考值】　成人：比例 0.005~0.015，绝对值（24~84）$\times 10^9$/L。新生儿：0.03~0.06。

【临床意义】

1. 反映骨髓造血功能状态　网织红细胞增多，表示骨髓红细胞系增生旺盛。溶血性贫血、急性失血性贫血时明显增多；缺铁性贫血及巨幼细胞贫血时网织红细胞可轻度增多或正常。网织红细胞减少，反映骨髓造血功能减低，常见于再生障碍性贫血、骨髓病性贫血（如白血病）等。

2. 贫血疗效观察　贫血病人，给予有关抗贫血药物后，网织红细胞增高说明治疗有效，反之，说明治疗无效。缺铁性贫血和巨幼细胞贫血病人在治疗前，网织红细胞仅轻度增高，给予铁剂或叶酸治疗，3~5 天后网织红细胞开始上升，至 7~10 天达高峰，一般增至 0.06~0.08，也可达 0.10 以上，治疗后 2 周左右网织红细胞逐渐下降，而红细胞及血红蛋白则逐渐增高，这一现象称为网织红细胞反应。再生障碍性贫血、急性白血病治疗后疗效差，网织红细胞不增高。

3. 观察病情变化　在溶血性贫血及失血性贫血病人病程中，网织红细胞逐渐降低，表示溶血或出血已得到控制；反之，持续不减低，甚至增高者，表示病情未得到控制。

4. 有助于判断贫血的发病机制和疾病性质　贫血患者，网织红细胞增多，常提示外周血溶血、失血等非骨髓性疾病；反之，贫血患者，网织红细胞减少，常提示骨髓病变或造血原料严重缺乏。

（二）红细胞沉降率测定

红细胞沉降率（erythrocyte sedimentation rate，ESR）简称"血沉"，是指红细胞在一定条件下沉降的速率。

正常情况下，因红细胞膜表面的唾液酸带有负电荷，红细胞相互排斥，彼此分散悬浮于血浆中，不易凝聚，下沉缓慢。使红细胞沉降加速的主要原因是红细胞缗钱状聚集（许多红细胞互相以凹面相贴，形成一叠或串钱状红细胞），红细胞叠连起来，其总的外表面积与容积之比减小，因而摩擦力减小，下沉较快。影响红细胞聚集的因素主要存在于血浆中。血浆中带有正电荷的不对称的大分子物质纤维蛋白原是最有力的促红细胞聚集的物质，其次为 γ 球蛋白（尤其是巨球蛋白），再次为 α 与 β 球蛋白、免疫复合物等。正电荷可以中和红细胞表面的负电

荷，促使红细胞聚集，致血沉加快。白蛋白则相反，具有抑制红细胞聚集的作用。此外，红细胞的数量、形状和大小等自身变化也可影响血沉。如血浆黏滞性不变，红细胞数量越多，受到的阻力越大，血沉越慢；反之，贫血则血沉加速。红细胞形态异常不利于红细胞串钱状形成，因此血沉加速不多。大红细胞因表面积相对减少，受到血浆的摩擦逆阻力相应减少，下沉较小红细胞快。

【参考值】 男性 0~15mm/h，女性 0~20mm/h。

【临床意义】

1. 生理性增快 妇女月经期血沉略增快，可能与子宫内膜破伤及出血有关；妊娠 3 个月以上血沉逐渐增快，直到分娩后 3 周，其增快可能与生理性贫血、纤维蛋白原量逐渐增高、胎盘剥离、产伤等有关；60 岁以上的高龄者血沉也常增快，可能因血浆纤维蛋白原量逐渐增高等因素有关；也见于 12 岁以下的儿童。

2. 病理性增快

（1）各种炎症：发生急性细菌性炎症时，身体会应激性地释放急性反应性物质，导致红细胞呈缗线状聚集，使血沉增快，一般出现在炎症发生后 2~3 天。临床上动态观察血沉有助于帮助判断结核病及风湿热有无活动性变化。

（2）组织损伤及坏死：手术创伤或心肌梗死等损伤时血沉可能增快，一般 3 周左右会恢复。但心绞痛时血沉正常，临床上可以此结果作为鉴别依据。

（3）恶性肿瘤：恶性肿瘤的血沉增快，可能与肿瘤细胞分泌糖蛋白、肿瘤组织坏死、继发感染或恶性贫血等因素有关。经手术、放疗或化疗后，血沉可渐趋正常，复发或转移时又增快。而良性肿瘤的血沉多正常，临床常用血沉作为恶性肿瘤与良性肿瘤的鉴别依据之一。

（4）高球蛋白血症或低白蛋白血症：如亚急性感染性心内膜炎、肝硬化、黑热病、多发性骨髓瘤、巨球蛋白血症、淋巴瘤、系统性红斑狼疮、肾病综合征等。

（5）贫血：贫血较轻时血沉多正常，若血红蛋白低于 90g/L 时，血沉可增快。

（6）其他：如动脉粥样硬化、糖尿病、黏液水肿等，血沉可增快。

五、血细胞比容及相关参数测定

（一）血细胞比容测定

血细胞比容（hematocrit，HCT）又称血细胞压积，是指血细胞在全血中所占容积的百分比，主要反映红细胞与血浆的比值。

将一定量的抗凝全血，经规定速度和时间离心沉淀，下沉紧压的血细胞体积与全血体积之比即为血细胞比容。目前多用血细胞分析仪测定，仅用微量血即可。该数值的大小与红细胞数量、大小及血浆容量有关。

【参考值】 微量法：男性 0.467±0.039，女性 0.421±0.054。

温氏法：男性 0.40~0.50（40%~50%），女性 0.37~0.48（37%~48%）。

【临床意义】 血细胞比容测定可反映红细胞的增多或减少，也受红细胞体积大小的影响，同时还受血浆容量改变的影响。测定红细胞比容，结合红细胞计数和血红蛋白测定，可计算出平均红细胞的体积、平均血红蛋白的量和平均血红蛋白的浓度，对贫血的分类有重要价值。

1. 血细胞比容增高 常见于真性红细胞增多症以及脱水等导致的血液浓缩，血细胞的比容可增至 0.5 以上。临床上还可应用血细胞比容来计算脱水者的补液量。

2. 血细胞比容减低　常见于贫血及稀血症，由于贫血形态学类型不同，血细胞比容的减少与红细胞数减少并不一定成正比。

（二）红细胞平均值测定

红细胞的平均值测定包括三项，即平均红细胞容积、平均红细胞血红蛋白量和平均红细胞血红蛋白浓度。平均红细胞容积（mean corpuscular volume，MCV）即每个红细胞的平均体积，以飞升（fL）为单位；平均红细胞血红蛋白量（mean corpuscular hemoglobin，MCH）即每个红细胞内所含血红蛋白的平均量，以皮克（pg）为单位；平均红细胞血红蛋白浓度（mean corpuscular hemoglobin concentration，MCHC）即每升红细胞平均所含血红蛋白的克数。

【参考值】　MCV：80~100fL；MCH：27~34pg；MCHC：320~360g/L。

【临床意义】　红细胞平均值测定主要用于贫血的形态学分类，见表 13-1。

表 13-1　贫血的形态学分类

类型	MCV	MCH	MCHC	病因
正常细胞性贫血	80~100	27~34	320~360	再生障碍性贫血、急性失血性贫血、多数溶血性贫血、白血病
大细胞性贫血	>100	>34	320~360	巨幼细胞贫血、恶性贫血、骨髓增生异常综合征
小细胞低色素性贫血	<80	<27	<320	缺血性贫血、珠蛋白生成障碍性贫血、铁粒幼细胞性贫血
单纯小细胞性贫血	<80	<27	320~360	慢性炎症、肝病、尿毒症、恶性肿瘤、内分泌疾病等

（三）红细胞体积分布宽度测定

红细胞体积分布宽度（red blood cell volume distribution width，RDW）是反映红细胞体积大小离散度的参数，常以所测得红细胞体积大小的变异系数来表示，是反映红细胞大小不等的客观指标。红细胞体积分布宽度由血细胞分析仪测量而获得，多数仪器用所测红细胞体积大小的变异系数即 RDW-CV 来表示，也有的仪器用 RDW-SD 的报告方式。红细胞体积正常、大小均一，RDW 正常；红细胞体积大小不均一，RDW 增高。

【参考值】　RDW-CV：11.5%~14.5%。

【临床意义】　主要用于贫血的形态学分类（表 13-2），根据 MCV、RDW 可把贫血分为均一性和非均一性，可进一步明确贫血的诊断。

表 13-2　根据 MCV、RDW 的贫血形态分类

贫血类型	MCV	RDW	病因
大细胞均一性贫血	增高	正常	部分再生障碍性贫血
大细胞非均一性贫血	增高	增高	巨幼细胞性贫血、骨髓增生异常综合征
正常细胞均一性贫血	正常	正常	急性失血性贫血
正常细胞非均一性贫血	正常	增高	再生障碍性贫血、阵发性睡眠性血红蛋白尿、G-6-PD 缺乏症等
小细胞均一性贫血	减低	正常	珠蛋白生成障碍性贫血、球形细胞增多等
小细胞非均一性贫血	减低	增高	缺铁性贫血

六、血细胞直方图

血细胞分析仪已广泛应用于临床，不仅能检测更多的实验参数，而且能提供以血细胞的体积（大小）为横坐标（X轴）、以细胞的相对数量（某些细胞出现的频率）为纵坐标（Y轴）的曲线图，即血细胞直方图（nomogram）。血细胞直方图是利用电阻抗法血细胞分析仪，将血细胞电阻大小用电压产生的脉冲信号来体现，电压变化的程度即电阻大小取决于细胞体积，细胞体积越大，产生的脉冲越大，脉冲振幅越高。脉冲信号经处理后输入计数系统，而得到细胞计数结果，同时还提供细胞体积分布图形。直方图的横坐标表示细胞体积大小，以飞升（fL）为单位，纵坐标表示细胞的相对数量多少。细胞分布直方图包括三种，即白细胞直方图、红细胞直方图和血小板直方图。分析直方图时注意从高度、宽度和基底部三方面进行分析。增高提示细胞增多，反之，提示细胞减少；峰左移提示细胞小，峰右移提示细胞大；基底部宽提示细胞大小不均一，窄提示细胞均一。（图 13-5）

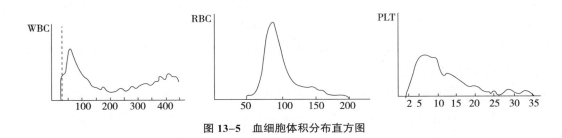

图 13-5　血细胞体积分布直方图

1. 白细胞体积分布直方图　根据白细胞体积大小区分为三个群，在图上表现为三个峰（区）。①第一群是小细胞区（35~90fL），主要为淋巴细胞，包括成熟淋巴细胞、异形淋巴细胞。②第二群是中间细胞区（90~160fL），包括单核细胞、原始细胞、幼稚细胞及嗜酸性和嗜碱性粒细胞。③第三群是大细胞区（160~450fL），包括中性分叶核粒细胞、杆状核粒细胞和晚幼粒细胞。

从图形变化可估计血液中白细胞群体的变化，如淋巴细胞减少使第一峰明显降低，单核细胞或嗜酸性和嗜碱性粒细胞增多使第二峰明显增大，中性粒细胞增多使第三峰明显增大。但因不同细胞体积之间可有交叉，同一群中可有多种细胞存在，这种变化的细胞图形并无特异性。因此，白细胞直方图的变化只是粗略判断细胞比例的变化或有无明显的异常细胞出现，提示需要进一步做血涂片显微镜检查，进行细胞分类计数及形态观察。

2. 红细胞体积分布直方图　在典型的红细胞体积分布直方图上，有两个细胞群体：①红细胞主群：从 50fL 偏上开始，有一个近似两侧对称、基底较为狭窄的正态分布曲线，又称"主峰"。②小细胞群：位于主峰右侧，分布在 130~185fL 区域，又称"足趾部"，它是一些二聚体、三聚体、多聚体细胞等的反映，常忽略不计。

分析直方图图形时，要注意主峰的位置、峰的基底宽度、峰顶的形状及有无双峰现象等，这些变化与红细胞的其他参数结合分析，对某些贫血的诊断和鉴别诊断有重要价值。缺铁性贫血时，主峰曲线的波峰左移，波峰基底增宽，显示为小细胞非均一性贫血特征。珠蛋白生成障碍性贫血时，波峰左移，基底变窄，呈小细胞均一性贫血。铁粒幼细胞性贫血时，小细胞低色素性红细胞与正常红细胞同时存在，波峰左移，峰底增宽，呈双峰。巨幼细胞贫血时，波峰右移，峰底增宽，呈大细胞非均一性。

3. 血小板直方图　正常血小板直方图体积分布范围为 2~20fL，常呈左偏态分布。可反映血小板体积大小分布频率，同时也可反映血小板数、血小板平均容积、血小板分布宽度和血小板比容等参数变化。

七、血细胞分析仪及其临床应用

血细胞分析仪是指对一定体积内血细胞数量及异质性进行分析的仪器。血细胞分析仪的基本原理是电阻抗（库尔特原理）原理，即血细胞作为一种物理颗粒，在通过电场时产生电阻，从而出现脉冲波，脉冲波的数量可反映血细胞的数目；不同体积大小的血细胞所产生的脉冲波大小也不相同，根据脉冲波的大小可以对不同的血细胞进行分类计数。随着电子技术、流式细胞技术、激光技术、电子计算机技术和新荧光化学物质等各种高新技术在血细胞分析仪中的应用，血细胞分析仪的检测原理不断完善，测量参数不断增加，检测水平不断提高。尤其在白细胞五分类技术方面，已发展到利用多项技术如射频、细胞化学染色、流式细胞术和荧光染色技术等联合同时检测一个白细胞，再用先进的计算机技术区分、辨别经上述方法处理后的各自细胞间的细胞差别，综合分析实验资料，得出较为准确的白细胞分类结果，为临床疾病的诊断、治疗提供重要的实验室依据。

血细胞分析仪检测项目有红细胞计数（RBC）、血红蛋白测定（HGB）、红细胞比容（HCT）、平均红细胞体积（MCV）、平均红细胞血红蛋白含量（MCH）、平均红细胞血红蛋白浓度（MCHC）、红细胞分布宽度（RDW）、红细胞血红蛋白浓度均值（CHCM）、红细胞血红蛋白分布宽度（SD）、白细胞计数（WBC）、中性粒细胞百分率（NE）、中性粒细胞绝对值、淋巴细胞百分率（LY）、淋巴细胞绝对值、单核细胞百分率（MO）、单核细胞绝对值、嗜酸粒细胞百分率（EO）、嗜酸粒细胞绝对值、嗜碱粒细胞百分率（BA）、嗜碱粒细胞绝对值、血小板计数（PLT）、血小板平均体积（MPV）、血小板分布宽度（PDW）、血小板比容（PCT）、大血小板比率（PLCR）以及网织红细胞有关参数等。

血细胞分析仪优点体现在：①多参数分析：能测定 20~40 项参数。②精确度高。③操作简易速度快：一般每小时测定 50~100 份标本。④标本用血量少：一般 <250μL。⑤自动打印结果，简明直观。⑥具备质量控制功能，保证各参数测定的可靠性。⑦设置清洗功能，各检测标本的相互污染率小。⑧完善的报警功能：仪器对异常的检测结果能显示相应的报警信号，以提醒检测人员重新分析。⑨有效筛检正常人群，同时提示异常人群疾病的诊断线索。但是，由于并非用肉眼直接观察血细胞及其他因素影响，血细胞分析仪也存在着局限性，有时需用血细胞镜检和其他手工方法复检。血细胞分析仪和血细胞镜检有效结合能更准确地帮助临床诊断疾病。

目前血细胞分析仪有对各类血细胞亚群进一步分析的发展趋势，从细胞内部的 DNA、RNA 及免疫等方面进行分析。因此，血细胞分析仪已从对细胞的简单的物理性能的研究转向对细胞内部化学性质及免疫性质的研究方向发展，从细胞学向分子生物学，从分子生物学向免疫学方向发展。同时，随着科技的进步，仪器的精度、速度、集成化、一体化的程度会更高。

第二节 溶血性贫血的实验室检测

溶血性贫血（hemolytic anemia）是指各种原因导致红细胞生存时间缩短、破坏增多或加速，骨髓造血功能不能相应代偿而发生的一类贫血。红细胞在血管内破坏者为血管内溶血，在血管外破坏者为血管外溶血。

一、溶血性贫血的筛查检测

（一）红细胞寿命测定

用 ^{51} 铬标记红细胞测定红细胞的半衰期，正常红细胞的半衰期为 25~32 天。溶血性贫血常小于 15 天。此项检查是确诊溶血性贫血最直接的证据。

（二）血浆游离血红蛋白测定

血管内溶血时，大量血红蛋白游离至血浆中，使血浆游离血红蛋白增高。正常时血浆游离血红蛋白浓度 <40mg/L。

血管内溶血时血浆游离血红蛋白明显增高，血管外溶血时正常，自身免疫性溶血性贫血、珠蛋白生成障碍性贫血可轻度增高。

（三）血清结合珠蛋白测定

血浆中的游离血红蛋白与结合珠蛋白结合生成结合状态的血红蛋白，使血浆结合蛋白消耗性减低。正常时血清结合珠蛋白 0.7~1.5g/L。

各种溶血时血清结合珠蛋白均有减低，以血管内溶血减低为显著，严重溶血（血浆中游离血红蛋白超过 1.3g/L 时）可测不出。肝脏疾病、传染性单核细胞增多症、先天性无结合珠蛋白血症等也可减低或消失。感染、创伤、恶性肿瘤、红斑狼疮、糖皮质激素治疗、口服避孕药、肝外阻塞性黄疸等可有结合珠蛋白增高。

（四）血浆高铁血红素白蛋白

血浆中游离血红蛋白很容易氧化为高铁血红蛋白，接着分解为高铁血红素，后者与血浆白蛋白结合形成高铁血红素白蛋白。正常为阴性。

阳性提示血管内溶血，但不敏感。本实验有助于鉴别血管内溶血与血管外溶血。

（五）血红蛋白尿测定

当血浆中增高的游离血红蛋白量超过结合珠蛋白的结合能力时，大部分剩余的游离血红蛋白可通过肾脏排出，形成血红蛋白尿。

血红蛋白尿通常见于急性血管内溶血发作后的首 1~2 次尿中。肉眼观尿液呈樱红色，酸性尿时，部分血红蛋白被氧化成为高铁血红蛋白，使尿液呈棕黑色。将尿液离心沉淀后取上清液进行隐血试验呈阳性。

（六）含铁血黄素尿试验（Rous 试验）

从肾小球排出的血红蛋白经过肾小管时被再吸收，在肾小管上皮细胞内转变为含铁血黄素。这种肾小管上皮细胞脱落随尿排出即为含铁血黄素尿。正常为阴性。

慢性血管内溶血可呈阳性，并持续数周。常见于阵发性睡眠性血红蛋白尿。在溶血初期可暂呈阴性。

二、红细胞膜缺陷的检测

1. 红细胞渗透脆性试验　红细胞渗透脆性试验（erythrocyte osmotic fragility test）测定红细胞对不同浓度低渗氯化钠溶血的抵抗力。红细胞在低渗盐溶液中，当水渗透其内部达一定程度时，红细胞发生膨胀破裂。本试验在不同浓度的低渗盐溶液中，观察红细胞的溶血情况。红细胞表面积与容积的比值，可反映其对低渗盐溶液的抵抗力。比值愈小，红细胞抵抗力愈小，渗透脆性增加；反之，抵抗力增大，渗透脆性减低。

开始溶血：0.42%~0.46%（4.2~4.6g/L）氯化钠溶液。

完全溶血：0.28%~0.34%（2.8~3.4g/L）氯化钠溶液。

开始溶血超过 0.50% 氯化钠溶液，完全溶血超过 0.38% 氯化钠溶液，称为脆性增高。主要见于遗传性球形细胞增多症，以及某些自身免疫性溶血性贫血及遗传性椭圆形细胞增多症。脆性减低，常见于珠蛋白生成障碍性贫血，也见于缺铁性贫血、肝硬化及阻塞性黄疸等。

2. 其他试验　如红细胞孵育渗透脆性试验、自身溶血试验及纠正试验等。

三、红细胞酶缺陷的检测

红细胞酶缺陷所致溶血性贫血又称为红细胞酶病（erythrocyte enzymopathy），是指参与红细胞代谢（主要是糖代谢）的酶由于基因缺陷导致活性改变而发生溶血的一组疾病。

1. 高铁血红蛋白还原试验　在有足量的还原型辅酶 II 存在下，反应液中的呈暗棕色高铁血红蛋白能被高铁血红蛋白还原酶还原成红色的（亚铁）血红蛋白。当葡萄糖 6- 磷酸脱氢酶（G-6-PD）含量减少或缺乏时，由磷酸戊糖代谢途径生成的还原型辅酶 II 的数量减少或缺乏，还原速度减慢，甚至不能还原。正常情况下，高铁血红蛋白还原率 >75%，高铁血红蛋白 0.3~1.3g/L。

由于 G-6-PD 缺陷，蚕豆病和伯氨喹型药物溶血性贫血患者还原率明显下降。本试验敏感性较高，特异性稍差。

2. 其他 G-6-PD 缺陷检测试验　氰化物 – 抗坏血酸试验、变性珠蛋白小体生成试验、葡萄糖 –6- 磷酸脱氢酶荧光斑点试验和活性测定等。

3. 丙酮酸激酶荧光筛选试验和活性测定　用于诊断丙酮酸激酶缺乏症。

四、珠蛋白生成异常的检测

1. 血红蛋白电泳（hemoglobin electrophoresis）及 HbA$_2$ 定量测定　血红蛋白（包括正常和异常血红蛋白）的等电点不同，在一定 pH 缓冲液中各带有不同的电荷及总电荷，缓冲液 pH 大于等电点则血红蛋白带负电荷，反之，则带正电荷。将去除细胞膜、基质蛋白及脂溶性物质的血红蛋白溶液，点于浸在特定缓冲液中的支持介质上，置电泳仪内，经一定电压和时间电泳。各种血红蛋白的泳动方向和速度不同，有可能分出各自的区带。主要用以检查有无异常血红蛋白区带。

正常人的电泳图谱显示 4 条区带，最靠阳极端的为量多的 HbA，其后为量少的 HbA$_2$，再

NOTE

后为两条量更少的红细胞内的非血红蛋白成分。HbA$_2$ 1.1%~3.2%。

在正常电泳区带外如出现新的区带，则可能是异常血红蛋白区带，对诊断血红蛋白病有重要意义。HbE 是国内最常见的异常血红蛋白病，电泳时可高达 90% 以上；还可检查出 HbS、HbC、HbH、HbBart's 等。

HbA$_2$ 增高是诊断 β 轻型珠蛋白生成障碍性贫血的重要依据。HbA$_2$ 减低见于缺铁性贫血及铁粒幼细胞贫血。

2. 其他试验　如胎儿血红蛋白酸洗脱试验、胎儿血红蛋白测定或 HbF 碱变性试验、限制性内切酶谱分析等。

五、自身免疫性溶血性贫血检测

自身免疫性溶血性贫血（autoimmune hemolytic anemia，AIHA）系体内免疫发生异常，产生自身抗体或（和）补体，结合在红细胞膜上，使红细胞破坏加速而引起的一组溶血性贫血。

1. 抗人球蛋白试验　抗人球蛋白试验（anti human globulin test，Coombs 试验）是检查温反应性抗体（不完全抗体）的敏感方法，是诊断自身免疫性溶血性贫血的重要试验。表面结合不完全抗体的红细胞，称为致敏红细胞，其在盐水介质中不发生凝集，加入抗球蛋白血清后则出现凝集，称为直接抗球蛋白试验阳性。其目的是检查红细胞表面的不完全抗体。

如先用正常的 RhD 阳性的 O 型红细胞吸附血清的不完全抗体，使之致敏，然后再按直接试验的方法操作，如红细胞凝集，即为间接抗人球蛋白试验阳性。其目的是检查血清中有无游离的不完全抗体。

直接、间接抗人球蛋白试验均呈阴性反应。

直接试验阳性，提示红细胞表面有不完全抗体，见于温抗体型（即于 37℃ 条件下作用最强，主要为 IgG）自身免疫性溶血性贫血、新生儿同种免疫性溶血病。

间接试验阳性，提示血清中有不完全抗体，主要见于 Rh 或 ABO 血型不合新生儿溶血病。

直接和（或）间接试验阳性，还可见于系统性红斑狼疮、类风湿关节炎、淋巴瘤、恶性肿瘤、甲基多巴及青霉素类药物诱发的免疫性溶血性贫血等。但应注意因多种原因可有假阴性反应，本试验阴性不能排除自身免疫性溶血性贫血的存在。

2. 其他试验　如冷凝集素试验、冷热双相溶血试验等。

六、阵发性睡眠性血红蛋白尿症检测

阵发性睡眠性血红蛋白尿症（paroxysmal nocturnal hemoglobinuria，PNH）为获得性红细胞膜缺陷引起的慢性血管内溶血，常在睡眠时加重，可伴发作性血红蛋白尿和全血细胞减少。

1. 酸化溶血试验　PNH 患者的红细胞对补体敏感性增高，在酸化的血清中（pH 6.6~6.8），经 37℃ 孵育，易溶血。此法较敏感，且特异性较高。

正常为阴性。阳性主要见于 PNH，某些 AIHA 发作严重时也可呈阳性。

2. 其他试验　如蔗糖溶血试验、蛇毒因子溶血试验等。

NOTE

第三节　骨髓细胞学检查

骨髓是人体主要造血器官，由造血细胞、网状组织和基质组成。观察骨髓细胞的数量和形态的变化对造血系统疾病的诊断和防治都有重要意义。

一、骨髓细胞学检查的临床价值

1. 诊断造血系统疾病　对各型白血病、恶性组织细胞病、巨幼细胞贫血、再生障碍性贫血、多发性骨髓瘤、原发性血小板减少性紫癜、典型的缺铁性贫血等具有决定性诊断价值。同时，还对增生性贫血如溶血性贫血、粒细胞缺乏症、骨髓增生异常综合征、骨髓增殖性疾病、类白血病反应等，具有辅助诊断价值。在疾病的治疗过程中，动态观察骨髓变化，也有利于分析疗效和预后。

2. 协助诊断其他非造血系统疾病　可以通过骨髓细胞学的检查来诊断一些感染或代谢性疾病等，如黑热病、感染性心内膜炎、伤寒、戈谢病、尼曼－匹克病、某些骨髓转移癌（瘤）等，因在骨髓涂片中能查到相应的病原体或特殊细胞而得以诊断。

3. 鉴别诊断的应用　临床上对于一些发热或恶病质，肝、脾、淋巴结肿大，骨痛，关节痛等，而又找不到原因时，可以通过骨髓细胞学的检查，协助查找原因。如周围血中出现一些可疑细胞或未成熟细胞增多时，可有助于鉴别是否由造血系统疾病引起。

有明显出血倾向如 A 型血友病、穿刺部位皮肤感染者，不宜做此项检查。

二、血细胞的起源、发育体系及发育规律

（一）血细胞的起源及发育体系

多能干细胞是所有血细胞的起源细胞，该细胞受多种因素的调控，如体液、造血微环境等，其自我复制的能力很强，同时具有高度自我更新和多向性分化能力，可分为淋巴细胞系干细胞和骨髓系干细胞。骨髓系干细胞在造血微环境及造血刺激因子的控制下分化为红系、粒－单核系、嗜酸性粒系、嗜碱性粒系和巨核系祖细胞，再经过有控制地分裂增殖、发育，逐渐成熟而自成体系。淋巴系干细胞则分化出 T 淋巴细胞系和 B 淋巴细胞系，各系血细胞的发育主要受特定造血刺激因子的调控，如红细胞生成素、粒－单核系集落刺激因子、巨核细胞集落刺激因子、促血小板生成素等，还受多种造血刺激因子的负调控，从而保证骨髓各系血细胞发育的相对平衡。具体分化情况如图 13-6。

（二）血细胞的发育规律

骨髓中血细胞由原始、幼稚发育至成熟阶段，其形态变化具有一定的规律性，掌握这些规律有助于正确辨认各种血细胞。

1. 细胞大小、外形　血细胞的大小在各个时期是不一样的，随着血细胞的发育成熟，胞体由大逐渐变小，但巨核细胞由小变大，越成熟胞体越大。血细胞外形也在不断地变化，胞体大小变化的同时常发生形态变化，如巨核细胞、单核细胞、浆细胞，从圆形或椭圆形变为不规则形。

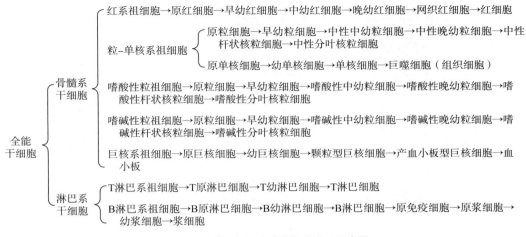

图 13-6 造血干细胞的分化及增殖示意图

2. 胞核变化 细胞内的胞核大小也随着其发育而有所改变，多由大变小，由规则变为不规则，甚至分叶，但巨核细胞核由小变大，红细胞系核变小，核形规则而最终消失。

3. 染色质 由细致疏松逐渐变为粗糙、致密或凝集成块，着色由浅变深，由淡红变紫红再至深紫。

4. 核仁 原始阶段均有核仁，随发育进行，核仁由大变小，数目由多变少直至消失。

5. 细胞质 细胞质的量一般是由少变多，但淋巴细胞例外。其颜色一般在红细胞、粒细胞、巨核细胞系的胞质均呈由深蓝变淡蓝再到淡红的规律，单核细胞系则一直呈浅灰蓝色不变，浆细胞系由浅灰蓝变深蓝色，淋巴细胞系呈透明天蓝色。其颗粒也常是从无到有，由非特异性颗粒到出现特异性颗粒，但红细胞系例外。除浆细胞胞质中可见小空泡外，其他细胞系中均不见空泡，空泡出现多见于细胞退行性改变。

病理情况下细胞发育紊乱，可不符合上述演变规律，如胞核发育明显落后于胞质（见于巨幼细胞贫血）、核尚大而染色质浓集、核成熟但有核仁等（见于白血病），这些异常现象有助于对病理性细胞的识别及鉴别诊断。

三、骨髓血细胞检查结果分析

骨髓细胞增生程度、骨髓细胞计数、粒红比例与外周血细胞学检查进行综合分析，可以判断骨髓象是否有异常，进一步判断疾病。

（一）骨髓增生程度

骨髓内有核细胞的多少，反映骨髓的增生情况。通常于骨髓涂片的中段选择几个细胞分布均匀的视野检查，其增生程度一般可依据成熟红细胞和有核细胞的比例判定。据此比例，将骨髓增生程度分为五级（表 13-3）。

表 13-3 骨髓增生程度的分级

增生程度	成熟红细胞：有核细胞（平均比值）	有核细胞百分比	常见病因
极度活跃	1：1	50% 以上	各型白血病，特别是慢性粒细胞白血病
明显活跃	10：1	10%~50%	增生性贫血、白血病、骨髓增殖性疾病

NOTE

续表

增生程度	成熟红细胞：有核细胞 （平均比值）	有核细胞百分比	常见病因
活跃	20：1	1%~10%	正常骨髓、某些贫血
减低	50：1	0.5%~1%	非重型再障、粒细胞减少或缺乏症
极度减低	200：1	0.5% 以下	重型再障、骨髓坏死

（二）粒红比值

粒细胞系各阶段细胞总和与各阶段幼红细胞总和之比，称粒红比值。粒红比值（M：E）正常人为 2：1~4：1。

1. 粒红比值正常 见于：①正常骨髓象。②骨髓病变未累及粒、红两系，如原发性血小板减少性紫癜。③粒、红两系平行增多或减少，前者如红白血病，后者如再生障碍性贫血。

2. 粒红比值增高 见于：①粒细胞系增生，如化脓性感染、粒细胞性白血病。②幼红细胞严重减少，如纯红细胞再生障碍性贫血。

3. 粒红比值减低或倒置 见于：①幼红细胞增生，如各种增生性贫血、巨幼细胞贫血、真性红细胞或继发性红细胞增多症。②粒系细胞减少，如粒细胞缺乏症。

（三）巨核细胞计数

巨核细胞是骨髓中的一种从造血干细胞分化而来的细胞，核很大，数量非常少，但对再生障碍性贫血、特发性血小板减少性紫癜、急性白血病 M3 型诊断价值较大。

巨核细胞参考值为 7~35/（1.5cm×3.0cm）。分类：原始巨核细胞 0，幼稚巨核细胞 0~0.05，颗粒型巨核细胞 0.10~0.27，产血小板型巨核细胞 0.44~0.60，裸核型巨核细胞 0.08~0.30。

原始巨核细胞增多，见于急性非淋巴细胞白血病 M7（巨核细胞白血病 M7）。幼稚型巨核细胞比例增多，见于急性特发性血小板减少性紫癜；颗粒型巨核细胞比例增多，见于慢性特发性血小板减少性紫癜。巨核细胞减少见于再生障碍性贫血及某些白血病。

（四）正常骨髓象

正常骨髓增生活跃，各系统、各阶段造血细胞比例正常，无各种异常细胞和寄生虫。骨髓象符合下列情况者可视为正常骨髓象：

1. 骨髓增生 程度为增生活跃，粒红比值 2：1~4：1。

2. 粒细胞系统 粒细胞占总有核细胞的 40%~60%，其中原粒细胞 <2%，早幼粒细胞 <5%，中幼粒细胞和晚幼粒细胞各 <15%，杆状核粒细胞百分率高于分叶核粒细胞百分率，嗜酸性粒细胞 <5%，嗜碱性粒细胞 <1%。细胞形态基本正常。

3. 红细胞系统 幼红细胞占有核红细胞的 20% 左右，其中原红细胞 <1%，早幼红细胞 <5%，中幼红细胞和晚幼红细胞各占约 10%。细胞形态、染色基本正常。

4. 淋巴细胞系统 淋巴细胞约占 20%，小儿较高，可达 40%，主要为成熟淋巴细胞。

5. 单核细胞系统 为成熟型单核细胞，一般 <4%。

6. 浆细胞系统 为成熟阶段的浆细胞，一般 <2%。

7. 巨核细胞系统 巨核细胞通常在 1.5cm×3.0cm 骨髓涂片上可见 7~35 个，多为产血小板型巨核细胞。

8. 其他细胞　可见少量网状细胞、内皮细胞、组织嗜碱性细胞等非造血细胞，此为骨髓中特有的细胞成分，但所占的百分率很低。

9. 核分裂细胞　约为 0.1%。

（五）分析结果时的注意事项

1. 血液形态学异常的发现与临床数据结合，进行综合分析，更有助于诊断。如白血病患者，临床上常出现贫血、出血、感染等症状，外周血可见异常幼稚细胞，骨髓中原始细胞 ≥30%。

2. 骨髓象和血象应进行对照加以判断。有些疾病的骨髓象相似，但血象有区别，如溶血性贫血和失血性贫血；某些疾病血象无明显区别，而骨髓象明显不同，如某些类型的急性白血病与再生障碍性贫血。因此骨髓细胞学检查需同血片检查综合起来分析才能有诊断意义。

3. 有些血液病在早期时细胞形态学的特征不明显，难以明确诊断，应根据需要适当进行复查，在动态观察中才能明确诊断。

四、常用血细胞的化学染色

各种类型血细胞中的化学成分、含量及其分布不尽相同，在病理情况下，可发生改变。通过细胞化学染色有助于了解各种血细胞的化学组成及病理生理改变，从而鉴别血细胞的类型，并对某些血液病的诊断、鉴别诊断、疗效观察和发病机制探讨等有重要意义。

（一）过氧化物酶（peroxidase，POX）染色

【参考值】　胞质中无蓝黑色颗粒者为阴性反应，出现细小颗粒、分布稀疏者为弱阳性反应，颗粒粗大而密集者为强阳性反应。

【临床意义】　主要用于急性白血病类型的鉴别。急性原粒细胞白血病，细胞分化较好时阳性率 >20%，细胞分化较差时呈阴性反应；早幼粒细胞白血病呈强阳性反应。急性单核细胞白血病时呈弱阳性或阴性反应。急性淋巴细胞白血病则呈阴性反应。POX 染色对急性粒细胞白血病与急性淋巴细胞白血病的鉴别最有价值。

（二）中性粒细胞碱性磷酸酶（neutrophil alkaline phosphatase，NAP）染色

【参考值】　正常中性粒细胞碱性磷酸酶染色反应阳性率为 10%~40%，积分值为 40~80。

【临床意义】

1. 感染性疾病的鉴别　细菌感染尤其是化脓性感染时，NAP 活性显著增高，急性感染比慢性感染增高更明显。病毒性感染时 NAP 活性正常或略减低。

2. 某些血液病的鉴别

（1）鉴别慢性粒细胞白血病与类白血病反应：慢性粒细胞白血病的 NAP 活性明显降低，积分值常为 0，病情缓解时可恢复正常；类白血病反应的 NAP 活性极度增高。

（2）急性白血病类型鉴别：急性粒细胞白血病时 NAP 积分值减低；急性单核细胞白血病的 NAP 积分值一般正常或减低；急性淋巴细胞白血病的 NAP 积分值多增高。

（3）其他血液病的鉴别：再生障碍性贫血患者 NPA 染色的阳性率和积分值增高，病情缓解后可恢复正常；阵发性睡眠性血红蛋白尿患者 NAP 活性常减低；真性红细胞增多症患者的 NAP 活性常增高；继发性红细胞增多症患者 NAP 活性常无变化。

（三）酸性磷酸酶（acid phosphatase，ACP）染色

【参考值】 应用硫化铅法，胞质内出现棕黑色颗粒者为阳性反应。

【临床意义】

（1）诊断毛细胞白血病：毛细胞白血病时 ACP 染色呈阳性或强阳性反应，而且 L- 酒石酸不能抑制其活性，称抗酒石酸酸性磷酸酶染色阳性，此反应具诊断价值。

（2）鉴别 T、B 淋巴细胞白血病：T 淋巴细胞白血病时 ACP 染色呈阳性反应，其阳性颗粒粗大、密集；B 淋巴细胞白血病时 ACP 染色反应多为阴性或含稀疏、细小颗粒的弱阳性反应。

（3）鉴别戈谢（Gaucher）病和尼曼 - 匹克（Niemann-Pick）病：Gaucher 细胞 ACP 染色呈阳性，Niemann-Pick 细胞 ACP 染色呈阴性反应。

（四）氯化乙酸 AS-D 萘酚酯酶（naphthol AS-D chloroacetate esterase，AS-D NCE）染色

【参考值】 胞质中出现红色沉淀者为阳性反应。

【临床意义】 急性粒细胞白血病时原粒细胞和早幼粒细胞酶活性明显增强，AS-D NCE 染色呈强阳性反应；急性单核细胞白血病及急性淋巴细胞白血病时均呈阴性反应；急性粒 - 单核细胞白血病时，部分白血病细胞（粒系）呈阳性反应，而有些白血病细胞（单核系）呈阴性反应。

（五）α- 乙酸萘酚酯酶（alpha-naphthol acctate esterase，α-NAE）染色

【参考值】 胞质中出现有色沉淀者为阳性反应。因所用的重氮盐不同，阳性反应的沉淀可呈灰黑色或棕黑色。

【临床意义】 本染色法主要用于急性单核细胞白血病与急性粒细胞白血病的鉴别。急性单核细胞白血病细胞呈强阳性反应，单核细胞中的酶活性可被氟化钠（NaF）抑制，故在进行染色时，常同时做氟化钠抑制试验。急性粒细胞白血病时，呈阴性反应或弱阳性反应，阳性反应不被氟化钠抑制。

（六）糖原染色

【参考值】 过碘酸 - 雪夫反应（periodic acid-Schiff，PAS 反应）：胞质中出现红色者为阳性反应。阳性反应物可呈颗粒状、小块状或弥漫均匀红色。PAS 反应的阳性程度通常以强阳性、阳性、弱阳性和阴性来表示，也用阳性百分率和积分值表示。

【临床意义】

1. 白血病的鉴别　①急性淋巴细胞白血病、淋巴瘤白血病的 PAS 反应呈强阳性，其阳性物质常呈粗大颗粒或大块状。②慢性淋巴细胞白血病时，淋巴细胞显著增多，PAS 呈阳性反应。③急性红血病、红白血病等的幼红细胞的 PAS 反应显著增强，阳性反应物质呈粗大颗粒状。④急性单核细胞白血病时 PAS 反应弱阳性，呈弥漫性分布的细颗粒状。⑤急性原粒细胞白血病的 PAS 反应多为阴性。

2. 其他细胞增生性疾病

（1）慢性淋巴细胞增生性疾病：如传染性单核细胞增多症、传染性淋巴细胞增多症等及其他病毒感染时，淋巴细胞增多，但 PAS 反应为阴性或弱阳性。

（2）幼红细胞良性增生性疾病：如巨幼红细胞贫血、溶血性贫血等，幼红细胞的 PAS 反应多为阴性。

3. 某些细胞类型的鉴别 ①不典型巨核细胞 PAS 反应呈强阳性，霍奇金病 Reed-Sternberg 细胞的 PAS 反应多呈阴性或弱阳性。②尼曼 - 匹克病时，尼曼 - 匹克细胞的 PAS 反应一般为阴性或弱阳性；而戈谢病时，骨髓中戈谢细胞 PAS 反应呈阳性。

（七）铁染色

【参考值】 细胞外铁：+~++。细胞内铁：20% ~90%，平均值为 65%。

【临床意义】

（1）缺铁性贫血与非缺铁性贫血的鉴别：缺铁性贫血时因骨髓中贮存的铁已耗尽，细胞外铁减少甚至消失，铁粒幼细胞减少。非缺铁性贫血时细胞外铁和铁粒幼细胞正常或增高，如巨幼红细胞贫血、溶血性贫血等。感染性贫血时，如存在铁利用障碍，则细胞外铁正常或增高，但铁粒幼细胞减少。

（2）诊断铁粒幼细胞贫血：因血红素合成障碍，铁利用不良，故细胞外铁显著增加，铁粒幼细胞增多，并出现环状铁粒幼细胞，常占幼红细胞的 15% 以上。

（3）骨髓增生异常综合征（myelodysplastic syndrome，MDS）：在 MDS 的患者中，表现为难治性贫血伴环形铁粒幼细胞增多时，铁粒幼细胞显著增多，且环状铁粒幼细胞超过 15%。

（八）常见类型急性白血病的细胞化学染色结果

表 13-4　几种常见急性白血病的细胞化学染色结果

	急淋	急粒	急单
POX	-	+~+++	-~+
AS-D NCE	-	++~+++	-~+
α-NAE	-	-~++	++~+++
α-NAE+NaF		不被 NaF 抑制	被 NaF 抑制
NAP	增加	减少	
PAS	+，粗颗粒状或块状	- 或 +，弥漫性淡红色	- 或 +，弥漫性淡红色或细颗粒状

五、骨髓细胞免疫表型分析

细胞免疫表型（标记）分析也称细胞免疫分型检测，它是用单克隆抗体及免疫学技术对细胞膜表面和（或）细胞质存在的特异性抗原进行检测，借以分析细胞所属系列、分化程度和功能状态的一种方法。在基因的调控下，骨髓细胞在分化、发育和成熟过程中，细胞的免疫表型出现规律性的变化。当正常的免疫标志表达出现异常，即可能导致骨髓与血细胞的功能减低、亢进或功能缺陷，甚至发生肿瘤性改变。因此骨髓细胞免疫表型分析对一些血液系统疾病、免疫系统疾病和肿瘤等的诊断、治疗以及预后判断等都有重要的临床意义，骨髓细胞的免疫表型分析已成为血液系统疾病及其相关疾病检查的重要手段。免疫表型分析一般是在全血细胞计数（CBC）或白细胞分类计数出现异常时，对异常细胞做进一步分析；另外，也可常规检查血液中免疫细胞亚群计数。同时对于造血干 / 祖细胞残留白血病细胞等较少的细胞，可根据其表达的特有免疫标志而准确地计数出来。

1. 急性白血病免疫表型分析 免疫表型分析对白血病的诊断、治疗和预后判断都有重要的意义，因此对每一例患者都有必要进行免疫表型分析。

（1）免疫表型分析是对白血病的形态学和细胞化学分型基础上的补充和深化，可将白血病进一步分为不同系列和分化阶段。

（2）识别生物学和预后相关的白血病亚型并达到诊断与治疗标准化。

（3）检测白血病细胞表达的某些与细胞黏附、增殖、分化、凋亡、耐药等相关蛋白成分。

（4）检测微量残留白血病细胞，进而有助于判断疗效和预后。

2. 慢性淋巴细胞增殖病（chronic lymphoproliferative disease，CLD）　对慢性 B 淋巴细胞白血病、B 幼淋巴细胞白血病、伴微绒毛淋巴细胞的脾淋巴瘤、外套细胞淋巴瘤、滤泡中心淋巴瘤、毛细胞白血病等，免疫表型分析对准确诊断起关键作用，包括对 CLD 的分类、T 淋巴细胞或 B 淋巴细胞肿瘤的来源、微小残留白血病的检测。另外，在一些鉴别诊断中免疫表型分析也有重要作用，如鉴别 T 淋巴细胞增殖病与反应性淋巴细胞增多症（传染性单核细胞增多症等）。

3. 成熟淋巴细胞免疫表型分析　通过对机体免疫细胞亚群比例及其绝对计数分析，可判断机体的免疫功能状态，诊断 T 淋巴细胞或 B 淋巴细胞缺乏症、NK 细胞增生症等。

4. 骨髓及血液中造血干/祖细胞计数　是造血干细胞移植必需的检查项目，尤其是判断采集经造血因子动员后外周血造血干细胞的最佳时间有重要价值。

5. 其他疾病　对不明原因的血液淋巴细胞增多或分类不明的细胞增多，进行血液或骨髓免疫表型分析，可诊断或排除血液系统及其相关疾病。

六、骨髓病理学检查

骨髓病理学检查又称骨髓活检，可反映骨髓组织结构和间质成分，在骨髓纤维化或骨髓增生极度活跃时，能真实反映骨髓造血细胞分布状态，对诊断具有重要意义；另外骨髓活检组织切片的原始细胞分布异常现象对骨髓增生异常综合征的诊断也有意义。常见血液病的骨髓病理学检查结果分析如下：

（一）骨髓纤维化

骨髓纤维化（myelofibrosis，MF）是骨髓造血组织被纤维组织增生代替，胶原纤维沉积伴肝脾等器官髓外造血的一组疾病。临床特征为贫血、肝脾肿大、外周血中出现幼稚的粒细胞和红细胞、骨穿"干抽"或增生低下，骨髓活检呈不同程度的纤维化。骨髓纤维化主要是指胶原纤维增生，电镜下胶原蛋白为束状的网硬蛋白，光镜下 HE 染色仅能见淡红色的胶原纤维，Gomori 染色显示网状纤维。根据骨髓纤维增生程度，将骨髓纤维化骨髓病理组织学分为三期，即细胞期、胶原形成期、硬化期。

（二）骨髓增生异常综合征

骨髓增生异常综合征（myelodysplastic syndrome，MDS）是一组造血干细胞克隆性疾病，骨髓出现病态造血，主要表现为外周血中血细胞减少，而骨髓细胞增生增多，成熟和幼稚细胞均有形态异常。骨髓病理学检查的特点有：

1. 骨髓造血组织增生活跃或正常，少数增生低下。

2. 基质改变　出现网状纤维增多，骨改建活动增强，血窦壁变性、破裂，间质水肿等。骨髓网状纤维增生是多数 MDS 的特征。

3. 三系造血细胞的定位紊乱与形态异常

（1）红系细胞形态异常及成熟障碍，表现为巨幼样改变、巨大红细胞、双核及三核红细胞。可出现红细胞"热点"现象，即同一阶段幼红细胞成堆分布。

（2）出现粒系不成熟前体细胞异常定位（abnormal localization of immature precusors，ALIP）现象，即原粒细胞和早幼粒细胞在小梁间中央区形成集丛（3~5个细胞）或集簇（超过5个细胞）。如一张切片上看到至少3个集丛和（或）集簇，则为 ALIP（＋）。形态上表现为核浆发育失衡、环形核、双核及三核粒细胞，Pelger-Huet 畸形。

（3）巨核细胞异常表现为单个或多个圆核巨核细胞、淋巴样小巨核细胞或微巨核细胞。

七、骨髓检查报告

根据骨髓象和血象检查结果，逐项详细填写及描述骨髓象、血象表现的特征，结合临床数据提出形态学诊断意见，供临床参考。骨髓细胞学检查报告单举例见表 13-5。

表 13-5　骨髓细胞学检查报告

姓名：张×× 　性别：男 　　　年龄：24 　　病室：血液内科 　　　病历号：534472
临床诊断：再生障碍性贫血 　　送检医师：王×× 　　　　　　　标本编号：3276533
标本采集部位：右髂后上棘 　　采取日期：2014 年 5 月 20 日 　　　染色方法：Wright 染色

细胞名称		骨髓片		血片百分比（%）
		百分比（%）	参考值	
粒细胞系统	原粒细胞		0~1.8	
	早幼粒细胞		0.4~3.9	
	中性粒细胞　中幼		2.2~12.2	
	晚幼	0.4	3.5~13.2	
	杆状核	2.9	16.4~32.1	
	分叶核	6.3	4.2~21.2	14.0
	嗜酸性粒细胞　中幼		0~1.4	
	晚幼		0~1.8	
	杆状核		0.2~3.9	
	分叶核	1.1	0~4.2	
	嗜碱性粒细胞　中幼		0~0.2	
	晚幼		0~0.3	
	杆状核		0~0.4	
	分叶核		0~0.2	1.2
红细胞系统	原红细胞		0~1.9	
	早幼红细胞		0.2~2.6	
	中幼红细胞	0.5	2.6~10.7	
	晚幼红细胞	3.5	5.2~17.5	
淋巴细胞系统	原淋巴细胞		0~0.4	
	幼淋巴细胞		0~2.1	
	淋巴细胞	78.1	10.7~43.1	78.5
单核细胞系统	原单核细胞		0~0.3	
	幼单核细胞		0~0.6	
	单核细胞	1.4	1.0~6.2	2.7
浆细胞系统	原浆细胞		0~0.1	
	幼浆细胞		0~0.7	
	浆细胞	3.1	0~2.1	

续表

	细胞名称		骨髓片		血片百分比（%）
			百分比（%）	参考值	
其他细胞	巨核细胞		0	0~0.3	
	网状细胞		1.8	0~1.0	
	内皮细胞			0~0.4	
	吞噬细胞			0~0.4	
	组织嗜碱性细胞		0.9	0~0.5	
	组织嗜酸性细胞			0~0.2	
	脂肪细胞			0~0.1	
	分类不明细胞			0~0.1	
红系核分裂细胞				0~17.0	
粒系核分裂细胞				0~7.0	
粒细胞：幼红细胞			2.7：1	（2.76±0.87）：1	
骨髓计数有核细胞数				500 个	

骨髓象特征：
（1）取材满意，涂片及染色良好。
（2）骨髓增生明显减低，骨髓小粒呈粗网结构空架状，细胞稀少，造血细胞罕见。
（3）粒、红两系细胞均明显减少，粒红比例为 2.7：1。淋巴细胞相对增多，达 78.1%。
（4）粒细胞系中以成熟粒细胞最多见，细胞形态大致正常。
（5）红细胞系中以晚幼红细胞最多见，成熟红细胞形态无明显异常。
（6）未见巨核细胞。
（7）浆细胞、组织嗜碱性细胞、网状细胞等非造血细胞比值增高。
（8）未见异常细胞及寄生虫。
血片：
（1）涂片及染色良好。
（2）全血细胞减少，红细胞、血红蛋白显著减少，网织红细胞明显减少，绝对值 $0.3×10^9$/L。
（3）白细胞明显减少，白细胞总数 $1.6×10^9$/L；淋巴细胞相对增多，达 80.5%。
（4）血小板明显减少，$17.2×10^9$/L。
（5）未见幼稚细胞及寄生虫。
意见：
根据骨髓象及血象所见，结合临床数据，支持重型再生障碍性贫血诊断。

检验者：李 ×
报告日期：2014 年 5 月 21 日

八、常见血液病的细胞学特点

（一）缺铁性贫血

缺铁性贫血是指由于体内贮存铁消耗殆尽、血红蛋白合成障碍的一种贫血。

【血象】 ①红细胞、血红蛋白均减少，以血红蛋白减少更为明显。②红细胞压积相应减少，红细胞平均体积（MCV）小于 80fL，红细胞平均血红蛋白（MCH）小于 27pg，红细胞平均血红蛋白浓度（MCHC）小于 320g/L。③轻度贫血时成熟红细胞的形态无明显异常。中度以上贫血才显示小细胞低色素性特征，红细胞体积减小，淡染，中央苍白区扩大。严重贫血时红细胞中央苍白区明显扩大而呈环形，并可见嗜多色性红细胞及点彩红细胞增多。④网织红细胞轻度增多或正常。白细胞计数和分类计数以及血小板计数一般正常。严重贫血时，白细胞和血小板可轻度减少。

【骨髓象】 ①骨髓增生明显活跃。②红细胞系统增生活跃，以中、晚幼红细胞为主，贫血严重时，中幼红细胞较晚幼红细胞更多。中度以上贫血时，细胞体积减小，胞质量少，着色

NOTE

偏嗜碱性。有时细胞边缘可见不规则突起，核畸形，晚幼红细胞的核固缩呈小而致密的紫黑色"炭核"（图 13-7）。③粒系细胞和巨核细胞的数量和形态均正常。④骨髓铁染色异常，表现为细胞外铁阴性，铁粒幼细胞小于 15%。

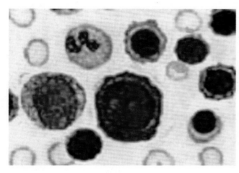

图 13-7　缺铁性贫血骨髓象

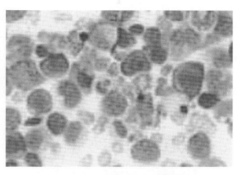

图 13-8　巨幼细胞贫血骨髓象

（二）巨幼细胞贫血

巨幼细胞贫血是由于叶酸和（或）维生素 B_{12} 缺乏，细胞 DNA 合成障碍引起的大细胞性贫血，血液学典型特征是巨幼红细胞及巨幼粒细胞、核分叶过多。

【血象】　大细胞正色素性贫血（MCV>100fL），红细胞、血红蛋白减少，以红细胞减少更明显。因发病隐袭缓慢，多数病例血红蛋白在 60g/L 以下，甚至在 30~40g/L 以下。红细胞大小不均，易见椭圆形巨红细胞，并可见嗜多色性红细胞、点彩红细胞、Howell-Jolly 小体及 Cabot 环。有时可出现中、晚幼红细胞。网织红细胞正常或轻度增多。白细胞计数正常或轻度减少，中性粒细胞分叶过多，可有 5 叶或 6 叶以上的分叶。偶见少数幼稚巨粒细胞。血小板计数减少，可见巨大血小板。

【骨髓象】　①骨髓增生明显活跃。②红系细胞明显增生，幼红细胞常在 40%~50% 以上，并出现巨幼红细胞。贫血越严重，红系细胞及巨幼红细胞的比例越高。巨幼红细胞的形态特征为胞体及胞核均增大，核染质纤细疏松呈细网状，胞质量丰富，细胞核发育落后于胞质。分裂型细胞多见。易见 Howell-Jolly 小体及点彩红细胞等。粒细胞系相对减少。③本病早期巨粒细胞先于巨幼红细胞出现，以巨晚幼粒细胞及巨杆状核粒细胞为多见，分叶核粒细胞有分叶过多现象，具有早期诊断意义。④巨核细胞数大致正常或增多，也可出现胞体巨大、核分叶过多、核质发育不平衡现象。（图 13-8）

巨幼细胞贫血病例经叶酸治疗后 48~72 小时，骨髓中巨幼红细胞可迅速转化为正常幼红细胞，但巨粒细胞常持续数周后才逐渐消失。

（三）再生障碍性贫血

再生障碍性贫血简称再障，是由于多种原因所致骨髓造血干细胞减少和（或）功能异常，导致红细胞、粒细胞和血小板减少的一组综合征。主要临床表现为进行性贫血、出血和感染。根据临床表现和血液学特点可分为急性型和慢性型。

1. 急性再障　起病急，发展迅速，常以严重出血和感染为主要表现。

【血象】　呈全血细胞减少，红细胞、血红蛋白显著减少，两者平行性下降，呈正细胞正色素性贫血。网织红细胞、白细胞明显减少，淋巴细胞相对增高。外周血中一般不出现幼稚细胞。血小板明显减少，常低于 $20×10^9/L$。

NOTE

【骨髓象】 骨髓损害广泛，多部位穿刺显示下列变化：①骨髓增生明显减低。②粒、红两系细胞均明显减少，淋巴细胞相对增高，可达 80% 以上。③红细胞系中以晚幼红细胞减少最为多见，粒细胞系中以成熟粒细胞减少最为多见。④巨核细胞显著减少，多数病例常无巨核细胞可见。⑤浆细胞比值增高，有时还可有肥大细胞（组织嗜碱性细胞）、网状细胞增高。（图 13-9）

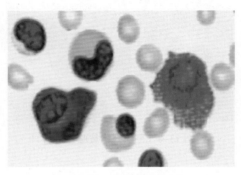
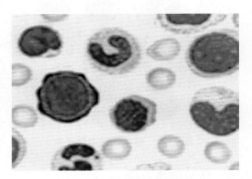

图 13-9　急性再障骨髓象　　　　　图 13-10　慢性再障骨髓象

2. 慢性再障　起病和进展缓慢，以贫血和轻度皮肤、黏膜出血多见。病程多在 4 年以上。

【血象】 全血细胞减少，但不如急性型再障显著。通常血小板减少在早期出现。红细胞、血红蛋白平行性下降，血红蛋白多为中度或重度减低，呈正细胞正色素性贫血。网织红细胞减少，绝对值低于正常，常小于 $15 \times 10^9 / L$。白细胞减少，多在（2.0~3.0）$\times 10^9/L$，中性粒细胞减少，但绝对值超过 $0.5 \times 10^9/L$。淋巴细胞相对增高，一般不超过 50%。血小板减少，多在（30~50）$\times 10^9/L$。

【骨髓象】 慢性再障的骨髓中可出现一些局灶性代偿性造血灶，故不同部位骨髓穿刺结果差异较大，有时需多部位穿刺检查及配合骨髓活检，才能获得较可靠的诊断依据。①骨髓多为增生减低。②巨核细胞、粒细胞、红细胞三系均不同程度减少。③巨核细胞减少常早期出现。④淋巴细胞相对增多，浆细胞、肥大细胞和网状细胞也可增高，但均比急性型少。⑤有时可有中性粒细胞核左移及粒细胞退行性变等现象。（图 13-10）

（四）白血病

白血病是造血系统的一种恶性肿瘤。其特点为造血组织中白血病细胞异常增生与分化成熟障碍，并浸润其他器官和组织，而正常造血功能则受抑制。临床表现有贫血，出血，感染，肝、脾、淋巴结肿大，骨痛等。根据病程特点、受累及细胞特点可分为急性白血病及慢性白血病。急性白血病又可分为急性淋巴细胞白血病及急性非淋巴细胞白血病，慢性白血病又可分为慢性粒细胞白血病及慢性淋巴细胞白血病等。

1. 急性淋巴细胞白血病　是一种恶性疾病，由于原始及幼稚淋巴细胞在骨髓中增生过度导致。其有三个亚型，即 L1、L2 和 L3 型。

【血象】 急性淋巴细胞的血象中白细胞的计数不定，有部分患者是正常或者减少，但多数是增多的，甚至可高达 $100 \times 10^9/L$ 以上。其中占主要部分的白细胞类型为原始和幼稚淋巴细胞，粒细胞减少明显。此外，血象中的血红蛋白、红细胞和血小板也减少。

【骨髓象】 ①骨髓象呈增生明显活跃或极度活跃状态。②淋巴细胞系过度增生，以形态异常的原始及幼稚淋巴细胞为主，其细胞核大浆少。③粒细胞、红细胞和巨核细胞系均受抑制，各阶段细胞都明显减少。

L1 型为原始和幼稚淋巴细胞异常增生，以小细胞为主。（图 13-11）

L2 型为原始和幼稚淋巴细胞异常增生，以大细胞为主。（图 13-12）

L3 型为原始和幼稚淋巴细胞异常增生，以大细胞为主，大小一致，细胞内有明显空泡，胞质嗜碱性，染色深。（图 13-13）

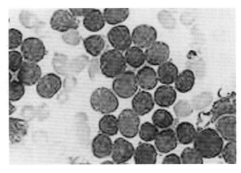

图 13-11　急性淋巴细胞白血病 L1 型骨髓象

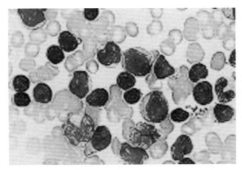

图 13-12　急性淋巴细胞白血病 L2 型骨髓象

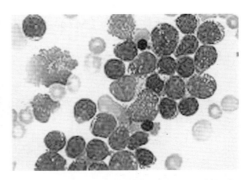

图 13-13　急性淋巴细胞白血病 L3 型骨髓象

2. 急性非淋巴细胞性白血病　又称急性髓细胞白血病，分 8 个亚型，即 M0~M7。

【血象】　血象中白细胞的计数不定，可正常，可增高，也可减少，主要以原始及幼稚细胞为主。而血红蛋白、红细胞及血小板明显减少。

【骨髓象】　①骨髓增生明显活跃或极度活跃，并出现大量白血病细胞，少部分病例骨髓有核细胞增生降低。②该类病例的外周血象亦同时显示白细胞计数减少。粒、核、红系均受到抑制，各阶段细胞均减少。

（1）急性髓细胞白血病微分化型（M0）：骨髓原始细胞≥30%，无嗜天青颗粒及 Arer 小体，核仁明显，骨髓过氧化物酶及苏丹黑 B 阳性细胞低于 3%。（图 13-14）

（2）急性粒细胞白血病未分化型（M1）：原粒细胞占骨髓非红系有核细胞的 90% 以上，其中至少 30% 以上的细胞为过氧化物酶阳性。（图 13-15）

（3）急性粒细胞白血病部分分化型（M2）：原粒细胞占骨髓非红系有核细胞的 30%~89%，

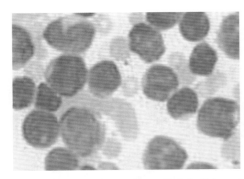

图 13-14　急性髓细胞白血病微分化型（M0）骨髓象

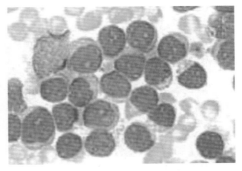

图 13-15　急性粒细胞白血病未分化型（M1）骨髓象

其他粒细胞超过 10%，单核细胞低于 20%。（图 13-16）

（4）急性早幼粒细胞白血病（M3）：骨髓中以颗粒增多的早幼粒细胞为主，此类细胞占骨髓非红系有核细胞的 30% 以上。（图 13-17）

（5）急性粒-单核细胞白血病（M4）：骨髓中原始细胞占骨髓非红系有核细胞的 30% 以上，各阶段粒细胞占 30%~80%，各阶段单核细胞超过 20%。（图 13-18）

（6）急性单核细胞白血病（M5）：骨髓非红系有核细胞中原单核、幼单核及单核细胞 ≥80%。（图 13-19）

（7）红白血病（M6）：骨髓中幼红细胞 ≥50%，骨髓非红系有核细胞中原始细胞 ≥30%。（图 13-20）

（8）急性巨核细胞白血病（M7）：骨髓中原始巨核细胞 ≥30%。（图 13-21）

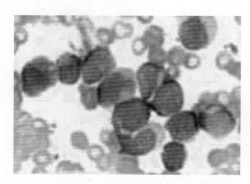

图 13-16　急性粒细胞白血病部分分化型（M2）骨髓象

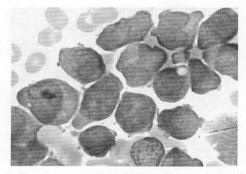

图 13-17　急性早幼粒细胞白血病（M3）骨髓象

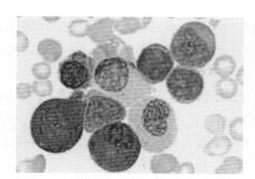

图 13-18　急性粒-单核细胞白血病（M4）骨髓象

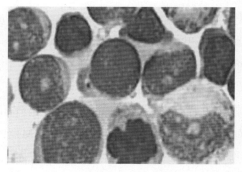

图 13-19　急性单核细胞白血病（M5）骨髓象

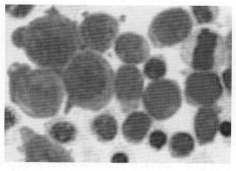

图 13-20　红白血病（M6）骨髓象

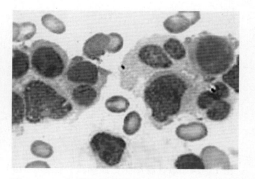

图 13-21　急性巨核细胞白血病（M7）骨髓象

3. 慢性粒细胞白血病 慢性粒细胞白血病（CML）为起源于造血干细胞的克隆性增殖性疾病，以粒系细胞增生为主。多见于青壮年，起病缓慢，突出的临床表现为脾明显肿大和粒细胞显著增高。病程一般为1~4年。

【血象】 ①血红蛋白及红细胞早期正常或轻度减少，随病情发展贫血逐渐加重，急变期呈重度贫血。一般为正细胞正色素性贫血，贫血较重时可见有核红细胞、嗜多色性红细胞及点彩红细胞。②白细胞显著增高为突出表现。疾病早期可在（20~50）×10⁹/L，随后显著增高，多数在（100~300）×10⁹/L，高者可达500×10⁹/L。③分类计数粒细胞比例增高，以中性中幼粒以下各阶段细胞为主，嗜碱性及嗜酸性粒细胞常同时增多。④血红蛋白及红细胞早期正常或轻度减少，随病情发展贫血逐渐加重，急变期呈重度贫血。⑤血小板早期增多或正常，疾病加速期及急变期，血小板可进行性下降。

【骨髓象】 ①骨髓增生极度活跃或明显活跃。粒红比值显著增高，常在90%以上。②粒细胞系极度增生，各阶段粒细胞均见增多，以中性中幼粒、晚幼粒细胞增多为主，原粒细胞较少，一般<0.05。嗜碱性及嗜酸性粒细胞常同时增多，一般均<10%。粒细胞常见大小不一、核浆发育不平衡现象。核分裂象易见。③幼红细胞增生受抑制，成熟红细胞形态无明显异常。④巨核细胞及血小板早期正常或增多，晚期减少（图13-22）。慢性粒细胞白血病病程晚期可发生急性变。

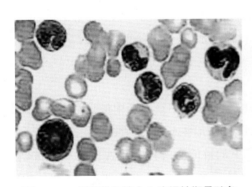
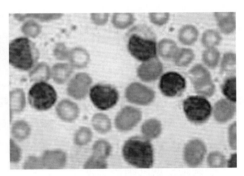

图 13-22　慢性粒细胞白血病慢性期骨髓象　　图 13-23　慢性淋巴细胞白血病骨髓象

4. 慢性淋巴细胞白血病 慢性淋巴细胞白血病是B淋巴细胞恶性增生性疾病，以小淋巴细胞在血液、骨髓和淋巴组织中不断聚集为主要表现。

【血象】 红细胞及血红蛋白早期减少不明显。病情发展，或并发自身免疫性溶血性贫血时逐渐明显，多为轻度或中度贫血。白细胞数增高，多在（15~100）×10⁹/L，少数>100×10⁹/L，淋巴细胞≥60%，晚期可达90%以上。血片中蓝细胞明显增多，中性粒细胞比值减少。血小板减少者为晚期表现。

【骨髓象】 ①骨髓增生明显活跃或极度活跃。②淋巴细胞系显著增多，占50%以上，以成熟小淋巴细胞为主，细胞形态与正常淋巴细胞形态相似，原始和幼稚淋巴细胞占5%~10%。③粒细胞系和红细胞系均减少，晚期巨核细胞减少。（图13-23）

（五）特发性血小板减少性紫癜

特发性血小板减少性紫癜是一组免疫介导的血小板过度破坏所致的出血性疾病，患者血液中含有抗血小板抗体，致使血小板破坏过多，并抑制巨核细胞产生血小板，引起皮肤黏膜出血。

【血象】　①血小板计数减少，急性型者血小板形态大致正常，慢性型者可见异常血小板、巨大血小板等。②急性出血期或反复多次出血之后，红细胞及血红蛋白常减少，白细胞增多，网织红细胞于大出血后可增多。除非大量出血，一般无明显贫血和白细胞减少。

【骨髓象】　①骨髓增生活跃或明显活跃。②如无严重出血，粒、红两系一般无明显异常。③巨核细胞系明显增生，出现成熟障碍。急性型者以原始型及幼稚型巨核细胞居多，慢性型者以颗粒型巨核细胞居多；无论急性型或慢性型，产血小板型巨核细胞均减少；巨核细胞胞质中颗粒减少，嗜碱性较强，胞质中出现空泡、变性。（图13-24）

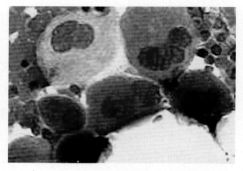

图13-24　特发性血小板减少性紫癜骨髓象

第四节　血型鉴定与交叉配血试验

通常意义上的血型是指红细胞膜上的特异性抗原的类型，是一种遗传性状，但从广义上来说还包括白细胞、血小板及某些血浆蛋白等的抗原成分的差异，并由它们共同构成血型系统。红细胞的血型是发现最早的人类血型，包括ABO血型系统、Rh血型系统等。

一、ABO血型系统

ABO血型系统是红细胞血型系统中最重要的一个系统，在临床中最为常用，也最为人们所熟知。所谓的ABO血型系统就是根据红细胞膜上的抗原A、B来判断的。

1. ABO血型系统的抗原和抗体　红细胞膜上的抗原有两种，即A抗原和B抗原。ABO血型的分型就是根据红细胞表面是否具有这两种抗原来分的，总共分四型：A型、B型、AB型和O型。红细胞上有A抗原，血清中有抗B抗体，为A型；红细胞上有B抗原，血清中有抗A抗体，为B型；红细胞上有A和B抗原，血清中不含抗A和抗B抗体，为AB型；红细胞上不具有A和B抗原，而血清中有抗A和抗B抗体，为O型。

ABO血型系统中的各类血型还包括很多种亚型，需要注意的是不同亚型之间输血也有可能引起输血反应。

2. ABO血型系统的血型鉴定　ABO血型的鉴定是通过其抗体与相应的红细胞抗原在生理盐水中发生的凝集反应来判断的。用标准的抗A、B血清鉴定被检查者红细胞上的抗原，为直接试验；同时用标准的A、B型红细胞鉴定被检查者血清中的抗体，为反转试验。只有这两种鉴定所得结果完全相符时才能肯定其血型的类别，见表13-6。

有时A_x亚型由于其抗原性较弱而会被误定为O型，可加用O型血清来检出抗原性较弱的A_x亚型红细胞。如果被检者的血清与O型红细胞凝集，表明其血清中可能存在着非典型的冷凝集素或自身抗体，需进一步做有关鉴定试验。

3. 临床意义　ABO血型鉴定在临床上输血时最为常用，如抢救或治疗严重的失血。若在输血的过程中没有做血型鉴定而导致输血反应，很可能会威胁到生命，所以输血前必须

表 13-6 ABO 血型系统定型结果

受检红细胞 + 标准血清			受检血清 + 标准红细胞			定型
抗 A 血清	抗 B 血清	抗 AB 血清（O 型血清）	A 型红细胞	B 型红细胞	O 型红细胞	（ABO 血型）
+	-	+	-	+	-	A
-	+	+	+	-	-	B
-	-	-	+	+	-	O
+	+	+	-	-	-	AB

注："+"表示凝集反应阳性，"-"表示凝集反应阴性。

准确鉴定供血者与受血者的血型，选择同型血液，并经交叉配血试验，证明完全相配合时才能输血。其次是在母婴的血型上，若母亲与胎儿血型不合，也会引起血型抗原免疫而导致溶血。ABO 溶血病多发生于母亲为 O 型而孕育的胎儿为 A 型或 B 型者。ABO 血型的鉴定还可用于器官移植，如果供者与受者 ABO 血型不合，可加速对移植物的排斥，特别是皮肤和肾移植。

二、Rh 血型系统

Rh 血型系统也是红细胞血型中的一种，仅次于 ABO 血型系统。在红细胞表面含有 Rh 抗原者称为 Rh 阳性，不含这种抗原者称为 Rh 阴性。

1. Rh 血型系统的抗原和抗体 Rh 血型系统中的抗原主要有 5 种，其抗原性强弱依次为 D、E、C、c、e，以 D 的抗原性最强，其临床意义更为重要。大多数 Rh 血型不合的输血反应和新生儿 Rh 溶血病都是由于抗 D 抗体引起。我国汉族 Rh 阴性者甚为少见，某些少数民族 Rh 阴性者比较多见。

2. Rh 血型系统的血型鉴定原则 由于临床实验室不易得到 5 种 Rh 抗血清，而其中的 D 抗原的抗原性最强、出现频率高、临床意义最大，所以一般只做 D 抗原的鉴定，并将含 D 抗原的红细胞称为 Rh 阳性，不含 D 抗原的称为 Rh 阴性。

3. 临床意义 Rh 血型系统可导致溶血性输血反应，一般在第一次输血时不会发现 Rh 血型不合。Rh 阴性的受血者接受了 Rh 阳性血液输入后，机体产生免疫性抗 Rh 抗体，当再次输入 Rh 阳性血液时，就会出现溶血性输血反应。如 Rh 阴性妇女曾孕育过 Rh 阳性的胎儿，当输入 Rh 阳性血液时可发生溶血反应。在临床上尤为重要的是母亲与胎儿的 Rh 血型不合。

三、白细胞抗原系统

白细胞抗原又称组织兼容性抗原，它是一种膜抗原，不是白细胞所特有，除存在于淋巴细胞、单核细胞、粒细胞外，还存在于血小板、原纤维细胞，以及胎盘、肾、脾、肺、肝、心、精子、皮肤等组织细胞上。白细胞抗原系统的遗传受控于第 6 号染色体短臂上紧密连锁的基因座，是一个复杂的多态性遗传系统。目前已发现它有一百四十多种特异性抗原，通过不同的组合，人类可有上亿种不同组合的白细胞抗原型。白细胞抗原配型在器官移植时对提高移植物存活率有非常密切的关系。白细胞抗原也可作为遗传标志，用于做亲子鉴定，更重要的是可用来研究人类学以及与疾病的相关性等。

NOTE

四、血小板抗原及抗体

血小板表面具有复杂的血小板血型抗原，通常分为血小板非特异性抗原和特异性抗原。非特异性抗原是与其他血液成分共有的抗原，如与红细胞共有的抗原有 A、B 抗原等，与白细胞共有的抗原有白细胞抗原。血小板特异性抗原为血小板本身特有的抗原。血小板抗原系统主要有 HPA-1、HPA-2 系统，是由遗传决定的。血小板抗体包括同种抗体和自身抗体。血小板同种抗体是由输血、输血小板或妊娠等同种免疫反应产生。当再输入血小板后，可使输入的血小板迅速破坏，或降低输入的血小板存活期，造成输血后血小板减少症，或在输血后 1 周左右发生紫癜，称输血后紫癜。HPA-1 系统的抗体多为 IgG，可通过胎盘引起新生儿血小板减少性紫癜。多数原发性血小板减少性紫癜患者血清中可检得血小板自身抗体。这种抗体可通过胎盘使新生儿发生一过性免疫性血小板减少症。

五、交叉配血试验

交叉配血包括主试验和副试验两种，主试验为受血者血清加供血者红细胞悬液，副试验为供血者血清加受血者红细胞悬液。这两种配血均无凝集反应时为配血成功，若配型不成功则不能输血。当病情危急没有相同的血型时，若只有副试验出现较弱的凝集反应可以少量输入，但若是主试验出现凝集反应则绝对不可以输入。

输血前必须进行交叉配血试验，其目的主要是进一步验证供血者与受血者的 ABO 血型鉴定是否正确，以避免血型鉴定错误导致输血后严重溶血反应。为避免输血反应必须坚持同型输血，而交叉配血则是保证输血安全的关键措施。此外，也可检出 ABO 血型系统的不规则凝集素，以及发现 ABO 血型系统以外的其他血型抗体。

ABO 血型系统的配血，对无输血史及妊娠史者，可只做盐水介质凝集试验。对有反复输血史及妊娠史者，尤其是有输血反应史或曾生育过有新生儿溶血病婴儿的妇女，则应用间接抗人球蛋白配血法，以防有不完全抗体而引起输血反应。在 48 小时内输入 5L 或更多量的血液时，因需同时输入多名供血者的血液，因此除了进行受血者与各供血者的交叉配血外，还应坚持做供血者之间的交叉配血试验，只有相互交叉配合完全相合时才能输用。

第十四章　血栓与止血检测

在生理状态下，血液在血管中不断地流动循环，既不溢出血管外（出血），也不凝固于血管之中（形成血栓），这有赖于完整的血管壁、有效的血小板以及凝血系统与纤溶系统之间保持动态平衡。出血、血栓性疾患的发病机制十分复杂，但可概括为：①血管壁的结构或功能异常。②血小板量的减少、增多或质的异常。③凝血因子含量减低、增高或分子结构异常。④抗凝机制或纤溶机制减弱。止血、凝血和纤溶机制概述如下：

1. 血管壁的作用　血管的止血作用表现有：①血管收缩：血管受损后，通过神经反射，收缩血管的活性物质如血小板释放的血栓烷 A_2、5- 羟色胺，内皮细胞产生的内皮素及血管紧张素，使血管收缩，有利于止血。②激活血小板：血管内皮细胞下胶原纤维暴露及内皮细胞合成和释放的血管性血友病因子，使血小板发生黏附、聚集和释放反应，形成血小板血栓，堵塞伤口。③激活凝血系统：内皮细胞下胶原纤维暴露，启动内源性凝血系统；释放组织因子，启动外源性凝血系统，以加强止血。④局部血黏度的增高。

血管壁又有抗血栓形成的能力，血管内皮细胞合成前列腺素（ PGI_2 ）、纤溶酶原激活物、蛋白聚糖和血栓调节素等活性物质，保证血液在血管内畅通。

2. 血小板的作用

（1）黏附功能：血管受损时，血小板膜蛋白 I b– I X 经血管性血友病因子（von Willebrand factor，vWF）介导迅速黏附于暴露的胶原组织，对初期止血起重要作用。

（2）聚集功能：血小板与血小板之间的黏附称为聚集。经 ADP、肾上腺素、凝血酶、胶原等诱导后，血小板膜糖蛋白 II b/ III a 经纤维蛋白原介导发生相互聚集，形成血小板栓子，达到临时堵塞小血管的目的。

（3）分泌（释放）功能：在各种诱聚剂作用下，血小板致密颗粒释放 ADP、ATP、5- 羟色胺、抗纤溶酶，α 颗粒释放血小板第 4 因子（ PF_4 ）、β 血小板球蛋白（β–TG）、vWF、凝血酶敏感蛋白等，加速血小板聚集。

（4）促凝血活性：血小板的膜磷脂提供凝血反应表面，增加凝血因子 Xa、Vaα、IXaα、VIIIa 的局部浓度，极大地加速凝血酶原的激活和凝血酶的形成。血小板因子 3（ PF_3 ）和血小板因子 4（ PF_4 ）也有重要的凝血作用。

（5）血块收缩功能：血小板收缩蛋白（肌动蛋白和肌球蛋白）可使纤维蛋白网收缩，析出血清，使血栓更为坚固，从而起到持续止血的作用。

（6）维护血管内皮的完整性：血小板参与血管内皮细胞的再生、修复，增加血管壁的抵抗力，减低其通透性和脆性。

3. 凝血因子的作用　参与凝血过程的有关因子，统称为凝血因子。依其发现年代按罗马数字顺编，共 12 个凝血因子。凝血过程分为三期。在凝血的第一期中，因启动因子和参与因

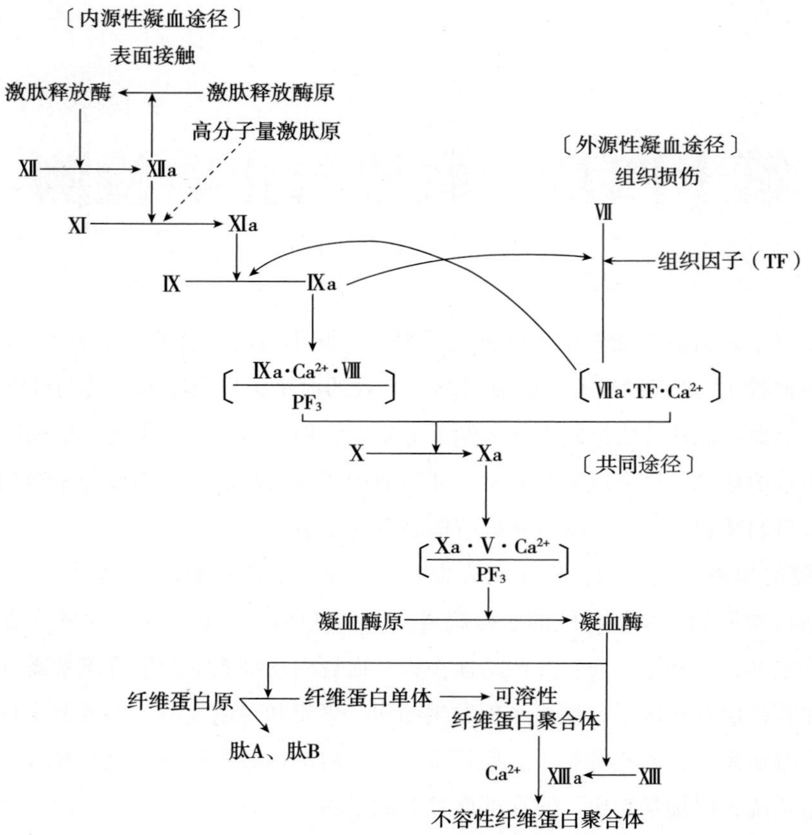

〔内源性凝血途径〕
表面接触

激肽释放酶 ← 激肽释放酶原

高分子量激肽原　　　　　　　　　　　　〔外源性凝血途径〕
　　　　　　　　　　　　　　　　　　　　　组织损伤

XII → XIIa　　　　　　　　　　　　　　　　Ⅶ

XI → XIa　　　　　　　　　　　组织因子（TF）

IX → IXa

$$\left[\dfrac{\text{IXa}\cdot Ca^{2+}\cdot \text{Ⅷ}}{PF_3}\right] \qquad \left[\text{Ⅶa}\cdot TF\cdot Ca^{2+}\right]$$

X → Xa　　　　　　〔共同途径〕

$$\left[\dfrac{\text{Xa}\cdot V\cdot Ca^{2+}}{PF_3}\right]$$

凝血酶原 → 凝血酶

纤维蛋白原 → 纤维蛋白单体 → 可溶性纤维蛋白聚合体

肽A、肽B

Ca^{2+}　XIIIa ← XIII

不容性纤维蛋白聚合体

图 14-1　凝血机制示意图

子的不同，分为内源性凝血途径和外源性凝血途径两个系统；第二、三期则为共同途径。（图14-1）

（1）外源性凝血途径：由组织因子启动的凝血过程，称为外源性凝血途径。参与的凝血因子少（Ⅲ、Ⅶ因子及 Ca^{2+}），反应速度快（15秒以内）。现认为，血液凝固时，首先启动外源性凝血途径。

（2）内源性凝血途径：参与这一反应系统的凝血因子多，全部来源于血液，反应步骤复杂缓慢（5~10分钟）。内源性凝血从因子XII激活开始，带阳电荷的因子XII与带阴电荷的异物表面（胶原、玻璃、白陶土等）接触后即被激活（XIIa因子）。参与的因子还有激肽酶原、激肽酶、高分子激肽原（HMWK）及Ⅷ、IX、XI因子和 Ca^{2+}、PF_3 等。当第一阶段内源性凝血途径的各种凝血因子特别是Ⅷ、IX、XI因子含量严重减低，如各型血友病时，每导致凝血时间的延长。

（3）凝血的共同途径：内、外源两条凝血途径一旦各自激活X因子之后就沿着一条共同的途径而进入其后的第二、三阶段。凝血酶原激活物使凝血酶原激活为凝血酶，凝血酶再激活纤维蛋白原为纤维蛋白，凝血即告完成。

4. 抗凝血系统的作用　健全的抗凝机制能保证血液在人体循环系统中顺畅流通和防止血栓形成。①体液抗凝作用：血浆中最重要的一种抗凝因子是抗凝血酶，占体内总抗凝血作用的50%~67%，可灭活凝血酶及因子IXa、Xa、XIa、XIIa等；还有肝素、肝素辅因子Ⅱ、蛋白C、蛋白S、组织因子途径抑制物、α_1-抗胰蛋白酶和 α_2 巨球蛋白等。②细胞抗凝作用：单核-吞噬细胞系统和肝细胞能吞噬并清除凝血酶原激活物、红细胞溶解产物、免疫复合物、内毒素及纤维蛋白（原）降解产物等促凝物质。

5. 纤维蛋白溶解（纤溶）系统的作用 体内或体外的凝血块可以被溶解，这由纤溶系统来完成。血液凝固后，组织型、尿激酶型纤溶酶原激活物，从血管内皮细胞、肾小球等被释放入血，加上因子 XIIa、凝血酶等作用，激活纤溶酶原，使之成为纤溶酶。纤溶酶作用于纤维蛋白（原），使之降解成多种肽链碎片如 X、Y、D、E 碎片等，统称为纤维蛋白（原）降解产物（FDP）。纤溶酶还可水解凝血因子 VIII、IX、X、XI、XII、XIII 等。碎片 X（X′）、Y（Y′）、D、E（E′）具有较强的抗血小板聚集和抗凝血作用，可致血液呈低凝状态。

为了保证血液的流动性，不仅要维持血凝和纤溶的平衡，而且血液中还有多量相应的纤溶抑制物，如纤溶酶原激活抑制物 -1 灭活纤溶酶原激活物，α_2 抗纤溶酶灭活纤溶酶等，以保证这种平衡。

6. 血液流变学改变 血液流变学是研究血液的流动性、黏滞性，血液中有形成分（主要是红细胞和血小板）的聚集性、变形性，以及血管黏弹性的科学。血液及其有形成分具有的上述基本性能是保证血液正常流动，使组织和器官得到足够的血流量，维持机体正常生理功能的重要前提。如因血液的流动性和黏滞性发生异常，则可使血流缓慢、停滞或阻断，导致血液循环障碍，组织或器官便可因缺血、缺氧引起一系列病理变化或疾病。

第一节 血管壁检测

血管壁是约束血液运行、保护血液正常运行的重要组成部分，当血管受损时可以通过血管的收缩、激活血小板及凝血系统、增加血黏度以达到止血的目的。血管除了有止血的作用外，同时还有抗血栓形成的作用，以保证血液的正常运行。

一、筛检试验

1. 出血时间测定 将皮肤刺破后，让血液自然流出到血液自然停止所需的时间称为出血时间（bleeding time，BT）。BT 的长短反映血小板的数量、功能以及血管壁的通透性、脆性的变化，也反映血小板生成的血栓烷 A_2（TXA_2）与血管壁生成的前列环素（PGI_2）的平衡关系，某些血液因子（血管性血友病因子和纤维蛋白原等）缺乏也会导致出血时间延长。

【参考值】 测定器法：（6.9±2.1）分钟，超过 9 分钟为异常。

【临床意义】 出血时间测定主要用于检查血小板疾病、血管与血小板之间功能的缺陷。

（1）出血时间延长：①常见于血小板减少，如原发性或继发性血小板减少性紫癜。②血小板功能不良，如血小板无力症、巨血小板综合征。③毛细血管壁异常，如坏血病、遗传性出血性毛细血管扩张症。④某些凝血因子缺乏，如血管性血友病、弥散性血管内凝血等。⑤药物影响，如服用双嘧达莫、阿司匹林等。

（2）出血时间缩短：临床意义不大。

2. 毛细血管抵抗力试验 毛细血管抵抗力试验（capillary resistance test，CRT，束臂试验）又称毛细血管脆性试验，是检测毛细血管的弹性及脆性的试验。毛细血管壁的完整性和脆性与毛细血管壁的结构和功能、血小板数量和质量等因素有关。

当毛细血管结构，血小板质和量有缺陷，维生素 C 等物质缺乏，血管受到各种因素的损害时，毛细血管壁的完整性受到破坏，其脆性和通透性增加，则血管很容易破裂而发生出血。

【方法】　在上臂局部以收缩压与舒张压之间的压力加压 8 分钟，加压的压力使静脉血流受阻，给毛细血管以负荷，然后检查被加压手臂远端直径为 5cm 范围内的新出血点数目，估计血管壁的完整性及脆性。

【参考值】　正常的新出血点少于 10 个（阴性），超过 10 个出血点为阳性。

【临床意义】

（1）毛细血管壁异常：常见于遗传性毛细血管扩张症、过敏性紫癜、坏血病，感染性紫癜如流脑、肾综合征出血热等，中毒性紫癜如砷中毒、蜂毒等。

（2）血小板量与质异常：见于原发性血小板减少性紫癜、再生障碍性贫血、原发性血小板增多症、血小板无力症等。

（3）血管性血友病：由于血浆内的抗血管性血友病因子（vWF）遗传性缺乏或其分子结构异常，介导血小板黏附血管异常，致止血功能障碍。

二、诊断试验

1. 血管性血友病因子抗原测定

【原理】　在含血管性血友病因子抗体的琼脂凝胶板中加入一定量受检血浆（含 vWF 抗原），在电场作用下，泳动一定时间，出现抗原 – 抗体反应形成的火箭样沉淀峰，其高度与受检血浆中 vWF 的浓度正相关，计算血浆中血管性血友病因子抗原（von Willebrand factor antigen，vWF：Ag）的含量。也可用酶联免疫吸附试验（ELISA）法测定。

【参考值】　Laurell 免疫火箭电泳法：$94.1\% \pm 32.5\%$。ELISA 法：$70\% \sim 150\%$。

【临床意义】　vWF：Ag 由血管内皮细胞合成和分泌，是血管内皮细胞的促凝指标之一，它参与血小板的黏附和聚集反应，起促凝血作用。

（1）减低：见于血管性血友病，是诊断血管性血友病及其分型的指标之一。

（2）增高：见于血栓性疾病，如急性冠脉综合征、心绞痛、脑血管病变、糖尿病、肾小球疾病、大手术后、恶性肿瘤、免疫性疾病、感染性疾病、骨髓增生症等。

2. 血管性血友病因子活性测定

【原理】　在待检的枸橼酸钠抗凝血浆中，加入一种吸附于胶乳颗粒上的特异性单抗，该单抗直接针对 vWF 的血小板结合位点（GPIb 受体），此时胶乳颗粒和待检血浆中的 vWF 发生聚集，受检血浆出现浊度变化，从而可以检测血管性血友病因子活性（von Willebrand factor activity，vWF：A）。

【参考值】　O 型血正常人为 $38\% \sim 125.2\%$，其他血型正常人为 $49.2\% \sim 169.7\%$。

【临床意义】　结合 vWF：Ag、FⅧ：C 检测，主要用于血管性血友病的分型诊断。

（1）若 vWF：Ag、vWF：A 和 FⅧ：C 均正常，基本可以排除血友病 A 和 vWD。

（2）若 vWF：Ag、vWF：A 和 FⅧ：C 三项中有一项降低，则应该计算：vWF：A/vWF：Ag 比值和 FⅧ：C/vWF：Ag 比值，比值接近于 1.0 可以诊断为 vWD Ⅰ型。

（3）若 vWF：A/vWF：Ag 比值低于 0.7，可以诊断 vWD2A、2B、2M 三个亚型，这三个亚

型可再用瑞斯托霉素诱导的血小板凝集试验（RIPA）、vWF 多聚体分析等试验加以区分。

（4）若 FⅧ:C/vWF:Ag 比值低于 0.7，可以诊断 vWF2N 亚型和血友病 A，再用 FⅧ抗原（FⅧ:Ag）检测可将 vWD2N 亚型与血友病 A 相区别。

（5）血栓性疾病中，vWF:Ag 与 vWF:A 均升高，vWF:A/vWF:Ag 比值≥1.0。

3. 6- 酮 - 前列腺素 $F_{1\alpha}$ 测定

【原理】　将抗原包被酶标反应板加入受检血浆或 6-keto- 前列腺素 $F_{1\alpha}$（6-keto-$PGF_{1\alpha}$）标准品和一定量的抗 6-keto-$PGF_{1\alpha}$ 抗血清作用一定时间后，再加入酶标记第二抗体，最后加底物显色，根据吸光度（A 值）从标准曲线上推算出受检血浆中 6- 酮 - 前列腺素 $F_{1\alpha}$ 的含量。

【参考值】　酶联法：（22.9±6.3）mg/L。

【临床意义】　6-keto-$PGF_{1\alpha}$ 由血管内皮细胞合成和分泌，是血管内皮细胞的抗凝指标之一，它可抗血小板聚集和扩张血管，起到抗凝血作用。

减低见于血栓性疾病，如急性心肌梗死、心绞痛、脑血管病变、糖尿病、动脉粥样硬化、肿瘤转移、肾小球病变、周围血管血栓形成等。

4. 血浆内皮素 -1 测定

【参考值】　酶联免疫吸附法（ELISA）：<5ng/L。

【临床意义】　内皮素 -1（endothelin-1，ET-1）具有强烈的缩血管活性，是血栓形成的易患因素之一。其增高见于心肌梗死、心绞痛、高血压、动脉硬化、缺血性脑血管疾病和肾衰竭等。

5. 血浆凝血酶调节蛋白抗原（thrombomodulin antigen，TM:Ag）测定

【原理】　以血浆凝血酶调节蛋白（thrombomodulin，TM）单抗（或抗血清）包被聚乙烯放免小杯，受检血浆中的 TM 结合于包被的放免小杯上，加入 ^{125}I- 抗人 TM 单抗，根据结合的 ^{125}I 放射性强度计算出受检血浆中 TM 含量。

【参考值】　放射免疫法（RIA）：血浆 TM：Ag 为 20~35μg/L。

【临床意义】　TM:Ag 是血管内皮细胞的抗凝指标之一。它表达于血管内皮细胞表面，与循环血液中的凝血酶形成 1:1TM- 凝血酶复合物，该复合物激活蛋白 C 为活化蛋白 C，活化蛋白 C 有灭活 FⅧa、FVa 和激活纤溶活性的作用。TM:Ag 水平增高显示血管内皮细胞的抗凝作用增强，见于血栓性疾病如糖尿病、心肌梗死、脑血栓、深静脉血栓形成、肺栓塞、弥散性血管内凝血、系统性红斑狼疮等。

第二节　血小板检测

血小板以其数量（血小板计数、血小板平均容积和血小板分布宽度）和功能（黏附、聚集、释放、促凝和血块收缩等）参与初期止血过程。

一、筛检试验

1. 血小板计数　见本篇第十三章。

2. 血块收缩试验

【原理】 血块收缩试验（clot retraction test，CRT），是在富含血小板血浆中加入 Ca^{2+} 和凝血酶，使血块凝固形成凝块，随之血小板释出血栓收缩蛋白（主要是肌动球蛋白），使纤维蛋白网退缩，挤出血清。血块收缩情况主要取决于血小板的量与质、纤维蛋白的浓度。检测析出血清的容积可反映血小板血块收缩能力。

【参考值】 55%~77%。也可用血块开始和完全收缩的时间表示，正常时血块于血凝后 0.5~1 小时开始收缩，18~24 小时达到完全收缩。

【临床意义】

（1）减低（<40%）：见于原发性血小板减少性紫癜、原发性血小板增多症、血小板无力症、红细胞增多症、低（无）纤维蛋白原血症、多发性骨髓瘤、原发性巨球蛋白血症等。

（2）增高：见于先天性和获得性因子Ⅷ缺陷症等。

二、诊断试验

1. 血小板相关免疫球蛋白测定 血小板相关免疫球蛋白（platelet associated Ig，PAIg）测定包括三种，即 PAIgM、PAIgG 及 PAIgA 的测定。

【参考值】 PAIgM 0~78.8ng/10^7 血小板；PAIgG 0~7.0ng/10^7 血小板；PAIgA 0~2.0ng/10^7 血小板。

【临床意义】 PAIg 增高是免疫性血小板减少的共同特点。血小板相关免疫球蛋白增高常见于原发性血小板减少性紫癜、输血后紫癜、新生儿免疫性血细胞减少症、药物免疫性血小板减少性紫癜、系统性红斑狼疮、淋巴瘤、慢性活动性肝炎等。

原发性血小板减少性紫癜经有效的治疗后 PAIg 水平下降，复发后，则又可升高。

2. 血小板黏附试验 血小板黏附试验（platelet adhesion test，PAdT）检测在体外的血小板黏附功能。

【参考值】 血小板黏附率：62.5%±8.61%。

【临床意义】 ①血小板黏附率增高见于血栓前状态和血栓性疾病，如心肌梗死、心绞痛、脑血管病变、糖尿病、动脉粥样硬化等。②血小板黏附率降低见于血管性血友病、血小板无力症、尿毒症、骨髓增生异常综合征、急性白血病和系统性红斑狼疮等。

3. 血小板聚集试验 血小板聚集试验（platelet aggregation test，PAgT）反映血小板膜糖蛋白（GPⅡb/Ⅲa）通过纤维蛋白原（Fg）与另一血小板膜 GPⅡb/Ⅲa 结合的聚集能力。

【参考值】 方法不同，参考值不同。各实验室有自己的参考值。

【临床意义】 ①血小板聚集功能增高见于血栓前状态和血栓性疾病，如心肌梗死、心绞痛、糖尿病、脑血管病变、高脂血症等。②血小板聚集功能减低见于血小板无力症、血管性血友病、尿毒症、骨髓增生性疾病、急性白血病和原发性血小板减少性紫癜等。

4. 血小板 P 选择素测定 P 选择素（P selectin）或称血小板 α- 颗粒膜蛋白 -140（α-granule membrane protein-140，GMP-140）的含量可反映体内血小板的激活程度。

【参考值】 酶标法：血小板膜表面 P 选择素含量为（780±490）分子数 / 血小板；血浆中 P 选择素为（1.61±0.72）×10^{10} 分子数 /mL。ELISA 法：血浆中 P 选择素含量为 9.4~20.8ng/mL。

【临床意义】　增高见于急性心肌梗死、心绞痛、糖尿病伴血管病变、脑血管病变、深静脉血栓形成、系统性红斑狼疮、原发性血小板增多症、肾病综合征等。

5. 血小板促凝活性测定

【原理】　血小板促凝活性（platelet procoagulant activity，PPA）是指血小板膜上的磷脂酰丝氨酸，它为 FXa、FVa、Ca^{2+} 结合形成凝血酶原酶提供催化表面，后者使凝血酶原转变为凝血酶，凝血酶使血浆发生凝固。

【参考值】　流式细胞术：阳性率 30%。

【临床意义】

（1）减低：见于血小板第 3 因子缺陷症、血小板无力症、肝硬化、尿毒症、骨髓增生异常综合征、弥散性血管内凝血、服用抗血小板药物、急性白血病等出血性疾病。

（2）增高：见于血栓病和血栓前状态。

6. 血浆血栓烷 B_2 测定　血浆血栓烷 B_2（thromboxane B_2，TXB_2）、血栓烷 A_2 均是花生四烯酸代谢的产物，有促血管收缩和促血小板聚集的作用。

【参考值】　酶标法：（76.3±48.1）ng/L。

【临床意义】

（1）增高：见于血栓前状态和血栓性疾病，如心肌梗死、心绞痛、糖尿病、动脉粥样硬化、肾小球疾病、高脂血症等。

（2）减低：见于环氧酶或血栓烷 A_2 合成酶缺乏症，服用阿司匹林等抑制环氧酶或血栓烷 A_2 合成酶的药物。

第三节　凝血因子检测

凝血因子是构成凝血机制的基础，它们参与二期止血过程，目前多数测定凝血因子促凝活性（F：C）和凝血因子抗原含量（F：Ag），临床上更多用的是测定 F：C 的水平。

一、筛检试验

1. 活化部分凝血活酶时间测定

【原理】　活化部分凝血活酶时间测定（activated partial thromboplastin time，APTT）是在受检血浆中加入 APTT 试剂（接触因子活化剂和部分磷脂）和 Ca^{2+} 后，观察其凝固时间。因用磷脂代替血小板的凝血活酶，它仅是凝血活酶的一部分，所以称部分凝血活酶试验。接触因子活化剂启动Ⅻ因子，本试验反映内源性凝血系统各凝血因子总的凝血状况，为较为灵敏和最为常用的筛选试验。

【参考值】　正常值为 32~43 秒，较正常对照值延长 10 秒以上为异常。

【临床意义】

（1）APTT 延长：①凝血第一阶段因子减少：如Ⅷ、Ⅸ、Ⅺ等凝血因子减少是最常见原因。②凝血共同途径因子减少：如Ⅰ、Ⅱ、Ⅴ、Ⅹ凝血因子减少。③抗凝物质增多：如使用华法林、肝素等药物。

APTT 也常用于监测普通肝素治疗和诊断狼疮抗凝物质。

（2）APTT 缩短：常见于血液高凝状态，如弥漫性血管内凝血早期、脑血栓形成、心肌梗死等。

凝血时间（clotting time，CT）测定是反映内源性凝血的传统指标，已逐渐被活化部分凝血活酶时间取代。

2. 血浆凝血酶原时间测定

【原理】　血浆凝血酶原时间（prothrombin time，PT）测定，是在标本中加入足够量的 Ca^{2+} 和组织因子（或组织凝血活酶），血浆凝固所需的时间。凝血酶原时间主要反映外源性凝血系统是否正常，敏感度较高，是外源性凝血系统最为常用的筛选试验。

【参考值】

（1）手工法和血液凝固仪法：11~13 秒，超过正常对照值 3 秒以上为异常（必须与正常对照值比较）。

（2）凝血酶原时间比值（prothrombin ratio，PTR）：受检血浆 PT 与正常人血浆 PT 的比值为 1.0±0.05。

（3）国际正常化比值（international normalized ratio，INR）：INR 即 PTR 国际灵敏度指数。参考值因国际灵敏度指数（international sensitivity index，ISI）不同而异，一般为 1.0±0.1，ISI 越小，组织凝血活酶的灵敏度越高。因此做 PT 检测时必须用标有 ISI 值的组织凝血活酶。

【临床意义】

（1）PT 延长：①先天性凝血因子减少：凝血第一阶段如先天性凝血因子Ⅶ缺乏，凝血共同途径如Ⅰ（纤维蛋白原）、Ⅱ（凝血酶原）、Ⅴ、Ⅹ因子缺乏。②获得性凝血因子缺乏：如严重肝病、维生素 K 缺乏、纤溶亢进、使用肝素等。③血循环中存在抗凝血因子抗体：某些自身免疫性疾病患者体内存在Ⅰ、Ⅴ、Ⅶ、Ⅹ等因子的凝血因子抗体。

（2）PT 缩短：常见于血栓栓塞性疾病及高凝状态、妇女口服避孕药等。

（3）PTR 及 INR（WHO 推荐）：是监测口服抗凝剂的首选指标，国人的 INR 以 2.0~2.5 为宜，一般不要 >3.0，也不要 <1.5。

二、诊断试验

1. 血浆纤维蛋白原测定

【参考值】　凝血酶比浊法：2~4g/L。

【临床意义】

（1）血浆纤维蛋白原（plasma fibrinogen，Fg）增高：常见于急性心肌梗死、系统性红斑狼疮、急性感染、急性肾炎、糖尿病、多发性骨髓瘤、休克、大手术后、妊娠高血压综合征、恶性肿瘤、血栓前状态等。

（2）血浆纤维蛋白原减低：常见于弥漫性血管内凝血、重症肝炎、肝硬化等。

2. 血浆凝血因子Ⅷ、Ⅸ、Ⅺ、Ⅻ促凝活性测定

【参考值】　一期法：FⅧ:C 为 103%±25.7%；FⅨ:C 为 98.1%±30.4%；FⅪ:C 为 100%±18.4%；FⅫ:C 为 92.4%±20.7%。

【临床意义】

（1）增高：见于血栓前状态和血栓性疾病，如静脉血栓形成、肺栓塞、妊娠高血压综合征、肾病综合征、恶性肿瘤等。

（2）减低：①FⅧ:C减低见于血友病A、血管性血友病、血中存在Ⅷ因子抗体等。②FⅨ:C减低见于血友病B、肝脏病、维生素K缺乏症等。③FⅪ:C减低见于因子Ⅺ缺乏症、肝脏疾病等。④FⅫ:C减低见于先天性因子Ⅻ缺乏症、肝脏疾病等。

3. 血浆因子Ⅱ、Ⅴ、Ⅶ、Ⅹ促凝活性测定

【参考值】 一期法：FⅡ:C为97.7%±16.7%；FⅤ:C为102.4%±30.9%；FⅦ:C为103.0%±17.3%；FⅩ:C为103.0%±19.0%。

【临床意义】

（1）增高：见于血栓前状态和血栓性疾病，尤其见于静脉系统血栓。

（2）减低：①先天性：Ⅱ、Ⅴ、Ⅶ、Ⅹ促凝活性减低，分别见于先天性因子Ⅱ、Ⅴ、Ⅶ和Ⅹ缺乏症。②获得性：见于肝病、维生素K缺乏症、弥散性血管内凝血、口服抗凝剂、新生儿出血症、肠道灭菌和吸收不良综合征等。

4. 血浆因子ⅩⅢ定性试验

【原理】 受检血浆中加入Ca^{2+}溶液，使纤维蛋白原变成纤维蛋白凝块，将此凝块置入5mol/L尿素溶液中，如果受检血浆缺乏因子ⅩⅢ，则形成的可溶性纤维蛋白凝块易溶于尿素溶液中。

【参考值】 凝块溶解法：24小时内纤维蛋白凝块不溶解。

【临床意义】 纤维蛋白凝块在24小时内，尤其在2小时内完全溶解，表示ⅩⅢ因子缺乏。见于先天性ⅩⅢ因子缺乏症和获得性ⅩⅢ因子明显减低，如肝病、系统性红斑狼疮、弥散性血管内凝血、恶性淋巴瘤、抗FⅩⅢ抗体等。

5. 可溶性纤维蛋白单体复合物测定

【原理】 在凝血酶作用下，纤维蛋白原先后丢失纤维蛋白肽A和肽B，剩余的纤维蛋白单体可自行聚合成复合物，可溶解于尿素溶液，即为可溶性纤维蛋白单体复合物（sFMC）。

【参考值】 放射免疫法：（50.5±26.1）mg/L。ELISA：（48.5±15.6）mg/L。

【临床意义】 sFMC是凝血酶生成的敏感和特异的分子标志物。增高见于弥散性血管内凝血、急性白血病、肝硬化失代偿期、恶性肿瘤、严重感染、严重创伤、外科大手术、产科意外等。减低无临床意义。

第四节　抗凝系统检测

抗凝系统检测包括临床上常用的病理性抗凝物质和生理性抗凝因子检测两部分。

一、病理性抗凝物质的筛检试验

1. 血浆凝血酶时间

【原理】 凝血酶时间（thrombin time，TT）是在受检血浆中加入"标准化"凝血酶溶液，测定开始出现纤维蛋白丝所需的时间。纤维蛋白原减少或抗凝物质增多，出现纤维蛋白丝所需的时间延长。

【参考值】 手工法：16~18秒，超过正常对照值3秒以上为延长。

【临床意义】 TT延长见于低（无）纤维蛋白原、异常纤维蛋白原血症、血中纤维蛋白（原）降解产物增高、血中有肝素或类肝素物质存在（如肝素治疗中、系统性红斑狼疮和肝脏疾病等）。TT缩短无临床意义。

2. 其他试验 如甲苯胺蓝纠正试验或血浆游离肝素时间、APTT交叉试验等。

二、病理性抗凝物质的诊断试验

1. 狼疮抗凝物质测定 本试验阳性见于有狼疮抗凝物质存在的患者，如系统性红斑狼疮、自发性流产、某些血栓性疾病以及抗磷脂抗体综合征等。

2. 抗心磷脂抗体测定 本试验阳性见于：①原发性抗磷脂抗体综合征，如动静脉血栓形成、自发性流产、免疫性溶血等。②继发性抗磷脂抗体综合征，如系统性红斑狼疮（阳性率70%~80%）、类风湿关节炎（阳性率33%~49%）、急性脑血管疾病、免疫性血小板减少紫癜等。

三、生理性抗凝因子检测

1. 血浆抗凝血酶活性测定

【参考值】 发色底物法：108.5%±5.3%。

【临床意义】 抗凝血酶活性增高可导致出血，见于血友病、白血病、再生障碍性贫血、急性肝炎、使用抗凝药物等。减低可导致血栓形成，见于先天性和获得性抗凝血酶缺乏症（血栓前状态、血栓性疾病、弥散性血管内凝血和肝脏疾病等）。

2. 血浆蛋白C活性测定 血浆蛋白C是一种依赖维生素K的天然抗凝因子。在凝血酶与凝血酶调节蛋白复合物的作用下，蛋白C转变为活化蛋白C，后者灭活因子Ⅷa、Ⅴa和促进纤溶活性，起到抗凝血作用。

【参考值】 100.24%±13.18%。

【临床意义】 蛋白C活性减低可导致血栓形成。遗传性者见于遗传性蛋白C缺陷症；获得性者见于弥散性血管内凝血、肝病、手术后、口服抗凝剂、急性呼吸窘迫综合征等。

3. 血浆游离蛋白S抗原和总蛋白S抗原测定 总蛋白S（total protein S，TPS）抗原包括游离蛋白S（free protein S，FPS）抗原和与补体C_4结合的蛋白S（C4bp-PS）抗原。

【参考值】 免疫火箭电泳法：FPS为100.9%±29.1%，TPS为96.6%±9.8%。

【临床意义】 游离蛋白S减低见于先天性和获得性蛋白S缺陷症，获得性者见于肝病、口服抗凝剂和弥散性血管内凝血等。

4. 血浆凝血酶-抗凝血酶复合物测定

【参考值】 酶标法：（1.45±0.4）μg/L。

【临床意义】 本试验是反映凝血酶活性的试验。增高见于急性心肌梗死、不稳定型心绞痛、弥散性血管内凝血、深静脉血栓形成、脑梗死、急性白血病等。

第五节　纤溶活性检测

纤维蛋白溶酶（纤溶酶）可将已形成的血凝块加以溶解，产生纤维蛋白（原）的降解产物，从而反映纤溶活性。纤溶活性增强可致出血，纤溶活性减低可致血栓。

一、筛检试验

1. 优球蛋白溶解时间　血浆优球蛋白组分中含有纤维蛋白原（Fg）、纤溶酶原（PLG）和组织型纤溶酶原激活剂（t-PA）等，但不含纤溶酶抑制物。受检血浆置于醋酸溶液中，使优球蛋白沉淀，经离心除去纤溶抑制物，将沉淀的优球蛋白溶于缓冲液中，再加入适量钙溶液（加钙法）或凝血酶（加酶法），使 Fg 转变为纤维蛋白凝块，观察凝块完全溶解所需时间。

【参考值】　加钙法：（129.8±41.1）分钟；加酶法：（157.0±59.1）分钟。一般认为短于 70 分钟或超过 120 分钟为异常。

【临床意义】　本试验敏感性低，特异性高。

（1）纤维蛋白凝块溶解时间缩短：表明纤溶活性增强，见于原发性纤溶以及继发性纤溶（手术、创伤、变态反应、胎盘早期剥离、恶性肿瘤、急性白血病、弥散性血管内凝血和应用溶血栓药等）亢进。

（2）纤维蛋白凝块溶解时间延长：表明纤溶活性减低，见于血栓前状态、血栓性疾病和应用抗纤溶药等。

2. 血浆 D-二聚体（D-dimer，DD）定性测定　在继发性纤溶时，纤维蛋白（不是纤维蛋白原）被纤溶酶水解，先生成碎片 YD/DY、YY/DXD、DD/E 等中间产物，再进一步被纤溶酶分解为 DD 和 E 片段，即 D-二聚体是继发性纤溶的标志。

【参考值】　胶乳凝集法：阴性。

【临床意义】　本试验为鉴别原发性纤溶症与继发纤溶症的重要指标。DD 阳性或增高见于继发性纤溶症（如 DIC、恶性肿瘤、各种栓塞、心肝肾疾病等），而原发性纤溶症为阴性或不升高。DD 阴性是排除深静脉血栓和肺血栓栓塞的重要试验，阳性又是诊断弥散性血管内凝血和观察溶血栓治疗的有用试验。本试验特异性低，敏感度高。

3. 血浆纤维蛋白（原）降解产物测定　纤维蛋白原和纤维蛋白受到纤溶酶作用后，形成多种肽链碎片，如片段 A、B、C、X、Y、D、E 等，统称为纤维蛋白降解产物〔fibrin（ogen）degradation products，FDP〕。

【参考值】　胶乳凝集法：阴性。

【临床意义】　FDP 阳性或增高是体内纤溶亢进的标志，见于原发性纤溶症和继发性纤溶亢进，但不能鉴别原发性和继发性。继发性纤溶亢进见于弥散性血管内凝血、恶性肿瘤、急性髓细胞白血病 M3、各种栓塞、器官移植的排斥反应、心肝肾疾病、溶栓治疗等。

NOTE

二、诊断试验

1. 血浆组织型纤溶酶原激活剂活性测定

【参考值】 发色底物法：0.3~0.6 活化单位 /mL。

【临床意义】

（1）增高：表明纤溶活性亢进，见于原发性纤溶症和继发性纤溶症等。

（2）减低：表明纤溶活性减弱，见于血栓前状态和血栓性疾病，如动脉血栓形成、深静脉血栓形成、高脂血症、缺血性脑卒中、口服避孕药等。

2. 血浆纤溶酶原活性（plasminogen activity，PLG：A）测定

【参考值】 发色底物法：75%~140%。

【临床意义】

（1）PLG：A 增高：表示纤溶活性减低，见于血栓前状态和血栓性疾病。

（2）PLG：A 减低：表示纤溶活性增高，见于原发性纤溶、继发性纤溶和先天性纤溶酶原缺乏症。

3. 血浆纤溶酶原激活抑制物 –1 活性（plasminogen activator inhibitor–1，PAI–1）测定

【参考值】 发色底物法：0.1~1.0 抑制单位 /mL。

【临床意义】

（1）PAI–1 增高：表示纤溶活性减低，见于血栓前状态和血栓性疾病。

（2）PAI–1 减低：表示纤溶活性增高，见于原发性和继发性纤溶症。

4. 血浆鱼精蛋白副凝固试验 血浆鱼精蛋白副凝固试验（plasma protamine paracoagulation test，3P 试验）是鉴别原发性纤溶症和继发性纤溶症的试验之一。在凝血酶作用下，纤维蛋白原脱去纤维蛋白肽 A 和纤维蛋白肽 B 生成纤维蛋白单体。大分子 FDP 可与纤维蛋白单体形成可溶性复合物，加入鱼精蛋白后可使该复合物中的纤维蛋白单体游离，后者自行聚合成肉眼可见的纤维状物，此为阳性反应结果。血浆中存在继发性纤溶 FDP 的早期降解产物 X 和 Y 碎片时，本试验呈阳性。

【参考值】 正常人为阴性。

【临床意义】 本试验特异性强，敏感性低，是鉴别原发性纤溶症和继发性纤溶症的试验之一。①阳性：见于弥散性血管内凝血的早、中期，假阳性见于恶性肿瘤、大出血、败血症、创伤、大手术、肾小球疾病等。②阴性：见于正常人、晚期弥散性血管内凝血和原发性纤溶症。

5. 血浆纤溶酶 – 抗纤溶酶复合物测定

【参考值】 ELISA 法：0~150ng/mL。

【临床意义】 本试验是反映纤溶酶活性较好的试验。增高见于血栓前状态和血栓性疾病，如弥散性血管内凝血、急性心肌梗死、脑血栓形成、肾病综合征、肺梗死、深静脉血栓形成等。

6. 血浆 D– 二聚体定量测定

【参考值】 ELISA 法：0~0.256mg/L。

【临床意义】 继发性纤溶症为阳性或增高，原发性纤溶症为阴性或不升高。

7. 血浆 FDP 定量测定

【参考值】 ELISA 法：<5mg/L。

【临床意义】 FDP 增高是体内纤溶亢进的标志，但不能鉴别原发性还是继发性。

第六节　血液流变学检测

一、全血黏度（blood viscosity）测定

【原理】　在两个共轴双圆筒、圆锥－平板或圆锥－圆锥等测量体的间隙中放入一定量的被检全血，其中一个测量体静悬，另一个则以某种速度旋转，由于血液摩擦力的作用，带动静悬测量体旋转一个角度，根据这一角度的变化可计算出全血的黏度。

【参考值】　旋转式黏度计法：参考值见表 14-1。

表 14-1　全血黏度参考值

切变速度	全血黏度（mPa·s）	
	男	女
$200s^{-1}$	3.84~5.30	3.39~4.41
$50s^{-1}$	4.94~6.99	4.16~5.62
$5s^{-1}$	8.80~16.05	6.56~11.99

【临床意义】

（1）全血黏度增高：见于高血压病、冠心病、心肌梗死、脑血栓形成、高脂血症、糖尿病、恶性肿瘤、肺源性心脏病、真性红细胞增多症、多发性骨髓瘤、原发性巨球蛋白血症、烧伤等。

（2）全血黏度减低：见于贫血、重度纤维蛋白原和其他凝血因子缺乏症。

二、血浆黏度（plasma viscosity）测定

【原理】　以一定体积的受检血浆流经一定半径和一定长度的毛细管所需的时间与该管两端压力差计算血浆黏度。

【参考值】　毛细管式黏度计法：男性（4.25±0.41）mPa·s，女性（3.65±0.32）mPa·s。

【临床意义】　血浆黏度增高见于：①高球蛋白血症：多发性骨髓瘤、巨球蛋白血症、类风湿性关节炎、系统性红斑狼疮等。②血脂增高：如糖尿病、高脂血症等。

第七节　检测项目的选择和应用

血栓与止血的检测主要用于临床有出血倾向、出血性疾病、血栓前状态和血栓性疾病的临床诊断、鉴别诊断、病情观察、疗效评价和预后判断，也用于抗栓治疗的监测。血栓与止血检查方法繁多，可先选择简单易行的筛选试验，再逐步做确诊试验。

一、一期止血缺陷试验的选择与应用

一期止血缺陷指血管壁和血小板异常所致的出血性疾病。

1. 筛选试验　选用血小板计数（Plt）和出血时间（BT），检查结果分析如下：

NOTE

（1）Plt 和 BT 都正常：多见于血管壁异常所致的出血性疾病，如过敏性紫癜、单纯性紫癜、遗传性出血性毛细血管扩张和其他血管性紫癜。主要因单纯血管壁通透性和（或）脆性增加所致。

（2）Plt 减少，BT 延长：多数是由血小板数量减少所致的血小板减少症。临床上多见于原发性或继发性血小板减少性紫癜。

（3）Plt 增多，BT 延长：多数是由血小板数量增多所致的血小板增多症。临床上多见于原发性或继发性血小板增多症。

（4）Plt 正常，BT 延长：见于：①血小板功能异常：血小板无力症、PF_3 缺乏症、贮存池病。②某些凝血因子缺乏：低（无）纤维蛋白原症、血管性血友病。

2. 诊断试验　怀疑血管壁异常，选用血管性血友病因子抗原、血管性血友病因子活性、6- 酮 – 前列腺素 $F_{1\alpha}$、血浆内皮素 –1、血浆凝血酶调节蛋白抗原等测定。血小板减少时，可选择骨髓穿刺涂片、骨髓活检、血小板寿命测定、血小板相关免疫球蛋白测定等。血小板功能异常时，可选择血小板黏附试验、血小板聚集试验、血块收缩时间、血小板 P– 选择素、血浆血栓烷 B_2 测定等。

二、二期止血缺陷试验的选择与应用

二期止血缺陷指凝血因子缺乏和抗凝物质所致的出血性疾病。

1. 筛选试验　选用活化部分凝血活酶时间（APTT）和血浆凝血酶原时间（PT）测定，检查结果分析如下：

（1）APTT 和 PT 都正常：除正常人外，仅见于先天性和获得性因子ⅩⅢ缺乏症。

（2）APTT 延长，PT 正常：多数见于内源性凝血途径中一个或几个凝血因子缺乏，常见于血友病 A、血友病 B、因子ⅩⅠ缺乏症、弥散性血管内凝血、肝硬化等。

（3）APTT 正常，PT 延长：多数见于外源性凝血途径缺陷引起的出血性疾病，如遗传性因子Ⅶ缺乏症。

（4）APTT 和 PT 都有延长：多数是由于共同凝血途径缺陷所引起的出血性疾病，如遗传性和获得性因子Ⅹ及Ⅴ、凝血酶原和纤维蛋白酶原缺乏症以及肝脏疾病、应用肝素、华法林等。

2. 诊断试验　怀疑凝血因子缺陷，选用血浆凝血因子Ⅷ、Ⅸ、ⅩⅠ、ⅩⅡ促凝活性，因子Ⅱ、Ⅴ、Ⅶ、Ⅹ促凝活性，纤维蛋白原、因子ⅩⅢ定性试验、可溶性纤维蛋白单体复合物测定等。怀疑病理性或生理性抗凝物质异常，选用狼疮抗凝物质、抗心磷脂抗体、血浆抗凝血酶活性、蛋白 C 活性、游离蛋白 S 抗原和总蛋白 S 抗原、凝血酶 – 抗凝血酶复合物测定等。

三、纤溶亢进性出血试验的选择与应用

纤溶亢进性出血指纤维蛋白（原）和某些凝血因子被纤溶酶降解所引起的出血。包括原发性纤溶和继发性纤溶两种。

1. 筛选试验　选用 FDP 和 D– 二聚体，检查结果分析如下：

（1）FDP 和 D– 二聚体均正常：表示纤溶活性正常，临床出血与纤溶无关。

（2）FDP 阳性，D– 二聚体阴性：多数为原发性纤溶症或 FDP 假阳性，如肝病、术后大出血、重症弥散性血管内凝血、纤溶初期、类风湿关节炎、抗 Rh（D）抗体存在、剧烈运动后等。

（3）FDP 阴性，D– 二聚体阳性：多数为继发性纤溶症或 FDP 假阴性，如弥散性血管内凝

血、静脉血栓、动脉血栓和溶血栓治疗等。

（4）FDP 和 D- 二聚体均阳性：表示纤维蛋白原和纤维蛋白同时被降解，见于继发性纤溶，如弥散性血管内凝血和溶栓治疗等。

2. 诊断试验　可选血浆组织型纤溶酶原激活剂活性、纤溶酶原活性、纤溶酶原激活抑制物 –1 活性试验，鱼精蛋白副凝固试验，纤溶酶 – 抗纤溶酶复合物、D- 二聚体定量、FDP 定量测定等。

3. 弥散性血管内凝血检查法　弥散性血管内凝血（DIC）是由多种致病因素激活凝血系统，导致全身微血栓形成，凝血因子被大量消耗并继发纤溶亢进，引起全身出血的综合征。发病早期凝血系统功能亢进，使血液处于高凝状态而导致弥漫性微血管内血小板聚集和血栓形成，其后消耗大量凝血因子和继发性纤溶亢进，临床表现为出血、栓塞、微循环障碍及溶血等。诊断 DIC 需根据病人的临床资料和实验室检查综合判断。DIC 的实验诊断标准如下：

（1）同时有下列三项以上异常：①血小板 <100×10^9/L 或进行性下降（但肝病、白血病则要求血小板 <50×10^9/L）。②血浆纤维蛋白原含量 <1.5g/L（但白血病及其他恶性肿瘤 <1.8g/L，肝病 <1.0g/L），或进行性下降，或 >4g/L。③3P 试验阳性或血浆 FDP>20mg/L（肝病时 FDP>60mg/L），或 D- 二聚体水平升高或阳性。④PT 缩短或延长 3 秒以上（肝病时延长 5 秒以上），APTT 缩短或延长 10 秒以上，或呈动态性变化。

（2）疑难病例应有下列一项以上异常：①纤溶酶原含量及活性降低。②抗凝血酶含量、活性及 vWF 水平降低（不适用于肝病）。③血浆因子Ⅷ：C 活性 <50%（需与严重肝病所致的出血鉴别时有价值）。④血浆凝血酶 – 抗凝血酶复合物浓度升高或血浆凝血酶原片段 1+2 水平升高。⑤血浆纤溶酶 – 纤溶酶抑制物复合物浓度升高。⑥血（尿）纤维蛋白肽 A 水平增高。

四、血栓前状态

血栓前状态是指血液有形成分和无形成分的生物化学和流变学发生某些变化，这些变化可反映血管内皮细胞受损或受刺激，血小板和白细胞被激活或功能亢进，凝血蛋白含量增高或被激活，抗凝蛋白的含量减少或结构异常，纤溶因子含量减低或活性减弱，血液黏度增高和血流减慢等一系列的病理状态。观察和诊断血栓前状态可从下列几方面考虑：

1. 基础疾病　有心脑血管疾病，静脉血栓形成、妊娠高血压综合征、肾病综合征、系统性红斑狼疮、糖尿病、严重创伤、大手术、恶性肿瘤和器官移植等。

2. 筛选试验　①血小板增多、血小板聚集功能增强。②活化部分凝血活酶时间和血浆凝血酶原时间缩短。③纤维蛋白含量增多。④全血和血浆黏度增高等。

3. 常用试验　①血管性血友病因子抗原：增高反映血管内皮细胞损伤。②β- 血小板球蛋白：增高反映血小板被激活。③可溶性纤维蛋白单体复合物：增高反映凝血酶生成增多。④抗凝血酶活性：减低反映凝血酶的活性增强。⑤FDP 和 DD：减少反映纤溶酶活性减低。

4. 特殊试验　①凝血酶调节蛋白和（或）内皮素 –1：增高反映血管内皮细胞受损。②P-选择素和（或）11- 去氢 – 血栓素 B：增高反映血小板被激活。③凝血酶原片段 1+2 和（或）纤维蛋白肽 A：增高反映凝血酶的活性增强。④凝血酶 – 抗凝血酶复合物：增高反映凝血酶的活性增强。⑤组织因子活性：增高反映外源凝血系统的凝血活性增强。⑥纤溶酶 – 抗纤溶酶复合物：减少反映纤溶酶活性减低。

NOTE

第十五章　排泄物、分泌物及体液检查

第一节　尿液检查

尿液是血液经过肾小球滤过、肾小管和集合管重吸收和排泌所产生的终末代谢产物。尿液的组成及性状与泌尿系统直接相关，也反映机体的代谢情况，并受机体各系统功能状态的影响。尿液的变化不仅可反映泌尿系统的疾病，而且对其他系统疾病的诊断、治疗及预后判断均有重要意义。尿液检查主要用于：

1. 泌尿系统疾病的诊断和疗效观察　炎症、结核、结石、肿瘤及肾脏移植等，均可引起尿液的变化，治疗后病情好转时尿液可逐步改善。因此尿液检查是泌尿系统疾病诊断和疗效观察的首选项目。

2. 其他系统疾病的诊断　如糖尿病的尿糖检查、急性胰腺炎的尿淀粉酶检查、黄疸鉴别诊断时的尿三胆检查、多发性骨髓瘤的本–周蛋白尿检查等。在其他血液、淋巴系统疾病及重金属中毒引起肾损害时，尿液也可出现异常变化。

3. 用药监护　某些药物如庆大霉素、卡那霉素、多黏菌素和磺胺类药等，常致肾损害，在用药前和用药过程中需要观察尿液的变化，以确保用药安全。

一、标本的采集与保存

一般常规检查时，用清洁容器随时留取新鲜尿液 100~200mL 即可，但以晨尿为好，因晨尿浓度较高，易发现病理成分。成年女性留标本时，应避开月经期；为避免白带等分泌物混入，应留取中段尿送检。

化学定量检查时，如尿蛋白、尿糖、电解质等，容器加适当防腐剂（甲苯、甲醛等），应留 24 小时昼夜尿，记录尿量后送检。

做细菌培养时，应注意无菌操作，男性清洗阴茎头，女性用肥皂水或碘伏清洗外阴，留取中段尿 10~20mL 于灭菌容器内，必要时进行导尿。

二、一般性状检查

（一）尿量

尿液形成与肾小球滤过、肾小管重吸收功能直接相关。肾小球滤过率取决于肾血流量、滤过膜的通透性及面积、肾小球囊内压力、血浆胶体渗透压等；肾小管重吸收主要取决于肾小管功能的完整性，尤其是抗利尿激素对远曲小管和集合管的作用。正常人尿量为

1000~2000mL/24h。

1. 多尿　尿量超过 2500mL/24h 者称为多尿（polyuria）。生理性多尿见于大量饮水或进食有利尿作用的食物（茶、咖啡）。病理性多尿见于糖尿病、尿崩症等内分泌疾病，慢性肾小球肾炎、慢性肾盂肾炎、慢性间质性肾炎、急性肾衰竭多尿期等有浓缩功能障碍的肾脏疾病，精神性多尿等。

2. 少尿或无尿　尿量少于 400mL/24h 或 17mL/h 者称为少尿（oliguria）；尿量少于 100mL/24h 者，称为无尿（anuria）或尿闭。见于：①肾前性：各种原因所致的肾血流量减少，如休克、脱水、心力衰竭及肾动脉栓塞等。②肾性：急性肾小球肾炎、慢性肾小球肾炎急性发作、急性肾衰竭少尿期及慢性肾衰竭终末期等。③肾后性：尿路梗阻如肿瘤、结石、尿道狭窄等。

（二）颜色和透明度

正常新鲜尿为黄色或淡黄色，透明，可受食物、药物和尿量影响。病理性尿色改变如下：

1. 血尿（hematuria）　呈淡红色、洗肉水样或混有血凝块。见于泌尿系统的炎症、结核、结石、肿瘤及出血性疾病（血小板减少性紫癜、过敏性紫癜）等。

2. 血红蛋白尿（hemoglobinuria）及肌红蛋白尿（myoglobinuria）　尿液呈浓茶色、红葡萄酒色或酱油色。血红蛋白尿主要见于严重的血管内溶血，如溶血性贫血（如蚕豆病、恶性疟疾）、血型不合的输血反应、阵发性睡眠性血红蛋白尿等。肌红蛋白尿常见于挤压综合征、缺血性肌坏死等。

3. 胆红素尿（bilirubinuria，BIL）　为尿内含有大量结合胆红素所致，呈深黄色，振荡后泡沫亦呈黄色。见于肝细胞性黄疸及阻塞性黄疸。

4. 乳糜尿（chyluria）　呈乳白色，如含有较多的血液，则称为乳糜血尿；乃因淋巴通道阻塞，从肠道吸收的乳糜液逆流进入尿中所致。常见于丝虫病，少数因结核、肿瘤引起。

5. 脂肪尿（lipiduria）　尿中出现脂肪小滴，用乙醚等有机溶剂抽提乳糜微粒、脂肪小滴，尿液变清，可与其他混浊尿鉴别。见于脂肪挤压损伤、骨折和肾病综合征等。

6. 脓尿（pyuria）和菌尿（bacteriuria）　尿内含有大量白细胞或细菌等炎性渗出物时，排出的新鲜尿即可混浊。菌尿呈云雾状，静置后不下沉；脓尿放置后可见白色絮状沉淀。此两种尿液不论加热、加酸，其混浊均不消失。脓尿和菌尿见于泌尿系统感染，如肾盂肾炎、膀胱炎。

7. 盐类结晶尿（crystalluria）　尿液排出即呈淡白色或粉红色颗粒状混浊，多因尿内含大量盐类结晶所致。若置于试管内加热，混浊消失，即为尿酸盐；加热后混浊增加，再加入醋酸，混浊变清，即为磷酸盐或碳酸盐。

（三）气味

正常尿液的气味来自尿内的挥发性酸。尿液久置后，闻及氨臭乃因尿素分解所致。尿液新鲜排出时即有氨味，提示膀胱炎及慢性尿潴留。尿中出现烂苹果样气味，多为糖尿病酮症酸中毒。有机磷农药中毒者，尿带蒜臭味。此外，有些药物和食物（葱、蒜）也可使尿液散发特殊气味。

（四）酸碱反应

正常新鲜尿多呈弱酸性至中性反应，pH 5.0~7.0（平均 6.0），肉食为主者尿液偏酸性，素食为主者尿液偏碱性。尿液酸碱反应受代谢情况影响。尿液酸度增高见于代谢性酸中毒、发热、痛风、糖尿病等；碱性尿见于服用碳酸氢钠类药物、代谢性碱中毒、肾小管性酸中毒、呕吐等。

（五）比密

尿比密（specific gravity）的高低，主要取决于肾小管的浓缩稀释功能，与尿内所含溶质（盐类、有机物）的浓度成正比，与尿量成反比。正常人在普通膳食情况下，尿比密波动在1.015~1.025。若大量饮水尿比密可降低至1.003以下，机体缺水时尿比密可高达1.030以上。

尿比密病理性增高，见于急性肾小球肾炎、糖尿病、蛋白尿、失水等。尿比密减低见于尿崩症（常 <1.003）、慢性肾小球肾炎、肾衰竭和肾小管间质疾病等；尿比密固定，常在1.010左右，称为等张尿，见于肾实质严重损害。

三、化学检查

（一）尿蛋白

健康成人经尿排出的蛋白总量为 0~80mg/24h。当尿液用常规定性方法检查蛋白呈阳性或定量检查超过 120mg/24h 者，称为蛋白尿（proteinuria）。

泌尿系统无器质性病变，因剧烈运动、发热、寒冷、精神紧张、交感神经兴奋及血管活性物质刺激等所致的血流动力学改变，使肾血管痉挛、充血，导致肾小球毛细血管壁通透性增加，尿内暂时出现蛋白质，程度较轻〔定性试验多不超过（＋），定量检查为轻度（120~500mg/24h）〕，持续时间短，诱因解除后消失，称生理性蛋白尿。

病理性蛋白尿可因各种肾及肾外疾病所致，按来源不同分述以下 6 种蛋白尿。

1. 肾小球性蛋白尿　由于炎症等因素导致肾小球滤过膜受损以致孔径增大，或静电屏障作用减弱，血浆蛋白特别是白蛋白大量进入肾小囊，超过肾小管重吸收的能力所形成的蛋白尿，称为肾小球性蛋白尿（glomerular proteinuria）。见于原发性肾小球疾病如急性肾小球肾炎、急进性肾小球肾炎、隐匿性肾小球肾炎、慢性肾小球肾炎、肾病综合征，和某些继发性肾小球疾病如糖尿病肾病及系统性红斑狼疮肾病等。

根据肾小球滤过膜损伤程度及蛋白尿的组分又可分为：①选择性蛋白尿（selective proteinuria）：肾小球滤过膜损害较轻时，以中分子白蛋白为主，有少量小分子量蛋白，尿中无或有很少大分子量蛋白（IgG、IgA、IgM、C_3），免疫球蛋白 / 白蛋白清除率 <0.1，常见于微小病变型肾病。②非选择性蛋白尿（non-selective proteinuria）：肾小球滤过膜损害严重时，尿内出现不同分子量的蛋白，尤其是 IgG、IgA、IgM、补体 C_3 等大分子量蛋白，免疫球蛋白 / 白蛋白清除率 >0.5，见于各类原发、继发肾小球疾病。判断蛋白尿有无选择性对肾脏病的诊断、治疗及估计预后有一定意义。

2. 肾小管性蛋白尿　由于炎症或中毒使肾近曲小管受损而对低分子量蛋白质重吸收的功能减退所产生的蛋白尿，称为肾小管性蛋白尿（tubular proteinuria）。临床常见于肾盂肾炎、间质性肾炎、中毒性肾病（汞、镉、铋等重金属中毒及应用庆大霉素、卡那霉素、多黏菌素等引起）、肾移植术后及一些中草药如马兜铃、木通过量等。

3. 混合性蛋白尿　肾脏病变同时累及肾小球和肾小管而产生的蛋白尿，称为混合性蛋白尿（mixed proteinuria）。见于肾小球疾病后期（如慢性肾小球肾炎）累及肾小管，肾小管间质疾病后期（如炎症、中毒）涉及肾小球，以及全身性疾病同时侵犯肾小球和肾小管（如糖尿病肾病、系统性红斑狼疮肾病等)。

4. 溢出性蛋白尿 肾脏滤过及重吸收的功能正常，但由于血液循环中出现大量低分子量蛋白质如免疫球蛋白轻链、游离血红蛋白或肌红蛋白等，可经肾小球滤出，但肾小管不能将其全部重吸收，而随尿排出所致的蛋白尿，称为溢出性蛋白尿（overflow proteinuria）。临床可见于多发性骨髓瘤、浆细胞病、溶血性贫血、挤压综合征、大面积心肌梗死等。

尿本–周蛋白（Bence–Jones protein）即凝溶蛋白，为免疫球蛋白的轻链多肽，分子量小，可通过肾小球滤过膜，为溢出性尿蛋白之一。多见于多发性骨髓瘤、肾淀粉样变性、部分巨球蛋白血症等。

5. 组织性蛋白尿 在尿液形成过程中，肾小管代谢产生的和肾组织破坏分解的蛋白质及炎症、药物刺激分泌的蛋白质，称组织性蛋白尿（histic proteinuria）。肾脏炎症、中毒时排出量增多。

6. 假性蛋白尿（false proteinuria） 肾脏以下泌尿道疾病产生大量脓、血、黏液等混入尿中，或阴道分泌物掺入尿中，两者均可引起蛋白定性试验阳性。

（二）尿糖

正常人尿内可有微量葡萄糖，尿内含糖量为 0.56~5.0mmol/24h（100~900mg/24h），定性试验为阴性。当血糖升高超过肾糖阈 8.89mmol/L（160mg/dL）或血糖正常而肾糖阈值降低时，尿糖定性检测呈阳性，称为糖尿。一般指葡萄糖尿（glucosuria，GLU）。

1. 血糖增高性糖尿 血糖浓度受内分泌激素的调节，胰岛素使血糖浓度下降，胰高血糖素、皮质醇、甲状腺素、肾上腺素、生长激素等则使血糖上升。

（1）内分泌、代谢性糖尿：血糖增高性糖尿最常见于因胰岛素相对减少或绝对不足所致的糖尿病，也见于库欣综合征、甲状腺功能亢进症、嗜铬细胞瘤、肢端肥大症及肝硬化、胰腺炎等。

（2）应激性糖尿：在强烈的精神刺激、颅脑外伤、急性脑血管疾病时，肾上腺素或胰高血糖素分泌过多或延脑血糖中枢受到刺激，可出现暂时性高血糖和糖尿。

（3）肝源性糖尿：肝硬化、重症肝炎时，由于肝功能不全，出现餐后高血糖性糖尿。

（4）摄入性糖尿：如短时间内摄入大量糖或静注大量葡萄糖后，可引起血糖增高，超过肾阈值则出现糖尿。

2. 血糖正常性糖尿 由于肾小管对葡萄糖的重吸收功能减退，肾糖阈值降低所致的糖尿，又称肾性糖尿（renal glucosuria）。先天性者如家族性糖尿、新生儿糖尿；病理性者则见于慢性肾小球肾炎、肾病综合征。妊娠时，由于细胞外液容量增加，近曲小管的重吸收功能受到抑制，亦可使肾糖阈值下降而出现糖尿。

3. 非葡萄糖性糖尿 乳糖、半乳糖、果糖等进食过多，或肝硬化时对果糖、半乳糖的利用下降等情况，可出现果糖尿或半乳糖尿。哺乳期产生过多乳糖，可形成乳糖尿。

4. 假性糖尿 尿中不少物质具有还原性，如维生素 C、尿酸、葡萄糖醛酸或随尿排出的药物如异烟肼、链霉素、水杨酸、阿司匹林、黄柏、黄连、大黄等，可使班氏（Benedict）试剂中氧化高铜还原成氧化低铜，使尿糖定性试验出现假阳性反应。

（三）酮体

酮体（ketone bodies，KET）包括乙酰乙酸、β-羟丁酸和丙酮，三者都是脂肪代谢的中间

NOTE

产物。当体内糖分解代谢不足时，脂肪分解活跃但氧化不完全可产生大量酮体，从尿中排出形成酮尿（ketonuria）。

尿中酮体用一般检查法呈阴性。

糖尿病酮症酸中毒时尿酮体呈强阳性反应；剧烈呕吐、禁食、长期饥饿、腹泻等可致脂肪分解增多，均可引起尿酮体阳性。

（四）亚硝酸盐

正常尿中有适量硝酸盐存在，某些细菌含有硝酸盐还原酶，可使硝酸盐还原为亚硝酸盐，使试剂呈粉红色。正常人尿亚硝酸盐定性试验一般为阴性。本试验主要用于对尿路感染的快速过筛，阳性提示尿路细菌感染。感染率与细菌的种类有关，大肠埃希菌、假单胞杆菌和肺炎杆菌阳性率较高，沙门菌属和革兰阳性菌阳性率较低。

（五）尿白细胞酯酶

白细胞酯酶是人体白细胞内含有的一种特异性酶类，这种酶类只存在于中性粒细胞内，尿中出现白细胞酯酶间接提示中性粒细胞存在。

正常人白细胞酯酶检测呈阴性。增高见于急慢性肾盂肾炎、膀胱炎、尿道炎、尿道结核等。

（六）尿胆红素和尿胆原

结合胆红素在血中潴留，能溶于水，从尿中排出，即为尿胆红素。结合胆红素从胆道排入肠道，经细菌作用转化为尿胆原，尿胆原从肠道吸收入血，再经肾小球滤出和肾小管排出，即为尿中尿胆原。

正常情况下，尿胆红素定性阴性，定量≤2mg/L；尿胆原定性为阴性或弱阳性，定量≤10mg/L。

尿胆红素增高见于肝细胞性黄疸、阻塞性黄疸、先天性高胆红素血症等。

尿胆原增高见于肝细胞性黄疸和溶血性黄疸，减少见于阻塞性黄疸。

四、显微镜检查

应用显微镜检查尿沉渣的各种有形成分，可反映出肾、尿路疾患的基本病变情况，为诊断提供极为重要的依据。检查方法是取新鲜混匀的尿液约 10mL 于试管内，经离心沉淀后，取其沉渣 1 滴置载玻片上，覆盖玻片后镜检。先用低倍镜将涂片全面观察一遍，寻找有无细胞、管型及结晶体，以免遗漏量少而有意义的物体，再用高倍镜仔细辨认。计数 10 个视野内所见到的最低和最高数目。+ 表示 5~10 个 /HP，++10~15 个 /HP，+++15~20 个 /HP，++++>20 个 /HP。管型则计数 20 个低倍视野内所见到的最低和最高数目。

（一）细胞

1. 红细胞（erythrocyte，ERY） 新鲜红细胞为淡黄色，大小均匀，呈双凹圆盘状；在碱性尿中红细胞边缘不规则；在高渗尿内常皱缩呈星形；在低渗尿中则胀大，甚至可使血红蛋白脱出，形成大小不等的空环，称为红细胞淡影（blood shadow）（图 15-1）。正常尿液中一般无红细胞，或偶见个别红细胞。

离心后的尿沉渣，若每个高倍视野均见到 1~2 个红细胞，即为异常表现。若每个高倍镜视野红细胞超过 3 个，尿外观无血色者，称为镜下血尿；尿内含血量较多，外观呈红色，称肉眼血尿。血尿常见于肾小球肾炎、尿路感染、肾结核、肾结石、狼疮性肾炎、紫癜性肾炎、血友

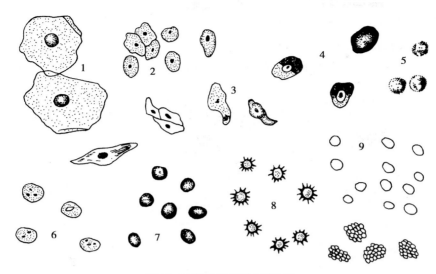

图 15–1　尿内常见的各种细胞

1. 扁平上皮细胞　2. 圆形或多角形上皮细胞　3. 尾状上皮细胞　4. 小圆上皮细胞　5. 白细胞　6. 白细胞（加酸后）　7. 新鲜红细胞　8. 皱缩红细胞　9. 红细胞淡影

病及泌尿系肿瘤等。用相差显微镜检查可分辨尿红细胞形态，多形性红细胞 >80% 时，提示肾小球源性血尿；多形性红细胞 <50% 时，提示非肾小球源性血尿。

2. 白细胞（leukocytes，LEU）和脓细胞　新鲜尿中白细胞外形完整，无明显退行性变，结构清晰，常分散存在。尿中以中性粒细胞较常见，亦可见到淋巴细胞及单核细胞。脓细胞系指在炎症过程中破坏或死亡的中性粒细胞，外形常不规则，胞质内充满粗大颗粒，胞核模糊，数量较多且易粘集成团。正常尿中，离心沉淀法每个高倍视野白细胞可达 0~5 个，不离心尿不超过 1 个；定量检查 0~10/μL。

若离心后每高倍镜视野超过 5 个白细胞或脓细胞，定量检查超过 10/μL，称镜下脓尿；多为泌尿系统感染，见于肾盂肾炎、膀胱炎、尿道炎及肾结核等。成年女性生殖系统有炎症，尿内常混入阴道分泌物，镜下除成团的脓细胞外，还可见到多量扁平上皮细胞，应与泌尿系统炎症相鉴别，需取中段尿复查。

3. 上皮细胞（epithelial cells）　由泌尿生殖道不同部位的上皮细胞脱落而来。

（1）复层鳞状上皮细胞（扁平上皮细胞）：来自阴道及尿道黏膜表层，正常成年女性尿中多见。尿中大量出现或片状脱落且伴有白细胞、脓细胞，见于尿道炎。

（2）移行上皮细胞：①表面移行上皮细胞（大圆上皮细胞）：来自膀胱上皮表层和尿道，阴道上皮中层，偶见于正常人尿内，大量出现见于膀胱炎。②中层移行上皮细胞（尾形上皮细胞）：多来自肾盂，又称肾盂上皮细胞，有时来自输尿管。此类细胞在正常尿中不易发现，肾盂肾炎、输尿管炎时可见成片脱落。

（3）肾小管上皮细胞（小圆上皮细胞）：来自远曲和近曲肾小管，尿中出现此类细胞表示肾小管有病变，常见于急性肾小球肾炎，成堆出现表示有肾小管坏死，也见于肾移植术后急性排斥反应。在某些慢性炎症时，可见肾小管上皮细胞发生脂肪变性，胞质中充满脂肪颗粒，称为脂肪颗粒细胞（fatty granular cells）。

（二）管型

管型（cast）是蛋白质或细胞或碎片在肾小管、集合管中凝结而成的圆柱状蛋白聚合体。

NOTE

形成管型的必要条件是：①蛋白尿的存在，白蛋白、T-H糖蛋白是构成管型的基质。②尿液的充分酸化和尿液的高度浓缩。③有可供交替使用的肾单位，可产生局部性尿液积滞，以利蛋白质浓缩、沉析并凝聚成管型。各种管型的形态见图15-2。

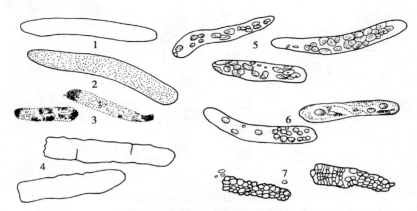

图 15-2　显微镜下所见尿沉渣中管型的形态
1. 透明管型　2. 细颗粒管型　3. 粗颗粒管型　4. 蜡样管型　5. 上皮细胞管型　6. 白细胞管型　7. 红细胞管型

1. 透明管型（hyaline cast）　为无色透明的圆柱状体，两端钝圆，偶有少许颗粒。偶见于健康人；剧烈运动、高热、心功能不全时，可见少量；肾病综合征、慢性肾炎等肾实质病变及恶性高血压时，明显增多。

2. 细胞管型（cellular cast）　管型基质内含有细胞，细胞体积超过1/3管型体积者，则称为细胞管型。此类管型出现常表示肾脏病变在急性期。因基质中所含细胞的不同而有相应的命名。

（1）红细胞管型（erythrocyte cast）：几乎总同时有肾小球性血尿。主要见于肾小球疾病，如急进性肾小球肾炎、急性肾小球肾炎、慢性肾小球肾炎急性发作、狼疮性肾炎及肾移植术后急性排斥反应等。

（2）白细胞管型（leukocyte cast）：常提示肾实质有活动性感染病变，主要见于肾盂肾炎、间质性肾炎等。

（3）肾小管上皮细胞管型（renal tubular epithelial cell cast）：是肾小管上皮细胞脱落的指征。常见于急性肾小管坏死、肾病综合征、慢性肾小球肾炎晚期、高热、妊娠高血压综合征、金属（镉、汞、铋）和化学物质中毒等。

（4）混合管型（mixed cast）：同时含有各种细胞和颗粒物质的管型，可见于各种肾小球疾病。

3. 颗粒管型（granular cast）　肾实质病变崩解的细胞碎片、血浆蛋白及其他有形物凝聚于T-H糖蛋白上而形成颗粒管型。管型内的颗粒常超过1/3管型体积，故称为颗粒管型。可分为粗颗粒和细颗粒管型两种，开始时多为粗大颗粒，在肾脏停留时间较长后，粗颗粒碎化为细颗粒。粗颗粒管型见于慢性肾小球肾炎、肾盂肾炎或某些原因（药物中毒等）引起的肾小管损伤；细颗粒管型见于慢性肾小球肾炎或急性肾小球肾炎后期。

4. 脂肪管型（fatty cast）　在管型蛋白基质中含有多量脂肪滴或嵌入含有脂肪滴的上皮细胞时，称为脂肪管型。常见于肾病综合征、慢性肾小球肾炎急性发作、中毒性肾病。

5. 蜡样管型（waxy cast）　由颗粒管型、细胞管型在肾小管中长期停留变性或直接由淀粉样变性的上皮细胞溶解后形成。尿液中出现蜡样管型，提示局部肾单位有长期阻塞性少尿或无尿，说明肾小管病变严重，预后较差。见于慢性肾小球肾炎晚期、慢性肾衰竭及肾淀粉样变性。

6. 肾衰竭管型（renal failure cast）　又称宽幅管型（broad cast），由蛋白质及坏死脱落的肾小管上皮细胞碎片在集合管内凝聚而成，外形宽大，不规则，易折断。在急性肾衰竭多尿早期，此管型大量出现；慢性肾衰竭时如出现，提示预后不良。

7. 细菌管型（bacterial cast）　含有大量的细菌、真菌的管型，见于泌尿系感染性疾病。

（三）结晶体

尿中结晶体的形成，与该物质在尿中的溶解度、浓度、当时温度以及尿中的pH等有关。结晶体的发现一般临床意义较小。若经常出现于新鲜尿中并伴有较多红细胞时，应怀疑有泌尿系结石的可能。

酸性尿中常见的结晶体有尿酸结晶、草酸钙结晶、非结晶形尿酸盐、亮氨酸结晶和酪氨酸结晶等（图15-3）。碱性尿中常见的结晶体有三价磷酸盐结晶、尿酸铵结晶、非晶形磷酸盐、磷酸钙结晶和碳酸钙结晶等（图15-4）。

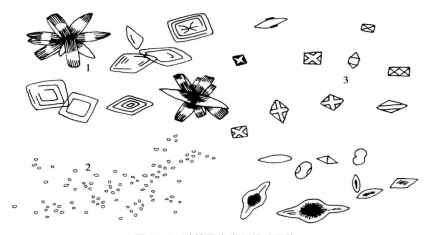

图 15-3　酸性尿中常见的结晶体
1. 尿酸结晶　2. 非结晶形尿酸盐　3. 草酸钙结晶

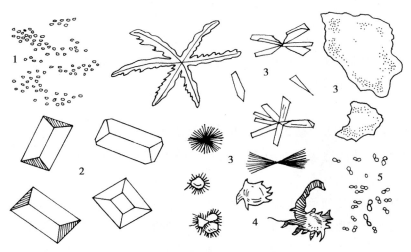

图 15-4　碱性尿中常见的结晶体
1. 非晶形磷酸盐　2. 三价磷酸盐结晶　3. 磷酸钙结晶　4. 尿酸铵结晶　5. 碳酸钙结晶

NOTE

磺胺药物结晶种类甚多，形状各异（图 15-5）。易在酸性尿中形成结晶，多在肾小管内析出。若在服用磺胺药物时，尿中出现大量磺胺结晶且伴有红细胞或管型时，有发生泌尿道结石或尿闭及急性肾衰竭的可能，应及时停药，采取有效措施。

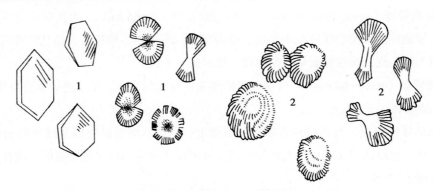

图 15-5　显微镜下所见的尿沉渣中的磺胺结晶
1. 磺胺噻唑结晶　2. 磺胺嘧啶结晶

五、病原体检查

按无菌操作取清洁中段尿，做尿液直接涂片镜检，或细菌定量培养，或形态染色鉴定，可查见大肠杆菌或葡萄球菌（肾盂肾炎、膀胱炎）、结核杆菌（肾结核）、淋病球菌（淋病）等。尿液直接涂片，若平均每个油镜视野 >1 个以上细菌，为尿菌阳性。细菌定量培养，菌落计数 $>10^5$/mL 为尿菌阳性，$<10^4$/mL 为污染（假阳性），在 $10^4 \sim 10^5$/mL 者，应复查或结合临床判断。

六、尿液的其他检查

（一）尿沉渣计数

目前常采用 1 小时尿细胞计数法。

【标本收集】　患者照常工作、学习，不限制饮食，但不能服利尿剂及过量饮水。准确留取 3 小时（如 6：30~9：30）的全部尿液，置于干燥洁净的容器内，即时送检。计数后除以 3 而得出 1h 细胞的排泄率。

【参考值】　红细胞：男性 <3 万 / 小时，女性 <4 万 / 小时；白细胞：男性 < 7 万 / 小时，女性 <14 万 / 小时。

【临床意义】　肾盂肾炎、膀胱炎和前列腺炎时以白细胞数增多为主，急性肾小球肾炎、慢性肾炎急性发作等以红细胞数增多为主。

（二）尿红细胞形态

尿红细胞形态多用相差显微镜观察。肾小球源性血尿时，红细胞通过有病理改变的肾小球基膜裂孔时受到挤压损伤，其后在漫长的各段肾小管中受到不同酸碱度和渗透压变化的影响，使红细胞大小不一、形态异常和血红蛋白含量不一，出现多形性变化。非肾小球源性血尿主要指肾小球以下部位和泌尿通道上的出血，多因有关毛细血管破裂所致，不存在通过肾小球毛细血管基膜裂孔，红细胞形态可完全正常，呈均一性。近来，利用血细胞计数仪测定尿红细胞容积分布曲线和红细胞平均体积，也有助于鉴别血尿的来源。

【参考值】　尿红细胞计数 $<1 \times 10^4$/mL。肾小球源性血尿多形性红细胞 >80%，尿红细胞平均体积（58.3±16.35）fL；非肾小球源性血尿多形性红细胞<50%，平均体积（112.5±14.45）fL。

【临床意义】 肾小球源性血尿见于各类肾小球疾病，应进一步确诊疾病性质，需做肾活检进行病理分型诊断。非肾小球源性血尿红细胞呈均一性，见于肾盂肾炎、膀胱炎、结石、肿瘤、畸形和血液病等。

（三）尿微量白蛋白

在无尿路感染和心力衰竭的情况下，尿中有少量白蛋白存在，浓度在 20~200μg/min 的亚临床范围，称为微量白蛋白尿。需用放免法或酶联免疫吸附法、免疫比浊法检测。

【参考值】 尿白蛋白排出率 <30mg/24h 尿（<20μg/min 尿）。

【临床意义】 尿白蛋白排出率持续超过 30mg/24h 尿（20μg/min 尿），是糖尿病、高血压、系统性红斑狼疮等全身性疾病早期肾损害的敏感诊断指标。尿微量白蛋白也见于大多数肾小球疾病、肾小管间质疾病、肥胖、高脂血症及剧烈运动、饮酒等。

（四）尿特种蛋白

常检测尿 α_1 微球蛋白、β_2 微球蛋白、白蛋白、转铁蛋白、免疫球蛋白及补体 C_3。

α_1 微球蛋白、β_2 微球蛋白的分子量分别为 2.7 万、1.18 万，属小分子蛋白；白蛋白、转铁蛋白的分子量分别为 6.6 万、7.9 万，属中分子蛋白；IgG、IgA、IgM 和 C_3 的分子量分别为 16 万、17 万、90 万和 18.5 万，属大分子蛋白。正常情况下肾小球基底膜上皮细胞为精细滤器，血浆蛋白质小于 6 万，半径小于 3.5nm 才能通过。α_1 微球蛋白、β_2 微球蛋白可自由通过正常肾小球滤过膜，但几乎全部被肾小管重吸收；白蛋白、转铁蛋白很难通过正常肾小球滤过膜，尿中极少；大分子蛋白不能通过正常肾小球滤过膜。当肾小球病变时，因毛细血管壁增厚、变形、断裂、结构破坏，尿液内可出现以上成分。检测尿特种蛋白主要在于分析蛋白尿组分的性质，进行蛋白尿选择性和非选择性分析，从而有助于病情轻重、治疗效果及预后的判断。

【临床意义】 ①微小病变性肾病和肾小管疾病如急性肾盂肾炎、中毒性肾病等，常出现中、小分子量蛋白，表现为选择性蛋白尿。②肾小球损害：如各类肾小球肾炎、肾病综合征等，常出现中、大分子量蛋白，表现为非选择性蛋白尿。尿 IgM 增高，提示肾小球滤过膜损害严重，治疗效果及预后差。③整个肾单位受损：如慢性肾小球肾炎晚期、严重间质性肾炎累及肾小球以及慢性肾衰竭等，常出现混合性蛋白尿。

（五）尿蛋白选择性指数测定

尿蛋白选择性指数（selective proteinuria index，SPI）反映肾小球滤过膜对血浆中各种不同分子量蛋白质的滤过差异。肾小球病变轻，滤过膜"漏洞"小，仅小分子量蛋白质可通过；肾小球病变重，滤过膜"漏洞"大，大、中、小分子量蛋白质均可通过。测定转铁蛋白（中分子）、IgG（大分子），反映肾小球滤过膜的孔径屏障，以孔径 SPI 表示；用分子量相近而带电荷不同的胰型和唾液型淀粉酶同工酶，反映肾小球滤过膜的电荷屏障，以电荷 SPI 表示。

【参考值】 孔径 SPI：≤0.1 为高选择性，0.1~0.2 为中度选择性，>0.2 为非选择性。

电荷 SPI：<1 为正常，≥1 提示肾小球滤过膜的电荷屏障受损。

【临床意义】 尿蛋白选择性指数可较客观地反映肾小球病变的轻重程度。高选择性蛋白尿提示病变轻，如微小病变性肾病，一般对糖皮质激素敏感，预后较好；非选择性蛋白尿提示病变较重，如系膜毛细血管性肾炎等，对糖皮质激素治疗反应差，预后不良。肾小球滤过膜的电荷屏障受损常见于微小病变性肾病。

NOTE

肾静脉栓塞、肾淀粉样变性和遗传性肾病患者的蛋白尿虽为高选择性，但对糖皮质激素和免疫抑制剂无效。

（六）尿纤维蛋白降解产物

纤维蛋白原或纤维蛋白在纤维蛋白溶酶的作用下产生纤维蛋白降解产物（FDP）。肾小球病变时，由于局部凝血、微血栓形成，滤过膜通透性改变，尿中出现 FDP。弥散性血管内凝血（DIC）及纤溶性疾病，血液中 FDP 增加，尿中亦可出现 FDP。

【参考值】 FDP 阴性。

【临床意义】 ①原发性肾小球疾病尿内出现 FDP 并有进行性升高，说明肾脏病变在进行性发展，预后较差；同时提示肾小球内有局部凝血等变化，是抗凝治疗的指征。②尿 FDP 阳性还见于 DIC、原发性纤溶性疾病及肾肿瘤等。

（七）尿溶菌酶

溶菌酶（lysozyme）来自单核细胞、中性粒细胞，是一种能溶解某些细菌的酶类。其分子量小，为 1.4 万 ~1.5 万，可自肾小球基底膜滤出，90% 以上可被肾小管重吸收，所以尿液中很少或无溶菌酶。肾小管损害时，重吸收溶菌酶减少，尿溶菌酶升高。故尿溶菌酶测定是衡量肾小管重吸收功能的指标。

【参考值】 血清 4~20mg/L；尿液 0~2mg/L。

【临床意义】 ①肾小管疾病：如炎症、中毒时，尿溶菌酶升高。可作为肾小管及肾小球病变的鉴别指标。②判断预后：急性肾小管坏死时，尿溶菌酶逐渐升高并持续不下降，预后差，反之预后好。慢性肾小球肾炎、肾衰竭时，尿溶菌酶升高，预后差。③急性单核细胞白血病时，血、尿溶菌酶增加，而急性淋巴细胞白血病时，血、尿溶菌酶可正常。

七、泌尿系统常见疾病的尿液特点

泌尿系统常见疾病的尿液特点见表 15-1。

表 15-1   泌尿系统常见疾病尿液特点

病名	颜色	比重	蛋白定性	红细胞	白细胞	管型	蛋白尿性质
急性肾小球肾炎	深黄色或洗肉水样	1.020~1.030	+~++	多量，变形红细胞为主	少量	透明管型及细颗粒管型为主，可见红细胞及肾小管上皮细胞管型	肾小球性蛋白尿
慢性肾小球肾炎	淡黄	1.010~1.020	++~+++	少量，变形红细胞为主	少量	细、粗颗粒管型，偶见脂肪管型、蜡样管型	混合性蛋白尿
肾病综合征	淡黄	1.020~1.040	+++~++++	少量	少量	脂肪管型、细粗颗粒管型	肾小球性蛋白尿（选择性或非选择性）
急性肾盂肾炎	淡黄或血色	1.010~1.020	±~+	少量或多量	多量	白细胞管型	肾小管性蛋白尿
慢性肾盂肾炎	浅黄	1.010~1.020	+~++	少量	多量	可见白细胞管型、粗颗粒管型	肾小管性蛋白尿，晚期为混合性蛋白尿
急性膀胱炎	淡黄或血色	1.015~1.025	+	少量或多量	多量	无	偶然性蛋白尿

第二节　粪便检查

粪便（feces）由已消化的和未消化的食物残渣、消化道分泌物、黏膜脱落物、细菌、无机盐和水等组成。粪便检查临床应用于：

1. 诊断和鉴别诊断肠道感染性疾病，如肠炎、细菌性痢疾、阿米巴痢疾、霍乱、假膜性肠炎、肠伤寒等。

2. 诊断肠道寄生虫病，如蛔虫病、钩虫病、鞭虫病、蛲虫病、姜片虫病、绦虫病、血吸虫病等。

3. 根据粪便的性状、组成而粗略判断胃肠、胰腺、肝胆的功能情况。

4. 检测肠道隐血、查找癌细胞诊断消化道肿瘤。

5. 根据粪便颜色、胆色素试验鉴别诊断黄疸。

一、标本采集

1. 常规检查标本

（1）粪便标本应新鲜，盛器要洁净干燥，不可混入尿液、消毒液或其他杂物。做细菌学检查时应将标本盛于加盖无菌容器内立即送检。

（2）采集标本应选取有黏液、脓血的部分，若无，则从粪面、深处及粪端等多处取材。一般检查留取指头大小粪便即可，如孵化血吸虫毛蚴最好留取全份大便。

（3）无粪便而又必须检查时，可经肛门指诊或采便管获取粪便。

2. 寄生虫检查标本

（1）对某些寄生虫及虫卵的初筛检测，应三送三检，以提高检出率，因许多肠道寄生虫和某些蠕虫卵都有周期性排出现象。

（2）检查阿米巴滋养体时，应于排便后立即取材送检，寒冷季节标本注意保温。

（3）检查蛲虫卵需用透明胶纸拭子，于清晨排便前自肛周皱襞处拭取标本镜检。

二、一般性状检查

1. 量

健康成人大多每日排便一次，其量为100~300g。若食物以细粮及肉类为主者，粪质细腻而量少；进食粗粮而纤维含量又较多者，则粪便量较多；当胃肠、胰腺有病变或其功能紊乱时，则排便次数及粪量可增多，也可减少。

2. 颜色及性状

正常成人的粪便为黄褐色圆柱状软便，婴儿粪便呈黄色或金黄色。病理情况可见以下改变：

（1）水样或粥样稀便：常因肠蠕动亢进或肠黏膜分泌过多所致。见于各种感染性或非感染性腹泻，如急性胃肠炎、甲亢等。大量黄绿色稀汁样便并含有膜状物，见于假膜性肠炎；艾滋病患者伴肠道隐孢子虫感染时，排大量稀水样便；副溶血性弧菌食物中毒时，排洗肉水样便；出血坏死性肠炎时，排红豆汤样便。

（2）米泔样便：粪便呈白色淘米水样，含黏液片块，量大。见于霍乱患者。

（3）黏液脓性或黏液脓血便：说明下段肠道有病变，常见于痢疾、溃疡性结肠炎、克罗恩病、直肠癌等。黏液、脓、血的多少取决于炎症的性质及程度。阿米巴痢疾以血为主，呈暗红色果酱样；细菌性痢疾则以黏液及脓为主，脓中带血。

（4）冻状便：呈黏冻状、膜状或纽带状，见于肠易激综合征，也可见于某些慢性细菌性痢疾。

（5）鲜血便：多见于肠道下段出血，如直肠息肉、直肠癌、肛裂及痔疮等。痔疮出血，血液滴于粪便之上，其他疾患则鲜血附着于粪便表面。

（6）柏油样便：色黑、质软而富有光泽，宛如柏油，见于各种原因所致的上消化道出血。服用铁剂、活性炭、铋剂、动物血及肝等，也可使粪便呈黑色，应注意鉴别。

（7）灰白色便：胆管阻塞时，尿胆原减少，以致粪胆素相应减少，见于阻塞性黄疸。灰白色便也见于服钡餐或硅酸铝后。

（8）细条状便：粪便呈扁带状或细条状，提示直肠狭窄，多见于直肠癌。

（9）绿色粪便：乳儿粪便稀而带绿色或见有黄白色乳凝块均提示消化不良。

（10）羊粪样便：粪便干结坚硬呈圆球状或羊粪状，有时呈硬条状便。常因习惯性便秘，粪便在结肠内停留时间过久，水分被过度吸收所致。多见于老年人及经产妇排便无力者。

3. 气味　正常粪便因含有蛋白质分解产物——吲哚、粪臭素、硫醇、硫化氢等而有臭味，肉食者味浓，素食者味淡。慢性肠炎、胰腺疾病，尤以直肠癌溃烂继发感染时有恶臭，阿米巴痢疾时有特殊的腥臭。脂肪和碳水化合物消化或吸收不良时粪便呈酸臭味。

4. 寄生虫体　蛔虫、蛲虫、绦虫节片等较大虫体肉眼即可分辨，钩虫体则需将粪便冲洗过滤后方易找到。

5. 结石　粪便中可见胆石、胰石、胃石、粪石等，最重要的是胆结石，一般需用铜筛淘洗后方易找到。

三、显微镜检查

一般用生理盐水涂片即可，查阿米巴包囊时可加做碘液法，涂片后覆以盖玻片镜检。

1. 细胞

（1）白细胞：主要指中性粒细胞，正常粪便中偶见，肠道发生炎症时增多，其数量多少与炎症轻重程度有关。大量白细胞出现见于急性菌痢、溃疡性结肠炎。过敏性结肠炎、肠道寄生虫病时可见较多的嗜酸性粒细胞。

（2）红细胞：正常粪便中无红细胞，肠道下段炎症或出血时可见，如痢疾、溃疡性结肠炎、结肠癌、痔疮出血、直肠息肉等。阿米巴痢疾粪便中红细胞多于白细胞，细菌性痢疾粪便中红细胞少于白细胞。

（3）巨噬细胞（大吞噬细胞）：为一种吞噬较大异物颗粒的大单核细胞，胞体较中性粒细胞为大，核形多不规则。见于细菌性痢疾和溃疡性结肠炎。

（4）肠黏膜上皮细胞：正常粪便中见不到，结肠炎、假膜性肠炎时可见增多。

（5）肿瘤细胞：乙状结肠癌、直肠癌患者血性粪便涂片可找到成堆的癌细胞。

2. 食物残渣　正常粪便中的食物残渣是已充分消化后的无定形小颗粒，仅偶见淀粉颗粒和脂肪小滴等。

（1）淀粉颗粒：腹泻者易见到，慢性胰腺炎、胰腺功能不全时增多。

（2）脂肪小滴：在肠蠕动亢进、腹泻及胰腺外分泌功能减退时可见增多，尤其是慢性胰腺炎、胰头癌时。消化吸收不良综合征时脂肪小滴的量更多，且可见较多的脂肪酸结晶。

（3）结缔组织：胃蛋白酶缺乏时，粪便中出现较多结缔组织。

（4）肌肉纤维：多量出现时提示蛋白质消化不良，常见于胰腺外分泌功能减退。

（5）植物细胞及植物纤维：肠蠕动亢进、腹泻时增多。

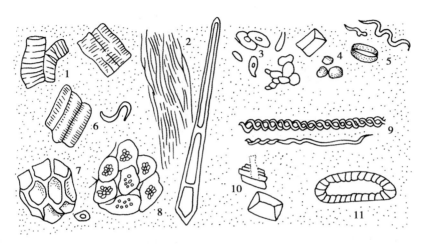

图 15-6　粪便内细胞及食物残渣
1. 肌肉纤维　2. 结缔组织　3. 上皮细胞　4. 脂肪滴　5. 植物的螺旋形管　6~8. 植物细胞　9. 植物毛　10. 三磷酸盐结晶　11. 石细胞

3. 寄生虫和寄生虫卵　主要靠镜检查找虫卵、原虫滋养体及其包囊。为提高虫卵的检出率，需行各种集卵法，还可用毛蚴孵化法检查血吸虫、钩虫和粪类圆线虫等。粪便中有意义的原虫主要是阿米巴滋养体及其包囊。阿米巴分为溶组织阿米巴和结肠阿米巴（图 15-7），前者具有病理意义。蓝氏贾第鞭毛虫可引起慢性腹泻、胆囊炎，可在粪便中找到其滋养体。隐孢子虫为艾滋病患者及儿童腹泻的重要病原体，从粪便中可查出其卵囊。粪便中常见的寄生虫卵形态见图 15-8。

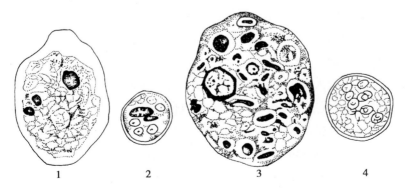

图 15-7　溶组织阿米巴和结肠阿米巴
1. 溶组织阿米巴滋养体　2. 溶组织阿米巴包囊　3. 结肠阿米巴滋养体　4. 结肠阿米巴包囊

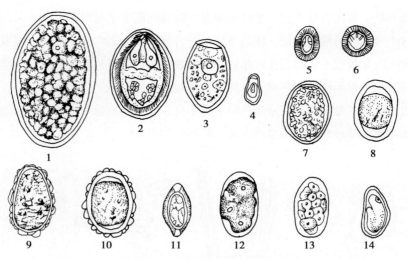

图 15-8 常见人体寄生虫卵

1. 姜片虫 2. 日本血吸虫 3. 卫氏并殖吸虫（又称肺吸虫） 4. 华支睾吸虫 5. 牛带绦虫 6. 猪带绦虫 7. 阔节裂头绦虫 8. 蛔虫（无外膜卵） 9. 蛔虫（变态卵） 10. 蛔虫（常态卵） 11. 鞭虫 12、13. 钩虫 14. 蛲虫

四、化学检查

1. 隐血试验　当胃肠道少量出血时，粪便外观不显血色，这类出血称为隐血。镜检不能证实，而必须用化学方法加以检测，称为隐血试验（occult blood test, OBT）。粪便标本采集前，患者应素食 3 天，并禁服铁剂及维生素 C，避免出现假阳性反应。口腔出血或消化道出血被咽下后，可呈阳性反应，临床也应注意鉴别。

正常人粪便隐血试验为阴性。阳性常见于消化性溃疡的活动期、胃癌、钩虫病、消化道炎症（急性胃黏膜病变、肠结核、溃疡性结肠炎）以及出血性疾病等。消化性溃疡隐血试验呈间断阳性，消化道癌症呈持续性阳性，故本试验对消化道出血的诊断及消化道肿瘤的普查、初筛和监测均有重要意义。

近年来本试验用免疫学检查法可鉴别消化道出血的部位，灵敏性高，特异性好。所用抗体有两种：一种为抗人血红蛋白抗体，可检出消化道任何部位的出血；另一种为抗人红细胞基质抗体，可检出下消化道的出血，因上消化道出血经消化酶作用后其红细胞基质已被消化殆尽。抗人血红蛋白抗体阳性而抗人红细胞基质抗体阴性，提示上消化道出血；抗人血红蛋白抗体及抗人红细胞基质抗体均阳性，提示下消化道出血。

2. 胆色素试验　正常人粪中无胆色素而有粪（尿）胆原及粪（尿）胆素。乳幼儿因正常肠道菌群尚未建立，或成人于应用大量抗生素后，此时胆红素未能或未被肠道细菌还原成粪胆原，而使粪便呈金黄色或深黄色，胆红素定性试验阳性。阻塞性黄疸时，排向肠道的胆汁减少，甚至消失，导致粪胆原和粪胆素含量明显减少或缺如，故粪便呈淡黄色乃至灰白色。溶血性疾病病人的粪便因粪胆原、粪胆素含量增多，每呈深黄色。

五、细菌学检查

细菌占粪便干重的 1/3，大肠埃希菌、厌氧菌和肠球菌是成人粪便中主要正常菌群，产气杆菌、变形杆菌、铜绿假单胞菌（又称绿脓杆菌）多为过路菌，此外还有少量芽孢菌和酵母菌，这些细菌的出现均无临床意义。正常菌群消失或比例失调，可由应用大量抗生素引起。

　　肠道致病菌的检测主要靠直接涂片镜检和细菌培养与鉴定。如粗筛霍乱弧菌，可做粪便悬滴和涂片染色检查。怀疑假膜性肠炎时，涂片染色后查找葡萄球菌、白色念珠菌及厌氧性难辨芽孢梭菌等。怀疑肠结核时行抗酸染色后查找分枝杆菌。若能进行粪便培养（普通培养、厌氧培养或结核培养）则更有助于确诊和菌种鉴定。

第三节　痰液检查

　　痰液（sputum）是肺泡、支气管和气管所产生的分泌物。生理情况下甚少；在呼吸道黏膜受理化、过敏、感染等刺激时，分泌物增多，痰量增加。痰液主要由黏液和炎性分泌物组成，也可含有多种病理成分，如致病菌、寄生虫、血液、肿瘤细胞等。痰液检查临床应用于：

　　1. 确诊某些呼吸系统疾病：如普通细菌、结核菌、厌氧菌、支原体等肺部感染性疾病的病原学诊断；肺吸虫、卡氏肺孢子虫病、阿米巴肺脓肿等肺部寄生虫病的诊断；痰液细胞学检查对肺癌的诊断等。

　　2. 辅助诊断某些呼吸系统疾病，如支气管哮喘、支气管扩张症、慢性支气管炎等。

　　3. 根据痰量和性状的变化观察呼吸系统疾病的疗效和判断预后等。

一、标本采集

　　标本采集时应注意避免混入唾液和鼻咽分泌物。一般以清晨第一口痰为宜，患者先漱口，然后用力咳出气管深处痰液。对无痰或痰少患者，可给予化痰药物，应用超声雾化吸入法，使痰液稀释，易于咳出。昏迷患者可于清理口腔后，用负压吸引法吸取痰液。做24小时痰量和分层检查时，应嘱病人将痰吐在无色广口瓶内，加少许防腐剂（石炭酸）防腐。做细胞学检测时，每次咳痰 5~6 口，痰量约 5mL，或收集上午 9~10 时的新鲜痰液送检。做细菌培养时，需用无菌容器留取并及时送检。

二、一般性状检查

　　1. 痰量　正常人无痰或仅少量黏液样痰。痰量增多见于肺脓肿、慢性支气管炎、支气管扩张症、肺脓肿、肺结核等。一般情况下，细菌感染较病毒感染时痰多，慢性炎症较急性炎症时痰多。肺脓肿或脓胸向支气管破裂时，痰量可突然增加并呈脓性。在疾病过程中如痰量逐渐增多，表示病情加重，反之，则表示病情好转。

　　2. 颜色　正常人可咳出少量痰，为无色或灰白色。病理性痰液颜色有以下变化：

　　（1）红色或红棕色痰：表示痰内有血细胞或血红蛋白成分。肺结核、支气管扩张症、肺癌等疾病，可出现鲜红色痰；肺炎链球菌肺炎、肺梗死等，痰中血红蛋白变性，出现铁锈色痰；急性肺水肿患者痰呈粉红色泡沫状。

　　（2）黄色、黄绿色脓性痰：提示呼吸系统有化脓性感染。化脓性支气管炎、金黄色葡萄球菌肺炎、支气管扩张症、肺脓肿等，痰呈黄色脓性；铜绿假单胞菌感染或干酪性肺炎，痰呈黄绿色脓性。

NOTE

（3）棕褐色痰：见于肺阿米巴脓肿、慢性充血性心力衰竭肺淤血时。

3. 性状

（1）黏液性：痰液黏稠，略呈灰白色。见于支气管炎、支气管哮喘、肺炎早期等。

（2）浆液性：呈稀薄泡沫状。见于肺水肿，因血浆渗入肺泡内所致。

（3）脓性：黄色、黄绿色，混浊，含大量脓细胞，提示化脓性感染。见于肺脓肿、支气管扩张症及脓胸向肺内破溃等。大量脓痰久置可分三层，上层为泡沫黏液，中层为浆液，下层为脓细胞及坏死组织。

（4）血性：痰内混有血丝或血块，为喉以下的呼吸器官出血所致。见于肺结核、支气管扩张症、肺癌等。

4. 气味　正常人痰少且无气味。血腥味痰为出血所致，见于肺结核、肺癌等；肺脓肿、支气管扩张合并厌氧菌感染时痰液有恶臭味；晚期肺癌的痰液有特殊臭味。

5. 异物

（1）支气管管型（bronchial cast）：是由纤维蛋白、黏液等在支气管内形成的灰白色树枝状体，如混有血红蛋白则呈红色或红棕色，在新咯出的痰内常卷曲或呈球形或呈块状，如将其浮于盐水中则迅速展开成树枝状。见于慢性支气管炎、肺炎等。

（2）硫黄样颗粒（sulfur granule）：肉眼可见，形似硫黄，约粟粒大小，为放射菌的菌丝团。压片镜检可见菌丝放射状排列呈菊花形。见于放线菌病患者。

（3）Dittrich 痰栓：是肺组织坏死的崩解产物，形似干酪或豆渣样，多见于肺坏疽、肺结核患者。取该痰栓小块涂片，检查结核杆菌阳性率较高。

（4）肺钙石（lung calculus）：可能为肺结核干酪样物质钙化形成，亦可由侵入肺内的异物钙化产生。

三、显微镜检查

1. 非染色涂片检查　正常人痰内可有少量白细胞及上皮细胞。

（1）白细胞、脓细胞：痰中出现大量中性粒细胞（或脓细胞）表示呼吸系统有化脓性感染；嗜酸性粒细胞增多见于支气管哮喘、过敏性支气管炎及肺吸虫病；淋巴细胞增多见于肺结核患者。

（2）红细胞：出现多量红细胞见于呼吸道疾病及出血性疾病所致的肺、气管或支气管出血等，也可见于急性肺水肿。

（3）上皮细胞：鳞状上皮细胞增多，见于急性喉炎和咽炎；柱状上皮细胞增多，见于支气管炎、支气管哮喘等。

（4）肺泡巨噬细胞（pulmonary alveolar macrophage）：吞噬含铁血黄素的巨噬细胞称含铁血黄素细胞，又称心力衰竭细胞，见于心力衰竭引起的肺淤血、肺梗死及肺出血患者。吞噬炭粒者称为炭末细胞，见于炭末沉着症及吸入大量烟尘者。

（5）夏科莱登（Charcol–Leyden）结晶：为无色透明、两端尖形八面体状结晶，可能来自嗜酸性粒细胞，常见于支气管哮喘及卫氏并殖吸虫病（又称肺吸虫病）。

（6）库什曼（Curshman）螺旋体：是由气流对黏液丝多次扭转而成，见于支气管哮喘等，常与夏科莱登结晶、嗜酸性粒细胞同时出现。

（7）寄生虫及其虫卵：查到溶组织阿米巴滋养体可诊断阿米巴肺脓肿或阿米巴肝脓肿穿破入肺，肺吸虫病痰中可查到肺吸虫卵。偶可见钩虫蚴、蛔虫蚴及肺包囊虫病的棘球蚴等。

2. 染色标本检查　包括革兰（Gram）染色、荧光染色、抗酸染色、苏木精 – 伊红（hemotoxylin-eosin，HE）染色及巴氏（Papanicolaou）染色法等，染色后能比较清楚地显示细胞结构或细菌，主要用于癌细胞和细菌检查。革兰染色，用于检测细菌和真菌。抗酸染色，用于检测结核杆菌。荧光染色，用于检测真菌和支原体等。如临床疑及肺癌，患者痰液从深部咳出，及时送检，用巴氏或 HE 染色，应连续多次查痰找癌细胞。

四、免疫学检查

健康人痰中可查到分泌型 IgA（sIgA）。sIgA 减少，提示呼吸道黏膜抵抗力下降，易发生感染。痰中 sIgE 增多，见于支气管哮喘、过敏性肺炎患者。

五、微生物学检查

呼吸系统感染时，痰中可查到相应的病原微生物，如细菌、真菌和支原体等，一般进行涂片染色镜检即可，必要时进行痰培养并加药物敏感试验。用咳痰法留取标本时，应先用消毒液充分漱口。进行厌氧菌培养时，必须用环甲膜穿刺取痰。必要时可采集支气管肺泡灌洗液进行细菌培养。痰培养应争取在应用抗生素之前进行。

第四节　浆膜腔积液检查

人体的胸腔、腹腔、心包腔统称为浆膜腔。生理情况下，腔内有少量液体，由壁层浆膜产生，脏层浆膜回吸收，正常成人胸腔液 <20mL，腹腔液 <50mL，心包腔液 10~50mL，在腔内起润滑作用。病理情况下，腔内液体过多潴留，称为浆膜腔积液（serous membrane fluid）。

浆膜腔积液检测临床应用于：

（1）鉴别漏出液与渗出液：实验室各项指标检测，有助于鉴别漏出液和渗出液，并有助于推断可能的病因。细菌、寄生虫、肿瘤细胞、酶活性检测等，有助于诊断渗出液的病因。

（2）治疗浆膜腔积液相关疾病：穿刺抽液可以减轻大量积液引起的临床症状。结核性浆膜腔积液，穿刺抽液配合化疗可加速积液吸收，减少浆膜增厚。浆膜腔内药物注射可对某些浆膜疾病进行治疗。

一、分类及发生机制

（一）漏出液

漏出液（transudate）为非炎性积液。形成原因主要有：

1. 血浆胶体渗透压降低　维持血浆胶体渗透压的主要成分是白蛋白，当血浆白蛋白低于 25g/L 时，液体进入组织间隙或浆膜腔形成积液，见于肝硬化、肾病综合征、重度营养不良等。

2. 毛细血管内流体静脉压升高　任何原因引起的毛细血管内流体静脉压升高都可使过多

的液体滤出，进入组织间隙或浆膜腔形成积液，见于慢性充血性心力衰竭、缩窄性心包炎、静脉栓塞等。

3. 淋巴管阻塞　淋巴管发生阻塞或受压，导致淋巴回流受阻，使组织间隙胶体渗透压升高，引起液体积聚，见于肿瘤压迫、丝虫病等。

前两者常表现为浆膜腔积液，且伴组织间液增多引起的水肿。

（二）渗出液

渗出液（exudate）多为炎性积液，主要因为血管通透性增加导致。在炎症介质的作用下血管壁通透性增加，血液中大中小分子物质如白蛋白、球蛋白、纤维蛋白原及各种细胞成分都能渗出血管壁而形成积液。

1. 感染性　各种病原体（化脓菌、分枝杆菌、病毒或支原体等）感染，如结核性胸膜炎、结核性腹膜炎等。

2. 非感染性　①化学因素：如血液、尿液、胆汁、胃液、胰液等化学因素的刺激。②恶性肿瘤：瘤细胞产生血管活性物质或发生浸润性阻塞等，也常引起渗出性积液。③风湿热、系统性红斑狼疮及外伤等。

二、标本采集

对积液部位进行无菌操作穿刺收集标本。一般留取两份标本，一份加抗凝剂（3.8% 枸橼酸钠），用作常规、细菌学检验或生化检验；另一份不加抗凝剂，以观察有否凝固现象。为防止细胞变性、出现凝块或细菌破坏溶解等，标本留取后应立即送检。

三、一般性状检查

1. 颜色　漏出液多为淡黄色。渗出液的颜色因病因不同而变化。红色渗出液，见于恶性肿瘤、结核病急性期、风湿性疾病及出血性疾病、外伤或内脏损伤等；黄色脓性渗出液见于化脓性细菌感染；绿色渗出液常见于铜绿假单胞杆菌感染；乳白色渗出液多见于胸导管或淋巴管阻塞等。

2. 透明度　漏出液多清澈透明或微浊；渗出液因含大量细胞及细菌成分而呈不同程度的混浊。

3. 比重　漏出液比重多在 1.015 以下；渗出液因含较多的蛋白及细胞等，比重多高于 1.018。

4. 凝固性　漏出液因含纤维蛋白原少，故不易凝固；渗出液中含有较多纤维蛋白原及组织裂解产物等，易于凝固。但当渗出液内含大量纤溶酶时，也可不凝固。

四、化学检查

1. 黏蛋白定性试验（Rivalta 试验）　浆膜上皮细胞受炎症刺激产生大量黏蛋白，这种蛋白是一种酸性糖蛋白，其等电位点为 pH 3~5，在酸性环境下会产生白色云雾状沉淀。漏出液黏蛋白含量少，多为阴性反应；渗出液中含有大量黏蛋白，多呈阳性反应。

2. 蛋白定量试验　漏出液蛋白总量多 <25g/L，渗出液蛋白总量多大于 30g/L。如蛋白质含量在 25~30g/L 之间，可采用蛋白电泳的方法进一步鉴别积液性质。漏出液中球蛋白等大分子

蛋白比例低于血浆，而白蛋白比例相对较高；渗出液中大分子蛋白比例显著高于血浆。近年研究表明，计算积液总蛋白与血清总蛋白比例，对积液性质鉴别诊断正确率很高。积液与血清总蛋白之比 <0.5，提示为漏出液；>0.5，提示为渗出液。

3. 葡萄糖测定　漏出液中葡萄糖含量与血糖近似，渗出液中葡萄糖常因某些细菌或细胞酶分解而减少。如化脓性浆膜腔积液中，糖含量明显减少甚至无糖；结核性渗出液、癌性积液、类风湿性浆膜腔积液，糖含量也可减少。

4. 乳酸测定　乳酸测定有助于渗出液与漏出液的鉴别。感染时，细菌将葡萄糖分解成乳酸，使积液中乳酸含量增加。当乳酸含量 >10mmol/L 时，高度提示细菌感染。风湿性疾病、心功能不全及恶性肿瘤引起的积液中乳酸含量可见轻度增高。

5. 酶学测定

（1）乳酸脱氢酶（lactate dehydrogenase，LDH）：LDH 广泛存在于人体各组织中，在炎症或组织损伤时，可以从组织细胞中逸出。LDH 测定有助于渗出液与漏出液的鉴别诊断，漏出液 <200U/L，渗出液 >200U/L。其活性越高，表明炎症越明显。化脓性积液 LDH 活性最高，可达正常血清的 30 倍，癌性积液次之，结核性积液活性略升高。积液与血清 LDH 比值 <0.6，提示为漏出液；>0.6，提示为渗出液。

（2）溶菌酶（lysozyme，LZM）：LZM 主要存在于单核细胞、巨噬细胞、中性粒细胞及类上皮细胞溶酶体内，淋巴细胞和肿瘤细胞中无溶菌酶。感染性积液溶菌酶含量增高，尤其是结核性积液中溶菌酶与血清的比值大于 1.0，而恶性积液中溶菌酶与血清的比值小于 1.0。故检测积液中 LZM 有助于良恶性积液的鉴别。

（3）腺苷脱氨酶（adenosine，ADA）：ADA 在结核性积液中活性明显增加，常大于 40U/L，癌性次之，漏出液最低。ADA 可作为抗结核疗效观察指标，当抗结核药物治疗有效时，积液中的 ADA 活性随之下降。

（4）淀粉酶（amylase，AMY）：胰腺炎导致的腹腔积液中 AMY 活性增高，可达血清 AMY 的数倍至数十倍。食道破裂时，唾液经食道穿孔进入胸腔，使胸腔积液中 AMY 活性升高，因此检查胸腔积液中 AMY 对食道穿孔的早期诊断有意义。此外，恶性肿瘤引起的积液中 AMY 活性亦可升高。

五、显微镜检查

1. 白细胞计数及分类计数　漏出液中细胞数常 <100×10^6/L，主要为间皮细胞和淋巴细胞；渗出液中细胞数常 >500×10^6/L。渗出液病因不同，细胞增多的种类也不同。①中性粒细胞增多，见于化脓性感染或结核性感染早期。②淋巴细胞增多，见于慢性感染，如结核、梅毒、肿瘤、结缔组织病等。③嗜酸性粒细胞增多，见于过敏性疾病和寄生虫病等。④其他细胞：红细胞增多，见于恶性肿瘤、结核或穿刺损伤等；间皮细胞增多，见于炎症、淤血、恶性肿瘤或浆膜受理化刺激、机械损伤等。

2. 脱落细胞检测　在浆膜腔积液中检出恶性肿瘤细胞是诊断恶性肿瘤的重要依据。其阳性率与肿瘤的部位、类型及标本收集有关，并随检查次数增多而提高。

3. 寄生虫检测　丝虫感染时，可在乳糜样浆膜腔积液中查到微丝蚴；阿米巴原虫感染时，可在积液中找到阿米巴滋养体；包虫感染时，可查出棘球蚴的头节和小钩。

NOTE

六、细菌学检查

漏出液一般无须进行细菌学检查，若怀疑为渗出液，则应经无菌操作离心沉淀，取沉淀物涂片染色查病原菌，必要时可进行细菌培养或动物接种以明确诊断。培养出细菌后做药敏试验可为临床诊断和治疗提供依据。

七、漏出液与渗出液的鉴别要点

漏出液与渗出液的鉴别要点见表15-2。

表 15-2　漏出液与渗出液的鉴别要点

	漏出液	渗出液
原因	非炎症性	炎症、肿瘤或物理化学刺激
外观	淡黄、浆液性	可为黄色、脓性、血性、乳糜性
透明度	透明或微混	多混浊
比重	<1.015	>1.018
凝固	不自凝	能自凝
黏蛋白定性	阴性	阳性
蛋白质定量	<25g/L	>30g/L
葡萄糖定量	与血糖相近	常低于血糖水平
积液/血清总蛋白比值	<0.5	>0.5
积液/血清 LDH 比值	<0.6	>0.6
LDH	<200U/L	>200U/L
pH	>7.4	<7.2
细胞计数	常 $<100 \times 10^6$/L	常 $>500 \times 10^6$/L
细胞分类	以淋巴、间皮细胞为主	不同病因，分别以中性粒细胞或淋巴细胞为主
细菌检查	阴性	可找到致病菌
细胞学检查	阴性	可找到肿瘤细胞

第五节　脑脊液检查

脑脊液（cerebrospinal fluid，CSF）是循环流动于脑室和蛛网膜下腔及脊髓中央管内的一种无色透明液体，主要由脑室系统脉络丛产生，经蛛网膜绒毛回吸收入静脉。正常成人脑脊液容量为90~150mL（平均130mL），新生儿为10~60mL。脑脊液的主要功能包括：①为脑和脊髓提供营养物质并运走代谢产物。②保护脑和脊髓免受外界震荡损伤。③调节颅内压力以维持颅内压稳定。④调节神经系统碱储量，维持酸碱平衡。

正常情况下，血液中的某些物质进入脑脊液具有选择性，这种功能称为血脑屏障（blood-cerebrospinal fluid barrier，BCB）。中枢神经系统炎症、肿瘤、水肿、损伤、出血、缺氧和阻塞等使血脑屏障被破坏，通透性增加，可引起脑脊液性状、成分及颅内压的改变。脑脊液检查临床应用于：

（1）中枢神经系统感染性疾病的诊断与鉴别诊断：根据脑脊液不同特点，诊断和鉴别诊断化脓性脑膜炎、结核性脑膜炎、隐球菌性脑膜炎和病毒性脑膜炎等。

（2）脑血管疾病的诊断与鉴别诊断：根据脑脊液颜色、细胞等不同特点，提示为出血性脑病（脑出血或蛛网膜下腔出血）或缺血性脑病。

（3）协助脑部肿瘤的诊断：脑脊液中找到原始或幼稚白细胞，可确诊为脑膜白血病。脑脊液出现细胞蛋白分离现象、查到肿瘤细胞等，则有利于脑部肿瘤的诊断。

（4）中枢神经系统疾病的治疗及疗效观察：脑膜白血病可以鞘内注射化疗药物，隐球菌性脑膜炎可鞘内注射两性霉素 B 等，并可动态观察脑脊液，判断治疗效果。

一、适应证及标本采集

1. 适应证　①疑有中枢神经系统感染、出血及恶性肿瘤需明确诊断者。②有剧烈头痛、抽搐、昏迷及瘫痪等表现而原因未明者。③疑为脱髓鞘疾病者。④中枢神经系统疾病需椎管内给药者。⑤中枢神经系统手术前的常规检查。⑥动态观察 CSF 帮助判断病情变化以指导治疗。

2. 标本采集　一般通过腰椎穿刺术，特殊情况下可采用小脑延髓池或脑室穿刺术取得标本。穿刺后先做压力测定，然后将脑脊液分别收集于 3 个无菌试管中，每管 1~2mL，总量不超过 5mL。第一管做细菌学检查，第二管做化学及免疫学检查，第三管做细胞学检查。如疑有恶性肿瘤，另留一管做脱落细胞学检查。标本收集后应立即送检，以免放置过久导致细胞破坏、葡萄糖分解或形成凝块等影响检查结果。

二、检查项目

（一）一般性状检查

1. 颜色　正常脑脊液为无色透明液体。病理状态下脑脊液颜色可能发生如下变化：

（1）红色：常由出血引起，主要见于穿刺损伤、蛛网膜下腔或脑室出血。穿刺损伤者第一管为血性，以后两管颜色逐渐变浅，离心后管底有红细胞沉积，上清液呈无色透明状。蛛网膜下腔或脑室出血三管均呈血性，离心后上清液呈淡红色或黄色。

（2）黄色：又称黄变症（xanthochromia）。常见病因：①陈旧性蛛网膜下腔出血，进入脑积液的红细胞破坏后，血红蛋白发生变性。②脊髓肿瘤压迫导致椎管阻塞造成脑脊液浓缩或多神经炎、脑膜炎时脑脊液蛋白质含量异常增高。③血胆红素升高性疾病导致脑脊液胆红素异常增高，使脑脊液黄染。

（3）乳白色（或米汤样）：常由白（脓）细胞增多引起，见于各种化脓菌感染引起的脑膜炎。

（4）微绿色：见于铜绿假单胞菌、肺炎链球菌、甲型链球菌感染引起的脑膜炎等。

（5）褐色或黑色：见于脑膜黑色素瘤等。

2. 透明度　正常脑脊液清亮透明。病毒性脑膜炎、流行性乙型脑炎等脑脊液中细胞数轻度增加，脑脊液清亮透明或微浊；结核性脑膜炎脑脊液中细胞数中度增加，呈磨玻璃样混浊；化脓性脑膜炎脑脊液中细胞数明显增加，呈乳白色浑浊；腰椎穿刺时损伤血管，脑脊液呈红色混浊。

3. 凝固物　正常脑脊液不凝固。纤维蛋白原及细胞数增多，可使脑脊液形成薄膜和凝块。

急性化脓性脑膜炎时，脑脊液静置 1~2 小时即可出现凝块或沉淀物；结核性脑膜炎时，脑脊液静置 12~24 小时后其表面可见纤细的薄膜形成，取此膜涂片检查结核杆菌阳性率高。脊髓肿瘤引起的椎管阻塞，脑脊液呈黄色胶冻状。

4. 压力　正常成人侧卧位时脑脊液压力为 80~180mmH$_2$O（10mmH$_2$O=0.098kPa）或 40~50 滴 / 分，随呼吸波动在 10mmH$_2$O 之内；儿童脑脊液压力为 40~100mmH$_2$O。若压力超过 200mmH$_2$O，为脑脊液压力增高，见于颅内各种炎症性病变、颅内占位性病变、脑出血、高血压、咳嗽等；若压力低于 70mmH$_2$O，为脑脊液压力减低，见于蛛网膜下腔阻塞、脱水、休克、脑脊液瘘等。

（二）化学检查

1. 蛋白质测定

生理状态下，由于血脑屏障的作用，脑脊液中蛋白含量甚微，约为血浆蛋白含量的 0.5%。病理状态下，血脑屏障通透性增加，脑脊液中蛋白含量增加。故测定脑脊液蛋白含量有助于神经系统疾病的诊断。

【参考值】　蛋白定性试验（Pandy 试验）：阴性。

蛋白定量试验（腰池）：成人 0.15~0.45g/L，儿童 0.20~0.40g/L。

【临床意义】　脑脊液中蛋白含量增加见于：①血脑屏障通透性增加：常见原因有颅内感染（化脓性脑膜炎时蛋白显著增加，结核性脑膜炎时中度增加，病毒性脑膜炎时轻度增加）、颅内出血（蛛网膜下腔出血、脑出血等）、内分泌或代谢性疾病（尿毒症、脱水等）。②脑脊液循环障碍：如脑部肿瘤、椎管阻塞（脊髓肿瘤压迫等）及神经梅毒（蛛网膜下腔粘连）。③鞘内免疫球蛋白合成增加伴血脑屏障通透性增加：如吉兰 – 巴雷综合征（Guillain–Barre syndrome）、多发性硬化等。

2. 葡萄糖测定

【参考值】　2.5~4.5mmol/L（腰池）。

【临床意义】　脑脊液中葡萄糖含量与血糖呈正相关，其含量约为血糖的 60%。

（1）葡萄糖含量降低：主要由于病原菌或破坏的细胞释放葡萄糖分解酶，使糖无氧酵解增加，或血糖向脑脊液转送障碍。常见于：①脑部感染：如细菌性脑膜炎、真菌性脑膜炎、脑寄生虫病、神经梅毒等，其中化脓性脑膜炎时脑脊液中葡萄糖含量可显著减少甚至缺如，结核性脑膜炎时葡萄糖含量减少但不如化脓性显著，但病毒性脑膜炎时葡萄糖含量多正常。②脑膜肿瘤。

（2）葡萄糖含量增高：见于糖尿病、脑损伤、蛛网膜下腔出血、脑出血等。

3. 氯化物测定

【参考值】　120~130mmol/L（腰池）。

【临床意义】　脑脊液中氯化物常随血清中氯化物的改变而变化。由于脑脊液中蛋白质含量较少，为维持脑脊液和血浆渗透压的平衡，健康人脑脊液中氯化物的含量常较血中为高（约高 20%），此即为 Donnan 平衡。当脑脊液中蛋白质含量增加时，为维持渗透压平衡，氯化物的含量则减低。此外，脑脊液氯化物含量还受血脑屏障通透性、血氯浓度、血 pH 值等的影响。结核性脑膜炎时，脑脊液中氯化物可降至 102mmol/L 以下；化脓性脑膜炎时，氯化物减少但不如结核性明显；病毒性脑膜炎时，氯化物多正常。其他情况造成血氯降低时，如严重呕吐、腹泻、脱水等，脑脊液中氯化物亦可减少。

4. 酶学测定

正常脑脊液中含有多种酶，如乳酸脱氢酶（LDH）、肌酸激酶（CK）、天门冬氨酸氨基转移酶（AST）等，因血脑屏障的作用，其含量低于血清。当发生炎症、肿瘤、脑血管疾病时，由于脑细胞内酶的释放或血脑屏障通透性增加，脑脊液中酶活性增高。

（1）乳酸脱氢酶（LDH）及其同工酶测定：正常成人 3~40U/L。

临床主要用于：①鉴别细菌性脑膜炎与病毒性脑膜炎：前者脑脊液中的 LDH 活性多增高，同工酶以 LDH_4、LDH_5 为主；后者 LDH 活性多正常，同工酶以 LDH_1、LDH_2 为主。②鉴别颅脑外伤与脑血管疾病：前者脑脊液中 LDH 活性正常，后者 LDH 活性多明显增高。③中枢神经系统恶性肿瘤与脱髓鞘病的进展期，脑脊液中 LDH 活性增高，缓解期下降。

（2）肌酸激酶（CK）测定：正常（0.94±0.26）U/L（比色法）。

脑脊液中同工酶全部为 CK-BB。CK-BB 增高主要见于化脓性脑膜炎，其次为结核性脑膜炎、出血性脑血管病及颅脑肿瘤，病毒性脑膜炎 CK-BB 正常或轻度增高。

（3）天门冬氨酸氨基转移酶（AST）测定：正常：5~20U/L。同肌酸激酶测定。

（4）溶菌酶（LZM）测定：正常人脑脊液中含量极低。脑脊液中 LZM 活性增高见于结核性脑膜炎，脑脊液中 LZM 活性可达正常 30 倍。化脓性脑膜炎、病毒性脑膜炎也可升高。

（5）腺苷脱氨酶（ADA）测定：正常 0~8U/L。结核性脑膜炎时 ADA 显著增高，常用于该病的诊断和鉴别诊断。

（三）显微镜检查

1. 细胞计数

正常脑脊液中不含红细胞，仅有少量白细胞。

【参考值】　成人 $(0~8)×10^6/L$，儿童 $(0~15)×10^6/L$。

2. 白细胞分类

多用高倍镜进行分类，主要分为单个核细胞（淋巴细胞及单核细胞）和多核细胞（中性粒细胞）两类。正常脑脊液中主要为单个核细胞，即淋巴细胞和单核细胞。

【参考值】　淋巴细胞：成人 40%~80%，新生儿 5%~35%。

单核细胞：成人 15%~45%，新生儿 50%~90%。

中性粒细胞：成人 0~6%，新生儿 0~8%。

【临床意义】　脑脊液中细胞增多见于：

（1）中枢神经系统感染性疾病：①化脓性脑膜炎细胞数显著增加，白细胞总数常超过 $1000×10^6/L$，以中性粒细胞为主。②结核性脑膜炎细胞中度增加，多不超过 $500×10^6/L$，以中性粒细胞、淋巴细胞及浆细胞同时存在为特征。③病毒性脑膜炎细胞数轻度增加，以淋巴细胞为主。④新型隐球菌性脑膜炎细胞数中度增加，以淋巴细胞为主。

（2）脑膜白血病：脑脊液细胞数可正常或稍高，以淋巴细胞为主，可见白血病细胞。

（3）脑寄生虫病：脑脊液细胞数可升高，以嗜酸性粒细胞为主，脑脊液离心沉淀中可找到寄生虫卵或虫体。

（4）脑室和蛛网膜下腔出血：脑脊液中红细胞显著增加，出血超过 2~3 天，可见含铁血黄素细胞。

3. 细胞学检查

将脑脊液离心、涂片，进行瑞氏染色或巴氏染色后查找癌细胞。

（四）细菌学检查

一般采用直接涂片法，也可离心沉淀后取沉淀物制成薄涂片，必要时亦可用培养或动物接种法。如疑为化脓性脑膜炎或流行性脑脊髓膜炎，进行革兰染色后镜检；如疑为新型隐球菌性脑膜炎可进行墨汁染色，可见未染色的荚膜；如疑为结核性脑膜炎，进行抗酸染色后镜检，CSF结核杆菌培养是诊断中枢神经系统结核感染的"金标准"，但阳性率低，聚合酶链反应（PCR）可检出脑脊液中微量结核杆菌，是目前敏感性最高的方法，但易出现假阳性。

（五）免疫学检查

1. 免疫球蛋白检测　感染时免疫球蛋白合成量明显增加，脑脊液中也可见增加。

【参考值】　IgG0.01~0.04g/L；IgA0.001~0.006g/L；IgM0.00011~0.00022g/L。

【临床意义】　①IgG增加：见于多发性硬化症、结核性脑膜炎和神经梅毒等。②IgA增加：见于中枢神经系统感染性疾病和脑血管疾病。③正常脑脊液中无IgM，若出现IgM，提示近期中枢神经系统感染（急性化脓性脑膜炎、急性病毒性脑膜炎、结核性脑膜炎等）或多发性硬化症。

2. 结核性脑膜炎的抗体检测　通常用ELISA法检测结核性脑膜炎疑似患者血清及脑脊液中抗结核杆菌的特异性IgG抗体，若脑脊液中抗体水平高于自身血清，提示结核性脑膜炎。

3. 乙型脑炎病毒抗原检测　用荧光素标记的特异性抗体检测细胞内乙型脑炎病毒抗原，有助于乙型脑炎的早期诊断，但阳性率不高。

4. 用单克隆抗体技术检测脑脊液中的癌细胞　当常规细胞学检查难以确定脑脊液中癌细胞形态或出现假阴性结果时，可采用单克隆抗体技术检测脑脊液中的癌细胞，此项检查不仅有助于中枢神经系统癌性病变的早期诊断，还可对恶性细胞的组织来源进行鉴定。

（六）脑脊液蛋白电泳测定

【参考值】　前白蛋白0.02~0.07；白蛋白0.56~0.76；α_1球蛋白0.02~0.07；α_2球蛋白0.04~0.12；β球蛋白0.08~0.18；γ球蛋白0.03~0.12。

【临床意义】　①前白蛋白增加：见于脑积水、脑萎缩及中枢神经系统变性疾病。②白蛋白增加：见于脑血管病变、椎管阻塞及脑肿瘤等。③α_1和α_2球蛋白增加：见于急性化脓性脑膜炎、结核性脑膜炎急性期及脊髓灰质炎等。④β球蛋白增加：见于动脉硬化、脑血栓等脂肪代谢障碍性疾病；若同时伴有α_1球蛋白明显减少或消失，多见于中枢神经系统退行性疾病，如小脑萎缩或脊髓变性等。⑤γ球蛋白增加：若γ球蛋白增高而总蛋白量正常，见于多发性硬化和神经梅毒；若两者同时增高，见于慢性炎症和脑实质恶性肿瘤。寡克隆蛋白带的出现是神经系统合成IgG的标志，对多发性硬化有重要诊断价值，也可见于急性感染性多发性神经炎及视神经炎。

（七）髓鞘碱性蛋白测定

髓鞘碱性蛋白（myelin basic protein，MBP）是组成中枢神经系统髓鞘的重要蛋白，约占髓鞘蛋白总量的30%。MBP是反映中枢神经系统有无实质性损害，尤其是髓鞘脱失的诊断指标。在外伤和神经系统疾病时，由于神经组织细胞破坏及血脑屏障通透性改变导致脑脊液MBP增加。脑脊液MBP检测对判断多发性硬化的病程、病情严重程度、预后及指导治疗有重要意义。此外，重度新生儿缺氧缺血性脑病、脑积水患者，脑脊液MBP也明显增高。

（八）Tau 蛋白测定

Tau 蛋白是一种微管相关蛋白，它是诊断阿尔茨海默病的重要生物学标志物。从早期到晚期的阿尔茨海默病患者脑脊液中 Tau 蛋白含量均增高。诊断阿尔茨海默病的临界值为 375ng/L。

三、常见中枢神经系统疾病的脑脊液特点

常见中枢神经系统疾病的脑脊液特点见表 15-3。

表 15-3　常见中枢神经系统疾病的脑脊液特点

	压力 （mmH$_2$O）	外观	细胞数及分类 （×10^6/L）	蛋白质 定性	蛋白质定 量（g/L）	葡萄糖 （mmol/L）	氯化物 （mmol/L）	细菌
正常	侧卧位 80~180	无色透明	0~8 个，多为淋巴细胞	−	0.15~0.45	2.5~4.5	120~130	无
化脓性脑膜炎	显著增高	混浊，脓性，可有凝块	显著增加，以中性粒细胞为主	++~++++	显著增加	明显减少或消失	稍低	可找到致病菌
结核性脑膜炎	增高	微浊，磨玻璃样，静置后有薄膜形成	增加，早期以中性粒细胞为主，后期以淋巴细胞为主	++	增加	减少	明显减少	抗酸染色可找到结核杆菌
病毒性脑炎或脑膜炎	稍增高	清澈或微浊	增加，早期以中性粒细胞为主，后期以淋巴细胞为主	+	轻度增加	正常	正常	无
脑脓肿（未破裂）	增高	无色或黄色微浊	稍增加，以淋巴细胞为主	+	轻度增加	正常	正常	有或无
脑肿瘤	增高	无色或黄色	正常或稍增加，以淋巴细胞为主	±~+	轻度增加	正常	正常	无
蛛网膜下腔出血	稍增高	血性为主	增加，以红细胞为主	+~++	轻度增加	正常	正常	无

第六节　生殖系统体液检查

一、阴道分泌物检验

阴道分泌物（vaginal discharge）是女性生殖系统分泌的液体，它是由前庭大腺、宫颈腺体、子宫内膜的分泌物和阴道黏膜的渗出液以及脱落的阴道上皮细胞混合而成，俗称"白带"。阴道分泌物中含有细菌、白细胞、宫颈及阴道黏膜的脱落细胞等，其检测主要用于诊断女性生殖系统炎症、肿瘤及判断雌激素水平等。

（一）标本采集

阴道分泌物通常由妇产科医师采集，采集标本前 24 小时内禁止性交、盆浴、阴道灌洗和局部用药等。检测目的不同，采集标本的部位也不同。一般用生理盐水浸湿的无菌棉拭子，自阴道深部或后穹隆、宫颈管内等处采集，然后制备成生理盐水分泌物涂片，直接观察阴道分泌物，或制备成薄涂片，以 95% 乙醇固定后，经巴氏、姬姆萨或革兰染色后，进行阴道清洁度、

NOTE

肿瘤细胞和病原微生物等检查。

（二）一般性状检查

1. 外观　正常情况下，阴道分泌物为白色、无气味的稀糊状。量的多少与雌激素水平高低及生殖系统是否有炎症有关。青春期后，白带的质与量随月经周期而改变。生殖系统有炎症时，白带量增多，颜色、气味、性状均可异常（表15-4）。

表15-4　阴道分泌物性状变化及临床意义

阴道分泌物	性状变化	临床意义
脓性	色黄或黄稠	细菌性阴道炎
泡沫样脓性	色黄而稀	滴虫性阴道炎
黄色水样	稀薄、水样	子宫黏膜下肌瘤、宫颈癌、子宫内膜癌、输卵管癌
黏稠透明样	无色透明黏液白带	常见于应用雌激素类药物后
血性	白带带血或血水样	宫颈息肉、子宫黏膜下肌瘤、老年性阴道炎等
奶油样	黏稠	念珠菌阴道炎
豆腐渣样	膜性或豆腐渣样	真菌性阴道炎

2. 酸碱度　正常阴道分泌物呈弱酸性，pH 4.0~4.5。pH增高见于阴道炎，由于病原微生物破坏了阴道的酸性环境；也见于幼女或绝经期女性。

（三）阴道清洁度

以无菌棉签浸生理盐水取阴道分泌物涂片，在高倍镜下观察，根据上皮细胞、白细胞（或脓细胞）、阴道杆菌和杂菌的数量来划分清洁度（Ⅰ~Ⅳ度），见表15-5。

表15-5　阴道分泌物清洁度分度

清洁度	上皮细胞	杆菌	杂菌	白细胞或脓细胞	临床意义
Ⅰ度	满视野	大量	无或极少	0~5/HP	正常
Ⅱ度	1/2视野	中等	少	5~15/HP	基本正常
Ⅲ度	少量	少	多	15~30/HP	提示阴道炎
Ⅳ度	少或无	无	大量	>30/HP	较重的阴道炎

（四）病原生物学检查

阴道分泌物中常见的病原体包括阴道加德纳菌、滴虫、真菌和性传播疾病的病原菌等。

1. 阴道加德纳菌　正常阴道内没有或仅有少许阴道加德纳菌（gardnerella vaginalis，GV），可见到大量乳酸杆菌。细菌性阴道炎时，乳酸杆菌减少或无乳酸杆菌，但可见到大量的加德纳菌以及其他细小的革兰阳性或阴性细菌。白带多而稀薄，有臭味。

2. 阴道毛滴虫　是一种寄生于阴道的致病性厌氧寄生原虫，呈梨形或椭圆形，比白细胞大2倍，顶端有4根鞭毛，可活动。其最适pH为5.5~6.0，适宜温度为25℃~42℃。能通过性接触或污染的物品传播，可引起滴虫性阴道炎。常用直接涂片法即生理盐水悬滴法置于高倍镜下观察。滴虫性阴道炎时，白带增多，黄色，稀薄，泡沫样。

3. 阴道真菌　孢子呈卵圆形，革兰染色阳性，假菌丝与出芽细胞相连接，85%为白色念珠菌，偶见阴道纤毛菌、放线菌等。真菌性阴道炎时，白带呈凝乳状或豆腐渣样。可采用湿片直接做阴道分泌物涂片检查，或染色法、培养法检查。

（五）宫颈（阴道）脱落细胞学检查

宫颈（阴道）脱落细胞学检查包括阴道涂片和宫颈刮片检查。针对不同的检测目的，主要包括阴道后穹隆吸取法、阴道上段刮片法、宫颈刮片法、子宫颈管吸取法、宫腔吸取法，以及近年采用的液基细胞学取样法等。脱落细胞主要来自子宫颈和阴道上皮细胞。此检查临床上主要用于诊断妇科肿瘤、判断预后和了解卵巢功能。阴道上皮细胞在雌激素作用下常出现较多的表层细胞，刮取阴道侧壁上 1/3 部位的分泌物进行检查，可以了解体内雌激素水平及有无排卵。宫颈刮片通过用特殊的刮板或毛刷刮取宫颈表面及宫颈管的细胞，涂抹在玻璃片上进行 HE 或巴氏染色后在显微镜下检查，观察细胞的异常变化，可早期发现妇科肿瘤。

二、精液检验

精液（semen）是男性生殖器官的分泌物，呈灰白色或淡黄色，有特殊气味。精液由精子和精浆组成，其中精子占 5%，其余为精浆。精子由睾丸曲细精管内的生精细胞在促性腺激素的作用下产生的，在附睾内发育成熟。精浆是由附属性腺分泌的，其主要来源于前列腺和精囊腺，少量来源于尿道球腺和附睾。精浆中含有果糖、蛋白质、激素和酶类等，是精子生存的介质和能量来源，能保证精子存活和生理运动功能正常。

（一）标本采集

应在靠近实验室的私密房间内采集标本。标本采集前，禁欲 2~7 天，受检者应充分了解标本采集的方法及注意事项，常采用手淫法射精于干燥清洁的广口塑料或玻璃容器内。乳胶避孕套内含有对精子有害的物质，可杀死精子或抑制其活动力，影响检验结果的准确性，不提倡使用。标本收集后，立即送检，特殊情况下（如在家采集精液者），应于 60 分钟内保温（20℃~37℃）送检。因精子生成的日间变化较大，不能单凭一次检查结果做出诊断。若出现一次异常结果，应在禁欲 7~14 天后复查，反复检验 2~3 次，以便于获取更可靠的诊断信息。

（二）一般性状检查

1. 量　正常人一次排精量 1.5~6mL，一次射精量与射精频度呈负相关。已数日未射精而精液量少于 1.5mL 者，视为精液减少（oligspermia）。精液过少不利于精子通过阴道进入子宫和输卵管，但不能就此判断是不育症的原因。若精液量减少至 1~2 滴，甚至排不出，称为无精液症（aspermia），常见于生殖系统结核、淋病、非特异性炎症（前列腺炎、精囊炎）等，也可见于功能性病因如性无知、性干扰或心理创伤等。

2. 颜色及透明度　新鲜标本呈灰白色或淡黄色。正常液化的精液呈均质性稍混浊，常含透明颗粒，如果精子密度非常低精液可显得透明些。生殖系统发生炎症、结核或肿瘤时，精液呈鲜红或红褐色，称为血精；精囊炎和前列腺炎时，可出现脓性或棕色精液；黄疸和服用维生素或药物者的精液可呈黄色。

3. 精液液化　刚排出的精液呈半固体胶冻状，室温下放置数分钟后，在前列腺分泌的纤溶酶的作用下，精液开始液化（变稀薄）。正常人 30 分钟内精液标本完全液化，液化时间延长或不液化，可使精子活力受限而影响生育，见于精囊炎与前列腺炎时导致的纤溶酶不足、微量元素（镁、锌等）缺乏和先天性前列腺缺如等。

4. 黏稠度　用一塑料吸管将液化后精液吸入管内，使精液借重力滴下，观察拉丝长度。正常精液形成不连续的小滴从吸管口滴下。如黏稠度异常，液滴会形成超过 2cm 的拉丝。精

NOTE

液黏稠度低似米汤样，见于先天性精囊缺如或精囊液排出受阻。精液黏度高可干扰精子活力导致不育。

5. 酸碱度　正常精液 pH 7.2~8。精液的 pH 值主要反映碱性的精囊腺分泌液和酸性的前列腺分泌液之间的平衡。精液 pH<7.0，见于射精管阻塞、先天性双输精管缺如、精囊腺发育不良和慢性附睾炎等。精液 pH>8.0，见于前列腺、精囊腺和附睾的炎症等。酸碱度异常，可降低精子活力，不利于生育。

（三）显微镜检查

1. 观察有无精子　取液化精液 1 滴置于载玻片上，加盖玻片，低倍镜下观察全片有无精子、精子聚集或凝集等。如无精子，则将全部精液离心后再检查，若仍无精子，则称无精子症（azoospermia）；如仅见少量精子，称为精子缺乏（spermacrasia）。无精子症和精子缺乏是男性不育症的主要原因，常见于睾丸结核、淋病、先天性睾丸下降不全、先天性输精管发育不全、睾丸炎后遗症等，也可见于输精管结扎术 6 周后。如精液中有精子则可以继续进行显微镜检查。

2. 精子计数　将精液用精液稀释液定量稀释（稀释液中的碳酸氢钠分解黏液破坏精液的黏稠性，甲醛固定精子），然后滴入血细胞计数池进行计数。注意：必须要计数足够数量的精子以减少误差（每个重复样本要计数大约 200 条精子，至少计数 400 条精子）。精子浓度的参考值为≥15×10⁹/L；一次射精精子总数≥39×10⁶ 个。受孕的最低限为精子计数≥20×10⁹/L，一次射精总数为 4 亿~6 亿。精子浓度持续低于 15×10⁹/L，为少精子症（oligozoospermia）。少精子症常见于：①精索静脉曲张。②睾丸病变：睾丸炎症、畸形、结核、淋病等。③输精管疾病：阻塞、先天缺如、免疫性不孕等。④内分泌疾病：垂体、甲状腺、性腺和肾上腺病变等。⑤其他：男性结扎术后、理化因素损伤等。

3. 精子活动率和精子存活率

（1）精子活动率（sperm activity rate）：是指显微镜下直接观察活动精子占精子总数的百分率。精液液化后应立即检测精子活动率，最好在 30 分钟内，不能超过 1 小时。正常人精子活动率至少应 >60%；如果不活动精子 >50%，应进行伊红体外活体染色检查，以检查精子存活率。

（2）精子存活率：是通过伊红 – 苯胺黑染色检测精子膜的完整性来评价活精子占精子总数的百分率。此试验可以核查精子活动率评估的准确性，因为活精子百分率正常是超过活动精子百分率的。活的但不活动的精子过多提示可能存在精子鞭毛结构缺陷；高百分率的不活动精子和死精子提示可能存在附睾病变。

4. 精子活力　精子活力（sperm motility）是观察精子前向运动的能力，即测定活动精子的质量。世界卫生组织（WHO）将精子的活力分为 a、b、c、d 四级。a 级：精子快速前向运动。b 级：精子慢速或呆滞前向运动。c 级：精子非前向运动。d 级：精子不动。前向运动精子的程度与妊娠率相关，正常前向运动精子应 >32%。精子活力降低见于精索静脉曲张、生殖系非特异性感染及与服用某些药物（抗代谢药、抗疟药、雌激素等）有关。

5. 精子形态　正常精子形似蝌蚪，由头部、体部和尾部三部分组成，长 50~60μm，头部呈椭圆形，外形光滑而形态规则，尾部长而弯曲。目前常用染色法有巴氏染色法、Shorr 染色法和 Diff–Quik 染色法。在显微镜下观察，精子头部呈蓝色，尾部呈红色。凡头部、体部和尾部任一处有畸形改变，均认为是异常精子。精液中异常形态精子超过 20% 为异常。如果正常形态精子低于 30%，称为畸形精子症（teratospermia）。异常形态精子增多常见于：①精索静脉曲张。②睾丸、附睾功能异常及感染病变。③应用某些化学药物，如卤素、乙二醇、重金属和雌激素等。④放射线损伤等。

6. 精液的细胞学检验

（1）生精细胞：即未成熟生殖细胞，包括发育不同阶段的精原细胞、初级精母细胞、次级精母细胞和发育不全的精子细胞等，正常 <1%。其形态、大小易与白细胞混淆，常通过染色进行辨别。生精细胞过多见于睾丸曲细精管生精功能受到药物或其他因素影响。

（2）其他细胞：正常精液中可有少量白细胞（<5/HP）、上皮细胞和极少量红细胞。当精液中白细胞超过 $1 \times 10^9/L$，称为脓精症或白细胞精子症（leukocytospermia）。白细胞过多见于生殖道炎症、结核等。红细胞增多常见于睾丸肿瘤、前列腺癌等，此时精液中还可出现肿瘤细胞。

（四）病原微生物检验

男性生殖系统任何部位的感染，均可从精液中检测到病原生物。精液中常见的病原生物有葡萄球菌、链球菌、淋病奈瑟菌、类白喉杆菌、解脲支原体等。精液中细菌毒素将严重影响精子的生成和精子的活动力，导致男性不育。

（五）精液的其他检验

根据需要还可选择精液的生化检查、免疫学检查及精子穿透试验等特殊检查。有助于了解睾丸及附属性腺分泌功能，对男性不育症的诊断、治疗均有重要意义。

（六）计算机辅助精子分析系统

计算机辅助精子分析系统（computer-aided sperm analaysis，CASA）是 20 世纪 80 年代发展起来的技术，现已普遍应用于临床。其通过摄像机或录像机与显微镜连接，确定和跟踪单个精子细胞的活动，根据设定的精子运动的移位、精子大小和灰度及精子运动的有关参数，对采集到的图像进行动态处理分析并打印结果。既可定量分析精子密度、精子活力以及精子活动率，又可分析精子运动速度和运动轨迹特征，克服了传统精液分析的主观差异。

三、前列腺液检查

前列腺液（prostatic fluid）是精液的重要组成部分，占精液的 15%~30%。正常前列腺液呈无色或淡乳白色，主要成分包括无机离子（主要是锌离子）、各种酶类和一些有形成分，其分泌受雄激素的调控。前列腺液中的蛋白酶能促进精液液化。

前列腺液检查（prostate fluid examination）主要用于前列腺炎症、结石、结核、肿瘤和前列腺增生等的辅助诊断，也可用于性病检测。

（一）标本采集

由临床医师通过前列腺按摩收集标本。可直接涂于载玻片上或收集于洁净干燥的试管内送检；如做细菌培养，则行无菌采集并立即送检。

（二）一般性状检查

正常成人前列腺按摩后，收集到的前列腺液为数滴至 2mL，稀薄，半透明状，无色或淡乳白色，呈弱酸性（pH 6.3~6.5）液体。前列腺液减少，黄色混浊或呈脓性，见于前列腺炎；血性前列腺液，见于前列腺癌、结核、结石以及精囊炎等。

（三）显微镜检查

取前列腺液直接涂片，非染色在显微镜下观察为常用方法。

1. 卵磷脂小体 正常前列腺液可见大小不均、圆形或卵圆形、折光性强的卵磷脂小体，满视野分布，形似血小板，但略大。前列腺炎时，因巨噬细胞吞噬脂类，导致卵磷脂小体减少。炎症严重时，卵磷脂小体可消失。

2. 细胞 正常前列腺液内，偶见红细胞（<5 个 /HP），白细胞散在（<10 个 /HP），上皮细胞少见。白细胞增多并成堆出现，甚至出现大量脓细胞，同时出现大量上皮细胞及前列腺颗粒细胞等，见于前列腺炎。红细胞增多见于精囊炎、化脓性前列腺炎、前列腺癌等，但应排除前列腺按摩过重导致的出血。注意：在前列腺癌时，如见到体积较大、成堆出现、分化不一且畸形的可疑细胞，应将涂片 HE 染色，以明确前列腺癌的诊断。

3. 淀粉样小体 为类圆形、微黄或褐色小体，约为白细胞的 10 倍。中心常含钙盐沉淀物。老年人易见，无临床意义。可与胆固醇结合形成前列腺结石。

4. 精子 在按摩前列腺时，精囊受到挤压而排出精子，无临床意义。

5. 滴虫与霉菌 正常阴性，在滴虫或霉菌感染时可检查到。

（四）病原生物学检验

可涂片进行革兰染色或抗酸染色，寻找病原微生物，但检出率低。故常做细菌培养检查病原微生物。前列腺炎时，最常见葡萄球菌，链球菌次之，淋病奈瑟菌、大肠埃希菌亦可发现。前列腺结核时可培养出结核杆菌。但如已确诊为生殖系统结核，则不宜再进行前列腺按摩，以免引起细菌扩散。

第十六章　肝脏病常用的实验室检查

肝脏是人体最大的腺体，具有肝动脉血以及门静脉血的双重血液供应，还有丰富的血窦。肝脏功能繁多，有一千五百余种，但最主要、最基本的功能是物质代谢：①蛋白质、糖、脂肪等物质新陈代谢；②合成多种酶；③参与铁、铜和多种维生素的吸收、贮存和转化以及激素的灭活和排泄；④产生抗凝因子及纤溶因子，在凝血和纤溶过程中发挥重要作用；⑤胆红素代谢、生成胆汁并参与脂类物质的消化与吸收；⑥通过氧化、还原、水解和结合等过程，对有害物质进行解毒及排泄。

在肝组织受到损伤的情况下，肝脏功能可以出现不同程度的损害，与肝脏有关的生化指标发生变化，所以，通过相关的实验室检查，有助于：①判断有无肝脏损害及其严重程度；②判断肝功能状态并可对其进行动态观察；③黄疸的诊断与鉴别诊断；④肝脏疾患的病因诊断，如病毒性肝炎、肝癌的诊断等；⑤指导安全用药及大手术前的健康评估等。

第一节　蛋白质代谢功能的检查

肝脏是机体蛋白质代谢的主要器官，血清白蛋白及 α_1、α_2、β 球蛋白在肝脏制造，大多数的凝血因子（除Ⅲ因子、vWF 及 Ca^{2+} 外）都可由肝脏制造。γ 球蛋白主要来自单核 – 吞噬细胞系统。当肝实质细胞受损、间质细胞增生时，血清各种蛋白质的含量会发生变化，可据此了解肝脏在蛋白质代谢方面的功能状态。

（一）血清总蛋白和白蛋白与球蛋白比值测定

正常情况下，90% 以上的血清总蛋白（serum total protein，STP）和全部的血清白蛋白（albumin，A）是由肝脏合成的。因此，血清总蛋白和白蛋白测定是反映肝功能的重要指标。白蛋白是血清中的主要蛋白质，每日肝脏可合成白蛋白 120mg/kg，其半衰期为 19~21 日，在维持血液胶体渗透压、物质代谢转运及营养等诸多方面起着重要作用。血清总蛋白与白蛋白的差就是球蛋白（globulin，G）的含量。血清球蛋白包括免疫球蛋白、补体、多种糖蛋白、金属结合蛋白、脂蛋白及多种酶等。球蛋白与机体的免疫功能及血浆黏稠度密切相关。当肝实质受损时，白蛋白等蛋白质合成能力下降，而单核 – 巨噬细胞系统的库普弗细胞（Kupffer cells）受到刺激，γ 球蛋白产生增多，导致血清总蛋白减少、白蛋白减少和（或）球蛋白增多。

【参考值】　正常成人血清总蛋白（双缩脲法）：60~80g/L；白蛋白（溴甲酚绿法）：40~55g/L；球蛋白：20~30g/L；A/G：1.5∶1~2.5∶1。

NOTE

【临床意义】　一般血清总蛋白的增加同时伴有球蛋白的增加，血清总蛋白的降低同时伴有白蛋白的降低。白蛋白半衰期较长，且肝脏的代偿能力很强，只有肝脏损伤达到一定程度及一定的病程后才可能出现血清蛋白含量的异常。如急性或局灶性肝损害血清总蛋白、白蛋白及球蛋白的含量可正常；急性重型肝炎患者病程早期，血清总蛋白及白蛋白可不下降而只有球蛋白增加，而随着病程的延长血清总蛋白及白蛋白也减少；亚急性重型肝炎患者，血清总蛋白及白蛋白常减少。临床上血清总蛋白、白蛋白、球蛋白及白蛋白与球蛋白比值测定常用于慢性肝病患者的病情监测，可反映肝功能的储备状态。

1. 血清总蛋白及白蛋白降低　主要见于白蛋白的产生不足、丢失及消耗过多或血液被稀释等情况。

（1）肝细胞损害：损害严重且病程较长者可影响总蛋白及白蛋白的合成，常见于急性重型肝炎中后期、亚急性重型肝炎、慢性重型肝炎、中度及重度慢性肝炎、肝硬化、肝癌等，以及其他原因导致的肝损伤，如药物或中毒性肝损伤、缺血性肝损伤等，此时血清白蛋白的降低常伴有球蛋白的增加。白蛋白的多少与正常肝细胞的数量（肝脏功能）成正比。如果白蛋白进行性降低，提示肝组织严重坏死且病情进展，预后不良；如严重肝病患者病程中降低的白蛋白上升提示有肝细胞再生，预后趋良。临床上低蛋白血症（hypoproteinemia）患者血清总蛋白 <60g/L 和（或）白蛋白 <25g/L，常发生严重水肿，如全身水肿、胸水及腹水等。

（2）肝外疾病：①蛋白丢失过多：见于肾病综合征（大量蛋白尿）、蛋白丢失性肠病、严重烧伤、急性大失血等。②营养不良：主要见于蛋白质摄入不足或消化吸收不良者。③消耗或分解增加：主要见于慢性消耗性疾病，如晚期恶性肿瘤、甲状腺功能亢进、皮质醇增多症、重症结核病、获得性免疫缺陷综合征（acquired immunodeficiency syndrome，AIDS）等。④血液稀释：如静脉输液过多、水钠潴留等。⑤先天性低白蛋白血症：罕见。

2. 血清总蛋白及白蛋白增高　多见于各种脱水患者，由于血液浓缩，单位容积血清总蛋白及白蛋白的量增加，此时全身总蛋白含量并无增加。

3. 血清总蛋白及球蛋白增高　血清总蛋白 >80g/L 和（或）球蛋白 >35g/L 称为高蛋白血症（hyperproteinemia）或高球蛋白血症（hyperglobulinaemia）。总蛋白增加主要由球蛋白增加引起，尤其以 γ 球蛋白增高为主。

（1）慢性肝病：如慢性病毒性肝炎、慢性酒精性肝病、肝硬化、自身免疫性肝炎、原发性胆汁性肝硬化等，球蛋白增加明显，且与病情严重程度正相关，此类患者由于常伴有白蛋白的降低，总蛋白可不增加。

（2）M 球蛋白血症：主要见于多发性骨髓瘤、淋巴瘤、原发性巨球蛋白血症等。

（3）自身免疫性疾病：如类风湿关节炎、系统性红斑狼疮、风湿热等。

（4）慢性感染性疾病：如结核病、疟疾、黑热病、麻风、AIDS 等。

4. 血清球蛋白降低　常由球蛋白合成减少引起。

（1）生理性减少：见于 3 岁以下的儿童。

（2）病理性减少：①免疫功能抑制：长期应用糖皮质激素或免疫抑制剂。②先天性低丙种球蛋白血症。③血液稀释：属相对性降低，如静脉输液过多、水钠潴留等。

5. A/G 倒置　如血清白蛋白降低和（或）球蛋白增加可致 A/G 倒置。主要见于肝功能损伤严重的疾病，如中度及重度慢性肝炎、肝硬化、肝细胞癌等，也可见于其他能够引起球蛋白明显增加的疾病，如多发性骨髓瘤、淋巴瘤、原发性巨球蛋白血症等。

（二）血清蛋白电泳

【原理】 血清蛋白质在等电点（pH 7.0）时，负电荷与正电荷相等，在高于等电点（pH 8.6）的溶液中，血清蛋白均带负电荷。各种蛋白质的分子量不同，所带负电荷多少不同，在电场中的泳动方向及速度也就不同。分子量小、带负电荷多者向阳极泳动速度快，分子量大、带负电荷少者向阳极泳动速度慢。白蛋白分子量小、带负电荷相对较多，向阳极泳动速度最快；γ球蛋白分子量大，泳动速度最慢。临床上常用的血清蛋白电泳（serum protein electrophoresis）方法是醋酸纤维膜法和琼脂糖凝胶法。电泳后从阳极开始，依次为白蛋白、α_1 球蛋白、α_2 球蛋白、β 球蛋白及 γ 球蛋白五个区带（图 16-1）。先进行染色，然后用光密度计扫描，对蛋白电泳区带进行相对定量测量。

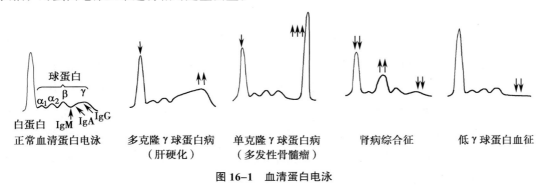

图 16-1　血清蛋白电泳

【参考值】 醋酸纤维膜电泳法：白蛋白：0.62~0.71（62%~71%）；α_1 球蛋白：0.03~0.04（3%~4%）；α_2 球蛋白：0.06~0.10（6%~10%）；β 球蛋白：0.07~0.11（7%~11%）；γ 球蛋白：0.09~0.18（9%~18%）。

【临床意义】

1. 肝脏疾病　血清白蛋白及 α_1、α_2、β 球蛋白减少，γ 球蛋白增加，是肝病患者血清蛋白电泳的共同特征。γ 球蛋白增加是肝组织炎症刺激单核 - 吞噬细胞系统所致。

（1）肝炎：急性期或病变较轻时，蛋白电泳可无明显变化；发病两周后或病情加重可出现白蛋白、α 及 β 球蛋白减少，γ 球蛋白增加。球蛋白增加的程度与肝炎的严重程度相平行。γ 球蛋白长时间持续上升，表明急性肝炎有转为慢性肝炎并向肝硬化发展的趋势。

（2）肝硬化：白蛋白中度或重度减少，α_1、α_2 及 β 球蛋白也有降低倾向，而 γ 球蛋白则显著增加，最明显的蛋白电泳特征是出现 β-γ 桥（β 区与 γ 区连成一片）。

（3）肝癌：常在肝硬化的基础上发生，故蛋白电泳结果与肝硬化相似，但 α_1 和 α_2 球蛋白常有增高，并可在白蛋白与 α_1 球蛋白之间出现一条甲胎蛋白区带。

2. 肾病综合征、糖尿病肾病　白蛋白降低；由于血脂增高，可致 α_2 及 β 球蛋白等脂蛋白增高；γ 球蛋白正常或相对较低。

3. 其他　浆细胞病（如多发性骨髓瘤、原发性巨球蛋白血症等）及结缔组织病等 γ 球蛋白常明显增高；先天性丙种球蛋白缺乏症 γ 球蛋白降低。

（三）血清前白蛋白测定

【原理】 前白蛋白（prealbumin，PAB）在肝细胞中合成，分子量比白蛋白小，为 62 000，在电泳时向阳极的泳动速度较白蛋白快，在白蛋白前方可以看到一条染色很浅的区带。前蛋白是一种载体蛋白，能与甲状腺素结合，因此又叫甲状腺素结合前白蛋白（thyroxine binding prealbumin），并能运输维生素 A。

【参考值】　放射免疫扩散法：1 岁：100mg/L；1~3 岁：168~281mg/L；成人：280~360mg/L。

【临床意义】　前白蛋白半衰期较其他血清蛋白短（约 2 日），因此可较早反映肝细胞损害及营养状况而且比白蛋白更加敏感。目前临床上常采用免疫学原理和技术测定前白蛋白的含量。

1. 降低　见于：①肝胆疾患：如肝炎、肝硬化、肝细胞癌及胆汁淤积性黄疸等，因肝脏合成减少，均明显降低。尤其对肝炎早期、急性重型肝炎等有特殊诊断价值。②营养不良或慢性消耗性疾病：如慢性感染、恶性肿瘤晚期、肾脏疾患丢失蛋白等造成的负氮平衡。

2. 增高　见于霍奇金病（Hodgkin's disease）。

（四）血浆凝血因子及凝血抑制因子测定

除Ⅲ因子（组织因子）、vWF 及 Ca^{2+} 外，其他凝血因子都由肝脏合成。肝脏还合成许多凝血抑制因子，如抗凝血酶Ⅲ（AT-Ⅲ）、α_2 巨球蛋白、α_1 抗胰蛋白酶、C_1 脂酶抑制因子及蛋白 C 等。纤维蛋白降解产物也在肝脏代谢。凝血因子的半衰期比血清白蛋白短得多，尤其是维生素 K 依赖因子（Ⅱ、Ⅶ、Ⅸ、Ⅹ），如因子Ⅶ的半衰期只有 1.5~6 小时，因此在肝功能受损的早期，血清白蛋白检测完全正常，而维生素 K 依赖的凝血因子即有明显降低，故血浆凝血因子检测有助于肝脏疾病的早期诊断，并对术前准备评估有无出血危险有重要意义。但凝血功能检查习惯上在血液学实验室检查中进行（另见第十四章第三节）。

（五）血氨测定

【原理】　机体内氨的来源有三个：①氨基酸脱氨基作用是体内氨的主要来源；②肾小管上皮细胞分泌的氨；③肠内氨基酸在肠道细菌作用下产生的氨和肠道尿素经肠道细菌尿素酶水解产生的氨。体内 80%~90% 的氨主要在肝中合成尿素，经肾脏排出体外；一部分氨在肝、肾、脑等器官中与谷氨酸结合成谷氨酰胺；少部分氨在肾以铵盐形式排出。氨对中枢神经系统有较大毒性。正常人血液中有很少量的游离氨，氨在肝脏中形成尿素是维持血氨正常的关键，当肝脏功能严重受损时，氨不能被充分解毒，导致血氨升高，是引起肝性脑病的重要原因。

血氨测定（blood ammonia determination）的血液标本必须在采集后 15 分钟内分离出血浆，以避免细胞代谢引起标本氨含量升高，致血氨假性升高。

【参考值】　18~72μmol/L。

【临床意义】

1. 升高　见于：①严重肝脏损害：如重型肝炎、失代偿期肝硬化、晚期肝癌等，因肝脏处理氨的能力降低，导致血氨升高；或因门静脉高压（或门体分流手术）致从肠道吸收的氨未经门静脉进入肝脏解毒而由侧支循环直接进入体循环血液，引起血氨升高。血氨升高是诊断肝性脑病的依据之一。②肝外因素：如上消化道大出血时肠道内含氮物质剧增，产生大量氨经门静脉进入肝脏，超过肝脏处理能力，导致血氨升高；休克、尿毒症时，尿素从肾脏排出障碍，血氨亦可升高。③生理性升高：见于高蛋白饮食或剧烈运动后。

2. 降低　可见于低蛋白饮食、贫血等。

第二节　脂类代谢功能测定

血清脂类包括甘油三酯、磷脂、脂肪酸、胆固醇及胆固醇酯等，均可在肝脏合成，所以肝脏对机体的脂肪代谢起着重要作用。当肝细胞损伤时，脂肪代谢异常，测定血清脂蛋白及脂类成分，尤其是胆固醇及胆固醇酯的变化，可用来评估肝脏功能。

一、血清胆固醇和胆固醇酯测定

内源性胆固醇（cholesterol）80% 由肝脏合成。血浆中的胆固醇来源有外源性和内源性两种途径。外源性胆固醇主要来自食物，可通过调节饮食结构来控制其摄入量；内源性胆固醇在肝脏中合成，当肝细胞损伤时，胆固醇及卵磷脂 - 胆固醇酰基转移酶（lecithin-cholesterol acyltransferase，LCAT）合成减少，导致胆固醇酯的含量也减少，血清胆固醇酯与游离胆固醇的比值降低。

【参考值】 总胆固醇：2.9~6.0mmol/L；胆固醇酯：2.34~3.38mmol/L；胆固醇酯∶游离胆固醇 =3∶1。

【临床意义】

（1）肝脏疾病患者 LCAT 合成减少，胆固醇的酯化障碍，血清胆固醇酯减少；肝细胞严重损害，如肝硬化失代偿期、重型肝炎，血清总胆固醇也降低。

（2）肝内外胆管梗阻发生胆汁淤积时，由于胆汁排出受阻而反流入血，肝合成胆固醇能力增加，血清总胆固醇增加，以游离胆固醇增加为主。胆固醇酯与游离胆固醇比值降低。

（3）甲状腺功能亢进及营养不良患者，血清总胆固醇含量减少。

二、阻塞性脂蛋白 X 测定

【原理】 当胆道阻塞出现胆汁淤积时，胆汁逆流入血，血中出现大颗粒脂蛋白，此即为阻塞性脂蛋白 X（Lipoprotein X，LP-X）。LP-X 属异常的低密度脂蛋白。

【参考值】 正常血清中 LP-X 为阴性（乙醚提取测磷法 <100mg/L）。

【临床意义】 LP-X 是胆汁淤积的敏感和特异的生化指标，其含量与胆汁淤积程度相关。

1. 胆汁淤积性黄疸的诊断 血清 LP-X 升高有助于胆汁淤积性黄疸的诊断。急性肝炎早期、肝癌、胆结石、原发性胆汁性肝硬化、肝内外梗阻性黄疸（尤其是肝外胆汁淤积性黄疸）、LCAT 缺乏症等患者血清 LP-X 常升高。

2. 肝内、外阻塞的鉴别诊断 血清 LP-X 的定量与胆汁淤积程度相关，肝外性胆汁淤积高于肝内性和混合性胆汁淤积，恶性阻塞高于良性阻塞。一般认为其含量 >2000mg/L 时提示肝外性胆汁淤积。

第三节　胆红素和胆汁酸代谢的检查

血液循环中衰老或受损的红细胞被单核 – 吞噬细胞系统吞噬分解为胆红素，占体内总胆红素的 80%~85%，其余 15%~20% 来自含有亚铁血红素的非血红蛋白物质（如肌红蛋白、过氧化氢酶及细胞色素酶等）及骨髓中原位溶血产生的血红蛋白，这种胆红素称为旁路胆红素。上述胆红素未与葡萄糖醛酸结合称为非结合胆红素（unconjugated bilirubin，UCB）。非结合胆红素不能自由透过各种生物膜，不能从肾小球滤过。非结合胆红素在血液中与白蛋白结合，随血流运送至肝脏，被肝细胞摄取后，在肝细胞浆中通过载体蛋白 Y 和 Z 运送至光面内质网（SER）内，在葡萄糖醛酸转移酶的作用下与葡萄糖醛酸结合成为结合胆红素（conjugated bilirubin，CB）。结合胆红素为水溶性，可通过肾脏排出。结合胆红素被主动排泌至毛细胆管并随胆汁排入肠道。进入肠道的结合胆红素在肠道细菌的作用下，加氢还原为尿胆原（urobilinogen）或脱氢氧化为尿胆素（urobilin），大部分随粪便排出体外。少部分（约 20%）尿胆原被肠道吸收，经门静脉入肝再次转变为结合胆红素并随胆汁再次排入肠道，从而形成胆红素的肠肝循环。极少量经肠道重吸收的尿胆原可进入体循环，经肾脏从尿中排出体外。

各种原因导致胆红素代谢障碍，使得血液中胆红素浓度增加，巩膜、黏膜、皮肤被染成黄色，称为黄疸。根据黄疸发生的原因不同，临床上常将黄疸分为以下几种类型：

1. 溶血性黄疸　因红细胞大量破坏，单核 – 吞噬细胞系统产生的胆红素过多，超过肝细胞的处理能力，引起血中以非结合胆红素增高为主的黄疸，又称为肝前性黄疸。

2. 肝细胞性黄疸　肝细胞对胆红素的摄取、结合、排泄功能均受损所致的结合胆红素与非结合胆红素均增高，又称为肝性黄疸。见于各种肝病如病毒性肝炎、中毒性肝炎、肝硬化、肝癌及钩端螺旋体病等。

3. 胆汁淤积性黄疸　因肝细胞胆汁分泌器原发性代谢性障碍，使结合胆红素不能排泄至胆道，或因肝内毛细胆管、肝外胆管、胆总管或壶腹部阻塞，胆红素反流入血，出现以结合胆红素增高为主的黄疸，又称为梗阻性黄疸。见于结石、原发性胆汁性肝硬化、胰头癌等。

4. 先天性非溶血性黄疸　肝细胞对胆红素摄取、结合和排泄能力先天缺陷，如 Y、Z 蛋白及或葡萄糖醛酸转移酶活力减低或缺如，使正常代谢所产生的非结合胆红素不能转化为结合胆红素，引起血中以非结合胆红素增高为主的黄疸，此种黄疸属特发性黄疸，临床上较为少见。如 Gilbert 综合征（肝细胞对非结合胆红素摄取障碍及葡萄糖醛酸转移酶活力不足）、Crigler–Najjar 综合征（肝细胞缺乏葡萄糖醛酸转移酶）、Rotor 综合征（肝细胞摄取非结合胆红素及排泄结合胆红素障碍）及 Dubin–Johnson 综合征（肝细胞对结合胆红素及某些有机阴离子排泄障碍）等。

临床上通过检测血清总胆红素、结合胆红素、尿内胆红素及尿胆原等，以判断有无溶血及肝胆系统在胆红素代谢中的功能状态。

一、血清结合胆红素与总胆红素定量试验

【原理】　结合胆红素可与重氮染料反应生成偶氮胆红素，非结合胆红素在促进剂或表面活

性剂作用下才能形成偶氮胆红素。血清与重氮试剂混合后一分钟时进行光电比色，所测定的胆红素（又称为一分钟胆红素）含量相当于结合胆红素。一分钟胆红素测定完后，于该溶液中加入一定量的乙醇溶液，使原来脂溶性的非结合胆红素继续显色，再通过光电比色所测得的数值即为血清总胆红素（serum total bilirubin，STB）含量。总胆红素含量减去结合胆红素含量，即为非结合胆红素的量。

【参考值】　总胆红素：3.4~17.1μmol/L；结合胆红素：0~6.8μmol/L；非结合胆红素：1.7~10.2μmol/L。

【临床意义】

1. 诊断黄疸及反映黄疸的程度　血清总胆红素定量检测可判断有无黄疸，且可准确直接地反映黄疸的程度。总胆红素 17.1~34.2μmol/L 为隐性黄疸，34.2~171μmol/L 为轻度黄疸，171~342μmol/L 为中度黄疸，>342μmol/L 为重度黄疸。

2. 鉴别黄疸的类型　①非结合胆红素增高、总胆红素升高：见于溶血性黄疸，如溶血性贫血（蚕豆病、珠蛋白生成障碍性贫血）、新生儿黄疸等。②结合胆红素、非结合胆红素、总胆红素均增高：见于肝细胞性黄疸，如急性黄疸型肝炎、慢性肝炎、肝硬化等。③结合胆红素增高、总胆红素升高：见于胆汁淤积性黄疸，如胆石症、肝癌、胰头癌等。

临床上还可依照结合胆红素与总胆红素比值进行黄疸的鉴别：①比值 <20% 时，提示为溶血性黄疸。②比值 >50% 时，提示为胆汁淤积性黄疸。③比值在 20%~50% 之间，提示为肝细胞性黄疸。

二、尿胆红素定性试验

结合胆红素为水溶性，可透过肾小球基底膜而在尿中出现。如血液中结合胆红素浓度超过 34μmol/L（肾阈值）时，可由尿中排出。

【参考值】　加氧法：阴性。

【临床意义】　①肝细胞性黄疸时，尿内胆红素轻中度增加。②胆汁淤积性黄疸时，尿内胆红素明显增加。③溶血性黄疸时，血中非结合胆红素增加而结合胆红素增加不明显，故尿内胆红素定性试验为阴性。④碱中毒时肾脏排泄胆红素增加，尿中胆红素定性可阳性。

三、尿中尿胆原检查

在胆红素的肠肝循环过程中，正常情况下有极少量的尿胆原（urobilinogen）可进入体循环从肾脏排出。肝胆疾患时，排入肠道中的胆红素的量发生变化，肠道产生及回吸收尿胆原的多少发生改变，或因肝脏处理尿胆原的能力下降等，均可导致尿中尿胆原的含量发生改变。

【参考值】　定性：阴性或弱阳性（阳性稀释度在 1：20 以下）。定量：0.84~4.2μmol/（L·24h）。

【临床意义】

1. 尿胆原增高　见于：①溶血性黄疸时明显升高。②肝细胞性黄疸时亦增加。③其他如高热、心功能不全等，由于尿量减少，尿胆原的含量可相对增加；顽固性便秘或肠梗阻时，自肠道回吸收的尿胆原增加，尿中尿胆原的排出亦可增加。

2. 尿胆原减少　见于：①胆汁淤积性黄疸时，尿中尿胆原减少或消失。②新生儿及长期

NOTE

应用广谱抗生素时，因肠道菌群受到抑制，亦可使肠道内尿胆原产生减少。

四、正常人及常见黄疸的实验室检查鉴别

表 16-1　正常人及常见黄疸的实验室检查鉴别

	血清胆红素（µmol/L）				尿液		粪便	
	STB	UCB	CB	CB/STB	尿胆原	尿胆红素	颜色	粪胆原
正常人	3.4~17.1	1.7~10.2	0~6.8	0.2~0.4	（−）或（±）	（−）	黄褐色	正常
溶血性黄疸	↑↑	↑↑	↑	<0.2	（+++）	（−）	加深	↑
胆汁淤积性黄疸	↑↑↑	↑	↑↑↑	>0.5	（−）	（+++）	变浅或灰白	↓或消失
肝细胞性黄疸	↑↑	↑↑	↑↑	>0.2，<0.5	（+）	（++）	变浅或正常	↓或正常

五、胆汁酸代谢检查

胆汁的主要成分是胆汁酸盐（bile salts）、胆红素和胆固醇，其中以胆汁酸盐含量最多。肝细胞以胆固醇为原料直接合成的胆汁酸称为初级胆汁酸，包括胆酸（cholic acid）及鹅脱氧胆酸（chenodeoxycholic acid）。初级胆汁酸随胆汁进入肠道后，经肠道菌群作用，胆酸转变为脱氧胆酸（deoxycholic acid），鹅脱氧胆酸转变为石胆酸（lithocholicacid），称为次级胆汁酸。胆汁酸在肠道被吸收经门静脉入肝脏，在肝细胞内与甘氨酸或牛磺酸结合，称为结合胆汁酸。结合胆汁酸分泌入胆汁进入肠道，在肠道细菌作用下，被水解脱去甘氨酸或牛磺酸而生成游离胆汁酸。在回肠，尤其在回肠末段，有 95% 胆汁酸被重吸收经门静脉再次入肝脏，在肝细胞中又重新形成结合胆汁酸，继之又分泌入胆汁，此即胆汁酸的肠肝循环。石胆酸水溶性小，进入肠道后极大部分自粪便中排出。胆汁酸可促进脂类食物及脂溶性维生素的消化吸收，并维持胆汁中胆固醇的溶解状态。体内 50% 的胆固醇以胆汁酸形式排泄，胆汁酸合成减少，常导致肝内胆红素性或胆固醇性结石形成。胆汁酸还具有利胆作用，可促进胆汁的分泌。

测定胆汁酸可反映肝细胞的合成、摄取及分泌功能，并与胆道排泄功能有关。空腹或餐后 2 小时胆汁酸（更灵敏）测定对肝胆疾病诊断的灵敏度和特异性高于其他指标。

【参考值】　总胆汁酸（酶法）：0~10µmol/L；胆酸（气 – 液相色谱法）：0.08~0.91µmol/L；鹅脱氧胆酸（气 – 液相色谱法）：0~1.61µmol/L；甘氨胆酸（气 – 液相色谱法）：0.05~1.0µmol/L；脱氧胆酸（气 – 液相色谱法）：0.23~0.89µmol/L。

【临床意义】　胆汁酸增高见于：①肝细胞损害，如急性肝炎、慢性肝炎、肝硬化、肝癌、酒精性肝病及中毒性肝炎。②胆道梗阻，如肝内、肝外的胆管梗阻。③门体分流，肠道中次级胆汁酸经分流的门静脉系统直接进入体循环。④进食后血清胆汁酸一过性增高，为生理现象。

第四节　肝脏疾病常用的血清酶检测

肝脏作为人体内含酶最丰富的器官，其蛋白总量中约有 2/3 为酶蛋白。肝细胞中所含

已知酶的种类有数百种，这些酶在全身物质代谢和生物转化中起着重要作用，但只有十余种为临床诊断所常用。酶的活性与疾病诊断的相关性主要体现在：①存在于肝细胞内的酶在肝细胞损伤时释放入血，血清中其活性升高，如丙氨酸氨基转移酶（ALT）、天门冬氨酸氨基转移酶（AST）、醛缩酶和乳酸脱氢酶（LDH）等。②由肝细胞合成的酶在肝脏疾病时合成减少，血清中酶的活性下降，如凝血酶。③依赖于维生素 K 的参与才能合成的凝血因子，因维生素 K 在肠道的吸收有赖于胆汁中的胆汁酸盐，故在胆汁淤积时，维生素 K 吸收不良，这些酶或因子合成不足，血清含量可降低，如凝血因子Ⅱ、Ⅶ、Ⅸ、Ⅹ。④由肝脏和某些组织合成的酶释放入血，从胆汁排出，当胆道阻塞时，其排泄受阻，致使血清中其活性升高，如碱性磷酸酶（ALP）、γ- 谷氨酰转肽酶（γ-GT）。⑤活性与肝纤维组织增生有关的酶，在肝纤维化时其在血清中的活性升高，如单胺氧化酶（MAO）、脯氨酰羟化酶（PH）等。也就是说，有些酶活性的变化可以反映肝脏的病理状态，因此，测定血清中这些酶活性和含量的变化有助于某些肝脏疾病的诊断、鉴别诊断、病情观察、疗效判定乃至预后评估。

同工酶（isoenzymes）是指具有相同催化活性，但分子结构、理化性质及免疫学反应等不同的一组酶，又称同工异构酶。由于这些酶或存在于人体不同组织，或在同一组织、同一细胞的不同亚细胞结构内，因此同工酶的测定对肝胆系统疾病的诊断及鉴别诊断具有重要意义。

一、血清氨基转移酶及其同工酶测定

氨基转移酶（aminotransferase）简称转氨酶（transaminase），是催化氨基酸与 α- 酮酸之间氨基转移反应的一组酶，其中，丙氨酸氨基转移酶（alanine aminotransferase，ALT）和天门冬氨酸氨基转移酶（aspartate aminotransferase，AST）是临床上反映肝细胞损伤最常用的生化指标。氨基转移时氨基转移酶以磷酸吡哆醛和磷酸吡哆胺为辅酶，ALT 催化 L- 丙氨酸与 α- 酮戊二酸之间的氨基转移反应，生成 L- 谷氨酸和丙酮酸；AST 催化 L- 天门冬氨酸与 α- 酮戊二酸之间的氨基转移反应，生成 L- 谷氨酸和草酰乙酸，从而参与物质代谢。ALT 与 AST 在许多组织或器官中均有分布，肝脏是 ALT 分布最多的场所，其次是骨骼肌、肾脏及心肌等组织；心肌则是 AST 主要分布的场所，其次是肝脏、骨骼肌和肾脏等组织。根据其分布特点可知 ALT 和 AST 均为非特异性细胞内功能酶。在肝细胞内，ALT 主要存在于胞质中，AST 则主要（大约 80%）存在于线粒体内，正常时血清中含量很低。肝细胞受损时，胞内的 ALT 与 AST 释放入血，血清 ALT 与 AST 的酶活性升高。轻度损伤时细胞膜的通透性增加，而线粒体等细胞器损伤不明显，故 ALT 漏出率远大于 AST；严重损伤时线粒体等细胞器亦损伤，线粒体内 AST 的释放可导致血清中 AST 明显升高，AST/ALT 升高。

AST 在肝细胞中有两种同工酶，根据其存在部位不同分为上清液 AST（supernatant AST，ASTs）和线粒体 AST（mitochondrial AST，ASTm）。ASTs 存在于胞质中，ASTm 存在于线粒体中。正常血清中的 AST 大部分为 ASTs，ASTm 不足 10%。当肝细胞受到轻度损害而未破坏至线粒体时，血清中 ASTs 漏出增加，而 ASTm 正常；如肝细胞严重损害，线粒体遭到破坏，ASTm 漏出增加，血清中 ASTm 升高，因此 ASTm 升高提示肝细胞损伤严重。

【参考值】 连续监测法（37℃）：ALT 5~40U/L；AST 8~40U/L；AST/ALT≤1。

【临床意义】

1. 肝脏疾病

（1）急性病毒性肝炎：ALT 与 AST 升高显著，可达正常上限的 20~50 倍，甚至 100 倍，以 ALT 升高更为明显（通常 ALT>300U/L，AST>200U/L），因此 AST/ALT<1，此检测项目是诊断急性病毒性肝炎肝损伤的重要生化指标。转氨酶的升高往往较胆红素升高早 1 周左右，在肝炎恢复期，酶活性水平逐渐恢复。如急性病毒性肝炎转氨酶活性持续不能降至正常或正常后再上升，提示可能转为慢性。值得注意的是，转氨酶的升高程度与肝脏损伤的严重程度并非完全一致。

（2）慢性病毒性肝炎：ALT 和 AST 正常或轻度升高（不超过正常上限的 3 倍），AST/ALT<1。如在慢性病程中 AST 显著升高，AST/ALT>1，提示慢性肝炎病情活动或恶化。

（3）重型肝炎：ALT 与 AST 均升高，但 AST 升高更为显著。若病情进展，黄疸进行性加深，而酶活性升高不明显，称为"酶 – 胆分离（enzyme bile separation）"，提示肝组织坏死严重，预后不佳。

（4）淤胆型肝炎：以胆红素升高为主，转氨酶活性常轻度升高，也可出现"酶 – 胆分离"，但并不表示肝组织坏死严重。

（5）肝炎肝硬化：血清转氨酶活性与肝细胞变性、坏死的程度有关，转氨酶活性越高，提示肝组织损伤程度越重。静止性肝硬化血清转氨酶活性多正常，活动性肝硬化血清转氨酶活性升高，且 AST/ALT>1。

（6）非病毒性肝病：包括药物性肝炎、非酒精性脂肪性肝炎、肝细胞癌等非病毒性肝病，转氨酶活性正常或轻度升高，且 AST/ALT<1。在酒精性肝炎时，AST 显著升高而 ALT 升高不明显，这可能是因为酒精具有线粒体毒性，且抑制吡哆醛活性。

2. 急性心肌梗死

在急性心肌梗死 6~8 小时后 AST 开始升高，18~24 小时达高峰，此时血清 AST 水平可达正常上限的 4~10 倍，且与心肌梗死的范围和病变程度呈正相关，4~5 天可恢复正常。如再次升高，则提示梗死范围扩大或出现了新的梗死。

3. 其他疾病

骨骼肌疾病（如皮肌炎、进行性肌萎缩等）、肺梗死、肾梗死、胰梗死、休克及传染性单核细胞增多症等，也可见转氨酶轻度升高。

4. AST 同工酶变化

（1）急性病毒性肝炎：急性病毒性肝炎时，血清 AST 常轻度升高，且以 ASTs 升高为主，ASTm 多正常。

（2）重型肝炎：血清 ASTm 显著升高。

（3）其他疾病：中毒性肝炎、酒精性肝病、赖氏综合征（Reyes syndrome，RS）、妊娠脂肪肝、肝动脉栓塞术后以及急性心肌梗死等，血清 ASTm 也常升高。

二、碱性磷酸酶及其同工酶测定

碱性磷酸酶（alkaline phosphatase，ALP）是在碱性环境下（pH 8.6~10.3）将磷酸酯水解成磷酸的非特异性酶类，主要分布于肝脏、骨骼、肾、小肠及胎盘中。血清中的 ALP 主要来源于肝细胞和成骨细胞并以游离的形式存在，ALP 活性的变化可反映肝脏的病变，是肝脏疾病常用的检查指标之一。肝脏中的 ALP 主要分布在肝细胞的血窦侧和毛细胆管侧的微绒毛上，肝内及来自肝外的 ALP 经胆汁排入小肠，当胆道阻塞时 ALP 排泄障碍，血清 ALP 活性升高，故胆汁淤积时血清 ALP 活性常显著升高。

根据琼脂凝胶电泳分析、热抑制反应（56℃，15 分钟）及其不同的抗原性将碱性磷酸酶同工酶分为 $ALP_1 \sim ALP_6$ 六种类型。又因其来源不同，将 ALP_2、ALP_3、ALP_4、ALP_5 分别称为肝型、骨型、胎盘型和小肠型，ALP_1 是细胞膜组分和 ALP_2 的复合物，ALP_6 是 IgG 和 ALP_2 的复合物。

【参考值】　磷酸对硝基苯酚速率法（37℃）：

男性：1~12 岁 <500U/L，12~15 岁 <700U/L，25 岁以上 40~150U/L。

女性：1~12 岁 <500U/L，15 岁以上 40~150U/L。

ALP 同工酶：正常成人血清中以 ALP_2 为主，占总 ALP 的 90%，少量为 ALP_3，血型为 B 型和 O 型者血清中可有微量 ALP_5；发育中的儿童血清中 ALP_3 增多，占总 ALP 的 60% 以上；妊娠晚期血清中 ALP_4 增多，占总 ALP 的 40%~65%。

【临床意义】

1. 生理性增加　正常生长中的儿童血清 ALP 升高，主要以 ALP_3 升高为主。妊娠 3 个月后胎盘即产生 ALP，血清 ALP 活性升高，以 ALP_4 为主，9 个月时达高峰，多于分娩 20 日后在血中消失。

2. 胆道阻塞　各种肝内、外胆管阻塞性疾病，如原发性胆汁性肝硬化、胰头癌、结石等引起的胆管阻塞，血清 ALP 活性显著升高，以 ALP_1 为主（癌性梗阻时均出现 ALP_1，$ALP_1 > ALP_2$），且平行于血清胆红素升高水平，故 ALP 也称作"胆汁淤积指示酶"。

3. 肝脏疾病　急性肝炎时，ALP_2 明显升高，ALP_1 轻度升高，$ALP_1 < ALP_2$。肝硬化患者 80% 以上 ALP_5 明显升高，可达 ALP 总量的 40% 以上。

4. 骨骼疾病　如纤维性骨炎、佝偻病、骨软化症、成骨细胞瘤及骨折愈合期等，血清 ALP 均可升高（以 ALP_3 为主）。

5. 黄疸的鉴别诊断　综合分析血清 ALP 活性、胆红素及转氨酶水平有助于黄疸的鉴别诊断。①胆汁淤积性黄疸：血清 ALP 和胆红素水平明显升高，转氨酶升高不明显。②肝细胞性黄疸：ALP 活性可正常或稍高，血清胆红素中等程度升高，转氨酶活性显著升高。③肝内局限性胆道阻塞（如原发性肝癌、转移性肝癌、肝脓肿等）：ALP 活性明显升高，血清胆红素大多正常，转氨酶活性无明显升高。

6. 其他　在慢性肾衰竭、充血性心力衰竭以及某些感染性疾病时，血清 ALP 活性亦可升高。

三、γ- 谷氨酰转移酶及同工酶测定

γ- 谷氨酰转移酶（γ-glutamyl transferase，γ-GT）是催化 γ- 谷氨酰基从谷胱甘肽转移到另一个肽或氨基酸上的酶，旧称 γ- 谷氨酰转肽酶。γ-GT 主要存在于细胞膜和微粒体上，在除肌细胞以外的所有细胞中均有分布，肾脏中含量最为丰富，其次是胰腺和肝脏。在肝胆系统中 γ-GT 广泛分布于肝细胞膜的毛细胆管面和整个胆管系统，是血清中 γ-GT 的主要来源，故在肝内合成功能亢进或胆汁排出受阻时，血清 γ-GT 活性均可升高。γ-GT 在红细胞中含量很低，因此溶血对其测定值影响不大。

【参考值】 γ- 谷氨酰 -3- 羧基 - 对硝基苯胺法（37℃）：男性 11~50U/L，女性 7~32U/L。

【临床意义】

1. 肝脏疾病 ①急性肝炎时，γ-GT 活性呈中等程度（正常上限的 2~4 倍）升高。②慢性肝炎、肝硬化的非活动期，γ-GT 活性多正常，如出现 γ-GT 持续升高，则表明病变活动或病情恶化。③原发性肝癌时，癌细胞合成 γ-GT，同时肝内阻塞诱发肝细胞产生大量 γ-GT，致使 γ-GT 活性明显升高，可达参考值上限的 10 倍以上，结合 AFP 检测可提高肝癌诊断正确率。④急慢性酒精性肝炎、药物性肝炎时，γ-GT 常呈中度以上（正常上限的 5~10 倍）升高。但酗酒者在戒酒后 γ-GT 活性可下降。⑤非酒精性脂肪肝时，γ-GT 活性可轻度（正常上限的 1~2 倍）升高。

2. 胆道疾病 肝内外胆汁淤积性疾病 γ-GT 活性均明显升高，如原发性胆汁性肝硬化、原发性硬化性胆管炎、药物性肝内胆管淤积、胆道炎症、胆石症以及肿瘤等所致的胆道阻塞性疾病，γ-GT 可升高至正常参考值上限的 5~30 倍。

3. 其他疾病 胰腺及前列腺的肿瘤、胰腺炎等炎症性疾病 γ-GT 活性亦可轻度升高。

四、谷氨酸脱氢酶测定

谷氨酸脱氢酶（glutamate dehydrogenase，GDH）是催化 L- 谷氨酸生成 α- 酮戊二酸和氨的酶。仅存在于细胞线粒体内，并在肝脏中含量最高，其次为心肌和肾脏，少量存在于脑、骨骼肌和白细胞中。在肝脏，GDH 在肝小叶中央区肝细胞内的活力为周边肝细胞的 1.7 倍。正常人血清 GDH 活性很低，肝细胞线粒体受损害时其活性显著升高，且升高幅度与线粒体受损程度有关，因此，GDH 活性测定可反映肝细胞线粒体的损害及肝小叶中央区的坏死，是反映肝实质受损的敏感指标。

【参考值】 速率法（37℃）：男性 0~8U/L，女性 0~7U/L。

【临床意义】

1. 肝细胞中毒坏死 在卤烷、四氯化碳、砷化合物等所致的肝细胞中毒坏死时，GDH 升高最明显（可达参考值上限 10~20 倍）；在酒精中毒引起的肝细胞坏死时，GDH 升高亦较其他指标明显。

2. 慢性肝炎、肝硬化 慢性肝炎时 GDH 活性可升高，常较 ALT 升高明显（可达参考值上限 4~5 倍），其升高幅度与病情严重程度正相关。静止性肝硬化 GDH 活性可正常，活动性肝硬化病程初期 GDH 活性可轻微升高或正常，随病程进展可明显升高达正常上限 2 倍以上。原发性胆汁性肝硬化时 GDH 活性常明显升高。

3. 急性肝炎 GDH 主要存在于肝小叶中央区的肝细胞线粒体内，其活性升高较 ALT 更能反映肝小叶中央区的坏死。急性肝炎未出现并发症时 GDH 向细胞外释放较少，其升高幅度没有 ALT 明显。

4. 肝癌、阻塞性黄疸 此时 GDH 也可升高。

5. 其他疾病 GDH 活性显著升高通常是组织细胞严重受损的标志。在急性右心衰竭、严重呼吸衰竭以及肺栓塞引起的急性肺源性心脏病等疾病时，组织细胞严重受损，GDH 活性可显著升高。

五、单胺氧化酶测定

单胺氧化酶（monoamine oxidase，MAO）是一种含铜的酶，广泛分布于体内各组织器官，尤以肝、肾、胰、心等器官中含量最多。肝脏中的MAO来源于线粒体，在有氧情况下催化各种单胺的氧化脱氨反应。通过检测底物的减少量、氧的消耗量和氨的生成量可以确定MAO的活性。MAO可加速胶原纤维的交联，血清中MAO活性与体内结缔组织增生程度呈正相关，是临床上观察肝脏纤维化程度的常用检测指标。

【参考值】 速率法（37℃）：0~3U/L。

【临床意义】

1. 肝脏病变　MAO是诊断肝硬化的一项传统指标，其活性的高低可反映肝纤维化的程度，但特异性较差。在肝硬化以及肝硬化并发肝癌时，80%以上的患者血清MAO活性升高，但早期肝硬化MAO活性可正常。急性肝炎时MAO大多正常，若伴有急性重型肝炎，MAO从坏死的肝细胞逸出，血清MAO活性升高。慢性肝炎，轻度者MAO活性多正常，中、重度者半数病人血清MAO活性升高，表明有肝细胞坏死和纤维化形成。

2. 肝外疾病　慢性充血性心力衰竭等疾病出现肝纤维化时，血清MAO活性可升高。甲状腺功能亢进症、系统性硬化症等疾病，因纤维组织合成旺盛，MAO活性亦可升高。

六、脯氨酰羟化酶测定

脯氨酰羟化酶（prolyl hydroxylase，PH）是早期参与胶原纤维合成的一种酶。它能将胶原α-肽链上的脯氨酸羟化为羟脯氨酸，后者参与胶原纤维的合成。在脏器或组织发生纤维化时，PH的活性增加。肝纤维化时，肝脏胶原纤维合成亢进，血清PH水平升高，因此血中PH活性的测定可作为肝纤维化的早期诊断指标。

【参考值】 放射免疫法（radioimmunoassay，RIA）：（39.5±11.87）μg/L。

【临床意义】

1. 肝纤维化　各种原因引起的肝纤维组织增生均可致PH活性升高，如中重度慢性肝炎、各种原因引起的肝硬化、肝细胞癌（大多伴有肝硬化）等。在转移性肝癌、急性肝炎、轻度慢性肝炎中，由于未出现明显的肝纤维化PH活性大多正常。

2. 肝脏病变随访及预后　慢性肝炎、肝硬化患者，若PH活性进行性升高，提示肝组织坏死及纤维化程度加重，若经治疗后PH活性逐渐下降，提示治疗有效。

七、Ⅲ型前胶原氨基末端肽测定

Ⅲ型前胶原氨基末端肽（amino terminal of procollagen type Ⅲ peptide，PⅢP）是前胶原在肽酶的作用下生成的产物之一。慢性肝炎、肝硬化患者，其肝脏结缔组织增生的主要成分是胶原，而在胶原的合成过程中，首先生成前胶原，前胶原又被肽酶切割分离为PⅢP和Ⅲ型胶原，部分PⅢP进入血中，是反映肝纤维化的常用检测指标。

【参考值】 RIA：均值为100ng/L，>150ng/L为异常。

【临床意义】

1. 肝纤维化　在伴有肝组织炎症及结缔组织合成增加的疾病（如急性病毒性肝炎、慢性

NOTE

肝炎重度、酒精性肝炎、肝硬化、肝硬化并发肝癌等）中，血清PⅢP含量均可升高，且与肝纤维化程度呈正相关，因此血清PⅢP水平可反映肝纤维化程度，是诊断肝纤维化和早期肝硬化的良好指标，且可弥补肝活检不能动态观察的不足。

2. 肝炎　急性病毒性肝炎时，血清PⅢP水平升高，并可随炎症消退而恢复正常，如PⅢP持续升高则提示转为慢性肝炎。此外，酒精性肝炎、慢性肝炎出现肝纤维化时，PⅢP均可明显增高。

八、Ⅳ型胶原及其分解片段（7S片段和NC$_1$片段）测定

Ⅳ型胶原（collagen Ⅳ，CⅣ）是基底膜中特有的胶原蛋白，呈巨分子网状结构，支撑基底膜的其他成分，在肝组织中主要分布于血管、淋巴管、胆管、毛细胆管基底膜及神经轴索周围。CⅣ主要在肝内合成代谢，正常情况下主要由贮脂细胞、胆管上皮细胞与肝窦内皮细胞产生，仅占肝脏总蛋白含量极少的比例。发生肝纤维化时，CⅣ合成明显增加，CⅣ也是肝纤维化早期增多最明显的胶原蛋白。7S片段和NC$_1$片段是CⅣ经蛋白酶水解的产物，肝纤维化时，随肝组织中CⅣ代谢的变化，血清中CⅣ及其分解产物浓度也会发生相应变化。因此，测定血清CⅣ及其分解产物7S片段和NC$_1$片段的含量，可作为肝纤维化的早期诊断指标，且可反映胶原降解水平。

【参考值】　RIA：血清CⅣ NC$_1$片段（5.3 ± 1.3）μg/mL。

【临床意义】

1. 肝炎、肝硬化　肝纤维化早期，血CⅣ和7S、NC$_1$片段含量即升高且较PⅢP更灵敏；轻、中、重度慢性肝炎及肝硬化时，血CⅣ和7S、NC$_1$片段水平均可升高，并依次递增。

2. 其他　与基底膜相关的疾病，如甲状腺功能亢进、糖尿病肾病、硬皮病等，也可出现CⅣ水平升高。

第五节　肝炎病毒相关检测

目前已确定的病毒性肝炎病原体有5种，即甲型肝炎病毒（hepatitis A virus，HAV）、乙型肝炎病毒（hepatitis B virus，HBV）、丙型肝炎病毒（hepatitis C virus，HCV）、丁型肝炎病毒（hepatitis D virus，HDV）和戊型肝炎病毒（hepatitis E virus，HEV）。新近发现的庚型肝炎病毒（hepatitis G virus，HGV）、输血传播病毒（transfusion transmitted virus，TTV）及Sen病毒（Sen virus，SENV）等，由于这些病毒的嗜肝性及致病性尚未定论而至今没有归属于肝炎病毒。其他病毒如巨细胞病毒、EB病毒、柯萨奇病毒、疱疹病毒等有时也可引起肝脏炎性损害，但肝脏受累是其全身表现的一部分，故不属于肝炎病毒。目前尚有10%左右的肝炎病例找不到病因，推测仍有未被发现的肝炎病毒存在。

肝炎病毒相关检测是诊断肝炎病毒感染，尤其是病毒性肝炎的重要依据。目前临床上常用的病毒性肝炎的病原学相关检查主要有肝炎病毒标志物检测及核酸检测。肝炎病毒标志物检测包括抗原检测和抗体检测；核酸检测是指检测肝炎病毒的DNA或RNA。肝炎病毒标志物检测具有特异性强、灵敏度高、重复性好、操作简便等优点。肝炎病毒相应抗原检测阳性表示体内

有该病原体存在，为该肝炎病毒现症感染；肝炎病毒相关抗体检测阳性表示为该肝炎病毒感染者，包括现症感染或既往感染，如特异性抗体 IgM 阳性，则常表示为现症感染。核酸检测目前常用聚合酶链反应（polymerase chain reaction，PCR），此反应具有简便、快速、灵敏、特异等优点，其阳性为该肝炎病毒现症感染的直接证据，对病毒性肝炎的诊断与鉴别诊断、指导治疗及评价疗效等具有重要价值，但核酸检测为阴性并不能除外该肝炎病毒的现症感染。

一、甲型肝炎病毒相关检测

HAV 属微小 RNA 病毒科，嗜肝病毒属，无囊膜，是一种直径为 27~32nm 的正二十面体球状颗粒，内含一条单股正链线性 RNA 基因组。HAV 在体外抵抗力强，低温下能长期存活，85℃ 1 分钟可灭活，对常用消毒剂如过氧乙酸及含氯类消毒剂等敏感。HAV 通过粪 – 口途径传播，感染后先在肠上皮细胞增殖，而后随血流侵入肝细胞，引起急性肝炎。机体感染 HAV 后，首先出现的是 IgM 抗体，继之出现 IgA 及 IgG 抗体。临床上常用抗 –HAV IgM 检测作为 HAV 近期感染的诊断依据，HAV 感染的检测还包括 HAV 抗原（HAVAg）、HAV 抗体（IgA、IgG）以及 HAV–RNA 等。

【参考值】　酶联免疫吸附试验（enzyme–linked immunosorbent assay，ELISA）、RIA 和 PCR：HAVAg、抗 –HAV IgM、抗 –HAV IgA、抗 –HAV IgG 及 HAV–RNA 均为阴性。

【临床意义】

1. 抗 –HAV IgM　是 HAV 衣壳蛋白抗体，发病后 1 周即可检出，2 周时达高峰，可持续 3~4 个月。抗 HAV–IgM 阳性提示 HAV 近期感染，是早期诊断甲型肝炎的特异性血清标志物。

2. 抗 –HAV IgG　出现较抗 –HAV IgM 晚，病后 1 个月左右血清中可检出，2~3 个月达高峰，可持久存在，是保护性抗体。血清抗 –HAV IgG 阳性是 HAV 感染的标志，常用于流行病学调查。急性期与恢复期双份血清（相隔 2~3 个月）抗 –HAV IgG 滴度呈 4 倍及以上升高对甲型病毒性肝炎有诊断意义，但无早期诊断意义。

3. HAVAg　存在于发病前后各 2 周的粪便及发病前后各 1 周的血清中。HAVAg 阳性是 HAV 急性感染的直接证据。

4. HAV–RNA　特异性强，对早期诊断甲型肝炎有意义。一般用于实验研究，临床应用较少。

二、乙型肝炎病毒相关检测

HBV 属嗜肝 DNA 病毒。完整的 HBV 又称 Dane 颗粒，为直径 42nm 的球形结构，由外衣壳与核心构成（见图 16–2）。外衣壳厚约 7nm，含有乙型肝炎病毒表面抗原（hepatitis B virus surface antigen，HBsAg）、前 S$_1$ 及前 S$_2$ 抗原。HBsAg 是 HBV 吸附在肝细胞膜受体的主要成分，也是乙肝疫苗的主要成分。除去外衣壳后内为直径约 27nm 的病毒核心，核壳含有乙型肝炎病毒核心抗原（hepatitis B virus core antigen，

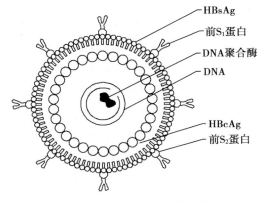

图 16–2　乙型肝炎病毒结构示意图

HBsAg
前 S$_1$ 蛋白
DNA聚合酶
DNA
HBcAg
前 S$_2$ 蛋白

NOTE

HBcAg）与乙型肝炎病毒 e 抗原（hepatitis B virus e antigen，HBeAg）。核心内含有乙型肝炎病毒 DNA（HBV-DNA）和 DNA 聚合酶（DNA ploymerase，DNAP）。

HBV 的传播途径主要包括血液传播、性接触传播和母婴传播。HBV 在外环境中生存能力很强，在干燥或冰冻环境下能生存数月到数年，60℃ 10 小时、100℃ 10 分钟、高压蒸汽消毒可灭活，对次氯酸、甲醛及过氧乙酸等消毒剂敏感，对酒精不敏感。

HBsAg、HBeAg、HBcAg 可以刺激机体产生相应的抗体。抗原、抗体及 HBV-DNA 等检测为临床诊断与鉴别诊断乙肝病毒急慢性感染、了解病毒复制水平、判定抗病毒疗效等提供依据。

（一）乙肝病毒标志物检测

【参考值】 ELISA：HBsAg、抗 -HBs、HBcAg、抗 -HBc、HBeAg 以及抗 -HBe 均为阴性。

【临床意义】

1. HBsAg 及抗 -HBs 测定 HBsAg 是 HBV 感染后最早出现的血清标志物，其阳性是 HBV 现症感染的标志。见于：①乙型肝炎潜伏期和急性期。②慢性乙型肝炎以及与 HBV 感染相关的肝硬化和肝癌。③慢性携带者。

抗 -HBs 是感染 HBV 后机体产生的保护性抗体，一般在发病后 3~6 个月 HBsAg 消失一段时间（空窗期）后出现。抗 -HBs 阳性表示机体对 HBV 有免疫力。见于：①急性 HBV 感染的恢复期。② HBV 既往感染者。③乙型肝炎疫苗有效接种后。

2. HBcAg 及抗 -HBc 测定 HBcAg 存在于 Dane 颗粒核壳上，血液中无游离的 HBcAg，但除去 HBV 外衣壳后可测得。HBcAg 阳性提示患者血清中存在 HBV，见于 HBV 现症感染，且病毒复制活跃，传染性强。

抗 -HBc 为非保护性抗体，一旦出现，不论病毒是否被清除均可持久存在，故其阳性提示为 HBV 感染者，包括既往感染和现症感染。抗 -HBc 包括 IgM 和 IgG 两型。

（1）抗 -HBc IgM：是机体感染 HBV 后最早出现的抗体，持续时间较短（常于 6 个月内消失），高滴度的抗 -HBc IgM 标志着 HBV 新近感染，部分慢性 HBV 感染者也可存在低滴度的抗 -HBc IgM，表示 HBV 现症感染，且复制活跃，传染性强。对于 HBsAg 已消失而抗 -HBs 尚未出现的急性乙肝患者，抗 -HBc IgM 阳性更具诊断意义。

（2）抗 -HBc IgG：出现较晚，但可持久存在，提示为 HBV 感染者，包括现症感染和既往感染。与 HBsAg 并存表示现症感染；与抗 -HBs 并存则提示 HBV 既往感染。

3. HBeAg 及抗 -HBe 测定 HBeAg 的存在与 HBV-DNA 密切相关，反映 HBV 的复制，且 HBeAg 滴度与 HBV 的复制程度及传染性呈正相关。HBeAg 继 HBsAg 出现后出现，其消失早于 HBsAg，如持续阳性，则有转为慢性感染的可能。

HBeAg 阳性提示 HBV 复制活跃，传染性强。HBeAg 消失而 HBV 持续复制，见于前 C 基因发生变异者，此时传染性仍强，故 HBeAg 阴转的临床意义还要结合其他资料来综合判断。

抗 -HBe 多见于 HBeAg 阴转者，其阳性提示 HBV 复制减少或静止，传染性弱。

由于血清中 HBcAg 存在于 Dane 颗粒中，常规检测手段不能检出，故应用于临床的乙肝病毒标志物检查主要包括 HBsAg、抗 -HBs、HBeAg、抗 -HBe 及抗 -HBc 五项，俗称"两对半"。HBV 感染后抗原抗体之间的变化是动态的（图 16-3、图 16-4），且不除外基因变异的发生，因此还需参考临床和其他检测，做出综合判断。

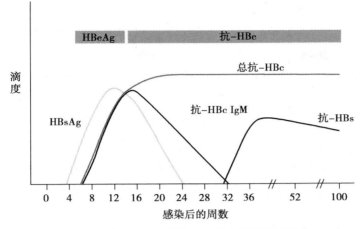

图 16-3　急性 HBV 感染 HBV 标志物变化示意图

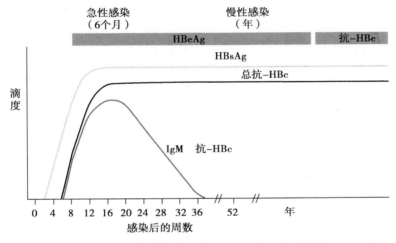

图 16-4　慢性 HBV 感染 HBV 标志物变化示意图

（二）HBV-DNA 测定

HBV-DNA 是 HBV 存在的直接证据，也是判断 HBV 复制活跃与否及传染性强弱最直接的依据。

【参考值】　荧光定量 PCR：定性：HBV-DNA 阴性；定量：测不出（$<5×10^2$copies/mL）

【临床意义】

HBV-DNA 阳性是 HBV 现症感染的直接证据，较血清免疫学检查更敏感、更特异，且可反映 HBV 的复制水平及传染性，也是抗病毒治疗及疗效观察的指标。但其阴性不能除外 HBV 感染。

（三）前 S_1 蛋白和前 S_1 蛋白抗体测定

前 S_1 蛋白（Pre-S_1）位于 Dane 颗粒的表面，参与 HBV 对肝细胞表面特异性受体的识别，反映 HBV 的活动和复制。前 S_1 蛋白抗体（抗 -Pre-S_1）是一种中和性抗体，可阻止 HBV 与肝细胞表面特异性受体的结合，从而阻止 HBV 入侵肝细胞。

【参考值】　ELISA 或 RIA：Pre-S_1 阴性，抗 -Pre-S_1 阴性。

【临床意义】

1. Pre-S_1 阳性提示 HBV 现症感染。急性 HBV 感染中，如 Pre-S_1 持续阳性，提示有慢性化倾向；慢性感染中，Pre-S$_1$ 阳性提示病毒复制活跃，传染性强。

2. 抗 -Pre-S$_1$ 阳性见于急性乙肝恢复早期，常表示 HBV 正在或已经被清除。

（四）前 S$_2$ 蛋白和前 S$_2$ 蛋白抗体测定

前 S$_2$ 蛋白（Pre-S$_2$）是 HBV 的表面蛋白成分，为 HBV 侵入肝细胞的主要结构。前 S$_2$ 蛋白抗体（抗 -Pre-S$_2$）也是一种中和性抗体。

【参考值】 ELISA 或 RIA：Pre-S$_2$ 阴性，抗 -Pre-S$_2$ 阴性。

【临床意义】

1. Pre-S$_2$ 阳性提示 HBV 现症感染，且病毒复制活跃，传染性强。

2. 抗 Pre-S$_2$ 阳性见于乙肝恢复早期，表明 HBV 已被清除，预后良好。

三、丙型肝炎病毒相关检测

HCV 属黄病毒属，为直径 30~60nm 的单股正链 RNA 病毒，主要通过血液和体液传播，也可通过母婴传播，灭活 HBV 的手段对 HCV 均有效。抗 -HCV 是非保护性抗体，可作为 HCV 感染的标志，但不能区别现症感染与既往感染，也不能区别急性感染与慢性感染。抗 -HCV 包括抗 -HCV IgM 和抗 -HCV IgG。临床上更为常用的诊断和疗效判定指标是 HCV-RNA 检测。

【参考值】 斑点杂交试验及反转录 PCR（reverse transcriptional PCR，RT-PCR）：HCV-RNA 阴性。ELISA 及 RIA：抗 -HCV IgM 和抗 -HCV IgG 均阴性。

【临床意义】

1. HCV-RNA HCV-RNA 在血中出现较早，阳性提示 HCV 现症感染，病毒复制活跃，传染性强。HCV-RNA 也是丙型肝炎抗病毒治疗及疗效观察的指标，如 HCV-RNA 阴转，并持续检测不到，提示 HCV 复制受抑制或已被清除。

2. 抗 -HCV IgM 和抗 -HCV IgG ①抗 -HCV IgM 发病后 4 周即可阳性，持续 1~3 个月，是 HCV 现症感染的指标，阳性常见于急性丙型肝炎，如 6 个月内不能转阴，提示转为慢性丙型肝炎。②抗 -HCV IgG 是 HCV 感染的指标，阳性提示为现症感染或既往感染。

四、丁型肝炎病毒相关检测

HDV 属代尔塔病毒属，为直径 35~37nm 的球形颗粒，其外衣为 HBsAg，内部含 HDAg 和 HDV-RNA。HDV 属缺陷病毒，须借助 HBV 外壳才能复制和感染。HDV 对甲醛、含氯消毒剂等敏感，但较耐干热。HDAg、抗 -HDV IgG 和抗 -HDV IgM、HDV-RNA 是 HDV 感染的标志，临床用于丁型肝炎的诊断。

【参考值】 RIA 和 ELISA：HDAg、抗 -HDV IgG 和抗 -HDV IgM 均阴性。RT-PCR：HDV-RNA 阴性。

【临床意义】

（1）HDAg 阳性提示 HDV 现症感染，常与 HBsAg 阳性同时存在，表示 HBV 与 HDV 同时感染或重叠感染，易加重病情或进展为重型肝炎。

（2）抗 -HDV IgM 阳性是 HDV 现症感染的标志。在 HBV 和 HDV 同时感染时，抗 -HDV IgM 常呈一过性升高；重叠性感染时，抗 -HDV IgM 持续升高且稳定。

（3）抗 -HDV IgG 是 HDV 感染的标志，阳性提示为既往感染者或现症感染。

（4）HDV-RNA 阳性提示丁型肝炎现症感染。

五、戊型肝炎病毒相关检测

HEV 属肝炎病毒科（Hepeviridae）戊肝病毒属（Hepevirus），是直径 27~38nm 的球形 RNA 病毒，通过粪 – 口途径传播。HEV 不稳定，4℃或 –20℃保存易裂解，在镁离子或锰离子存在的条件下可保持其完整性，碱性环境中较稳定，常用消毒剂如过氧乙酸、甲醛及含氯类消毒剂可使其灭活。HEV 感染时，抗 –HEV IgM 在发病早期出现，抗 –HEV IgG 在急性期滴度开始升高，恢复期达顶峰，在血中可持续存在数年。目前，抗 –HEV IgM 或抗 –HEV（总抗体）检测是 HEV 感染的临床常用诊断依据。此外，血清及粪便 HEAg 或 HEV-RNA 检测也可用于急性戊型肝炎的诊断。

【参考值】 RIA 和 ELISA 法：抗 –HEV IgM、抗 –HEV 以及抗 –HEV IgG 均阴性。RT-PCR 法：HEV-RNA 阴性。

【临床意义】

1. 抗 –HEV IgM 发病后 1~2 周即可出现，持续时间较短，是确诊 HEV 近期感染较为可靠的指标。故 HEV-IgM 阳性提示 HEV 急性感染，是早期诊断戊肝的特异性血清标志物。

2. 抗 –HEV IgG 急性期滴度开始升高，恢复期达顶峰，在血中可持续数年。抗 –HEV IgG 阳性提示 HEV 感染，常用于流行病学调查。如急性期与恢复期双份血清抗 –HEV IgG 滴度 4 倍及以上升高则提示 HEV 新近感染。

3. HEV-RNA 在急性期患者的粪便及血清中检出率高，是早期诊断 HEV 感染最敏感的检测指标。HEV-RNA 阳性提示为 HEV 现症感染。

4. 抗 –HEV 血清抗 –HEV 滴度大于 1∶20 提示 HEV 急性感染可能。

第六节 肝脏病常用实验室检查的选择

肝脏功能复杂，肝脏疾病多种多样，肝脏病相关实验室检查项目繁多，肝外疾病也常常影响肝脏功能及其相关实验室检查结果，且现有的肝病相关的实验室检查敏感性及特异性尚不理想，故临床医生应合理选择肝脏疾病相关实验室检查项目，还应参考影像学等辅助检查，并结合患者的临床症状和体征，从而对肝脏疾病正确地做出诊断，准确地判断病情，适当地选择治疗方案。肝脏疾病相关检查项目选择原则如下：

1. 健康体格检查 与肝脏疾病相关的实验室检查可选 ALT、AST、γ-GT、A/G 及 AFP 等。必要时可查肝炎病毒标志物、血清总胆红素、ALP 及蛋白电泳等。

2. 黄疸患者 可查血清总胆红素、结合胆红素，尿中尿胆原和尿胆素，及 ALT、AST、γ-GT、ALP 等，以鉴别黄疸的类型。

3. 可疑原发性肝癌患者 应查血清 ALT、AST、γ-GT、AFP、总胆红素、结合胆红素及 ALP 等。

4. 可疑急性肝损伤患者 包括病毒性肝炎、药物性或中毒性肝炎等，须查 ALT、AST、γ-GT、总胆红素、结合胆红素、尿中尿胆原、尿胆素等，怀疑为病毒性肝炎时还应检测肝炎

NOTE

病毒标志物和（或）基因等。

5. 可疑慢性肝炎患者 除急性肝损伤的检查内容外，应查血清总蛋白、A/G 及血清蛋白电泳等，必要时还应检查肝纤维化指标等。

6. 可疑肝纤维化及肝硬化患者 除慢性肝炎患者的检查内容外，还应检查 MAO、HA、PH、PⅢP、CⅣ等。

7. 肝病用药选择及疗效判定 应根据患者肝病病情及病程的不同选择不同的检查项目，并定期复查以动态观察。急性肝病时须查 ALT、AST、γ-GT、A/G、前白蛋白、总胆红素、结合胆红素及免疫球蛋白等；在慢性肝病时，应检查 ALT、AST、血清总蛋白、A/G 及血清蛋白电泳等，必要时可检查 MAO、PH、PⅢP、CⅣ 及 PT、PTA 等；原发性肝癌应随访 AFP、γ-GT、ALP 及其同工酶等。

第十七章　肾功能检查

　　肾脏的主要功能是生成尿液，排泄代谢产物，维持体内水、电解质、蛋白质、酸碱等代谢平衡；同时肾脏还有内分泌功能，生成肾素、激肽、前列腺素、促红细胞生成素、活性维生素 D 等，以调节血压、促进红细胞生成和调节钙磷代谢等。肾功能检查主要包括肾小球滤过功能和肾小管重吸收、浓缩稀释、酸化等功能，肾脏内分泌功能目前临床较少检测。肾功能检查是判断肾脏疾病严重程度和预后、确定疗效和调整某些药物剂量的重要依据。

一、肾小球功能检测

　　肾小球的主要功能是滤过，评估滤过功能最准确的参数是肾小球滤过率，其直接测量较烦琐，临床常用内生肌酐清除率和血清胱抑素 C 间接敏感地反映。此外，血清肌酐、尿素氮的变化也可一定程度上间接反映肾小球的滤过功能。

（一）肾小球滤过率

　　【原理与方法】　单位时间内经肾小球滤过的血浆液体量即肾小球滤过率（glomerular filtration rate，GFR），是判断肾功能的准确指标。GFR 的改变早于外周血肌酐、尿素氮的改变，有利于早期诊断。通常采用只经肾小球滤过而无肾小管分泌的放射性药物进行测定，如 ^{99m} 锝 – 二乙烯三胺五醋酸（^{99m}Tc–DTPA）。静脉注射 ^{99m}Tc–DTPA 后，它不与血浆蛋白结合，首次随血液循环通过肾小球时 95% 以上即被滤过，根据其被清除的速度和数量计算 GFR。

　　患者检查前 3 天停服任何利尿药物或静脉肾盂造影检查，检查前 30 分钟嘱患者饮水 500~800mL，排空膀胱，并记录患者的身高（cm）和体重（kg）。将装有 ^{99m}Tc–DTPA74~185MBq（2~5mCi）的注射器插入测定架的孔中，测定总计数，时间为 1 分钟。嘱患者取坐位或仰卧位，探头贴紧背部，使全部双肾和膀胱包括在探头视野内。采用常规弹丸式静脉注射 ^{99m}Tc–DTPA，同时启动采集程序，进行动态采集。采集结束后测定注射器的残留计数。使用 ROI 技术勾画双肾轮廓，并在双肾下缘勾画新月形本底区，取出各计数率值，代入 GFR 计算公式内，算出 GFR。

　　【参考值】　男性：125±15mL/min；女性：较男性低 10%。

　　【临床意义】　GFR 是反映肾功能最灵敏、最准确的指标，是目前国际公认的慢性肾脏病（CKD）分期的唯一依据。GFR 正常（≥90mL/min）为 CKD 1 期，60~89mL/min 为 2 期，30~59mL/min 为 3 期，15~29mL/min 为 4 期，<15mL/min 为 5 期，即终末期肾病。

（二）内生肌酐清除率试验

　　【原理与方法】　血肌酐分为外源性和内源性两种。外源性肌酐来自于食物中肉类的分解，内源性肌酐为体内肌酸的代谢产物。在控制外源性食物以及没有剧烈活动的情况下，每天内生肌酐的生成量非常恒定。单位时间内，肾脏将多少毫升血浆中的内生肌酐全部清除出去，称为内生肌酐清除率（endogenous creatinine clearance，Ccr）。肌酐由肾排出，大部分经肾小球滤过，肾小管几乎不重吸收且排泌量也很少，故Ccr很接近GFR。

（1）患者准备：每天饮水≥600mL，不饮茶及咖啡。连续3天低蛋白饮食（<40g/d）并禁食肉类，避免剧烈运动，试验前24小时禁止服用利尿剂。

（2）标本采集：于第4天晨8时将尿排净，然后收集记录24小时尿液，并加入甲苯4~5mL防腐。采血2~3mL，与24小时尿液同时送检。

（3）测定：分别测定血、尿肌酐浓度。

（4）计算Ccr：按以下公式计算：每分钟Ccr=尿肌酐浓度（μmol/L）×每分钟尿量（mL）/血浆肌酐浓度（μmol/L）。

由于每个人的肾大小不尽相同，每分钟排尿（或排肌酐）能力也有差异，为排除个体差异，可进行体表面积的校正。参考以下公式：

矫正清除率=实际清除率×1.73（标准体表面积，m^2）/受试者体表面积（m^2）。

受试者的体表面积（m^2）=0.0061×身高（cm）+0.0128×体重（kg）-0.1529。

【参考值】 成人（体表面积以$1.73m^2$计）：80~120mL/min。

【临床意义】

（1）判断肾小球功能损害的敏感指标：Ccr降至50mL/min前，大部分患者血清尿素氮、肌酐仍在正常范围。

（2）评价肾功能损害程度：根据Ccr将肾功能分为四期：51~80mL/min为肾功能不全代偿期；20~50mL/min为肾功能不全失代偿期（氮质血症期）；10~19mL/min为肾衰竭期（尿毒症早期）；<10mL/min为终末期肾衰竭（尿毒症晚期）。

（3）指导治疗：临床上常根据Ccr来制订治疗方案并调整治疗手段。Ccr<50mL/min，应开始限制蛋白质摄入；Ccr<30mL/min，氢氯噻嗪等利尿剂常无效；Ccr<10mL/min，对襻利尿剂无效，应透析治疗。凡经肾代谢或排泄的药物，应根据Ccr降低程度来减少用药的剂量，延长用药的间隔时间。

（三）血清肌酐测定

【原理】 如不进行剧烈运动，内生性肌酐产生的量比较稳定，但与个体肌肉量有关。血清肌酐（creatinine，Cr）主要由肾小球滤过，肾小管排泌较少。在控制外源性肌酐摄入的情况下，血肌酐浓度实际上取决于肾小球滤过功能。肾实质损伤时，肾小球滤过功能下降，血肌酐浓度会逐渐上升。肌酐测定的特异性较血尿素氮高，但并非早期评估肾小球滤过功能受损的指标。

【参考值】 男性：44~132μmol/L；女性：70~106μmol/L。

【临床意义】

（1）反映肾功能下降后毒素产物潴留：Cr升高见于各种原因引起的肾小球滤过功能减退，但对早期诊断并不敏感。血清Cr是GFR下降后毒素产物潴留的最常用指标，临床很常用，尤其适合门诊病人。

（2）评估肾功能损害的程度：Cr升高的程度与肾功能受损程度呈正相关，常作为慢性肾脏病临床分期的参考。肾功能不全代偿期，Cr<133μmol/L；肾功能不全失代偿期，Cr 133~221μmol/L；肾衰竭期，Cr升到221~442μmol/L；肾衰竭终末期，Cr>442μmol/L。

（四）血清尿素氮测定

【原理】　血尿素氮（blood urea nitrogen，BUN）是蛋白质代谢的终末产物，在肝中经鸟氨基酸循环生成，进入血液循环，主要经肾小球滤过随尿排出，正常情况下 30%~40% 被肾小管重吸收，肾小管有少量排泌。当肾实质受损时，GRF 降低，导致 BUN 浓度升高，测定 BUN 浓度可反映肾小球的滤过功能，且 BUN 较 Cr 升高早，但其特异性较差。

【参考值】　成人：3.2~7.1mmol/L；儿童：1.8~6.5mmol/L。

【临床意义】

（1）肾前性 BUN 升高：充血性心力衰竭、肾动脉狭窄、急性失血、休克、脱水（剧烈呕吐和长期腹泻等）、烧伤等导致肾灌注减少，可导致 GFR 降低而使 BUN 增高。此外蛋白质分解或摄入过多，如急性传染病、高热、上消化道大出血、大面积烧伤、大手术后、严重创伤、甲状腺功能亢进症、高蛋白饮食等也可导致 BUN 升高。

（2）肾性 BUN 升高：见于：①原发性肾小球疾病，如肾小球肾炎、肾病综合征。②继发性肾小球疾病，如狼疮性肾炎、紫癜性肾炎、中毒性肾病等。

（3）肾后性 BUN 升高：尿路结石、前列腺增生症、膀胱肿瘤等。

（4）BUN /Cr 的意义：有助于鉴别肾前性和肾实质性少尿。肾前性少尿（如心衰、脱水、肝肾综合征等所致的有效血容量下降，使肾血流量减少）Cr 升高，但很少超过 200μmol/L，BUN 可明显上升，BUN/Cr 常 >10：1；而肾实质性少尿，Cr 常超过 200μmol/L，BUN 与 Cr 同时升高，BUN/Cr 常 ≤10：1。

（五）血 α_1- 微球蛋白、β_2- 微球蛋白测定

【原理】　α_1- 微球蛋白（α_1-microglobulin，α_1-MG）是肝细胞和淋巴细胞产生的小分子量（26 000）糖蛋白，有结合型和游离型两种形式。β_2- 微球蛋白（β_2-microglobulin，β_2-MG）是体内有核细胞包括淋巴细胞、血小板、多形核白细胞产生的一种小分子球蛋白（分子量为 11 800），广泛存在于血浆、尿、脑脊液、唾液及初乳中。游离型 α_1-MG 及 β_2-MG 可自由透过肾小球，并在近曲小管几乎全部被重吸收，在肾小管上皮细胞中分解破坏，仅微量从尿中排泄。正常人血中 α_1-MG、β_2-MG 浓度很低。

【参考值】　成人血清游离 α_1-MG 10~30mg/L，β_2-MG 1~2mg/L。

【临床意义】

（1）判断肾小球滤过功能较灵敏的指标：Ccr<100mL/min 时，血 α_1-MG 即可出现升高；Ccr<80mL/min 时，血 β_2-MG 即可出现升高。二者升高幅度与肾功能损伤程度相一致，且比血 Cr 检测敏感。

（2）血清 α_1-MG 降低：见于严重肝实质性病变所致生成减少，如重症肝炎、肝坏死等。

（3）其他：在炎症（如肝炎、类风湿关节炎）和恶性肿瘤，血 β_2-MG 分泌释放增多，血 β_2-MG 可有不同程度地升高。

（六）血清胱抑素 C 测定

【原理】　胱抑素 C（cystatin C，CysC）是胱氨酸蛋白酶抑制物超家族的成员，产生率恒定。循环中的 CysC 仅经肾小球滤过而被清除，因此，CysC 是一种反映肾小球滤过率变化的理想的内源性标志物。血清 CysC 在判断肾功能时优于血清 Cr。

【参考值】　0.6~2.5mg/L。

NOTE

【临床意义】

（1）诊断早期肾脏损伤的敏感、特异指标：CysC 可作为判断肾小球滤过功能的首选指标，相对 Cr、BUN 而言，CysC 评价肾小球滤过功能敏感性高、特异性高。

（2）其他：CysC 升高可用于糖尿病肾病、肝硬化伴肾功能损伤、高血压病早期肾损害等疾病的诊断和病情观察。

二、肾小管功能试验

肾小管具有强大的重吸收水分及某些物质的能力，除重吸收、浓缩稀释功能外，还有选择性分泌和排泄一些物质的能力，其功能试验主要有近端肾小管和远端肾小管功能检测两大类。

（一）近端肾小管功能检测

1. 尿 β_2– 微球蛋白测定

【原理】 原尿中 99.9% 的 β_2-MG 在近端肾小管被重吸收，并在肾小管上皮细胞中分解破坏，仅微量自尿中排出。尿中 β_2-MG 含量增加时，反映肾小管重吸收功能减低。β_2-MG 在酸性尿中极易分解破坏，故尿收集后必须及时测定。肾小管重吸收 β_2-MG 的阈值为 5mg/L，超过阈值时，出现非重吸收功能受损的大量尿 β_2-MG 排泄，因此应同时检测血 β_2-MG。只有血 β_2-MG<5mg/L 时，尿 β_2-MG 升高才反映肾小管损伤。

【参考值】 <0.3mg/L。

【临床意义】

（1）判断近端肾小管重吸收功能受损的敏感指标：尿 β_2-MG 升高见于肾小管 – 间质性疾病、药物或毒物所致早期肾小管损伤以及肾移植后早期急性排斥反应，与肾小管受损程度一致。

（2）鉴别上、下尿路感染：肾盂肾炎，尿 β_2-MG 增高，而单纯性膀胱炎时，尿 β_2-MG 不升高。

（3）协助诊断恶性肿瘤：恶性肿瘤，如多发性骨髓瘤、慢性淋巴细胞白血病、肺癌、结肠癌等血清和尿 β_2-MG 均升高。

2. 尿 α_1– 微球蛋白测定

【原理】 当近端肾小管受损，重吸收障碍时，尿 α_1-MG 升高。

【参考值】 成人 <15mg/24h 尿。

【临床意义】

（1）评价近端肾小管功能：尿 α_1-MG 升高，是判断早期近端肾小管功能损伤的特异性、敏感性指标，且尿 α_1-MG 不受恶性肿瘤影响，酸性尿中不会出现假阴性，与尿 β_2-MG 比较，结果更可靠。

（2）在评估各种原因所致的肾小球和近端肾小管功能特别是早期损伤时，β_2-MG 和 α_1-MG 均是较理想的指标，尤以 α_1-MG 为佳。

（二）远端肾小管功能检测

1. 昼夜尿比密试验

【原理与方法】 正常尿生成过程中，远端肾小管对原尿有稀释功能，而集合管则具有浓缩功能，检测尿比密结合尿量可间接了解肾脏的稀释 – 浓缩功能。生理情况下，夜间水摄入及生成减少，肾小球滤过量较白昼少，而稀释－浓缩功能仍同样进行，故夜尿较昼尿量少而比密高。昼夜尿比密试验又称莫氏试验（Mosenthal test），受试日正常进食，但每餐含水量控制在 500~600mL，不再饮任何液体。晨 8 时排尿弃去，于 10、12、14、16、18 及 20 时，共留尿 6 次，为昼尿；自 20 时以后到次晨 8 时全部尿液为夜尿。分别测定 7 个尿液标本的尿量和比密。

【参考值】 成人尿量 1000~2000mL/24h，夜尿量 <750mL，昼尿量/夜尿量为 3∶1~4∶1，昼夜尿中至少一次尿比密 >1.018，最高与最低尿比密差 >0.009。

【临床意义】

（1）尿量增多（24 小时尿量 >2500mL）、尿比密低、夜尿量 >750mL 提示肾小管浓缩功能障碍，见于慢性肾小球肾炎后期、急性肾衰多尿期、慢性肾盂肾炎、间质性肾炎、痛风性肾病以及高血压病肾损害等。各次尿比密最高不超过 1.018，最高与最低尿比密差 <0.009，提示肾小管浓缩与稀释功能受损较重。

（2）尿量明显增多伴尿比密均低于 1.006，为尿崩症的典型表现。尿比密固定在 1.010 左右，称为等张尿，表明肾小管稀释和浓缩功能完全丧失。

（3）尿量少而比密增加见于急性肾小球肾炎，此时病变在肾小球，肾小球滤过率降低，而肾小管稀释浓缩功能相对正常。

2. 尿渗量及血浆渗量测定

【原理与方法】 渗量（osmolality，Osm）即渗透压，代表溶液中全部溶质微粒的总数量，而与微粒的种类及性质无关。尿渗量（urine osmolality，Uosm）系指尿内全部溶质的微粒总数量而言。尿渗量和尿比密都能反映尿中溶质的含量，均与肾小管的浓缩－稀释功能密切相关，然而尿渗量不像比密那样受尿内大分子物质（葡萄糖和蛋白质等）的显著影响，故能更准确地反映肾小管的稀释－浓缩功能。

尿量基本正常者，晚餐后禁饮 8 小时，次晨空腹收集尿液，并采静脉血分离血清送检。少尿者只需临时性检测一次尿样。

【参考值】 禁饮后尿渗量：600~1000mOsm/（kg·H$_2$O），平均 800mOsm/（kg·H$_2$O）；血浆渗量：275~305mOsm/（kg·H$_2$O），平均 300mOsm/（kg·H$_2$O）；尿/血浆渗量比值为 3∶1~4.5∶1。

【临床意义】

（1）判断肾小管浓缩功能：禁饮 8 小时尿渗量在 300mOsm/（kg·H$_2$O）左右时，即与血浆渗量相等，此为等渗尿，表示肾小管浓缩功能严重障碍，见于慢性肾盂肾炎、慢性肾小球肾炎、多囊肾、尿酸性肾病等；若尿渗量 <300mOsm/（kg·H$_2$O），称低渗尿，伴尿量显著增多，见于尿崩症等。

（2）鉴别肾前性或肾性少尿：肾前性少尿时，肾小管浓缩功能正常，故尿渗量常 >450mOsm/（kg·H$_2$O）；肾小管坏死致肾性少尿时，尿渗量常 <350mOsm/（kg·H$_2$O）。

3. 尿 TH 糖蛋白测定

【原理】 TH 糖蛋白（Tamm–Horsfall protein，THP）是肾小管髓襻升支后段和远曲小管合成、分泌的一种特异蛋白，覆盖于肾小管腔面，阻止水分的重吸收，参与原尿的稀释。

【参考值】 29.8~43.9mg/24h 尿。

【临床意义】

（1）尿 THP 增多提示远端肾小管损伤：各种原因导致的肾小管损伤可使远端肾小管 THP 覆盖层受损，上皮细胞合成、分泌 THP 增多，使尿中 THP 增多。见于各种中毒、上尿路梗阻。

（2）肾小球肾炎、多囊肾、肾衰竭时，尿 THP 减少，可能是由于肾功能恶化时远曲小管细胞数量减少所致。

（3）THP 相对分子量较大，容易聚合为多聚体，在高浓度电解质、酸性和浓缩尿时，易于聚集沉淀而成为管型的基质或形成尿路结石。

三、血尿酸测定

【原理】　尿酸（uric acid，UA）是核蛋白和核酸中嘌呤的代谢产物。约 75% 的尿酸由肾脏排出，其余在肝脏分解或随胆汁排泄。UA 可自由通过肾小球，在近端肾小管原尿中 90% 的尿酸被重吸收，因此，血 UA 浓度受肾小球滤过功能和肾小管重吸收功能的影响。采血前 3 天严格禁止食用富含嘌呤的食物，以排除外源性饮食的干扰。

【参考值】　成人酶法血清（浆）尿酸浓度：男性 150~416μmol/L，女性 89~357μmol/L。

【临床意义】

（1）增高：见于：①UA 排泄障碍：如急慢性肾炎、肾结石、尿道阻塞、中毒性肾病等。②生成增加：慢性白血病、多发性骨髓瘤、真性红细胞增多症等多种血液病及恶性肿瘤等。③进食高嘌呤食物过多。④药物影响：如长期使用抗结核药物吡嗪酰胺。

5%~15% 高尿酸血症患者发展为痛风，原发性痛风常有阳性家族史，属多基因遗传缺陷。

（2）降低：见于各种原因导致的肾小管重吸收尿酸功能损害、重症肝病以及尿酸生成有关酶如黄嘌呤氧化酶等缺陷。

四、二氧化碳结合力测定

【原理】　血浆二氧化碳结合力（carbon dioxide combining power，CO_2CP）代表了血浆中结合状态下二氧化碳含量。CO_2CP 是静脉血分离血浆再与正常人肺泡气（PCO_2 40mmHg，PO_2 100mmHg）平衡后，测得的血浆中 HCO_3^- 所含二氧化碳的量，它可以间接反映碳酸氢钠的浓度，故在除外呼吸因素的前提下测定 CO_2CP，能体现肾脏调节酸碱平衡的功能。

【参考值】　22~31mmol/L。

【临床意义】

（1）CO_2CP 降低：提示体内碱储备不足，见于代谢性酸中毒或呼吸性碱中毒。

1）代谢性酸中毒：代谢性酸中毒时 H^+ 产生增加，消耗碱储备，导致 HCO_3^- 减少（原发性减少），从而使血中结合状态的 CO_2 含量减少。常见于：①酸性代谢产物排泄减少：如各种原因引起的急性或慢性肾衰竭，由于肾功能障碍，肾小管泌 H^+、重吸收 HCO_3^- 减少，Na^+ 丢失过多，导致酸中毒。②酸性物质产生增多：如糖尿病酮症酸中毒、休克及心跳呼吸骤停所致的乳酸性酸中毒等。③碱离子丢失过多：如严重腹泻、肠瘘所致大量碱性肠液丢失等。

临床上可根据 CO_2CP 进行酸中毒分度，以估计预后，指导治疗。通常 CO_2CP 降至 18~22mmol/L 为轻度酸中毒，13.47~18mmol/L 为中度酸中毒，4.49~13.47mmol/L 为重度酸中毒，

<4.49mmol/L 为极度酸中毒。

2）呼吸性碱中毒：多是代偿的结果。主要由于呼吸中枢兴奋性增高，使呼吸加深、加快、过度通气、换气，从而导致二氧化碳排除增多，血中碳酸下降，从而导致 HCO_3^- 浓度下降（继发性减少）。常见于轻度支气管哮喘、脑炎、癔症等。

（2）CO_2CP 增高：提示体内碱储备增加，见于呼吸性酸中毒及代谢性碱中毒。

1）呼吸性酸中毒：主要由于各种原因引起肺通气障碍，使血中二氧化碳大量潴留，碳酸增多，从而导致血中 HCO_3^- 增多（继发性增多）。常见于慢性阻塞性肺气肿、慢性肺源性心脏病、重症肺结核、肺纤维化等。

2）代谢性碱中毒：主要由于体内碳酸氢钠增加，使血中 HCO_3^- 增多（原发性增多）。常见于幽门梗阻、急性胃炎所致剧烈呕吐，胃酸丢失过多；服过量碱性药物及大剂量使用排钾利尿剂引起的低钾低氯性碱中毒等。

五、肾功能检测项目的选择

正常肾具有强大的贮备能力，病变早期往往没有或少有症状和体征，故实验室检测对早期诊断肾脏病变有重要意义。但是多数肾功能检测项目特异性不强，因此必须熟悉各项肾功能检测的应用范围，结合临床选择必需的检测项目或作项目组合。一般选择原则如下：

（1）常规检查或健康体检可检测尿一般项目；对于可疑或已经确诊的泌尿系统疾病患者，应进行尿沉渣检查。

（2）已经确诊患有糖尿病、高血压病、系统性红斑狼疮等可导致肾脏病变的全身性疾病患者，为尽早发现肾损害，宜选择和应用较敏感的尿微量白蛋白、血尿 α_1-MG、β_2-MG 及 CysC。

（3）对主要累及肾小球或伴近端肾小管的疾病如肾小球肾炎、肾病综合征等，需要了解肾脏病变的程度，可选择 GFR、CysC、Ccr、Cr、BUN 和血及尿 α_1-MG、β_2-MG 等项目。GFR、CysC、Ccr 比 Cr、BUN 能更早反映肾小球滤过功能的变化。

（4）对主要累及肾小管的疾病，如肾盂肾炎、间质性肾炎，宜选择尿 α_1-MG、β_2-MG 及昼夜尿比密试验、尿渗量测定；动态观察 α_1-MG、β_2-MG 的变化，可反映肾移植术后排斥反应情况。

（5）急性或慢性肾衰竭时，宜动态检测肾小球和肾小管功能的组合试验。

NOTE

第十八章　临床常用生化检查

第一节　血糖及其代谢产物相关检测

一、空腹血糖测定

空腹血糖（fasting plasma glucose，FPG）是指在隔夜空腹（至少 8~10 小时未进食物，饮水除外）后，早餐前采血所测定的血糖值。血中葡萄糖的生理作用主要包括：①氧化供能，人类所需能量的 50%~70% 来自糖。②糖是构成人体结构和维持生理活性的主要成分，如糖和蛋白质结合形成的糖蛋白广泛存在于机体中。进食后肠道吸收、肝糖原分解或肝内糖异生是血糖的主要来源，血糖的去路包括周围组织以及肝脏的摄取利用。肝脏是调节糖代谢的重要器官，胰岛素是体内唯一的降低血糖的激素，也是唯一同时促进糖原、脂肪、蛋白质合成的激素。胰高血糖素、糖皮质激素、肾上腺素、甲状腺激素、生长激素等是升高血糖的激素。

【参考值】　葡萄糖氧化酶法：3.9~6.1mmol/L。

【临床意义】　空腹血糖检测是诊断糖尿病的首选依据，反映胰岛 B 细胞功能，一般代表基础胰岛素的分泌功能。也是判断糖尿病病情和控制程度简便而重要的指标。

（1）生理性变化：血糖升高见于餐后 1~2 小时、高糖饮食、剧烈运动及情绪激动等，常为一过性。血糖降低见于饥饿、妊娠、哺乳期以及剧烈运动等。

（2）病理性增高：$6.1 < FPG < 7.0$ mmol/L，为空腹血糖受损（impaired fasting glucose，IFG）；$FPG \geq 7.0$ mmol/L，称为高血糖症（hyperglycemia）。FPG 升高可分为轻度（7.0~8.4mmol/L）、中度（8.4~10.1mmol/L）和重度（>10.1mmol/L）。当 FPG 升高超过肾糖阈值（9.0mmol/L）时即可出现尿糖阳性。

FPG 病理性增高见于：①糖尿病：为引起血糖升高的最常见原因，由胰岛素相对或绝对不足引起。具有糖尿病症状，$FPG \geq 7.0$ mmol/L，可诊断为糖尿病。FPG<5.6mmol/L 或随机血糖<7.8mmol/L，完全可以排除糖尿病。②其他内分泌疾病：如甲状腺功能亢进症、嗜铬细胞瘤、垂体前叶嗜酸性细胞腺瘤（巨人症或肢端肥大症）、肾上腺皮质功能亢进或垂体前叶嗜碱性细胞功能亢进等。③应激性高血糖：如颅内高压、颅脑外伤、中枢神经系统感染、急性心肌梗死等。④其他：如应用噻嗪类利尿剂、口服避孕药、大量服用糖皮质激素、妊娠呕吐、脱水、缺氧、麻醉等。另外，严重肝损害，葡萄糖不能转化为肝糖原储存（肝源性高血糖）、胃切除病人肠道迅速吸收葡萄糖，则出现餐后高血糖。

（3）病理性降低：FPG<3.9mmol/L，即为血糖降低；FPG<2.8mmol/L，称为低血糖症（hypoglycemia）。病理性降低见于：①胰岛素增多性疾病，如胰岛细胞瘤或腺癌。②降糖药物

过量，如胰岛素注射和口服降糖药物过量等。③缺乏抗胰岛素的激素，如生长激素、甲状腺激素、肾上腺皮质激素等。④肝糖原贮存缺乏的疾病，如急性重型肝炎、急性肝炎、肝癌、有机磷中毒及慢性心力衰竭所致的肝淤血等均可出现自发性低血糖。⑤急性酒精中毒时抑制糖原异生、胃大部切除术后营养障碍，均可发生餐后低血糖。

二、口服葡萄糖耐量试验

口服葡萄糖耐量试验（oral glucose tolerance test，OGTT）是检查人体糖代谢调节机能的一种方法。正常人口服一定量葡萄糖后血糖暂时升高，并刺激胰岛素分泌增多，促使大量葡萄糖合成糖原加以贮存，在短时间内血糖即可降至空腹水平，此现象称为耐糖现象（sugar tolerance phenomenon）。糖代谢紊乱时，口服一定量葡萄糖则血糖急剧升高或升高不明显，但在短时间内不能降至空腹水平或原来的水平者，称为耐糖异常或糖耐量降低（impaired glucose tolerance，IGT）。OGTT常用于了解和观察糖代谢功能是否健全，对临床症状不明显或血糖升高不明显的可疑糖尿病者等疾病的诊断有重要意义。检查采用WHO推荐的方法：非妊娠成人，将无水葡萄糖75g（含单结晶水的葡萄糖相当于82.5g）用250mL水溶解后，在5分钟内饮完。儿童按1.75g/kg计算，总量不超过75g。从饮第一口糖水开始计时，于30、60、120和180分钟分别抽静脉血查血糖和留尿查尿糖（每次留尿前30分钟应排尿一次并弃去），有条件者可在各时点同时抽血查血浆胰岛素或C肽。患者接受试验前应避开脑梗死、心肌梗死、外伤、手术等各种应激状态至少2周以上；停用能够影响血糖的各种药物如糖皮质激素、避孕药、噻嗪类利尿剂等至少1周以上；试验前3天保证规律饮食，每天进食碳水化合物的量不少于150g；试验前一天晚上9点以后不应再进食。

【参考值】　FPG 3.9~6.1mmol/L；OGTT 0.5~1小时血糖上升达高峰，一般在7.8~9.0mmol/L，峰值<11.1mmol/L；OGTT 2小时≤7.8mmol/L；OGTT 3小时后降至空腹水平。各次尿糖均为阴性。

【临床意义】　OGTT属于葡萄糖负荷试验，用此方法可以了解机体对葡萄糖代谢的调节能力，是诊断糖尿病和低血糖症的重要试验。临床上常用于诊断糖尿病、判断IGT、鉴别尿糖和低血糖症，OGTT还可用于胰岛素和C肽释放试验。

（1）糖尿病的诊断：临床上有以下条件者，即可诊断糖尿病：①具有糖尿病症状，FPG≥7.0mmol/L。②OGTT2hPG>11.1mmol/L。③具有临床症状，随机血糖>11.1mmol/L，且伴有尿糖阳性者。临床症状不典型者，需要另一天重复检测确诊，但通常不主张做第三次OGTT。

（2）IGT的判断：FPG<7.0mmol/L，2hPG为7.8~11.1mmol/L，且血糖到达高峰的时间延长至1小时后，血糖恢复正常的时间延长至2~3小时以后，同时伴有尿糖阳性者为IGT。IGT的转归为，1/3可恢复正常，1/3仍为IGT，1/3最终转为糖尿病。IGT常见于2型糖尿病、甲状腺功能亢进症、肢端肥大症、皮质醇增多症及肥胖症等。而且IGT者可与高血压、高脂血症、肥胖同时存在，并易发生动脉粥样硬化。

（3）平坦型糖耐量曲线（smooth OGTT curve）：曲线特征是：①FPG降低。②口服葡萄糖后血糖上升不明显，曲线低平。③2hPG仍处于低水平状态。可由于胃排空延迟、小肠吸收不良，或腺垂体、肾上腺皮质、甲状腺功能减退及胰岛素分泌过多等引起。此时由于糖异生作用降低，组织对糖的氧化利用加强而表现为糖耐量增加。

（4）储存延迟型糖耐量曲线（storage delay OGTT curve）：曲线特征是口服葡萄糖后血糖急

剧升高，提早出现峰值，且 >11.1mmol/L，而 2hPG 又低于空腹水平。这是由于胃切除病人肠道迅速吸收葡萄糖，或严重肝损伤病人肝脏不能迅速摄取和处理葡萄糖而使血糖急剧增高。此时，又反应性引起胰岛素分泌增高，进一步致肝外组织利用葡萄糖增多，使 2hPG 明显降低。

（5）低血糖的鉴别：①功能性低血糖：FPG 正常，口服葡萄糖后出现高峰时间及峰值均正常，但 2~3 小时后出现低血糖，见于特发性低血糖症。②肝源性低血糖：FPG 低于正常，口服葡萄糖后血糖高峰提前并高于正常，但 2hPG 仍处于高水平，且尿糖阳性，常见于广泛性肝损伤、病毒性肝炎等。

糖尿病及其他高血糖的诊断标准见表 18-1。

表 18-1　糖尿病及其他高血糖的诊断标准（血糖浓度 mmol/L）

疾病或状态		静脉血浆	静脉全血	毛细血管全血
空腹血糖损害（IFG）	空腹	6.1~7.0	5.6~6.1	5.6~6.1
	服糖 2 小时	<7.8	<6.7	<7.8
糖耐量减低（IGT）	空腹	<7.0	<6.1	<6.1
	服糖 2 小时	7.8~11.1	6.7~10.0	7.8~11.1
糖尿病（DM）	空腹	≥7.0	≥6.1	≥6.1
	服糖 2 小时	≥11.1	≥10.0	≥11.1

三、血清胰岛素测定及胰岛素释放试验

胰岛素是一种蛋白质类激素，主要受血糖浓度的调控。体内胰岛素是由胰岛 B 细胞分泌的。糖尿病时，胰岛 B 细胞功能障碍和胰岛素生物学效应不足（胰岛素抵抗），而出现血糖增高和胰岛素降低的调控障碍现象。在进行 OGTT 的同时，分别于空腹和口服葡萄糖后 0.5、1、2、3 小时检测血清胰岛素浓度的变化，称为胰岛素释放试验（insulin releasing test），用于评估胰岛 B 细胞的储备功能，从而有助于糖尿病的早期诊断、分型和指导治疗。

【参考值】　空腹胰岛素：10~20mU/L。释放试验：口服葡萄糖后胰岛素高峰在 0.5~1 小时，峰值为空腹胰岛素的 5~10 倍。2 小时胰岛素 <30mU/L，3 小时后达到空腹水平。

【临床意义】　血清胰岛素检测和胰岛素释放试验主要用于糖尿病的分型诊断及低血糖的诊断与鉴别诊断。

（1）糖尿病分型诊断：1 型糖尿病空腹胰岛素明显降低，口服葡萄糖后释放曲线低平。2 型糖尿病空腹胰岛素可正常、稍高或减低，典型 2 型糖尿病口服葡萄糖后胰岛素高峰于 2 小时或 3 小时出现，呈延迟释放反应。

（2）胰岛 B 细胞瘤：本病常出现高胰岛素血症，胰岛素释放呈高水平曲线，但血糖降低。

（3）其他：肝硬化、肥胖症、冠心病、肌营养不良、肾衰竭、肢端肥大症等血清胰岛素水平增高；腺垂体功能低下、肾上腺皮质功能不全或饥饿，血清胰岛素减低。

四、血清 C 肽测定及 C 肽释放试验

胰岛 B 细胞分泌胰岛素入血后，很快在肝、肾等组织内被胰岛素酶灭活，迅速代谢，其

半衰期仅 4.8 分钟。C 肽（connective peptide）与胰岛素系从胰岛素原分裂而成的等分子肽类物质，不被肝脏酶灭活，其半衰期为 10~11 分钟，故其在血中浓度可更好地反映胰岛 B 细胞储备功能。C 肽测定还有不受外来胰岛素影响的优点。

【参考值】　空腹 C 肽：0.3~1.3nmol/L。C 肽释放试验：口服葡萄糖后 0.5~1 小时出现高峰，其峰值为空腹 C 肽的 5~6 倍。

【临床意义】　C 肽检测常用于糖尿病的分型诊断，其意义与血清胰岛素一样。但在糖尿病胰岛素治疗过程中，C 肽可以真实反映胰岛 B 细胞分泌的实际胰岛素水平，是指导临床治疗中调整胰岛素用量的可靠指标。

（1）增高：胰岛 B 细胞瘤时空腹血清 C 肽增高，C 肽释放试验呈高水平曲线；肝硬化时血清 C 肽增高，且 C 肽 / 胰岛素比值降低。

（2）降低：①空腹血清 C 肽降低，见于糖尿病。②C 肽释放试验：口服葡萄糖后 1 小时血清 C 肽水平降低，反映胰岛 B 细胞储备功能不足。释放曲线低平提示 1 型糖尿病，释放曲线高峰延迟见于 2 型糖尿病（后期可呈低水平曲线）。③C 肽水平不升高，而胰岛素增高，见于过量使用胰岛素等外源性高胰岛素血症。

五、血清糖化血红蛋白检测

在红细胞生存期间，血红蛋白（Hb）与己糖发生缓慢、连续的非酶促反应，产生糖化血红蛋白（glycosylated hemoglobin，GHb），当与磷酰葡萄糖、果糖、葡萄糖结合后，分别产生 $GHbA_1a$、$GHbA_1b$ 和 $GHbA_1c$，目前临床主要检测含量最高的 $GHbA_1c$（占 60%~80%）。由于糖化过程非常缓慢，且一旦形成不再解离，故 GHb 不受血糖浓度暂时波动的影响。GHb 水平与血糖浓度、高血糖持续时间成正比，GHb 的代谢基本与红细胞的寿命一致，故其反映检测前 2~3 个月的平均血糖水平，是糖尿病诊断和监控的重要指标。因此，GHb 对高血糖，特别是血糖和尿糖波动较大时有特殊诊断价值。同时，流行病学和循证医学研究证明 HbA_1c 能稳定和可靠地反映患者的预后。

【参考值】　$GHbA_1c$ 占血红蛋白总量的 4%~6%；$GHbA_1$ 占血红蛋白总量的 5%~8%。比色法 GHb 含量为（1.41 ± 0.11）nmol/L。

【临床意义】

（1）糖尿病控制情况评价：$GHbA_1c$ 增高提示近 2~3 个月的糖尿病控制不良，$GHbA_1c$ 愈高，血糖水平愈高，病情愈重，因而 $GHbA_1c$ 可作为糖尿病长期控制的良好观测指标。

（2）筛查糖尿病：$GHbA_1$ 是血糖监测的"金标准"，$GHbA_1<8\%$，可排除糖尿病；$GHbA_1>9\%$，预测糖尿病的准确性为 78%，灵敏度为 68%，特异性为 94%；$GHbA_1>10\%$，预测糖尿病的准确性为 89%，灵敏度为 48%，特异性为 99%。

（3）血管并发症的预测：由于 GHb 与氧的亲和力强，使组织与细胞缺氧，加速心脑血管并发症的形成。若眼睛内的晶体被糖化，可引发白内障；肾小球基底膜被糖化，可引起糖尿病肾病。$GHbA_1c>10\%$，是心肌梗死预后不良的标志之一。循证医学研究表明 HbA_1c 降至 7% 时，糖尿病的微血管并发症明显降低。

（4）高血糖的鉴别：糖尿病性高血糖的 $GHbA_1c$ 水平多增高，应激性高血糖 $GHbA_1c$ 水平则正常。

NOTE

六、糖化血清白蛋白检测

糖化血清白蛋白（glycated albumin，GA）是葡萄糖与血清白蛋白发生非酶糖化反应的产物，因白蛋白在体内的半衰期较短（17~19 天），故其检测值能反映糖尿病患者近 2~3 周内的平均血糖水平。GA 对短期内血糖变化敏感，对处于治疗方案调整期、初发糖尿病、应激状态血糖波动变化较大的患者，GA 测定值是短期血糖控制的较好指标，临床上对于评价糖尿病短期血糖监控及药物疗效等多方面具有较高的实用价值。

【参考值】 10.8%~17.1%。

【临床意义】

（1）短期糖代谢控制情况的评价：GA 能够反映糖尿病患者近 2~3 周血糖控制情况，GHbA$_1$c 可以反映 2~3 个月的血糖控制水平，两者是目前糖尿病患者血糖控制评估的重要指标。由于白蛋白在体内半衰期较短，同时白蛋白与糖的结合速度比血红蛋白更快，因而，GA 对短期内血糖变化的检测比 GHbA$_1$c 灵敏。GA 是评价短期糖代谢控制情况的良好指标，尤其是对于糖尿病患者治疗方案调整后的疗效评价，GA 更有价值。

（2）特殊人群糖代谢的检测预评价：对于伴有妊娠、肾功能不全、肝硬化、缺铁性贫血的糖尿病患者，GA 更能及时、快速、准确反映糖尿病患者的血糖控制水平，弥补了 GHbA$_1$c 的不足。①妊娠期间胰岛素的抵抗力增加，需要比未孕时实施更加严格的血糖管理。由于 GHbA$_1$c 反映妊娠中血糖变化的时间跨度长，且容易受到贫血的影响，故 GA 是妊娠期间血糖检测的重要指标。②在糖尿病肾病及血液透析患者中，存在红细胞寿命缩短或者幼稚红细胞与成熟红细胞比例的改变，常会导致 GHbA$_1$c 降低。而糖尿病合并肾功能不全时 GA 明显升高，同时 GA 与肾功能具有一定相关性，可反映糖尿病患者的肾功能状况。③慢性肝病及肝硬化时，红细胞寿命会因为脾功能亢进而缩短，GHbA$_1$c 会表现为低值。同时，白蛋白寿命会因为白蛋白合成障碍而延长，所以 GA 会表现为高值。故 GA 在血糖正常的肝硬化患者中异常增高，且与病情的发展密切相关。④缺铁性贫血或铁缺乏状态时，GHbA$_1$c 可以表现为高值。另一个方面，运用铁剂治疗贫血时，血红蛋白合成亢进，GHbA$_1$c 会表现为低值。因此，对于缺铁性贫血或铁缺乏状态，应用 GA 评估血糖控制情况比 GHbA$_1$c 更合适。

（3）应激性高血糖的鉴别：在应激性高血糖时，GA 和 GHbA$_1$c 均不会增高，GA 和 GHbA$_1$c 联合检测有助于判断高血糖的持续时间。

（4）糖尿病的筛查：同时检测 FBG 和 GA 可以提高糖尿病的筛检率，GA≥17.1% 可以筛检出大部分未经诊断的糖尿病。当 GA 异常时，提示糖尿病高危人群需进行 OGTT 试验，此时，对于 FBG 正常者的意义更加明显。

第二节　血清脂质和脂蛋白检测

脂质包括脂肪和类脂两大类。脂肪是由各种不同的脂肪酸组成的甘油三酯的混合物，类脂是理化性质与脂肪相似的一类物质，包括磷脂、糖脂、类固醇等。血脂是血浆中脂质的总称，包括游离胆固醇（free cholesterol，FC）、胆固醇酯（cholesterol ester，CE）、三酰甘油

（triglyceride，TG）、糖脂、游离脂肪酸等。FC 和 CE 称为总胆固醇（total cholesterol，TC）。

脂类代谢紊乱是指脂质和相关的酶、受体和基因变异或突变所致的代谢障碍综合性疾病，表现为血浆中一种或几种脂质高于正常，称为高脂血症（hyperlipidemia），可表现为高胆固醇血症（hypercholesterolemia）、高甘油三酯症（hypertriglyceridemia）或两者兼有的混合性高脂血症。脂类代谢紊乱涉及人体许多器官和组织，可引起血管动脉粥样硬化、肝功能障碍、内分泌失调、神经功能紊乱等一系列临床表现。脂质和脂蛋白检查有利于对脂类代谢紊乱性疾病进行诊断。

一、血清总胆固醇测定

TC 由 70% 的胆固醇酯和 30% 的游离胆固醇组成。血液中的胆固醇 10%~20% 从食物中摄取，其余主要由肝（70%~80%）和肾上腺等组织合成。胆固醇作为细胞膜的成分可维持细胞的形态和功能，是类固醇激素和维生素 D 等的前体。胆固醇在肝脏中转化为胆汁酸，随胆汁排入肠道。TC 检测主要用于动脉粥样硬化的早期诊断和使用降脂药物治疗过程的监测。

【参考值】　合适范围：<5.18mmol/L；边缘升高：5.18~6.19mmol/L；升高：≥6.22mmol/L。CE：2.34~3.38mmol/L。CE∶FC=3∶1。

【临床意义】　TC 水平与年龄、性别、饮食及遗传等因素有关。年龄增长，TC 水平升高，但 70 岁以后不再上升甚至有所下降。中青年期女性低于男性。女性绝经后 TC 水平较同龄男性高。长期高胆固醇、高饱和脂肪酸摄入，可造成 TC 升高。

（1）TC 增高：是冠心病的危险因素之一，高 TC 者动脉硬化、冠心病的发生率较高。TC 从 3.63mmol/L（140mg/L）开始，随其水平的增加，缺血性心血管病发病危险性增高。TC 边缘升高时，其缺血性心血管病的发病危险性较 TC<3.63mmol/L 者增高 50% 左右，当 TC 增至 6.62 mmol/L 以上时，其缺血性心血管病的发病危险性较 TC<3.63mmol/L 者增高 2 倍以上。TC 升高还见于甲状腺功能减退症、糖尿病、肾病综合征及长期高脂饮食、精神紧张或妊娠等。在胆汁淤积时，肝脏合成胆固醇能力增加，游离胆固醇增高明显。

（2）TC 降低：肝细胞受损时，胆固醇酯化障碍，血中 CE 减少。在肝细胞严重损害如肝硬化、暴发性肝功能衰竭时，血中 TC 也降低。TC 减低还见于甲亢、严重贫血、急性感染和消耗性疾病等。

二、血清三酰甘油测定

三酰甘油（TG）是 1 分子甘油和 3 分子脂肪酸结合而成的酯，是人体内含量最多的脂类。人体中贮存大量的甘油，其中主要为 TG。TG 在血液中主要存在于前 β 脂蛋白和乳糜微粒中，直接参与胆固醇及胆固醇酯的合成，为细胞提供和储存能量。TG 是动脉粥样硬化的独立危险因素和形成脂肪肝的主要原因。因受饮食因素影响较大，故应采空腹血送检。

【参考值】　合适范围：<1.70mmol/L；边缘升高：1.70~2.25mmol/L；升高：≥2.26mmol/L。

【临床意义】

（1）TG 增高：见于原发性或继发性高脂蛋白血症，如Ⅰ型（乳糜微粒明显升高，表现为高 TG 血症和轻度升高的胆固醇）、Ⅳ型（VLDL 升高，伴有高 TG 和轻度升高的胆固醇）、Ⅴ型（乳糜微粒及 VLDL 升高，伴有明显增高的 TG 和高胆固醇）高脂血症。增高还见于冠心病、糖尿病、动脉硬化症、肥胖症、阻塞性黄疸、严重贫血、肾病综合征、甲状腺功能减退症以及长期饥饿或高脂饮食等。

（2）TG 降低：见于原发性 β 脂蛋白缺乏症，还见于甲状腺功能亢进症、肾上腺皮质功能减退或肝功能严重低下等。

三、血清脂蛋白及载脂蛋白测定

脂质不易溶于水，血浆脂质主要与载脂蛋白（apolipoprotein）结合存在并运转。血清脂蛋白经过超高速离心，根据密度不同，将脂蛋白分为乳糜微粒（chylomicron，CM）、小而密低密度脂蛋白（small dense density lipoprotein，sdLDL）、极低密度脂蛋白（very low density lipoprotein，VLDL）、低密度脂蛋白（low density lipoprotein，LDL）和高密度脂蛋白（high density lipoprotein，HDL）。如 CM 含脂肪多达 98%~99%，含蛋白质仅 0.5%~2%，其密度最低；而 HDL 则含蛋白质最多，达 50%。根据电泳法可将脂蛋白分为乳糜微粒、前 β 脂蛋白、β 脂蛋白和 α 脂蛋白。其中 α 脂蛋白泳动速度最快，其次为前 β 脂蛋白、β 脂蛋白，乳糜微粒在原点不动。脂蛋白（a）［lipoprotein（a），Lp（a）］是一种特殊独立的血浆脂蛋白，密度介于 HDL 与 LDL 之间，其脂质成分与 LDL 相似，与动脉粥样硬化有关。

1. 血清高密度脂蛋白 – 胆固醇测定

HDL 由肝脏和小肠合成，是含蛋白质最多、体积最小、比重最大的脂蛋白。含脂质与蛋白各 50%，所含脂类以磷脂为多。HDL 中的载脂蛋白以 $Apo-A_1$ 为主。HDL 有将周围组织中的胆固醇逆向转运至肝脏并转化为胆汁酸而清除的功能。因而，HDL 有抗动脉粥样硬化的作用。常规检查中，通过检测高密度脂蛋白 – 胆固醇（HDL-C）的含量间接反映 HDL 的水平。

【参考值】 合适水平：≥1.04mmol/L；升高：≥1.55mmol/L；减低：<1.04mmol/L。

【临床意义】 HDL-C 具有抗动脉粥样硬化作用，与 TG 呈负相关，也与冠心病发病呈负相关。HDL-C 增高对防止动脉粥样硬化、预防冠心病的发生有重要作用。成年女性 HDL-C 高于男性（绝经后与男性相似），饮酒、运动、降脂药物（烟酸、贝特类、他汀类）、雌激素类药物可使 HDL-C 增高。增高还可见于慢性肝炎、原发性胆汁性肝硬化等。

HDL-C<0.91mmol/L 为明显降低，多见于心脑血管病、糖尿病、肝炎、肝硬化等。

2. 血清低密度脂蛋白 – 胆固醇（LDL-C）测定

LDL 是胆固醇的主要携带者，LDL 向组织及细胞内运送胆固醇，直接促进动脉粥样硬化症的形成。LDL 中的载脂蛋白 95% 以上为 $Apo-B_{100}$。

【参考值】 合适范围：<3.37mmol/L；边缘升高：3.37~4.12mmol/L；升高：≥4.14mmol/L。

【临床意义】 LDL-C 与冠心病发病呈正相关，是动脉粥样硬化的潜在危险因素。

3. 血清载脂蛋白 AI 测定

载脂蛋白 AI（apo-lipoprotein AI，Apo-AI）由肝脏和小肠合成，是 HDL 的主要载脂蛋白成分（占 65%~75%），Apo-AI 可将组织细胞内多余的胆固醇运至肝脏处理，对防止动脉硬化的发生及发展有重要意义。

【参考值】 男性：（1.42±0.17）g/L；女性：（1.45±0.14）g/L。

【临床意义】 血清 Apo-AI 是诊断冠心病的敏感指标之一，其血清水平与冠心病发病率呈负相关，即血清 Apo-AI 越低，冠心病发病率越高。Apo-AI 减低见于家族性 Apo-AI 缺乏症、脂蛋白缺乏症、急性心肌梗死、糖尿病、慢性肝病、肾病综合征和脑血管病等。

4. 血清载脂蛋白 B 测定

载脂蛋白 B（apo-lipoprotein B，Apo-B）主要有 Apo-B$_{100}$ 和 Apo-B$_{48}$ 两种。Apo-B$_{100}$ 是肝脏合成和分泌富含 TG 的 VLDL 所必需的载脂蛋白，是 VLDL 和 LDL 的结构蛋白，参与脂质转运。在转运中 Apo-B$_{100}$ 是介导 LDL 与相应受体结合必不可少的配体；Apo-B$_{48}$ 为 CM 合成和分泌所必需，参与外源性脂质的消化吸收和运输。

【参考值】 男性：（1.01±0.21）g/L；女性：（1.07±0.23）g/L。

【临床意义】 血清 Apo-B 水平与动脉粥样硬化、冠心病发病呈正相关，Apo-B≥1.20g/L 是冠心病的危险因素。

5. 载脂蛋白 AI/B（Apo- AI/B）比值

Apo-AI 为高密度脂蛋白的主要成分，Apo-B 为低密度脂蛋白的主要成分。HDL-C 降低或 LDL-C 升高，是导致动脉粥样硬化和冠心病发病的重要危险因子。

【参考值】 1~2。

【临床意义】 比值随年龄增长而降低。动脉粥样硬化、冠心病、糖尿病、高脂血症等可明显减低。

6. 血清脂蛋白（a）测定

Lp（a）与纤溶酶原的结构具有高度同源性，抑制纤维蛋白水解并促进血栓形成，有促进动脉粥样硬化作用。

【参考值】 0~300mg/L。

【临床意义】 Lp（a）是一种特殊的血浆脂蛋白，是动脉粥样硬化的独立危险因素，其水平与遗传因素密切相关。Lp（a）升高见于动脉粥样硬化性心脑血管病、急性心肌梗死、家族性高胆固醇血症、糖尿病、大动脉瘤及某些癌症等。Lp（a）减低见于肝脏疾病、酗酒、摄入新霉素等药物后。

7. 小而密低密度脂蛋白测定

LDL 具有异质性，由一系列大小、密度和化学组成各异的颗粒组成。LDL 的密度范围为 1.019~1.063，一般将 LDL 亚组分中颗粒较小（直径约 25nm）、密度较大（接近 1.06）的 LDL 称小而密 LDL（sdLDL）。sdLDL 在动脉粥样硬化的发生中起重要作用，是冠心病的危险因子。

【参考值】 目前临床上尚无简便可靠的实用方法检测 sdLDL。

【临床意义】 sdLDL 较 LDL 检查对诊断动脉粥样硬化的诊断更具有意义，临床上将高 TG、低 HDL 以及 sdLDL 增多合称为致动脉粥样硬化脂质三联症。

四、血脂异常危险分层

血脂异常是冠心病发病的危险因素，血清总胆固醇水平增高不仅增加冠心病发病危险，也增加缺血性脑卒中发病危险，因此，全面评价心血管病的综合危险是预防和治疗血脂异常的必要前提。按照有无冠心病及其等危症、有无高血压及其他心血管危险因素的多少，结合血脂水平，可综合评估心血管病的发病危险，《中国成人血脂异常防治指南 2007》将人群进行危险性高低分类，同时也可用于指导临床开展血脂异常的干预（表 18-2）。

表 18-2   血脂异常危险分层方案

危险分层	TC5.18~6.19mmol/L（200~239mg/dL）或 LDL-C3.37~4.12mmol/L（130~159mg/dL）	TC≥6.22mmol/L（240mg/dL）或 LDL-C≥4.14mmol/L（160mg/dL）
无高血压且其他危险因素 <3	低危	低危
高血压或其他危险因素 ≥3	低危	中危
高血压且其他危险因素 ≥1	中危	高危
冠心病及其等危症	高危	高危

注：①其他危险因素：包括年龄（男≥45 岁，女≥55 岁）、吸烟、低 HDL-C、肥胖和早发缺血性心血管病家族史 5 项。

②冠心病等危症：冠心病等危症是指非冠心病者 10 年内发生主要冠状动脉事件的危险与已患冠心病者同等，新发和复发缺血性心血管病事件的危险 >15%。下列情况属于冠心病等危症：有临床表现的冠状动脉以外的动脉粥样硬化、糖尿病、有多种危险因素其发生主要冠状动脉事件的危险相当于已确立的冠心病，心肌梗死或冠心病死亡的 10 年危险 >20%。

③低危：10 年危险 <5%；中危：10 年危险 5%~10%；高危：冠心病（CHD）或 CHD 等危症，或 10 年危险 10%~15%；极高危：急性冠状动脉综合征（包括不稳定型心绞痛和急性心肌梗死）或缺血性心脏病合并糖尿病。

④HDL-C 是能够降低心血管病发病危险的因素，当个体的 HDL-C 水平≥155mmol/L（60mg/dL）时，其他危险因素的数目减 1。

第三节   无机离子检测

正常情况下，细胞内外液的渗透压处于平衡状态。当细胞内外液中无机离子发生改变时，渗透压随之发生改变，导致水的跨膜移动，从而影响体液在细胞内外的分布。细胞外液中 Na^+ 含量较高，在维持细胞的渗透压及容量方面，起着决定性的作用，而细胞内液的渗透压主要依靠 K^+ 来维持。体液中的电解质还是缓冲体系的重要因素，在维护体液的酸碱平衡中起重要作用。此外，K^+、Cl^- 在细胞内外液的分布及含量也对体液 pH 产生一定的影响。体液中的 Na^+、K^+、Ca^{2+}、Mg^{2+} 等还直接影响神经、肌肉的兴奋性。

一、血清钾测定

钾离子是细胞内的主要阳离子，在维持细胞新陈代谢、保持细胞静息电位、调节细胞内外的渗透压和酸碱平衡等方面发挥重要作用。90% 的钾靠食物摄取，98% 的钾分布在细胞内，体内代谢的钾 90% 从肾脏排出。血清钾主要反映细胞外液钾离子的浓度，但钾离子在细胞内外液之间动态交换，因此，血清钾浓度的高低，也可反映细胞内的钾离子水平。

【参考值】 3.5~5.5mmol/L。

【临床意义】

（1）血清钾增高：血钾 >5.5mmol/L 时，称为高血钾症（hyperkalemia）。见于：①排钾减少：如急慢性肾衰竭、肾上腺皮质功能减退症、螺内酯等保钾利尿剂长期使用等。②血浆钾离子来源增多：如严重溶血或组织损伤致红细胞或组织内的钾大量释放入细胞外液，还见于摄入或注射大量钾盐、输入大量库存血等。③细胞内钾离子向细胞外移出增加：如组织缺氧或代谢性酸中毒、应用洋地黄或 β 受体阻滞剂等。血浆 pH 值每降低 0.1，血钾大约升高 0.6~0.8mmol/L。

（2）血清钾降低：血钾低于3.5mmol/L时，称为低血钾症（hypokalemia）。血钾在3.0~3.5mmol/L者为轻度低血钾症；2.5~3.0mmol/L者为中度低血钾症；低于2.5mmol/L者为严重低血钾症。低血钾症见于：①钾盐摄入不足：如长期低钾饮食、禁食或厌食等。②钾丢失过多：如严重呕吐、腹泻或胃肠减压；应用排钾利尿剂及肾上腺皮质激素；肾上腺皮质功能亢进或醛固酮增多症；某些慢性消耗性疾病（如恶性肿瘤），由于细胞分解过多，大量钾从尿液排出；代谢性碱中毒时肾脏排H^+减少而排K^+增多等。③钾在体内分布异常：如心功能不全、肾性水肿或大量输入无钾液体，使细胞外液稀释；大量应用胰岛素、碱中毒、家族性周期性麻痹、甲亢等时，钾向细胞内大量转移。

二、血清钠测定

钠离子是血浆中的主要阳离子，44%存在于细胞外液，9%存在于细胞内液，47%存在于骨骼中。血清钠多以氯化钠的形式存在，其主要功能是维持细胞外液容量、渗透压和酸碱平衡，并具有维持肌肉、神经正常应激性的作用。从食物摄取的钠远远超过生理需要量，一般不会缺乏，90%多余者随尿排出。

【参考值】 135~145mmol/L。

【临床意义】

（1）血清钠增高：临床上较少见。当血钠>145mmol/L，并伴有血液渗透压过高者，称为高血钠症（hypernatremia）。可因下列原因引起：①过多地输入含钠盐的溶液或过多进食钠盐。②肾上腺皮质功能亢进、原发性醛固酮增多症等，使得肾小管重吸收钠增加。③脑外伤或急性脑血管病等，因应激反应可致高钠血症。④脱水时水分丢失大于钠的丢失。

（2）血清钠降低：临床上较常见。血钠低于135mmol/L，称低高血钠症（hyponatremia）。见于：①钠丢失过多：如幽门梗阻，呕吐，腹泻，胃肠道、胆道、胰腺手术后造瘘、引流等胃肠道失钠；严重肾盂肾炎、肾小管严重损害、肾上腺皮质功能不全、糖尿病及应用利尿剂治疗等尿钠排出增多；大量出汗、大面积烧伤及创伤等皮肤失钠。②细胞外液稀释：主要是水钠潴留，但水多于钠。见于：肝硬化失代偿期、急性或慢性肾衰竭少尿期；尿崩症、剧烈疼痛、肾上腺皮质功能减退等引起的抗利尿激素分泌过多；高血糖或使用甘露醇时，细胞外液高渗，而使细胞内液外渗引起血钠减低。③消耗性低钠：在肺结核、肿瘤、肝硬化等慢性疾病时，细胞内蛋白质分解消耗，细胞内液渗透压降低，细胞内水分外渗，导致血钠降低。

三、血清氯化物测定

氯离子是细胞外液中的主要阴离子，血浆中的氯化物主要是氯化钠，血清Cl^-变化与Na^+基本呈平行关系，而红细胞内的氯化物主要是氯化钾。机体通过膳食以食盐的形式摄入氯化钠，氯主要经肾随尿液排出。氯化物的主要功能包括调节机体的酸碱平衡、渗透压及水电解质平衡，参与胃液中胃酸的生成等。

【参考值】 95~105mmol/L。

【临床意义】

（1）血清氯化物降低：血清氯含量低于95mmol/L，称为低氯血症（hypochloremia），临床多见。低钠血症常伴低氯血症，但当大量损失胃液时，失氯为主而失钠很少；若大量丢失肠液时，则失钠甚多而失氯较少。

1）氯丢失过多：①长期应用利尿剂、大量出汗、呕吐、腹泻、胃肠引流。②代谢性酸中毒时有机酸离子增加取代 Cl^-。③慢性肾衰竭时磷酸盐、硫酸盐潴留，Cl^- 相对减少。④肾小管 Cl^- 重吸收减少，如失盐性肾炎、阿狄森（Addison）病、呼吸性酸中毒（重吸收 HCO_3^- 增多，重吸收 Cl^- 减少）。

2）其他原因：包括代谢性酸中毒（Cl^- 向细胞内转移）、长期忌盐饮食以及大量饮水等。

（2）血清氯化物增高：血清氯含量高于 105mmol/L，称为高氯血症（hyperchloremia）。见于过量补充氯化钠、氯化钙及氯化铵溶液，高钠血症性脱水，肾衰竭，尿路梗阻或心力衰竭等所致的肾脏排氯减少，高血氯性代谢性酸中毒（Cl^- 向细胞外转移），过度换气所致的呼吸性碱中毒等。

四、血清钙测定

钙是人体含量最多的阳离子，人体中的钙 99% 存在于骨骼中，血钙含量不及总钙的 1%，以蛋白质结合钙、复合钙（与阴离子结合）和游离钙的形式存在。血钙的主要作用：①降低毛细血管及细胞膜的通透性，降低神经、肌肉的兴奋性。②维持心肌传导系统的兴奋性和节律性。③参与肌肉收缩及神经传导。④参与凝血等。⑤激活磷酸化酶和酯酶。⑥参与离子跨膜转移等。钙的吸收主要在酸度较高的十二指肠和空肠上段。维生素 D 和机体对钙的需要量决定着的钙吸收；甲状旁腺素通过加强肾脏对维生素 D 的羟化，使 $25-OHD_3$ 转化为有活性的 $1,25-(OH)_2D_3$，促进肠道钙的吸收。磷酸根离子（PO_4^{3+}）与钙离子易形成难溶的沉淀，可影响钙的吸收。钙主要随粪便（70%~90%）和尿液（10%~30%）排出体外。

【参考值】 血清总钙 2.25~2.58mmol/L，离子钙 1.10~1.34mmol/L。

【临床意义】

（1）血清钙降低：血清总钙低于 2.25mmol/L，称为低血钙症（hypocalcemia），临床较多见。常见于：①钙吸收减少：包括维生素 D 缺乏（如佝偻病），重型急性胰腺炎时脂肪酸与钙结合成钙皂影响吸收（常有低血钙和隐匿性抽搐），假性甲状旁腺机能亢进症（肾脏缺乏和甲状旁腺素结合的腺苷酸环化酶）等。②钙磷比例失调：见于肾衰竭时血磷增高、血钙下降（因血浆蛋白低，离子化钙在酸中毒时相对增高，常不发生手足搐搦）及软骨病。③成骨作用增强：见于原发性及继发性甲状旁腺机能减退。

（2）血清钙增高：血清总钙超过 2.58mmol/L，称为高血钙症（hypercalcemia）。可见于：①溶骨增强：溶骨作用增强如甲状旁腺功能亢进症、多发性骨髓瘤、骨转移癌以及骨折后和肢体麻痹引起的急性骨萎缩等，促进骨盐溶解或引起骨质破坏、骨钙释放、血钙升高。②吸收及摄入增加：如大量应用维生素 D 及结节病时，可使肠钙吸收增加；还见于摄入钙过多及静脉用钙过量等。③排除减少：见于急性肾衰竭时，钙排出减少，血钙升高。

五、血清无机磷测定

磷在人体内主要以不溶解的磷酸钙存在于骨骼中（87%），血清中的磷以无机磷和有机磷两种形式存在，血磷指血中的无机磷。食物中的磷在小肠吸收，肠内 pH 值低有利于磷的吸收，而某些金属离子（如钙、镁、铁等）与磷酸结合成不溶性的磷酸盐则阻碍吸收。维生素 D

可促进磷的吸收。体内的磷以磷酸盐的形式从肾脏（60%~80%）及肠道排除。从肾小球滤过的磷有 90% 左右被肾小管重吸收，维生素 D 促进肾小管对磷的重吸收，但甲状旁腺激素和降钙素则抑制肾小管对磷的重吸收。正常血磷与血钙有一定的浓度关系，即钙、磷浓度（mg/dL）乘积为 36~40。血磷的生理功能包括：①以 $HPO_4^{2-}/H_2PO_4^-$ 为缓冲对调节酸碱平衡。②参与酶促反应和糖、脂类及氨基酸的代谢。③在保证细胞膜的结构和功能方面发挥重要作用。④是骨盐的主要成分。

【参考值】　1.0~1.6mmol/L。

【临床意义】

（1）血清无机磷降低：见于：①摄入不足：如慢性酒精中毒、长期腹泻、长期静脉营养而未补磷等。②吸收减少和排出增加：如佝偻病、骨质软化症，维生素 D 缺乏，肠道吸收磷减少而肾脏排磷增加。甲状旁腺功能亢进症时，磷从肾脏排出增多。③磷丢失：如血液透析、肾小管酸中毒及应用噻嗪类利尿剂等。④磷向细胞内转移增加：极化液治疗或高胰岛素血症时，糖利用增加，而糖代谢必须经过磷酸化作用，消耗大量无机磷酸盐。

（2）血清无机磷增高：见于：①磷排泄减少：如肾衰竭及甲状旁腺功能减退症时，肾脏排泄磷减少。②吸收增加：如维生素 D 中毒时，小肠磷吸收增加，肾小管对磷的重吸收增加。③磷从细胞内释出：如酸中毒、急性重型肝炎及白血病、淋巴瘤等化疗后。④多发性骨髓瘤及骨折愈合期等。

六、血清镁测定

镁为细胞内仅次于钾含量的阳离子。成人体内 50% 的镁结合在骨组织中，45% 在细胞内液，细胞外液镁离子仅占 1% 左右。血清中的镁包括三部分，即离子化镁（60%）、复合物镁（15%）及蛋白结合镁（25%）。镁和钙对神经、肌肉兴奋性有协同的抑制作用，血浆钙、镁降低，均可增加神经、肌肉的应激性。同时，镁是许多酶系统的激活剂（尤其是与能量代谢有关的酶，如 ATP 酶等），镁对维持心肌的正常结构、维持肌原纤维的收缩功能和心肌的电生理平衡方面有重要意义。食物是镁的主要来源，蔬菜、谷类等含镁最为丰富，食物中的镁主要在小肠吸收。肾脏是排泄镁的主要器官，肾小球滤过的 Mg^{2+} 大部分被肾小管重吸收，只有 3%~6% 被肾脏排出。

【参考值】　成人：0.70~1.15mmol/L（1.70~2.79mg/dL）；儿童：0.60~0.78mmol/L（1.46~1.89mg/dL）。

【临床意义】

（1）血清镁增高：临床较少见。可因：①急慢性肾衰竭时镁排出减少。②内分泌疾病，如甲状腺功能减退症、甲状旁腺功能减退症、Addison 病及未治疗的糖尿病酮症酸中毒等。③多发性骨髓瘤、严重脱水等。④镁剂治疗过量等。

（2）血清镁降低：常见于：①摄入不足，如长期营养不良、禁食、厌食或长期静脉营养又未注意补镁者。②经消化道丢失过多，如严重的呕吐、腹泻，持续胃肠吸引及脂肪泻，小肠切除等。③经肾排出过多，如大量使用利尿剂及肾炎多尿期，高钙血症使肾小管重吸收镁减少，甲状旁腺功能减退时肾小管重吸收减少，糖尿病、酒精中毒等亦可使镁排出增多。④血液透析及腹膜透析使镁过多丢失等。

血镁降低常伴有低钾血症，此时单纯补钾无效，必须补镁才能纠正低钾血症。低钾的原因可能是：镁缺乏使"钠泵"活性降低，细胞内 K^+ 进入血中，但低镁同时也促进了肾小管排钾增加，故可导致低血钾。

第四节　维生素及微量元素测定

一、维生素测定

维生素（vitamin）是生物体所需要的微量营养成分，为一组低分子量有机物质，但在机体内不能合成，或合成量不足，必须由食物供给。维生素在调节物质代谢和维持生理功能等方面发挥着重要作用。根据溶解性，维生素被分为水溶性维生素和脂溶性维生素。水溶性维生素包括 B 族维生素和维生素 C，主要靠从食物中摄取。水溶性维生素在体内过剩时经尿排出，一般不会发生蓄积中毒；脂溶性维生素包括维生素 A、D、E、K，它们随脂类一同吸收，其排泄主要是通过胆汁由粪便排出。机体长期缺乏某种维生素时，就会产生物质代谢障碍，引起相应的维生素缺乏症。

1. 维生素 A 测定

维生素 A（VitaminA）主要存在于动物的肝脏中。植物中不含维生素 A，但存在以 β 胡萝卜素为主的维生素 A 原。维生素 A 的主要生理功能有：①构成视觉细胞的感光物质。②参与糖蛋白合成。③影响细胞分化，促进机体生长发育。④维持机体正常的免疫功能。

【参考值】　高效液相色谱（high performance liquid chromatography，HPLC）法（血液中）：1~6 岁 0.70~1.40μmol/L（200~400μg/L）；7~12 岁 0.91~1.71μmol/L（260~490μg/L）；13~19 岁 0.91~2.51μmol/L（260~720μg/L）；成人 1.05~2.80μmol/L（300~800μg/L）。

【临床意义】　当血液中维生素 A<0.50μmol/L 时，即为维生素 A 缺乏。在眼部表现为角膜干燥，暗适应能力减弱，严重时会发生"夜盲症"及角膜溃疡坏死甚至致盲。在皮肤表现为上皮组织干燥、粗糙、过度角化和脱屑。在全身可导致继发性感染及影响生长发育。维生素 A 可在肝内积蓄，长期大量服用会引起不良反应甚至中毒（血液维生素 A>3.50μmol/L 或肝脏储备 >10000IU/g）。中毒症状包括骨痛、多鳞性皮炎、瘙痒、严重头痛、恶心、腹泻、肝脾肿大等。孕妇摄取过多易导致胎儿畸形。

2. 维生素 B_1 测定

维生素 B_1（Vitamin B_1）又称硫胺素，主要存在于谷物和种子胚芽中，米糠、麦麸、豆类中含量丰富，谷物加工过细可造成维生素 B_1 大量丢失。食物中维生素 B_1 易被小肠吸收，经血液主要在肝脏和脑组织中生成活性型焦磷酸硫胺素（TPP）。TPP 是 α-酮酸氧化脱羧酶的辅酶，也是磷酸戊糖代谢途径中转酮氨酶的辅酶，并参与乙酰胆碱的合成和代谢，在神经传导中起一定作用。成人每日维生素 B_1 需要量为 1.0~1.5mg。

【参考值】　HPLC 法：5~28nmol/L（血清）。

【临床意义】　维生素 B_1 缺乏常发生于发热、外伤、妊娠或哺乳时，糖类摄入量增加或代谢率增强，以及长期食用精细加工的米、面等。维生素 B_1 缺乏可使体内 α-酮酸氧化脱羧反应出现障碍，血中丙酮酸积聚，导致末梢神经和其他神经病变；可使核酸合成以及神经髓鞘中的磷酸戊糖代谢受影响；还可引起"脚气病"、食欲减退等，甚至出现浮肿、神经肌肉变性。

3. 维生素 B_2 测定

维生素 B_2（Vitamin B_2）又称核黄素，广泛分布于酵母、肝、肾、蛋、奶及大豆等食物中。维生素 B_2 吸收时经小肠黏膜转变为黄素单核苷酸（FMN），在体细胞内可进一步生成黄素腺嘌呤二核苷酸（FAD）。FMN 和 FAD 是体内氧化还原酶的辅基，主要起氢的传递体作用。成人每日维生素 B_2 需要量为 1.2~1.5mg。

【参考值】　HPLC 法：1.05~1.4μmol/L（血清）。

【临床意义】　维生素 B_2 缺乏时，引起口角炎、唇炎、舌炎、阴囊皮炎、眼睑炎、角膜血管增生等。

4. 维生素 B_6 测定

维生素 B_6（Vitamin B_6）分布广泛，自然界的维生素 B_6 存在于种子、谷类、肝、肉类及绿叶蔬菜中，对光和碱均敏感，高温下迅速被破坏。体内的维生素 B_6 有吡哆醇、吡哆醛及吡哆胺三种形式，人体内主要以磷酸酯形式存在。主要以 4- 吡哆酸的形式随尿排出。全身的维生素 B_6 约 70% 存在于肌肉磷酸化酶中。维生素 B_6 在体内主要以辅酶形式发挥作用，其中以磷酸吡哆醛（PLP）最为重要。PLP 是氨基酸代谢中转氨酶和脱羧酶的辅酶，参与转氨基和脱羧基作用。PLP 是抑制性神经递质 δ - 氨基 - γ - 酮戊酸（ALA）合成酶的辅酶，参与血红素的合成。PLP 还是糖原磷酸化酶的组成部分，参与糖原分解为 1- 磷酸葡萄糖的过程。

【参考值】　荧光分光光度法：20~120nmol/L（血浆）。

【临床意义】　维生素 B_6 缺乏可引起小儿惊厥、低血色素小细胞性贫血、血清铁增高、皮炎、唇炎、周围神经炎、黄尿酸尿症、高胱氨酸尿症、原发性胱硫醚尿症等。异烟肼能与磷酸吡哆醛结合，使其失去辅酶作用，故在应用该药同时，需补充维生素 B_6。

5. 叶酸测定

叶酸（folic acid）又称维生素 M、维生素 Bc、维生素 B_9。动物所需的叶酸可从食物中获取，叶酸在小肠上段被吸收。正常情况下人体内含叶酸 5~10mg，其中约 50% 存在于肝脏组织。每日食物中摄取的叶酸约 10μg。叶酸缺乏的主要原因是摄入减少。叶酸缺乏时 DNA 合成受到影响，影响细胞分裂和再生。叶酸有促进骨髓中幼细胞成熟的作用，对孕妇尤其重要，人类如缺乏叶酸可引起巨幼红细胞性贫血以及白细胞减少症。

【参考值】　电化学发光法（electrogenerated chemiluminescence，ECL）：9.5~45.2nmol/L（美国建议值）或 4.5~20.7nmol/L（欧洲建议值）。

【临床意义】　叶酸缺乏症的主要表现为巨幼红细胞性贫血，其他如舌炎、舌痛、舌乳头萎缩、舌面光滑、口角炎及食欲减退。妊娠前 1 个月及妊娠初 3 个月内口服叶酸可预防胎儿神经管畸形。长期服用抗癫痫药物如苯妥英钠、扑咪酮均可影响叶酸的吸收，乙胺嘧啶、异烟肼可抑制二氢叶酸还原酶而引起叶酸缺乏，如长期服用此类药物，应考虑补充叶酸。

6. 维生素 B_{12} 测定

维生素 B_{12}（Vitamin B_{12}）是目前所知唯一含金属元素的维生素，广泛存在于动物类食品中。维生素 B_{12} 为机体维持正常代谢、DNA 合成再生所必需。维生素 B_{12} 缺乏时，不利于蛋氨酸生成，也影响四氢叶酸再生，进而影响嘌呤、嘧啶合成，导致核酸合成障碍，产生巨幼红细胞性贫血。维生素 B_{12} 缺乏可影响脂肪酸正常合成，导致神经髓鞘变形退化，引起进行性脱髓鞘神经病变。维生素 B_{12} 或叶酸测定对查明维生素 B_{12}、叶酸缺乏有诊断价值，尤其对巨幼红细胞性贫血的鉴别诊断有意义。

【参考值】 电化学发光法：176~660pmol/L（美国建议值）或 145~637pmol/L（欧洲建议值）。

【临床意义】 正常膳食者，肝中储存的维生素 B_{12} 可供 6 年之需，故维生素 B_{12} 缺乏很少见。长期饮食缺乏肉类，年长者由于内因子产生不足或胃酸分泌减少，可导致维生素 B_{12} 缺乏。临床上胰腺功能低下、胃萎缩或胃切除术、肠损坏、肠内维生素 B_{12} 结合因子（内因子）损耗、体内产生针对内因子的自身抗体等，是维生素 B_{12} 缺乏的常见原因。严重的维生素 B_{12} 缺乏可导致巨幼红细胞性贫血和不可逆的中枢神经脱髓鞘损害。

7. 维生素 C 测定

维生素 C（Vitamin C）又称为 L- 抗坏血酸，广泛存在于新鲜水果及绿叶蔬菜中。各种豆芽菜是维生素 C 的极好来源。维生素 C 可促进胶原蛋白合成，利于伤口愈合，影响血管通透性，增强抗感染能力。维生素 C 参与胆固醇转化，参与芳香族氨基酸的代谢，参与体内的氧化还原反应，如保护巯基，使红细胞中高铁血红蛋白还原成血红蛋白，保护维生素 A、B、E 等免遭氧化破坏等。维生素 C 还有抗病毒作用。成人每日维生素 C 的需要量为 60mg。

【参考值】 荧光分光光度法：血浆总维生素 C 25~85μmol/L。

【临床意义】 血浆总维生素 C<10μmol/L 为维生素 C 缺乏。维生素 C 缺乏可导致毛细血管破裂，引起坏血病，临床表现为皮下出血、肌肉脆弱等。还可引起牙齿易松动、骨骼脆弱以及创伤时伤口不易愈合等。另外，使用促肾上腺皮质激素时，肾上腺皮质激素合成加强，维生素 C 的含量显著下降；吸烟可造成血中维生素 C 降低；阿司匹林可干扰白细胞摄取维生素 C。维生素 C 过多可引起肾脏结石。

8. 维生素 D 测定

维生素 D（Vitamin D）是类固醇衍生物，主要包括 D_2（麦角钙化醇，ergocalciferol）及 D_3（胆钙化醇，cholecalciferol）。体内可由胆固醇转变成 7- 脱氢胆固醇，储存于皮下，在日光或紫外线照射下可转变为 D_3。植物油和酵母中含有不被人体吸收的麦角固醇，在紫外线照射下可转变为能被人体吸收的 D_2，所以称麦角固醇为 D_2 原。食物中的维生素 D 在小肠被吸收后，经淋巴入血，与特异的载体蛋白结合，在肝脏转化，再在肾脏进一步羟化成 1,25- 羟化维生素 D_3。1,25- 羟化维生素 D_3 的靶细胞是小肠黏膜、肾脏和骨组织，主要作用是促进钙、磷的吸收，有利于骨的生成和钙化。

【参考值】 HPLC 法：1,25- 羟化维生素 D_3 40~160pmol/L（血清）；25- 羟化维生素 D_3 35~150pmol/L（血清）。

【临床意义】 维生素 D 缺乏或转化障碍时，儿童骨钙化不良，引起佝偻病，成人引起软骨病。长期服用维生素 D 超过需要量 10~100 倍时可引起中毒。急性中毒症状表现为食欲下降、恶心、呕吐、腹泻、头痛等，严重的骨化过度，血钙升高，钙化转移，尿钙过多，往往形成肾结石。

9. 维生素 E 测定

维生素 E（Vitamin E）分为生育酚（tocopherol）及生育三烯酚两类。自然界以 α 生育酚分布最广，活性最高。维生素 E 与动物生殖功能有关，临床常用维生素 E 治疗先兆流产和习惯性流产。维生素 E 还与血红素合成有关，因此孕妇、哺乳期妇女以及新生儿应适量补充维生素 E。此外，维生素 E 还能抑制血小板凝集，其作用与维生素 E 在体内能调节前列腺素和凝血烷（血栓素）形成有关。维生素 E 还能维持肌肉与周围血管正常功能，防止肌肉萎缩。成人每日维生素 E 需要量为 8~12 α–生育酚当量（α–tocophenol equivalente，α–TE。1 α–TE=1.49IU）。

【参考值】　HPLC 法：以 α 生育酚计 <34μmol/L。

【临床意义】　维生素 E 一般不易缺乏。但某些脂肪吸收障碍性疾病可引起缺乏。主要表现为红细胞数量减少，寿命缩短，体外试验见到红细胞脆性增加，常表现为贫血或血小板增多症；偶尔可引起神经系统疾病。

10. 维生素 K 测定

维生素 K（Vitamin K）又称为凝血维生素。天然的有维生素 K_1 和维生素 K_2 两种形式，均为脂溶性维生素。人工合成的维生素 K_3 和维生素 K_4 溶于水，可口服和注射。维生素 K 在胆汁酸盐和胰脂肪酶作用下由空肠经淋巴吸收，在血液中随 β 脂蛋白一起转运。维生素 K 是 γ 羧化酶的辅助因子，维持体内 Ⅱ、Ⅶ、Ⅸ、Ⅹ 凝血因子的正常水平。成人每日维生素 K 的需要量约为 100μg。

【参考值】　分光光度法：0.29~2.64nmol/L。

【临床意义】　当胆道阻塞或长期服用广谱抗微生物药物时，可引起维生素 K 缺乏。维生素 K 缺乏时表现为凝血时间延长，易出血。维生素 K 不能通过胎盘，新生儿肠道中无细菌，易发生出血现象，因此常对孕妇在产前或对新生儿补充维生素 K 以防出血。

二、微量元素测定

迄今已证实在自然界中天然存在的 92 种元素中有 26 种为人体所必需。它们具有明显的营养及生理作用。根据这些元素在人体内的含量，可分为宏量元素和微量元素两大类。凡含量超过人体体重万分之一的元素称为宏量元素，共 11 种，其中碳、氢、氧、氮元素占人体元素总重量的 96%，钙、磷、钾、硫、钠、氯、镁占 3.95%。每人每天的需要量在 100mg 以下的元素称为微量元素，包括铁、锌、铜、碘、氟、锰、铝、钴、铬、硒、锡、硅、镍、钒、砷（目前有争议）共 15 种，占体重的 0.05%。微量元素含量虽小，但多是激素或酶的组成成分或是酶的激动剂，与生长、发育、营养、健康、疾病、衰老等生理病理过程有密切关系。

（一）铁测定

铁是人体含量最多的微量元素。人体内的铁包括执行生理功能的铁和不执行生理功能的贮存铁两部分。执行生理功能的铁包括占 65% 的血红蛋白铁、占 5% 的组织内铁及仅占 0.15% 的血液中的转运铁。不执行生理功能的铁约占 25%，主要以铁蛋白或含铁血黄素等形式贮存于肝、脾及骨髓等组织的单核–吞噬细胞系统内。食物中的铁在十二指肠和小肠上段吸收，Fe^{3+} 还原为 Fe^{2+}，或形成铁的络合物，有利于铁的吸收。血红素中的铁多为可溶性铁，较易于肠黏膜吸收。在正常情况下铁主要由肾排泄。

1. 血清铁测定

血清铁（serum iron，SI）含量甚微，一部分与转铁蛋白结合，另一部分呈游离状态。当贮存铁较多的组织细胞变性、坏死时，细胞内贮存铁逸出，使血清铁增加。血清铁测定反映游离状态的铁。

【参考值】 男性：11~30μmol/L；女性：9~27μmol/L；儿童：9~22μmol/L。

【临床意义】 生理情况下，男性高于女性，6 周内的新生儿因溶血有暂时的血清铁升高，生长快速的婴儿、青少年，女性月经、妊娠及哺乳期，血清铁常降低。老年人趋向于减低。病理情况下：①增高：常见于溶血性贫血、再生障碍性贫血、巨幼细胞贫血及肝细胞损害（急性肝炎、中度慢性肝炎等），以及铅中毒、维生素 B_6 缺乏、铜缺乏、慢性酒精中毒等铁利用降低。铁剂治疗时，血清铁亦升高。②降低：见于胃次全切除术后、长期腹泻等铁的摄入和吸收障碍；慢性失血、慢性感染继发的贫血等。③黄疸的鉴别：肝细胞性黄疸因肝损害血清铁含量升高；溶血性黄疸由于红细胞大量破坏，血红蛋白释放增加，血清铁显著升高；胆汁淤积性黄疸时多正常或降低。

2. 血清转铁蛋白检测

转铁蛋白（transferrin，TF）是一种能结合 Fe^{3+} 的糖蛋白，由肝细胞及单核－吞噬细胞合成，1mg 的 TF 可结合 1.25mg 铁，主要起转运铁的作用。

【参考值】 血清转铁蛋白浓度（免疫比浊法）28.6~51.9μmol/L（2.5~4.3g/L）。

【临床意义】 增高主要见于缺铁性贫血，还可见于妊娠和慢性失血等。降低见于遗传性转铁蛋白缺乏症、炎症、感染、恶性肿瘤、营养不良、肾病综合征、肝病等。血清铁饱和度 <15%，结合病史可诊断缺铁，其准确性仅次于铁蛋白，比铁结合力和血清铁敏感。

3. 血清总铁结合力检测

铁吸收入血后，迅速与转铁蛋白结合进行转运或贮存。正常情况下血清铁仅能与 1/3 的转铁蛋白结合。每升血清中的全部转铁蛋白所能结合的最大铁量（饱和铁）称为总铁结合力（total iron binding capacity，TIBC）。

【参考值】 男性：50~77μmol/L；女性：54~77μmol/L。

【临床意义】

生理变化：新生儿减低，2 岁以后达到成人水平；青年女性和妊娠期妇女可增高。

病理变化：①增高：见于慢性缺铁的早期，在血清铁降低之前，血清 TIBC 即可增高；转铁蛋白合成增加，如缺铁性贫血、妊娠后期及铁蛋白从单核－吞噬细胞系统释放增加，如急性肝炎、肝细胞坏死。②降低：见于铁蛋白减少，如肝硬化、血色病；转铁蛋白丢失，如肾病综合征、脓毒血症；转铁蛋白合成不足，如遗传性转铁蛋白缺乏症；肿瘤、非缺铁性贫血、珠蛋白生成障碍性贫血、慢性感染等。

4. 血清铁蛋白检测

血清铁蛋白（serum ferritin，SF）是由蛋白质外壳（去铁蛋白）和铁核心（Fe^{3+}）形成的复合物。铁蛋白的铁核心具有强大的结合铁和贮备铁的能力，以维持体内铁的供应和血红蛋白的相对稳定。肝是合成铁蛋白的主要场所。SF 与体内贮铁呈正相关，是诊断缺铁的敏感指标，对缺铁性贫血的敏感度为 90%，特异度为 85%。

【参考值】 RIA 法：男性为 15~200μg/L，女性为 12~150μg/L。

【临床意义】

生理变化：SF 在出生后 1 个月内最高，无性别差异。3 个月后开始下降，9 个月时最低。十几岁时开始出现性别差异，女性低于男性。妊娠时可有不同程度降低。

病理变化：①SF 增高：见于体内贮存铁增加，如原发性（特发性）血色病，继发性铁负荷过大（如依赖输血的贫血患者）；铁蛋白合成增加，如炎症或感染、恶性疾病（如急性粒细胞白血病、肝肿瘤、胰腺癌）、甲状腺功能亢进；组织内铁蛋白释放增加，如肝坏死、慢性肝病、脾和骨髓梗死、恶性肿瘤等。②SF 降低：见于体内贮存铁减少，如缺铁性贫血、妊娠等；铁蛋白合成减少、维生素 C 缺乏等。

5. 血清转铁蛋白饱和度测定

血清转铁蛋白饱和度（transferrin saturation，Tfs）简称铁饱和度，可以反映达到饱和铁结合力的转铁蛋白所结合的铁量。以血清铁占 TIBC 的百分率表示，即转铁蛋白饱和度（Tfs）（%）= 血清铁 / 总铁结合力 ×100。

【参考值】 33%~55%。

【临床意义】 降低见于缺铁性贫血（Tfs<15%）、炎症等。增高见于铁利用障碍，如铁粒幼细胞贫血、再障；铁负荷过重，如血色病早期，贮存铁增加不显著，但血清铁已增加，Tfs 大于 70%，这是诊断的可靠指标。

6. 红细胞内游离原卟啉测定

在血红蛋白合成中，血红素是原卟淋与铁在铁络合酶的作用下形成的。当铁缺乏时，红细胞内游离原卟啉（free erythrocyte protoporphyria，FEP）的含量增多。

【参考值】 男性：0.56~1.00μmol/L；女性：0.68~1.32μmol/L。

【临床意义】 增高见于缺铁性贫血、铁粒幼红细胞性贫血、阵发性睡眠性血红蛋白尿以及铅中毒所致贫血（铅抑制血红素的生成）等。明显降低见于巨幼红细胞性贫血，降低还见于恶性贫血及血红蛋白病等。

（二）铜测定

铜（cuprum）在成人体内含量为 100~150mg，广泛分布于全身各器官，肝和脑含量最高，心、肾、毛发等次之。铜在十二指肠吸收后与血浆蛋白结合运行至肝，血清铜的 60% 与 α_2-球蛋白结合为铜蓝蛋白，量相对恒定。铜随胆汁排出体外。铜的生理功能主要有：①影响中枢神经系统的结构和功能。②参与铁代谢与造血功能（铜蓝蛋白可催化 Fe^{2+} 变为 Fe^{3+} 便于转运）。③参与结缔组织合成，缺铜时可致骨质疏松、血管壁弹性张力降低。④催化黑色素合成及与体温调节、免疫功能、凝血、自由基清除等有关。

【参考值】 男性：11~22μmol/L；女性：12.6~23.6μmol/L（血清）。

【临床意义】

（1）增高：见于：①肝胆系统疾病，如肝内外胆汁淤积、肝硬化、肝癌等。②风湿性疾病，如系统性红斑狼疮、类风湿关节炎、风湿热、强直性脊柱炎等。③其他，如贫血、甲状腺功能亢进症、各种感染、心肌梗死、妊娠妇女等。

（2）降低：临床少见。可见于遗传性铜代谢疾病，如肝豆状核变性（Wilson 病）或门克斯（Menkes）病，以及肾病综合征、缺铜贫血综合征、烧伤、营养不良等。

（3）血清铁 / 铜比值有助于黄疸类型的鉴别，铁 / 铜比值 >1 时多为肝细胞性黄疸，铁 / 铜比值 <1 时多见于胆汁淤积性黄疸。

（三）锌测定

成人体内含锌 2~3g，成人每日需要的锌为 15~20mg。锌吸收部位主要在小肠，血中的锌主要与白蛋白或运铁蛋白结合后运输，通过粪便、尿液、汗液和乳汁排出体外。锌在血液中的量相对稳定。锌在人体内与八十多种酶的活性有关，是影响蛋白质合成的重要元素，有助于增强免疫功能、抗氧化作用，与生长激素、胰岛素、肾上腺素等的分泌及其功能发挥也密切相关。锌还能维持正常的味觉。

【参考值】　7.65~22.95μmol/L（血清）。

【临床意义】

（1）血清锌增高：主要见于：①污染引起的锌中毒。②甲状腺功能亢进症。

（2）血清锌降低：临床主要表现为厌食、生长发育缓慢、青春期性发育迟缓、性功能障碍、情绪冷漠、行为异常、异食癖、反复感染、伤口愈合缓慢及胎儿畸形等。摄入不足，吸收不良，妊娠及哺乳期需要量增加，反复失血、溶血，肝肾疾病，长期应用金属螯合剂、静脉注射谷氨酸盐等药物致锌丢失过多等是缺锌的常见原因。亦可因肠病性肢端皮炎（少见的常染色体隐性遗传病，表现为肢端皮肤损害、顽固性腹泻、秃发、生长障碍及免疫力降低等）引起。

（四）碘测定

碘（iodine）在成人体内约含20~50mg，其中大部分（15mg）集中在甲状腺内，供合成甲状腺素用。正常成人每日需碘100~300mg，儿童按每日每千克体重1μg计算。碘的吸收主要在小肠，吸收后的碘70%~80%被摄入甲状腺细胞内贮存和利用。碘主要经肾脏从尿液排出。碘的主要作用是参与甲状腺素的合成，在机体的蛋白质合成、促进生长发育等方面发挥重要作用。

【参考值】　血浆碘（按碘离子计）250μg/L。

【临床意义】　①碘摄入过量，可引起高碘性甲状腺肿，临床表现为甲状腺功能亢进及一些中毒症状。②碘缺乏，可引起地方性甲状腺肿，严重时可引起发育停滞、痴呆。胎儿期缺碘可导致呆小病。

（五）硒测定

硒（selenium）在成人体内含量为14~21mg，成人每日的硒需要量为30~50μg。硒主要在小肠吸收，血液中的硒主要与α-球蛋白和β-球蛋白结合，小部分与极低密度脂蛋白（VLDL）结合后运输。硒主要经尿液和汗液排出。硒是谷胱甘肽过氧化物酶（GSH-Px）活性中心的组成成分，硒在人体抗氧化保护系统中起着必不可少的重要作用。硒还与人类某些疾病（如克山病）的发生有关。硒在保护细胞膜、增强维生素E的抗氧化作用、参与辅酶A和辅酶Q的合成等方面发挥重要作用。

【参考值】　儿童：0.74~1.54μmol/L（血清）；成人：0.58~1.82μmol/L（血清），0.09~2.03μmol/L（尿液）。

【临床意义】　①硒过量：血清硒>5μmol/L可引起中毒症状，见于工业性中毒、过量补硒等。地方性慢性硒中毒常表现为牙釉质破坏、贫血、营养不良及慢性关节炎，这与自然环境中硒含量过高有关。②硒缺乏：可引起免疫功能低下，并可能与克山病和大骨节病的发病有关。患者脱离病区进入正常硒环境或口服亚硒酸钠治疗有效。一般认为，硒<0.15μmol/L临床可出现肌肉无力的症状。

（六）氟测定

氟（fluoride）在成人体内含量为2~3g，成人每日氟的需要量为0.5~1.0mg。氟主要经小肠和呼吸道吸收，吸收后的氟与球蛋白结合，小部分以氟化物形式运输。氟主要经肾脏从尿液排出。氟化物与人体生命活动及牙齿、骨骼组织代谢密切相关。氟是牙齿及骨骼不可缺少的成分，少量氟可以促进牙齿珐琅质对细菌酸性腐蚀的抵抗力，防止龋齿。

【参考值】　0.5~10.5μmol/L（血浆）；10.5~168μmol/L（尿液）。

【临床意义】　氟过量可引起氟骨症和氟斑牙，可致牙齿畸形、骨骼脱钙，并影响细胞、肾上腺、生殖腺等的功能。氟缺乏可引起骨质疏松，易发生骨折。

第五节　心脏病生物标志物检测

一、心肌坏死标志物测定

（一）血清酶及其同工酶测定

酶是由生物细胞产生，具有高效、特异性生物催化功能的高分子物质。酶在某一细胞或细胞器内含量较高，几乎所有的细胞活动进程都需要酶的参与。血中酶的浓度升高见于：①组织细胞受损时，细胞内的酶便逸出至血清中。②酶排出受阻而反流入血清中。③细胞功能活跃或亢进，使酶的合成增加。相反，细胞功能低下酶合成减少，使用酶抑制剂，遗传性酶缺陷等原因，致血中相应酶的浓度减低。不同器官或组织所含的酶种类不同，同一种酶在不同器官或组织的含量也不同。据此，可作为诊断某一器官或组织损害的敏感指标。

1. 血清肌酸激酶测定

肌酸激酶（creatine kinase，CK）在骨骼肌、心肌细胞的胞质和线粒体中含量最高，其次还存在于脑、平滑肌细胞中，肝细胞、胰腺和红细胞中CK含量极少。能可逆性地催化肌酸与ATP生成磷酸肌酸和ADP的反应，Mg^{2+}是CK的激活剂。正常人血清中CK含量甚微。

【参考值】　酶偶联法：37℃时，男性38~174U/L，女性26~140U/L。新生儿为成人的3~5倍，婴儿为成人的3倍，儿童和青少年相当于成人的上限。

【临床意义】

（1）心脏损害：①是早期诊断急性心肌梗死（AMI）的敏感指标之一：AMI发病后3~8小时即明显增高，10~36小时达高峰（可高达正常上限的10~12倍），72~96小时后恢复正常。在AMI病程中，如CK再次升高，往往说明心肌再次梗死。②病毒性心肌炎、其他心肌损伤（如创伤性心脏介入治疗）：CK活性也明显升高。

（2）各种原因的骨骼肌损伤：如假肥大型肌营养不良症（又称Duchenne肌营养不良症）、急性脊髓灰质炎、皮肌炎等，患者血中CK亦增高。

（3）急性脑血管病、溶栓治疗、手术、甲状腺功能减退症及剧烈运动等CK也可增高。

（4）CK减低见于长期卧床、甲状腺功能亢进症、激素治疗等。

2. 肌酸激酶同工酶测定

CK分子是由M（肌型）和B（脑型）两个亚单位组成的二聚体，包含三种CK的同工酶，即CK-BB、CK-MB和CK-MM。CK-BB主要存在于脑、前列腺、肠和肺等组织；CK-MB主要存在于心肌中；CK-MM主要存在于骨骼肌和心肌中。正常人血清中以CK-MM为主，CK-MB少量（<总活性5%），CK-BB极微量。

【参考值】 琼脂糖凝胶电泳法：CK-MM 活性 94%~96%，CK-MB 活性 <5%，CK-BB 极少或无。

【临床意义】

（1）CK-MB：诊断 AMI 的特异性和敏感性均很高，病后 3~8 小时即升高，到达高峰时间为 9~30 小时（高峰出现早者预后较好），48~72 小时恢复正常。其活力最高可达 12%~28%，特异性接近 92%~100%，是目前诊断 AMI 最佳的血清酶学指标。其他心肌损害（如心肌炎）、骨骼肌病变（如多发性肌炎、挤压综合征等），CK-MB 水平亦可增高。

（2）CK-MM：活性增高是骨骼肌损伤的特异指标，可见于创伤、癫痫大发作的 48 小时内等。CK-MM 亚型活性增高对于 AMI 的早期诊断具有重要意义（$CK-MM_3/CK-MM_1>0.5$）。

（3）CK-BB：活性升高见于缺氧性神经系统疾病（48~72 小时脑脊液内升高），还见于肺、肠、胆囊、前列腺等部位的肿瘤，心脏创伤和手术，结缔组织病，休克，中毒等。

3. 肌酸激酶异型测定

CK-MB 主要存在于心肌组织中，有 $CK-MB_1$、$CK-MB_2$ 两种异型。心肌细胞中的 CK 以 $CK-MB_2$ 为主，所以当心肌细胞损伤时，血清 $CK-MB_2$ 升高为主。

【参考值】 $CK-MB_1<0.71U/L$，$CK-MB_2<1.0U/L$，$MB_2/MB_1<1.4$。

【临床意义】 在诊断 AMI 时，$CK-MB_1$、$CK-MB_2$ 比 CK-MB 具有更高的灵敏度和特异性。在临界值（$CK-MB_1>0.71U/L$，$CK-MB_2>1.0U/L$，$MB_2/MB_1>1.5$）时，CK-MB 异型在发病后 2~4 小时诊断 AMI 的灵敏度为 59%，4~6 小时为 92%（CK-MB 仅为 48%）。同时，在溶栓治疗中，$MB_2/MB_1>3.8$ 提示冠脉再通。

4. 血清乳酸脱氢酶测定

乳酸脱氢酶（lactate dehydrogenase，LD）是一种糖酵解酶，在人体各组织中广泛存在，尤以心肌、骨骼肌和肾脏含量最高，在肝脏、脾脏、胰腺、肺脏和肿瘤组织含量亦高，红细胞中 LD 含量也极为丰富。

【参考值】 连续检测法：104~245U/L。速率法：95~200U/L。

【临床意义】 由于 LD 在人体组织中广泛存在，所以 LD 在诊断组织损伤时具有较高的灵敏度，但特异性较差。LD 活性升高见于：①AMI：与 CK 比较升高慢（8~18 小时），高峰出现迟（24~72 小时），但持续时间长（6~10 日）。AMI 疾病过程中，LD 持续增高或再次增高，提示梗死面积扩大或再次出现梗死。②肝脏疾病、骨骼肌损伤、贫血、白血病等。

5. 乳酸脱氢酶同工酶测定

LD 是由 H 亚基（心型）和 M 亚基（肌型）组成的四聚体，包含 LD_1、LD_2、LD_3、LD_4 和 LD_5 五种同工酶。心肌中 LD_1、LD_2 含量最高，肺和脾组织中 LD_3 含量最高，肝细胞中 LD_4 和 LD_5 含量最高，其次为骨骼肌。由于 LD 同工酶在组织分布中的特异性，其检测具有病变组织定位作用，临床意义较 LD 更大。

【参考值】 LD_1 24%~34%，LD_2 35%~44%，LD_3 19%~27%，LD_4 0~5%，LD_5 0~2%。$LD_1/LD_2<0.7$。

【临床意义】

（1）心肌损害：①AMI 发病后血清 LD_1、LD_2 明显增高（12~24 小时有 50% 的病人增高，48 小时有 80% 的病人明显增高），而且以 LD_1 为主，$LD_1/LD_2>1$。②病毒性心肌炎、风湿性心肌炎及其他心肌损害时 LD_1、LD_2 亦增高，而在心律失常、心绞痛、心包炎时，血清 LD 同工酶谱无异常。

（2）肝脏疾病：在病毒性肝炎、肝硬化、原发性肝癌时，LD_5 和 LD_4 均升高，且 $LD_5 > LD_4$；在胆管梗阻但未累及肝细胞时，$LD_4 > LD_5$；恶性肿瘤肝转移时 LD_4、LD_5 均增高。

（3）其他疾病：大多数恶性肿瘤病人以 LD_5、LD_4、LD_3 增高为主，且其阳性率 $LD_5 > LD_4 > LD_3$。生殖细胞恶性肿瘤和肾脏肿瘤则以 LD_1、LD_2 增高为主。白血病病人以 LD_3、LD_4 增高为主。胃癌、结肠癌和胰腺癌以 LD_3 增高为主，肺癌时 LD_3 增高。骨骼肌损伤、肌萎缩早期和皮肌炎时 LD_4、LD_5 升高。恶性贫血时 LD 极度增高，且 $LD_1 > LD_2$。

（二）心肌肌钙蛋白 T 及心肌肌钙蛋白 I 测定

肌钙蛋白（cardiac troponin，cTn）由 T、C、I 三亚基构成，与原肌球蛋白一起通过调节钙离子对横纹肌肌动蛋白 ATP 酶的活性来调节肌动蛋白和肌球蛋白相互作用。当心肌损伤后，心肌肌钙蛋白复合物释放到血液中。肌钙蛋白 T（cTnT）和肌钙蛋白 I（cTnI）均具有高度心肌特异性和灵敏度，故 cTnT 和 cTnI 是目前最理想的心肌梗死标志物。

1. 心肌肌钙蛋白 T 测定

【参考值】　$0.02 \sim 0.13 \mu g/L$。$> 0.2 \mu g/L$ 为诊断临界值；$> 0.5 \mu g/L$ 可以诊断 AMI。

【临床意义】

（1）诊断 AMI：是诊断 AMI 的确定性标志物。AMI 发病后 3~6 小时 cTnT 即升高，10~24 小时达峰值。由于 cTnT 分子量较小，心肌损伤后游离的 cTnT 从心肌细胞内迅速释放入血，其峰值可为参考值的 30~40 倍，恢复正常需要 10~15 天，其诊断 AMI 的灵敏度为 50%~59%。cTnT 具有独特的抗原性，故诊断 AMI 的特异性为 74%~96%，明显优于 CK-MB 和 LD。对非 Q 波性、亚急性心肌梗死或 CK-MB 无法诊断的病人更有价值。

（2）判断心肌微小损伤：不稳定型心绞痛病人发生微小心肌损伤时，其他检测难以发现，只有检测 cTnT 才能确诊。心肌炎时 cTnT 升高程度与心肌受损程度成正比。

（3）评价其他可致心肌损伤因素：如肾衰竭病人反复血液透析、围手术期、经皮腔内冠状动脉成形术、甲状腺功能减退症、药物损伤及严重脓毒血症等，均可致心肌损伤，cTnT 可以评价心肌损伤的程度。

2. 心肌肌钙蛋白 I 测定

【参考值】　$< 0.2 \mu g/L$。$> 1.5 \mu g/L$ 为诊断临界值。

【临床意义】

（1）诊断 AMI：cTnI 对诊断 AMI 与 cTnT 无显著性差异。与 cTnT 比较，cTnI 具有较低的初始灵敏度和较高的特异性。AMI 发病后 3~6 小时，cTnI 即升高，14~20 小时达到峰值，5~7 天恢复正常。其诊断 AMI 的灵敏度为 6%~44%，特异性为 93%~99%。

（2）判断心肌微小损伤：用于诊断不稳定心绞痛时的微小心肌损伤（小范围梗死）。

（3）诊断急性心肌炎：cTnI 可出现低水平增高，其阳性率达 88%。

（三）血清肌红蛋白测定

肌红蛋白（myoglobin，Mb）是肌肉内储存氧的蛋白质，是组成骨骼肌和心肌的主要蛋白质。正常人血清 Mb 含量极少，血清中 Mb 浓度增加，提示发生肌肉损伤。

【参考值】　定性：阴性。定量（ELISA 法）：$50 \sim 85 \mu g/L$。$> 75 \mu g/L$ 为诊断临界值。

NOTE

【临床意义】

（1）诊断 AMI：Mb 分子量小，心肌细胞损伤后易释放入血，是早期诊断 AMI 的指标，比 CK-MB 和 LD 敏感。在 AMI 发病后 30 分钟~2 小时即可升高，5~12 小时达到高峰，18~30 小时恢复正常。诊断 AMI 的灵敏度为 50%~59%，特异性为 77%~95%。Mb 阴性，基本可以排除 AMI；疾病中，如 Mb 重新升高，应考虑为再梗死或者梗死延展。心肌损伤恢复后，Mb 短时间趋于正常。

（2）其他：Mb 增高还见于急性肌损伤、肌营养不良、肌萎缩、多发性肌炎、急性或慢性肾衰竭、严重充血性心力衰竭和长期休克等。

二、心力衰竭标志物（B 型心钠素）测定

心钠素（atrial natriuretic factor，ANF）又称心房肽素，是心房肌细胞分泌的一种循环激素，有利钠及利尿、抑制肾素 – 血管紧张素 – 醛固酮系统、抑制垂体后叶加压素的合成和释放、舒张血管、降低血压、改善心功能作用。心钠素家族包括心房肽（atrial natriuretic peptide，ANP）、脑钠肽（brain natriuretic peptide，BNP）、C 型利钠肽（C-type natriuretic peptide，CNP）、树眼镜蛇利钠肽（dendroaspis natriuretic peptide，DNP）、血管利钠肽（vasonatrin peptide，VNP）和尿舒张素（urodilatin）。其中 BNP（B 型心钠素）最稳定，被作为心衰的诊断指标。心肌细胞所分泌的 BNP 先以其前体（pro-BNP）形式存在，当心肌细胞受到刺激时，在活化酶的作用下裂解为活性形式的 active-BNP（BNP）和非活性形式的 NT-pro-BNP。NT-pro-BNP 的生物学半衰期为 60~120 分钟，而 BNP 仅为 20 分钟。BNP 的释放与心衰程度密切相关。

【参考值】 1.5~9.0pmol/L，判断值 >22pmol/L（100ng/L）。NT-pro-BNP<125pg/mL。

【临床意义】

（1）心衰的诊断、监测和预后评估：由于正常人血清 / 血浆中 BNP 水平极低，故 BNP 水平的升高对心衰具有极好的诊断价值。血 BNP 水平与年龄有关，老年人高于青年人。诊断心衰的 NT-pro-BNP 界值建议：50 岁以下为 450pg/mL，50~70 岁为 900pg/mL，70 岁以上为 1800pg/mL。<300pg/mL（非年龄依赖性）可基本排除心衰。临床上，NT-pro-BNP>2000pg/mL 可以确定心衰。

当治疗有效时，BNP 水平可明显下降，BNP 水平的持续升高或持续不降低，通常提示心衰未得到纠正或正进一步加重。

根据 BNP 水平可以对心衰进行分级。美国心脏病协会（NYHA）对心功能的分级及其相应 BNP 水平见表 18-3。研究资料显示，BNP 水平与左心室射血分数有极好的负相关性，认为 BNP 可作为左心室射血分数的替代检测指标。

表 18-3　美国心脏病协会（NYHA）心功能分级

分级	临床表现	BNP（ng/L）
I	无症状左心室功能障碍	244±286
II	心功能不全代偿期	389±374
III	心功能不全失代偿期	640±447
IV	严重的心功能不全	817±435

（2）AMI 的诊断和评估：发病早期（6~24 小时）BNP 水平即显著升高，1 周后达高峰（此时临床不一定有心衰表现）；BNP 水平还可以反应梗死面积和严重程度。研究表明，BNP 测定可帮助监测 AMI 后心功能的状态及预后判定。

（3）对呼吸困难的鉴别：可通过测定 BNP 水平准确筛选出非心衰患者（如肺源性）引起的呼吸困难，由于其所具有的心肌特异性，BNP 水平测定就具有很高的阴性预测价值。

（4）心脏病高危人群的筛查：研究显示 BNP 用于对高危人群的筛查，具有重要的指导意义。如糖尿病、遗传性心脏病、高血压、既往心梗、风湿性心脏病已行换瓣手术患者，都应定期做 BNP 的检测，及时了解心脏功能状况，进而可减少充血性心力衰竭的血管意外发生率。

（5）指导心脏病的治疗：因 BNP 是对容积敏感的激素，半衰期又短，可用于指导利尿剂及血管扩张剂的临床应用。BNP 还可用于心脏手术病人的术前、术后心功能评价，并帮助临床选择最佳手术时机。

三、心脏疾病危险因素的临床生化检测

1. 同型半胱氨酸测定

同型半胱氨酸（homocysteine，HCY）是腺苷蛋氨酸酶水解反应的产物。正常时，血液中 HCY 在酶和维生素 B_6、叶酸的存在下参与机体转硫基、转甲基过程，并被降解为半胱氨酸（cysteine，Cys），转换为部分蛋白质。当机体新陈代谢出现障碍时，HCY 会因无法降解而在体内集聚。高浓度的 HCY 会对血管内壁造成损害，使血管内膜增厚、粗糙、斑块形成，管腔狭窄甚至阻塞，动脉供血不全，导致动脉粥样硬化和冠心病的发生。因此，血 HCY 水平的检测可用于心血管病危险性评估。

【参考值】　4.7~13.9μmol/L，平均 8.0μmol/L。

【临床意义】

（1）HCY 水平增高：HCY 水平增高时，动脉粥样硬化（AS）和心肌梗死（MI）、中枢血管疾病（CVD）、外周血管疾病（PVD）、脑卒中、痴呆症以及糖尿病（DM）大血管并发症等发生的危险性增加。研究表明，维生素 B_6、维生素 B_{12} 和（或）叶酸的治疗，对临床降低和消除高 HCY 血症是迅速有效的，这种有效的治疗对于减低脑血管疾病的发生具有重要意义。

（2）HCY 水平减低：可降低 AMI 等缺血性心肌损伤和其他缺血性血管疾病的发生。美国心脏病协会（NYHA）建议，对于多种高危因素的人群，控制血 HCY 水平低于 10.0μmol/L。

2. 超敏 C 反应蛋白测定

C 反应蛋白（C reactive protein，CRP）由肝细胞合成，是一种非特异性的急性时相蛋白，当细菌感染引起炎症、组织损伤和手术后，于炎症进程 6~12 小时血中浓度即可明显升高。CRP 也是心血管炎症病变的生物标志物，由于健康人体内 CRP 水平通常 <3mg/L，因此，筛查时应使用高敏感的方法检测（能测出 <3mg/L 的 CRP），即超敏 C 反应蛋白（high-sensitive CRP，hs-CRP）。

【参考值】　超敏乳胶增强散射比浊法：血 hs-CRP<0.55mg/L。

【临床意义】　hs-CRP 也被用作心血管疾病危险性评估指标。一般认为 hs-CRP 在 0.56~1.0mg/L 为低危险性，1.0~3.0mg/L 为中度危险性，>3.0mg/L 为高度危险性。多

次检测血 hs-CRP>3mg/L，是炎症持续存在的信号，提示存在动脉粥样硬化的危险。如果 hs-CRP>10.0mg/L，表明可能存在其他感染，应在其他感染控制以后再采血检查 hs-CRP，以进一步除外血管炎症性疾病。

第六节　其他常用血清酶测定

临床上，酶的检查除了诊断心肌损伤、肝细胞损伤外，还可应用于其他脏器或组织损伤的检测。

一、血、尿淀粉酶及同工酶测定

淀粉酶（amylase，AMS）可催化淀粉及糖原水解。胰腺含 AMS 最多，其次为唾液腺，另外 AMS 还含于卵巢、肺、睾丸、横纹肌和脂肪组织。肝脏中很少甚至没有 AMS。根据 AMS 的来源可分为胰型同工酶（P-AMS）和唾液型同工酶（S-AMS），两者有 97% 的同源性。AMS 主要由胰腺和唾液腺分泌并排入消化道，正常血中淀粉酶含量较低。当胰腺疾病时，淀粉酶可直接从胰的血管、淋巴管溢出，经腹膜吸收进入血液循环，而使血中淀粉酶增高。AMS 半衰期约 2 小时，故病变时血清 AMS 持续时间很短。AMS 的分子量约为 45 000，易通过肾小球滤过而排出。

【参考值】　AMS 总活性（碘 - 淀粉比色法）：60~180U/L 血清。AMS 同工酶（免疫抑制法）：血清 P 型 30%~50%，S 型 45%~70%；尿液 P 型 50%~80%，S 型 20%~50%。

【临床意义】　AMS 活性增高主要见于：

（1）急性胰腺炎：发病后 2~3 小时血清 AMS 开始升高（亦有 12 小时后升高者），12~24 小时达高峰，2~5 天后恢复正常。如持续升高达数周，常提示胰腺炎有反复或有并发症发生。尿 AMS 于起病后 12~24 小时开始升高，此时由于肾脏对 AMS 的清除率大为增强，因而尿中 AMS 活性可高于血清中的一倍以上，所以在急性胰腺炎后期测定尿 AMS 更有价值。多数病人尿 AMS 在 3~10 天后恢复到正常。但当胰腺广泛坏死时，AMS 不再大量进入血中，血、尿 AMS 均可不增高。急性胰腺炎而伴有肾衰竭时，AMS 排泄受阻，尿 AMS 也可不升高。

（2）其他：慢性胰腺炎时，血、尿 AMS 活性一般不增高，但如有急性发作则可有中等程度增高。其他原因所致的胰管受阻如胆囊炎、胆石症、胰腺癌、胰腺外伤，以及流行性腮腺炎和胃肠穿孔等，血、尿 AMS 亦可升高，但增高程度不及急性胰腺炎明显。

（3）AMS 同工酶：急性胰腺炎和慢性胰腺炎急性发作时 P-AMS 增高；腮腺炎、肺癌、卵巢癌时 S-AMS 增高。

二、脂肪酶测定

脂肪酶（lipase，LPS）可水解长链脂肪酸甘油酯，主要由胰腺分泌而入消化道。正常血液中，LPS 含量很少，且易被肾脏清除。当胰腺分泌亢进、胰腺受损或胰管梗阻时，LPS 可大量释放入血中，致使血清 LPS 水平升高。

【参考值】　乳化液比浊法：0~110U/L。连续监测法：<220U/L。

【临床意义】　LPS 主要用于急性胰腺炎的诊断和急腹症的鉴别诊断。①急性胰腺炎发病4~8 小时内，血清 LPS 增高，24 小时达高峰，但与 AMS 比较升高较晚而持续时间长（10~15天），故对急性胰腺炎后期诊断意义更大。血清 LPS 组织来源比 AMS 少，故对急性胰腺炎诊断的特异性优于 AMS，两者同时测定可使敏感性达 95%。②非胰腺炎的急腹症患者，其血清AMS 升高而 LPS 正常。③慢性胰腺炎、空腹脏器穿孔、肠梗阻、腹膜炎、胆总管结石、胆总管癌及十二指肠溃疡患者血清 LPS 也可增高。

三、胆碱酯酶检测

胆碱酯酶（cholinesterase，ChE）有两种。一种存在于中枢神经系统灰质、交感神经节、运动终板和红细胞中，主要作用为水解乙酰胆碱，称为真性或特异性胆碱酯酶，又称全血胆碱酯酶或乙酰胆碱酯酶（AchE），用于诊断有机磷农药及化学毒物中毒。另一种存在于中枢神经系统白质、血清、肝脏、肠系膜、子宫和腺体中，生理意义不明，除水解乙酰胆碱外，还作用于其他胆碱酯类，称假性或非特异性胆碱酯酶，又称血清胆碱酯酶或酰基胆碱酯酶（SchE），用于诊断肝脏疾病。

【参考值】　SchE：连续监测法 5000~12000U/L；丁酰硫代胆碱法 4250~12250U/L。AchE：比色法 80000~120000U/L，连续监测法是比色法的 1.5~2.5 倍。

【临床意义】

（1）AchE：降低主要见于有机磷农药和神经性化学毒剂中毒。中毒后，AchE 被抑制，使乙酰胆碱蓄积，引起乙酰胆碱样中毒症状。ChE 活力与中毒程度呈负相关。升高见于精神分裂症、血管内溶血，神经管缺陷胎儿的羊水中 AchE 活力显著升高。

（2）SchE：由于 SchE 在肝脏合成后立即释放到血浆中，故 SchE 是评价肝细胞合成功能的灵敏指标，与白蛋白生成有密切关系，故测定血清 SchE 一般用作肝功能试验。肝、胆疾病时，ALT、γ-GT 均升高，如 SchE 降低者为肝脏疾患，而正常者多为胆道疾患。SchE 降低还见于有机磷农药中毒。血清 SchE 增加主要见于肾病综合征、糖尿病、冠心病、Ⅳ型高脂蛋白血症、甲状腺功能亢进症、渗出性肠病、脂肪肝、遗传性非溶血性胆红素血症等。

四、超氧化物歧化酶检测

超氧化物歧化酶（superoxide dismutase，SOD）广泛分布于组织细胞内，肝组织中活性最高，其次为红细胞，肾、心脏等含量较低。SOD 可通过自身氧化还原反应将毒性极强的超氧化物自由基阴离子 O_2^- 歧化成无毒的 O_2 和 H_2O_2，是消除自由基对机体损伤的关键酶。人体内存在的 SOD 按辅基不同分为 CuZn-SOD 和 Mn-SOD（存在于除红细胞之外的所有细胞内），红细胞内的 SOD 是一种铜蛋白（红细胞铜蛋白）。

【参考值】　全血 SOD 活性（比色法）：5375~7975U/gHb。血清 SOD（维生素 B_2 羟胺比色法）：（52.4±8.9）U/mL，其中 CuZn-SOD（35.4±7.9）U/mL，Mn-SOD（17.0±3.6）U/mL。

【临床意义】　SOD 与抗氧化、抗衰老和抗辐射损伤有关，在诊断上缺乏特异性。SOD 活性降低是衰老的原因，见于老年人、肝硬化、肝豆状核变性、免疫复合物病等。活性增高见于高血压、高血脂、冠心病及肝癌等。

NOTE

五、酸性磷酸酶及其同工酶检测

酸性磷酸酶（acid phosphatase，ACP）广泛存在于机体细胞的溶酶体中，是一种在酸性条件下水解各种正磷酸单酯的酶。血清的 ACP 主要来自于前列腺，称前列腺酸性磷酸酶（PAP），可被酒石酸抑制；还可来自骨、肝、脾、红细胞、血小板等，称非前列腺酸性磷酸酶，不被酒石酸抑制。男性 ACP 的 1/3~1/2 来自前列腺，女性 ACP 主要来自肝、红细胞、血小板。

【参考值】 ACP 总活性：比色法 0.9~1.9U/L；磷酸对硝基酚法 4.8~13.5U/L。酒石酸抑制 ACP：≤3.7U/L。PAP 活性（动态法）：0~2.6U/L。

【临床意义】

（1）前列腺疾患：ACP 增高主要用于诊断前列腺癌（可达参考值的数十倍）。其活性升高还见于前列腺增生症、前列腺炎（酒石酸抑制试验可区别 PAP 与非 PAP）。

（2）其他疾病：ACP 增高还见于骨病（如原发性骨肿瘤、恶性肿瘤骨转移、多发性骨髓瘤、代谢性骨病、骨质疏松症等）、肝病（肝癌、肝硬化、肝炎等）和血液病（血小板减少症、白血病、霍奇金病、溶血等）。

第十九章 内分泌激素检测

内分泌系统由内分泌腺（如垂体、甲状腺、甲状旁腺、肾上腺、性腺等）和存在于某些器官组织（如心脏、肺、肾、胃肠道、血管等）中的内分泌细胞组成。内分泌系统通过分泌的各种激素，维持机体的基本生命活动，调节各器官、系统的功能。

激素是内分泌腺和内分泌细胞所分泌的高效能的生物活性物质，包括多种类型：如类固醇类（肾上腺皮质激素、性激素）、氨基酸衍生物（甲状腺素、肾上腺髓质激素等）、肽与蛋白质（下丘脑激素、垂体激素、胃肠激素、降钙素等）、脂肪酸衍生物（前列腺素）等。激素与靶细胞膜受体或细胞内受体结合，将生物信息传递给靶细胞并最终产生生物效应。在这一过程中，激素只对靶细胞的生理生化过程起增强或减弱作用。激素的血清浓度很低（通常为 nmol/L 甚至 pmol/L 数量级），但与相应受体结合后，在细胞内发生一系列逐级放大的反应，即激素具有高效能的生物放大作用。体内激素水平的较小变动即可导致生理功能的较大变化。有些激素只对特定的组织细胞起调节作用，如促甲状腺素只对甲状腺起作用。有些激素则作用比较广泛，没有特定的组织细胞，如甲状腺素、生长激素等。机体某一生理活动的调节往往需多种激素共同参与，激素之间通过相互协同、竞争、拮抗等作用方式，以维持机体功能活动的稳定。激素的分泌调节机制主要有下丘脑－垂体－靶腺轴的调节、反馈调节和神经调节，通过调节使激素的分泌水平相对稳定，这对于维持机体内环境和生理功能的相对稳定十分重要。激素分泌调节系统任何环节异常即可出现激素水平紊乱，从而引发相应的内分泌疾病。

内分泌激素及其代谢产物的检测是内分泌疾病实验诊断的主要内容。

一、甲状腺激素相关检测

（一）血清总甲状腺素和游离甲状腺素测定

甲状腺激素具有重要的生理功能，可促进新陈代谢，促进生长发育，提高中枢神经系统的兴奋性，加快心率，加强心缩力，加大心输出量，调控其他激素的作用，对多个系统均有相当影响。

甲状腺素（thyroxine）由甲状腺分泌，又称为四碘甲状腺原氨酸（3,5,3′,5′–tetraiodothyronine，T_4）。生理情况下，外周血中 T_4 以两种形式存在：一种是与血清转运蛋白（主要为甲状腺素结合球蛋白，thyroxine binding globulin，TBG）结合，为结合型甲状腺素，占99.5%；另一种是呈游离状态的甲状腺素，称游离型甲状腺素（free thyroxine，FT_4），FT_4 是 T_4 的生理活性形式，含量极少，两型可互相转化。结合型与游离型 T_4 之和为血清总 T_4（TT_4）。结合型的 T_4 不能进入外周组织细胞，只有转变成 FT_4 后才可进入细胞发挥其生理功能。

【参考值】 成人（化学发光法）：TT_4 78.4~157.4nmol/L，FT_4 7.9~18.0pmol/L。

【临床意义】 TT$_4$、FT$_4$是判断甲状腺功能状态最基本的指标。TT$_4$常受血浆TBG含量的影响，而FT$_4$不受血浆TBG的影响，直接测定FT$_4$对了解甲状腺功能状态较TT$_4$更有意义。

（1）增高：见于甲状腺功能亢进症、某些急性及亚急性甲状腺炎、甲状腺激素不敏感综合征等，也见于甲状腺素过量使用引起的医源性甲状腺功能亢进症。

（2）减低：见于甲状腺功能减退症、慢性淋巴细胞性甲状腺炎等，也见于抗甲状腺药物治疗过程中、甲状腺^{131}碘治疗后、甲状腺手术切除等。

（二）血清总三碘甲状腺原氨酸和游离三碘甲状腺原氨酸测定

T$_4$在肝脏和肾脏中经脱碘后转变为三碘甲状腺原氨酸（3,5,3′-triiodothyronine，T$_3$）。T$_3$的含量约为T$_4$的1/10，但生理活性更强，为T$_4$的3~4倍，是甲状腺激素中对各种靶器官发挥作用的主要激素。与T$_4$类似，T$_3$也以两种形式存在：一种是与TBG结合，为结合型三碘甲状腺原氨酸，占99%以上；另一种呈游离状态，为游离型三碘甲状腺原氨酸（free triiodothyronine，FT$_3$），含量甚少，两型可互相转化。结合型与游离型T$_3$之和为总T$_3$（TT$_3$）。结合型的T$_3$不能进入外周组织细胞，只有转化为FT$_3$后才可进入细胞发挥其生理功能，故测定FT$_3$比TT$_3$测定意义更大。

【参考值】 成人（化学发光法）：TT$_3$ 1.34~2.73nmol/L，FT$_3$ 3.8~6.0pmol/L。

【临床意义】

（1）增高：见于：①甲状腺功能亢进症：FT$_3$对甲亢的诊断尤为敏感，尤其T$_3$型甲亢时，T$_3$增高较T$_4$明显，因而是诊断T$_3$型甲亢的特异性指标。②甲亢复发：T$_4$增高前T$_3$多已明显增高。③甲状腺激素不敏感综合征等。

（2）降低：见于：①甲状腺功能减退症、慢性淋巴细胞性甲状腺炎晚期等。②抗甲状腺药物治疗过程中、甲状腺^{131}碘治疗后、甲状腺手术切除等。③低T$_3$综合征：各种急慢性疾病如急性心肌梗死、肝硬化、肾衰竭、严重糖尿病、恶性肿瘤、脑血管病变等，以及严重创伤、麻醉、手术时，外周T$_4$转化为T$_3$减少，此时T$_4$正常而T$_3$降低。如疾病进一步加重，T$_4$也可降低。

多数情况下，甲亢时T$_3$和T$_4$平行增高，甲减时平行下降，但在甲亢初期和复发早期T$_3$较T$_4$上升明显，甲减时T$_4$较T$_3$更敏感。T$_3$型甲亢时，TT$_3$和FT$_3$增高，TT$_4$和FT$_4$正常，见于甲亢初期、复发早期和缺碘等情况。T$_4$型甲亢时，TT$_4$和FT$_4$升高，TT$_3$和FT$_3$正常，多见于甲亢伴有严重疾病或碘甲亢。

（三）血清反三碘甲状腺原氨酸测定

人体内有少量T$_4$经5′-脱碘酶作用生成3,3′,5′-三碘甲状腺原氨酸（reverse triiodothyronine，rT$_3$），是T$_3$的同分异构物。生理情况下，rT$_3$在血中含量甚少，生物活性也很低，仅为T$_4$的10%以下。病理情况下，T$_4$转为T$_3$受阻而转为rT$_3$的量增多。

【参考值】 放射免疫法（RIA）：0.54~1.46nmol/L。

【临床意义】

（1）甲状腺功能判断：rT$_3$与T$_3$、T$_4$在各类甲状腺疾病时的变化基本一致，但有时甲亢初期或复发早期仅有rT$_3$增高。

（2）鉴别甲状腺功能减退症与低T$_3$综合征：甲状腺功能减退症时T$_3$降低，rT$_3$也减少。但非甲状腺疾病致T$_3$降低时rT$_3$升高。

（四）血清甲状腺球蛋白测定

甲状腺球蛋白（thyroglobulin，TG）是甲状腺滤泡上皮细胞分泌的一种大分子含碘糖蛋白，是甲状腺最重要、含量最丰富的蛋白质，约占甲状腺滤泡腔胶质成分的20%~30%，甲状腺激素 T_3 和 T_4 在 TG 上完成生物合成，并储存在滤泡腔中。TG 可视为甲状腺激素合成的载体。正常情况下血液中有低浓度的 TG，提示有甲状腺组织的存在。

【参考值】　放射免疫法（RIA）：<30μg/L。

【临床意义】

（1）TG 主要是分化型甲状腺癌的肿瘤标志物。癌肿行甲状腺全切术后血液中应不再有可测出的 TG，术后动态监测 TG 对于观察分化型甲状腺癌是否复发或转移有重要价值。但甲状腺髓样癌时 TG 不升高。

（2）甲状腺腺瘤、亚急性甲状腺炎、慢性淋巴细胞性甲状腺炎、Graves 病时 TG 亦可升高。

（五）血清甲状腺素结合球蛋白测定

甲状腺素结合球蛋白（thyroxine binding globulin，TBG）是一种由肝脏合成的酸性糖蛋白，存在于血清，是甲状腺激素的主要转运蛋白，可特异性地与 T_3、T_4 结合，将其运输至靶细胞。

【参考值】　放射免疫法（RIA）：成人 210~520μg/L，儿童高于成人，14 岁后达成人水平。

【临床意义】　TBG 测定主要用于评估 TT_4、TT_3 测定结果与 TSH 水平或临床症状不符的情况，或评估 TT_3、TT_4 与 FT_3、FT_4 检测结果的不一致。

（1）增高：①肝脏疾病：原发性胆汁性肝硬化、病毒性肝炎等 TBG 显著增高，可能与肝脏间质细胞合成、分泌 TBG 增多有关。②应用雌激素、避孕药及妊娠可见 TBG 增高。③先天性 TBG 增多症等。TBG 增多，往往导致 TT_3、TT_4 升高。

（2）减低：①遗传性 TBG 减少症、肢端肥大症、严重营养不良、肾病综合征、恶性肿瘤等。②大量应用糖皮质激素和雄激素时 TBG 也可减低。TBG 减低，可导致 TT_3、TT_4 降低。

二、甲状旁腺激素和降钙素检测

（一）甲状旁腺激素检测

甲状旁腺激素（parathyroid hormone，PTH）是由甲状旁腺的主细胞合成和分泌的一种肽类激素，其主要靶器官为肾脏、骨骼和肠道，主要生理功能是拮抗降钙素（calcitonin，CT），促进骨的转换，动员骨钙释放，加快磷酸盐的排出和维生素 D 的活化等。血浆钙离子水平与 PTH 水平呈反比。

【参考值】　化学发光法：12~88pg/mL。

【临床意义】

（1）增高：见于：①甲状旁腺功能亢进症：PTH 增高是主要诊断依据。若同时伴有高血钙和低血磷，则为原发性甲状旁腺功能亢进症；若伴有低血钙和高血磷，则为继发性甲状旁腺功能亢进症，多见于维生素 D 缺乏、肾衰竭、吸收不良综合征等。②异源性甲状旁腺功能亢进症：见于肺癌、肾癌等。

（2）减低：主要见于甲状腺或甲状旁腺手术后、前颈部放射治疗后、先天性或遗传性甲状旁腺发育缺陷及特发性甲状旁腺功能减退症等。

（二）降钙素测定

降钙素（calcitonin，CT）是由甲状腺滤泡旁细胞（C 细胞）分泌的多肽激素。CT 的主要靶器官是骨骼，对肾脏也有一定的作用。CT 抑制骨骼对钙、磷的吸收，增加肾脏对钙、磷的排泄，降低血中钙、磷浓度。在功能上 CT 与 PTH 相互拮抗，共同维持体内钙水平的相对稳定。CT 主要受血钙浓度的调节，高血钙可促进 CT 的分泌。

【参考值】　化学发光法：0~8.4pg/mL。

【临床意义】

（1）增高：①CT 是甲状腺髓样癌的肿瘤标志物。甲状腺髓样癌来自滤泡旁细胞，自主分泌大量 CT，因而 CT 不仅用于该肿瘤的诊断，对于判断手术效果和观察是否复发也有重要价值。②异位激素产生，如肺癌、类癌、乳腺癌、胰腺癌、结肠癌等可有 CT 升高。③肾功能不全时由于肾脏清除减少，可使 CT 水平升高。

（2）减低：主要见于甲状腺切除术后等。

三、肾上腺皮质激素及其代谢产物测定

（一）尿 17- 羟皮质类固醇测定

尿 17- 羟皮质类固醇（17-hydroxycorticosteroid，17-OHCS）包括尿液中所有碳 17 位上有羟基的类固醇物质，主要是肾上腺皮质分泌的糖皮质激素及其代谢产物，其含量高低可反映肾上腺皮质的功能。由于糖皮质激素的分泌有明显的昼夜节律性，因此通常检测 24 小时的尿 17-OHCS。

【参考值】　分光光度法：男性 8.3~27.6μmol/24h，女性 5.5~22.1μmol/24h。

【临床意义】

（1）增高：①肾上腺皮质功能亢进：如 Cushing 综合征、肾上腺皮质增生、肾上腺皮质腺瘤或腺癌等。②肥胖症、女性男性化、腺垂体功能亢进症等。

（2）降低：①肾上腺皮质功能减低：如 Addison 病、腺垂体功能减退症。②甲状腺功能减退症、肝硬化等。

（二）尿 17- 酮皮质类固醇测定

17- 酮皮质类固醇（17-ketosteroids，17-KS）包括尿中所有碳 17 位上为酮基的类固醇物质，主要是雄酮、脱氢表雄酮等及其代谢产物。尿 17-KS 主要代表雄激素的代谢产物，在男性 2/3 来自肾上腺皮质，1/3 来自睾丸，而女性几乎全部来自肾上腺。因而尿 17-KS 含量高低在女性及儿童反映肾上腺皮质功能，在成年男性则反映肾上腺皮质及睾丸的功能状态。由于这些类固醇激素的分泌具有昼夜节律性，因此通常检测 24 小时的尿 17-KS。

【参考值】　分光光度法：男性 28.5~47.2μmol/24h，女性 20.8~34.7μmol/24h。

【临床意义】

（1）增高：17-KS 在反映肾上腺皮质功能方面不如 17-OHCS，常见于：①诊断和鉴别诊断男性化状态。如 21- 羟化酶、11β- 羟基化酶或 3β- 羟类固醇脱氢酶等缺乏时引起的先天性肾上腺皮质增生症以及多囊卵巢综合征、女性多毛症等，17-KS 增高而 17-OHCS 多正常。②肾上腺腺癌伴有 Cushing 综合征时，17-KS 较 17-OHCS 增高更明显。③分泌雄激素的肿瘤可致尿 17-KS 升高。

（2）减低：见于肾上腺皮质功能减退症、睾丸功能减退等。肝硬化等慢性消耗性疾病时尿 17-KS 也可降低。

（三）血浆皮质醇测定

皮质醇（cortisol）由肾上腺皮质束状带及网状带细胞所分泌，受促肾上腺皮质激素（adrenocorticotropic hormone，ACTH）的调控，分泌呈脉冲式，具有明显昼夜节律变化。夜间入睡后 1 小时至午夜血浓度最低，清晨 4 时左右开始上升，醒后 1 小时达高峰，以后逐渐降低，入睡后又降至最低水平。为正确显示肾上腺皮质功能，皮质醇需连续多次测定。临床大多测上午 8 时、下午 4 时和午夜时的血浆皮质醇水平。皮质醇进入血液后，90% 与皮质类固醇结合球蛋白（corticosteroid binding globulin，CBG）结合，少量与白蛋白结合，其余为具有生物活性的游离皮质醇（free cortisol，FC）。

【参考值】　放射免疫法（RIA）：上午 8 时：275~550nmol/L（10~20μg/dL）；下午 4 时：85~275nmol/L（3~10μg/dL）；午夜：<140nmol/L（<5μg/dL）。

【临床意义】

（1）增高：① Cushing 综合征：双侧肾上腺皮质增生、肾上腺腺瘤或癌、异源性 ACTH 综合征等，血浆皮质醇浓度增高且正常昼夜节律消失。②非肾上腺疾病：如严重肝肾疾病、单纯性肥胖、应激状态及抑郁症时皮质醇增高。③妊娠及雌激素治疗使肝脏合成 CBG 增加，血浆总的结合皮质醇增高，但游离皮质醇正常，昼夜节律不变。

（2）减低：①继发性或原发性肾上腺皮质功能减退症：上午 8 时皮质醇减低，昼夜节律不明显或消失。②先天性肾上腺皮质增生症：由于皮质激素合成过程中所需酶的先天缺陷，皮质醇合成不足使血浆浓度降低。③药物影响：镇静剂、抗癫痫药可因加速皮质醇代谢而使其血浆水平减低。长期使用类固醇制剂可抑制肾上腺皮质分泌。

（四）24 小时尿游离皮质醇测定

血液循环中 5%~10% 的游离皮质醇（free cortisol，FC）从尿中排出，即尿游离皮质醇（urine free cortisol，UFC）。24 小时 UFC 排量可反映同期血液循环中游离皮质醇水平，与血浆皮质醇检测的是总（结合和非结合状态）皮质醇不同，UFC 不受 CBG 变化的影响，不受昼夜节律性影响，能够更好地反映肾上腺皮质的分泌功能。

【参考值】　成人：55~250μmol/24h（20~90μg/24h）；3 个月 ~10 岁儿童：5.5~220μmol/24h（2~80μg/24h）。

【临床意义】

（1）增高：① Cushing 综合征：24 小时 UFC 明显增多是诊断 Cushing 综合征最直接、可靠的指标，应连测 2~3 次以增加诊断敏感性。同时测定尿肌酐值有助于排除因肾小球滤过率降低导致的假阴性结果。②单纯性肥胖：24 小时 UFC 多在正常范围，也可有轻中度增高，必要时做小剂量地塞米松抑制试验以资鉴别。

（2）减低：见于原发性和继发性肾上腺皮质功能减退症、先天性肾上腺皮质增生症。

（五）血浆醛固酮测定

醛固酮（aldosterone，ALD）是由肾上腺皮质球状带细胞所分泌的盐皮质激素，在血液中主要以游离状态存在和运输，在肝内被降解，由尿排出。ALD 作用于肾脏远曲小管，具有保钠排钾、调节水和电解质平衡的作用。在正常成人，ALD 有类似于皮质醇的昼夜分泌规律，受体位、饮食以及肾素 – 血管紧张素系统、垂体 ACTH 及心钠素等调控，但其分泌调节主要依赖肾素 – 血管紧张素系统和电解质水平的变化。钠摄入增多，血容量增加，肾素 – 血管紧张素系统被抑制，ALD 分泌减少；低钠膳食则发生相反变化。血浆 ALD 卧位减低，立位增高，立位是卧位的 1.5~2 倍。

【参考值】 放射免疫法（RIA）：普食，卧位过夜，次晨 8 时空腹卧位采血：58.2~376.7pmol/L（2.1~13.7ng/dL）；肌注速尿 40mg，立位活动 2 小时于上午 10 时立位采血：91.4~972.3pmol/L（3.3~35.4ng/dL）。

【临床意义】 主要用于醛固酮增多症的诊断。

（1）增高：①原发性醛固酮增多症：肾上腺皮质肿瘤或增生。②继发性醛固酮增多症：由有效血容量减低、肾血流量减少所致，见于心力衰竭、肾病综合征、肝硬化腹水、高血压及长期低钠饮食等。③药物影响：雌激素、口服避孕药等。

（2）减低：①肾上腺皮质功能减退症、垂体功能减退症、高钠饮食、妊娠期高血压疾病、单一性醛固酮减少症等。②药物影响：如 β 受体阻滞剂、利舍平、甲基多巴、甘草等。

（六）血浆肾素活性测定

肾素（renin）是肾脏球旁细胞合成、贮存和分泌的一种蛋白水解酶，可催化血管紧张素原水解生成血管紧张素 I，后者再经血管紧张素 I 转化酶催化水解生成血管紧张素 II，血管紧张素 II 除对血管和肾小管产生作用外，还可促进肾上腺皮质释放醛固酮，此即肾素 – 血管紧张素 – 醛固酮系统（renin-angiotensin-aldosterone system，RAAS），在机体的血压、水和电解质平衡的调节方面发挥重要作用。

血浆肾素测定并非直接测定血浆肾素含量，而是检测在肾素催化下以血管紧张素原为底物生成血管紧张素 I 的速率，以此代表血浆肾素活性（plasma renin activity，PRA）。PRA 检测多与醛固酮检测同时进行。

肾素的分泌受多种因素影响。肾动脉灌注压或肾小球滤过率的波动、肾交感神经的兴奋性、前列腺素和血管紧张素等多种激素均可调节肾素的分泌。PRA 在清晨最高，午后至傍晚最低。高钠摄入时 PRA 降低，低钠摄入时 PRA 升高，因此应在正常钠摄入平衡状态下测定 PRA 基础值。平卧位 PRA 值仅为立位值的 50%，静坐半小时后可达立位值的 75%。一些药物也可影响肾素活性，如雌激素、利尿剂、血管紧张素转化酶抑制剂（ACEI）、血管紧张素受体阻断剂（ARB）、硝普钠、钙拮抗剂（CCB）、α 受体阻滞剂等可使肾素活性升高，而 β 受体阻滞剂、甲基多巴、利舍平、甘草等则可使肾素活性降低。因此测定 PRA 前，必须停用降压药物 2~4 周，停用避孕药 12 周以上。

【参考值】 方法同醛固酮测定：卧位 0.2~1.9ng/（mL·h），立位 1.5~6.9ng/（mL·h）。

【临床意义】

（1）临床筛查继发性高血压：①肾素活性降低而醛固酮水平升高是诊断原发性醛固酮增多症极有价值的指标。目前国内外推荐以血浆醛固酮浓度（plasma aldosterone concentration，PAC）与血浆肾素活性（plasma renin activity，PRA）的比值作为筛查原发性醛固酮增多症的可靠方法。②对于低肾素性高血压，除原发性醛固酮增多症外，还应注意排除其他一些盐皮质激素性高血压（如 17α – 羟化酶缺乏症、11β – 羟化酶缺乏症等）。③对于高肾素性高血压，应进一步排除肾血管性高血压和肾素分泌瘤等。

血浆醛固酮/肾素活性比值（PAC/PRA）用于鉴别原发性醛固酮增多症与原发性高血压：若 PAC（ng/dL）/PRA［ng/（mL·h）］>25，高度提示原发性醛固酮增多症的可能，而 PAC/PRA≥50 则可确诊原发性醛固酮增多症。

（2）指导原发性高血压的治疗：对高肾素型原发性高血压，选用拮抗血浆肾素功能的血管紧张素转化酶抑制剂（ACEI）以及可减少肾素分泌的 β 受体阻滞剂，可有较好的降压效果，若单用可升高血浆肾素水平的血管扩张剂、钙离子拮抗剂等降压药，则降压效果可能较差。

四、肾上腺髓质激素测定

（一）血、尿儿茶酚胺及其代谢产物测定

儿茶酚胺（catecholamines，CA）包括肾上腺素（epinephrine，E）、去甲肾上腺素（norepinephrine，NE）和多巴胺（dopamine，DA），主要在脑、肾上腺髓质、肾上腺外嗜铬组织及交感神经末梢合成，三者共同对中枢神经、循环、泌尿、消化系统发挥调节作用。血液中的 CA 主要来自于肾上腺髓质。CA 及其代谢产物的检测主要用于嗜铬细胞瘤和交感神经母细胞瘤的诊断及疗效评价。3-甲氧基肾上腺素（metanephrines，MN）和 3-甲氧基去甲肾上腺素（normetanephrines，NMN）分别是肾上腺素及去甲肾上腺素的中间代谢产物，主要在嗜铬细胞瘤细胞内大量代谢产生。血浆游离甲氧基肾上腺素（free metanephrines，FMN）及游离甲氧基去甲肾上腺素（free normetanephrines，FNMN）测定诊断嗜铬细胞瘤的概率接近 100%，是目前国际上确定和排除嗜铬细胞瘤诊断最好的检测方法。

血 FMN 及 FNMN 的测定分析不受食物的影响，药物对其影响也较小，但急性运动和应激情况（如心力衰竭、严重抑郁和惊恐、焦虑等）可能导致假阳性结果的出现，因此最好在植入留置针或导管针后仰卧位休息 30 分钟抽血测定。

【参考值】　高效液相色谱-电化学法（HPLC-ECD）：血浆 NE<84ng/L（0.46nmol/L），E<420ng/L（2.49nmol/L）。尿液 NE<27μg/24h（0.15μmol/24h），E<97μg/24h（0.57μmol/24h）。血浆 FMN<90pg/mL，FNMN<180pg/mL。

【临床意义】

（1）增高：嗜铬细胞瘤发作时 CA 明显增高，发作间歇期 CA 多正常，需多次反复测定以明确诊断。急性心肌梗死、原发性高血压、甲状腺功能亢进症以及焦虑状态等 CA 也可增高，因而血 CA 诊断嗜铬细胞瘤的特异性较差。血浆 FMN 及 FNMN 的增高对于嗜铬细胞瘤的诊断有更强的敏感度和特异性。

（2）减低：见于 Addison 病。

（二）尿香草扁桃酸测定

肾上腺素和去甲肾上腺素在体内主要通过儿茶酚甲基转换酶和单胺氧化酶的作用，产生 3-甲氧基肾上腺素和 3-甲氧基去甲肾上腺素，最终产物是香草扁桃酸（vanillylmandelic acid，VMA），即 3-甲氧基-4-羟苦杏仁酸，由尿排出。由于体内 CA 的代谢产物中有 60% 是 VMA，其性质较 CA 稳定，且 60% 以上的 VMA 由尿液排出，故测定尿液 VMA 可以了解肾上腺髓质的分泌功能。VMA 的分泌有昼夜节律性变化，因此，应收集 24 小时混合尿液进行测定。

【参考值】　HPLC-ECD 法：10~35μmol/24h（4~7mg/24h）。

【临床意义】 尿 VMA 测定的临床意义基本同儿茶酚胺，主要用于观察肾上腺髓质和交感神经的功能。VMA 增高主要见于嗜铬细胞瘤的发作期、神经母细胞瘤、交感神经细胞瘤以及肾上腺髓质增生等。

五、性腺激素检测

（一）血浆睾酮测定

睾酮（testosterone，T）是体内最主要的雄激素。男性睾酮主要由睾丸间质细胞合成，其次来自肾上腺皮质；女性睾酮主要由肾上腺皮质分泌的雄烯二酮转化而来，少部分来源于卵巢。血液循环中绝大多数的睾酮与血浆蛋白结合，仅 2% 以游离状态存在，游离的睾酮方具生物活性。睾酮主要由肝脏灭活，经尿液排出。睾酮的合成、分泌受垂体 – 下丘脑负反馈机制的影响，成年男性睾酮的分泌有时间节律性和脉冲式分泌现象，且有较大个体差异。一般清晨高于下午。通常于早晨 8 时采血。

【参考值】 电化学发光法：男性：1~5 岁 20~250ng/L，6~9 岁 30~300ng/L，成人 2600~10000ng/L。女性：1~5 岁 20~100ng/L，6~9 岁 20~200ng/L，成人 150~700ng/L。

【临床意义】 睾酮检测主要用于性腺内分泌功能紊乱的诊断。

（1）增高：①睾丸间质细胞瘤、男性性早熟、先天性肾上腺皮质增生症、肾上腺皮质功能亢进症等。②女性肥胖症、多囊卵巢综合征等。③应用雄激素等。

（2）降低：①男性睾丸发育不全、性腺功能减退、垂体功能减退、Kallmann 综合征（嗅神经 – 性发育不全综合征）等。②睾丸炎症、肿瘤、外伤和放射性损伤等。

（二）血浆雌二醇测定

雌二醇（estradiol，E_2）是雌激素中生理活性最大的成分，在女性主要由卵巢滤泡、黄体及妊娠时的胎盘合成，少量由肾上腺分泌；男性的 E_2 主要由睾丸分泌，是男性雌激素的主要来源。E_2 入血后绝大多数与蛋白结合。女性血浆 E_2 水平随月经周期而变化，主要生理功能是促进女性生殖器官的发育，调节卵细胞的发育、成熟和排卵，促进乳腺发育，维持女性第二性征。E_2 在肝中被灭活变成雌酮（E_1）和雌三醇（E_3），由尿排出。

【参考值】 化学发光法：男性：青春期前 5~20ng/L，成人 10~50ng/L。女性：青春期前 6~27ng/L，卵泡期（早）20~150ng/L，卵泡期（晚）40~350ng/L，排卵期 150~750ng/L，黄体期 30~450ng/L，绝经期 ≤20ng/L。

【临床意义】 E_2 的测定主要用于卵巢功能评价及不孕症激素治疗效果的监测。

（1）增高：①常见于女性性早熟、睾丸肿瘤所致的男性女性化、卵巢肿瘤以及性腺母细胞瘤等。②也可见于肝硬化、妊娠期。③应用促排卵药物（如氯米芬）。④男性随年龄增长，E_2 水平逐渐增高。

（2）减低：①常见于各种原因所致原发性性腺功能减退如卵巢功能不全。②下丘脑、垂体病变所致继发性性腺功能减退。③卵巢切除、青春期延迟、原发性和继发性闭经以及绝经。

（三）血浆黄体酮测定

黄体酮（progesterone，P）在女性主要由卵巢的黄体、胎盘产生，主要生理功能是同雌激素配合，形成月经周期，维持妊娠，促进乳腺发育。男性黄体酮主要由肾上腺皮质分泌的孕烯醇酮转化而来。

【参考值】　化学发光法：青春期前（1~10 岁）：70~520ng/L。成人男性：130~970ng/L。成人女性：卵泡期 150~700ng/L，黄体期 2000~25000ng/L，妊娠早期 7250~44000ng/L，妊娠中期 19500~82500ng/L，妊娠晚期 65000~229000ng/L。

【临床意义】　血浆黄体酮水平的测定对评估肾上腺皮质、黄体和胎盘的功能有重要意义。

（1）增高：①血清黄体酮水平随孕期增加而升高，30 孕周后急剧上升。②月经周期中血清黄体酮水平升高表明排卵。③男性和非妊娠女性黄体酮增高见于 21- 羟化酶、11β- 羟化酶、17α- 羟化酶等缺乏所致先天性肾上腺皮质增生症以及 Cushing 综合征、卵巢肿瘤、肾上腺癌等。

（2）降低：见于垂体功能减退、Addison 病、黄体功能不全、胎盘功能低下、多囊卵巢综合征、原发性或继发性闭经、无排卵性子宫功能性出血、胎儿发育迟缓、死胎等。

六、垂体激素检测

（一）促甲状腺激素测定

促甲状腺激素（thyroid stimulating hormone，TSH）是腺垂体分泌的重要激素，其生理作用是刺激甲状腺细胞的发育、合成与分泌甲状腺激素。TSH 的分泌受促甲状腺素释放激素（thyrotropin releasing hormone，TRH）的兴奋性和生长抑素（somatostatin，SS）的抑制性影响，并受甲状腺激素的负反馈调节。测定 TSH 是评估甲状腺功能和下丘脑 - 垂体 - 甲状腺轴功能的重要指标。

【参考值】　化学发光法：0.34~5.6mIU/L。

【临床意义】　TSH 是反映甲状腺功能变化的一项敏感指标，用于原发性甲状腺功能减退症或甲状腺功能亢进症的一线检测，在鉴别原发性和继发性甲状腺疾病时尤为重要。临床首选以 FT$_3$、FT$_4$ 和 TSH 联合测定评价甲状腺功能。TSH 测定还是甲亢、甲减治疗时的疗效观察指标。

（1）增高：①原发性甲状腺功能减退症。②甲状腺损伤如甲状腺切除、放射性碘治疗后等。③异源性 TSH 分泌综合征、腺垂体 TSH 肿瘤等。④药物影响：抑制甲状腺激素分泌的药物如甲巯咪唑、硫氧嘧啶类、大剂量碘剂等，促进 TSH 分泌的药物如多巴胺拮抗剂等。

（2）减低：①甲状腺功能亢进症、自主高功能性甲状腺结节或腺瘤、亚急性甲状腺炎和无痛性甲状腺炎急性期。②下丘脑 - 腺垂体功能减退及继发性甲状腺功能减退症。③药物影响：如过量甲状腺激素替代治疗，抑制 TSH 分泌的药物如糖皮质激素、多巴胺、溴隐亭、生长激素、维拉帕米等。

（二）促肾上腺皮质激素测定

促肾上腺皮质激素（adrenocorticotropic hormone，ACTH）是腺垂体分泌的多肽激素，其生理作用是刺激肾上腺皮质增生、合成与分泌肾上腺糖皮质激素、盐皮质激素和雄激素。ACTH 的分泌受促肾上腺皮质激素释放激素（corticotropic hormone releasing hormone，CRH）的调节，并受血清皮质醇浓度的反馈调节。ACTH 分泌具有昼夜节律性变化，午夜为分泌低谷，清晨达分泌高峰。

【参考值】　放射免疫法（RIA）：早晨（8 时 ~9 时）5~60ng/L，夜间（午夜）<10ng/L。

【临床意义】　ACTH 测定常用于鉴别诊断皮质醇增多症（Cushing 综合征）、肾上腺皮质功

NOTE

能减退症以及疑有异源性 ACTH 分泌者。

（1）增高：①原发性肾上腺皮质功能减退症。②先天性肾上腺皮质增生。③异源性 ACTH 综合征：见于肺癌、胰岛细胞癌等恶性肿瘤。测定 ACTH 还可作为异源性 ACTH 综合征的疗效观察、预后判断的指标。④ Cushing 病，即垂体 ACTH 依赖性肾上腺皮质功能亢进症。

（2）减低：见于腺垂体功能减退症、原发性肾上腺皮质功能亢进症及医源性皮质醇增多症等。

（三）生长激素测定

生长激素（growth hormone，GH）由腺垂体嗜酸性细胞合成，主要生理功能是促进生长发育，促进蛋白质合成及脂肪分解，升高血糖。GH 释放受下丘脑的生长激素释放激素（growth hormone releasing hormone，GHRH）和生长激素释放抑制激素（growth hormone releasing inhibitory hormone，GHIH；又称为生长抑素，somatostatin，SS）的控制。GH 分泌具有脉冲式节律，每 1~4 小时出现一次脉冲峰，入睡后 GH 分泌增加明显，在深睡眠期达高峰。一般采血时间宜在午夜或清晨起床前安静平卧时。由于单项测定意义有限，应同时进行动态试验检测。

【参考值】 放射免疫法（RIA）：儿童 <20μg/L。成人男性 <2μg/L，女性 <10μg/L。

【临床意义】

（1）增高：①最常见于垂体肿瘤所致的巨人症或肢端肥大症。②异源性 GHRH 或 GH 综合征。③恶病质、外科手术、低血糖症、糖尿病代谢控制不良、肾衰竭等。④应用某些药物如左旋多巴、普萘洛尔、安非他明、甲氧氯普胺等。

（2）减低：①垂体性侏儒症、垂体功能减退症、遗传性 GH 缺乏症、继发性 GH 缺乏症、雄激素缺乏等。②肥胖、高血糖、皮质醇增多症、焦虑等。③应用某些药物如糖皮质激素、溴隐亭等。

（四）血清泌乳素测定

泌乳素（prolactin，PRL）由腺垂体合成并间歇性分泌，主要功能是刺激乳汁的生成和分泌，促进乳房、性腺发育。正常人通过下丘脑释放多巴胺和内源性阿片肽反馈抑制 PRL 的分泌。

【参考值】 化学发光法：男性 2.64~13.13ng/mL，女性 3.34~26.72ng/mL。

【临床意义】 主要用于高泌乳素血症的诊断。

（1）增高：高泌乳素血症见于：①垂体泌乳素瘤、下丘脑病变如颅咽管瘤等。②药物性高泌乳素血症：多巴胺受体拮抗剂（如多潘立酮、甲氧氯普胺和氯丙嗪等）、含雌激素的口服避孕药、某些抗高血压药（如维拉帕米等）、阿片制剂及 H_2 受体拮抗剂（如西咪替丁）等影响。③异源性 PRL 分泌综合征：支气管肺癌（未分化型）或肾癌等。④其他：甲状腺功能减退症、Addison 病、慢性肾衰竭、多囊卵巢综合征以及胸部、乳腺疾患等。PRL 增高可导致下丘脑性性腺功能减退，女性表现为无排卵和月经不调甚至闭经 - 泌乳综合征，男性表现为性功能减退、性腺发育不良。

（2）减低：①腺垂体或下丘脑病变致功能减低。②药物影响：应用左旋多巴、多巴胺、溴隐亭等。PRL 减低可能导致乳汁分泌减少和黄体功能不全。

（五）血浆抗利尿激素测定

抗利尿激素（antidiuretic hormone，ADH），或称为精氨酸血管加压素（arginine vasopressin，

AVP），是下丘脑的视上核神经元产生的一种多肽激素，储存于神经垂体并由其分泌释放。AVP 的主要生理作用是促进肾远曲小管和集合管对水的重吸收，即具有抗利尿作用，从而调节有效血容量、渗透压及血压。刺激 AVP 分泌的最主要因素是血液高渗状态、血容量及细胞外液量的减少。评价血浆抗利尿激素应同时测定血浆渗透压。

【参考值】　放射免疫法（RIA）：0.3~4.2pg/mL。

【临床意义】　AVP 测定主要用于尿崩症的实验诊断。

（1）增高：见于肾性尿崩症或抗利尿激素分泌异常综合征、脱水等，以及异位 ADH 分泌如肺癌、胰腺癌、恶性胸腺瘤等。

（2）减低：见于中枢性尿崩症及输入大量等渗溶液、体液容量增加等，也可见于妊娠期尿崩症。

NOTE

第二十章 临床常用免疫学检查

第一节 体液免疫检查

一、血清免疫球蛋白测定

免疫球蛋白（immunoglobulin，Ig）是一组具有抗体活性的球蛋白，由 B 淋巴细胞受抗原刺激后增殖分化形成的浆细胞合成和分泌，存在于人体的血液、体液、外分泌液及某些细胞（如淋巴细胞）膜上。免疫球蛋白有着十分重要的生理功能，血清及体液中的免疫球蛋白常因疾病而发生变化。免疫球蛋白的变化反映着机体体液免疫的功能状态。应用免疫电泳和超速离心分析，可将 Ig 分为 IgG、IgA、IgM、IgD 和 IgE 五类。

IgG 主要由脾脏和淋巴结中的浆细胞合成与分泌，占血清中 Ig 的 70%~80%，是唯一能够通过胎盘（使新生儿自然获得免疫抗体）的 Ig。血清中 80% 的抗细菌、抗病毒、抗毒素抗体属于 IgG。

IgA 具有抗细菌、抗病毒、抗毒素的作用，分为血清型 IgA 与分泌型 IgA（sIgA）两种。血清型 IgA 占血清中 Ig 的 10%~15%。sIgA 由呼吸道、消化道、泌尿生殖道的淋巴样组织大量合成，在外分泌液系统中发挥其重要的免疫"屏障"功能。

IgM 是分子量最大的 Ig，占血清中 Ig 的 5%~10%。IgM 是机体受抗原刺激后最先产生的抗体，其杀菌、溶菌、溶血、促吞噬及凝集作用比 IgG 高 500~1000 倍，在机体早期的免疫防御中占有重要地位。

IgD 在正常人血清中仅占 Ig 的 0.02%~1%，且极易被纤溶酶和（或）胰蛋白酶水解。已发现有些抗核抗体、抗基底膜抗体、抗甲状腺抗体和抗链球菌溶血素 "O" 抗体等属于 IgD。

IgE 主要由消化道、上呼吸道黏膜下的浆细胞分泌，在血清中是最少的一种抗体（0.002%）。IgE 是亲细胞抗体，在 I 型变态反应性疾病的发病中具有重要作用。

【参考值】 单项免疫扩散法（RID）：成人 IgG 7.0~16.6g/L，IgA 0.71~3.3g/L，IgM 0.48~2.12g/L。酶联免疫吸附法（ELISA）：IgD 0.6~2.0mg/L，IgE 0.1~0.9mg/L。

【临床意义】

（1）Ig 增高

1）单克隆性增高：表现为五种 Ig 中，仅有某一种 Ig 增高而其他 Ig 不增高或可降低，主要见于免疫增殖性疾病。如原发性巨球蛋白血症时，IgM 单独明显增高；多发性骨髓瘤时可分别见到 IgG、IgA、IgD、IgE 增高，并据此分为 IgG 型、IgA 型、IgD 型和 IgE 型多发性骨髓瘤；过敏性皮炎、外源性哮喘及某些寄生虫感染可表现为 IgE 增高。

2）多克隆性增高：表现为 IgG、IgA、IgM 均增高。常见于各种慢性感染、慢性肝病、肝癌、淋巴瘤以及系统性红斑狼疮（IgG、IgA 或 IgG、IgM 同时升高）、类风湿性关节炎（IgM 增高为主）等自身免疫性疾病。

（2）IgG 亚类测定：根据 IgG 重链的结构、抗原特异性以及生物活性的不同，采用 RID 或 ELISA 可将 IgG 分为 IgG_1、IgG_2、IgG_3、IgG_4 四类，其分别占 IgG 总量的 60%~70%、14%~20%、4%~8%、2%~6%。当某一类 IgG 亚类含量低于正常时，称为 IgG 亚类缺陷。临床上存在部分患者总 IgG 正常甚至偏高，但 IgG 亚类异常。IgG 亚类缺陷可表现为反复呼吸道感染、腹泻、中耳炎、鼻窦炎、支气管扩张及哮喘等。因此检测 IgG 亚类比总 IgG 更有价值。

（3）Ig 减低：见于各类先天性和获得性体液免疫缺陷、联合免疫缺陷的病人及长期使用免疫抑制剂的患者。此时五种 Ig 均有降低。单一 IgA 降低常见于反复呼吸道感染者。

二、血清 M 蛋白测定

M 蛋白（M protein）或称单克隆免疫球蛋白，是一种单克隆 B 淋巴细胞异常增殖时产生的，具有相同结构和电泳迁移率的免疫球蛋白分子片段，一般不具有抗体活性。

【参考值】 蛋白电泳法、免疫电泳法：阴性。

【临床意义】 血清中检测到 M 蛋白，提示单克隆免疫球蛋白增殖病，见于：

（1）多发性骨髓瘤：占 M 蛋白血症的 35%~65%，以 IgG 型最常见，其次为 IgA 型，IgD 型和 IgE 型罕见。多发性骨髓瘤中约 50% 的患者尿中有本周蛋白（Bence–Jonesprotein，BJP）即免疫球蛋白轻链（κ 或 λ）存在。

（2）巨球蛋白血症：又称 Waldenstrom 病，血液中存在大量的单克隆 IgM，80% 的 M 蛋白为 κ 轻链，20% 的 M 蛋白为 λ 轻链。

（3）重链病（heavy chain diseases，HCD）：以恶性增殖的单克隆淋巴浆细胞合成和分泌大量结构均一、分子结构不完整的单克隆免疫球蛋白为特征，该蛋白仅由重链组成而不含轻链。

（4）半分子病（half–molecule immunoglobulin disease）：M 蛋白由一条重链和一条轻链组成，分子量是正常 Ig 分子的 1/2 或小于 1/2，现已发现有 IgA 类和 IgG 类半分子病。

（5）非霍奇金淋巴瘤（non–Hodgkin's lymphoma，NHL）：是恶性淋巴瘤的一大类型，在我国恶性淋巴瘤中非霍奇金淋巴瘤所占的比例远高于霍奇金病（HD），其血液中可发现 M 蛋白。

（6）良性 M 蛋白血症：是指血清或尿中存在单一免疫球蛋白或其片段，原因不明，长期观察未发现骨髓瘤或巨球蛋白血症证据。临床上老年人较多，应注意与多发性骨髓瘤相鉴别。

三、血清补体的检查

补体（complement，C）是存在于正常人和动物血清与组织液中的一组经活化后具有酶活性不耐热的蛋白质。可辅助和补充特异性抗体，介导免疫溶菌、溶血作用。补体系统是由三十余种可溶性蛋白、膜结合性蛋白和补体受体组成的多分子系统，根据补体系统各成分的生物学功能，可将其分为补体固有成分（C_1~C_9，C_1 还有 3 个亚单位，即 C_{1q}、C_{1r} 和 C_{1s}）、补体调控成分（如 C_1 抑制物、C_4 结合蛋白等）和补体受体（CR）。补体固有成分以非活化形式存在于体液中，经经典途经、甘露聚糖及凝集素途经和旁路途经而激活。补体活化过程中产生多种生物活性物质，介导不同的生物学效应，如调理吞噬、介导炎症、趋化白细胞、调节免疫应答和溶解清除免疫复合物等。

（一）总补体溶血活性（total hemolytic complement activity，CH）测定

补体具有免疫溶细胞作用，当补体与靶细胞膜结合时，可引起靶细胞损伤、溶解。被溶血素致敏的绵羊红细胞（抗原－抗体复合物）可激活补体传统途径，导致绵羊红细胞溶解。被测血清中的补体含量与溶血程度在一定范围内（20%~80% 溶血率）呈正相关，一般以 50% 作为溶血终点（即 CH_{50}，一个 CH_{50} 是指在单位条件下裂解 5×10^7 个致敏绵羊红细胞的补体量）较为准确。

【参考值】 试管法：5 万 ~10 万 U/L。

【临床意义】

（1）CH_{50} 增高：见于各种急性炎症（风湿热急性期、结节性动脉炎、皮肌炎、伤寒、麻疹、肺炎、急性心梗、甲状腺炎、阻塞性黄疸等）、组织损伤和肿瘤（特别是肝癌），妊娠时亦可见升高。

（2）CH_{50} 减低：临床意义更大。除先天性因素外，首先见于补体成分大量消耗和合成减少，如血清病、链球菌感染后肾小球肾炎、系统性红斑狼疮、自身免疫性溶血性贫血、类风湿关节炎及同种异体移植排斥反应，以及慢性肝炎、重型肝炎和肝硬化等，其次见于补体大量丢失，如外伤、手术和大失血的病人。

（二）血清 C_3 测定

C_3 是一种 β_2– 球蛋白，主要由肝细胞合成与分泌，分子量为 195000，是血清中含量最多的补体成分，无论经典途径还是旁路途径 C_3 都参与，因而可以反映出补体的活化情况。

【参考值】 免疫比浊法：成人 0.85~1.70g/L。

【临床意义】

（1）C_3 增高：C_3 作为急性时相反应蛋白，在各种急性炎症、传染病早期、某些恶性肿瘤（以肝癌最明显）病人及排异反应时增高。

（2）C_3 减低：可做肾脏病的鉴别诊断。如 70% 以上的急性肾小球肾炎病人（病程≤6 周）血清 C_3 减少，这对一些轻型、不典型急性肾炎的诊断有帮助；85% 以上的链球菌感染后肾炎患者血清 C_3 下降，而病毒性肾炎患者则 85% 以上的病例血清 C_3 含量正常，这有助于肾炎的病因鉴别；78% 的狼疮性肾炎患者血清 C_3 减低，当治疗后病情转为稳定时 C_3 含量又恢复正常。

（三）血清 C_4 测定

血清 C_4 是一种多功能 β_1– 球蛋白，由肝脏、巨噬细胞合成，分子量为 210000，C_4 作为 C_1 酯酶的底物，在 Mg^{2+} 的参与下，C_4 裂解为 C_{4a} 与 C_{4b} 两个片段，参与补体的经典激活途径，在补体活化、促进吞噬、防止免疫复合物沉着和中和病毒等方面发挥作用。C_4 含量测定通常采用单向免疫扩散法和免疫比浊法进行。

【参考值】 免疫比浊法：成人 0.15~0.49g/L。

【临床意义】 基本与 C_3 相似。血清 C_4 含量降低还见于自身免疫性溶血性贫血、多发性骨髓瘤、IgA 肾病、遗传性血管神经性水肿、遗传性 C_4 缺乏症、遗传性 IgA 缺乏症等。

（四）补体 C_{1q} 检测

补体 C_{1q} 是构成补体 C_1 的重要组分。C_1 是由一个 C_{1q} 分子、两个 C_{1r} 分子和两个 C_{1s} 分子构成的钙离子依赖性复合物。临床主要检测 C_{1q}。

预示可能发生排斥反应。

二、B 淋巴细胞表面标志物检测

B 淋巴细胞是机体免疫系统唯一产生抗体的细胞，其表面有多种表面抗原和表面受体。表面抗原主要包括 CD_{19}、CD_{20}、CD_{22} 等，表面受体主要包括 B 细胞抗原受体（BCR）、细胞因子受体（CKR）、补体受体（CR）及 Fc 受体等。

1. B 细胞膜表面免疫球蛋白检测

B 细胞膜表面有一种特征性的免疫球蛋白，称为表面免疫球蛋白（surface membrane immunoglobulin，SmIg）。早期的前 B 细胞表达 IgM，成熟的 B 细胞表达 IgD、IgM 或 IgA、IgE 等。用荧光标记羊抗人 IgG、IgM、IgA、IgD 或 IgE 抗体，分别与活性淋巴细胞反应，于荧光显微镜下观察呈现荧光的细胞（绿色为 SmIg 阳性的 B 细胞），求出各类 SmIg 细胞的百分数，其总和为血液中 B 细胞的百分率。

【参考值】 SmIg 阳性细胞：均值为 21%（16%~28%）。SmIgG 细胞：均值为 7.1%（4%~13%）；SmIgM 细胞：均值为 8.9%（7%~13%）；SmIgA 细胞：均值为 2.2%（1%~4%）；SmIgD 细胞：均值为 6.2%（5%~8%）；SmIgE 细胞：均值为 0.9%（1%~1.5%）。

【临床意义】 主要用于检测外周血 B 细胞的百分率。

（1）SmIg 细胞降低：见于免疫缺陷性疾病，如先天性丙种球蛋白缺乏症（Bruton 综合征）、严重联合免疫缺陷病等。

（2）SmIg 细胞升高：见于慢性淋巴细胞白血病、多毛细胞白血病和原发性巨球蛋白血症。巨球蛋白血症患者 SmIgM 阳性细胞可高达 78%。

2. B 细胞分化抗原测定

CD_{19} 和 CD_{20} 分子是 B 细胞特有的表面标志，存在于前 B 细胞、未成熟 B 细胞和成熟的 B 细胞表面。其主要功能是调节 B 细胞活化。CD_{19} 是全部 B 细胞共有的表面抗原，B 细胞活化后不消失，是最重要的 B 细胞标记分子。CD_{20} 在 B 细胞激活后消失。CD_{22} 分子只存在于成熟的 B 细胞中。应用 CD_{19}、CD_{20} 和 CD_{22} 等单克隆抗体，分别与 B 细胞表面抗原结合，通过免疫荧光法、免疫酶标法或流式细胞术进行检测，分别求出 CD_{19}、CD_{20}、CD_{22} 等阳性细胞百分率和 B 淋巴细胞数。主要检测 CD_{19}。

【参考值】 CD_{19} 阳性细胞 11.74%±3.37%。

【临床意义】 CD_{19}^{+} 细胞升高见于 B 细胞系统的恶性肿瘤，如急性淋巴细胞白血病、慢性淋巴细胞白血病、多发性骨髓瘤等。CD_{19}^{+} 细胞降低见于体液免疫缺陷病及使用化疗或免疫抑制剂后。

三、自然杀伤细胞免疫活性测定

自然杀伤细胞（natural killer cell，NK）是机体重要的免疫细胞，不依赖抗体和补体，不仅直接杀伤靶细胞，具有抗肿瘤、抗病毒感染和免疫调节作用，而且在某些情况下参与超敏反应和自身免疫性疾病的发生，是机体在抗肿瘤免疫监视作用的第一道防线。

1. 自然杀伤细胞活性测定

检测 NK 细胞的活性，主要用来研究不同疾病状态下 NK 细胞的杀伤功能。

【参考值】 ^{51}Cr 释放法：自然杀伤率为 47.6%~76.8%；胞质乳酸脱氢酶释放法：自然杀伤率为 27.5%~52.5%；荧光激活细胞分析仪（FACS）：自然杀伤率为流式细胞术法的 8.1%~25.6%。

【临床意义】 NK 细胞活性可作为判断机体抗肿瘤和抗病毒感染的指标之一。在血液系统肿瘤、实体瘤、再生障碍性贫血、骨髓增生异常综合征、免疫缺陷病、艾滋病和某些病毒感染患者，NK 细胞活性减低；病毒感染早期、宿主抗移植物反应、使用免疫增强剂等，NK 细胞活性升高。

2. 抗体依赖性细胞介导的细胞毒测定

K 细胞表面具有 IgG 的 Fc 受体，当靶细胞表面结合有特异性抗体时，其 Fc 段活化，能与 K 细胞表面的 Fc 受体结合，从而触发对靶细胞的杀伤或破坏，这一过程即抗体依赖性细胞介导的细胞毒（antibody dependent cell mediated cytotoxicity，ADCC）作用，凡具有 IgG 的 Fc 受体的细胞均具有 ADCC 效应。

【参考值】 ^{51}Cr 释放法：^{51}Cr 释放率 <10% 为阴性，10%~20% 为可疑阳性，≥20% 为阳性。溶血空斑法：<5.6% 为阴性。

【临床意义】 本测定临床意义与自然杀伤细胞活性测定基本一致。活性增高见于抗体介导的 2 型变态反应性疾病，如自身免疫性血小板减少症、自身免疫性溶血性贫血、免疫性粒细胞缺乏症，及甲状腺功能亢进、移植排斥反应等。活性降低见于慢性消耗性疾病，如恶性肿瘤、免疫缺陷病、慢性肝炎、肾衰竭等。

四、细胞因子检测

细胞因子（cytokine，CK）是由免疫细胞分泌的具有生物活性的小分子蛋白物质的统称（不包括免疫球蛋白、补体和一般生理性细胞产物），包括单核因子、淋巴因子、趋化因子、集落刺激因子、白细胞介素以及干扰素、肿瘤坏死因子和生长因子等。其在体内的含量甚微，在免疫应答过程中，CK 在免疫调节、炎症应答、肿瘤转移等生理和病理过程中起重要作用。在病理状态下，细胞因子会出现异常性表达，表现为细胞因子及其受体的缺陷，检测细胞因子及其相应受体可了解免疫活性细胞及其他细胞的免疫功能。

1. 白细胞介素 –2 活性测定

白细胞介素 –2（interleukin–2，IL–2），主要由 CD$_4^+$T 细胞产生，又为 T 细胞增殖所必需，故称 T 细胞生长因子。与 IL–2 受体结合才能发挥生物学效应，包括促进 T 细胞增殖，促进 B 细胞增殖、分化和 Ig 分泌，活化巨噬细胞等。

【参考值】 ^{3}H–TdR 掺入法：5~15kU/L。

【临床意义】 系统性红斑狼疮患者的 IL–2 产生与 IgG 产生呈负相关，系统性红斑狼疮时 IL–2 产生低下。产生低下还见于活动性类风湿关节炎、艾滋病、持续性全身性淋巴瘤、1 型糖尿病、活动性内脏利什曼病、尖锐湿疣等。接受免疫抑制剂治疗的患者和老年人 IL–2 的产生也明显下降。

2. 白细胞介素 –6 检测

白细胞介素 –6（IL–6）是由单核 – 吞噬细胞、T 细胞和内皮细胞产生的细胞因子，在机体的免疫应答、骨髓造血及炎症反应中起重要作用。

【参考值】 血清或血浆中 <10ng/L。

【临床意义】　IL-6 升高见于：①多克隆 B 淋巴细胞激活或自身免疫性疾病：如类风湿关节炎、艾滋病、系统性红斑狼疮、Reiter 综合征、硬皮病、酒精性肝硬化、膜性增生性肾小球性肾炎、银屑病。②淋巴细胞系肿瘤：如多发性骨髓瘤、淋巴瘤、霍奇金病、Kaposi 肉瘤、心脏黏液瘤、宫颈癌。③其他：如烧伤、急性感染、移植排斥反应。

3. 白细胞介素 -8 检测

白细胞介素 -8（IL-8）由单核 - 巨噬细胞、成纤维细胞、上皮细胞和内皮细胞等多种细胞产生，其主要生物活性是激活中性粒细胞。

【参考值】　血浆中 <10ng/L。

【临床意义】　IL-8 升高见于慢性斑状牛皮癣患者的鳞屑中、类风湿关节炎和麻风患者的关节滑液中、自发性肺纤维化和急性呼吸窘迫综合征患者支气管灌洗液中。另外，IL-8 还与败血症休克、内毒素血症、输血溶血反应等密切相关。

4. 白细胞介素 -2 受体检测

白细胞介素 -2 受体（IL-2R）是一种复合性黏蛋白，是重要的免疫信号传递分子，主要存在于 T 细胞表面，与 IL-2 结合活化 T 细胞，在抗感染免疫应答中起重要作用。

【参考值】　血清或血浆中可溶性 IL-2R<1000U/mL。

【临床意义】

（1）血液系统疾病：白血病及淋巴系统恶性疾患，如人类 T 淋巴细胞白血病病毒I型（HTLV-1）病毒感染引起的成人 T 淋巴细胞白血病、毛细胞白血病、慢性 B 淋巴细胞白血病和复发期霍奇金病患者，血清 IL-2R 均明显升高。

（2）免疫缺陷病：艾滋病及其相关综合征患者，血清 IL-2R 也明显升高。

（3）器官移植：异体移植后发生排斥反应的 IL-2R 水平明显高于存活稳定者。

（4）自身免疫病：如活动期系统性红斑狼疮、T 细胞红皮病及麻风病患者 IL-2R 升高。

（5）实体瘤：随病情不同，IL-2R 亦有相应变化，病情进展，肿瘤恶性度增高，IL-2R 也升高。

5. 肿瘤坏死因子测定

肿瘤坏死因子（tumor necrosis factor，TNF）有 α 和 β 两种类型，TNF-α 主要来源于激活的单核细胞和巨噬细胞，TNF-β 主要由激活的淋巴细胞产生，TNF-α 和 TNF-β 均能与相同的受体结合，生物学活性极其相似。TNF 主要有抗肿瘤，诱导移植物抗宿主排斥反应，诱导破骨细胞对骨质吸收，影响脂肪、糖代谢等作用。

【参考值】　酶免疫测定法：（4.3±2.8）μg/L。

【临床意义】　正常人血清中 TNF 活性极低。血清中 TNF 阳性见于：①恶性肿瘤及免疫性疾病，如肝癌、慢性类风湿关节炎、多发性硬化症、肾移植等。②细菌感染，如革兰阴性杆菌或脑膜炎球菌引起的弥漫性血管内凝血、中毒性休克等。③病毒感染，如重型肝炎、艾滋病等。

6. 干扰素测定

干扰素（interferon，IFN）是宿主细胞受病毒感染后单核细胞和淋巴细胞产生的非特异性防御细胞因子，具有抗病毒、抗肿瘤、免疫调节、控制细胞增殖的作用。

【参考值】　ELISA 法：1~4kU/L。

【临床意义】 增高见于系统性红斑狼疮、非活动性类风湿关节炎、恶性肿瘤早期、急性病毒感染、再生障碍性贫血等。减低见于乙肝及携带者、哮喘、活动性类风湿关节炎等。

7. 细胞黏附分子检测

细胞黏附分子（cell adhesion molecule，CAM）是众多介导细胞间或细胞与细胞外基质间相互接触和结合分子的统称。黏附分子以受体－配体结合的形式发挥作用，使细胞与细胞间、细胞与基质间或细胞－基质－细胞间发生黏附，参与细胞的识别，细胞的活化和信号转导，细胞的增殖与分化，细胞的伸展与移动，是免疫应答、炎症反应、凝血、肿瘤转移以及创伤愈合等一系列重要生理和病理过程的分子基础。

CAM 包括：①选择素（selectin）家族（L 选择素、P 选择素、E 选择素）：为高度糖基化的单链跨膜糖蛋白，主要存在于白细胞、血小板和血管内皮细胞，可以介导白细胞与血管壁黏附的第一阶段即可逆性阶段，使白细胞流动减慢，形成滚动，为进一步黏附创造条件。②整合素（intergrin）超家族（β_1 整合素、β_2 整合素）：是一组细胞表面糖蛋白受体，介导细胞之间及细胞与周围物质的黏附。③免疫球蛋白超家族：包含：A. 可溶性细胞间黏附分子（ICAMs），其中 ICAM–1（CD_{54}），主要分布于内皮细胞、淋巴细胞和其他一些白细胞，参与 T 细胞与 T 细胞、T 细胞与基质细胞以及杀伤细胞与靶细胞间相互作用，增强白细胞与血管内皮细胞（blood vessel endothelial cell，VEC）间的黏附作用，促进炎症的发生与发展；ICAM–2（CD_{102}），分布于内皮细胞和某些间质细胞，在白细胞组织渗透过程中起重要作用；ICAM–3（CD_{50}），是一种高度糖基化的膜蛋白分子，对免疫应答的诱导阶段具有重要作用。B. 血管细胞黏附分子 –1（VCAM-1，CD_{106}），表达于细胞因子活化的内皮细胞（endothelial cell，EC）或平滑肌细胞、巨噬细胞等表面，介导淋巴细胞与 EC 间的黏附作用，参与白细胞外渗。C. 血小板内皮细胞黏附分子 –1（PECAM-1），介导白细胞向血管壁募集的第三阶段，即穿越内皮细胞进入内皮下。还介导内皮细胞间的黏附以及血小板黏附到内皮细胞的过程，参与白细胞整合素和其他免疫球蛋白超家族成员间的相互作用。④ Ca^{2+} 依赖型家族：是一种依赖 Ca^{2+} 的跨膜单链糖蛋白，通过同种亲和性结合介导同种细胞间的反应。在胚胎发育和分化、维持 EC 黏附连接中起重要作用，其表达减少与肿瘤的转移和恶性表型密切相关。⑤细胞黏附分子超家族（如 CD_{44} 等）：为单向跨膜蛋白，作用类似于蛋白聚糖的核心蛋白质和软骨细胞外部分的连接蛋白，介导细胞黏附，调节细胞移动和形态。

黏附分子在细胞膜上表达极微，常用灵敏的方法检测，如 ELISA、细胞直接黏附法、间接细胞黏附法、免疫荧光法、免疫印迹技术、化学发光法、RIA 法、ABC 法等。

【临床意义】 某些疾病时，黏附分子的表达或脱落增加，可致血清中可溶性黏附分子的水平显著升高。

（1）可溶性 L 选择素：在败血症和 HIV 感染患者血清中，可溶性 L 选择素水平比正常人分别高 2~3 倍，反映了体内白细胞的活化。

（2）可溶性 P 选择素：阵发性睡眠性血红蛋白尿（PNH）和血栓性血小板减少性紫癜患者血清中可溶性 P 选择素水平显著升高。

（3）可溶性 E 选择素：感染、肿瘤、糖尿病等多种疾病患者血液中，可溶性 E 选择素水平高于正常人，其中以脓毒败血症患者最高，并与疾病的严重程度和预后相关，可溶性 E 选择素水平持续升高的患者往往死亡率高。

（4）可溶性细胞间黏附分子–1（sICAM–1）：黑色素瘤细胞培养上清液中 sICAM–1 水平明显升高，可抑制 NK 细胞的细胞毒效应；在体内，sICAM–1 水平升高与黑色素瘤病情的发展及其他肿瘤的肝脏转移相平行。在神经系统炎症性疾病患者的脑脊液、类风湿关节炎的滑膜积液、卵巢癌患者的腹水、间质性肺炎患者的肺泡灌洗液中，都可以检测到 sICAM–1。

（5）可溶性血管细胞黏附分子–1（sVCAM–1）：肿瘤与炎症患者的血清中 sVCAM–1 可高于正常人水平，在肾脏移植患者血清中 sVCAM–1 与肌酸水平变化趋势一致，系统性红斑狼疮患者血清中 sVCAM–1 与其病情活动程度相吻合。

（6）层粘连蛋白（laminin，LN）：LN 属结构性蛋白，存在于基底膜的透明层中，是基底膜所特有的非胶原糖蛋白，与肝纤维化形成有重要关系，是门静脉高压发生的主要基础。血清 LN 水平常与 IV 型胶原、透明质酸等相平行，在肝纤维化尤其是门静脉高压诊断方面有重要价值。另外，LN 与肿瘤浸润转移、糖尿病等有关。

第三节　感染免疫检测

病原体及其代谢产物（抗原）刺激人体免疫系统可产生相应的抗体，采用现代检验手段对抗原、抗体进行检测，有利于感染性疾病的诊断。包括：①特异性试验：即所用的抗原为病原体特异性抗原（整个病原体、病原体成分或产物），为较常用的方法。②非特异性试验：即有一部分抗体检测使用病原体的共同抗原，这类试验为非特异性试验。非特异性试验阳性率和敏感性高，但假阳性率也高，主要用于筛选性试验。特异性试验阳性率和敏感性低，但可靠性高，可用于确诊。

一、细菌感染免疫检测

（一）抗链球菌溶血素 "O" 测定

抗链球菌溶血素 "O"（anti–streptolysin O，ASO），是机体感染 A 群溶血性链球菌后，机体免疫系统所产生的对应性抗体，ASO 能溶解人类和一些动物的红细胞。加一定量的链球菌溶血素 "O"（抗原）于倍比稀释的被检血清中，如被检血清中存在 ASO（抗体），则可使加入的链球菌溶血素 "O" 失去溶解红细胞的能力。

【参考值】　乳胶凝集法（LAT）：ASO<500U。

【临床意义】

（1）ASO 升高：常见于 A 群溶血性链球菌感染及感染后免疫反应所致的疾病，如感染性心内膜炎及扁桃体炎，风湿热、链球菌感染后急性肾小球肾炎等。ASO 在溶血性链球菌感染 1 周后开始升高，4~6 周达高峰，并可持续至病愈后数月到数年。故 ASO 增高，提示曾有溶血性链球菌感染，不一定是近期感染的指标。链球菌感染后 ASO 动态升高，且 C 反应蛋白（CRP）、血沉阳性，有利于风湿热的诊断。高胆固醇血症、巨球蛋白血症及多发性骨髓瘤病人，ASO 也可增高。

（2）ASO 假阴性：见于：①该溶血性链球菌不产生或产生很少量链球菌溶血素 "O"，此时应检查与溶血性链菌球感染有关的其他抗体，如抗透明质酸酶、抗链激酶等。②感染早期就应用大量抗微生物药物或糖皮质激素，此种情况下，其他抗体也多不升高。

（二）伤寒与副伤寒的血清学检查

伤寒沙门菌属于沙门菌的 D 群，副伤寒甲、乙、丙沙门菌分别属于沙门菌属中的 A、B、C 群，均为革兰染色阴性杆菌。机体感染伤寒、副伤寒沙门菌 1 周后，逐渐产生相应抗体，第 4 周血清中抗体达高峰。伤寒杆菌有菌体抗原"O"、鞭毛抗原"H"，感染后机体产生"O"和"H"抗体；副伤寒甲和副伤寒乙也有菌体"O"抗原，感染后机体产生"O"抗体，副伤寒甲、乙、丙分别有鞭毛"A""B""C"抗原，感染后机体产生"A""B""C"抗体。"O"抗体为 IgM 类抗体，出现较早，持续约半年；"H"抗体为 IgG 类抗体，出现较晚，持续时间长达数年，且消失后易受非特异性抗原刺激而能短暂地重现。

1. 肥达反应

肥达反应（Widal reaction，WR）是检测患者血清中有无伤寒、副伤寒沙门菌抗体的一种反应。将被检血清倍比稀释后，分别与伤寒沙门菌菌体"O"抗原、鞭毛"H"抗原和副伤寒沙门菌甲、乙、丙的鞭毛抗原"A""B""C"，在生理盐水介质中进行凝集价测定。凝集效价明显升高或动态上升有助于伤寒、副伤寒的明确诊断。

【参考值】 伤寒"O"凝集价 <1：80；伤寒"H"凝集价 <1：160；副伤寒 A、B、C 凝集价 <1：80。

【临床意义】

（1）正常人因隐性感染或预防接种，血清中可含有一定量的相关抗体，其效价随地区而有差异。由于抗体产生需要一定时间，有时单次抗体效价增高不能确定时，应在病程中逐周复查，若抗体效价依次递增或恢复期较急性期升高 4 倍或以上，则有诊断意义。

（2）伤寒的诊断："O"和"H"抗体均升高则有助于诊断伤寒杆菌感染，均低于正常值，则患伤寒的可能性甚小。若"H"抗体升高而"O"抗体不升高，则有可能是预防接种或是非特异性的"回忆反应"。若"O"抗体升高而"H"抗体不升高，则可能是伤寒类感染的早期。

（3）副伤寒的诊断："O"和"A"抗体增高，有助于诊断副伤寒甲；"O"和"B"抗体增高，有助于诊断副伤寒乙；"C"抗体增高，有助于诊断副伤寒丙。

（4）假阴性：10% 的伤寒病人，肥达反应始终阴性。可能的原因是发病早期已大量应用有效抗菌药物，或应用糖皮质激素类免疫抑制剂，或者体液免疫功能不足。

2. 酶联免疫吸附试验

酶联免疫吸附试验（enzyme-linked immunosorbent assay，ELISA）是用酶促反应的放大作用来显示初级免疫学反应。以伤寒沙门菌脂多糖（内毒素的主要成分）为抗原，用间接 ELISA 检测伤寒病人血清中的特异性 IgM 抗体，有助于伤寒的早期诊断。"Vi"（virulence）抗原存在于伤寒沙门菌表面，可以阻止伤寒沙门菌"O"抗原与其相应抗体的凝集反应。当体内有伤寒沙门菌存在时就有一定量的"Vi"抗体存在，细菌清除后抗体亦随之消失，故测定"Vi"抗体有助于检出伤寒带菌者。用高纯度的伤寒沙门菌"Vi"抗原包被反应板，以 ELISA 可以测定病人血清中的 Vi 抗体。

【参考值】 ELISA：IgM 抗体为阴性或滴度 <1：20；"Vi"抗体滴度 <1：20。

【临床意义】

（1）抗伤寒沙门菌脂多糖的 IgM 型抗体，于发病 1 周后即见明显升高，故有早期诊断价值，此时肥达反应大多呈阴性反应。

（2）如果"Vi"抗体滴度 >1：20，有助于检出伤寒慢性带菌者。若要进一步肯定诊断，则应反复取粪便进行分离培养。如果 Vi 抗体效价平稳下降，提示带菌状态消除。

3. 胶乳凝集试验（latex agglutination test，LAT）

用伤寒沙门菌"Vi""H""O"的高效价抗血清致敏胶乳颗粒（颗粒直径 0.8μm），产生胶乳抗体，用此抗体与病人血清（不同倍比稀释为 1：20 以上）混合后，若病人血清中含有伤寒沙门菌"Vi""H""O"抗原，则可出现凝集颗粒而为阳性。

【参考值】　正常人：阴性。

【临床意义】

（1）伤寒沙门菌侵入人体后，血中即有特异性抗原存在，其阳性时期早于肥达反应，也早于检查伤寒特异性 IgM 型抗体。

（2）伤寒早期，尿中也有特异性抗原，故可借尿液胶乳凝集试验阳性而做出诊断。

（3）本试验对诊断那些未能产生抗体的伤寒病人尤其有帮助。

（三）流行性脑脊髓膜炎免疫学测定

流行性脑脊髓膜炎是由脑膜炎奈瑟菌（meningococcus）所致。通过对急性期病人脑脊液、血清和尿中脑膜炎奈瑟菌群特异抗原和抗体的测定，可以辅助流脑的临床诊断。

【参考值】　抗体测定：间接血凝试验和 ELISA 法为阴性；抗原测定：对流免疫电泳法、乳胶凝集试验、RIA 和 ELISA 法为阴性。

【临床意义】　脑膜炎奈瑟菌抗原的测定可用于流行性脑脊髓膜炎的确诊。感染 1 周后，抗体逐渐增高，2 个月后逐渐下降。接受疫苗接种者高抗体效价可持续 1 年以上。

（四）结核分枝杆菌抗体和 DNA 测定

机体感染结核分枝杆菌后，体内可产生结核特异性抗体（tubercle bacillus antibody，TB-Ab）。用免疫学方法检测 TB-Ab，或用 PCR 方法检测结核分枝杆菌的 DNA，有助于结核分枝杆菌感染的诊断。

【参考值】　胶体金或 ELISA 法：TB-Ab 阴性。PCR 法：结核分枝杆菌 DNA 阴性。

【临床意义】　TB-Ab 阳性率为 80%~90%，表示有结核分枝杆菌感染，其灵敏度和特异性可达 90%，优于痰涂片和细菌培养等方法。PCR 检测 DNA 特异性更强，灵敏度更高，但应防止污染引起的假阳性。

（五）幽门螺杆菌抗体测定

用斑点反应板上的固相胃幽门螺杆菌混合抗原与血清中的幽门螺杆菌抗体（helicobacter pylori antibody，Hp-Ab）形成复合物，胶体金标记抗人 IgG 抗体再与复合物结合，形成肉眼可见的红色圆斑点。

【参考值】　金标免疫斑点法：阴性。

【临床意义】　Hp-Ab 阳性见于胃、十二指肠幽门螺杆菌感染，如胃炎、消化性溃疡等，其敏感性大于 90%，特异性为 85%。Hp-Ab 阳性也可见于胃癌和胃黏膜相关性淋巴样组织淋巴瘤。

二、病毒感染免疫检测

（一）汉坦病毒抗体 IgM 测定

汉坦病毒（Hantavirus，HTV）是肾综合征出血热的病原体，为单股负链 RNA 病毒，鼠是主要的病毒携带者和传染源。汉坦病毒有 10 个以上的血清型，我国流行的主要是I型和II型。抗 –HTV IgM 是感染 HTV 后出现于患者血清中的一种特异性抗体。

【参考值】 IFA、ELISA 法：阴性。

【临床意义】 人体感染 HTV 2~3 天后，即可在血清中检出抗 –HTV IgM，7~10 天达高峰（阳性率可达 95%），其后开始下降，所以检测抗 –HTV IgM 有助于肾综合征出血热的早期诊断。抗 –HTV IgG 在病后 2 周出现，可持续多年，可用于回顾性诊断及流行病学调查。

（二）流行性乙型脑炎病毒抗体 IgM 测定

流行性乙型脑炎病毒（EPBV）是披膜病毒科黄病毒属中的一种 RNA 病毒。人感染 EPBV 后，早期可产生特异性 IgM 抗体。

【参考值】 ELISA 法：阴性。

【临床意义】 急性乙型脑炎患者血清中特异性 IgM 抗体于发病后 3~4 天出现，两周阳性率达高峰（70%~90%），因此，检测特异性 IgM 抗体有助于乙型脑炎的早期诊断。乙型脑炎病后机体可产生中和抗体，2 个月时达高峰，可持续 5~15 年，常用于人群隐性感染的流行病学调查。

（三）柯萨奇病毒抗体和 RNA 测定

柯萨奇病毒（Coxsackie virus，Cox）属微小核糖酸单链 RNA 病毒，该病毒分为 A、B 两组共 30 个类型。

【参考值】 间接血凝试验、IFA 法或 ELISA 法：IgM 和 IgG 均为阴性。PCR 法：RNA 阴性。

【临床意义】 IgM 特异性抗体阳性提示现症感染；特异性 IgG 为中和抗体，阳性提示既往感染。该方法测定的敏感性为 85%，特异性 95%。Cox–RNA 阳性的诊断意义更大。

（四）轮状病毒抗体和 RNA 测定

轮状病毒（Rotavirus，RV）是一种双链核糖核酸病毒。该病毒有 A、B、C、D、E、F 及 G 七组。轮状病毒 A（普通轮状病毒）主要侵犯婴幼儿，轮状病毒 B（成人腹泻轮状病毒）可引起青壮年胃肠炎的暴发流行。

【参考值】 RNA 阴性（PCR 法）；抗原阴性（胶乳凝集试验或 ELISA 法）；IgM 和 IgG 阴性（金标免疫斑点法或 ELISA 法）。

【临床意义】 婴幼儿腹泻约有 50% 是由轮状病毒所致，常呈 IgM 阳性，提示现症感染；IgG 阴性提示既往感染；PCR 检测轮状病毒 RNA 具特异性。

（五）麻疹病毒抗体测定

麻疹（measles）是儿童常见的一种急性病毒性传染病，其传染性很强，以皮丘疹、发热及呼吸道症状为特征。一般在麻疹发病后 5 天产生特异性抗体 IgM。病后机体产生的 IgG 有终身的免疫力。

【参考值】 ELISA 法：阴性。

【临床意义】　麻疹病毒 IgM 阳性，有助于麻疹的早期诊断。检测麻疹病毒 IgG，可了解机体的免疫力，用于评估麻疹减毒活疫苗的免疫效果。

（六）脊髓灰质炎病毒抗体测定

脊髓灰质炎病毒（Poliovirus）是无外壳的单股 RNA 病毒，属于小核糖核酸病毒科肠道病毒属。机体感染该病毒后数天，血清一次出现 IgM、IgG。IgG 为中和抗体，有阻止病毒向中枢神经系统扩散的作用，对同型病毒具有免疫力，在体内持续时间较长。

【参考值】　ELISA 法：阴性。

【临床意义】　脑脊液或血清中特异性 IgG 抗体升高 4 倍以上，或 IgM 阳性，有助于脊髓灰质炎的诊断。

（七）严重急性呼吸综合征病毒抗体和 RNA 测定

严重急性呼吸综合征（server acute respiratory syndrome，SARS）是由 SARS 冠状病毒引起的急性呼吸道传染病，俗称"非典型性肺炎"，2003 年在我国首先发现并引起世界范围内短期流行。用 ELISA 进行 SARS 病毒抗体检测，用反转录聚合酶链反应（RT-PCR）进行病毒 RNA 检测，对早期诊断有重要意义。

【参考值】　IFT、ELISA 法：阴性。RT-PCR 法：阴性。

【临床意义】　SARS 病毒抗体阳性，提示现正感染或曾感染过 SARS 病毒。RT-PCR 测定病毒 RNA，阳性表示已感染了 SARS 病毒，有传染性，具有重要诊断价值。

三、寄生虫感染免疫检测

1. 日本血吸虫抗体测定

日本血吸虫（Schistosoma）侵入人体后，人体对血吸虫产生特异性免疫反应，于病程中体内出现 IgM、IgE 和 IgG 抗体，这有利于临床诊断和流行病学调查。血吸虫虫卵内毛蚴的分泌物具有良好的抗原性，该抗原与血吸虫患者血清中抗体可发生抗原 – 抗体反应，在虫卵周围形成特异性沉淀物，此反应为环卵沉淀试验（circumoval precipitin test，COPT）。

【参考值】　ELISA 和胶乳凝集法（LAT）：IgE 为 0~150IU/L，IgG、IgM 为阴性。环卵沉淀法：正常人为阴性。

【临床意义】　COPT 的敏感性高（94.1%~100%），假阳性率较低，可为临床诊断、评估治疗效果、检测疫情等提供可靠依据。IgE、IgM 阳性提示病程处于早期，是早期诊断的指标。IgG 阳性提示疾病已是恢复期，曾有过血吸虫感染，可持续数年。

2. 囊虫抗体测定

囊虫病是一种人和猪共患的寄生虫病。囊虫侵入人体后，可在血清和脑脊液中出现特异性 IgG 抗体，其特异性和敏感性较高。检测囊虫抗体（cysticercus specific antibody，CSA）有助于囊虫病的诊断。

【参考值】　ELISA 法：血清 <1∶64 为阴性；脑脊液 <1∶8 为阴性。间接血凝法：血清 <1∶128 为阴性；脑脊液 <1∶8 为阴性。

【临床意义】　IgG 阳性见于囊虫病。其中脑囊虫病占 60%~80%。此外，可用作流行病学调查。

四、性传播疾病免疫学检查

（一）梅毒血清学检查

当机体感染梅毒螺旋体后，即产生梅毒螺旋体抗体（treponema pallidin antibody），包括特异性抗体和非特异性抗体（反应素）。反应素检测为定性试验，特异性抗体检测（梅毒螺旋体血凝试验）有助于梅毒的确诊。

【参考值】 反应素定性试验：快速血浆反应素试验（RPR）、不加热血清反应素试验（USR）、美国性病研究实验室（VDRL）试验均为阴性。

特异性抗体确诊试验：梅毒螺旋体血凝试验（TPTA）和荧光螺旋体抗体吸附试验（FTA-ABS）均为阴性。

【临床意义】

（1）定性试验用于梅毒的初筛，一期梅毒阳性率约为70%，二期梅毒可达100%，三期梅毒阳性率较低。因上述试验的抗原为非特异性，所以一些非梅毒疾病如系统性红斑狼疮、类风湿关节炎、硬皮病、麻风等可出现假阳性。孕妇亦可出现阳性。

（2）在定性试验阳性的前提下，特异性抗体试验阳性即可确诊为梅毒。

（二）淋球菌血清学测定及 DNA 测定

【参考值】 血清学检查协同凝集试验阴性；PCR 定量淋球菌 DNA 试验阴性。

【临床意义】 淋球菌血清学测定是检测淋球菌的初筛试验，本试验灵敏度高。阳性表示可能受到淋球菌感染。疑为淋球菌感染时，分泌物涂片革兰染色显微镜下检测淋球菌和淋球菌 DNA 测定有利于确诊。

（三）艾滋病病毒抗体及 RNA 测定

艾滋病（acquired immunodeficiency syndrome，AIDS）是由人获得性免疫缺陷病毒（HIV）引起的获得性免疫缺陷综合征。当机体感染 HIV 数周到半年后，患者体内可出现抗-HIV 抗体。

【参考值】 筛选试验：ELISA 和快速蛋白印迹法（RWB）均为阴性。确诊试验：蛋白印迹法（WB）和 RT-PCR（反转录酶聚合酶链反应）法检测 HIV-RNA 均为阴性。

【临床意义】 筛选试验敏感性高但特异性差，常有假阳性。确诊试验有利于艾滋病的确诊和早期诊断。临床上抗-HIV 阳性，又具有体重减轻 10% 以上、持续发热达 38℃ 1 个月以上、持续腹泻 1 个月以上、卡氏肺囊虫肺炎、卡波西（Kaposi）肉瘤、明显霉菌或其他条件致病菌感染任何一项者，可诊断为艾滋病。

五、TORCH 感染免疫检测

TORCH 是指在妊娠期以病毒感染为主的微生物，包括弓形虫（Toxoplasm）、其他微生物（Others，包括 EB 病毒、水痘-带状疱疹病毒、HIV 等）、风疹病毒（Rubella virus）、巨细胞病毒（Cytomegaoviyns）、单纯疱疹病毒（Herpes simplex virus）。通过胎盘或产道引起的宫内感染，直接影响胚胎、胎儿的发育，严重危害优生优育。

1. 风疹病毒检测 风疹病毒（RV）是一种囊膜病毒，通过患者鼻咽分泌物的飞沫直接传染，人是风疹病毒的唯一自然宿主。怀孕后在第 1、2、3、4 个月感染风疹病毒，先天性风疹综合征的发生率分别为 50%、30%、20%、5%。由此可见，妊娠前 3 个月内感染风疹，致病儿率很大，4 个月后明显降低，因此，妊娠初 3 个月内感染风疹病毒宜终止妊娠。诊断 RV 感染主要检测相应抗体，通常感染后首先出现 IgM 抗体，持续 1~3 个月，2 周后可出现 IgG 抗体。必要时，可使用分离培养或分子生物学检查抗原。正常情况下，IgM、IgG 抗体均为阴性。

IgM、IgG 抗体均为阴性，应列为易感者，可注射疫苗保护。检测血清中 IgM 抗体阳性，表示近期感染，均应做妇产科咨询后决定是否治疗性流产或继续妊娠。仅有 IgG 抗体阳性，应注意观察其滴度变化，低滴度且无变化者为既往感染，比较患者急性期和恢复期 IgG 抗体滴度，如明显升高 4 倍或以上，则具有诊断近期风疹病毒感染的意义。

2. 单纯疱疹病毒（I型和II型）检测 根据抗原性的差别目前把单纯疱疹病毒（HSV）分为I型和II型。I型主要由口唇病灶获得，II型可从生殖器病灶分离到。人是其唯一的自然宿主。HSV 存在于病人、恢复者或者是健康带菌者的水疱液、唾液及粪便中，传播方式主要是直接接触传染，亦可通过被唾液污染的餐具而间接传染。单纯疱疹病毒I型和II型均有一定致畸性。先天感染后影响新生儿神经系统发育，孕早期感染影响胎儿发育，但危害略低于风疹病毒，故也作为早孕临床筛查项目。使用分子生物学方法可检测抗原，并区分I型和II型，但临床应用较少。临床可分别进行I型和II型的 IgM 和 IgG 抗体检测，IgM 型为近期感染，IgG 型多为既往感染。

3. 巨细胞病毒检测 巨细胞病毒（CMV）亦称细胞包涵体病毒，是一种疱疹病毒组 DNA 病毒，分布广泛，其他动物皆可遭受感染，引起以生殖泌尿系统、中枢神经系统和肝脏为主的各系统感染，从轻微无症状感染直到严重缺陷或死亡。其先天感染的致畸性仅次于风疹病毒，主要造成神经系统损害及智力障碍。实验室可用 EIA 法测抗 CMV-IgM 以了解近期感染，抗 CMV-IgG 可以用作流行病学调查。而 CMV 本身除细胞培养外可使用 PCR 方法检测。近年，对早期抗体用 EIA 检测方法也可获得 CMV 早期感染的确证。

4. 弓形虫检测 弓形虫是弓形虫属的寄生性生物。已确定的宿主是猫，而弓形虫的携带者包括了很多的恒温动物（鸟类和哺乳动物）。弓形虫病是一种病原体为弓形虫的传染病。通常症状轻微或具有自限性，但先天性弓形虫感染可引起神经系统，特别是出生后远期智力障碍，因此临床极为重视。抗原检测可用血、骨髓、脑脊液或尿等。离心后直接涂片，瑞 – 吉染色，可见虫体，证明其存在。抗体检测则可测特异性 IgM 及 IgG 型抗体。IgM 型抗体提示现症感染，IgG 型一般提示既往感染。

第四节 肿瘤标志物检测

肿瘤标志物（tumor marker）是某一肿瘤组织特异性地表达或分泌，而在正常组织或其他肿瘤组织不表达或低表达（低分泌）的蛋白质类、糖类、酶类、免疫球蛋白、核糖核酸和激素类物质，主要用于肿瘤诊断、肿瘤预后判断、治疗后随访、化放疗敏感性判断等。

一、蛋白质类肿瘤标志物检测

（一）血清甲胎蛋白测定

甲胎蛋白（alpha fetoprotein，AFP）是人胚胎时期血液中含有的一种特殊的糖蛋白，由胎儿肝细胞和卵黄囊合成，其浓度从胎龄 6 周后逐渐上升，至 16~20 周达高峰（可达 1~3g/L），然后逐渐下降，出生时脐血中 AFP 含量为 10~100mg/L，出生后 1 个月降至正常成人水平。AFP 的生成量与胎儿肝脏或出生后的肝脏再生时分裂细胞数呈正相关，故认为 AFP 是诊断肝细胞癌的重要指标。

【参考值】 放射免疫法（RIA）：血清 <25μg/L（25ng/mL）。

【临床意义】

（1）原发性肝癌：AFP 是目前诊断肝细胞癌最特异的标志物，血清中 AFP>300μg/L 可作为原发性肝癌的诊断阈值，但也有 10%~30% 病人，AFP 不增高或增高不明显，可能与瘤体大小、分化程度有关。一般认为，病理分化接近正常的肝细胞或分化程度极低者，AFP 常较低或测不出。

（2）病毒性肝炎、肝硬化：随着受损肝细胞的修复再生，幼稚化的肝细胞重新具有产生 AFP 的能力（常 <200μg/L）。急性肝炎患者，当 ALT 开始下降、肝细胞转入修复期时 AFP 升高，常在病程第 4 周达高峰后逐渐下降，随肝细胞修复而 AFP 逐渐减少至消失。重型肝炎时，若见 AFP 增高，则提示肝细胞再生，反之，则提示肝细胞大量坏死，预后不良。

（3）妊娠：妊娠 3~4 个月后，AFP 上升，7~8 个月达高峰（<400μg/L），分娩后约 3 周即恢复正常。孕妇血清中 AFP 异常升高，有可能为胎儿神经管畸形。

（4）其他：先天性胆管闭锁、生殖腺胚胎性肿瘤等，血中 AFP 也可增加。

（二）癌胚抗原测定

癌胚抗原（carcinoembryonic antigen，CEA）最初发现于成人结肠癌组织中，是一种富含多糖的蛋白复合物。胚胎期主要存在于胎儿的消化管、胰腺及肝脏，出生后组织内含量极低。恶性肿瘤患者的血清中可发现 CEA 含量有异常升高。

【参考值】 ELISA 和 RIA 法：血清 <5μg/L。

【临床意义】 CEA 测定无特异性，也缺乏早期诊断价值，临床主要用于：

（1）消化器官癌症的诊断：CEA 升高主要见于结肠癌、胃癌、胰腺癌等。CEA 随病程的进展而升高，对判断疗效和预后有一定价值。如结肠癌术后 2~4 天 CEA 即可下降至参考值范围，如术后 CEA 持续不降或尚未降至参考值范围又再回升，提示肿瘤有残存或复发。

（2）鉴别原发性和转移性肝癌：原发性肝癌 CEA 升高者不超过 9%，而转移性肝癌 CEA 阳性率高达 90%，且绝对值明显增高，故 CEA 对鉴别原发性和转移性肝癌有帮助。

（3）其他：肺癌、乳腺癌、膀胱癌、尿道癌、前列腺癌等 CEA 亦可增高。CEA 轻度增高也可见于溃疡性结肠炎、肝硬化、阻塞性黄疸以及吸烟者和老年人。

（三）鳞状上皮细胞癌抗原测定

鳞状上皮细胞癌抗原（squamous cell carcinoma antigen，SCC）是一种糖蛋白，是肿瘤相关抗原 TA-4 的亚型。SCC 存在于子宫、子宫颈、肺、头颈等鳞状上皮细胞癌的细胞质中，特别在非角化癌的细胞中，含量更丰富，是较好的鳞癌肿瘤标志物。

【参考值】 RIA、CLIA 法：≤1.5μg/L。

【临床意义】 血清中 SCC 水平升高，可见于 83% 的宫颈癌、25%~75% 的肺鳞状细胞癌、30% 的 I 期食道癌、89% 的 III 期食道癌，也见于卵巢癌、子宫癌和颈部鳞状上皮细胞癌。临床上常用于监测上述恶性肿瘤的治疗效果、复发、转移或评价预后。

（四）组织多肽抗原测定

组织多肽抗原（tissue polypeptide antigen，TPA）是一种非特异性肿瘤标志物，体外实验时，有丝分裂期间的增殖细胞 TPA 分泌活跃。因此，血清中 TPA 增高主要用于辅助诊断迅速增殖的恶性肿瘤，且在恶性肿瘤的疗效观察上敏感性较高。

【参考值】 RIA 法：血清 <130U/L。

【临床意义】 恶性肿瘤患者血清 TPA 水平均可显著升高，与肿瘤发生部位和组织类型无相关性，多见于膀胱移行细胞癌，其次见于前列腺癌、乳腺癌及消化道恶性肿瘤等。恶性肿瘤经治疗好转后，TPA 水平降低，若 TPA 再次增高，提示有肿瘤复发。TPA 与 CEA 同时检测有利于恶性与非恶性乳腺病的鉴别诊断。

急性肝炎、胰腺炎、肺炎及妊娠后期等血清中 TPA 亦可升高。

（五）前列腺特异抗原及游离前列腺特异抗原测定

前列腺特异抗原（prostate specific antigen，PSA）是前列腺上皮细胞分泌的丝氨酸蛋白酶，直接分泌到前列腺导管系统内，由于正常前列腺导管系统周围环境的屏障作用，正常人血清中 PSA 含量极微。PSA 是目前最重要也是最精确的临床应用的肿瘤标记物。血清中总的 PSA（t-PSA）有 80% 以各种形式结合存在，称复合 PSA（c-PSA）；20% 的 PSA 以未结合的形式存在，称为游离 PSA（f-PSA）。在前列腺癌时，前列腺腺管破坏导致血清 t-PSA 水平明显升高，在良性前列腺疾病时 t-PSA 也升高。而 t-PSA、f-PSA 均升高，f-PSA/t-PSA 比值降低，则可考虑诊断前列腺癌，提高了诊断的特异性和正确性。

【参考值】 RIA 法和 CLIA 法：血清 t-PSA<4.0μg/L，f-PSA<0.8μg/L，f-PSA/t-PSA 比值 >0.25。

【临床意义】

（1）PSA 是高度的前列腺组织特异性抗原，血清 t-PSA 升高超过 4.0μg/L 的诊断阳性率在 50%~80%。应用 f-PSA/t-PSA 比值测定更有诊断价值，f-PSA/t-PSA 比值 <10% 提示前列腺癌，当 f-PSA/t-PSA 比值 >25% 提示前列腺增生，其特异性达 90%，准确性 >80%。手术后 t-PSA 降至正常，若再次升高，应考虑肿瘤的复发与转移。

（2）约有 5% 的前列腺癌患者，t-PSA 在正常范围，但前列腺酸性磷酸酶（PAP）升高，因此，两者同时测定，有利于前列腺癌的诊断准确性。另外，肾癌、膀胱癌、肾上腺癌、乳腺癌等 t-PSA 也有不同程度的升高。采血前进行导尿或前列腺按摩，也可导致 t-PSA 升高。

（六）异常凝血酶原测定

在缺乏维生素 K 的情况下，肝细胞不能合成正常的依赖维生素 K 的凝血因子（Ⅱ、Ⅶ、Ⅸ、Ⅹ），只能合成无凝血功能的异常凝血酶原（abnormal prothrombin，APT）。肝细胞癌时，由于癌细胞对凝血酶原前体的合成发生异常，凝血酶原前体羧化不足，从而生成大量的 APT。APT 测定是反应肝细胞癌的一种标志物。

【参考值】 <20μg/L。

【临床意义】

（1）APT 增高，见于 90% 以上的肝细胞癌，均值可高达 900μg/L。40%~50% 转移性肝癌也见 APT 升高，但其均值较低。

（2）甲胎蛋白（AFP）水平较低的肝细胞癌，APT 往往升高，因此同时检测 AFP 和 APT

NOTE

能将低 AFP 型肝癌的诊断率由 48% 提高到 68%。此外，APT 轻度升高还见于慢性肝炎和维生素 K 缺乏症等，此时补充维生素 K 后可得以纠正。

二、糖脂肿瘤标志物检测

1. 癌抗原 15-3 测定

癌抗原 15-3（cancer antigen 15-3，CA15-3）是一种乳腺癌相关抗原，属糖蛋白，对乳腺癌的诊断及术后随访监测有一定的价值。

【参考值】 RIA 法和化学发光免疫分析法（CLIA）：血清 <25000U/L。

【临床意义】 乳腺癌时 30%~50% 的患者可见 CA15-3 明显升高，但在早期乳腺癌时，它的阳性仅为 20%~30%。乳腺癌治疗后复发及乳腺癌转移后阳性率可达 80%。

其他恶性肿瘤，如转移性卵巢癌、结肠癌、支气管肺癌、原发性肝癌等，CA15-3 也有不同程度的升高。妊娠妇女，血清 CA15-3 水平可见增高。

2. 癌抗原 125 测定

癌抗原 125（cancer antigen 125，CA125）为一种糖蛋白性肿瘤相关抗原，存在于卵巢肿瘤的上皮细胞内。主要用于辅助诊断恶性浆液性卵巢癌、上皮性卵巢癌，亦用于卵巢癌的疗效观察。

【参考值】 RIA 和 ELISA 法：男性及 50 岁以上女性 <2.5 万 U/L，20~40 岁女性 <4.0 万 U/L。

【临床意义】 卵巢癌病人血清 CA125 水平明显升高，其阳性率可达 97%，故 CA125 对诊断卵巢癌有较大临床价值，尤其对观察治疗效果和判断复发较为灵敏。

其他癌症，如宫颈癌、乳腺癌、胰腺癌、胆道癌、肝癌、胃癌、大肠癌、肺癌等也有一定的阳性反应。非恶性肿瘤，如良性卵巢瘤、子宫肌瘤、肝炎等病人血清 CA125 也会增高，但多数不超过 10 万 U/L。肝硬化失代偿期血清 CA125 明显增高。

3. 癌抗原 19-9 测定

癌抗原 19-9（cancer antigen 19-9，CA19-9）是肿瘤病人血清中一种类黏蛋白的糖蛋白成分。在消化道腺癌病人血清中，浓度可明显升高，特别是胰腺和胆道系统的恶性肿瘤更为明显。

【参考值】 RIA、CLIA、ELISA 法：<37000U/L（血清）。

【临床意义】 CA19-9 测定有助于胃肠道恶性肿瘤的诊断，尤其对胰腺癌有较高的敏感性及特异性（胰腺癌早期，当特异性为 95% 时，敏感性可达 80%~90%）。连续监测 CA19-9 对病情进展、手术疗效、预后估价及复发的早期发现都有重要价值。此外，对消化道良恶性疾病鉴别诊断（如胰腺癌与胰腺炎、胃癌与胃溃疡）也有一定价值。

4. 癌抗原 50 测定

癌抗原 50（cancer antigen 50，CA50）是一种由唾液酸糖脂和唾液酸所组成的糖蛋白，是缺乏器官特异性的广谱肿瘤标志物。与 CA19-9 有一定的交叉抗原性，临床可用于胰腺癌的辅助诊断。

【参考值】 免疫放射度量分析（IRMA）、CLIA 法：<20000U/L（血清）。

【临床意义】 增高主要见于胰腺癌（阳性率 87%），其次见于胆囊（道）癌、原发性肝癌、卵巢癌、结肠癌、乳腺癌、子宫癌等。在慢性肝病、胰腺炎、胆管病时，CA50 也升高。

5. 癌抗原 72-4 测定

癌抗原 72-4（cancer antigen 72-4，CA72-4）是一种肿瘤相关糖蛋白（tumor associated glycoprotein），它是胃肠道和卵巢肿瘤的标志物，对诊断胃癌的特异性优于 CA19-9 和 CEA。

【参考值】 CLIA、RIA、ELISA 法：<6.7μg/L（血清）。

【临床意义】 增高主要见于卵巢癌（阳性率 67%），其次可见于大肠癌、胃癌、乳腺癌和胰腺癌。与 CA125 联合检测，可提高卵巢癌的检出率。与 CEA 联合检测，可以提高诊断胃癌的敏感性和特异性。

三、酶类肿瘤标志物检测

1. 前列腺酸性磷酸酶测定

前列腺酸性磷酸酶（prostatic acid phosptlatase，PAP）是由成熟的前列腺上皮细胞合成及分泌的糖蛋白，经前列腺管道进入精囊，由尿道排出。前列腺癌时，癌细胞产生的 PAP 由于腺体导管破坏，直接被吸收入血液循环，而导致血清 PAP 升高。

【参考值】 RIA、CLIA 法：≤2.0μg/L。

【临床意义】 血清 PAP 浓度明显增高见于前列腺癌，其升高程度与癌瘤发展基本呈平行关系。前列腺肥大、前列腺炎时，血清 PAP 也可升高。

2. 神经元特异性烯醇化酶测定

神经元特异性烯醇化酶（neuron specific enolase，NSE）是参与糖酵解途径的烯醇化酶中的一种，存在于神经组织和神经内分泌组织中。NSE 在脑组织细胞的活性最高，外周神经和神经内分泌组织的活性水平居中，非神经组织、血清和脊髓液含量较低。它被发现在与神经内分泌组织起源有关的肿瘤中，特别是小细胞肺癌（SCLC）中有过量的 NSE 表达，导致血清中 NSE 明显升高。

【参考值】 RIA、ELISA 法：<15μg/L（血清）。正常红细胞中含 NSE，标本溶血影响检测结果。

【临床意义】

（1）血清 NSE 升高主要见于小细胞肺癌（肺鳞癌、腺癌、大细胞癌的 NSE 水平较低），是小细胞肺癌诊断、鉴别诊断及监测放疗、化疗效果的重要指标。

（2）血清 NSE 升高是神经母细胞瘤的标志物（灵敏度 90%），还可用作神经母细胞瘤治疗效果的检测指标。

（3）血清 NSE 增高还可见于少数非小细胞肺癌（NSCLC）、甲状腺髓样癌、嗜铬细胞瘤、转移性精原细胞癌、黑色素瘤、胰腺内分泌瘤等。

3. α-L- 岩藻糖苷酶测定

α-L- 岩藻糖苷酶（α-L-fucosidase，AFU）是一种溶酶体酸性水解酶，广泛存在于人体组织细胞、血液和体液中，参与糖蛋白、糖脂和寡糖的代谢。在原发性肝癌患者血清中增高，是原发性肝癌的标志物之一。

【参考值】 ELISA 法和分光光度连续检测法：234~414μmol/L。

【临床意义】 血清 AFU 水平增高主要用于原发性肝癌的诊断（阳性率 81.2%），与 AFP 联合检测可提高原发性肝癌诊断阳性率（93.1%）。同时对动态观察肝癌疗效、预后、复发有重要意义。血清 AFU 增高还见于转移性肝癌、肺癌、乳腺癌、卵巢癌、子宫癌以及肝硬化、慢性肝炎、消化道出血等。

四、激素类肿瘤标志物检测

1. 人绒毛膜促性腺激素测定

人绒毛膜促性腺激素（human chorionic gonadotropin，HCG）是由胎盘的滋养层细胞分泌的一种糖蛋白。是检测早孕的重要指标，正常妇女受孕后 9~13 天 HCG 即明显升高，8~10 周达到高峰，然后缓慢下降，并维持在较高水平，直到足月分娩，胎儿娩出后 2 周降到正常水平。

【参考值】 RIA、CLIA 法：男性 5.0U/L；女性绝经前为 7.0U/L，绝经后为 10.0U/L。

【临床意义】

（1）HCG 增高：见于葡萄胎、恶性葡萄胎、绒毛膜上皮细胞癌，可高达 100 万 U/L，也可见于精原细胞瘤、畸胎瘤，还见于异位 HCG 分泌肿瘤（如胃癌、胰腺癌、肺癌、结肠癌、肝癌、卵巢癌、消化系统类癌等）。脑脊液中 HCG 增高，提示上述肿瘤有中枢神经系统转移。

（2）HCG 降低：见于流产、异位妊娠等。

2. 降钙素测定

降钙素（calcitonin，CT）是由甲状腺的滤泡旁细胞（C 细胞）分泌的多肽激素，主要功能是降低血钙和血磷，主要靶器官是骨骼，对肾脏也有一定的作用。CT 的分泌受血钙浓度的调节，当血钙浓度增高时，CT 的分泌也增高。CT 与甲状旁腺激素（PTH）对血钙的调节作用相反，共同维持着血钙浓度的相对稳定。

【参考值】 RIA：男性 0~14ng/L，女性 0~28ng/L。

【临床意义】

（1）增高：对起源于滤泡旁细胞的甲状腺髓样癌的诊断、判断手术疗效和观察术后复发等有重要意义。还见于恶性肿瘤，如燕麦细胞癌、肺癌、胰腺癌、子宫癌、前列腺癌等，以及某些异位内分泌综合征、严重骨病、肾脏疾病、嗜铬细胞瘤等。

（2）减低：甲状腺手术切除、重度甲状腺功能亢进等。

五、肿瘤标志物检查项目的选择

同一种肿瘤可含多种标志物，而一种标志物可出现在多种肿瘤中。选择特异性标志物或最佳组合有利于提高肿瘤诊断的阳性率（表 20-1）。动态检测有利于良性和恶性肿瘤的鉴别，也有利于复发、转移和预后判断。

表 20-1 肿瘤标志物的选择

	AFP	CEA	PSA	PAP	NSE	HCG	CA19-9	CA50	CA125	CA15-3	CA72-4	CA242	TPA	SCC	AFU
原发性肝癌	a														a
胃癌		b					c				a				
食管癌		c												c	.
结肠癌		a					b					c			
胰腺癌		c					a	b				b			

续表

	AFP	CEA	PSA	PAP	NSE	HCG	CA19-9	CA50	CA125	CA15-3	CA72-4	CA242	TPA	SCC	AFU
胆道癌							a	b							
小细胞肺癌					a										
非小细胞肺癌		b												c	
绒毛膜上皮细胞癌						a									
前列腺癌			a	a											
干细胞肿瘤	a					a									
卵巢癌									a		b				
乳腺癌		b								a					
膀胱癌													b		
宫颈癌		c												b	
耳鼻喉肿瘤		c												b	

注：a 为首选指标，b 为补充指标，c 为次补充指标。

第五节　自身抗体检查

机体的免疫系统对自身抗原发生免疫应答，产生自身抗体和（或）自身致敏淋巴细胞的现象，称为自身免疫。当自身免疫表现为质和量的异常，自身抗体和（或）自身致敏淋巴细胞攻击自身靶抗原细胞和组织，使其产生病理改变和功能障碍时，即形成自身免疫性疾病（autoimmune disease，AID）。检查自身抗体对自身免疫病的诊断、疗效观察均具有重要意义。

一、抗核抗体检测

抗核抗体（anti-nuclear antibody，ANA）是以细胞的核成分为靶抗原的自身抗体的总称，无器官及种族特异性。依其与细胞核不同抗原成分起反应而分为抗核蛋白抗体、抗双链 DNA 抗体、抗单链 DNA 抗体等。

1. 抗双链 DNA 抗体测定

抗双链 DNA 抗体（double stranded DNA antibody，dsDNA）与细胞核的反应位点在 DNA 双股螺旋结构框架上。抗双链 DNA 抗体是系统性红斑狼疮的特征性标志抗体，其滴度与系统性红斑狼疮的活动程度有相关性，对于动态观察疾病具有重要意义。

【结果判定】　绿蝇短膜虫动基体均质性着色，核浆成弱均质性着色为阳性〔（图 20-1）。荧光照片由欧蒙（中国）医学诊断技术有限公司 提供（下同）〕。

【临床意义】　抗双链 DNA 抗体阳性为系统性红斑狼疮重要的诊断标准之一，对系统性红斑狼疮的特异性较高，活动期阳性率可达 95%~100%，但其敏感性仅为 30%~50%。抗双链 DNA 抗体可形成多种冷沉淀而

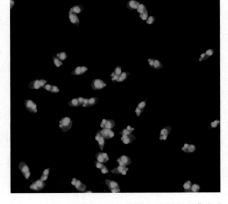

图 20-1　抗双链 DNA 抗体（绿蝇短膜虫）

致血管炎，系统性红斑狼疮所致肾炎及蝶形红斑均与该抗体有关。系统性红斑狼疮并发的狼疮性肾炎是该抗体介导的免疫复合物病，故该抗体阳性对系统性红斑狼疮合并狼疮性肾炎的诊断具有重要意义。肾炎、血管炎、慢性肝炎、类风湿关节炎、干燥综合征等，该抗体亦可出现阳性。

2. 抗史密斯抗体测定

抗史密斯（Sm）抗体是一种位于细胞核中的 RNA 结合蛋白。抗 Sm 抗体最早发现于红斑狼疮患者 Stephanie Smith。抗 Sm 抗体仅发现于系统性红斑狼疮患者中，是系统性红斑狼疮的血清标志抗体。

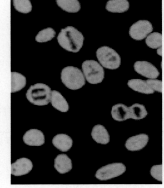

图 20-2　抗 Sm 抗细颗粒型

【结果判定】 阳性时，间接免疫荧光法中 Hep-2 细胞核浆呈粗颗粒型，有时伴细小核点，核仁阴性，分裂期细胞染色体阴性着染（图 20-2）。

【临床意义】 抗 Sm 抗体为系统性红斑狼疮所特有，特异性达 99%，但敏感性较低，平均为 30%。抗 Sm 抗体水平与系统性红斑狼疮的活动程度、各种临床表现、治疗与否无关。抗 Sm 抗体的检测主要用于对早期、不典型的系统性红斑狼疮或治疗后的系统性红斑狼疮的回顾性诊断。

3. 抗组蛋白抗体测定

组蛋白是核内最丰富的蛋白质，染色质即为组蛋白与 DNA 构成的复合物。组蛋白富含赖氨酸与精氨酸，缺乏种属特异性和器官特异性。相应抗体称抗组蛋白抗体（anti-histonic antibody，AHA）。

【结果判定】 AHA 阳性时，间接免疫荧光法中 Hep-2 细胞核浆呈均质型，分裂期细胞染色质呈强着染。

【临床意义】 AHA 可在多种自身免疫性疾病中出现，不具诊断特异性。系统性红斑狼疮患者阳性率为 50%（活动期可达 90%）。AHA 中 IgG-AHA 占优势且与抗双链 DNA 抗体有关时，其心包炎与关节炎病变率高于 AHA 阴性的系统性红斑狼疮。类风湿关节炎患者 AHA 阳性率为 23.1%，此时 AHA 中 IgM-AHA 占优势，但 AHA 的免疫球蛋白类型与关节病变表现无关。药物性狼疮（DIL）时，AHA 阳性率可达 95%。

4. 抗核糖核蛋白抗体测定

核糖核蛋白（ribonucleoprotein，RNP）是指包含有 RNA 的核蛋白，包括核糖体、端粒酶以及小核 RNP（snRNP）。相应抗体即为抗核糖核蛋白抗体。

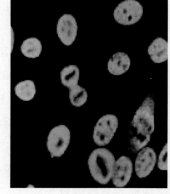

图 20-3　抗核糖核蛋白抗体

【结果判定】 阳性时间接免疫荧光法中 Hep-2 细胞核浆粗颗粒着染，核仁或胞质阴性（图 20-3）。

【临床意义】 几乎见于所有混合性结缔组织病（MCTD），患者均可出现高滴度抗核糖核蛋白抗体。系统性红斑狼疮患者的阳性率为 30%~40%，并常与抗 Sm 抗体相伴出现。低滴度阳性可见于多种风湿病、进行性全身性硬化症（PSS）、皮肌炎等。

5. 抗 SSA/Ro 抗体测定

由于该抗体与干燥综合征（Sjögren syndromes，SS）相关，故取名为 SS 抗体。抗 SSA

抗体和在系统性红斑狼疮患者血清中检测到的抗 Ro 抗体针对的为同一抗原。干燥综合征有 SSA、SSB、SSC 三种不同的自身抗体，SSA、SSB 仅见于原发性干燥综合征，SSC 后又被命名为类风湿关节炎核抗原抗体（RANA）。

【结果判定】　阳性时，基质细胞（Hep-2 细胞、大鼠肝细胞）间期细胞核呈细小颗粒型着染，核仁不着染（图 20-4）。

【临床意义】　抗 SSA/Ro 抗体阳性在干燥综合征中出现率最高（敏感性 88%~96%），其他自身免疫性风湿病时亦可出现阳性，如类风湿关节炎（3%~10%）、系统性红斑狼疮（24%~60%）。在下列疾病中抗 SSA/Ro 抗体也有很高的阳性率，如亚急性皮肤性狼疮（70%~90%）、新生儿狼疮（>90%）、补体 C_2/C_4 缺乏症（90%）。SSA/Ro 抗体阳性的系统性红斑狼疮年轻患者常对光敏感，而原发性胆汁性肝硬化及慢性活动性肝炎患者，则很少出现光敏感现象。

6. 抗 SSB 抗体测定

在系统性红斑狼疮患者的血清中发现的抗 La 抗体和在干燥综合征患者血清中检测出的抗 SSB 抗体针对的为同一抗原，其抗原为 RNA- 蛋白复合体，只存于胞核中。

【结果判定】　阳性时，间接免疫荧光法中的基质细胞（Hep-2 细胞、大鼠肝印片）间期细胞核呈点细小颗粒着染，核仁不着染。

【临床意义】　多数情况下 SSB/La 抗体与 SSA/Ro 抗体同时出现。抗体阳性率较高的疾病有干燥综合征（71%~87%）、新生儿狼疮综合征（75%）及其伴有先天性心脏传导阻滞（30%~40%）。阳性率较低的见于系统性红斑狼疮（9%~35%）、单克隆丙种球蛋白病（15%）等。

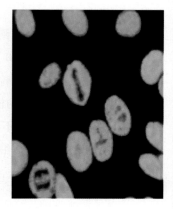

图 20-4　抗 SSA 抗体

7. 抗核点抗体测定

分少核点型（1~5 个）和多核点型（5~20 个），前者靶抗原是 p80 盘曲蛋白，后者靶抗原是 Sp100 蛋白。

【结果判定】　阳性时，基质细胞（Hep-2 细胞）间期呈特异性颗粒型核质着染，少核点型每个细胞核有 1~5 点状颗粒随机分布；多核点型每个细胞核有 5~20 点状颗粒，大小不同，分布于整个细胞（图 20-5）。

【临床意义】　少核点型多见于进行性系统性硬化症、干燥综合征，也可见于系统性红斑狼疮和原发性胆汁性肝硬化等。多核点型常与抗线粒体抗体（AMA）并存，多见于原发性胆汁性肝硬化，特别是对于 AMA 阴性的原发性胆汁性肝硬化患者更有临床意义。

8. 抗核膜抗体测定

真核细胞核膜有三层，除内膜、外膜外，中间是 Lumenal 腔、核孔复合物以及核板层。抗核膜抗体（anti-nuclear membrane antibody）又称抗核周因子（anti-perinuclear factor，APF），主要有抗核孔复合物和板层素（lamin）两种抗体，前者少见。

【结果判定】　细胞核边缘呈线形强着染，核内无或很少着染（图 20-6）。

【临床意义】　抗板层素抗体阳性见于肝炎、血细胞减少和抗心磷脂抗体阳性、皮肤白细胞裂解性血管炎或脑血管炎三联征。也可见于系统性红斑狼疮、线条型硬皮病和自身免疫性肝病。

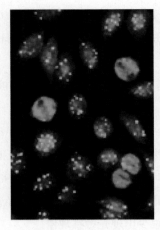

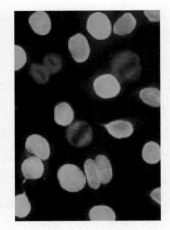

图 20-5　抗核点抗体　　　　　　　　图 20-6　抗核膜抗体

9. 抗硬皮病 -70 抗体测定

抗硬皮病 -70（Scl-70）抗体首先在皮肤弥漫型多发性系统性硬化症（PSS）患者血清中发现。因其主要见于硬皮病（scleroderma），且其相应抗原分子量为 70kd，故取名为抗 Scl-70 抗体。该抗体是 ANA 中的核仁型，其靶抗原是拓扑异构酶Ⅰ。该抗体是弥漫型硬皮病较为特异的抗体，并常预示着预后不良。此外该抗体也可出现与多发性肌炎、IgA 肾病等患者。

【结果判定】　Hep-2 细胞核仁颗粒型着染，核浆内有致密颗粒型着染。分裂期染色体呈均质型着染（图 20-7）。

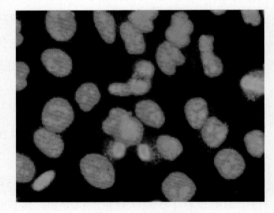

【临床意义】　抗 Scl-70 抗体在 PSS 病人的阳性率为 30%~40%，但其特异性可达 100%，故该抗体是 PSS 的特征性抗体。抗 Scl-70 抗体阳性表示病情进展较迅速，皮肤病变往往弥散广泛，易发生肺间质纤维化和指骨末端吸收。重症弥漫型 PSS 抗 Scl-70 抗体阳性率高达 75%。有雷诺现象的患者存在抗 Scl-70 抗体，提示可能发展为 PSS。抗 Scl-70 抗体还与恶性肿瘤明显相关。

图 20-7　抗 Scl-70 抗体

10. 抗原纤维蛋白抗体测定

采用间接免疫荧光（IIF）法发现硬皮病血清中的抗核仁型抗体（AnoA）荧光图形有多种，其中一种核仁呈块状着染，其相应的靶抗原是 34kd 的核仁蛋白。由于该蛋白位于致密核仁纤维区，故称之为原纤维。原纤维是核仁中富含尿嘧啶的小核仁核蛋白的主要抗原成分，因而又称为 snoRNP 颗粒或 U3-RNP。

【结果判定】　Hep-2 细胞核仁均质型或成块型着染。

【临床意义】　该抗体为硬皮病所特有，多见于无关节炎症状但有骨骼肌和小肠累及的年轻人。

11. 抗着丝点抗体（ACA）测定

【结果判定】　Hep-2 细胞间期细胞核浆呈散在颗粒型着染，中期板着丝点呈强荧光着染

（图 20-8 ）。

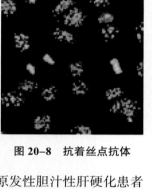

【临床意义】 可见于 50%~96% 的局限性硬皮病的患者。在系统性硬化症亚型 CREST 综合征（指端硬皮病伴钙化、雷诺现象、食道蠕动障碍和毛细血管扩张症）可达 98%，是 CREST 综合征的标记抗体。ACA 阳性与血管炎、肺受累有关，不随病情变化而波动，而且多提示预后相对较好。

图 20-8　抗着丝点抗体

二、抗胞质抗体检测

1. 抗线粒体抗体测定

抗线粒体抗体（anti-mitochondria antibody，AMA）是一组以线粒体内、外膜蛋白为靶抗原的自身抗体，主要是 IgG。首先发现于原发性胆汁性肝硬化患者血清中，无器官特异性，也无种族特异性。AMA 检测主要用于肝脏自身免疫病的诊断。

【结果判定】 IFA 法：阴性（血清滴度 <1 : 10）。正常人群阳性率 <10%。阳性时：①Hep-2：胞质内泥沙样颗粒型着染。②肝：肝细胞质内均匀着染。（图 20-9）

【临床意义】 AMA 阳性多见于慢性肝炎、肝硬化病人和原发性胆汁性肝硬化。原发性胆汁性肝硬化常伴有高强度的 AMA，原发性胆汁性肝硬化无症状者 AMA 阳性率为 90.5%，有症状者为 92.5%。病程早期就出现 AMA 是本病的特点。临床上，出现胆总管阻塞和肝外阻塞时 AMA 为阴性，故 AMA 可作为原发性胆汁性肝硬化和肝外胆道阻塞性肝硬化症的鉴别诊断指标之一。

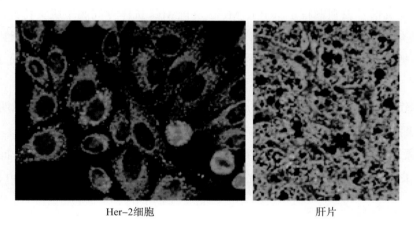

| Her-2细胞 | 肝片 |

图 20-9　抗线粒体抗体

2. 抗肌动蛋白抗体测定

肌动蛋白是细胞的一种重要骨架蛋白，是横纹肌肌纤维中的一种主要蛋白成分，也是肌肉细丝及细胞骨架微丝的主要成分。肌动蛋白具有收缩功能，分布广泛，在细胞分泌、吞噬、移动、细胞质环流和细胞质分裂等生命活动中起重要作用。β- 肌动蛋白（β-Actin）在细胞的表达水平通常不会发生改变，其抗体主要用于标记平滑肌及其来源的肿瘤。抗肌动蛋白抗体（actin antibody）有几种不同抗原，包括肌动蛋白、非肌肉肌球蛋白的重链、原肌球蛋白。

【结果判定】 阳性时：①人喉癌细胞（Hep-2 细胞）：细胞质内有密集纤维状着染，但不形成网状。②胃、膈肌细胞：平滑肌高度着染。③肾：肾小球基质细胞着染，肾小管上皮细胞基底部以及肾小管的刷状缘着染。④肝：多角形着染（蜂窝形），如抗原肌球蛋白抗体，肝细胞质内的纤维呈片状着染，抗 α- 肌动蛋白阳性也可见这种荧光着染。（图 20-10）

【临床意义】 抗肌动蛋白抗体阳性见于各种慢性肝病，也见于重症肌无力、克罗恩病、长期血液透析。I 型自身免疫性肝炎 60%~90% 有 IgG 型肌动蛋白抗体，且效价高。

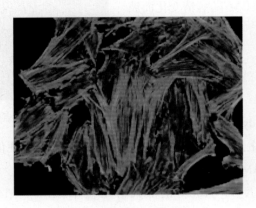 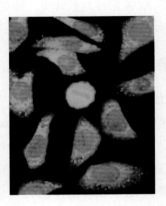

图 20-10　抗肌动蛋白抗体　　　　　　图 20-11　抗 Jo-1 抗体（Hep-2 细胞）

3. 抗 Jo-1 抗体测定

抗 Jo-1 抗体的靶抗原是组氨酰 -tRNA 合成酶。1980 年发现于皮肌炎（PM）患者血清中，以患者名字 John 命名。体外实验中，抗 Jo-1 抗体可以抑制酶活性，抗原是亚基分子量为 50×10^3 的二聚体。陆续发现的抗 PL-7、PL-12、OJ 及 EJ 等抗氨酰 -tRNA 合成酶抗体，它们与抗信号识别颗粒（SRP）、Mi-2 及抗 Mas 抗体等同属于肌炎特异性自身抗体。它们在多肌炎（DM）和 PM 患者血清中的阳性率为 25%~40%。这些抗体阳性的患者，不论抗体的种类，基本临床表现是一致的，即都具有所谓的抗合成酶综合征（抗 Jo-1 抗体综合征）。

【结果判定】 Hep-2 细胞质内有斑点状荧光颗粒，细胞核的核浆内也可显示明显的斑点状颗粒。分裂期细胞，在染色质周围呈散在的细颗粒（图 20-11）。

【临床意义】 抗 Jo-1 抗体对多发性肌炎和间质性肺纤维化有高度特异性，抗体效价与疾病活动性相关。多发性肌炎、抗 Jo-1 抗体阳性及 HLA-DRw52 标志，称为"Jo-1 综合征"。

三、抗组织细胞抗体检测

1. 抗肾小球基底膜抗体测定

肾小球基底膜（GBM）是由肾小球毛细血管内外透明层及中间致密层构成的网状结构，以糖蛋白为主体。自身抗原在 GBM 中，其抗体为抗肾小球基底膜抗体。

【结果判定】 抗 GBM 抗体阳性时，有三种荧光图形：①在所有肾小球基底膜处显示非常尖锐、线状或花瓣状着染。②颗粒状着染。③斑点状着染。（图 20-12）

【临床意义】 抗 GBM 抗体是抗基底膜抗体型肾小球肾炎的特异性抗体，包括肺出血 - 肾炎综合征（Good Pasture 综合征）、急进型肾小球肾炎及免疫复合物型肾炎。抗 GBM 抗体阳性的患者约 50% 病变局限于肾脏，另 50% 有肾脏和肺部病变，仅有肺部病变者非常少见。

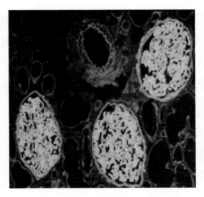

图 20-12　抗肾小球基底膜抗体

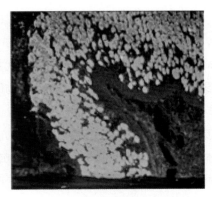

图 20-13　抗胃壁细胞抗体（猴胃）

2. 抗胃壁细胞抗体测定

抗胃壁细胞抗体（parietal cell antibody，PCA）首次于恶性贫血病人血清中发现，PCA 是器官及细胞特异性自身抗体，其靶抗原定位于壁细胞分泌小管微绒毛的膜内，是胞质内的微粒体部分和胞质膜上的一种脂蛋白。此抗体可直接与促胃液素受体结合。PCA 的免疫球蛋白类别主要为 IgG 和 IgA 类（也有少量 IgM 类），血清中以 IgG 类为主，胃液中则以 IgA 类多见。

【结果判定】　小鼠胃壁细胞胞质内呈细小颗粒状着染（图 20-13）。

【临床意义】　恶性贫血合并萎缩性胃炎者 80%~100% PCA 阳性，不并发恶性贫血的萎缩性胃炎 40%~60% 阳性，甲状腺功能亢进、淋巴细胞性甲状腺炎、糖尿病、缺铁性贫血均为阳性。PCA 也见于许多胃黏膜萎缩、某些缺铁性贫血、十二指肠溃疡、Addison 病、甲状腺疾病和青少年型糖尿病患者等。大约 1/3 的甲状腺炎患者有 PCA。

3. 抗甲状腺抗体测定

（1）抗甲状腺球蛋白抗体测定：抗甲状腺球蛋白抗体（anti-thyroglobulin antibodies，ATG）首先发现于自身免疫性甲状腺炎（桥本甲状腺炎等）。ATG 的靶抗原甲状腺球蛋白（TG）是一种由甲状腺上皮细胞合成和分泌的可溶性的碘化糖蛋白。它是三碘甲腺原氨酸（T_3）、四碘甲腺原氨酸（T_4）即甲状腺素的生物合成前体。ATG 是人的各种自身抗体中最典型的器官特异性抗体，以 IgG 类为主，IgA 类占 20%，IgM 类占 5%。

【结果判定】　间接血凝法：滴度≤1∶32。ELISA 和 RIA 法：阴性。阳性时，人或灵长类动物的甲状腺冷冻切片甲状腺腺泡内呈细小波浪状着染。（图 20-14）

【临床意义】　ATG 阳性见于慢性淋巴细胞性甲状腺炎及甲亢，也可见于亚急性甲状腺炎、重症肌无力、肝脏疾病，较少见于甲状腺癌。40 岁以上的妇女 ATG 亦可呈阳性。

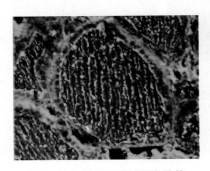

图 20-14　抗甲状腺球蛋白抗体

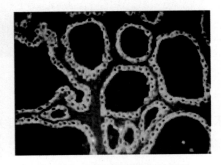

图 20-15　抗甲状腺微粒体抗体

（2）抗甲状腺过氧化物酶抗体测定：抗甲状腺微粒体抗体（anti-thyroid microsome antibody，ATMA）是针对甲状腺微粒体的一种抗体，靶抗原为甲状腺过氧化物酶（thyroid peroxidase，TPO），抗 TPO 抗体检查可以代替 ATMA 抗体检查。

【结果判定】 阳性时，人或灵长类动物的甲状腺冷冻切片甲状腺腺泡上皮细胞胞质斑点状着染，核仁阴性（图 20-15）。

【临床意义】 阳性多见于甲状腺功能亢进症和慢性淋巴细胞性甲状腺炎患者。IgG 型抗 TPO 抗体常见于桥本甲状腺炎，其水平与疾病活动期相关。也见于甲状腺腺瘤、亚急性甲状腺炎、单纯性甲状腺肿、系统性红斑狼疮。正常人也有一定阳性率。

4. 抗胰岛细胞抗体测定

抗胰岛细胞抗体（pancreatic islet cell antibody，PICA）属器官特异性抗体，PICA 抗原为胰岛细胞质成分或微粒体组分，主要为 IgG，是胰岛 β 细胞损伤的标志。

【结果判定】 间接免疫荧光法：阴性。

【临床意义】 高效价 PICA 与胰岛 β 细胞功能破坏有关，是 1 型糖尿病最有价值的血清学指标。在免疫介导 1 型糖尿病中阳性率最高（检出率达 60%~70%，常在临床发病前期即可测出，数周后降低，起病后 3 年检出率约 20%），可作为免疫介导 1 型糖尿病早期诊断指标。新发生的免疫介导 1 型糖尿病病人 PICA 阳性率可达 90% 以上，PICA 阳性还预示着家族成员患病的危险性大。

5. 抗精子抗体测定

抗精子抗体（anti-spermatozoa Ab，AsAb）是一个复杂的病理产物，男女均可产生，其确切原因尚未完全明了。

【结果判定】 测定 AsAb 的方法很多，各有利弊，但都不能完全满足快速诊断的要求。

【临床意义】 AsAb 滴度增高是造成免疫性不孕的重要原因。女性不孕 10%~30% 是 AsAb 阳性所致。男性梗阻性无精症，AsAb 阳性率可高达 60%。

6. 人抗心肌抗体测定

人抗心肌抗体（human anti-myocardial antibody，AMA）是由于人类心肌受损后，释放出心肌抗原，引起机体产生的自身抗体。

【结果判定】 阳性者，表现为心肌细胞内与肌纤维方向垂直的横向 A 带、I 带着染（图 20-16）。

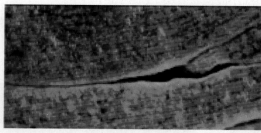 

抗心肌横纹抗体　　　　　　　　　　抗心肌闰盘抗体

图 20-16　抗心肌抗体

【临床意义】 许多心脏疾患和免疫功能有关，在细菌感染、部分心肌变性坏死、长期冠状动脉痉挛缺血时，患者血中常出现心肌抗体。AMA 阳性见于心肌炎、心力衰竭、风湿热、重症肌无力、克山病、心肌病、心肌梗死后综合征、心脏手术后和心包切开综合征。此外，0.4%

的正常人和某些风湿性心脏病患者也可见此抗体。

四、其他自身抗体检测

1. 类风湿因子测定

类风湿因子（rheumatoid factor，RF）发现于类风湿关节炎（RA）病人血清中。类风湿因子是由于感染因子（细菌、病毒等）引起体内产生的以变性 IgG（一种抗体）为抗原的一种抗体，故又称抗抗体。有 IgG、IgA、IgM、IgD、IgE 五型，无种族特异性。用乳胶凝集试验测出的主要是 IgM 型。

【结果判定】 乳胶凝集试验：阴性。血清稀释度：<1∶10。

【临床意义】 类风湿关节炎病人，约 80%RF 阳性，且滴度常 >1∶160。系统性红斑狼疮、硬皮病、皮肌炎等风湿性疾病，感染性疾病如传染性单核细胞增多症、感染性心内膜炎、结核病等，RF 也可阳性，但其滴度均较低。有 1%~4% 的正常人可呈弱阳性反应，尤以 75 岁以上的老年人多见。

2. 抗中性粒细胞胞质抗体测定

抗中性粒细胞胞质抗体（anti-neutrophil cytoplasmic antibodies，ANCA）代表一族抗中性粒细胞胞质成分的抗体谱，其抗原成分包括人类中性蛋白酶 -3（PR-3）、髓过氧化物酶（MPO）、杀菌 / 通透性增高蛋白、丝氨酸蛋白酶、人白细胞弹性蛋白酶、乳铁蛋白、组织蛋白酶 G 等。在荧光显微镜下，根据荧光分布把 ANCA 分成胞质型 ANCA（C-ANCA）和核周型 ANCA（P-ANCA），前者的主要抗原成为为 PR-3，后者主要为 MPO。该组抗体可表达为 IgG、IgM 或 IgA。ANCA 最早发现于坏死性肾小球肾炎患者血清中，现已证实该抗体是系统性血管炎的血清标志性抗体，对血管炎的诊断、分类及预后具有较为重要的意义。

【结果判定】 间接免疫荧光法：阴性。阳性时，C-ANCA 表现为人中性粒细胞胞质内有荧光颗粒，细胞核阴性；P-ANCA 表现为人中性粒细胞核周出现荧光着染，细胞核阴性。（图 20-17）

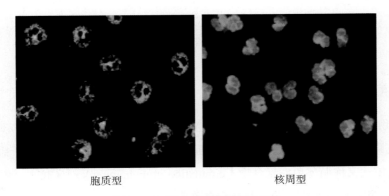

胞质型　　　　　　　　　　核周型

图 20-17　抗中性粒细胞胞质抗体

【临床意义】

（1）C-ANCA 阳性见于多种血管炎，对 Wegener 肉芽肿的诊断特异性高、敏感性强。

（2）P-ANCA 阳性主要见于多发性微动脉炎，其效价与疾病的活动性相关。也见于风湿性和胶原性血管炎、溃疡性结肠炎等。

3. 抗心磷脂抗体测定

抗心磷脂抗体（anti-cardiolipin antibody，ACA）是一种以血小板和内皮细胞膜上带负电荷的心磷脂作为靶抗原的自身抗体。常见于系统性红斑狼疮及其他自身免疫性疾病。

【结果判定】　ELISA 法检测：阴性。P/N≥2.1 为阳性。

【临床意义】　系统性红斑狼疮患者中阳性率高，阳性率滴度高低与病情程度相关。ACA阳性见于系统性红斑狼疮、类风湿关节炎、自发性流产、免疫性血小板减少、病毒（如腺病毒、风疹病毒、水痘病毒、腮腺炎病毒等）感染性疾病等。少数健康老年人可呈阳性。

4. 抗乙酰胆碱受体抗体测定

抗乙酰胆碱受体抗体（anti-acetylcholine receptor antibody，AchRab）是针对运动肌细胞上乙酰胆碱受体的一种自身抗体。它可结合到运动肌细胞的乙酰胆碱受体上，破坏运动终板，使神经 – 肌肉间的信号传递发生障碍，致运动无力。

【结果判定】　阴性。

【临床意义】　AchRab 对诊断重症肌无力有重要意义，敏感性和特异性高，约 90% 的患者呈阳性（其他眼肌障碍患者为阴性）。临床上，也可作为重症肌无力疗效观察的指标。阳性也见于胸腺瘤患者。假阳性见于肌萎缩侧索硬化症患者用蛇毒治疗后。

5. 抗环瓜氨酸肽抗体测定

抗环瓜氨酸肽抗体（anti-cyclic citrullinated peptide antibodies，抗 CCP 抗体）是环状聚丝蛋白的多肽片段，是以 IgG 型为主的抗体，对类风湿关节炎（RA）具有很好的敏感性和特异性，且抗 CCP 抗体阳性的 RA 病人骨破坏较抗 CCP 抗体阴性者严重。

【结果判定】　ELISA 法：>20U 为阳性。

【临床意义】　抗 CCP 抗体阳性是 RA 早期诊断的特异性（98%）指标，其敏感性为68%~75%，即使是 RA 早期患者，敏感性也达 40%~60%。与 RF 联合检测，可提高 RA 的诊断敏感性。抗 CCP 抗体阳性的 RA 较阴性者更易发展为多关节损伤。

第六节　其他免疫检测

一、循环免疫复合物测定

免疫复合物（IC）是抗原抗体相结合的产物。IC 有三种形式，即大的 IC（沉降系数 >19S）、中等的 IC（沉降系统约为 19S）和小的 IC（沉降系统 <19S）。小的 IC 游离于血液、体液中，为一种可溶性 IC，又称循环免疫复合物（circulation immunocomplex，CIC）。测定 CIC 对免疫复合物疾病的诊断、疗效观察、预后判断均有重要意义。

【参考值】　聚乙二醇（PEG）沉淀试验：血清浊度 <8.3。速率散射比浊法：血清浓度0~1.5μg/mL。

【临床意义】　CIC 为非特异性诊断指标，阳性可见于：①自身免疫性疾病，如系统性红斑狼疮、类风湿关节炎、部分肾小球肾炎、血管炎等。②急性链球菌感染后肾炎、感染性心内膜炎等。③恶性肿瘤、器官移植及变态反应等。

二、冷球蛋白测定

冷球蛋白（cryoglobulin，CG）是指温度低于 30℃时易自发沉淀，加温后又可溶解的免疫球蛋白（不包括冷纤维蛋白原、C 反应蛋白与清蛋白的复合物、肝素沉淀蛋白等具有类似特征的血清蛋白）。当血中含有冷球蛋白时，称为冷球蛋白血症（cryoglobulinemia）。

【参考值】　阴性或低于 80mg/L。

【临床意义】　冷球蛋白分为三型：I 型为单克隆型，多见于多发性骨髓瘤、淋巴瘤、原发性巨球蛋白血症、慢性淋巴细胞性白血病，实际上是一种特殊类型的 M 蛋白。II 型为混合单克隆型，多见于类风湿关节炎、干燥综合征、淋巴增殖性疾病、血管炎、特发性冷球蛋白血症。III 型为多克隆型，多见于类风湿关节炎、传染性单核细胞增多症、干燥综合征、巨细胞病毒感染、慢性中重度肝炎、急性病毒性肝炎、链球菌感染后肾炎、原发性胆汁性肝硬化、感染性心内膜炎等。

三、C 反应蛋白（CRP）测定

C 反应蛋白（C-reactive protein，CRP）是一种能与肺炎链球菌胞壁上的 C 多糖体起沉淀反应的急性时相蛋白质。CRP 由肝脏产生，能激活补体，促进吞噬，并具有免疫调节作用。

【参考值】　定性试验：阴性。免疫扩散法：正常人血清中 <10mg/L。

【临床意义】　CRP 是急性时相反应极灵敏的指标。其增高见于：①各种急性化脓性感染、组织坏死（如心肌梗死、严重创伤、烧伤、大手术等）、恶性肿瘤、结缔组织疾病、器官移植急性排斥等。②鉴别细菌感染与病毒感染：细菌感染时 CRP 升高，病毒感染时 CRP 正常。③风湿热活动期和稳定期的鉴别：风湿热急性期或有活动性时，CRP 含量可高达 200mg/L，经治疗好转至无活动性时，CRP 含量逐渐降到正常。④鉴别功能性疾患与器质性疾患：功能性疾患血清 CRP 含量正常，器质性疾患则有不同程度的 CRP 升高。

CRP 与血沉均属非特异性指标，但 CRP 更敏感，更有利于早期诊断和动态观察，且不受贫血、妊娠、高球蛋白血症等的干扰，也不受放疗、化疗、糖皮质激素治疗的影响。

第二十一章　临床常见病原体检查

第一节　概　　述

临床上进行病原体检查的目的是查明感染的发生与性质，以早期明确诊断，指导治疗与控制。

病原体不同，实验诊断方法各异，但其检查遵循共同的检查原则：①正确、规范采集和运送标本。②通过正确的方法找到病原体感染的证据：通过显微镜检查直接发现病原体；对病原体进行分离培养与鉴定；利用分子生物学的方法检测病原体的核酸；采用免疫学方法检出病原体的抗原或抗体。③结合流行病学资料、临床资料及其他资料做出诊断。④积极参与临床抗病原体药物的选择，指导和监控针对病原体的治疗方案，防治耐药株的产生与传播。

一、正确的标本采集和运送

标本采集、运送、处理和储存直接影响到检验结果，任何环节处置不当，都可能使结果出现误差或错误，甚至导致临床诊断错误，延误治疗。所有的病原体检查标本都应该在无菌操作、防止污染的原则下认真进行采集和运送。应选择正确的部位、恰当的时间，按技术规程进行标本采集。标本采集后应尽快送实验室分析。若已采集的标本不能及时送检或需转运送检，应使用符合要求的防漏、密闭的容器采取适宜的方式储存或运送。用后的标本应按要求做消毒、毁形或焚烧等处置。

1. 血液　怀疑为菌血症、败血症或脓毒血症患者，一般在发热初期和高峰期使用抗菌药物前采集，已用过抗菌药物治疗者，则在下次用药前采集。以无菌法由肘正中静脉穿刺采样，成人每次 10~20mL，婴儿及儿童 1~5mL。必要时 24 小时内在不同的时间、不同的部位采集血标本 3 次，可提高血培养的阳性率。采集完标本最好在床边接种，否则应置盛有抗凝剂的无菌瓶中送检。血标本均应同时做需氧菌及厌氧菌培养。

2. 血清　常用于检测患者血液中特异性抗原或抗体效价以辅助诊断感染性疾病。采集血液置无菌试管中自然凝固，血块收缩（或离心）后吸取血清，加热至 56℃持续 30 分钟以灭活补体成分。灭活血清可于 –20℃冰箱保存。

3. 尿液　下尿道有正常菌群寄居，采集尿液标本时应注意无菌操作，采取清洁中段尿 10~20mL 培养。排尿困难者可导尿留取标本培养。需要进行厌氧菌培养者，可采用膀胱穿刺法收集，无菌厌氧小瓶运送。

4. 粪便　尽可能取含脓血或黏液的粪便置于清洁容器中送检，不可混有尿液、消毒液或其他物质。排便困难者或婴儿可用直肠拭子采集，标本拭子应置于有保存液的试管内送检。根据要检测细菌的不同选用合适的运送培养液以提高阳性检出率，如霍乱弧菌、副溶血弧菌引起腹泻的粪便标本应置于碱性蛋白胨水或卡 – 布（Cary-Blair）运送培养液中。对于传染性腹泻患者常需采集 3 次不同时间的粪便送检进行细菌培养。

5. 呼吸道标本 鼻咽拭子、痰及通过气管支气管收集的标本（如支气管肺泡灌洗液、支气管冲洗液等）均可作为呼吸道标本。鼻咽拭子和鼻咽灌洗液可供鼻病毒、呼吸道合胞病毒、肺炎衣原体、支原体、溶血性链球菌等多种呼吸道常见病原体检测。痰标本应嘱患者漱口清洗口咽，咳出深部痰液置于无菌容器中送检，常规培养应于 2 小时内送实验室及时接种。上呼吸道标本中常存在正常菌群，干扰结果，一般采集下呼吸道标本会更准确。

6. 脑脊液及其他无菌体液 引起脑膜炎的病原体如脑膜炎球菌、肺炎球菌、流感嗜血杆菌等对外环境抵抗力弱，不耐冷，极易死亡，故采集的脑脊液标本应床边接种，或立即保温送实验室。胸水、腹水和心包穿刺液等含菌量常较少，标本采集量宜大，标本接种于血培养瓶，也可经抗凝、离心处理或过滤浓缩后再接种培养。感染患者腹膜透析液标本含菌量非常低，至少需采集 50mL 送检。

7. 泌尿生殖道标本 根据不同疾病及检验目的采集标本，如性病常取尿道口分泌物、外阴糜烂面病灶边缘分泌物、阴道宫颈口分泌物或前列腺液等；对生殖道疱疹可穿刺抽取疱疹液；盆腔脓肿患者则于直肠子宫陷凹处穿刺取脓。除淋病奈瑟菌需保温送检外，其他标本收集后于 4℃保存送培养，如存储超过 24 小时，标本应 –70℃存放。

8. 眼、耳部标本 眼部标本用拭子采集，亦可于局部麻醉后取角膜刮屑。外耳道疖和中耳道炎患者用拭子采样，新生儿和老年人亦可用鼓膜穿刺采样。

9. 创伤组织和脓肿标本 采集部位应先清除污物并消毒皮肤。损伤面积较大的创伤，应从不同部位采集多份标本。如果标本较少应加无菌等渗盐水防止干燥。对开放性脓肿宜用无菌棉拭子采取脓液及病灶深部分泌物；封闭性脓肿，则以无菌干燥注射器穿刺取样，疑为厌氧菌感染者，为避免标本接触空气，取样后立即排净注射器内空气，针头刺入无菌橡皮塞后送检。

二、标本的实验室质量评估标准

标本送至病原微生物实验室后，工作人员应根据标本信息、采集方式、采集时间、采集部位、运送方式等各方面对标本进行质量评估，判定标本是否合格，以决定是否接收标本进行检验，或建议重新采集标本。如果标本质量不合格，会影响检验结果的准确性，因此，实验室必须遵循一套严格的标本接收和拒收准则：

（1）标本须注明姓名、性别、年龄、采集日期（或时间）、临床诊断、标本名称、检验项目等基本信息，并应有病情及治疗说明。无标签的标本，不接收。

（2）应仔细核对标本采集日期（或时间）和送检日期（或时间）。用于细菌学检验的标本存放不应超过 24 小时，而病毒学检测的标本可于 4℃存放 2~3 天。延误的标本，一般情况下不接收。

（3）检查送检容器是否完好，有无破损或渗漏等情况，如有则不予接收。

（4）标本储存、运送方式不当，不予接收。尤其应注意厌氧培养标本及某些对环境温度敏感的病原体标本的送检方式。

（5）被污染的标本不予接收。

（6）标本量明显不足的标本，不予接收。如标本量少且不易取得，要在采集后的 15~30 分钟内送检。

（7）对于烈性传染病标本的采集和运送应严格按相关规定执行，应有完善的防护措施，附有详细的采样及送检记录，由专人护送。

对于质量不符合要求的标本，应联系临床对于非侵害性方式采集的标本（如尿液、痰液、咽拭子等）重新采集送检，对于侵害性操作采集的标本（如穿刺液、体液或组织）需与标本采集者沟通后接收检验，将其记录存档并在检验报告上注明情况。如遇取材特别困难、储存运送条件简陋等情况，即使标本质量不符合要求也可进行检验。

三、检查方法

病原体检验方法主要有以下几类：

1. 直接显微镜检查　病原体的直接显微镜检测是病原体检验中的基本方法之一，包括不染色标本检查法和染色标本检查法。

（1）涂片不染色标本检查法：主要用于检查活体细菌的动力及运动状态。在不染色状态下借助暗视野显微镜或相差显微镜观察病原体的生长、形态和运动方式等。

（2）涂片染色标本检查法：将标本直接涂片、干燥、固定后染色，或经离心浓缩集菌涂片染色，置于光学显微镜下观察病原体的形态、染色性，或观察宿主细胞内包涵体的特征。

（3）荧光显微镜检查和免疫电镜检查：有些病原微生物的标本经荧光染色后可直接检出，如结核分枝杆菌、麻风分枝杆菌和白喉棒状杆菌等，如结合标记免疫技术（荧光抗体），用形态学和免疫学相结合的方法可特异性地检测出某些病原微生物的存在。电镜检查临床上一般不常规应用，但其对某些病毒感染却有确诊的价值，如婴幼儿急性胃肠炎腹泻粪便电镜下查见车轮状的双层衣壳病毒颗粒可诊断为轮状病毒感染引起的胃肠炎。

2. 病原体特异性抗原检查　借助免疫荧光技术、酶联免疫技术、化学发光技术、胶乳凝集试验、对流免疫电泳等技术，用已知抗体检测患者血清及其他体液标本中是否含有相应的病原体抗原，简便快速，敏感性较高，可用于多种感染性疾病的早期快速诊断。其诊断价值由于标本的不同而各异。有些标本中常存在多种正常寄居微生物，可因交叉抗原的存在出现假阳性而影响诊断。使用特异性强、效价高的单克隆抗体可检测在活细胞内增殖的病原体，如病毒、立克次体、衣原体及某些细菌等，阳性结果常可作为确诊的依据。检测细菌抗原的不同，还可分析出细菌如沙门菌属、志贺菌属和霍乱弧菌等的菌群和血清型。

近年来开展的蛋白质芯片（protein chips）分析方法是随着蛋白质组学的发展而出现的蛋白质及多肽分析的新技术，可以同时对多种病原体特异性抗原进行检测。

3. 病原体相关抗体检测　用已知病原体的抗原检测患者血清中是否含有相应的抗体以诊断感染性疾病，又称为血清学检测。人体感染病原体经过一定时间后可产生特异性抗体。这种抗体在体内可维持数月或更长时间，因此检测抗体可用于现症感染的诊断，也可对感染性疾病进行追溯性调查或人群免疫力水平的调查。血清学检测对于某些病原体不能培养或难以培养的感染性疾病，可以提供诊断依据。许多感染性疾病早期产生的是 IgM 抗体，随后才出现 IgG 抗体，因此，在发病早期检测 IgM 抗体有助于早期诊断。检测 IgG 抗体对疾病的早期诊断意义不大，取病程早期和恢复期血清标本 2~3 份检测，如抗体效价在病程中呈 4 倍及以上增长者才有现症感染诊断价值。

检测方法不同，灵敏度、特异性、准确性、可重复性等并不完全相同，临床常用的血清学检测方法有凝集试验、补体结合试验、沉淀试验、间接免疫荧光技术、放射免疫测定（RIA）、酶联免疫吸附试验（ELISA/EIA）等。

一般在病程的潜伏期或发病的早期抗原检测即可阳性，而抗体检测则要晚一些，但不同的病程阶段可检测到不同的抗体并可据此判断病程进展。由标本中检测到病原体抗原较检测出相应抗体更能说明为该病原体现症感染，更有诊断价值。

4. 病原体核酸检测　目前临床常用的核酸检测技术主要有聚合酶链反应（polymerase chain reaction，PCR）和核酸探针杂交技术。PCR 是一种体外基因扩增技术，可在短时间内将标本中微生物的相应基因扩增至几百万倍，可检出极其微量的微生物核酸，具有很高的敏感性和特异性，目前已经应用于临床多种病原体的快速检测。核酸杂交技术可检测临床标本中的许多细菌和病毒，但其敏感性尚不理想。如将 PCR 技术与核酸探针杂交技术结合起来，可使检测的敏感性大为提高，特异性亦可大大增强。

近年来开展的恒温扩增技术（isothermal amplification technology）具有检测速度快、恒温、高效、特异、不需要特殊仪器设备的特点，克服了 PCR 扩增技术的不足，逐渐被应用于细菌、病毒、支原体等病原微生物的检测。

基因芯片技术（gene chips 或 DNA microarray）是近年来发展快速的前沿技术，其原理是采用光导原位合成或显微印刷等方法将大量特定序列的探针分子密集、有序地固定于经过相应处理的硅片、玻片、硝酸纤维素膜等载体上，然后加入标记的待测样品，进行多元杂交，通过检测杂交信号的强弱及分布，分析样品中靶分子的有无、数量及序列，从而获得受检样品的遗传信息。该技术具有高通量、自动化程度高、快速、样品用量少、灵敏度高、特异性强、污染少等特点。在疾病易感基因的发现、疾病分子水平的诊断、基因功能的确认、多靶位同步超高通量药物的筛选以及病原体检测等医学与生物学领域得到广泛应用。在临床上可对多样本多病原微生物进行同时检测。

病原体核酸检测不仅可用于目前尚不能分离培养或很难分离培养的病原微生物的检测，而且还可用于检测核酸变异的病原微生物，尤其在病毒感染性疾病的诊断与研究方面得到了广泛应用。

5. 病原体的分离培养和鉴定

（1）细菌感染性疾病病原体的分离培养：分离培养是感染性疾病微生物学诊断的重要方法。根据临床症状、体征和镜下检查特征做出病原学初步诊断后，选用合适的培养方法、适当的培养基，经接种前标本的处理和孵育条件的确定进行分离培养。根据菌落性状和细菌的形态、染色性，经检测细菌生化反应、血清学实验、动物接种实验等，对分离菌做出鉴定，也可借助于微量鉴定系统快速简便鉴定分离菌。在鉴定细菌的同时，还需做抗菌药物敏感试验。

（2）不能人工培养的感染性疾病病原体：可将标本接种易感动物、鸡胚或细胞培养。接种动物后，根据动物感染范围、动物发病情况及潜伏期，初步推测为某种病原体。接种于鸡胚的病毒，根据不同接种途径所形成的特殊病灶及敏感性进行病原体初步鉴定。细胞培养的病毒，可依据细胞病变的特点或红细胞吸附、干扰现象、血凝性质等缩小鉴定病毒的范围，最终用血清学方法鉴定。

6. 细菌毒素检测

（1）内毒素检测：鲎试验是目前检测内毒素最灵敏的方法，可于 2 小时内出结果，临床广

NOTE

泛应用于革兰阴性菌感染的快速诊断。

（2）外毒素检测：常用的检测方法有生物学、免疫血清学、PCR、自动化仪器检测等方法。近年来开展的生物传感器可检测出 fg（femtogram）水平的霍乱肠毒素、肉毒毒素、葡萄球菌肠毒素等。

第二节　常见感染性疾病病原体检查

感染性疾病指各种病原体侵入机体引起的疾病，包括传染性疾病和非传染性感染。对人类致病的病原体有 500 种以上，包括细菌、病毒、支原体、衣原体、立克次体、螺旋体、真菌和寄生虫等。目前感染性疾病的流行特点如下：①新发传染病不断被发现，如获得性免疫缺陷综合征（acquired immunodeficiency syndrome，AIDS）、肠出血性大肠杆菌腹泻、疯牛病、埃博拉出血热、严重急性呼吸综合征（severe acute respiratory syndromes，SARS）、人禽流感、中东呼吸综合征等，经典传染病的死灰复燃，如梅毒、结核病、霍乱等。②多重耐药细菌的出现，导致抗感染的治疗困难。③侵入性检查与治疗手段的广泛应用，增加了病原体入侵的机会；器官移植、肿瘤的放化疗，减弱了机体的免疫功能，这都导致了条件致病菌感染及医院感染的增加。④人口老龄化，老年患者、慢性病患者增加，以及抗生素的滥用等因素，导致病原体耐药变异增多及真菌感染增加。

病原体的检测对感染性疾病的诊断、指导合理使用抗病原体药物以及感染性疾病的控制均有重要意义。

一、细菌感染

细菌感染性疾病一般均需进行细菌学诊断方可明确病因。细菌感染性疾病病原体检测主要从下面几方面着手：①检测细菌或其抗原，包括对标本直接涂片镜检、培养、抗原检测与分析。②抗体检测。③细菌核酸检测，如 PCR 及基因探针技术。④细菌毒素检测。其中细菌培养是最重要的确诊方法。此外，新近开展的一些微量鉴定系统及自动化细菌培养与鉴定系统因其快速、简便、准确，已在临床上被广泛应用。

二、病毒感染

病毒是在活细胞内增殖的非细胞型微生物，在体外只能进行细胞培养。病毒感染的检测项目包括：①病毒分离鉴定。②病毒核酸与抗原检测。③抗体检测。④显微镜检查等。临床医生根据患者的流行病学资料及临床表现等综合判断可能的病毒感染，据此留取适当的标本送检。病毒分离鉴定是诊断病毒感染公认的"金标准"，也是唯一能发现新毒株的手段，要采集足够量的标本，接种至鸡胚、敏感动物或细胞培养，使病毒增殖后进行鉴定。

病毒分离及抗体检测需时较长，核酸检测及抗原检测可早期做出诊断，常用的技术有PCR、核酸杂交技术、免疫荧光标记技术、化学发光技术等。显微镜检查尤其是电子显微镜检查可用于早期诊断，由于设备及操作复杂，一般临床很少开展。

流行性感冒病毒检测：流行性感冒病毒（influenza virus）系流行性感冒（流感）的病

原体，为 RNA 病毒。根据病毒核蛋白（NP）和基质蛋白 1（M_1）抗原性的不同，可把流感病毒分为甲（A）、乙（B）、丙（C）三型。甲型流感病毒根据其病毒外膜上的血凝素（hemagglutinin，HA）和神经氨酸酶（neuraminidase，NA）的不同可分为不同的亚型（H_1~H_{16}，N_1~N_9）。由于流感病毒核酸呈节段性，在病毒复制过程中易发生基因重组形成新的毒株。甲型流感病毒可感染人和多种动物，由于 HA 和 NA 极易发生变异而引起甲型流感的流行或大流行。乙型流感病毒变异小，可感染人，引起流感暴发或小流行。丙型流感病毒较稳定，可感染人和猪，常引起散发流感。流感病毒的实验室检测方法主要有：①病毒核酸检测：用反转录 PCR（reverse transcription PCR，RT-PCR）法检测呼吸道分泌物（标本）中的病毒 RNA，该法直接、快速、灵敏，4~6 小时即可得到检测结果，是流感病毒及其亚型的主要确诊检测方法。②病毒分离与鉴定：将急性期患者呼吸道标本（如鼻咽分泌物、口腔含漱液、气管吸出物）或肺标本接种于鸡胚羊膜囊或尿囊液中进行病毒培养分离。③病毒抗原检测：取患者呼吸道标本或肺标本，采用免疫荧光法或胶体金试验等检测甲、乙型流感病毒型特异的 NP 或 M_1 及亚型特异的 HA 蛋白，如用单克隆抗体可以鉴定流感病毒的类型及亚型。④血清学诊断：检测流感病毒特异性抗体 IgM 或 IgG。动态检测 IgG 水平，患者急性期（发病 7 天内）和恢复期（间隔 2~3 周）双份血清，有 4 倍或以上升高有回顾性诊断意义。

三、真菌感染

　　真菌是以腐生或寄生方式摄取养料的真核细胞型微生物。其检测方法主要有形态学检查、培养、免疫学检测和动物实验等。形态学检查是真菌检查的重要方法，可观察到真菌菌落的形态、孢子及菌丝的形态。真菌的抗原检测只适用于检测血清和脑脊液中的隐球菌、念珠菌、荚膜组织胞浆菌感染。抗体检测适用于深部真菌感染。真菌培养是鉴定真菌菌种的重要方法，用时较长，繁殖一代至少需 4 周。培养后可直接观察菌落形态，显微镜下观察菌丝或孢子的形态。

　　新近开展的基因组核酸电泳核型分析技术、随机引物扩增 DNA 多态性（RAPD）技术、荧光定量 PCR、rDNA 序列测序、核酸杂交技术等可快速诊断真菌感染，但易出现假阳性和假阴性，也不能区别阳性结果是感染还是定植。

四、寄生虫病

　　寄生虫是单细胞体或多细胞体，其侵入宿主后可在宿主体内寄生、发育而致感染。寄生虫对人体均有害，其引起的感染性疾病又称为寄生虫病。寄生虫的实验室诊断是寄生虫病确诊的主要依据。其诊断方法主要有病原学诊断、免疫学诊断及其他实验室常规检查。

　　每种寄生虫都在某个特定生活阶段通过一定生活方式排离宿主，据此从感染者血液、组织液、排泄物、分泌物或活组织涂片中可检查出不同生活阶段的寄生虫，此为诊断寄生虫病最可靠的方法。对于组织中或器官内寄生的寄生虫，不易取得标本，可采用免疫学方法诊断。免疫学方法有经典的凝集试验、沉淀试验、补体结合试验等，以及近年来开展的敏感性和特异性均较高的 ELISA、免疫印迹试验、免疫荧光试验等。DNA 探针技术、PCR 等为寄生虫病的诊断及分类提供了高敏感性的检测方法。

NOTE

五、其他病原体感染

1. 支原体检测　支原体在生物学上的位置介于细菌与病毒之间，胞体较小，缺乏细胞壁，呈高度多形性，革兰染色不易着色，直接显微镜检查无意义。分离培养是确诊支原体感染的重要依据。不同种支原体在培养基中生长速度不一，解脲支原体和人型支原体生长速度较快，培养后观察典型菌落形态可做出初步鉴定，如用特异性抗血清做生长抑制试验（GIT）或代谢抑制试验（MIT）可进一步确诊。肺炎支原体和生殖道支原体初次分离缓慢，一般需10天左右才长出"荷包蛋"状菌落，不适合于临床快速诊断。DNA探针技术、荧光PCR等快速检测技术已用于临床对支原体感染的诊断。

2. 螺旋体检测　螺旋体是细长、柔软、弯曲呈螺旋状的运动活泼的原核单细胞生物，具有细菌细胞的所有内部结构，在生物学上的位置介于细菌与原虫之间。在暗视野显微镜下观察，见到运动活泼的螺旋形体是诊断的主要依据。除钩端螺旋体外，其他螺旋体如梅毒螺旋体等尚不能人工培养，因而目前临床上广泛应用的为血清学诊断方法。显微镜凝集试验、间接凝集试验、ELISA检测患者血清的特异性抗体是常用的血清学诊断方法。世界卫生组织（WHO）推荐梅毒螺旋体检测使用的简易玻片沉淀试验（venereal disease research laboratory test，VDRL）或快速血浆反应素环状卡片试验（rapid plasma regain circle card test，RPR）对梅毒患者血清进行初筛试验，如阳性再用荧光密螺旋体抗体吸附试验（fluorescent treponemal antibody-absorption test，FTA-ABS）或抗梅毒螺旋体微量血凝试验（microhemagglutination-treponema pallidum，MHA-TP）做确诊试验。PCR可快速检出螺旋体特异基因片段，现已成为临床常用的检测方法。

3. 立克次体检测　立克次体是一类严格宿主细胞内寄生的，介于细菌与病毒之间更接近于细菌的一类原核细胞型微生物（除罗沙利马体外）。检查方法主要有血清学试验、分离培养及鉴定等。PCR、核酸杂交技术等通过检测立克次体特异性核酸可进行早期诊断；分离培养法常将标本接种于鸡胚、豚鼠、小鼠、大鼠等，观察发病情况，取病变组织涂片染色检查；非特异性血清学诊断试验——外斐反应可用于斑疹伤寒、斑点热和恙虫病的确诊；特异性的血清学试验有免疫荧光试验、ELISA、补体结合试验、微量凝集试验和乳胶乳凝集试验等。

4. 衣原体检测　衣原体是一群在光镜下可以观察到的不活动的专性细胞内寄生物，有细胞壁，有核糖体。仅部分引起人类感染发病，感染后可出现胞内包涵体。直接显微镜检查发现细胞质内典型包涵体，对衣原体感染诊断有参考价值。衣原体的分离培养与病毒培养一样，可采用鸡胚接种、动物接种和细胞培养等方法。用荧光标记衣原体单克隆抗体的直接荧光抗体法可快速确定感染衣原体的血清型。DNA探针技术、荧光定量PCR等可用于衣原体感染的诊断和流行病学调查。

第三节　性传播疾病病原体检查

性传播疾病（sexually transmitted disease，STD）简称性病，是指可通过性接触传播的一组传染病。引起性病的病原体种类繁多，包括细菌、病毒、支原体、螺旋体、衣原体、真菌和原虫等。性传播疾病的病原体检测对性传播疾病的诊断与治疗、监测与控制等有着重要意义，对于优生优育也意义重大。

STD 的诊断应根据流行病学、临床表现及实验室检查三方面资料综合分析，其中病原学检查是确诊的主要依据。

一、获得性免疫缺陷综合征病原体检测

获得性免疫缺陷综合征（acquired immunodeficiency syndrome，AIDS）是由人类免疫缺陷病毒（human immunodeficiency virus，HIV）侵入细胞膜上具有 CD_4 辨识蛋白的细胞引起以细胞免疫缺陷为特征的一种传染病。

1. 抗 –HIV–1 和抗 –HIV–2 检测

（1）颗粒凝集试验：操作简单，结果出现快，不需任何仪器设备，适用于大批量初检，但敏感性和特异性较酶联免疫法差。

（2）酶联免疫法：敏感性高，为 HIV 感染检测的初筛试验，阳性结果需进一步做蛋白印迹法检测确认。

（3）蛋白印迹法：常作为检测抗 –HIV–1 和抗 –HIV–2 的确诊实验，其敏感性和特异性均较高。

2. 病毒分离培养 是检测 HIV 感染最准确的方法，一般采取培养外周血单个核细胞（PBMC）的方法进行 HIV 感染的诊断。该方法检测 HIV 特异性强，无假阳性，对于判定抗原或抗体检测为阴性的 HIV 感染者和 HIV 感染者（母亲）所生新生儿是否感染 HIV 有着重要的意义。但其敏感性差，操作时间长，操作复杂，必须在特定的生物安全防护三级实验室（P3 实验室）中进行，且费用较高，不适合临床推广应用。

3. p24 抗原检测 在病毒开始复制后即可检测出血液中的可溶性 p24 抗原，但易出现假阳性，阳性结果经中和试验确认后可作为 HIV 感染的诊断依据。HIV–1 p24 抗原检测阴性，只表示在本试验中无反应，不能排除 HIV 感染。近年来发展的 p24 抗原测定法免疫复合物解离（immune–complex disassociate，ICD）可使 p24 抗原的最小检出值由原来的 10pg/mL 降低到 0.5pg/mL，在 HIV–1 抗体阳性母亲所生婴儿 HIV 感染的早期诊断中与 RNA 检测的意义相当，具有重要的实用价值。

4. HIV 核酸检测 检测 HIV RNA 可用于 HIV 感染的早期诊断，其水平可反映病毒载量，直接反映病情进展，可用于病程监控、指导治疗、疗效判定及预后判断等。常用的检测方法有 RT–PCR、核酸序列扩增试验（NASBA）、分支 DNA 杂交试验（bDNA）等。高灵敏性的实时荧光 PCR 能够在 HIV 感染后两周内检测到 HIV RNA。

5. 其他实验室检查 ① CD_4 细胞计数。②机会性感染病原体如肺孢子菌、隐球菌、其他真菌、弓形虫、肝炎病毒、巨细胞病毒、EB 病毒、细菌等的检测。③卡波西肉瘤（Kaposi's sarcoma）、淋巴瘤等恶性肿瘤的检查。

二、梅毒病原体检测

梅毒（syphilis）是由苍白（梅毒）螺旋体引起的慢性系统性性传播疾病。临床上可表现为一期梅毒、二期梅毒、三期梅毒、潜伏梅毒和先天梅毒（胎传梅毒）等。

1. 暗视野显微镜检查　　是诊断早期梅毒唯一快速、可靠的方法，尤其对已出现硬下疳而梅毒血清反应呈阴性者意义更大。此外，还有直接荧光素标记抗体检查法及涂片染色检查法。多功能显微诊断仪（multifunctional microscopy diagnostic instrument，MDI）是近年来开发的一种综合相差对比、暗视野及偏振光的可变投影显微镜，可对"活的"真实的样品进行直接观察，具有直接、方便、快速的优点，但设备昂贵，难以普及。

2. 梅毒血清学试验　　为临床诊断梅毒常用的检查方法，对潜伏期梅毒血清学诊断尤为重要。人体感染梅毒螺旋体后，可产生抗梅毒螺旋体抗体 IgM 及 IgG，也可产生反应素，用不同的抗原来检测体内是否存在相应抗体或反应素以诊断梅毒。

（1）非梅毒螺旋体抗原试验：目前常用性病研究实验室试验（VDRL）、快速血浆反应素环状卡片试验（RPR）及甲苯胺红不加热血清反应素试验（syphilis toluidine red untreated serum test，TRUST）。

（2）梅毒螺旋体抗原试验　　用梅毒螺旋体做抗原，检测血清中梅毒螺旋体抗体，其敏感性和特异性均较高，常用荧光螺旋体抗体吸收试验（FTA-ABS）及梅毒螺旋体血细胞凝集试验（treponema pallidum hemagglutination assay，TPHA）等。

3. 脑脊液检查　　主要用于神经梅毒的诊断，对神经梅毒的治疗及预后也有意义。脑脊液淋巴细胞 $\geq 10 \times 10^6$/L、蛋白量 ≥ 50mg/dL、VDRL 试验阳性等有诊断价值。PCR 检测脑脊液梅毒螺旋体 DNA，可以快速准确诊断神经梅毒。

4. 基因诊断技术检测梅毒螺旋体三引物 PCR（three primer PCR，TP-PCR）　　TP-PCR 检测梅毒螺旋体 DNA，特异性很强，敏感性高，是较为先进的诊断方法。PCR 检测梅毒螺旋体的 DNA，敏感性及特异性均优于血清学方法。

三、淋病病原体检测

淋病（gonorrhea）是由淋病奈瑟菌（neisseria gonorrhoeae）引起的泌尿生殖系统的急慢性化脓性感染，是发病率最高的性传播疾病。

1. 涂片检查　　男性急性淋病直接涂片检查见多形核白细胞内革兰阴性双球菌即可确诊，其阳性率可达 95%。女性阴道宫颈处杂菌较多，因此女性患者及症状轻或无症状的男性患者，均以淋球菌培养为准。

2. 培养　　培养法为诊断淋病的"金标准"。

3. PCR　　怀疑为淋球菌感染但淋球菌培养阴性者，可用 PCR 检测淋球菌 DNA 以协助诊断，因易出现假阳性，临床上不用作常规检查。

四、非淋菌尿道炎病原体检测

非淋菌尿道炎（non-gonococcal urethritis，NGU）是由淋病奈瑟菌以外的其他病原体，主要是沙眼衣原体、解脲支原体等通过性接触所引起的尿道炎症，在西方国家已成为发病人数最多的性病。

1. 沙眼衣原体临床标本的直接检查　　沙眼衣原体可在敏感细胞中增殖形成包涵体，对临床标本进行姬姆萨（giemsa）染色和碘染色，如发现有一定数量的具特征性的包涵体即可做出诊断。此法操作简便易行，适用于新生儿眼结膜炎刮片的检查，对 NGU 检查不敏感。

2. 沙眼衣原体培养 用感染组织的渗出液或刮取物，接种鸡胚卵黄囊或传代细胞进行分离培养，再用免疫学方法鉴定。

3. 解脲支原体分离培养 根据解脲支原体的生化反应特性和对特定物质的抵抗力进行分离鉴定。

4. 血清学试验 常用补体结合试验，若双份血清抗体效价升高 4 倍或以上者，有辅助诊断价值。也可用 ELISA、凝集试验。检测特异性抗体尚不能达到早期快速诊断的目的，抗原的检测为今后研究的方向。

5. 分子生物学方法 常用 PCR、荧光定量 PCR、DNA 杂交等方法检测病原体的核酸。

五、生殖器疱疹病毒检测

生殖器疱疹（genital herpes）是由单纯疱疹病毒（herpes simplex virus，HSV）引起的一种性传播疾病。病原体主要是 HSV-Ⅱ型，少数为 HSV-Ⅰ型。是常见的性病之一，表现为生殖器部位成群小水疱，破溃形成糜烂、溃疡。生殖器疱疹可反复发作，对病人的健康和心理影响较大。

1. 培养法 从皮损处取标本进行组织培养分离病毒，特异性强，敏感性取决于标本的质量，所需技术条件高，需时 5~10 天，价格昂贵。

2. 直接检测法 皮损处细胞涂片直接检测病毒抗原，4 小时内可出结果，敏感性为培养法的 80%。

3. 改良组织培养法 将细胞培养法与直接检测法结合起来，可于 24 小时后出结果，其敏感性为培养法的 94%~99%。

4. 细胞学检查 以玻片在疱底做印片染色，显微镜下可见到特征性的多核巨细胞或核内病毒包涵体。此法简单、快速、便宜，可广泛应用，但敏感性只有培养法的 40%~50%。

5. PCR 检测皮损内 HSV 核酸，敏感性和特异性均很高。

6. 血清学方法 检测特异性的抗体。IgM 抗体初次发病常为阳性，难以捕捉。IgG 抗体感染后长期存在，常用于血清流行病学调查，一般不用作临床诊断。

六、尖锐湿疣病原体检测

尖锐湿疣（condyloma acuminatum）是由生殖器人乳头瘤病毒（human papilloma virus，HPV）引起的皮肤黏膜良性新生物。尖锐湿疣病原体检测方法有如下几种：

1. 细胞学宫颈涂片检查 常用来检测无症状宫颈 HPV 感染，但敏感性低。

2. 醋酸白试验 在可疑的受损皮肤上用 5% 醋酸涂抹或敷贴，3~5 分钟有尖锐湿疣的皮肤局部发白为阳性。该试验特异性不高，对尖锐湿疣的诊断与指导治疗有一定价值。

3. 免疫组化检查 用带有过氧化物的抗体检查 HPV 抗原。此法可对病原体进行组织定位，但敏感度不高，检出率只有 50% 左右。

4. 病理组织学检查 如在棘层上方及颗粒层出现空泡化细胞，是诊断 HPV 感染的重要证据。

5. 分子生物学方法 方法有 DNA 杂交、DNA 吸引转移技术、PCR、荧光定量 PCR、基因芯片技术等。

七、软下疳病原体检测

软下疳（chancroid）是由杜克雷嗜血杆菌感染引起，主要发生于生殖器部位的多个痛性溃疡，多伴有腹股沟淋巴结化脓性病变的一种性传播疾病。常用的软下疳病原体检测方法有：

1. 直接涂片　从溃疡或横痃处取材涂片，革兰染色，镜下见到革兰阴性短杆菌，呈长链状排列，多条链平行，似"鱼群状"，可考虑为杜克雷嗜血杆菌。此方法敏感性及特异性均较低。

2. 培养　在选择性培养基上接种培养，杜克雷嗜血杆菌阳性可确诊为软下疳。

3. PCR　检测杜克雷嗜血杆菌核酸阳性有助于诊断。

第四节　医院感染常见病原体检查

医院感染（healthcare associated infection，nosocomial infection）泛指任何人员在医院活动期间受到病原体侵袭而引起的感染。感染对象包括一切在医院内活动的人员，如患者（住院、门诊）、医院工作人员、访客、陪客和探视者等。

由于门诊患者、访客、陪客和探视者在医院的时间短暂，获得感染的因素多而复杂，常难以确定感染是否来自医院，故通常所指的医院感染其感染对象主要是指住院患者和医院工作人员。

下列情况属于医院感染：①无明确潜伏期的感染，规定入院48小时后发生的感染为医院感染；有明确潜伏期的感染，自入院时起超过平均潜伏期后发生的感染为医院感染。②本次感染直接与上次住院有关。③在原有感染基础上出现其他部位新的感染（除外脓毒血症迁徙灶），或在原感染已知病原体基础上又分离出新的病原体（排除污染和原来的混合感染）的感染。④新生儿在分娩过程中和产后获得的感染。⑤由于诊疗措施激活的潜在性感染，如疱疹病毒、结核杆菌等的感染。⑥医务人员在医院工作期间获得的感染。

下列情况不属于医院感染：①皮肤黏膜开放性伤口只有细菌定植而无炎症表现。②由于创伤或非生物性因子刺激而产生的炎症表现。③新生儿经胎盘获得（出生后48小时内发病）的感染，如单纯疱疹、弓形体、水痘等。④患者原有的慢性感染在医院内急性发作。

一、医院感染的流行病学

当前由于糖皮质激素及其他免疫抑制剂的大量使用；抗菌药物的滥用，对人体正常菌群的削弱；外科手术对人体免疫功能的削弱（胃大部及脾切除）；侵入性诊断及治疗方法的广泛开展，增加了细菌等病原体的侵入机会；人口平均寿命的增加，高龄者对细菌的易感性增加等诸多原因，致细菌感染性疾病在医院感染中显得尤为重要，其中革兰阴性菌感染更为突出。其他医院感染病原体尚有病毒、真菌、原虫等。

医院感染病原体的来源包括外源性感染和内源性感染。外源性感染指由患者本身以外的病原体引起的感染，其来源常见的有其他患者、医院工作人员、陪护者、探视者及未彻底消毒的医疗器械、血液、血制品等。内源性感染者指由患者本身携带的微生物引起的感染，如患者本身携带有疱疹病毒、肺孢子菌、结核分枝杆菌等。

二、医院感染病原体检查

1. 标本采集　发现医院感染应及时采集微生物标本做病原学检查。严格执行无菌操作采样，建立严格的标本验收制度，拒收污染、保存不当的标本。

2. 感染菌的鉴定　医院感染病原菌必须鉴定至种的水平，这样才能对感染链做出正确判断。

3. 药物敏感试验与耐药表型检测　医院感染多为耐药菌感染，药物敏感试验不仅可指导治疗，还可根据耐药谱进一步确认感染链，同时还应做细菌耐药表型检测。

4. 报告与资料保存　一些重要的致病菌，如抗酸杆菌、沙门菌、志贺菌、耐甲氧西林葡萄球菌及耐糖肽类抗生素的肠球菌等，检出后应立即通知感染控制医生，相关资料应妥善保存。

5. 菌株保存　所有分离自无菌部位的菌株、重要的耐药菌株及在流行病学方面重要的菌株等均应保留 3~5 年。

三、医院环境中细菌污染的监测

污染的环境是引起医院感染的危险因素，必须定期对空气、物体表面、医务人员手部和消毒灭菌效果等进行监测。空气中细菌污染的监测采用空气采样器或沉降法采样，计算 1 立方米空气中的细菌数；物体表面细菌污染可采用棉拭子或压印法采集，计算出单位表面积上的菌落数；医务人员手部细菌可用棉拭子或 Rodac 平皿压印法检查，计算出每平方厘米的细菌数。其卫生标准见表 21-1。

表 21-1　各类环境中空气、物体表面、医务人员细菌总数卫生学标准

环境类别	范围	空气（cfu/m³）	器物表面（cfu/cm²）	医务人员手（cfu/cm²）
I类	①	≤10	≤5	≤5
II类	②	≤200	≤5	≤5
III类	③	≤500	≤10	≤10
IV类	④	—	≤15	≤15

注：①层流洁净手术室、层流洁净病房；②普通手术室、产房、婴儿室、早产儿室、普通保护性隔离室、供应室无菌区、烧伤病房、重症监护病房；③儿科病房、妇产科检查室、注射室、换药室、治疗室、供应室的清洁区、急症抢救室、化验室、各类普通病房；④传染病科及病房。

四、消毒灭菌效果的监测

消毒灭菌的效果监测包括对高压蒸汽灭菌效果、紫外线杀菌效果和化学消毒剂的监测。前两者的灭菌效果常采用生物学指标监测，分别利用嗜热脂肪芽孢杆菌和枯草芽孢杆菌黑色变种作为高压蒸汽灭菌效果和紫外线杀菌效果的监测指标。化学消毒剂的监测包括消毒剂使用过程中污染细菌的监测和消毒剂应用效果的监测，以了解使用过程中消毒剂的细菌污染程度和消毒剂的最小杀菌深度、杀菌率和杀菌指数。

第五节 病原体耐药性检查

耐药性是指细菌对抗菌药物所具有的相对抵抗性。抗菌药物是目前临床使用最为广泛的药物,但由其所造成的"抗生素压力(antibiotic pressure)"使原来占优势的敏感菌株被抑制或杀灭,原来占劣势的固有耐药菌株或诱导出的获得性耐药菌株则繁衍成为抗菌药物主要使用环境(如医院)的优势菌株,给临床感染控制带来了严峻的挑战。了解耐药发生机制,熟悉常见耐药菌株的耐药特点以及对微生物进行耐药性监测,可以指导抗菌药物的合理使用,有效地控制感染。

一、耐药性及其发生机制

1. 耐药病原体 目前临床感染的病原微生物革兰阴性菌约占 60%,主要是铜绿假单胞菌、克雷伯菌和肠杆菌科细菌等。主要耐药类型有 β- 内酰胺酶介导的耐 β- 内酰胺类抗生素的革兰阴性杆菌,质粒介导的产超广谱 β- 内酰胺酶(extended spectrum beta-lactamase,ESBL)的肺炎克雷伯菌、大肠埃希菌等,染色体编码产生 I 类 β- 内酰胺酶的阴沟肠杆菌和产气肠杆菌等,多重耐药的铜绿假单胞菌、嗜麦芽窄食单胞菌和不动杆菌属细菌等,都已成为当前临床上感染性疾病治疗的棘手问题。革兰阳性菌引起的临床感染约占 30%,以金黄色葡萄球菌、血浆凝固酶阴性的葡萄球菌和肠球菌为主,耐药菌株主要有耐甲氧西林葡萄球菌(methicillin resistant staphylococcus,MRS)、耐青霉素肺炎链球菌(penicillin resistant streptococcus pneumonia,PRSP)、耐万古霉素肠球菌(vacomycin resistant enterococcus,VRE)和高耐氨基糖苷类抗生素的肠球菌等。同时病毒也出现了耐药病毒株,如 HBV 发生耐药变异,对核苷类似物抗病毒药物(如拉米夫定、替比夫定和阿德福韦等)产生耐药。

2. 耐药机制 细菌耐药性变异是指细菌对某种抗菌药物由敏感变为耐药的变异。细菌的耐药性变异已成为当今医学的重要问题。细菌耐药性的获得可以通过细菌染色体耐药基因的突变、耐药质粒的转移和转座子的插入等,使细菌产生一些酶类(灭活酶或钝化酶)和多肽类物质,通过以下机制产生细菌耐药:①水平和垂直传播耐药基因的整合子系统;②产生灭活酶;③药物作用靶位改变;④主动外排机制;⑤生物膜的形成。如果细菌同时存在多种耐药机制,则可协同作用导致耐多药菌株出现。

二、项目检查、结果和临床应用

常用的检查细菌是否对药物耐药的方法有定性测定的纸片扩散法、定量测定的稀释法和 E 试验法。对某些特定耐药菌株的检测除药物敏感试验外还要附加特殊的酶检测试验、基因检测等方法。

(一)药物敏感试验

1. K-B 纸片琼脂扩散法(Kirby-Bauer disc agar diffusion method) 世界卫生组织推荐的标准纸片扩散法,是由 Kirby 和 Bauer 建立的。将含有定量抗菌药物的纸片贴在接种有测试菌的 M-H 琼脂平板上置 35℃孵育 16~18 小时。量取纸片周围透明抑菌圈的直径,参照美国临床和实验室标准协会（Clinical and Laboratory Standard Institute，CLSI）标准判读结果，按敏感（susceptible，S）、中度敏感（intermediate，I）、耐药（resistant，R）报告。

2. 稀释法　用于定量测试抗菌药物对某一细菌的体外活性，有肉汤稀释法和琼脂稀释法两类。能抑制待测菌肉眼可见生长的最低药物浓度称为最小抑菌浓度（minimal inhibitory concentration，MIC）。先用水解酪蛋白培养液将抗生素作不同浓度稀释，再种入待检菌，35℃孵育 24 小时，以不出现肉眼可见细菌生长的最低药物浓度为该菌的 MIC，参照 CLSI 标准判读结果并出报告。

3. E 试验　又称为浓度梯度纸条扩散法（gradient diffusion method），是将稀释法和扩散法结合而设计的一种简便、精确测定 MIC 的方法。在涂布有待测试菌的平板上放置内含浓度呈指数梯度分布的抗菌药物塑料测试条，35℃孵育 16~18 小时，抑菌圈和测试条横向相交处的读数刻度即是待测菌的 MIC。

4. 耐药筛选试验　以单一药物、单一浓度测定细菌的耐药性。常用于监测 MRS、耐万古霉素肠球菌及高耐庆大霉素或链霉素的肠球菌。

5. 折点敏感试验　体外试验敏感和耐药的标准是由所谓的折点（breakpoints）来界定的。折点是指具体的 MIC 值，是根据 MIC 的频度、细菌耐药的机制、抗菌药物的药动学和药效学、临床的相关性做出的，CLSI 不断根据临床资料更新折点的界定。折点敏感试验用特定抗生素浓度——折点 MIC 来界定敏感（S）、中度敏感（I）和耐药（R）。敏感表明测试的抗菌药物可以使用，可能达到临床效果；中度敏感表示这个范围的该抗菌药物在常规剂量下疗效不理想，高浓度下可能有效；耐药表示此种情况下该抗菌药物不能用于此菌株的治疗。

（二）耐药菌监测试验

1. 耐甲氧西林葡萄球菌的筛选测定　耐甲氧西林金黄色葡萄球菌（methicillin resistant staphylococcus aureus，MRSA）和耐甲氧西林凝固酶阴性葡萄球菌（methicillin resistant coagulase negative staphylococcus，MRCNS）是目前医院感染的重要病原菌。具有多重耐药性，对全部 β- 内酰胺类抗菌药物，包括青霉素族和头孢菌素族以及临床常用的其他多种抗菌药物耐药。常用纸片琼脂扩散法检测。

2. 氨基糖苷类抗生素高耐药肠球菌的筛选测定　对多种抗菌药物包括氨基糖苷类呈固有耐药是肠球菌的特点，故单用氨基糖苷类治疗肠球菌感染无效。如与一种作用于细胞壁的抗菌药物如青霉素类合用，则可发生协同作用。如果肠球菌对氨基糖苷类产生了高耐药性，则这种联合就会无效。因此，筛选肠球菌中氨基糖苷类高耐药株，有助于临床调整或重新确定治疗方案。其测定可采用纸片扩散法和微量肉汤稀释法。

3. 耐青霉素肺炎链球菌的筛选测定　肺炎链球菌是社区获得性肺炎的主要病原菌，抗菌治疗常首选青霉素。但近年来肺炎链球菌对青霉素的耐药率在逐年上升，且常为多重耐药。可采用纸片筛选法或肉汤稀释测定。

4. β- 内酰胺酶检测　细菌产生的 β- 内酰胺酶能裂解青霉素族和头孢菌素族抗生素的 β- 内酰胺环使其失去抗菌活性。常用的检测方法有产色头孢菌素法和碘 - 淀粉测定法。其阳性提示对青霉素类、头孢菌素类、单内酰环类等 β- 内酰胺类抗生素耐药。

5. 超广谱 β- 内酰胺酶检测　超广谱 β- 内酰胺酶（extended spectrum beta-lactamase，ESBL）的产生是肠杆菌科细菌对 β- 内酰胺类抗菌药物产生耐药的主要机制之一，其预防与治疗已成为临床医生需要面对的重要问题。细菌在持续的各种 β- 内酰胺类抗菌药物的选择压力下，被诱导产生活跃的及不断变异的 β- 内酰胺酶，扩展了其耐受头孢他啶、头孢噻肟、头孢吡肟等第三代及第四代头孢菌素，以及氨曲南等单环 β- 内酰胺类抗菌药物的能力，这些新的 β- 内酰胺酶被称为 ESBL。引起临床感染的产 β- 内酰胺酶细菌依次为肺炎克雷伯菌、铜绿假单胞菌、大肠埃希菌、阴沟肠杆菌等。检测 ESBL 一般先做初筛试验，如初筛试验阳性，再做表型确证试验。对 ESBL 阳性细菌，可以进一步研究分析，做蛋白分析试验和基因诊断，以确定 ESBL 分型，并发现新的 ESBL。

用纸片扩散法或肉汤稀释法测定细菌对头孢泊肟、头孢他啶、氨曲南、头孢噻肟或头孢曲松中至少两种抗菌药物的耐药性，若出现阳性则推测该菌株可能产 ESBL。

（三）病原体耐药基因的测定

细菌耐药基因的检测可早期检测出病原菌的耐药性，对病原菌的耐药性具有确诊意义，比常规方法检测更准确，可作为考核其他耐药性检测方法的"金标准"。检测方法有 PCR、PCR-RFLP 分析、PCR-SSCP 分析、生物芯片技术和自动测序技术等。随着检测方法的不断完善及标准化，病原菌耐药基因的直接检测将成为病原菌耐药性检测的主要方法。

第二十二章　心电图检查

第一节　心电图基本知识

心脏的泵血功能是靠心肌不断地、有序地收缩和舒张来实现的，而心肌细胞的电激动则是心脏机械性收缩的触发因素。在心肌细胞电激动过程中所产生的微弱电流可经人体组织传导到体表。如将两个探查电极放置在体表的一定部位，中间连接一个电流计（即心电图机），就可把每一心动周期的心脏电位变化描记成连续的曲线，即心电图（electrocardiogram，ECG）。心电图反映心肌的电生理特性即自律性、兴奋性和传导性，而不能反映心肌的收缩性。

一、心电图各波段的组成和命名

正常情况下，心电活动始于窦房结，在激动心房的同时沿结间束下传至房室结（激动在此延搁 0.05~0.07 秒），然后继续沿房室束、左右束支、浦肯野纤维顺序传导直至兴奋心室肌。由心房、心室顺序激动产生的一系列电位变化形成了心电图上相应的波和段。一般来说，每个心动周期包括四个波（P 波、QRS 波群、T 波和 U 波）、三个段（PR 段、ST 段和 TP 段）、两个间期（PR 间期和 QT 间期）及一个 J 点（即 QRS 波群终末部与 ST 段起始部的交接点）（图 22-1）。

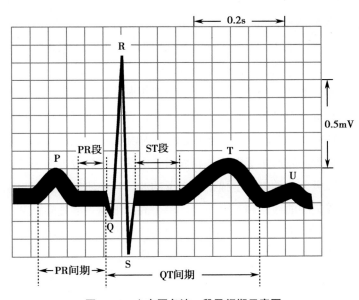

图 22-1　心电图各波、段及间期示意图

P波：为心房除极波，反映左、右心房除极过程中的电位和时间变化。

PR段：从P波终点至QRS波群起点的线段，主要反映房室交界区、希氏束及束支激动时产生的电位变化，一般呈零电位而描记为等电位线，通常以此段为基线水平。

PR间期：从P波起点至QRS波群起点，反映激动从窦房结发出后经心房、房室交界、房室束、束支及浦肯野纤维网传到心室肌所需要的时间。

QRS波群：为左、右心室除极波的总称，反映左、右心室除极过程中的电位和时间变化。

ST段：从QRS波群终点至T波起点的线段，反映心室肌2期缓慢复极的电位和时间变化。

T波：为心室快速复极波，反映心室肌3期快速复极的电位和时间变化。

QT间期：从QRS波群起点至T波终点，反映左、右心室除极与复极全过程的时间。

U波：为T波后的一个小波，产生机制未明。一般认为代表心室肌的后继电位，也有人推测可能与浦肯野纤维网的复极有关。

QRS波群不同形态的命名原则是：第一个正向波称为R波；R波之前的负向波称为Q波；R波之后第一个负向波称为S波；S波之后的正向波称为R'波；R'波后再出现的负向波称为S'波；如果QRS波群只有一个负向波，则称为QS波。各波按振幅大小（通常以0.5mV为准）不同分别用大、小写字母表示（图22-2）。

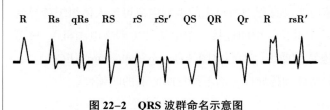

R　Rs　qRs　RS　rS　rSr'　QS　QR　Qr　R　rsR'

图22-2　QRS波群命名示意图

二、心电产生原理

心肌细胞产生的电活动，主要是在心肌细胞的除极与复极过程中，由心肌细胞膜内、外离子活动引起的膜电位变化。心肌细胞内的阳离子主要是K^+，阴离子主要是蛋白质阴离子（A^-）；心肌细胞外的阳离子主要为Na^+、Ca^{2+}，阴离子主要为Cl^-。心室肌细胞处于静息状态时，膜电位呈内负外正状态即极化状态，测膜内电位约为–90mV，即为静息电位（resting potential）水平。当心肌细胞受外来刺激或内在变化而兴奋时，膜内电位迅速上升至+20~+30mV，膜电位转变为内正外负状态，称为除极（depolarization），此即动作电位的0期。除极完毕，膜电位恢复到原来的静息电位，称为复极（repolarization）。

心电图记录的是膜外电位的变化，以单个心室肌细胞为例，心肌细胞在静息状态下，膜外均带正电，无电流，将探查电极置于细胞膜外的一端，仅记录到零电位，描记出等电位线（基线）。心肌细胞开始除极时，已除极的部分膜电位转为内正外负，相邻未除极的部分仍为内负外正，膜外产生了电位差，就产生了电流，在面对正电荷（即除极方向）的探查电极上描记出向上的波，而在背对除极方向的电极上描记出向下的波。当心肌细胞全部除极完毕，膜外均带负电，电位差消失，描记的曲线回到等电位线。单个心肌细胞一般先除极部位先复极。先复极的部分恢复内负外正，未复极的部分内正外负，膜外再次形成电位差，电流方向与除极时相反，因此同一电极上记录到向下的复极波形。复极完毕，心肌细胞膜外电位差消失，描记的曲线再次回到等电位线（图22-3）。

两个距离很近、电量相等、符号相反的电荷组成的总体称为电偶（dipole）。正电荷称为

"电源"，负电荷称为"电穴"。已除极的心肌细胞"内正外负"，邻近未除极的心肌细胞"内负外正"，两者之间产生电位差形成了电偶，从而产生"局部电流"，使未除极的心肌细胞受刺激而除极，如此继续，心电激动就会沿着心肌纤维不断地扩布，就像电偶在移动，总是电源在前，电穴在后（图 22-4）。由于心肌激动的过程中参与的心肌细胞不断变化，电偶产生的电量的强度和方向也在不断变化，这种既有大小又有方向的心电物理量称为心电向量。心电向量由箭矢表示，箭头所指表示方向，箭杆长度表示大小。心电向量的方向由负指向正，与除极方向是相同的，因此在面对心电向量的探查电极上记录到向上的波形，

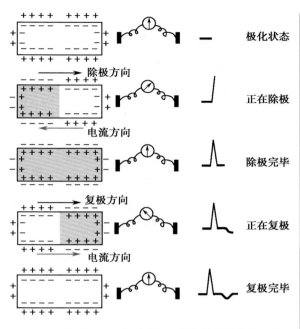

图 22-3　单个心室肌细胞除极与复极的膜外电位变化

而在背对心电向量的探查电极上记录到向下的波形。多个心肌细胞同时除极会产生多个大小、方向不同的心电向量，按照物理学的"合力"原理将它们综合起来，用平行四边形法或头尾相接法求得，称为综合心电向量（图 22-5）。

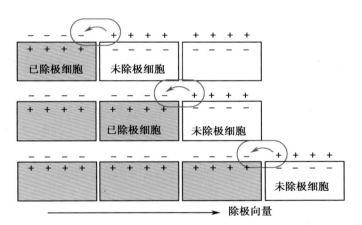

图 22-4　电激动在心肌纤维的扩布

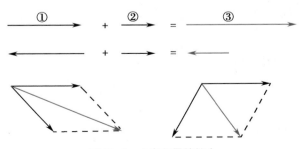

图 22-5　心电向量的综合

对于整个心室肌而言，心内膜先于心外膜面除极，因此除极综合向量是从心内膜指向心外膜。而心室肌复极时，由于心内膜面和心外膜面所承受的压力及温度不同，心外膜复极较心内膜早，复极方向则是由心外膜指向心内膜，先复极的心外膜心肌细胞膜外为正，未复极的心内膜心肌细胞膜外为负，因此，复极向量由心内膜指向心外膜（与复极方向相反）。由于除极向量与复极向量方向相同，在同一探查电极上就记录到方向相同的除极波与复极波，即心电图上 T 波一般与 QRS 主波方向相同（图 22-6）。

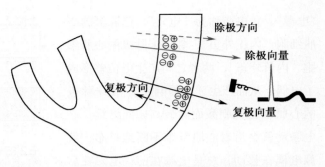

图 22-6　整体心室肌除极、复极的心电向量与心电图的关系

根据容积导电原理，可以把人体看作一个容积导体，心脏相当于人体中的一对电偶，心脏激动产生的电流，通过体液、组织传导，形成一个心电场，在体表不同部位放置探查电极，则探测到不同强度的心电位，所描记出得心电图波形方向及振幅高低均有不同，与下列因素有关：①与心肌细胞的数量（厚度）即电动势成正比。②与探查电极和心肌细胞之间距离的平方成反比。③与探查电极与心电向量所构成的角度 θ 的余弦成正比（图 22-7）。

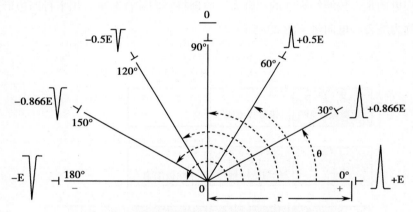

图 22-7　心电位强度与其方位角 θ 的关系示意图

三、心电图导联与导联轴

将两个电极放置在人体表面的任意两点，分别用导线连接在心电图机的正负极，即可记录出心电图形。安放电极的位置及其与心电图机的电路连接方式，称为心电图的导联（lead）。

（一）常规 12 导联体系

目前广泛采用的国际通用导联体系，称为常规 12 导联体系。

1. 标准导联　标准导联（standard leads）是双极肢体导联，反映两个肢体之间的电位差。包括Ⅰ、Ⅱ、Ⅲ导联（图 22-8）。

Ⅰ导联：心电图机正极接左上肢，负极接右上肢。主要反映左室侧壁的电位变化。

Ⅱ导联：心电图机正极接左下肢，负极接右上肢。主要反映左室下壁的电位变化。

Ⅲ导联：心电图机正极接左下肢，负极接左上肢。主要反映左室下壁的电位变化。

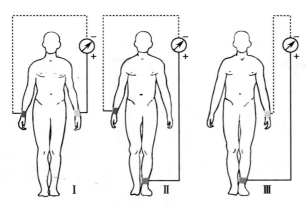

图 22-8　标准导联的连接方式

2. 加压肢体导联　如果把心电图机的负极接在零电位上，探查电极（exploring electrode）接于人体的任何一点，就可测得该点的实际电位，这种连接方式称为单极导联。若把左、右上肢和左下肢的 3 个电极各通过 5000Ω 的高电阻连接到一点，此点的电位接近于零，称为中心电端（central terminal）。把中心电端连接心电图机的负极，构成无关电极，分别接于左、右上肢与左下肢的探查电极连接心电图机的正极，即为单极肢体导联（VR、VL 及 VF）。后经改进，在描记某一单极肢体导联的心电图时，将该肢体与中心电端的连接去除，则可使该导联描记出的心电图波的振幅增大 50%，这种连接方式称为加压肢体导联（augmented limb leads）（图 22-9）。

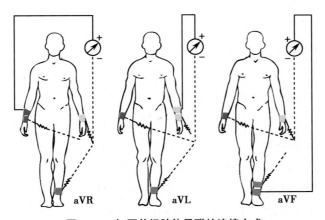

图 22-9　加压单极肢体导联的连接方式

加压右上肢导联（aVR）：探查电极置于右上肢并连接心电图机正极，左上肢与左下肢电极合为无关电极连接心电图机负极。主要反映右心室电位变化。

加压左上肢导联（aVL）：探查电极置于左上肢并连接心电图机正极，右上肢与左下肢电极合为无关电极连接心电图机负极。主要反映左心室侧壁电位变化。

加压左下肢导联（aVF）：探查电极置于左下肢并连接心电图机正极，左、右上肢电极合为无关电极连接心电图机负极。主要反映左室下壁电位变化。

标准导联 I、II、III 和加压单极肢体导联 aVR、aVL、aVF，统称为肢体导联（limb leads）。

3. 胸导联　胸导联（chest leads）也属单极导联，连接方式是将心电图机的负极与中心电端连接，正极与放置在胸壁一定位置的探查电极相连。常用的胸导联探查电极放置的位置（图22-10）为：

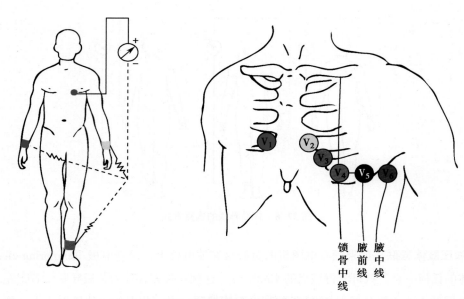

锁骨中线　腋前线　腋中线

图 22-10　胸导联的连接方式及探查电极的位置

V_1 导联：胸骨右缘第 4 肋间。

V_2 导联：胸骨左缘第 4 肋间。

V_3 导联：V_2 与 V_4 连线的中点。

V_4 导联：左锁骨中线与第 5 肋间交界点。

V_5 导联：左腋前线平 V_4 水平处。

V_6 导联：左腋中线平 V_4 水平处。

V_1、V_2 导联反映右心室的电位变化；V_3、V_4 导联反映室间隔及其附近的左、右心室的电位变化；V_5、V_6 导联反映左心室的电位变化。

六个肢体导联加上 V_1~V_6 六个胸导联即为常规心电图 12 导联，一般可满足临床需要。但在某些情况下，还需附加其他胸导联。如：临床诊断右心病变常需加做 V_3R~V_6R 导联，即将探查电极置于右胸部与 V_3~V_6 对称处；诊断后壁心肌梗死，常加做 V_7（左腋后线平 V_4 水平处）、V_8（左肩胛线平 V_4 水平处）和 V_9（左脊旁线平 V_4 水平处）导联。

实际上各导联的电路连接都安装在心电图机内，只要把电极放置在正确位置，可通过按选择键切换导联。目前临床常用六道、十二道自动分析心电图机，可自动选择导联，无须手动切换。心电图机上的电极线一般均以固定颜色表示：肢体导联的红色电极接右上肢，黄色电极接左上肢，绿色电极接左下肢，黑色者接右下肢；胸壁 V_1~V_6 导联电极的颜色分别为红、黄、绿、棕、黑、紫。

（二）导联轴

某一导联正、负电极之间假想的连线，称为该导联的导联轴（lead axis）。导联轴的方向是从该导联的负极指向正极。

1. 肢导联轴　根据 Einthoven 提出的等边三角形学说，连接右上肢、左上肢和左下肢 3 个点刚好构成一个额面上的等边三角形，其三条边就代表 3 个标准导联（Ⅰ、Ⅱ、Ⅲ）的导联轴。再从三角形的中心点 O（相当于心脏电偶中心，即零电位点或中心电端）画三条分别垂直于三条边的直线，则将 3 个导联轴都平分为二：Ⅰ导联轴左侧为正，右侧为负；Ⅱ、Ⅲ导联轴下方为正，上方为负（图 22-11）。经过中心点 O 分别从三个点向三条边做垂线，即为 3 个加压单极肢体导联的导联轴，aVR 导联轴右上方为正，aVL 导联轴左上方为正，aVF 导联轴下方为正（图 22-12）。

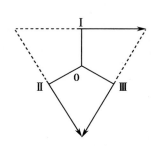

图 22-11 标准导联的导联轴

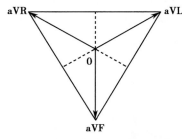

图 22-12 加压单极肢体导联的导联轴

将 3 个标准导联（Ⅰ、Ⅱ、Ⅲ）的导联轴平行移动，使之与 aVR、aVL、aVF 的导联轴一并通过三角形的中心 O 点，因 6 个肢体导联的导联轴均位于人体额面，就构成了额面六轴系统（six axis system of frontal plane），简称六轴系统（hexaxial system）（图 22-13）。坐标采用 ±180° 的角度标志，左侧为 0°，顺钟向为正，逆钟向为负。每一导联轴从中心 O 点处分为正、负两半（正极段以实线表示，负极段以虚线表示）。

2. 胸导联轴 胸导联各探查电极所放位置基本上在心脏的同一水平面（即人体横面）上，按上述方法自中心点 O（心脏电偶中心）分别向胸导联各探查电极连线，也可画出各胸导联的导联轴，即横面六轴系统（six axis system of transverse plane）（图 22-14），近探查电极侧为正，另一侧为负。V_2 与 V_6 之间的夹角为 90°，V_1、V_2、V_4、V_5、V_6 各轴之间的夹角均为 30°，V_3 平分 V_2 与 V_4 的夹角。

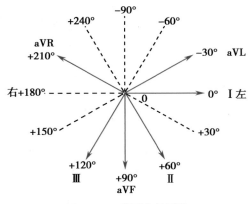

图 22-13 额面六轴系统

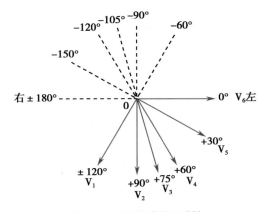

图 22-14 胸导联的导联轴

6 个肢体导联反映心脏在额面（上下、左右方向）的电位变化，而 6 个胸前导联则反映心脏在横面（左右、前后方向）的电位变化。导联轴的用途就在于它可以使我们运用几何学投影的原理来确定心电向量在各导联产生心电图变化的规律。

四、心电向量环与心电图的关系

心脏顺序除极与复极过程中，每一瞬间都可产生许多大小、方向均不相同的心电向量，按上述方法依次反复综合起来的综合心电向量，叫作瞬间综合心电向量。将各个瞬间综合向量的箭尾均放置在中心点 O，自 O 点开始按产生的先后顺序连接各个瞬间综合向量的顶端所构成的环形轨迹，称为心电向量环（vector cardiographic loop）（图 22-15）。心脏是个立体结构，心电向量环也呈立体图形，即为空间向量环。

在每一心动周期中，心房除极、心室除极及心室复极产生的瞬间综合心电向量构成了 3 个空间向量环，即 P 环、QRS 环和 T 环（图 22-16）。下面以 QRS 环形成为例，讲述其与心电图的关系。

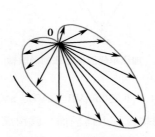

图 22-15　心电向量环的形成

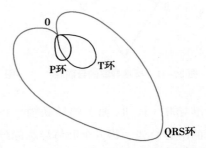

图 22-16　P 环、QRS 环、T 环示意图

心室除极过程中产生的各瞬间综合向量的顶端连接成 QRS 空间心电向量环，4 个主要向量构成 QRS 空间向量环上的几个主要转折点：①心室最早自室间隔左侧向右侧偏上除极，产生的初始向量指向右前上方。②心室除极至 0.02 秒时，左、右室心尖部同时除极，由于左室心尖部较厚，故综合向量指向左前而略向下。③至 0.04 秒时，室间隔及绝大部分右室壁均已除极完毕，激动达右心室后基底部及左心室侧壁。由于左心室侧壁是整个心脏中心肌最厚的部分，故产生一个最大综合向量指向左后下方。④至 0.06 秒时，大部分心室肌除极完毕，仅有左心室后基底部除极，此时产生一个小的终末向量指向左后上方。整个心室除极完毕，历时约0.08 秒。整个心室除极主要向量指向左后下方。

空间心电向量环投影在额面、横面、右侧面这三个平面上，分别产生三个平面向量环，此为心电向量环第一次投影（图 22-17）。额面心电向量环投影在额面各肢体导联轴上，描记出

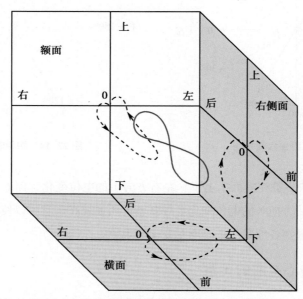

图 22-17　空间向量环在三个平面上的投影

各肢体导联的心电图，横面心电向量环投影在横面各胸导联轴上，描记出各胸导联的心电图，此即心电向量环的二次投影。

QRS空间心电向量环投影在额面上，环体较细长，朝向左下方；投影在横面上，呈椭圆形或近似三角形，朝向左侧稍后方；投影在右侧面上，呈椭圆形或近似三角形，朝向下侧稍后方（图22-18）。再将额面和横面的QRS向量环分别向两个面上的导联轴投影，可描记出各导联的QRS波形（图22-19、图22-20）。

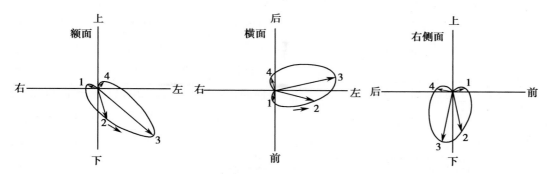

图22-18　额面、横面、右侧面的QRS向量环
1. 室间隔向量；2. 心尖前壁向量；3. 左心室向量；4. 基底部向量

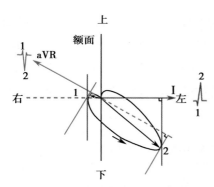

图22-19　额面心电向量环在肢体导联轴上的投影图

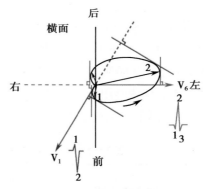

图22-20　横面心电向量环在胸导联轴上的投影图

投影时应注意：①必须按照心电向量环运行的先后顺序依次投影；②由心电向量环的边缘作切线并与相应导联轴垂直；③环体投影在导联轴的正侧得到向上的波，投影在负侧得到向下的波；④波幅高低取决于环体投影量的大小。

按照上述投影原理，如QRS向量环最大向量在各导联轴上投影到正向为主，则QRS主波向上，如投影在导联轴负向上为多，则主波向下，因此在Ⅰ、Ⅱ、aVF、V$_5$、V$_6$导联上一般以R波为主，aVR导联主波一定向下，V$_1$、V$_2$导联一般主波向下，V$_3$、V$_4$导联一般呈RS型，aVL与Ⅲ导联的波形取决于QRS心电轴的方位。

同理，由心房除极产生的P环主要向量指向左下稍偏后，而心室复极产生的T环较P环大，较QRS环小，综合向量指向左前下方，环体方位均与QRS环接近，故在各导联上投影形成的P波与T波方向一般与QRS主波方向相同。

第二节 心电图的测量方法与正常心电图

一、心电图记录纸的组成

心电图记录纸是由纵线和横线交织而成的正方形小格（边长为 1mm）组成（图 22-21）。

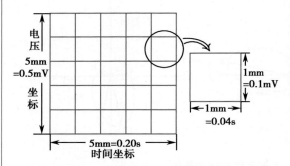

①横向距离：代表时间，用以计算各波和各间期的时间。描记心电图时，如走纸速度为 25mm/s，每一个小格的宽度代表 0.04 秒。②纵向距离：代表电压，用以计算各波振幅的高度或深度。当标准电压为 1mV=10mm 时，每一个小格的高度代表 0.1mV。若改变走纸速度或标准电压，则每一个小格代表的时间或电压值亦改变。

图 22-21 心电图记录纸的组成

二、心率的计算

心律规则时，测量 P-P 或 R-R 间距，以秒为单位，用以除 60 即为心率。心律不规则时，则需连续测量 5~10 个 R-R 或 P-P 间距，取其平均值，再计算出心率，计算公式为：

心率（次/分）= 60/R-R（或 P-P）间距平均值（秒）

也可采用查表法或专用的心率尺直接读出心率数。为快速估算心率，平时可记住 R-R 或 P-P 间距对应不同大格数时的心率（见表 22-1）。

表 22-1 R-R 或 P-P 间距对应不同大格数时的心率

大格数	1	1.5	2	3	4	5	6
心率（次/分）	300	200	150	100	75	60	50

三、心电图各波、段、间期的测量

1. 各波振幅（电压）的测量 P 波振幅测量以 P 波起始前的水平线为参考水平；QRS 波群、J 点、ST 段、T 波和 U 波振幅的测量，统一采用 QRS 起始部水平线作为参考水平。测量正向波应自等电位线的上缘垂直量到波的顶点；测量负向波应自等电位线的下缘垂直量到波的底端。双向 P 波上下振幅的绝对值之和为其电压数值（图 22-22）。

2. 各波段时间的测量 P 波和 QRS 波群时间应选择 12 导联中最宽的进行测量。PR 间期应选择 12 个导联中 P 波宽大且有 Q 波的导联进行测量；QT 间期测量应取 12 个导联中最长的 QT 间期。测量时从波形起始部的内缘量到其终末部的内缘。若为双向 P 波，应测量该波两个方向总的时间。

3. R 峰时间 R 峰时间（R peak time）又称室壁激动时间（ventricular activation time，VAT），是从 QRS 波群的起点量到 R 波顶点与等电位线的垂直线之间的距离，代表心室肌激动

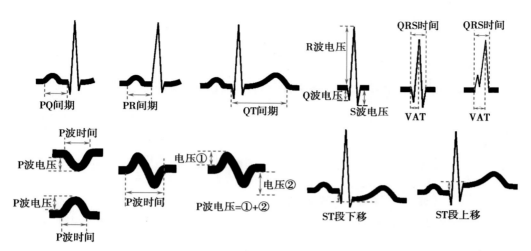

图 22-22　心电图各波段、间期的测量

自电极下心内膜面到达心外膜面所需的时间。如 R 波有切迹或有 R′波，则以最后的 R′波顶点为准。一般只测 V$_1$ 和 V$_5$ 导联。

4. ST 段移位　当 ST 段上移时，应测出 ST 段上缘距参考水平线上缘的垂直距离；当 ST 段下移时，应测量 ST 段下缘距参考水平线下缘的垂直距离。一般以 QRS 起始部作为参考水平线，ST 段斜行向上的以 J 点为测量点，ST 段斜行向下的取 J 点后 60 毫秒或 80 毫秒处为测量点。

5. 12 导联同步心电图仪记录的心电图时间、间期测量　测量 P 波和 QRS 波群时间，应从 12 导联同步心电图中最早导联的 P 波起点测量至最晚导联的 P 波终点，以及从最早导联的 QRS 波群起点测量至最晚导联的 QRS 波群终点。测量 PR 间期，应从 12 导联同步心电图中最早的 P 波起点测量至最早的 QRS 波群起点。测量 QT 间期，应从 12 导联同步心电图中最早的 QRS 波群起点测量至最晚的 T 波终点。

四、心电轴

心室除极过程中，全部瞬间综合向量进一步综合而成的总向量，称为 QRS 平均心电轴，简称心电轴（cardiac electric axis），一般与 QRS 最大向量的方向一致。通常以额面 QRS 平均心电轴与 I 导联轴正侧段的夹角度数来表示。

（一）测定方法

1. 目测法　一般根据 I 导联与 III 导联 QRS 波群的主波方向估测心电轴的大致方向。若 I、III 导联 QRS 主波均向上，心电轴不偏；若 I 导联的主波向上，III 导联的主波向下，则电轴左偏；若 I 导联的主波向下，III 导联的主波向上，则电轴右偏；若 I、III 导联 QRS 主波均向下，则为不确定电轴（图 22-23）。

2. 振幅法　分别测算出 I、III 导联 QRS 波群振幅的代数和（R 波为正，Q 与 S 波为负），然后将其标记于六轴系统中 I、III 导联轴的相应位置，并由此分别作 I、III 导联轴的垂直线，两垂直线相交点与 0 点的连线即为平均心电轴。测出此线与 I 导联轴正侧段的夹角即为心电轴的度数（图 22-24）。

3. 查表法　根据计算出来的 I、III 导联 QRS 振幅的代数和直接查表（附录表 III-1），即可

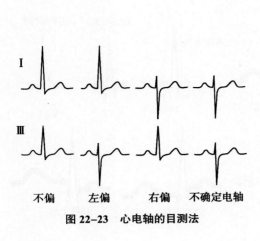

图 22-23　心电轴的目测法

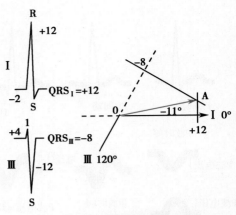

图 22-24　振幅法测定心电轴

得出心电轴的度数。

（二）临床意义

心电轴的偏移，一般与心脏在胸腔内的解剖位置、两侧心室的重量比、激动在心室内的传导状态以及年龄、体型等因素有关。

心电轴 +30° ~+90°为电轴不偏；0° ~+30°为电轴轻度左偏，0° ~-30°为中度左偏，-30° ~-90°为显著左偏；+90° ~+120°为轻度或中度右偏，+120° ~+180°为显著右偏，+180° ~+270°为不确定电轴。正常心电轴一般在 0° ~+90°之间（世界卫生组织规定在 -30° ~+90°之间）。

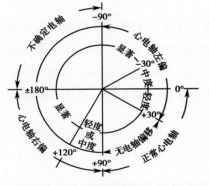

图 22-25　心电轴的正常范围与偏移

心电轴轻度或中度右偏，可见于正常婴幼儿、垂位心，也可见于肺气肿和轻度右心室肥大。心电轴显著右偏，多见于右心室肥大、左后束支阻滞、左室源性的室速及广泛心肌梗死等。

心电轴轻度或中度左偏，可见于妊娠、肥胖、腹水、横位心，也可见于轻度左心室肥大。心电轴显著左偏多见于左心室肥大、左前束支阻滞、右室源性的室速等（图 22-25）。

五、各波段的正常范围及其变化的临床意义

（一）P 波

反映左、右心房除极的时间和电位变化。

1. 形态　正常 P 波在多数导联呈钝圆形，有时可有小切迹，但双峰间距 <0.04 秒（图 22-26）。

2. 方向　窦性 P 波（sinus P wave）在 aVR 导联倒置，在Ⅰ、Ⅱ、aVF 和 V₄~V₆ 导联直立，其余导联可以直立、低平、双向或倒置，而 V₁ 导联 P 波常呈直立或呈正负双向。若 P 波在 aVR 导联直立，Ⅱ、Ⅲ、aVF 导联倒置，称为逆行 P′波（antidromic P wave），表明激动起源于

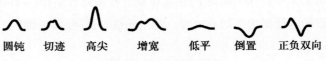

圆钝　　切迹　　高尖　　增宽　　低平　　倒置　　正负双向

图 22-26　P 波的形态

房室交界区或心房下部。

3. 时间　正常 <0.12 秒。P 波时间≥0.12 秒，且切迹双峰间距≥0.04 秒，表示左心房肥大或心房内传导阻滞。

4. 电压　正常肢体导联 P 波电压 <0.25mV，胸导联 <0.2mV。P 波电压在肢导联≥0.25mV，胸导联≥0.2mV，提示右心房肥大。P 波低平一般无病理意义。

（二）Ta 波

Ta 波是心房复极波。正常 Ta 波的电压较 P 波显著为小，方向与 P 波相反。由于电位很低，时间上又与 QRS 波群及 ST 段重叠，故一般不易察觉。

（三）PR 间期

PR 间期又称房室传导时间（atrioventricular conduction time），代表从心房开始激动到心室激动开始的一段时间（又称 PQ 间期）。成人心率在正常范围时，PR 间期为 0.12~0.20 秒。PR 间期随心率及年龄而异，年龄小或心动过速时 PR 间期较短，老年人或心动过缓时较长，但最长不超过 0.22 秒。PR 间期的正常最高值可查表 22-2。

表 22-2　年龄、心率与 PR 间期最高限度表（秒）

心率（次/分）	70 以下	71~90	91~110	111~130	130 以上
成年人	0.2	0.19	0.18	0.17	0.16
14~17 岁	0.19	0.18	0.17	0.16	0.15
7~13 岁	0.18	0.17	0.16	0.15	0.14
1.5~6 岁	0.17	0.165	0.155	0.145	0.135
0~1.5 岁	0.16	0.15	0.145	0.135	0.125

PR 间期超过正常最高值，称为 PR 间期延长，见于一度房室传导阻滞；PR 间期 <0.12 秒，称为 PR 间期缩短，见于预激综合征、房室交界性心律（图 22-27）。

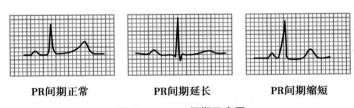

PR间期正常　　　　PR间期延长　　　　PR间期缩短

图 22-27　PR 间期示意图

（四）QRS 波群

反映左、右心室除极的电位和时间变化。

1. 时间　正常成人 QRS 波群时间为 0.06~0.10 秒，R 峰时间在 V_1 导联 <0.035 秒，在 V_5 导联 <0.05 秒。QRS 波群时间与 R 峰时间延长，见于室性心搏、室内传导阻滞、预激综合征及心室肥大。

2. 形态与振幅

（1）胸导联：正常成人横面 QRS 向量环指向左侧稍后，投影在 V_1、V_2 导联轴的负向为主，多呈 rS 型，R/S<1，R_{V_1}<1.0mV；投影在 V_5、V_6 导联轴的正向为主，多以 R 波为主（可呈 qR、Rs、qRs 或 R 型），R/S>1，R_{V_5}<2.5mV；V_3、V_4 导联呈 RS 型，R/S 接近于 1，称为过渡区图形。胸导联自 V_1 至 V_5，R 波逐渐增大，而 S 波逐渐变小（图 22-28），但一般 R_{V_6}>R_{V_5}。

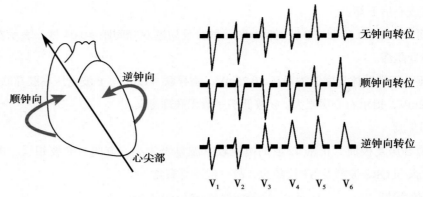

图 22-28　心脏沿长轴转位示意图

如 $R_{V1} \geqslant 1.0\text{mV}$，提示右心室肥大；如 $R_{V5} \geqslant 2.5\text{mV}$，提示左心室肥大。

若 V_3、V_4 导联图形（RS 型）出现于 V_5、V_6 导联，提示心脏沿长轴发生顺钟向转位（从心尖往上看），即右心室向前、向左旋转；若 V_3、V_4 导联图形出现于 V_1、V_2 导联，提示心脏沿长轴发生逆钟向转位，即左心室向前、向右旋转（图 20-28）。顺钟向转位可见于右心室肥大，逆钟向转位可见于左心室肥大，但这种转位图形亦可见于正常人。

（2）肢体导联：正常心电轴 0°~+90°，因此额面 QRS 向量环的大小及方位变动较大，故肢体导联的 QRS 波群形态和振幅有较大变化，但仍有一定规律性。正常额面 QRS 环主要位于左下方，主要投影在 aVR 导联轴的负向及Ⅰ、Ⅱ、aVF 导联轴的正向，因此 aVR 导联可呈 Qr、rS、rSr′或 QS 型，Ⅰ、Ⅱ、aVF 导联多表现为 QRS 波群主波向上。而 aVL 和Ⅲ导联上 QRS 波群则随 QRS 平均心电轴的方位不同而形态多变，可呈 qR、qRs 或 Rs 型，也可呈 rS 型。正常人一般 $R_{aVR} < 0.5\text{mV}$，超过此值常提示右心室肥大；$R_{I} < 1.5\text{mV}$，$R_{aVL} < 1.2\text{mV}$，$R_{aVF} < 2.0\text{mV}$，超过其中一值，常提示左心室肥大。

若 6 个肢体导联中每个 QRS 波群正向波与负向波电压的绝对值之和均小于 0.5mV，或（和）每个胸导联的 QRS 波群电压的绝对值之和均小于 1.0mV，称为低电压（low voltage）。前者又称肢体导联低电压（图 22-29）。常见于肺气肿、心包积液、全身水肿、心肌梗死、心肌炎、心肌病、缩窄性心包炎、胸腔积液、气胸等，也可见于少数正常人。个别导联的 QRS 波群振幅小并无病理意义。

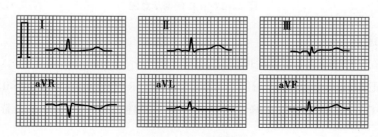

图 22-29　肢导联低电压

3. Q 波　正常人除 aVR 导联可呈 Qr 或 QS 型外，其他导联的 Q 波振幅不超过同导联 R 波的 1/4，时间不超过 0.04s。正常时，V_1、V_2 导联不应有 q 波，但偶可呈 QS 型，V_5、V_6 导联常可见正常范围内的 q 波。加深加宽超过正常范围的 Q 波称为异常 Q 波（abnormal Q wave），常见于心肌梗死。

（五）J 点

QRS 波群终末部与 ST 段起始部的交接点称 J 点，反映心室肌 1 期复极的电位变化。

J 点大多在等电位线上，常随 ST 段移位而移位。有时心室除极尚未完全结束而部分心肌已开始复极，称为早复极，多为正常心电图的变异，心电图上表现为：连续两个导联 J 点抬高（≥0.1mV）和（或）R 波降支切迹（≥0.1mV，即 J 波）或粗钝，在下侧壁导联（Ⅱ、Ⅲ、aVF、Ⅰ、aVL、$V_4 \sim V_6$）明显。还可因心动过速等原因，使心房复极与心室除极同时进行，导致心房复极波（Ta 波）重叠于 QRS 波群后段而引起 J 点下移（图 22-30）。

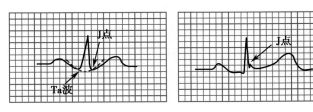

图 22-30　Ta 波、J 点

（六）ST 段

ST 段是从 QRS 波群终点至 T 波起点的线段，反映心室肌 2 期复极（平台期）的电位变化。

正常 ST 段多为一等电位线，有时可有轻度偏移，但在任何导联 ST 段下移不应超过 0.05mV；ST 段抬高常发生在 $V_2 \sim V_3$ 导联，V_2 导联更常见，但男性应小于 0.2mV，女性应小于 0.15mV，其他导联一般不超过 0.1mV。部分正常年轻人胸导联 ST 段抬高，可见于早复极。

ST 段下移超过正常范围可见于心肌缺血、心肌损伤、低血钾、洋地黄作用，也可见于心室肥厚、室内传导阻滞、预激综合征等引起的继发性改变。ST 段抬高的病理意义常见于急性心肌梗死（弓背向上）、变异型心绞痛、室壁瘤，也可见于急性心包炎（弓背向下）（图 22-31）。

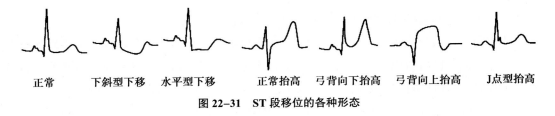

| 正常 | 下斜型下移 | 水平型下移 | 正常抬高 | 弓背向下抬高 | 弓背向上抬高 | J 点型抬高 |

图 22-31　ST 段移位的各种形态

（七）T 波

T 波反映心室快速复极 3 期的电位变化。

1. 形态　正常 T 波宽大而圆钝，两肢不对称，前肢坡度较缓，后肢则较陡。

2. 方向　正常情况下，T 波的方向与 QRS 波群的主波方向一致，在 aVR 导联无例外地倒置，在Ⅰ、Ⅱ、$V_4 \sim V_6$ 导联直立，其余导联的 T 波可直立、双向或倒置。但若 V_1 导联 T 波直立，则 $V_2 \sim V_6$ 导联就不应倒置；若 V_3 导联 T 波倒置，则 V_1、V_2 导联不应直立，否则视为异常。多数正常人 $V_1 \sim V_6$ 导联 T 波直立。

3. 电压　在以 R 波为主的导联中，T 波振幅不应低于同导联 R 波的 1/10，否则为 T 波低平。胸导联的 T 波有时可高达 1.2~1.5mV（$V_2 \sim V_3$）。

在以 R 波为主的导联中，T 波低平、双向或倒置常见于心肌缺血、心肌病、心肌炎、低血

NOTE

钾、洋地黄作用、心室肥厚、束支传导阻滞及预激综合征等；两肢对称的深倒 T 波，称为 "冠状 T"，是心肌缺血的特征；T 波显著增高可见于急性心肌梗死超急性期与高血钾（图 22-32）。

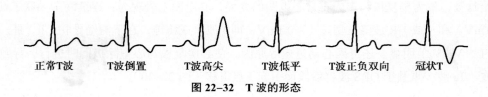

正常T波　　　T波倒置　　　T波高尖　　　T波低平　　　T波正负双向　　　冠状T

图 22-32　T 波的形态

ST-T 共同反映心室复极情况。其改变可分为原发性与继发性两种：凡心室除极程序正常而 ST-T 异常者，称为原发性 ST-T 改变，多提示原发心肌病变；心室除极程序异常而 ST-T 随之发生相应改变者，称为继发性 ST-T 改变，不一定有心肌损害。

（八）QT 间期

QT 间期代表心室除极与复极所需要的总时间。心率在 60~100 次 / 分时，QT 间期的正常范围应在 0.32~0.44 秒之间。女性的 QT 间期略较男性为长。

QT 间期的长短与心率的快慢密切相关。心率越快，QT 间期越短，反之则越长。故临床常用校正的 QT 间期（QTc），以 Bazett 公式计算：$QTc=QT/\sqrt{R-R}$。式中 QT 为实测的 QT 间期，R-R 间期以秒为单位。以线性回归函数法计算心率校正的 QTc 间期，优于 Bazett 公式计算。QT 间期延长的判断标准：女性 QTc 间期≥0.46 秒，男性 QTc 间期≥0.45 秒。QTc 间期缩短的判断标准：男性或女性均为≤0.39 秒。

QT 间期延长常见于心肌缺血、心肌损害、心室肥大、心室内传导阻滞、低血钙、低血钾及胺碘酮等药物影响，QT 间期显著延长如长 QT 综合征可诱发尖端扭转型室速。QT 间期缩短可见于高血钙和洋地黄效应等。

（九）U 波

U 波是 T 波后 0.02~0.04 秒时出现的一个很小的波，机制不清。

U 波方向与 T 波方向一致，一般 U<T/2。在胸导联（尤其 V_3）上最清楚，心率缓慢时明显。T 波与 U 波之间有等电位线（TU 段），但在病理情况下 U 波可与 T 波连接或融合，以致于不易与双向或有切迹的 T 波区别。

U 波 >0.1mV，就应怀疑升高，当 U>T/2 时则肯定为升高。明显 U 波升高最常见于低血钾，也可见于服用洋地黄、奎尼丁等药物之后。U 波倒置见于高血压、心肌缺血、急性脑血管病等。

第三节　心房异常及心室肥大

一、心房异常

正常情况下，心房激动起源于窦房结，左、右心房的除极过程形成 P 波。P 向量环可分为三部分：起始 0.03 秒为右心房除极，除极向量方向向下、向前并略偏左；中间 0.03~0.08 秒为左右心房共同除极，除极向量方向向下、向左略偏前或偏后；终末 0.02 秒为左房除极，除极向量方向向左下并偏后。当心房的解剖、生理存在异常，如心房扩大、心房容量或压力负荷过度、心房内或心房间传导障碍等，或者当上述因素合并存在时，P 波的除极过程受到影响，从而使 P 波的时限和（或）振幅发生变化。由于单纯依靠心电图难以进行上述的病因鉴别，故有学者建议用心房异常（atrial abnormality）或心房受累（atrialin volvement）等诊断名词统称上述心电图改变。

（一）右心房异常

各种因素导致右心房除极电压增高、时间延长时，可在心电图上表现为右心房异常（right atrial abnormality）。右心房位于心脏的右前方，当右心房除极电压增高时，指向右前下方的空间 P 向量环随之增大。额面上，P 环的最大向量投影在 II、III、aVF 导联的正侧，使这些导联的 P 波异常高耸；横面上，P 环与 V_5、V_6 导联轴的方向接近垂直，而与 V_1、V_2 导联轴方向接近平行，因此 V_1、V_2 导联 P 波高尖。由于右心房开始除极比左心房早，所以，即使其除极时间延长也会与其后的左心房除极时间相重叠，不会延长至左房除极结束之后，故整个 P 波的时间多不延长。

右心房异常的心电图表现主要为：① P 波高尖，在肢体导联 II、III、aVF 上 P 波电压≥0.25mV，在胸前导联 V_1、V_2 上 P 波电压≥0.15mV；② P 波电轴右偏，+75°~90°；③ P 波时间不延长（图 22-33）。

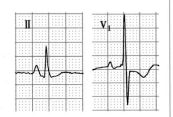

图 22-33　右心房异常

由于上述 P 波改变多见于慢性肺源性心脏病、肺动脉高压患者，因而旧称"肺型 P 波（pulmonary P wave）"，"肺型 P 波"提示右心房扩大和（或）负荷异常。某些先天性心脏病，如房间隔缺损、法洛四联症、肺动脉狭窄及其他一些因素如右房内传导阻滞等亦可见类似的 P 波改变。所以需结合其他临床资料进一步进行病因诊断。

（二）左心房异常

左心房除极电压增高、时间延长时，可在心电图上表现为左心房异常（left atrial abnormality）。左心房位于心脏的后方偏左，正常左房除极向量的方向指向左下偏后。当左心房除极电压增高时，P 向量的终末部分比正常更指向左后偏上，且左心房的除极时间延长，可使整个心房的除极时间亦相应地延长。额面向量环向左上方明显增大，故在 I、II、aVF 及 aVL 导联出现增宽而有双峰的 P 波，双峰之间的距离大于 0.04 秒。由于横面 P 向量环比正常更偏向左后方，故投影在 V_1 导联轴上形成先正后负的双向 P 波。在 V_1 导联上，代表右房除极的 P 波起始部分正向波很小，后继以代表左房除极的宽阔的负向波。V_1 导联的终末负向 P 波的深度（mm）与宽度（s）的乘积，称为 P 波终末电势（P terminal electromotive force，$PtfV_1$），左心房异常时常小于 -0.04mm·s。

左心房异常的心电图诊断标准为：① P 波时限增长，P 波时限≥0.12 秒，在 I、II、aVL、V_4~V_6 导联明显。② I、II、aVL、V_4~V_6 导联常呈前低后高的双峰型，双峰间距≥0.04 秒；在 V_1、V_2、V_3R 导联可出现以负向波为主的正负双向型 P 波，$PtfV_1$≤-0.04mm·s。③ P 轴左偏，在 -30°~-45°。另外，由于左房肥大时 P 波时间延长，但 PR 间期无改变，故 PR 段相对缩短，致使 P/PR 段比值（Macruz 指数）增大，往往超过 1.6，这一标准有一定的参考价

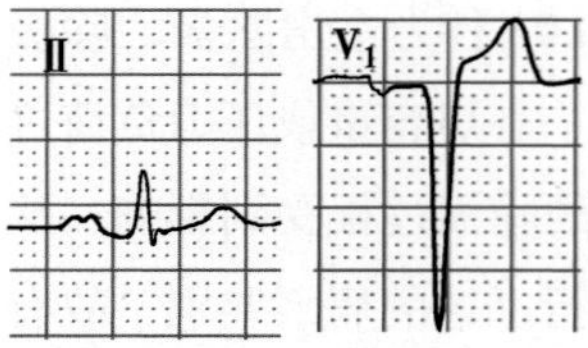

图 22-34 左心房异常

值（图 22-34）。

上述 P 波改变最早被发现于二尖瓣狭窄的患者，故旧称其为"二尖瓣型 P 波（mitral P wave）"。左心房扩大是常见的左心房异常的原因。P 波异常如出现在左侧心脏疾患的患者则往往提示左房负荷增加，左室舒张末压增加和左心功能不全。此外，P 波异常还可以见于房内结间束传导阻滞等。单纯依靠心电图难以进行上述的病因鉴别，因此需结合临床其他资料加以判断。

（三）双侧心房肥大

左心房与右心房均发生肥大时，心房除极程序并未发生改变，因此，双侧心房肥大各自增大的除极向量均可以显示出来。心电图上可见到既异常高大，又明显增宽呈双峰型的 P 波。

双心房肥大几乎均见于严重器质性心脏病和风心病联合瓣膜病变、左向右分流的先心病并发肺动脉高压等。双房肥大的心电图表现为：①Ⅱ、Ⅲ、aVF 导联 P 波振幅≥0.25mV，P 波时间≥0.12 秒。② V$_1$ 导联 P 波呈双向，起始部分高而尖，≥0.15mV，终末部分宽而深，PtfV$_1$≤-0.04mm·s。

二、心室肥大

心室肥大主要的心电图改变有：①心肌纤维增粗，截面积增大，使心室除极时所产生的电压增高。②心壁增厚、心腔扩大及心肌细胞变性所致传导功能低下，使心室肌激动传导时间延长。③心肌劳损、心室壁增厚及相对性供血不足等因素所致心肌复极程序改变。以上心电图改变可作为诊断心室肥大的重要依据，但心电图在诊断心室肥大方面存在一定局限性。来自左、右心腔相反方向的心电向量可能相互抵消，使部分确有心室肥大的患者的心电图仍在正常范围之内，并且，心脏除极、复极向量的方向与大小还会受到不同的心外因素的影响，因而在使用心电图诊断心室肥大时，需结合其他临床资料综合判断。

（一）左心室肥大

左室壁的心肌明显厚于右心室，故正常情况下，左、右两心室的综合心电向量表现为左室占优势的特征。当左室肥大时，这种优势显得更加突出。左心室的位置偏于心脏的左后方，左心室肥大时，QRS 向量环向左、向后增大，投影在胸前导联上更加明显。左心室肥大时，心室的除极程序一般无明显改变，但是心室除极时间延长，QRS 时限增长，但一般不超过 0.11 秒。如合并束支传导阻滞或室内传导阻滞时，QRS 时限才会明显延长，超过 0.12 秒。由于心肌肥厚、心室除极时间延长，心室尚未除极结束时，较早除极部位的心室肌便开始复极，致使最大 QRS 向量与 ST-T 向量的方向相反。在心电图上将这种继发于心室除极异常之后出现的 ST-T 改变，称之为"继发性 ST-T 改变"，不少学者称之为"左心室肥大伴劳损"。但是左心室肥大患者往往由于心肌细胞肥大、氧耗量增加、冠状动脉储备功能降低，使心室在继发性复极改变的基础上并存原发性复极改变。左心室肥大伴继发性 ST-T 改变与原发性 ST-T 改变往往不易区分开来。

左心室肥大的心电图表现为：①左室电压增高的表现。胸导联：R$_{V5}$>2.5mV 或 R$_{V5}$+S$_{V1}$>3.5mV（女性）或 4.0mV（男性）；肢导联：R$_I$>1.5mV；R$_{aVL}$≥1.2mV，R$_{II}$>2.5mV，R$_{aVF}$>2.0mV。Cornell 标准：R$_{aVL}$+S$_{V3}$>2.8mV（男性）或 2.0mV（女性）。②额面 QRS 心电轴左偏，多数不超过 -30°。

③ QRS 波群时间轻度延长，一般不超过 0.11 秒。V_5、V_6 左室室壁激动时间（VAT）≥0.05 秒。
④在 V_5 等以 R 波为主的导联中，ST 段下移≥0.05mV，T 波低平、双向或倒置（图 22-35）。
另外，左心室肥大的患者可能伴有 QT 间期略延长或左心房异常 P 波。

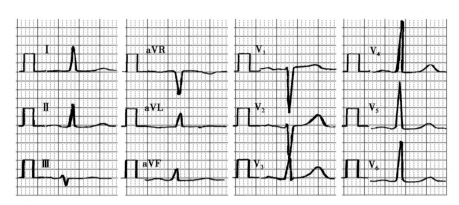

图 22-35　左心室肥大

上述条件中以左室电压增高为诊断左心室肥大的基本条件，其他 3 项为辅助条件。符合基本条件，再加上一项辅助条件，诊断可基本确立。符合的条件越多，超过正常的范围越大，则诊断的可靠性越大。仅有左室电压增高的表现者，称为左室高电压；符合左心室高电压且有 ST-T 改变者称为"左心室肥大继发性 ST-T 异常"，旧称"左心室肥大伴劳损"。

左心室肥大常见于高血压性心脏病、二尖瓣关闭不全、主动脉瓣狭窄或关闭不全、冠心病、心肌病等。

（二）右心室肥大

正常情况下，右心室壁厚度仅为左心室壁的 1/3 左右，轻度右心室肥大时左室向量仍占据优势，只有右室明显增大达到一定程度才能使整个心室的综合向量指向右前方，即由正常左心室占优势的情况转变为右心室占优势，从而使 QRS 波群的形态与电压发生相应改变。右心室肥大时向量向右前下明显增大，在横面导联表现最为突出，投影在 V_1~V_3 导联正侧，形成以 R 波为主的 QRS 波群（Rs、R 或 qR 型），投影在 V_5~V_6 导联的负侧，形成以 S 波为主的 QRS 波群（RS 或 rS 型）。在额面电轴上几乎无一例外地表现为 QRS 电轴右偏。由于右心室肥大很少能超过正常左心室壁厚度，所以整个心室除极时间并不延长，但右室室壁激动时间可见延长。同左心室肥大一样，右心室肥大也影响和延缓了除极过程，使复极过程发生变化而出现 ST-T 变化。

右心室肥大的心电图表现为：①心电轴右偏≥+90°，通常 >+110°。② QRS 波群电压改变：Rv_1 或 Rv_{3R}>1.0mV，Rv_1+Sv_5>1.05mV（重症 >1.2mV），R_{aVR}>0.5mV。③ QRS 波群形态改变：V_1 导联的 R 波振幅增大，呈 RS、R 型，R/S>1，重度右心室肥大时 V_1 可呈 qR 型（除外心肌梗死），V_5 导联 R/S<1。aVR 导联以 R 波为主，R/Q>1 或 R/S>1。④继发性 ST-T 改变：V_1、V_2 或 V_3R 等右胸导联 ST 段下移 >0.05mV，T 波低平、双向或倒置。⑤ V_1 导联的 VAT>0.035 秒，但 QRS 波群时间并不延长（图 22-36）。另外，右心室肥大的患者常合并右心房异常 P 波。

上述指标中，QRS 波群电压增高和形态改变以及电轴右偏是诊断右心室肥大的可靠条件，其他各项仅具参考意义。心电图对诊断明显的右心室肥大准确性较好，但敏感性较差。

NOTE

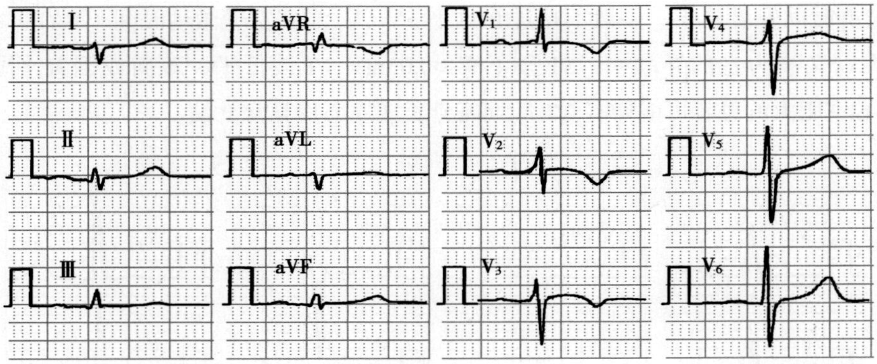

图 22-36   右心室肥大

右心室肥大常见于慢性阻塞性肺疾病、二尖瓣狭窄、肺动脉狭窄、动脉导管未闭、室间隔缺损等。

（三）双侧心室肥大

当左、右心室同时肥大时，在心电图上的表现可能是：①大致正常心电图。这是因为左、右心室的心电向量同时增加而又相互抵消所致，此时应结合临床进行判断。②一侧心室肥大的图形。此时只表现为占优势的一侧心室肥大，左室肥大图形较右室肥大图形多见。③左、右两心室肥大的图形并存，此种病例为少数，心电图一般仅能根据此类情况做出诊断。

双侧心室肥大多见于风湿性心脏病二尖瓣狭窄伴关闭不全，或二尖瓣及主动脉瓣联合瓣膜病，或某些先天性心脏病（如室间隔缺损、动脉导管未闭）、心肌病等。

双侧心室肥大的心电图表现为：

（1）在胸导联同时出现左、右心室肥大的心电图图形。

（2）在诊断左室肥大基础上具备以下条件之一：① QRS 心电轴右偏。② V_5 或 V_6 R/S<1。③几个导联出现高振幅的 RS 图形。④合并右心房异常。

（3）在诊断右室肥大的基础上，V_2~V_4 导联出现高 R 波及深 S 波，且 R+S>6.0mV，提示左心室肥大存在。

第四节   心肌缺血与心肌梗死

心肌的血供来源于冠状动脉。冠状动脉主干及其分支走行于心脏表面，其小分支常以垂直方向穿入心肌至心内膜下，沿途发出分支，并在心内膜下分支成网，这种分支方式使血管容易在心肌收缩时收到压迫，使得心脏收缩期冠状动脉的血流量只有舒张期的 20%~30%，故心肌供血主要在舒张期。冠状动脉的供血量主要取决于：①心室舒张期时冠状动脉灌注压。②心室舒张期长短。③心脏收缩时，心室壁对穿行于室壁内的冠状动脉的压迫作用。④内源性或外源性血管活性物质对冠状动脉舒张、收缩状态的调节。⑤心肌耗氧量。

为保证心肌供氧，冠状动脉血流量很大，静息时正常成人左心室每分钟血流量可达 60~90mL/100g 心肌。当冠状动脉血流量相对或绝对减少，不能满足心肌代谢的需要，心肌消耗其糖原储备进行无氧代谢时称为心肌缺血。如果心肌缺血时间较长，储备的糖原大部分被消耗，即使恢复心肌供血，心肌细胞也不能立即恢复收缩能力，必须等心肌细胞恢复其糖原储备，才能重新参与泵活动，这种情况称为心肌顿抑。如果心肌缺血时间过长，心肌细胞糖原储备完全耗尽，心肌发生不可逆的损害，导致心肌坏死（梗死）。

一、心肌缺血及坏死的基本图形

冠状动脉发生闭塞后，随着时间的推移在心电图上可先后出现缺血、损伤、坏死三种类型的基本图形。这些图形出现在面对梗死区的导联上，主要表现为心肌除极和复极的异常。

1. 缺血型 T 波改变　正常情况下，除极从心内膜往心外膜方向进行，但心内膜下心肌的动作电位时程较长，而心外膜下心肌的动作电位时程较短，所以虽然心外膜下心肌最晚除极，但较心内膜先完成复极，故 T 波向量朝向电极，记录出正向的 T 波。当冠状动脉突然阻塞时，被阻断供血部位的心肌细胞能量供给锐减，细胞膜损害导致离子通透性改变，K^+ 外流增多，表现为复极时间延迟，最早出现的变化是缺血型 T 波改变，并且伴有 QT 时间延长。

一般情况下，缺血最早出现在心内膜下心肌，使心内膜下心肌复极时间比正常更长。心肌复极仍从心外膜面开始，但由于复极延迟，致使电位差较正常时增大，朝向记录电极的正向量增大，从而形成较正常增高的两肢对称的直立 T 波（巨大高耸 T 波，towering T wave）（图 22-37）。

如果缺血发生在心外膜下（或透壁性），复极程序反常，由心内膜面向心外膜面进行，T 向量朝向内膜侧，因而在心外膜面记录到两肢对称的尖深的倒置 T 波，一般称为"冠状 T 波（coronary T wave）"（图 22-37）。

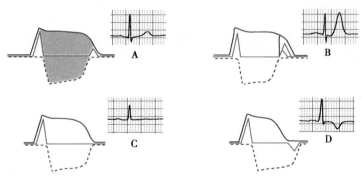

图 22-37　心肌缺血所致 T 波异常

A：正常；B：心肌缺血发生于心内膜下，T 波高耸；C：轻度心肌缺血发生于心外膜下，T 波低平；D：严重轻度心肌缺血发生于心外膜下，T 波倒置（实线代表心内膜下心肌细胞动作电位，虚线代表心外膜下心肌细胞动作电位）

2. 损伤型 ST 段移位　随着缺血时间延长及程度加重，可造成心肌损伤。在梗死区心肌的周围亦存在着损伤心肌。损伤型 ST 段移位可表现为 ST 段抬高和 ST 段压低两种类型。心内膜下心肌损伤时，ST 向量背离心外膜面而指向心内膜面，ST 段呈下斜型或水平型下降；心外膜下心肌损伤时（包括透壁性心肌缺血），ST 向量指向心外膜面导联，ST 段呈损伤型抬高（图 22-38）。发生透壁性心肌缺血时，心电图往往表现为心外膜下缺血或心外膜下损伤类型。有学者把引起这种现象的原因归为：①透壁性心肌缺血时，心外膜缺血范围常大于心内膜。②由于检测电极靠近心外膜缺血区，因此透壁性心肌缺血在心电图上主要表现为心外膜缺血改变。

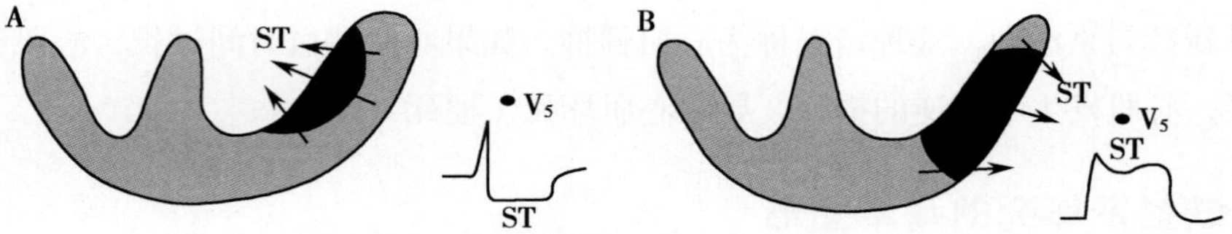

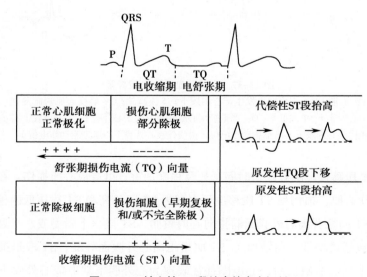

图 22-38 心内膜下和透壁性心肌缺血导致的 ST 段改变
A：心内膜下心肌损伤，ST 向量指向受累心脏内层和心腔，对应导联记录到 ST 段下移；
B：缺血累及外层心室（透壁或心外膜下心肌），ST 向量指向心腔外，对应导联 ST 段抬高

ST 段抬高仅出现在损伤区的导联，对侧部位的导联常可记录到相反的 ST 改变。当损伤因素去除以后，ST 段可迅速恢复原状。如果心肌损伤进一步持续或加重，则可导致心肌坏死。

目前多数学者认为急性心肌缺血发生 ST 段抬高是由于心肌损伤电流所致。"损伤电流说"学说认为：心肌缺血可对心肌细胞的电生理特性产生时间依赖性的影响。急性缺血可降低静息膜电位水平，降低 0 期除极速度并缩短动作电位时间（病理性早期复极）。这些电生理改变在缺血心肌和正常心肌之间产生电收缩期与电舒张期的电位差，形成损伤电流，在体表心电图上产生 ST 段的漂移。电收缩期与体表心电图的 QT 间期相当，而电舒张期与体表心电图的 TQ 段相当。在电收缩期，损伤区心肌细胞因为早期复极和（或）不完全除极而相对带正电荷，以及动作电位上升速度降低，引起动作电位幅度和除极速度降低。损伤电流向量指向损伤区，导致原发性 ST 段抬高。在电舒张期，缺血部分心肌除极，损伤电流向量背离部分除极的缺血损伤区，导致原发性 TQ 段下移，TQ 段作为判断 ST 段有无偏移的基线，其下移使得 ST 段显得抬高（继发性 ST 段抬高）。ST 段抬高即可能是由于基线下移和 ST 段主动抬高的总和（图 22-39）。至于心肌缺血时出现的 ST 段抬高和压低两种情况是否均可由此机制解释，目前尚有争论。部分学者主张两者均由心肌损伤电流所致，仅由于缺血部位与探查电极方位不同而出现不同类型的 ST 段偏移。而部分学者则认为 ST 段抬高者由于细胞膜损伤比 ST 段压低者更严重，故而产生损伤电流。

图 22-39 缺血性 ST 段抬高的产生机制

ST 段压低或抬高出现在相邻的两个或两个以上的导联具有临床意义。这里相邻导联是指解剖相邻导联顺序，即胸导联：$V_1 \sim V_6$；肢体导联：aVL、Ⅰ、−aVR、Ⅱ、aVF、Ⅲ。其中 −aVR 导联指向 30°（即 aVR 导联的负向），位于Ⅰ导联（0°）与Ⅱ导联（60°）的中间。ST 段抬高的标准目前说法不一，一般认为相邻导联新发 ST 段 J 点抬高在 V_2、V_3 导联男性≥0.2mV，女性≥0.15mV，和（或）其他导联≥0.1mV 为异常。ST 段压低在任何导联不应超过 0.05mV。ST 段抬高和压低有多种形态（图 22–40），压低的 ST 段与 R 波顶点的垂线形成的夹角等于 90°者，称为水平型压低；夹角大于 90°者，称为下斜型压低；夹角小于 90°者，称为上斜型压低。ST 水平型压低及下斜型压低对诊断心肌缺血有较大的临床意义。ST 段弓背向上的抬高对急性心肌梗死诊断有重要意义。

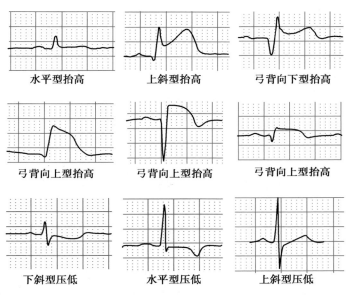

水平型抬高　　上斜型抬高　　弓背向下型抬高

弓背向上型抬高　　弓背向上型抬高　　弓背向上型抬高

下斜型压低　　水平型压低　　上斜型压低

图 22–40　ST 段形态改变

值得注意的是，ST–T 改变只是非特异性心肌复极异常的共同表现。除了心肌缺血以外，凡是能影响心肌复极的因素均可影响 ST–T。这些因素包括：①生理性因素：如体位、体温、过度通气、焦虑、食物（葡萄糖）、心动过速、神经源性影响、体育锻炼、年龄等。②药物学因素：如洋地黄、抗心律失常药物和抗精神失常药物。③心脏外疾病：如电解质紊乱、脑血管意外、休克、贫血、过敏反应、感染、内分泌失调、急腹症、肺栓塞等。④原发性和（或）继发心肌改变。⑤心包疾病。⑥心电异常（如显性预激综合征、束支传导阻滞、室性心律失常、室性起搏心律等）。由于心室明显除极异常（表现为 QRS 波的明显增宽）而不是心肌本身病变引起的 ST–T 改变，统称为继发性 ST–T 改变。它是 ST–T 改变的另一重要原因。因此在根据 ST–T 改变做出"心肌缺血"或"冠状动脉供血不足"的心电图诊断前，必须结合临床资料进行鉴别诊断。

3. 坏死型 Q 波改变　持久的缺血使心肌细胞在损伤的基础上进一步发生变性、坏死，已坏死的心肌丧失了电活动，坏死区心肌不产生心电向量，而坏死区周围正常心肌仍照常进行除极与复极，产生一个与梗死部位相反的综合向量。正常的心室除极首先从室间隔开始，QRS 波群的起始部（0.03~0.04 秒）体现室间隔除极过程。因心肌梗死主要发生于室间隔及左心室壁内膜下心肌，引起 QRS 波起始的心室除极向量背离坏死区，产生"坏死型"图形。主要表现为面向坏死区的导联出现病理性 Q 波（时间≥0.03 秒，振幅≥1/4R）或 QS 型，往往同时伴有 R 波振幅降低，甚至 R 波消失而呈 QS 型。出现 Q 波的导联反映心肌梗死的部位。一般来说，Q 波的宽度和深度代表心肌坏死的范围和深度。出现 Q 波的导联越多，心肌梗死的范围越广（图 22-41）。

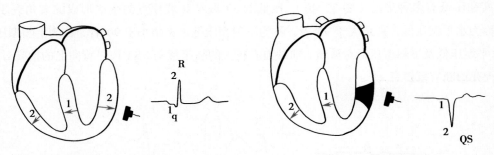

正常心肌除极顺序：室间隔向量1产生q波，　　　　　　心肌坏死区域外电极只能记录
左右心室综合除极向量2产生R波　　　　　　　　　　相反的除极向量

图 22-41　坏死性 Q 波的形成

二、心肌梗死

急性心肌梗死（myocardial infarction）是冠状动脉急性闭塞所致的心肌缺血、坏死。心肌梗死的最常见原因是在冠状动脉粥样硬化的基础上形成血栓。冠状动脉痉挛或痉挛合并血栓形成也可引发心肌梗死。一般情况下，冠状动脉完全闭塞在 20 分钟内通常不引起心肌不可逆损害，但可导致心肌顿抑以及心脏预适应以保护心脏对抗反复性缺血性损伤。冠状动脉完全闭塞超过 20 分钟后开始出现不可逆损伤。由于冠状动脉的解剖特点，血液先进入心外膜下心肌，最后才进到心内膜下心肌，且心室收缩时心内膜下心肌承受的压力远大于心外膜下心肌，因此心内膜下心肌更容易发生缺血，缺血造成的损伤从心内膜面开始向心外膜面扩展。60 分钟后，左心室壁内 1/3 不可逆损伤。3 小时后心外膜下心肌还有一个完整的边缘，阻塞 3~6 小时形成透壁性心肌梗死。急性心肌梗死的症状及预后与发生闭塞的冠状动脉大小、闭塞时间以及梗死前有无侧支循环形成、缺血预适应等情况有关。诊断急性心肌梗死主要依据临床资料、心肌酶学和心电图，故而心电图是心肌梗死诊断及预后判定的重要依据。

急性心肌梗死根据 ST 段是否抬高分为 ST 段抬高型心肌梗死（ST-segment elevation myocardial infarction，STEMI）和非 ST 段抬高型心肌梗死（non-ST-segment elevation myocardial infarction，NSTEMI）。ST 段抬高型心肌梗死指 2 个或 2 个以上相邻导联出现 ST 段抬高；非 ST 段抬高型心肌梗死指心电图上只有 ST 段压低和（或）T 波倒置或无 ST-T 异常。

在以往的临床工作中，曾经将心肌梗死根据是否出现 Q 波分为 Q 波型和非 Q 波型心肌梗死。非 Q 波型心肌梗死（non-Q-wave myocardial infarction）指心电图上无病理性 Q 波，仅表现为呈规律性演变的 ST 段抬高或压低及 T 波倒置的急性心肌梗死，既往曾称之为"心内膜下心肌梗死"或"非透壁性心肌梗死"。但近年来研究发现，非 Q 波型心肌梗死既可为非透壁性亦可为透壁性。与典型的 Q 波型心肌梗死比较，此种不典型心肌梗死较多见于多支冠脉病变。多部位的心肌梗死（不同部位的梗死向量相互抵消）、梗死范围弥漫或局限、梗死区位于心电图常规导联的盲区等因素均可引起 Q 波的不典型。由于心肌梗死后是否出现 Q 波通常是回顾性诊断，在坏死型 Q 波出现前及时采取不同的干预手段可以最大程度的改善心肌梗死患者的预后，因此近年来临床不再根据 Q 波来分类。

（一）ST 段抬高型心肌梗死

1. ST 段抬高型心肌梗死的图形特点

发生心肌梗死后，随着时间推移在心电图上可先后出现缺血型 T 波改变、损伤型 ST 段移位和坏死型 Q 波改变三种类型的图形而呈现心肌梗死特征性的改变。此三种类型的心电图改变常综合反映在面对梗死室壁的导联上，而在背离梗死区的导联上，则表现为大致相反的图形，一般称为"对应性改变"。

当冠状动脉的一个较大分支突然发生了阻塞，受损的心肌中心处将发生坏死，坏死外周心肌损伤较轻，呈损伤型改变，再靠外边的心肌，由于四周侧支循环供给了一部分血液，受损更轻，呈现缺血改变。因此，如果在一份心电图上看到缺血型、损伤型、坏死型特征的综合图形，则心肌梗死诊断基本成立（图 22-42）。

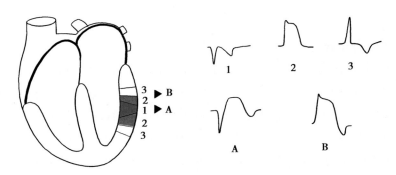

图 22-42　急性 ST 段抬高型心肌梗死心电图特点
1 为直接置于中心坏死区心外膜处的电极及记录到的坏死图形；2 为直接置于严重损伤区心外膜处的电极及记录到的损伤图形；3 为直接置于外周较轻的缺血区心外膜处的电极及记录到的缺血图形。A：位于坏死区中心的体表电极记录到的缺血和损伤、坏死图形；B：位于坏死区周围的体表电极记录到的缺血、损伤图形

2. ST 段抬高型心肌梗死的图形演变规律

心肌梗死的心电图图形除了具有特征性的改变之外，其演变也具有一定的规律性。随访观察心电图的演变过程，对心肌梗死的诊断及其病情的估计具有重要意义。典型的 ST 段抬高型心肌梗死有其特有的演变规律。根据临床、病理以及其他特征，心肌梗死可分为进展期（<6 小时）、急性期（6 小时 ~7 天）、愈合期（7~28 天）和陈旧期（≥29 天）四个时期（图 22-43）。但是由于近年来临床溶栓及冠脉介入手术的开展，闭塞的冠状动脉及时再通，大大缩短了各期的进程，并可使其心电图表现不再呈现上述典型演变过程。

（1）进展期（<6 小时）：见于急性心肌梗死发生后数分钟或数小时内，主要表现为缺血性 T 波及损伤性 ST 段的图形演变。心电图可见：①T 波高耸。②ST 段斜行上升。③尚未出现坏死性 Q 波。④有时可见急性损伤性阻滞：R 峰时间≥0.045 秒，R 波升支可有切迹。

（2）急性期：此期开始于梗死后数小时或数日，可持续 6 小时 ~7 天。此期坏死型 Q 波、损伤型 ST 段抬高和缺血型 T 波倒置可同时并存及演变。以病理性 Q 波或 QS 波出现为进入急

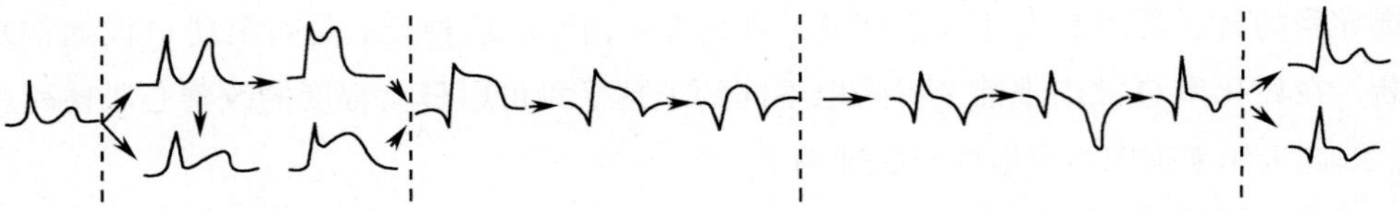

正常　　　　　进展期　　　　　急性期　　　　　愈合期　　　　　陈旧期

图 22-43　急性 ST 段抬高型心肌梗死图形演变过程及分期

性期的特征。心电图可见：①病理性 Q 波或 QS 波。② ST 段逐渐升高呈弓背型，并可与 T 波融合成单向曲线，继而 ST 段向等电位线逐渐下降。③ T 波由直立逐渐演变为对称性倒置。

（3）愈合期：发生于梗死后 7~28 天，主要是坏死（Q 波）及缺血（T 波）图形。以 ST 段恢复至基线为进入愈合期的特征。此期主要演变为缺血型倒置 T 波的动态变化。心电图特点为：①抬高的 ST 段基本恢复至基线。② T 波的动态变化：逐渐加深，又逐渐变浅，直到恢复正常或趋于恒定不变的 T 波倒置。③坏死型 Q 波持续存在。

（4）陈旧期：梗死后数月或数年，主要是坏死的图形。以异常图形稳定不变为进入陈旧期的标志。表现为：①恒定的 Q 波或 QS 波。② ST 段与 T 波恢复正常或 T 波倒置（或低平）不再变化。

3. 心肌梗死的定位诊断

冠状动脉对心肌的血液供应呈区域性分布，某一冠状动脉闭塞引起其所供应的某部分心肌发生坏死，故其心电图改变呈区域性。因此，缺血型损伤很少局限在某一导联，而至少应出现在相邻两个或两个以上导联。以左冠状动脉前降支发生阻塞的机会为最多（引起左室前壁、心尖及室间隔前 2/3 部心肌梗死）。其次为右冠状动脉（引起左室后下壁、室间隔后 1/3 部及右心室心肌梗死）和左冠状动脉回旋支（引起左室侧壁，或累及左室后壁和室间隔后部心肌梗死）。临床上，前间壁（室间隔及其附近的左室前壁）梗死较多见，单纯右心室游离壁梗死很少见，其原因：①右冠状动脉粥样硬化的发生率低于左冠状动脉。②右心室工作负荷小，右心室心肌耗氧量远小于左心室。③右心室壁薄，血液供应容易直接从心腔内得到补充。

心肌梗死的部位主要根据心电图坏死型图形（异常 Q 波）出现于哪些导联而作出判断。在急性心肌梗死早期，尚未出现坏死型 Q 波时，心肌梗死的部位可根据 ST 段抬高或压低，以及 T 波异常（增高或深倒置）出现的导联来判定。由于发生心肌梗死的部位多与冠状动脉分支的供血区域相关，因此，根据心电图确定的梗死部位大致可以确定梗死相关的血管病变（表 22-3）。

表 22-3　心肌梗死部位与相关动脉

部位	对应导联	供应血管
前间隔	V_1、V_2、（V_3）	左前降支
前壁	（V_2）、V_3、V_4、（V_5）	左前降支
广泛前壁	V_1、V_2、V_3、V_4、V_5、V_6	左前降支
侧壁	I、aVL、V_5、V_6	左前降支的对角支或左回旋支
正后壁	V_7、V_8、V_9	左回旋支或右冠状动脉
下壁	II、III、aVF	右冠状动脉或左回旋支
右室	（V_1）、V_{3R}、V_{4R}、V_{5R}	右冠状动脉

右心室梗死（right ventricular infarction）较左心室梗死少见，常规的十二导联心电图又往往不能提供右心室梗死的依据。由于右心室供血亦源于右冠状动脉，故右心室梗死几乎均合并左室下、后壁梗死，孤立的右心室游离壁梗死极为少见。因此对急性下壁或下后壁心肌梗死应常规做 V_{3R}~V_{6R} 导联检查，其中任一导联 ST 段抬高超过 0.1mV 均提示右心室梗死，尤以 V_{4R} 导联更有价值。出现 ST 段抬高的导联越多，诊断右心室梗死的特异性越高。如果 V_1 导联 ST 段抬高而 V_2 导联 ST 段不抬高或压低，也提示右心室梗死。同时应注意发现临床右心功能不全的体征与血流动力学障碍。

（二）非 ST 段抬高心肌梗死

非 ST 段抬高型心肌梗死指 STEMI 以外的所有心肌梗死，较常见于急性心内膜下心肌梗死、小灶性心肌梗死等。患者可有长时间的胸痛，伴有心肌酶及肌钙蛋白阳性，而心电图上无明显 ST 段抬高或虽有抬高而未达标准，心电图通常表现为只有 ST 段压低和（或）T 波倒置或无 ST-T 异常。

三、冠状动脉供血不足

心肌缺血临床上可表现为急性和慢性冠状动脉供血不足。急性冠状动脉供血不足多表现为心绞痛和一过性心电图 ST-T 缺血性改变，慢性冠状动脉供血不足的患者常常无特殊的临床症状，心电图上有相对稳定且持续时间较长的 ST-T 改变。

（一）心绞痛

1. 稳定型心绞痛　稳定型心绞痛（stable angina pectoris）是在严重的固定狭窄基础上由于心肌耗氧量增加而产生的心内膜下心肌缺血。此类患者的静息心电图多表现为正常，部分患者可能有轻度 ST 段下移，T 波低平、双向或倒置，提示此类患者已存在心肌慢性供血不足。心绞痛表现为突发的胸骨后或心前区压榨性疼痛，常牵涉到左上肢，可持续数分钟。伴随心绞痛的症状，心电图可表现为面对缺血区的导联上出现 ST 段下移，可呈水平型或下斜型压低≥0.1mV，或在原有的基础上进一步下移达 0.1mV 以上。发作为一过性（持续时间常在 1 分钟以上，多在 3~5 分钟，一般不超过 30 分钟），随着缺血缓解心电图恢复正常或缺血发作前状态。ST 段下移的幅度和持续的时间常反映心肌缺血的程度。T 波改变在反映心肌缺血的特异性方面不如 ST 段明显，但如果和平时心电图进行比较，如有明显差别，也具有诊断意义。

2. 不稳定型心绞痛　不稳定型心绞痛（unstable angina pectoris）的病理生理特点为动脉粥样斑块不稳定，表面破裂糜烂而使血栓形成、血管收缩，导致血管不完全堵塞。目前多将静息型心绞痛、初发型心绞痛和恶化型心绞痛归为不稳定心绞痛的三大临床类型。静息心绞痛（rest angina pectoris）的胸痛发作于休息时，持续时间通常 >20 分钟。初发型心绞痛（new-onset angina pectoris）指 1~2 月内新发的心绞痛，很轻的体力活动即可诱发。恶化型心绞痛（accelerated angina pectoris）指在相对稳定的劳力性心绞痛基础上心绞痛在发作程度、持续时间及发作频次方面逐渐增强、增长及增多。虽然它们各自的临床表现特点不同，但心肌缺血的心电图表现相似。大多数患者胸痛发作时有一过性的 ST 段抬高或压低，T 波低平或导致，其中 ST 段的动态改变（≥0.1mV 的抬高或压低）是严重冠状动脉疾病的表现。不稳定型心绞痛的心电图改变会随着症状的缓解而完全或部分消失。但是如果心绞痛反复发作或可出现异常 Q 波，提示严重缺血导致一定范围的心肌顿抑，如果症状反复或持续时间较长，心电图改变持续

12 小时以上，则提示发生非 ST 段抬高型心肌梗死可能。

变异型心绞痛（variant angina pectoris）属于不稳定心绞痛的特殊类型，多为单纯冠状动脉痉挛引起，亦可能由在原有冠状动脉粥样硬化的基础上产生痉挛所致。变异型心绞痛发作常与体力活动和情绪波动无关，心绞痛疼痛的程度较一般心绞痛剧烈，持续时间较久，往往在夜晚、凌晨或白天的同一时间发作。心电图表现为：① ST 段抬高的同时往往伴有对应导联 ST 段压低的改变，ST 段抬高有时呈单向曲线，但发作后可恢复正常。② T 波增高相当常见，发作时 T 波可由原来低平变为直立，严重者可见在 ST 段抬高的同时，T 波高尖，有时 T 波增高更为显著。可能伴有 QRS 波改变（R 波增高、变宽及 S 波幅度减小）、U 波倒置及一过性室性心律失常或房室传导阻滞。

不稳定心绞痛与非 ST 段抬高型心肌梗死、ST 段抬高型心肌梗死并称急性冠状动脉综合征（acute coronary syndrome，ACS），是一组有关急性严重心肌缺血甚至坏死的一系列疾病谱的总称。为了早期诊断及治疗，目前临床上常用 ST 段抬高型 ACS 和非 ST 段抬高型 ACS 分类。

（二）慢性冠状动脉供血不足

慢性冠状动脉供血不足通常是严重、多支、弥漫性冠状动脉供血不足，同时又有丰富的侧支循环形成，使心脏处于长期的慢性缺血过程中。此类患者平时多无典型的心绞痛发作，心电图改变也是长期的、相对稳定的异常变化。这些变化的敏感性和特异性相对较低，有时仅依据心电图的异常改变难以做出慢性冠状动脉供血不足的正确诊断。

慢性冠状动脉供血不足引起的慢性心肌缺血主要是心内膜下心肌缺血，心电图约有 2/3 呈现 ST-T 异常改变：ST 段呈缺血型（水平型或下垂型）压低≥0.05mV，或近似缺血型压低 >0.075mV，以缺血型压低较有诊断意义。T 波主要表现为低平（在以 R 波为主的导联上，T 波振幅 <1/10 同导联 R 波振幅）、双向（尤其是先负后正）或倒置而呈现"冠状 T 波"。

上述慢性冠状动脉供血不足的心电图改变是非特异性的，且具易变性，其 ST-T 改变时有时无，时轻时重，故须追踪观察，前后对比。同时应结合患者年龄、血压、血脂、血糖及其他辅助检查资料全面分析，并排除其他原因所致的 ST-T 类似改变，方能做出正确诊断。

第五节　心律失常

正常情况下，心脏的激动起源于窦房结，顺序通过心房内的前、中、后三条结间束传至房室结、希氏束、左右束支及浦肯野纤维，最后抵达心室使之兴奋。如果由于某些原因，使心脏激动起源的部位、频率、节律，以及激动传导的顺序、路径、方向、速度任意一项发生异常，则称之为心律失常（arrhythmia）。

正常心律的心电图表现为：①激动起源于窦房结。一般心电图机描记不出窦房结激动电位，都是以窦性激动发出后引起的心房激动波（P 波）的特点来推测窦房结的活动。如果 P 波在 I、II、aVF、V_3~V_6 导联直立，aVR 导联倒置，此类 P 波称之为窦性 P 波。窦性 P 波是激动起源于窦房结的标志。②窦性 P 波的频率为 60~100 次 / 分。③PP 间期基本匀齐。④P 波与 QRS 波群顺序发生，PR 间期 0.12~0.20 秒。窦房结发出的激动，凡经正常房室传导途径下传心室者，其房室传导时间不应短于 0.12 秒。⑤QRS 呈室上型，QRS 时间 <0.12 秒。凡是不符

合上述正常心律活动规律的心律均为心律失常。心律失常主要表现为心动过速、心动过缓和心律不齐。但也有一些心律失常如束支传导阻滞、心室预激和一度房室传导阻滞等不影响心率和节律，仅有心电图表现。

按照心律失常的发生机制，可将其分为激动起源异常和激动传导异常两大类。

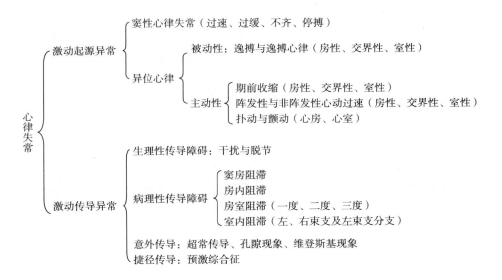

一、窦性心律失常

1. 窦性心动过速　成人窦性心律的频率若超过 100 次 / 分，称为窦性心动过速（sinus tachycardia）。心电图表现为：①具有窦性心律的特点，即窦性 P 波在Ⅰ、Ⅱ、aVF、V_4~V_6 导联直立，aVR 导联倒置。②窦性 P 波规律发生，P 波频率多在 100~160 次 / 分之间。③有时可伴有继发性 ST-T 改变（图 22-44）。

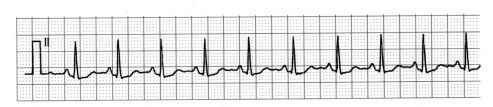

图 22-44　窦性心动过速

窦性心动过速生理情况下见于运动、情绪激动等；病理情况下见于发热、贫血、甲状腺功能亢进症、缺氧、休克、心力衰竭等以及麻黄素、阿托品、肾上腺素等药物作用。

2. 窦性心动过缓　成人窦性心律的频率低于 60 次 / 分，称为窦性心动过缓（sinus bradycardia）。心电图表现为：①符合窦性心律的特点。②窦性 P 波规律发生，频率在 60 次 / 分以下，通常不低于 40 次 / 分（图 22-45）。

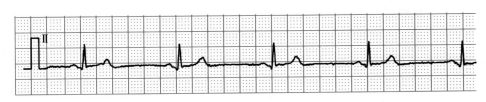

图 22-45　窦性心动过缓

窦性心动过缓生理情况下见于运动员、长期从事体力劳动者及老年人；病理情况下见于病态窦房结综合征、颅内高压、阻塞性黄疸、甲状腺功能减退症、洋地黄过量及应用 β 受体阻滞剂等。

3. 窦性心律不齐　窦房结发出的激动显著不匀齐，称为窦性心律不齐（sinus arrhythmia），常与窦性心动过缓同时存在。心电图表现为：①符合窦性心律的特点。②在一次心电图记录中，最长的 P-P 间距与最短的 P-P 间距之差 >0.12 秒（图 22-46）。如果窦性心律在吸气时频率加快，呼气时减慢，屏气时心律不齐消失，称为呼吸性窦性心律不齐，属于生理现象。如果屏气后窦性心律不齐仍然存在，称为非呼吸性窦性心律不齐，其原因考虑为窦房结自律性强度不断变化，多见于器质性心脏病病人。

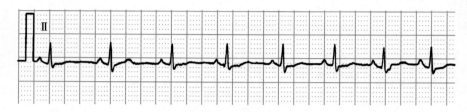

图 22-46　窦性心律不齐

4. 窦性停搏（sinus arrest）　指窦房结在一段时间内暂时停止发放冲动。在心电图上表现为在规则的 P-P 间距心电图记录中，突然出现一个或多个显著延长的 P-P 间距，而长 P-P 间距与基本的窦性 P-P 间距之间无整倍数关系（图 22-47）。较长时间的窦性停搏后常出现房室交界性逸搏或室性逸搏。长时间的窦性停搏若无逸搏出现，则可致长时间心脏停顿，病人可出现头晕、昏厥甚至阿-斯综合征（Adams-Stokes syndrome）发作。

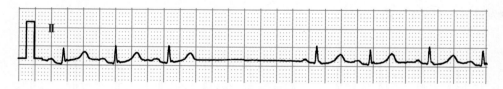

图 22-47　窦性停搏

窦性停搏可由迷走神经张力过高、洋地黄与胺碘酮等药物作用、高血钾、心肌炎、心肌病、冠心病等引起，是病态窦房结综合征（sick sinus syndrome，SSS）的主要表现之一。

5. 窦房阻滞（sinoatrial block）　体表心电图不能显示窦房结电活动，因而无法确立一度窦房阻滞的诊断，同样亦使三度窦房阻滞与窦性停搏鉴别困难。二度窦房阻滞分为两型：①二度Ⅰ型窦房阻滞（文氏型阻滞），表现为窦房结的激动向心房传导的时间逐渐延长，最后传导中断。P-P 间期出现特征性的逐渐缩短，最后突然延长，该长 P-P 间期短于基本 P-P 间期的两倍。但是，二度Ⅰ型窦房阻滞在普通心电图上和窦性心律不齐相鉴别非常困难，检查时需患者屏住呼吸以排除呼吸对心律的影响（图 22-48）。②二度Ⅱ型窦房阻滞，长 P-P 间期为基本 P-P 间期的整倍数。窦房阻滞后亦可出现逸搏（图 22-49）。

6. 病态窦房结综合征　近年发现，起搏传导系统退行性病变以及冠心病、心肌炎（尤其是病毒性心肌炎）、心肌病等疾患，可累及窦房结及其周围组织而产生一系列缓慢性心律失常，并引起头昏、黑矇、晕厥等临床表现，称为病态窦房结综合征（sick sinus syndrome，SSS）。

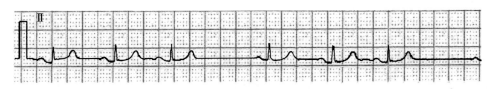

图 22-48　二度I型窦房阻滞

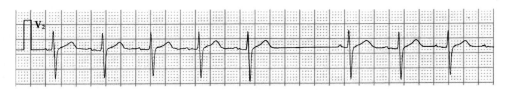

图 22-49　二度II型窦房阻滞

其主要的心电图表现有：①持续的窦性心动过缓，心率 <50 次 / 分，且不易用阿托品等药物纠正。②窦性停搏或窦房阻滞。③在显著窦性心动过缓基础上，常出现室上性快速心律失常（房速、房扑、房颤等）。由于房性快速性心律失常均发生在缓慢性心律失常的基础上，可以定义为原发性窦房功能障碍伴继发性房性快速性心律失常，又称为"慢快综合征"。④若病变同时累及房室交界区，可出现房室传导障碍，或发生窦性停搏时，长时间不出现交界性逸搏，此即称为双结病变。

有些患者平时不伴有症状性窦性心动过缓和窦性停搏，但有各种主动性的房性快速性心律失常，主要是频发房性期前收缩、短阵房扑和阵发性房颤，心律失常发生前为正常窦性心律，在各种房性快速性心律失常终止后出现一过性的窦房结功能的明显抑制，从而出现 R-R 长间歇，临床见头昏、胸闷、黑矇，可以出现晕厥症状。

二、期前收缩

如果在心室的有效不应期后，心肌受到病理性的异位起搏点刺激或给予人工刺激，则心肌在这一额外的刺激下产生期前兴奋，引起期前收缩（又称过早搏动、早搏）。期前收缩的发生常由异位起搏点的自律性增高所致，亦可由折返激动、触发活动等引起。期前收缩常发生在窦性心律中，也可发生于心房颤动或其他异位心律的基础上，是临床最常见的心律失常。临床常见房性、交界性、室性三种期前收缩（又称房性早搏、室性早搏、交界性早搏）。

提早出现的搏动与其前基本节律之间的时距，称联律间期（coupling interval）。期前出现的异位搏动代替了一个正常窦性搏动，其后出现一个较正常心动周期为长的间歇称为代偿间歇（compensatory pause）。在基础心律为心房颤动的情况下，期前收缩后面较长的间歇称为"类代偿间歇"。

根据期前收缩出现的频率，可分为偶发（≤5 次 / 分）和频发（≥6 次 / 分）两类。某些频发的期前收缩可见一定的配对规律，如每 1 个窦性搏动后均出现 1 个期前收缩，连续发生 3 次或 3 次以上，称为二联律（bigeminy）；如每 2 个窦性搏动后出现 1 个期前收缩，连续发生 3 次或 3 次以上，则称为三联律（trigeminy）。连续出现的 2 个期前收缩，称为连发期前收缩或成对出现的期前收缩（couplets of premature complexes）。

（一）室性期前收缩

起源于希氏束分叉以下的异位节律点所引起的过早搏动，称为室性期前收缩（premature

ventricular beat）。由于激动起源于心室异位节律点，故心电图上首先出现 QRS 波群。由于室性期前收缩在心室内的除极程序与正常明显不同，且异位激动在心室内的传导缓慢，故室性期前收缩的 QRS 波群宽大畸形。室性期前收缩的复极往往从先除极的异位节律点开始，其复极程序的异常造成了其后 T 波方向和主波方向相反。室性异位起搏点距窦房结较远，不易逆传窦房结，绝大多数情况下不干扰窦房结的节律，窦性激动始终按固有的频率发出，故多表现为完全性代偿间歇（图 22-50）。但有时在心率较慢的情况下，可能在相邻的两个窦性激动之间插入一个室性过期前收缩动，称为间位性（或插入性）室性期前收缩，此时便不再有代偿间歇（图 22-51）。在室性异位激动使心室激动的同时，心房仍由窦房结或其他心室以上的节律点所激动，在心电图上可见窦性 P 波重于期前收缩波的任意位置，这些 P 波和 QRS 波群不相关。偶有室性异位激动逆传入心房，QRS 波群之后可见逆行 P 波。

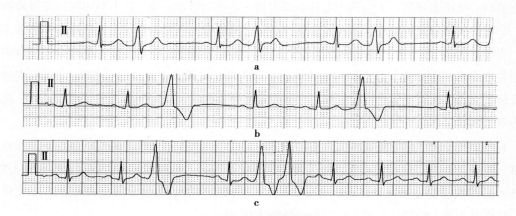

图 22-50　室性期前收缩
a：室性期前收缩二联律；b：室性期前收缩三联律；c：室性期前收缩连搏

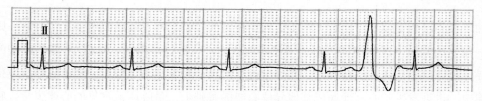

图 22-51　间位性室性期前收缩

　　室性期前收缩心电图特点为：①提早出现的宽大畸形的 QRS 波群（时间 >0.12 秒）。②其前无相关心房激动波。③其后 T 波方向与 QRS 波群主波方向相反。④代偿间歇完全，即室性期前收缩前后 P-P 间期恰好为窦性心动周期的 2 倍。

　　如果室性期前收缩来自同一异位起搏点，则其联律间期（从室性期前收缩的 QRS 波群的起点到其前一个窦性 QRS 波群起点的距离）固定，一般相差 <0.08 秒。同一导联中，如果室性期前收缩的 QRS 波群有两种或两种以上形态，且联律间期不等，称为多源性室性期前收缩（图 22-52）。同一导联中，有 2 种或 2 种以上形态的室性期前收缩，但联律间期相等者称为多形性室性期前收缩（图 22-52）。若过早搏动的形态相同但联律间期不等，当注意观察各异位搏动间的距离是否存在某一最小公倍数或者是否存在室性融合波，而考虑并行收缩型期前收缩（parasystolic premature complexes），提示心脏内还存在一个或多个异位起搏点，与主导心律同时存在并竞争控制心室。如果室性期前收缩恰好落在前一窦性心搏的易颤期（T 波顶点及其附

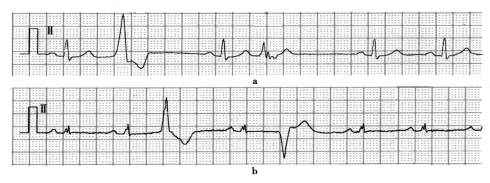

图 22-52 多源性及多形性室性期前收缩

a：第 2、4 个提早出现的宽大畸形的 QRS 波为室性早搏，联律间期及 QRS 形态均不相同，为多源性室性期前收缩；b：第 3、5 个提早出现的宽大畸形的 QRS 波为室性早搏，联律间期相同而 QRS 形态不同，为多形性室性期前收缩

近），称为 R′ on T 型室性期前收缩。R′ on T 型室性期前收缩与多源性室性期前收缩均易引发阵发性室性心动过速或心室颤动，临床值得注意。

根据室性期前收缩的 QRS 波群形态还可以进行定位诊断。如 V_1 导联呈左束支传导阻滞图形者，为发生于右心室的室性期前收缩；V_1 导联呈右束支传导阻滞图形者，为发生于左心室的室性期前收缩；室性期前收缩电轴右偏 >+110° 或呈左后分支传导阻滞者，为发生于左心室前壁的室性期前收缩；室性期前收缩电轴左偏 <-30° 或呈左前分支传导阻滞者，为发生于左心室后壁的室性期前收缩。这样可以估计心室受损部位，在临床上有一定意义。

（二）房性期前收缩

房性期前收缩（premature atrial beat）的异位起搏点在心房。房性异位激动使得心房除极过程与正常窦性激动下传时不一样，故在心电图上可见提早出现的、与窦性 P 波形态不同的房性 P′波。因为房性异位激动必须经过传导速度最慢的房室结下传心室，其房室传导途径与窦性激动相同，故 P′R 间期至少 ≥0.12 秒（图 22-53）。由于激动在心室内的除极程序均与窦性激动相同，表现为 P′后紧随室上型 QRS 波群。因为房性异位激动距窦房结近，故房性异位激动下传心室时的同时逆行上传，容易侵入窦房结并使窦房结提早激动，引起窦房结节律重整，出现不完全性代偿间歇或早搏后窦性节律和速率改变。

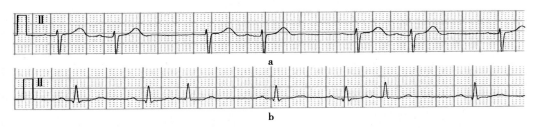

图 22-53 房性早搏二联律、三联律

a：房性期前收缩二联律；b：房性期前收缩三联律

有时房性期前收缩明显提前发生，激动下传时，房室交接区仍处于相对不应期，可出现房室传导延缓，P′R 间期可 >0.20 秒。如房性异位激动下传时，恰逢房室交界区或心室处于绝对不应期，可使房性 P′波后没有 QRS 波群，称为房性期前收缩未下传。如果提早的房性冲动传到房室传导系统，由于束支的反应性不一致，一侧束支已脱离不应期，而另一侧束支仍处于不

NOTE

应期，冲动只能沿一侧束支下传，则引起 QRS 形态异常增宽而呈现束支传导阻滞图形，此种现象称为房性期前收缩伴心室内差异性传导（intraventricular aberrant conduction）。差异性传导的程度取决于房性期前收缩的提早程度及心室内传导系统的功能状态。通常出现较早的房性期前收缩常易发生差异性传导。但是当心室内传导系统功能有明显障碍时，即使房性期前收缩发生较晚，亦可以发生心室内差异性传导。一般来说，如房性期前收缩前面 R–R 间距较长或联律间期较短，就较易发生差传。但是如果房性期前收缩的联律间期太短，以致落在前一心动周期的不应期内而不能引起心室激动则产生房性期前收缩未下传（图 22–54）。

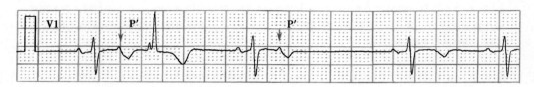

图 22–54　房性期前收缩伴心室内差异性传导、房性期前收缩未下传
第一个 P'波后随宽大的 QRS 波群，为房性期前收缩伴心室内差异性传导，第二个 P'波后无 QRS 波，为房性期前收缩未下传

房性期前收缩的心电图诊断标准：①提早出现的 P'波，P'与窦性 P 波形态不同。②房性期前收缩有三种房室传导方式：正常下传、房性期前收缩未下传及房性期前收缩伴心室内差异性传导。③房性期前收缩后的代偿间歇常不完全，即房性期前收缩前后 P–P 间期短于正常窦性 P–P 间期的两倍。

在同一导联中，如果房性期前收缩的 P'波形态不一，联律间期不等，则称为多源性房性期前收缩（图 22–55），往往是心房颤动的先兆。

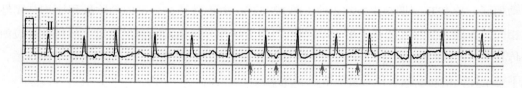

图 22–55　多源性房性期前收缩

（三）交界性期前收缩

起源于房室交界区的期前收缩，称为交界性期前收缩（premature junctional beat）。异位激动既可向下传入心室产生 QRS 波群，也可逆行传入心房产生逆行 P 波。逆行 P 波与 QRS 波群的关系取决于交界性激动传入心房、心室的先后。激动逆传到达心房早于下传到达心室，则逆行 P 波在 QRS 波群之前（P'R 间期 <0.12 秒）；激动先到达心室，则逆行 P 波在 QRS 波群之后（RP'间期 <0.20 秒）；激动同时传至心房与心室，心房与心室同时除极，则逆行 P 波可被 QRS 波群掩盖而不可见。由于异位激动产生于房室交接区，故异位激动在心室内的传导过程与窦性激动者相同，提早出现的 QRS 波群形态基本正常。房室交界区的激动虽能逆传至心房，但往往不能侵入窦房结，窦房结不能提早除极，仍按原来的节律发出冲动，故代偿间歇多数完全（图 22–56）。

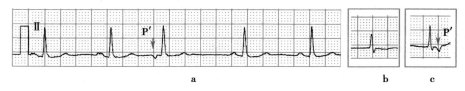

图 22-56　交界性早搏

a：交界性早搏，P′波在 QRS 波群前，P′R 间期 <0.12 秒；b：P′波隐藏在 QRS 波群中；c：P′波在 QRS 波群后，RP′间期 <0.20 秒

交界性期前收缩心电图诊断标准：①提早出现的室上性 QRS 波群。②逆行 P 波可在 QRS 波群之前（P′R 间期 <0.12 秒）或在 QRS 波群之后（RP′间期 <0.20 秒），逆行 P 波亦可被 QRS 波群掩盖而不可见。③常有完全性代偿间歇。

（四）期前收缩的临床意义

期前收缩常由以下原因引起：①器质性心脏病：如冠心病、风湿性心脏病、心肌炎、心肌病等。②药物：洋地黄的应用和低血钾常为心衰患者出现期前收缩的诱发因素。其他药物如奎尼丁、普鲁卡因胺、异丙肾上腺素等亦能引起期前收缩。③其他因素：电解质紊乱、缺氧、麻醉、心脏的直接机械刺激如心导管检查、心脏手术等。④功能性：期前收缩亦多见于健康人，可由精神紧张、疲劳、消化不良、烟酒过多或喝浓茶等诱发。偶发期前收缩或发生多年而无其他临床表现者，大多无重要意义。影响其预后重要的因素还在于患者有无器质性心脏病基础及其类型。如急性心肌梗死时的室性期前收缩可发展为室速或室颤而导致原发性心脏骤停。发生于风湿性心脏病、甲状腺功能亢进症及冠心病的频发、多源性房性期前收缩常常是心房颤动的先兆。发生期前收缩时，必须重视患者的临床症状，如室性期前收缩时出现的眩晕、黑蒙或晕厥，以及患者的基础器质性心脏病尤其是急性心肌梗死、急性心肌炎、心脏扩大、心力衰竭等。

三、异位性心动过速

异位性心动过速（ectopic tachycardia）是指异位节律兴奋点兴奋性增高或折返激动引起的快速异位心律，也有小部分心动过速和触发活动有关。心电图可表现为期前收缩的连续状态（期前收缩连续发生 3 次或 3 次以上），是临床上较常见的心律失常。

根据异位节律点发生的部位，可以将心动过速根据其起源分为室上性心动过速及室性心动过速。从广义上说，室上性心动过速是泛指起源在心室以上或折返途径不局限于心室的一切快速心律。在不伴有束支传导阻滞或旁路前传时，室上性心动过速的 QRS 波时限一般 ≤0.10 秒。室上性心动过速包括房性心动过速与交界性心动过速，通常在心动过速时 P′波重叠于前面的 T 波上而使房性心动过速和交界性心动过速难以分辨，故常统称为室上性心动过速。室性心动过速是一种起源自希氏束分叉以下、左心室或右心室的心动过速。一般情况下，室性心动过速表现为 QRS 波群增宽 ≥0.12 秒。

临床常根据心动过速发作时的 QRS 波形态，简单地将心动过速分为窄 QRS 波心动过速和宽 QRS 波心动过速。在 QRS 波时限 ≤0.10 秒的窄 QRS 波心动过速中，大约 95% 为室上性心动过速，也有 5% 是室性心动过速（特别是儿童基底部起源的特发性室性心动过速）。在 QRS 波群时限 ≥0.12 秒的宽 QRS 波心动过速中最常见的是室性心动过速（占 70%~80%）。

（一）室上性心动过速

临床心脏电生理研究已证实，异位起搏点的自律性增强在室上性心动过速的发生机制中仅占很小部分，理论上还有可能是触发活动，而折返激动则是室上性心动过速的主要发生机制。折返是指心脏激动进入环形传导途径，并又回到或指向激动起始部位的现象。折返激动的形成与持续一般需要以下基本条件：①折返环内心肌组织至少两个部位的电生理特性各不相同，相互连接形成一个闭合的折返环。②折返环的一条通道在一定条件（如适时的期前收缩）下发生单向阻滞。③另一通道传导减慢，使原先发生阻滞的通道有足够的时间恢复兴奋性。④原先阻滞的通道再次激动从而完成一次折返。室上性心动过速的折返途径可以是房室折返、房室结折返，也可是房内折返。其中，除房室旁路引起的房室折返性心动过速的折返环涉及心室外，其他均起源于希氏束或希氏束分叉以上。折返机制的共同点是期前收缩刺激可以诱发也可以终止心动过速，其心动过速具有突发突止的特点，呈阵发性，因此由折返机制引起的室上性心动过速常被特称为阵发性室上性心动过速。临床上最常见的是房室结双径路引发的房室结折返性心动过速（AVNRT）（图 22-57）及旁路引发的房室折返性心动过速（AVRT）（见本章后文心室预激），此两者引发的心动过速约占室上性心动过速的90%。此外，心房和房室交接区自律性升高也可引起房性和交界性心动过速。

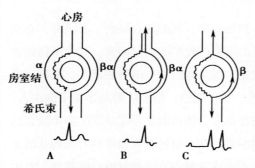

图 22-57　房室结内折返性心动过速发生机制
图示房室结内 α 与 β 路径，α 路径传导速度慢，不应期短；β 路径传导快，不应期长。A. 窦性心律时冲动沿 β 路径前传至心室，PR 间期正常。冲动同时循 α 路径前传，但遭遇不应期未能抵达希氏束。B. 房性期前收缩受阻于 β 路径，由 α 路径缓慢传导至心室，PR 间期延长。由于传导缓慢，β 路径有足够时间恢复兴奋性，冲动经 β 路径逆向传导返回心房，完成单次折返，产生一个心房回波。C. 心房回波再循 α 路径前传，折返持续，引起房室结内折返性心动过速

AVNRT 及 AVRT 常见于心脏无器质性病变的患者，多由于情绪波动、精神紧张、过分疲劳、烟酒过度等而诱发。自律性增高则多见于器质性心脏病患者如风湿性心脏病、冠心病、慢性肺源性心脏病、甲状腺功能亢进症等，亦常见于急性感染、缺氧、低血钾和洋地黄中毒。

室上性心动过速的心电图表现：①心动过速发作时 QRS 波频率大多数为 150~250 次 / 分。②节律一般绝对规则。③ QRS 波群形态基本正常（伴心室内差异性传导或原有束支传导阻滞时 QRS 波群增宽）。④ ST-T 可无变化，或 ST 段下移和 T 波倒置（图 22-58）。

室上性心动过速的心电图上如能确定房性 P′ 波存在，且 P′R 间期≥0.12s，则可称为房性心动过速（atrial tachycardia），相当于连续 3 次或 3 次以上的房性早搏（图 22-59）。如果同一导联中如异位 P′ 波呈多种形态（至少 3 种），P′R 间期 >0.12 秒且多变，心房率 >100 次 / 分，称为紊乱性房性心动过速。常由多源房性期前收缩发展而来，并为心房颤动的前奏。

如存在逆行 P 波，考虑交界性心动过速（junctional tachycardia）。由于交界性激动传入心房、心室的先后不同，逆行 P 波可出现于 QRS 波群之前（P′R 间期 <0.12 秒），或 QRS 之后（或 RP′间期 <0.20 秒），或隐藏于 QRS 中而不可见。如不能明确找到房性 P′波或逆行 P 波，则统称为室上性心动过速。

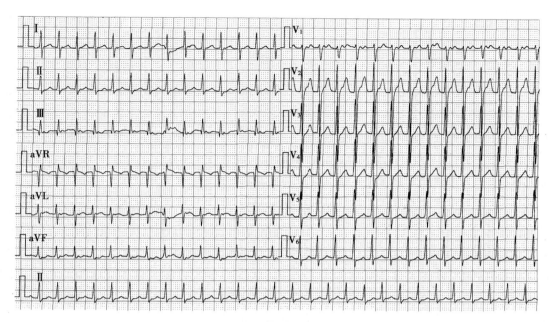

图 22-58　室上性心动过速

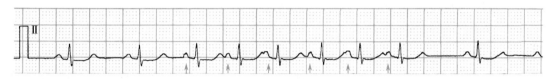

图 22-59　房性心动过速

（二）室性心动过速

室性心动过速（ventricular tachycardia，VT）是连续 3 个或 3 个以上室性期前收缩形成的异位心律。室性心动过速的发生机制与心室自律性增高、折返激动、后除极及触发活动有关。其心电图表现（图 22-60）如下：

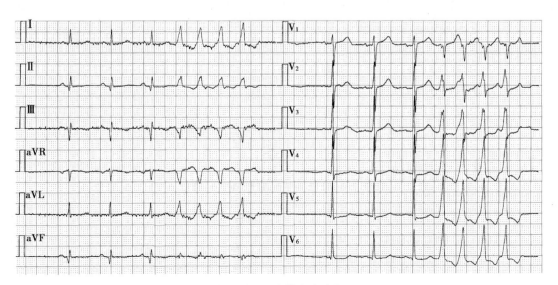

图 22-60　室性心动过速

NOTE

（1）相当于一系列连续很快的室性期前收缩（连续 3 次或 3 次以上），频率多在 100~250 次 / 分，R–R 间距大致相等，室律可略有不齐。

（2）QRS 波群畸形、增宽，时间≥0.12 秒，T 波方向与 QRS 主波方向相反。

（3）如能发现窦性 P 波，可见窦性 P 波的频率比 QRS 波群的频率明显缓慢，P 波与 QRS 波群之间无固定关系。这是由于室性心动过速时，异位起搏点的频率较窦性频率快，窦性激动下传到心室常遇到心室的不应期，使窦房结只能控制心房而心室则由室性异位起搏点控制，形成房室分离（atrioventricular dissociation）。能确定此房室分离现象，可明确室性心动过速的诊断。但在具体心电图上，可能由于 P 波被 QRS 波群掩盖而不易发现这一诊断条件。

（4）偶可发生心室夺获（ventricular capture）或室性融合波（ventricular fusion beat），这是判断室性心动过速最可靠的依据。心室夺获是指从心房传下来的激动（常为窦性激动）偶可落在心室的反应期引起正常形态的 QRS 波群，心电图表现为形态正常的 QRS 波群提早出现，其前有相关的 P 波。如果心室夺获时室性异位激动又几乎同时激动心室的另一部分，则产生室性融合波（又称不完全性心室夺获），心电图表现为 QRS 波群提早出现，其前有相关的 P 波，QRS 波群形态介于心室夺获与室性异位 QRS 波群之间。

室性心动过速历时 <30 秒且自发终止者，称为非持续性室性心动过速；室性心动过速持续时间 >30s（或虽未到 30 秒但已导致意识丧失者），需药物或电复律方能终止者，称为持续性室性心动过速。QRS 波群形态单一者，称为单形性室性心动过速；QRS 波群呈多种形态者，称为多形性室性心动过速。尖端扭转型室性心动过速（torsade de pointes，TDP）是多形性室性心动过速的一种特殊类型，发作时的心电图除具有一般室性心动过速表现外，尚具有以下特征：①增宽变形的 QRS 波群围绕基线不断扭转其主波的正负方向，每出现 3~10 个 QRS 波群，其尖端即逐渐或突然倒转方向，同时伴有 QRS 波群振幅和时间的变化（图 22-61）。②常由 R′ on T 型室性期前收缩诱发，一般发作时间数秒至十数秒，可自行停止，但极易复发。③有明显的 QT 间期延长，T 波宽大有切迹，U 波振幅增大。尖端扭转型室性心动过速常见于原发性或继发性 QT 间期延长综合征，以后者较为常见，多发生于低血钾、低血镁、抗心律失常类药物使用时。也常发生在严重的缓慢心律失常的基础上，如完全性房室传导阻滞、严重窦性心动过缓、窦性停搏等。临床上常表现为反复发作的阿 - 斯综合征，如不及时治疗可进展为心室颤动，是介于室性心动过速与室颤之间的恶性心律失常，且其治疗与一般室性心动过速不同，故应予以重视。

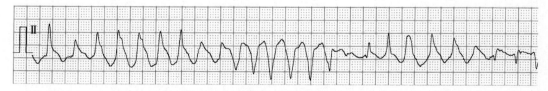

图 22-61　尖端扭转性室性心动过速

室性心动过速绝大多数发生于器质性心脏病患者，最常见于冠心病，也可见于其他心脏病、代谢障碍、药物毒性及先天性 QT 间期延长综合征等，偶可见于无心脏病者。室性心动过速频率超过 160 次 / 分，多形性室性心动过速，持续性室性心动过速，有基础器质性心脏病，尤其是心力衰竭、室性心动过速发作时伴有症状、血压偏低、QT 间期延长者，均提示病情严重。

四、扑动与颤动

扑动与颤动是发生于心房或心室的较异位性心动过速频率更为快速的主动性异位心律。扑动波快而规则，颤动波更快且不规则。起源于心房者称心房扑动或心房颤动；起源于心室者称心室扑动或心室颤动。扑动与颤动发生的主要电生理基础为心肌兴奋性增高，不应期缩短，同时存在一定的传导障碍，形成环形激动与多发微折返激动。

（一）心房扑动

心房扑动（atrial flutter，AF）多为短阵发作，也可以是持续性的，如持续 1 周以上，则常转变为心房颤动。典型房扑的发生机制属于房内大折返环路激动。心电图表现为：①P 波消失，代之以间距匀齐、波形一致、连续呈锯齿状的心房扑动波（F 波），F 波间无等电位线，其频率为 250~350 次 / 分，在Ⅱ、Ⅲ、aVF 导联上明显。②心室率随不同的房室传导比例（常为 2∶1 或 4∶1）而定，心室律可规则，也可不规则，此与房室传导比例的固定与否有关。③ QRS 波群形态和时限正常，有时也可因室内差异性传导而使 QRS 波群增宽、畸形（图 22-62）。

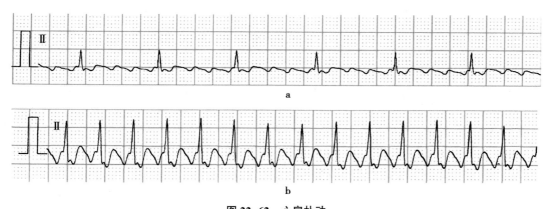

图 22-62　心房扑动
a：心房扑动呈 4∶1 房室传导；b：心房扑动呈 2∶1 传导

心房扑动绝大多数见于心脏有显著病变者，如风湿性心脏病、冠心病、高血压性心脏病、甲状腺功能亢进症等，少见于无器质性心脏病者。也常见于心房颤动用奎尼丁、胺碘酮或普鲁卡因胺治疗过程中。

（二）心房颤动

心房颤动（atrial fibrillation，Af）是仅次于室性期前收缩的常见心律失常，可以呈阵发性或持续性。心房颤动的发生是由数量不等的杂乱的微折返环所致。心电图表现为：①P 波消失，代之以一系列大小不等、间距不均、形态各异的心房颤动波（f 波），其频率为 350~600 次 / 分，通常在 V_1 导联最清楚，其次为Ⅱ、Ⅲ、aVF 导联。按 f 波形态，可将心房颤动分为"粗颤"（f 波振幅 >0.1mV）与"细颤"（f 波振幅≤0.1mV）。② R-R 间距绝对不匀齐，即心室律完全不规则。③ QRS 波群形态一般与正常窦性者相同。如伴有心室内差异性传导，则 QRS 波群增宽。

心房颤动伴心室内差异性传导应与心房颤动合并室性期前收缩相鉴别。一般说来，心室内差异性传导多见于心率比较快时，常在比较长的 R-R 间距之后发生。这是因为传导组织的不

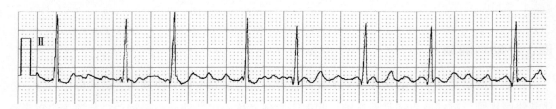

图 22-63　心房颤动

应期的长短与它前面一个心动周期长短成正比，心动周期愈长所造成的不应期也较长，因而长心动周期后的一个较早出现的冲动容易落在一侧束支的不应期内，使得冲动沿另一侧束支下传，表现为心室内差异性传导，此为 Ashman 现象。一般来说，右束支的不应期较左束支略长，故而差异性传导绝大多数呈右束支传导阻滞图形（即 V_1 导联呈 rSR′型），其后多无类代偿间歇。室性期前收缩则多在心率慢时出现，其后有类代偿间歇（图 22-64）。从临床看，心房颤动伴心室内差异性传导常为洋地黄类用量不足的表现，而心房颤动合并室性期前收缩则应注意是否有洋地黄的过量，因此，在慢性心房颤动中确定宽 QRS 波群的性质有重要的临床意义。

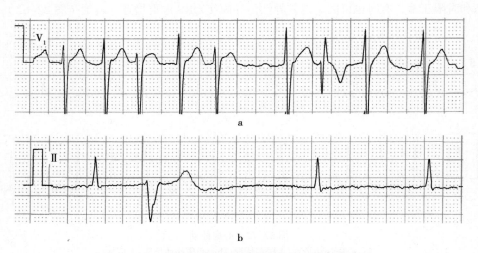

a

b

图 22-64　心房颤动伴心室内差异性传导、室性期前收缩
a：第 7 个 QRS 波为心室内差异性传导，前一个较长的心动周期产生了较长的不应期，之后的室
上性冲动落入了一侧束支的不应期内而成差异性传导；b：第 2 个 QRS 波为室性早搏

心房颤动绝大多数见于器质性心脏病变，最常见于风湿性心瓣膜病，其中以二尖瓣狭窄占首位。其次为冠心病尤其是急性心肌梗死、高血压性心脏病及甲状腺功能亢进症、慢性缩窄性心包炎、洋地黄中毒等。甲状腺功能亢进症引起的心房颤动以阵发性者居多，有时可成为该病最早或最明显的表现。少数病例长时期内有阵发性或持久性心房颤动而并无器质性心脏病的证据，临床称为孤立性心房颤动。

心房颤动发生对患者的危害有：①心室搏动极不匀齐而引起心悸、乏力等症状。②心房失去协调一致的收缩，使心室充盈度及心输出量明显减少，可诱发或加重心功能不全。③长期的心房颤动还可导致心房内附壁血栓形成，血栓脱落往往造成栓塞尤其是脑栓塞。

（三）心室扑动与心室颤动

心室颤动（ventricular fibrillation，Vf）是室性快速异位心律最后、最严重的阶段，为猝死最常见的原因，往往是心脏停跳前的短暂征象。心室扑动（ventricular flutter，VF）是室性心动过速与室颤之间的过渡型，往往是室颤的前奏，故临床一旦出现室扑就需按室颤紧急抢救。

1. 心室扑动 常为一过性，如未能及时恢复正常，便会迅速转为心室颤动。心电图表现为：QRS-T 波群消失，代之以连续、快速而相对规则的大振幅的心室扑动波，频率为 180~250 次/分（图 22-65）。

2. 心室颤动 心电图表现为：QRS-T 波群完全消失，代之以形状不一、大小不等、极不规则的心室颤动波，频率为 250~500 次/分。最初的颤动波常较粗大，以后逐渐变小，如抢救无效最终将变为等电位线，示心脏电活动停止（图 22-65）。

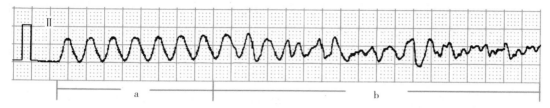

图 22-65 心室扑动与颤动
a：心室扑动；b：心室颤动

心室扑动与心室颤动均是最严重的致死性心律失常。心室扑动发生时，心室肌可能有快而微弱的收缩，但心脏实际已基本失去泵血功能；心室颤动时则心室肌发生更快而不协调的乱颤，致心脏泵血功能完全丧失，患者迅即出现意识丧失、心音及大动脉搏动消失、血压测不到、全身抽搐、呼吸停止，抢救不及时则迅速死亡。常见于冠心病、完全性房室传导阻滞及其他心脏病，此外也可见于触电、药物中毒、严重酸碱平衡失调和电解质紊乱等。各种器质性心脏病与其他疾病临终前循环衰竭所发生的心室颤动，称为继发性室颤，一般难以逆转。而突然意外地发生于无循环衰竭基础的原发性室颤，经及时而积极的抢救则可能恢复。

五、传导阻滞

心脏任何部位的心肌不应期延长所引起的激动传导延缓或阻断，统称为心脏传导阻滞（heart block）。根据其发生部位的不同，分为窦房传导阻滞（sinoatrial block）、房内传导阻滞（intraatrial block）、房室传导阻滞（atrioventricular block，AVB）和室内传导阻滞（intraventricular block）。窦房传导阻滞和房室传导阻滞根据其阻滞程度的轻重可分为三度：一度（仅传导延缓）、二度（部分激动传导阻断）和三度（传导完全阻断）。二度及以上的传导阻滞可产生长间歇。

（一）房室传导阻滞

1. 一度房室传导阻滞 由于房室传导组织某个部位的相对不应期延长，引起房室间的传导延缓，但每次心房激动仍能传入心室。心电图表现为：①窦性 P 波之后均伴随有 QRS 波群。②PR 间期延长：PR 间期≥0.21 秒（老年人 >0.22 秒），或 PR 间期超过相应心率的最高值，或在心率未变的情况下，PR 间期较原来延长 0.04 秒以上（图 22-66）。

2. 二度房室传导阻滞 二度房室传导阻滞指激动间歇传导，在心电图上出现部分 P 波后面 QRS 波群脱漏的现象。二度房室传导阻滞可分为两型，I 型为激动在房室间传导进行性延缓直至脱落，II 型指激动突然不能下传造成脱落。传导阻滞的程度有轻有重，通常用房室传导的比率来表示房室之间的传导情况。房室传导的比率是指 P 波的数目与它下传产生的 QRS 波

NOTE

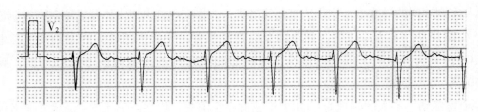

图 22-66 一度房室传导阻滞

的数目之比。例如 3 : 2 房室传导，表示 3 次心房激动只有 2 次传入心室，有 1 次未能下传。P 波与 QRS 波群还可呈 2 : 1、4 : 3、5 : 4 等不同比例。固定的 2 : 1 或 3 : 1 传导可以是Ⅰ型也可以是Ⅱ型，体表心电图难以区分。有时把 3 : 1 或更高程度的二度房室阻滞（4 : 1、5 : 1、6 : 1 等）称为高度房室传导阻滞，阻滞程度介于二度和三度之间。也有学者把绝大部分 P 波被阻滞而仅个别或极少 P 波能下传心室的二度房室阻滞，称为几乎完全性房室阻滞。

（1）二度Ⅰ型房室传导阻滞：又称莫氏（Mobits）Ⅰ型或文氏型传导阻滞。心脏传导系统任何部位的传导逐次减慢，随后发生一次脱漏的心电图表现，称为文氏现象（Wenckebach phenomenon）。文氏现象发生与房室交界区产生文氏型房室传导阻滞有关。房室传导组织绝对（有效）不应期与相对不应期均延长，但绝对不应期延长较轻，激动在绝对不应期内完全不能传布，而在相对不应期内发生递减传导，传导速度减慢。在一个文氏周期中，第 1 个下传的 P 波引起的不应期延长，使第 2 个 P 波抵达房室传导组织时，后者尚处于相对不应期内，所以 PR 间期延长；第 3 个 P 波便落在相对不应期的更早阶段，PR 间期更延长；循此下去，直到最后一个 P 波落在前一激动的绝对不应期内而完全不能下传，发生一次心室脱漏。经过心室漏搏的长间歇后，房室传导组织的兴奋性有所恢复，故长间歇后的第 1 个 P 波又能以缩短的 PR 间期下传心室。在文氏周期中，虽然每搏 PR 间期的延长是进行性，但是其每次的增加量是递减的（至少每个周期中前几个搏动符合此规律），最大增量一般发生在文氏周期的第二个下传搏动。由于心室周期（R-R 间期）是由基本窦性周期（P-P 间期）和当时的 PR 间期增量所决定的，因此，在窦性心律规则的情况下，在 PR 间期进行性延长时，R-R 间期便逐渐缩短。由于心搏脱落的长间歇含有最短的那个 PR 间期，长间歇必然短于任何两个最短的 R-R 间期之和。所以文氏型房室传导阻滞的特点亦可概括为：PR 间期逐渐延长乃至脱落，R-R 间期渐短突长，R-R 长间歇必然短于任何两个最短的 R-R 间期之和。

二度Ⅰ型房室传导阻滞心电图表现为：①P 波规律出现。②房室传导的文氏现象及周期：PR 间期呈进行性延长（但 PR 间期的增量逐渐减少），直至出现一次心室漏搏，其后 PR 间期又恢复为最短，再逐渐延长，直至再次出现心室漏搏。此现象周而复始，形成文氏周期。房室传导比例常为 3 : 2、4 : 3、5 : 4 等。③R-R 间距渐短突长。④心室漏搏所致的最长 R-R 间歇，短于任何两个最短的 R-R 间距之和（图 22-67）。

（2）二度Ⅱ型房室传导阻滞：又称莫氏Ⅱ型房室传导阻滞，即没有文氏现象的二度房室传

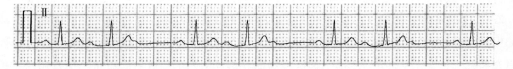

图 22-67 二度Ⅰ型房室传导阻滞（3 : 2 房室传导）

导阻滞。此时，房室传导组织的绝对不应期显著延长，只有很短的相对不应期，对心房传来的激动只能以"完全能或完全不能"的方式进行传导。

二度Ⅱ型房室传导阻滞心电图表现为：P波有规律地出现，发生心室漏搏之前和之后的所有下传搏动的PR间期都恒定（正常范围或延长），QRS波群成比例地脱漏，形态一般正常或增宽畸形。房室传导比例常为3：2、4：3等，有时可见2：1房室传导。固定的2：1房室传导阻滞是二度房室传导阻滞的一个特殊类型，无法根据PR间期的变化来区分Ⅰ型或Ⅱ型（图22-68）。

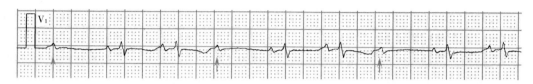

图22-68　二度Ⅱ型房室传导阻滞（3：2房室传导）

3. 三度房室传导阻滞　当房室传导组织的绝对不应期极度延长，以至占据整个心动周期时，可使所有的室上性激动都落在此绝对不应期内而不能下传心室，房室传导完全阻断，称为完全性（三度）房室传导阻滞。此时，心房大多由窦房结（心电图上表现为窦性P波）控制，也可由任何异位心房律（如房颤、房扑、房速，以房颤多见）控制，而心室则由阻滞部位以下的某一异位起搏点控制，形成完全性房室分离。

三度房室传导阻滞心电图表现为：①完全房室分离：当心房由窦房结控制时，可见窦性P波与QRS波群无固定关系，P-P与R-R间距各有其固定的规律性，且P波频率高于QRS波群频率。②心室由位于阻滞区下方的次级起搏点控制，可呈交界性或室性逸搏节律。心室率和QRS波形状随起搏点的不同位置而有所差别。心室率通常缓慢而匀齐。起搏点位于房室束分叉以上，则QRS波群形态正常，心室率常为40~60次/分（交界性逸搏心律）；起搏点位于房室束分叉以下，则QRS波群宽大畸形，心室率常在40次/分以下（室性逸搏心律）。通常的规律是异位起搏点位置越低，则QRS波群增宽，畸形越显著，心室率越慢且越不稳定，越容易发生心室颤动或心室停顿（ventricular standstill）（图22-69）。

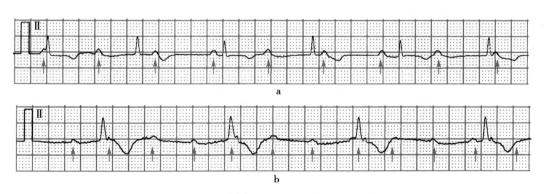

图22-69　三度房室传导阻滞
a：三度房室传导阻滞交界性逸搏节律；b：三度房室传导阻滞室性逸搏节律

一度和二度Ⅰ型房室传导阻滞偶见于正常人迷走神经张力过高或无明显心脏病的老年人，但更多见于风湿性心脏炎、病毒性心肌炎、冠心病、急性感染（如白喉、病毒感染）、房间隔缺损、缺氧、高血钾及洋地黄、奎尼丁、β受体阻滞剂等药物作用。一般而言，一度和二度Ⅰ

NOTE

型房室传导阻滞较少引起临床症状，预后较好。而二度Ⅱ型及以上者多为器质性损害，常见于冠心病、心肌病，也可以是先天性的或原发性传导系统退行性改变。其临床常有明显症状，如头晕、心悸，甚至出现阿-斯综合征。

传导阻滞可以是暂时性的，也可以是永久性的。一些急性或可逆情况（如急性感染、电解质紊乱、药物毒性反应等）可引发暂时的房室传导阻滞，当相应的病因去除后可逐渐恢复正常。而冠心病、扩张型心肌病、原发性传导系统退行性变以及其他慢性器质性心脏病所致的房室传导阻滞，常是不可逆的或永久性的，患者往往症状明显，甚至有猝死的危险，常需要安装人工心脏起搏器。

（二）心室内传导阻滞

心室内传导阻滞（intraventricular block）是指发生在房室束分叉以下的传导障碍，包括右束支、左束支及左束支分支阻滞。末梢纤维网和心室肌内传导阻滞，由于从心电图上难以确定阻滞部位，常一并称为心室内传导阻滞。诊断心室内传导阻滞完全依赖心电图。因右束支较左束支细长，且由单侧冠状动脉分支供血，容易受损，其不应期亦较左束支长，故临床上右束支传导阻滞较左束支传导阻滞多见。

1. 右束支传导阻滞 右束支传导阻滞（right bundle branch block，RBBB）时，激动沿左束支下传，室间隔中 1/3 处除极与正常一样，仍由左向右进行。在 0.04 秒后，左侧室间隔及左心室壁除极将近结束时，激动方开始通过室间隔处的普通心肌细胞传向右室。由于此时来自左侧的激动无法沿右束支正常迅速下传，而是依靠心肌细胞间的联系向右室蔓延，故从右侧室间隔至右心室壁除极的过程非常缓慢，并因失去左侧向量的拮抗而出现突出的右前终末向量（图 22-70）。因除极程序改变而致复极程序亦发生改变。

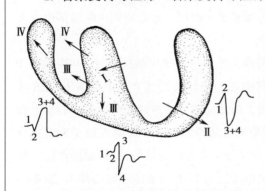

图 22-70 右束支传导阻滞的主要向量示意图

右束支传导阻滞心电图表现为：①QRS 波群形态改变：V_1、V_2 导联呈 rSR′ 型或呈宽大有切迹的 R 波（M 型），无 Q 波；Ⅰ、aVL、V_5、V_6 导联 S 波宽而粗钝（S 波时限≥0.04 秒），aVR 导联呈 rSR′ 型或 QR 型，R 波宽而有切迹。②QRS 波群时间≥0.12 秒，V_1 导联 R 峰时间 >0.05 秒。③ST-T 继发性改变：V_1、V_2 导联 ST 段下移，T 波倒置；Ⅰ、V_5、V_6 导联 T 波仍直立（图 22-71）。

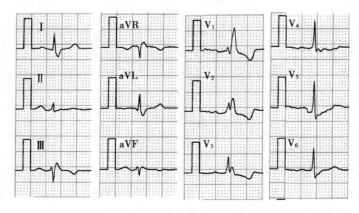

图 22-71 完全性右束支传导阻滞

若有以上相似的图形，但 QRS 波群时间 <0.12 秒者，则为不完全性右束支阻滞。

右束支传导阻滞在临床心电图中很多见，常见于风湿性心脏病二尖瓣狭窄、先天性心脏病房间隔缺损、肺源性心脏病等伴有右心室负荷过重的心脏疾患，还可见于冠心病、心肌炎、心肌病等。亦可见于部分正常人，尤其以不完全性多见。

2. 左束支传导阻滞 左束支传导阻滞（left bundle branch block，LBBB）时，激动沿右束支下传，室间隔右下 1/3 处先除极，同时使右心室前壁亦开始除极，然后缓慢地通过室间隔（约 0.04 秒）达室间隔左侧及其附近的左心室壁。此后激动进一步沿室间隔向后上偏左推进，最后出现左室游离壁的缓慢除极。在整个心室激动过程中，各个主要向量都指向左，由于左室壁较右室壁厚，因而激动扩布较右束支传导阻滞时更为迟缓。由于除极程序与正常不同，复极过程亦发生改变（图 22-72）。

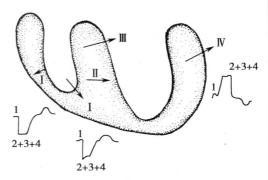

图 22-72 左束支传导阻滞的主要向量示意图

左束支传导阻滞心电图表现为：① QRS 波群形态改变：Ⅰ、aVL、V₅、V₆ 导联 R 波增宽，顶部粗钝或有切迹，一般无 q 波及 S 波；V₁、V₂ 导联常呈 rS 型（r 波极小，S 波明显加深增宽）或呈 QS 型。② QRS 波群时间 ≥0.12 秒，V₅、V₆ 导联 R 峰时间 >0.06 秒。③ ST-T 继发性改变：ST-T 方向常与 QRS 波群主波方向相反（图 22-73）。

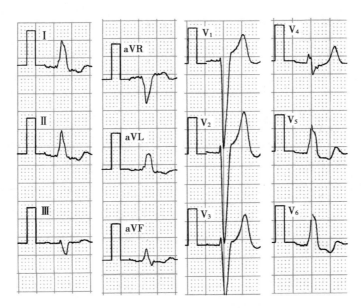

图 22-73 完全性左束支传导阻滞

左束支粗短且受双侧冠状动脉供血，故传导阻滞的发生远较右束支为少。然而一旦发生则多为器质性病变所致，预后较差。常见于冠心病、高血压性心脏病、主动脉瓣病变等所致的左心室病变，亦可见于各种心肌炎和心肌病等，仅极少数不能从病理上找出原因。暂时性的左束支传导阻滞，可由急性心肌梗死引起，也可由洋地黄、奎尼丁等药物影响所致。

3. 左束支分支传导阻滞　左束支自房室束分出后，又分为两个较大的分支及一个不太恒定的间隔支，其末梢相互吻合，互相交织成为浦氏纤维网。两个较大的分支中，一支沿左心室内膜下向前上方呈扇形展开，分布于前乳头肌及前侧壁，称为左前（上）分支；另一支沿左心室内膜下向后下方呈扇形展开，分布于后乳头肌及左室膈面，称为左后（下）分支。正常情况下，激动主要通过这两个分支向左室内膜传布，QRS 综合向量指向左下。当某种病理改变损伤二者之一时，便产生左束支分支传导阻滞。左前分支细长，位于压力较高的血液流出道，仅由左冠状动脉前降支供血，容易受损而发生传导阻滞；而左后分支较粗，位于压力较低的血液流入道，又有左前降支及右冠状动脉双重血供，故其传导阻滞较少见。

（1）左前分支传导阻滞（left anterior fascicular block，LAFB）：又称左前半传导阻滞。发生时，左室激动只能通过左后分支传导，先激动室间隔后下部及左室后下壁，初始向量指向右下方。然后通过浦肯野纤维再激动左室前上壁，使整个心室除极，向量从右下转向左上，主向量指向左上方。其心电图表现为：① QRS 平均电轴显著左偏，超过 −45°。② QRS 波群在 I、aVL 导联呈 qR 型且 q≤0.02 秒；II、III、aVF 导联呈 rS 型；$R_{aVL}>R_I$，$S_{III}>S_{II}$。③ QRS 波群时间≤0.11 秒，无明显增宽（图 22-74）。

在临床上如遇有 QRS 平均电轴显著左偏而无左室肥大时，应注意到左前分支传导阻滞这个诊断。左前分支传导阻滞若无其他部位的传导阻滞或器质性心脏病，预后大多良好。

（2）左后分支传导阻滞（left posterior fascicular block，LPFB）又称左后半传导阻滞。发生时，左室激动只能沿左前分支传导，首先激动室间隔左前半部及左室前侧壁，初始向量指向左上方，然后通过浦肯野纤维绕向左后分支的支配区，再激动左室后下壁，使整个心室除极，向量由左上转向右下。其最大向量指向右下，与左前分支阻滞恰好相反。其心电图表现为：① QRS 平均电轴显著右偏，>+110°。② QRS 波群在 I、aVL 导联呈 rS 型；II、III、aVF 导联呈 qR 型且 q≤0.02 秒；$R_{III}>R_{II}$。③ QRS 波群时间≤0.11 秒。④除外肺气肿、慢性肺源性心脏病、右心室肥大、心肌梗死及垂位心脏等可引起电轴右偏的情况。

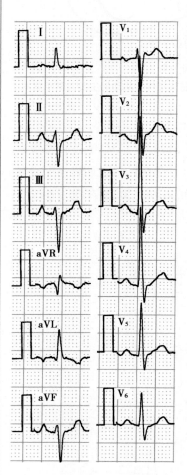

图 22-74　左前分支传导阻滞

左后分支传导阻滞虽少见，然而一旦发生往往提示有较弥漫的心肌损害，常与右束支传导阻滞同时发生，并容易发展为完全性房室传导阻滞。引起左后分支传导阻滞的常见疾病有冠心病尤其是心肌梗死、高血压病等，其意义几乎与左束支传导阻滞相同。

六、逸搏与逸搏心律

逸搏（escape beat）是基本心搏延迟或阻滞，下级潜在起搏点被动地发出激动而产生的心脏搏动。连续 3 个或 3 个以上的逸搏，称为逸搏心律（escape rhythm）。逸搏和逸搏心律具有保护作用。逸搏与逸搏心律常见于病态窦房结综合征、严重程度的房室传导阻滞等。

按逸搏发生的部位分为房性逸搏、房室交界性逸搏和室性逸搏，逸搏 QRS 波群的特点分别与相应的期前收缩相似，其差别是：期前收缩提前发生，而逸搏则在长间歇后发生，属延迟出现。期前收缩系主动性异位节律，而逸搏则属被动性异位节律。

临床上以房室交界性逸搏最为多见，其次是室性逸搏，房性逸搏较少见。

（一）交界性逸搏心律

交界性逸搏心律（junctional escape rhythm）是最常见的逸搏心律，见于窦性停搏，更多见于三度房室传导阻滞。其 QRS 波群呈交界性搏动特征，频率 40~60 次 / 分，慢而规则。交界性逸搏心律具有相对的稳定性和可靠性，是有效的生理性保护机制（图 22-69）。

（二）室性逸搏心律

室性逸搏心律（ventricular escape rhythm）多见于窦房结和房室结双结病变或发生于束支水平的三度房室传导阻滞。QRS 波群呈室性搏动波形，频率为 20~40 次 / 分，一般不十分规则（图 22-69）。

七、心室预激

心室预激是一种房室传导的异常现象，冲动经正常房室传导系统以外的先天性房室附加通道（简称旁路）下传，提早兴奋心室的一部分或全部，引起部分心室肌提前激动。旁路是一类特殊肌束，目前已知的有三种（图 22-75）：① Kent 束：左、右房室环外缘直接连接心房与心室的一束纤维，最为常见。② James 束：连接心房与房室结下部或房室束的纤维束。③ Mahaim 纤维：连接房室结下部、房室束或束支近端至室间隔肌部的纤维束。由于房室间存在双通道（正常通道和房室旁道），易形成折返激动，产生房室折返性心动过速，发生率约占室上性心动过速的 50%。

由于房室之间多条旁道的存在，不同患者可有不同旁道，同一患者亦可有多条旁道，形成了不同类型的预激综合征。

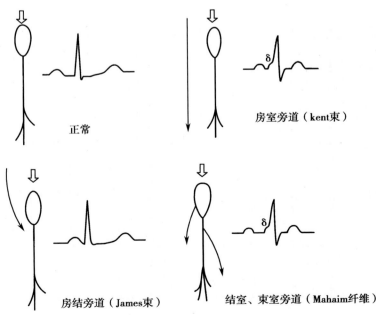

图 22-75　常见预激通路

NOTE

（一）经典型预激

经典型预激又称为 WPW 综合征（Wolff-Parkinson-While syndrome），临床最为常见，由 Kent 束传导引起。室上性激动可经传导速度很快的旁道下传并预先激动部分心室肌，同时也经正常房室结途径下传至其余心室肌，形成特殊的室性融合波。

经典型预激的心电图表现：① PR 间期 <0.12 秒，P 波一般为窦性型。② QRS 波群增宽，QRS 波群时间≥0.11 秒。③ QRS 波群起始部粗钝，形成预激波（delta 波），此为心室预激在心电图上的主要表现。④ PJ 间期正常。⑤可有继发性 ST-T 改变。

根据心电图上预激波和 QRS 波群主波的方向将经典预激分为：① A 型预激：预激波和 QRS 波群主波在右胸导联（ V_1~V_3 ）和左胸导联（ V_4~V_6 ）上均向上（图 22-76）。② B 型预激：预激波和 QRS 波群主波在右胸导联向下、左胸导联向上（图 22-77）。

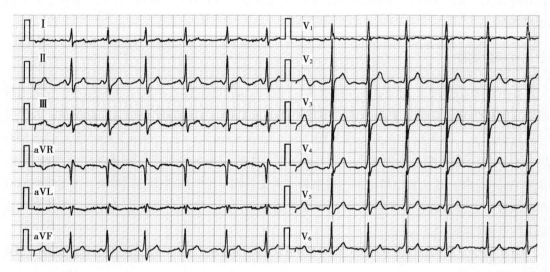

图 22-76　A 型预激

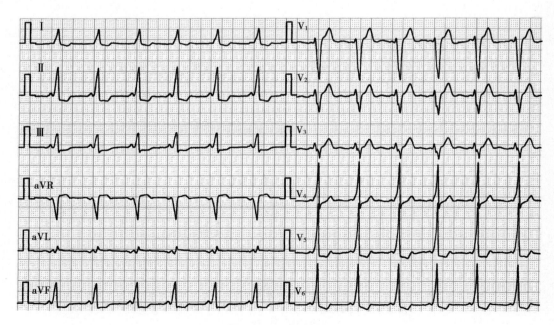

图 22-77　B 型预激

（二）短 PR 综合征

短 PR 综合征又称 LGL 综合征（Lown-Ganong-Levine syndrome），属通过 James 束的预激。由于激动绕过房室结提前传至希氏束，其后激动沿希氏束 - 浦氏纤维系统正常下传，故有以下心电图表现：PR 间期 <0.12 秒，QRS 波群形态正常且无预激波（图 22-78）。

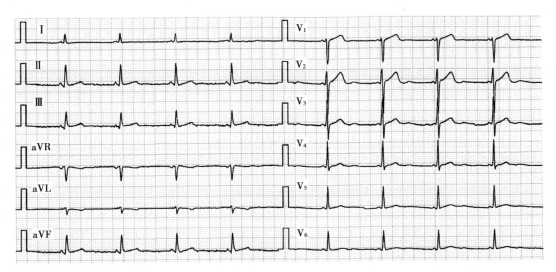

图 22-78　短 PR 综合征

（三）Mahaim 型预激

激动沿 Mahaim 纤维下传。此纤维目前被认为是具有慢传导特性的旁道，激动自房室结下部或房室束近端传至心室肌（或右束支），故形成以下心电图表现：QRS 波群增宽且伴有预激波，PR 间期正常，甚至可长于正常值。这与 LGL 综合征的表现恰好相反。

（四）预激与心动过速

预激本身不引起症状，多见于健康人。其主要危害是常可引发房室折返性心动过速。心动过速发作时激动大多沿正常通道下传，经旁路逆传，称为顺向性房室折返性心动过速。此类心动过速发作时的 QRS 波群形态正常。偶见冲动经旁路下传而沿正常通道逆传，称为逆向性房室折返性心动过速，此类心动过速发作时呈宽 QRS 波心动过速。某些旁路只有逆传功能而无前传功能，激动只能沿正常通道经房室结前传，旁路逆传。表现为窦性心律时体表心电图正常，心动过速发作符合房室折返性心动过速的特征，此种旁路称为隐匿性旁路。

具有预激心电图表现者，心动过速的发生率为 1.8%，并随年龄增长而增加。其中大约 80% 心动过速发作为房室折返性心动过速，15%~30% 为心房颤动，5% 为心房扑动。频率过于快速的心动过速（特别是持续发作心房颤动），可导致充血性心力衰竭、低血压甚至死亡。预激伴发房颤的主要问题是有发展成室颤的危险。WPW 患者猝死的发生率为每年 0.1%~0.6%。心室预激伴房颤的心电图表现为：①心动过速的节律绝对不齐。②宽 QRS 波群起始部有 δ 波，宽 QRS 波群形态不一致。③频率通常 >200 次 / 分。

第六节　电解质紊乱及药物所致心电图改变

一、电解质紊乱

电解质紊乱是指血清电解质浓度超出正常范围的增高与降低。无论其增高还是降低都会影响心肌的除极、复极及激动的传导，并引起心电图的相应改变，其中尤以钾、钙离子变化对心电图的影响最为明显与重要。心电图在一定程度上虽然可以反映电解质紊乱的情况，但由于受多种因素的影响，心电图的改变与血清电解质水平并不完全一致。同时存在多种电解质紊乱时，相互之间的影响又可能加重或抵消心电图的改变。因此，对于此类心电图改变必须结合临床其他资料进行判断。

1. 低血钾　血钾浓度 <3.5mmol/L 时，称为低血钾。血钾过低时常有机体缺钾，但也可见于血液稀释或血钾转移至细胞内时。低血钾导致心室复极障碍，引起 ST-T 及 U 波改变，还可使心肌自律性、兴奋性增高，传导延缓，因而出现各类心律失常。心电图表现为：ST 段压低，T 波低平或倒置；U 波增高（V_2、V_3 最显著），可达 0.1mV 以上，甚至超过同导联 T 波；T、U 波可部分融接而呈"驼峰状"；T 波与 U 波融合难分时，可致 QT 间期不易测定或误为 QT 间期延长；严重低血钾时可出现频发、多源性室性期前收缩、室性心动过速等心律失常（图 22-79）。

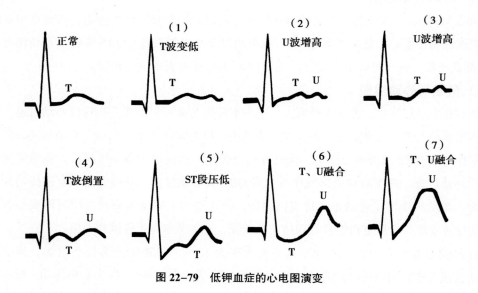

图 22-79　低钾血症的心电图演变

2. 高血钾　血钾浓度 >5.5mmol/L 时，称为高血钾。高血钾时常有机体钾过多，也可因血液浓缩或钾由细胞内转移至细胞外引起。高血钾时，心肌除极缓慢，心肌自律性降低，兴奋性先升高后降低，激动传导延缓，复极过程缩短。心电图表现：最初表现为 T 波高尖，基底狭窄，双肢对称，而呈"帐篷样"T 波，以胸导联明显；之后，随血钾浓度增高，R 波逐渐降低，S 波逐渐加深，ST 段压低，继而 P 波电压降低、增宽，QRS 波群增宽；严重高血钾时，P 波消失（窦室传导），QRS 波群增宽、畸形，心室率缓慢，T 波宽而对称（图 22-80）。最后可发

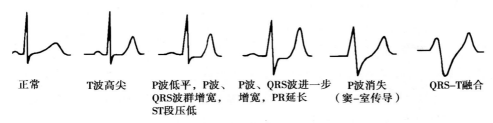

| 正常 | T波高尖 | P波低平，P波、QRS波群增宽，ST段压低 | P波、QRS波进一步增宽，PR延长 | P波消失（窦-室传导） | QRS-T融合 |

图 22-80　高钾血症的心电图演变

生室性心动过速、心室扑动或颤动。

3. 低血钙　正常人血清钙含量为 2.25~2.75mmol/L，当血钙 <2.25mmol/L 时，称为低血钙。血钙过低使心室肌动作电位曲线中 2 相时间延长，出现以下心电图改变：ST 段平坦、延长，QT 间期延长，直立 T 波变窄、低平或倒置（图 22-81）。一般很少发生心律失常。

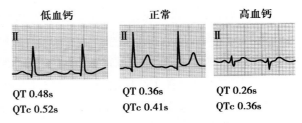

| 低血钙 | 正常 | 高血钙 |
| QT 0.48s
QTc 0.52s | QT 0.36s
QTc 0.41s | QT 0.26s
QTc 0.36s |

图 22-81　血钙异常的心电图表现

4. 高血钙　当血钙 >2.75mmol/L 时，称为高血钙。血钙过高使心室肌细胞动作电位 2 位相时间缩短，心电图表现为：ST 段下垂、缩短，QT 间期缩短，重者可有 T 波低平、倒置，QRS 波群增宽，PR 间期延长，偶可出现室性期前收缩或房室传导阻滞等心律失常（图 22-81）。

二、药物影响

（一）洋地黄类制剂

洋地黄类制剂是治疗心力衰竭和某些室上性异位心律的重要药物。洋地黄对心电图的影响可分为治疗剂量时所致的洋地黄效应和中毒时所致的心律失常两类。

1. 洋地黄效应（digitalis effect）　治疗剂量的洋地黄可加速心内膜下心肌的复极作用，从而使心室的复极程序由心内膜向心外膜推进，与正常复极过程相反，故心电图上出现 ST-T 改变。同时又可加速心室复极而使 QT 间期缩短。其具体表现：

（1）ST-T 变化：最先表现在以 R 波为主的导联中 T 波低平，继之 ST 段逐渐下垂，T 波双向（先负后正），斜行下垂的 ST 段与 T 波倒置部分融合成为倒置而形状不对称的 ST-T 图形，其下行支在到达最低点时与突然上升的上升支几乎成直角而呈"鱼钩状"（图 22-82）。

（2）QT 间期缩短。

洋地黄效应仅是应用洋地黄类制剂的标志，并不意味着洋地黄过量或中毒。

2. 洋地黄中毒（digitalis toxicity）　洋地黄中毒的心电图改变主要是心律失常，ST-T 改变不一定同时存在。常见的有：

（1）室性期前收缩：最为常见，有时形成二、三联律，多源性室性期前收缩或成对出现的室性期前收缩。

（2）阵发性心动过速：阵发性室性心动过速较多见。

（3）阵发性心房（或心室）扑动或颤动。

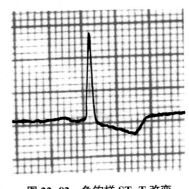

图 22-82　鱼钩样 ST-T 改变

（4）各种程度的房室传导阻滞。

（5）窦性心动过速、窦性停搏及窦房阻滞。

（二）奎尼丁类制剂

奎尼丁属 I_A 类抗心律失常药物，是临床最常用的抗心律失常药物之一。它与心肌细胞膜的脂蛋白结合，降低细胞膜的通透性，抑制 Na^+ 内流和 K^+ 外流，延缓心肌细胞的除极与复极，从而抑制自律性及传导性，延长不应期，发挥其抗心律失常作用。

奎尼丁治疗剂量时的心电图表现：①U 波增高。②T 波低平或倒置。③QRS 波群增宽，QT 间期延长。④P 波稍宽，可伴有切迹，PR 间期稍延长。

奎尼丁中毒时的心电图表现：①QT 间期明显延长，QRS 明显增宽（超过用药前的 25% 时即应考虑中毒，超过 50% 可肯定中毒）。②不同程度的房室阻滞及窦性心动过缓、窦性停搏、窦房阻滞。③各种室性心律失常，严重者出现尖端扭转型室速，甚至室颤。

（三）抗心律失常药物的致心律失常作用

致心律失常作用（proarrhythmia）是指抗心律失常药物引起的新的心律失常或原有心律失常的恶化。致心律失常作用与药物的正常药理作用密切相关，且不一定呈剂量依赖性。可见于用药的早期，亦可见于长期用药的过程中。作用明显、最易引起心电图改变者主要有：I_C 类抗心律失常药作用于心肌梗死恢复期有症状的频发性室性期前收缩者，其总病死率比安慰剂组高 2.3 倍，且更易诱发致死性心律失常、心衰和使病情恶化。I_A 类药物奎尼丁治疗房颤时所致的"奎尼丁晕厥"是由于尖端扭转型室速、室颤所致。Ⅲ类抗心律失常药物如胺碘酮可使 QT 间期显著延长，亦容易引发扭转型室速。索他洛尔可使心率明显减慢。此外，其他多种抗心律失常药物在使用过程中亦可引起心率（律）及心电图的改变，如出现窦性心动过缓、房室或室内传导阻滞、各种期前收缩等。所以，在抗心律失常药物的使用过程中，必须定期检查心电图。

第七节　动态心电图与心电图运动负荷试验

一、动态心电图

动态心电图（ambulatory electrocardiogram，AECG）是指可以在自然活动状态下连续长时间描记的心电图。1961 年，Holter 首先将其应用于临床，故又称之为 Holter 监测系统。动态心电图能够在患者自然生活状态下连续 24 小时或更长时间记录二导或多导心电信号，借助计算机进行分析处理，报告心搏总数、异常心律的类型及次数、最快与最慢心率以及 ST-T 改变等数据，并可根据需要查找某一时刻的心电图改变，将异常心电图与患者当时的活动情况或症状对照分析，有效地弥补了常规心电图仅能做短时、静态记录的不足。动态心电图对于常规心电图正常但有心脏症状，或者心律变化与症状不相符时，可作为首选的无创检查方法，以获得有意义的诊断资料。

（一）仪器的基本结构

动态心电图仪主要由记录系统和回放分析系统组成。

1. 记录系统　包括导联线和记录器。导联线一端与固定在受检者身上的电极相连，另一端与记录器连接。记录器有磁带式和数字固态式记录器等类型。记录器佩戴在受检者身上，可以连续记录和储存 24 小时或更长时间的二导或三导心电信号。近年，12 导联动态心电图系统也开始应用于临床。

2. 回放分析系统　主要由计算机系统和心电分析软件组成。回放系统能自动对磁带或数字固态记录器记录到的 24 小时心电信号进行分析。分析人员通过人机对话对计算机分析的心电图资料进行检查、判定、修改和编辑，打印出异常心电图图例以及有关的数据和图表，做出诊断报告。

（二）动态心电图的常用导联

1. CM₅ 导联　正极置于 V₅ 位置，负极置于右锁骨下窝中 1/3 处。对缺血性 ST 段下移的检出最为敏感，且描记到的 QRS 波幅最高，是常规使用的导联。

2. CM₁ 导联　正极置于 V₁ 位置或胸骨上，负极置于左锁骨下窝中 1/3 处。可清楚地显示 P 波，常用于检出及分析心律失常。

3. MaVF 导联　正极置于左腋前线肋缘，负极置于左锁骨下窝内 1/3 处。主要用于检测左室下壁的缺血改变。

4. CM₃ 导联　正极置于 V₃ 位置，负极置于右锁骨下窝中 1/3 处。怀疑为变异型心绞痛时，常联合选用 CM₃ 和 MaVF 导联。

无关电极可以放置在胸部任何部位，一般置于右胸第 5 肋间腋前线或胸骨下段中部。

（三）适应证

1. 与心律失常有关症状的评价　心律失常可产生心悸、眩晕、气促、胸痛、晕厥、抽搐等症状，动态心电图检测可连续记录此类症状发生时的心电图变化，以初步判断症状发生是否与心律失常有关。由于心律失常既可有明显症状，也可以无症状，而眩晕、晕厥等症状也并不一定是心源性的，因此，如果检测时无症状发生，又未记录到心律失常，一般需结合临床综合评价，必要时做动态心电图复查及进一步检查，如运动试验、心电生理检查等。

2. 心肌缺血的诊断和评价　对于不适宜做运动试验者，在休息或情绪激动时有心脏症状者以及怀疑有心绞痛者，动态心电图是最简便的无创诊断方法。动态心电图一般不作为诊断心肌缺血的首选方法，但检测日常生活中短暂的心肌缺血尤其无症状心肌缺血的发作，是最简便的无创性诊断方法，并且可做出较为准确的定性和定量评价。如：①能确定 ST-T 改变的有无、形态、程度、频度、时间分布、与日常活动的关系等，可计算出心肌缺血总负荷（ST 段下移的最大幅度与连续下移持续时间的乘积的总和，单位是 mm·min）。②对比记录同时的自觉症状，可判定系有痛性或无痛性心肌缺血。③对于有心绞痛的患者，可结合其发作特点确定心绞痛的类型。

检测冠心病患者日常生活中短暂的无症状心肌缺血发作，动态心电图检查是尤为重要的手段，但目前尚无公认的标准。一般依据以下条件：①以 R 波为主的导联（如 CM₅）ST 段呈水平型或下斜型压低≥1mm（J 点后 0.08s）。②上述 ST 段压低持续时间≥1 分钟。③下次发作需在前次 ST 段压低恢复至基线后至少 1 分钟。

值得注意的是，应用动态心电图 ST 段压低来评估冠状动脉供血不足有一定的局限性。由于动态心电图常受监测过程中患者的活动状况、体位改变、呼吸动作、情绪变化等因素的影响，其结果有时在生理与病理之间难以确定，且 ST 段压低又可由心脏外的一些因素引起，因此，动态心电图"无症状性心肌缺血"的诊断仅用于临床已确诊为冠心病的患者。动态心电图主要用于估测其心肌缺血发作的程度并作为治疗的参考。对于缺乏充分临床证据者，不可仅凭某次动态心电图发现 ST 段压低，便视作"心肌缺血"而诊断为"隐匿性冠心病"。

3. 心脏病患者预后的评价　器质性心脏病患者的室性早搏，尤其是复杂的室性心律失常，是发生心脏性猝死的独立预测指标。对这类患者进行动态心电图检查，可对病情和预后做出有价值的估计。心率变异性（HRV）是一项评价患者自主神经病变的重要指标。交感神经张力越高兴奋性越高，室颤阈值越低。迷走神经张力越高兴奋性越低，室颤阈值越高。心率变异性分析主要包括时阈分析及频域分析，对急性心梗、心力衰竭、心肌病等心血管病预后有意义。

4. 评定心脏病患者日常生活能力　日常活动、劳累、健身活动、情绪激动等，对一些心脏病患者可能会诱发心肌缺血和（或）心律失常，动态心电图可对其进行检测和评价，以使医师对患者的日常活动、运动方式及运动量和情绪活动做出正确指导，或给予适当的预防性治疗。

5. 心肌缺血及心律失常的药物疗效评价。

6. 起搏器功能评定，检测与起搏器有关的心律失常。

7. 医学科学研究和流行病学调查，如正常人心率的生理变动范围，宇航员、潜水员、驾驶员心脏功能的研究等。

（四）分析注意事项

应要求患者在佩带记录器检测过程中作好日志，按时间记录其活动状态和有关症状。患者不能填写者，应由医务人员代写。不论有无症状都应认真填写记录。一份完整的生活日志对于正确分析动态心电图资料具有重要参考价值。

动态心电图常受监测过程中患者体位、活动、情绪、睡眠等因素的影响，有时在生理与病理之间难以明确区分。因此，对动态心电图检测到的某些结果，尤其是 ST-T 改变，还应结合病史、症状及其他临床资料综合分析以做出正确的诊断。

需要指出：动态心电图属回顾性分析，并不能了解患者即刻的心电变化。由于导联的限制，尚不能反映某些异常心电改变的全貌。对于心脏房室大小的判断、束支传导阻滞、预激综合征的识别以及心肌梗死的诊断和定位等，仍需要依靠常规 12 导联心电图检查。12 导联动态心电图系统的应用可以部分弥补这方面的不足。

二、心电图运动负荷试验

部分冠状动脉供血不足患者往往临床症状不典型甚至无症状，静息时心电图表现正常或仅有某些非特异性改变，部分患者即使心绞痛发作，也常因时间短暂而难以进行心电图描记。为早期发现这些病人，常采用心电图负荷试验（ECG stress test），通过增加心肌耗氧量的方法来诱发心电图改变，借以判断受检者是否有冠状动脉供血不足，或评判其临床重要性。最常用的方法是运动平板试验。运动平板试验是受检者在心电监护下，在有一定坡度和转速的活动平板上行走，通过逐渐增加运动量以提高心率，从而增加心肌耗氧量来诱发患者心绞痛症状或心电图的缺血性改变，借以判断受检者是否有冠状动脉供血不足的试验方法。

（一）适应证

运动平板试验适用于：①静息心电图正常而疑有冠心病者。②冠心病患者进行药物或手术治疗后效果观察。③估计心功能或进行劳动力鉴定。

（二）禁忌证

下列情况不适合运动平板试验：①不稳定型心绞痛。②急性心肌梗死或心肌梗死合并室壁瘤。③严重心律失常。④重度心功能不全。⑤急性心肌炎、高度主动脉瓣狭窄及其他急性或严重疾病。

（三）检查方法

1. 试验前的准备　①受检者于试验前 2~3 周停用洋地黄，检测前 2~3 天停用冠状动脉扩张剂。②检测现场应备有必要的抢救设备和药物，并有医护人员在场严密监护。③准备好心电、血压动态监护。④受检者于试验前描记 12 导联卧位平静心电图，测量血压，以作对照。

2. 设定运动量　运动试验可分为极量或次极量试验。极量运动试验是让受检者承受最大的运动负荷以达到极量心率（次 / 分）为（220– 年龄），次极量运动试验的运动量相当于极量运动的 85%~90%，其预期心率为（195– 年龄）。次极量运动试验对心脏病患者较为合适。

试验中由平板的转速和坡度决定每一级别的运动强度，从低量级开始逐步递增运动负荷，根据每一级别坡度与平板的转速递增速度不同可分为 Bruce 方案和改良 Bruce 方案，年龄较大的患者可使用改良 Bruce 方案。每级运动时间为 3 分钟，并记录心电图和测量血压一次。在达到预期亚极量后，使预期最大心率保持 1~2 分钟再终止运动。运动终止后每 2 分钟记录一次心电图，一般至少观察 6 分钟。如果 6 分钟后缺血性 ST 段改变尚未恢复，需观察至恢复到运动前水平。

3. 运动终止标准　①达到预期目标心率。②出现严重心绞痛。③心电图出现 ST 段水平型或下垂型下移 >0.1mV。④出现严重心律失常（室性期前收缩二联律、R' on T 型室性期前收缩、多源性室性期前收缩、短阵室速等）。⑤收缩压较运动前下降 10mmHg，或运动中收缩压剧升，超过 210mmHg；运动中心率下降者。⑥出现头晕眼花、面色苍白、呼吸困难、发绀、步态不稳、运动失调。

（四）结果判定

符合下列情况之一者为阳性：①运动中出现典型心绞痛或血压下降。②运动中或运动后心电图出现 ST 段缺血型压低≥0.1mV，持续 1 分钟以上；如运动前原有 ST 段下降者，运动后应在原有基础上再压低 0.1mV 且持续 1 分钟以上。

运动后心电图改变符合下列条件之一者为可疑阳性：①在 R 波占优势的导联上，运动后出现水平型或下垂型 ST 段压低 0.05mV 或接近 0.05mV 及 QX/QT 比值≥50%，持续 2 分钟者。②在 R 波占优势的导联上，运动后出现 T 波由直立变为倒置，持续 2 分钟者。③U 波倒置者。④运动后出现下列任何一种心律失常：多源性室性期前收缩、阵发性室性心动过速、心房颤动或扑动、窦房传导阻滞、房室传导阻滞、左束支传导阻滞或左束支分支传导阻滞、完全性右束支传导阻滞或室内传导阻滞。

在评价运动试验结果时，应特别注意不能将心电图运动试验阳性与冠心病的诊断混为一谈。在流行病学调查中或一贯无胸痛症状而仅仅心电图运动试验阳性者，其意义仅等同于冠心病的一个易患因子，不能作为诊断冠心病的依据。心电图运动试验假阳性者为数不少，尤其多见于女性。另一方面运动心电图阴性者不能肯定排除冠心病，应结合临床其他资料进行综合判断。

NOTE

第八节　心电图的分析方法及临床应用价值

一、分析心电图的步骤与方法

1. 将各导联按Ⅰ、Ⅱ、Ⅲ、aVR、aVL、aVF 及 V_1~V_6 的顺序排列，首先检查各导联心电图标记有无错误，导联有无接错，定准电压是否正确，有无个别导联电压减半或加倍，纸速如何，有无基线不稳、伪差和交流电干扰等。

2. 根据 P 波的有无、方向与形态、顺序及其与 QRS 波群的关系，确定基本心律是窦性心律抑或异位心律。

分析心律，首先要认出 P 波、QRS-T 波群，应将 P 波清晰的导联如Ⅱ（或 V_1）导联描记得相应长一些。然后根据 P 波的特点，确定基本心律。例如，P 波符合窦性条件的，诊断为窦性心律；P 波是逆行型的，PR 间期 <0.12 秒，为交界性心律；P 波消失，代之以一系列不规则的 f 波，是心房颤动。

在某些导联中出现期前收缩或逸搏等，都是附加的异位节律，必须加以说明。例如基本心律是窦性的，有很清楚的窦性 P 波，但同时又有完全性房室传导阻滞，心律项目栏上应记录为：窦性心律、完全性房室传导阻滞、室性逸搏心律。又如基本心律是心房颤动，而又可以合并有室性期前收缩或完全性房室传导阻滞、交界性逸搏等。

3. 测定 P-P 或 R-R 间距、PR 间期、QT 间期、P 波及 QRS 波群时间，必要时测定 V_1、V_5 导联的室壁激动时间。

选择适当的导联，测量 P-P 或 R-R 间距以计算心房率和心室率。在每一个 P 波后面均有 QRS 波群者，心房率等于心室率，只要计算心室率即可。而有明显心律不齐，心房率与心室率不相等者，则应分别计算心房率与心室率。

测量 PR 间期应注意，在心率快速或 PR 间期延长的病例中，P 波常和前面一个心动周期的 T 波互相重叠，或者完全被掩盖而不能看出，或者在 T 波下降支部位形成一个切凹而被误认为是 U 波，故应仔细核对，以免误诊。没有 PR 间期的如心房颤动，或者 P 与 QRS 波无固定关系者如完全性房室传导阻滞，PR 间期一栏可以空着不填写。PR 间期有规律性改变的，如文氏现象，可以将最短的与最长的注出，例如 0.18~0.36 秒。

测量 QT 间期应注意勿将异常明显的 U 波误计在 T 波内。有时各个导联 T 波平坦或者很低小，不易看清其终点，应加以说明。

4. 测定平均电轴，可用目测法观察其是否偏移，如有左移或右移时应用查表法写出电轴的偏移度数。

5. 观测各导联 P、QRS、T 及 U 波的电压、形态、方向等以及 ST 段有无移位。

应在每个导联内仔细检查 P、QRS、ST、T 波等，先从胸导联开始，判断是否正常。如不正常，则将不正常的特征一一分析描述。例如 V_1、V_5 的 QRS 波群分别为何种形态，QRS 波群是否属室上性激动（窦性、房性、房室交界区或房室束分叉以上的激动）下传心室抑或心室内异位激动所产生，有无提前或推迟出现的 QRS 波群，R 波与 S 波电压正常否，有无异常 Q

波，QRS 波群与 P 波关系如何，ST 段是否移位，移位的 ST 段属何类型，T 波的形态、方向与电压正常与否，等等，加以初步判断。然后再分析肢导联的图形，并联系胸导联的结果，系统而有重点地总结出该份心电图的主要特征。

6. 综合心电图所见，并结合被检查者的年龄、性别、病史、体征、临床诊断、用药情况以及既往心电图检查资料等，判定心电图是否正常，做出心电图诊断。根据临床需要和心电图诊断的需要，必要时可加做某些导联或延长、重复描记，例如疑有右室大时加作 V_{3R}，对于心前区疼痛时 ST-T 异常者，应在 20 分钟后重复描记，以便证实是否为心绞痛发作等。

二、心电图的报告方式

从上述心电图分析中，择其要点，按报告单要求填写心电图报告。一般心电图报告应包括以下几项内容：①基本心律及类别。②有无心电轴左偏或右偏及偏移的度数。③有钟向转位者可标明。④心电图特征性改变。⑤心电图是否正常。⑥结合临床提供参考意见，必要时建议复查。

关于心电图正常与否，可归纳为四类：①正常心电图。②大致正常心电图：指在个别导联中出现一些轻度异常的图形，包括 QRS 波群出现切迹、ST 段轻微下移、T 波轻微降低等，而没有其他更显著的变异。③可疑心电图：心电图的异常情况较第二类为重，在多个导联有可疑的异常表现，但不足以肯定为某种异常。应说明可疑之处，如可疑右心室肥大等。④不正常心电图：指心电图有肯定的异常改变而有病理意义者，如左心室肥大、急性下壁心肌梗死、完全性左束支传导阻滞等。此时应直接写出心电图诊断。

三、分析心电图的注意事项

1. 结合临床资料综合分析　心电图只是心脏电活动的记录，检测技术存在一定的局限性，并且往往受到患者个体差异的影响，因此必须结合临床进行全面分析，方能做出正确的诊断。检查心电图之前应认真阅读申请单，必要时可补充询问病史和必要的体格检查，便于结合具体病情进行心电图分析，或及时加做某些导联。临床医生则应认真填写申请单，尤其是与心电图密切相关的内容如心血管病史、洋地黄等药物使用情况等，均应写明，以供参考。

（1）定性和定量：心电图的分析要注意定性和定量的关系。定性是基础。可围绕"高低、快慢、宽窄"六字原则先将各导联大致浏览一遍。"高低"指观察有无 ST 段抬高或压低，以便迅速检出心肌缺血或梗死。"快慢"指观察心率的快慢，"宽窄"指的是观察 QRS 波的宽度，"快慢"与"宽窄"相结合可以迅速检出可能影响血流动力学的心律失常。然后再按照前述基本步骤仔细定性、定量分析心电图，以做出完整的诊断。心电图诊断要顾及治疗和患者的安全。

（2）分析要全面：分析心电图至少要从四个方面考虑，即基本心律、房室肥大、心律失常、心肌缺血。其中心律失常根据心室率快慢可分为快速性心律失常和缓慢性心律失常。常见的心律失常主要包括"早"（期前收缩）、"速"（心动过速）、"扑"（扑动）、"颤"（颤动）、"停"（停搏）、"滞"（传导阻滞）等几方面，谨防遗漏。

（3）符合电生理原理：心律失常诊断时要考虑符合心电生理的基本原理和特性，能用发生率高的解释者不用发生率低者解释。

2. 心电图描记技术的要求　心电图机必须保证经放大后的电信号不失真，走纸速度正确稳定，毫伏标尺准确无误。描记时尽量避免干扰和基线漂移。应常规描记 12 导联心电图，并根据临床需要及心电图变化，决定描记时间的长短和是否加做某些导联。对于心律失常，应选择 P 波清晰的导联，描记长度应达到能重复显示其异常改变的周期。

3. 熟悉梯形图的使用　梯形图（ladder-shaped diagram）以图解的方式描绘激动的发生及传导过程，是一种生动简明的分析复杂心律失常的方法。其方法是：在心电图下方画数条横线分别代表窦房结（S）、窦房交界（S-A）、心房（A）、房室交界区（A-V）和心室（V），另配以适当符号来分别表示激动的起源、激动的传导等。

四、心电图的临床应用价值

（一）心电图的主要应用范围和临床价值

1. 分析与鉴别各种心律失常。心电图是迄今为止检查心律失常最精确的方法，不仅可以确诊体格检查中有所发现者，还可确诊体格检查无法发现者，尤对于一度房室传导阻滞及束支传导阻滞的诊断更为必要。

2. 确诊心肌梗死及急性冠状动脉供血不足。心电图可明确反映心肌的缺血、损伤和坏死现象，因此对心肌梗死可以确定诊断，并可了解病变的部位、范围、演变与分期；对急性心肌缺血可反映其有无、部位及持续时间。

3. 协助诊断慢性冠脉供血不足、心肌炎及心肌病。

4. 判定有无心房、心室肥大，从而协助某些心脏病的病因学诊断，例如风湿性、肺源性、高血压性和先天性心脏病等。

5. 协助诊断心包疾病，如急性及慢性心包炎。

6. 观察某些药物对心肌的影响，包括治疗心血管疾病的药物（如洋地黄、抗心律失常药物）及可能对心肌有损害的药物。

7. 对某些电解质紊乱（如血钾、血钙的过高或过低），心电图不仅有助于诊断，还对指导治疗有重要参考价值。

8. 心电图监护广泛应用于外科手术、心导管检查、人工心脏起搏、电击复律、心脏复苏及其他危重病症的抢救，可以及时了解心律的变化和心肌供血情况，从而提示相应的处理。

9. 心电图作为一种电信号的时间标记，又是做其他一些检查所不可少的，如描记超声心动图、心音图、阻抗血流图等进行心功能测定和心脏电生理研究时，常需与心电图同步描记，以利于确定时相。

（二）心电图检查的局限性

1. 心电图检查正常并不能排除心脏病变的存在。如轻度心脏瓣膜病变及高血压病早期，尚未引起心脏负荷过重或心肌损伤时，心电图表现可正常。双侧心室肥大时由于心电向量相互抵消，心电图表现也可正常。

2. 心电图表现不正常亦不能肯定有心脏病。因为影响心电图改变的因素很多，如电解质紊乱、内分泌失调、药物作用等都可能引起心电图改变，而一些异常心电图表现如偶发期前收缩亦可见于健康人。

3. 某些心电图的改变并无特异性，故只能提供诊断参考。如左心室肥大可见于高血压病，亦可见于主动脉瓣病变，还可见于冠心病；右心室肥大可见于风湿性二尖瓣狭窄，还可见于肺源性心脏病。

4. 不能判定心脏的储备功能。心电图只能反映心肌的兴奋性、传导性和自律性，而与心肌机械收缩性无关。有时临床上病人已有严重心力衰竭，而心电图检查结果可能正常或与心衰前相比并无改变。有时心电图有显著异常，临床上却并无心脏功能减退的迹象。

5. 不能对心脏病的病因做出诊断。心电图改变只是反映心脏病变的心电异常，并不能说明病变的原因。例如，心电图上有明确的左心室肥大，临床医生只是多获得一项资料来发现此种病理变化或了解其程度，但左心室肥大的原因，却不能从心电图上直接得到解答。

NOTE

第二十三章 肺功能检查

肺功能检查（pulmonary function tests）是通过肺量计来检测人体呼吸时呼吸道产生的气流速度和气流量，从而了解呼吸功能是否正常的一种诊疗技术。肺功能检查是呼吸系统疾病的必要检查之一，可对呼吸功能做出基本评价，但对病因诊断的作用有限。肺功能检查的意义在于：①明确通气功能障碍类型。②早期发现呼吸系统疾病的肺功能损害以及评估疾病的严重程度。③评定肺功能对手术的耐受能力。④评定药物或其他治疗方法的疗效。⑤呼吸衰竭的诊断及监护。⑥职业性肺病的劳动能力鉴定。肺功能检查的禁忌证为支气管哮喘发作期、大咯血、严重心肺功能不全以及不能配合肺功能检查的患者等。尽管肺功能检查中并发症的发生率非常低，但是医护人员仍需引起重视，在做肺功能检查之前需要详细了解病史，掌握检查的相关禁忌证，以避免或减少不良事件的发生。

肺功能检查的项目主要包括通气功能、气体交换功能、呼吸调节功能、肺循环功能。本章只简要地介绍通气功能检查、换气功能检查、气道阻力测定、气道反应性测定等常用检测项目。

第一节 通气功能检查

一、肺容积和肺容量

（一）肺容积检查

肺容积（pulmonary volume）即静态肺容积，是一次呼吸所出现的容积变化，反映外呼吸的空间，是最基本的肺功能检查项目。它不仅具有静态解剖意义，也为动态呼吸活动提供基础。肺容积包括四种基础肺容积，分别为潮气容积、补吸气容积、补呼气容积及残气容积。

测定方法：以体温、大气压、饱和水蒸气压（body temperature pressure saturated，BTPS）校正肺量计。肺量计校正后，嘱受检者取坐位，上鼻夹，将口含器与肺量计相连，平静呼吸5次后测定肺活量。

1. 潮气容积（tidal volume，VT） 指在平静呼吸的基础上，每次吸入或呼出的气量。正常成人约500mL。呼吸肌功能不全时VT减少。

2. 补吸气容积（inspiratory reserve volume，IRV） 指平静吸气末再尽力吸气所能吸入的最大气量。正常成人男性约2160mL，女性约1400mL。呼吸肌功能减退时IRV减少。

3. 补呼气容积（expiratory reserve volume，ERV） 为平静呼气末再尽力呼气所能呼出的最大气量。正常成人男性为（1609±492）mL，女性为（1126±338）mL。呼吸肌功能减退时ERV减少。

4. 残气容积（residual volume，RV）　指补呼气后仍残留于肺内的气量，可保证一部分肺泡处于开放状态，以利于气血交换。正常成年男性为（1615±397）mL，女性为（1245±336）mL。RV增大，RV/TLC（残气量与肺总量的比值）>40%（正常≤35%）提示肺内充气过度，见于阻塞性肺气肿、支气管哮喘发作等。RV减少，见于急性呼吸窘迫综合征（ARDS）及限制性通气障碍疾病。

（二）肺容量检查

肺容量（pulmonary capacity）包括两个或两个以上的肺容积。肺容量包括四种基础容量，即深吸气量、肺活量、功能残气量和肺总量（图23-1）。

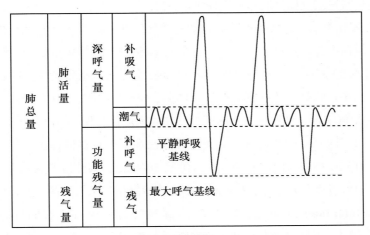

图23-1　肺容积的组成及其关系

1. 深吸气量（inspiratory capacity，IC）　为平静呼气末用力吸气所能吸入的最大气量，IC=VT+IRV。正常成年男性为（2617±548）mL，女性为（1970±381）mL。正常情况下，IC应占肺活量的三分之二或者五分之四。呼吸肌功能减退时IC减少，限制性通气功能障碍与阻塞性通气功能障碍时IC也可减少。

2. 肺活量（vital capacity，VC）　指最大吸气后所能呼出的最大气量。VC=IC+ERV或者VC=VT+IRV+ERV，右肺肺活量占全肺肺活量的55%。正常成年男性为（4217±690）mL，女性为（3105±452）mL。正常人VC不应低于预计值的80%，其中60%~79%为轻度降低，40%~59%为中度降低，小于40%为重度降低。VC与性别、年龄、身高、体重、胸肺弹性、呼吸肌力有关。VC下降可见于各种疾病引起的限制性通气障碍，如胸廓、胸壁、胸膜的病变，以及肺实质病变性肺顺应性下降。VC下降也可见于严重的阻塞性通气功能障碍、呼吸肌功能障碍，如慢性阻塞性肺疾病、支气管哮喘、膈肌麻痹等。

根据测定方法，肺活量分为一期肺活量和分期肺活量

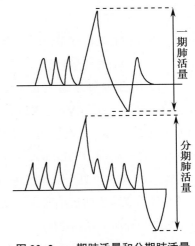

图23-2　一期肺活量和分期肺活量

（图23-2）。一期肺活量是指深吸气末尽力呼气所呼出的全部气量（即深吸气量加补呼气量，IC+ERV），又称为一次慢呼气肺活量。分期肺活量是将相隔若干次平静呼吸分别测定的深吸气量加补呼气量。

3. 功能残气量（functional residual capacity，FRC） 指平静呼气后肺内所含气量。FRC=RV+ERV。正常男性为（3112±611）mL，女性为（2348±479）mL。FRC 在生理上起着稳定肺泡气体分压作用，减少了同期间歇对肺泡内气体交换的影响。FRC 增加见于肺弹性减退性疾病如阻塞性肺气肿、气道阻塞性疾病如支气管哮喘等；FRC 减少见于肺组织病变如肺炎、肺不张、肺水肿、肺间质性病变，以及胸肺限制性疾病如胸廓畸形、大量腹水、腹部巨大肿瘤、气胸、大量胸腔积液、广泛胸膜病变等。长期从事体力劳动者和体育运动员的 FRC 增大属于生理正常范围。

测定方法包括密封式氦稀释法和氮稀释法。

（1）密封式氦稀释法：包括重复呼吸法和一口气法两种，其中重复呼吸法多用。首先在空气冲洗后的肺量筒内充入定量氦气与空气混合气（10%）。嘱受检者在坐位情况下平静呼吸，至功能残气位时重复呼吸 7~10 分钟，使肺内与肺量计内气体充分混合，达到氦浓度平衡后再持续 1 分钟，至平均呼吸末达到测定终点。休息 20 分钟后重复一次，要求两次容积差小于5%，然后根据初始氦浓度、平均后的氦浓度与已知的肺量计容积计算出 FRC。

（2）氮稀释法：包括密闭式与开放式重复呼吸法和开放式氮稀释法三种，其中密闭式重复呼吸法多用。首先在冲洗后的肺量筒内冲入纯氧 5000mL。嘱受检者取坐位，重复呼吸 7 分钟，使肺量计内的氧与肺内氮充分混合达到平衡，再取肺量计中气样测定氮浓度，计算 FRC。

4. 肺总量（total lung capacity，TLC） 指深吸气后肺内所含有的气体总量。TLC = VC+RV。正常男性为（5766±782）mL，女性为（4353±644）mL。TLC 增加见于阻塞性通气障碍，如阻塞性肺气肿。TLC 减少见于限制性通气障碍，如气胸、胸腔积液、肺纤维化、肺水肿、肺不张、肺叶切除术后等。

必须指出，以上各项肺容积指标及后面所述各种肺功能指标均受性别、年龄、体重、身高、体位等诸多因素影响，故临床上常用含有性别、年龄、体重、身高四个变量的多元回归方程来计算各项肺容积指标及各项肺功能指标的预计值作为参考值。

二、通气功能

通气功能是指在单位时间内随呼吸运动出入肺的气量和流速，也称为动态肺容积。

（一）肺通气量检查

1. 每分钟静息通气量（minute ventilation，V_E） 指静息状态下每分钟出入肺内的气量。由潮气容积（VT）乘以每分钟呼吸次数（RR）而得，即 $V_E = VT \times RR$。正常男性为（6663±200）mL，女性为（4217±160）mL。V_E 大于 10L/min，提示通气过度，可造成呼吸性碱中毒；V_E 小于 3L/min，提示通气不足，可造成呼吸性酸中毒。V_E 增大可见于气急早期等疾病。V_E 减少可见于阻塞性肺气肿等疾病。平静呼吸的潮气容积中，约 25% 来自肋间肌的收缩，75% 依赖膈肌运动完成。故潮气容积的大小不仅与性别、年龄、身高、体表关系有关，且受胸廓与膈肌运动的影响。

检测方法：嘱受检者安静卧床休息 15 分钟（平静呼吸）后，将已调试好的肺量计与之相接进行测定。重复呼吸 2 分钟，同时记录呼吸曲线与自动氧耗量。选择呼吸曲线平稳、基线呈水平状态、氧摄取曲线均匀的 1 分钟，计算 VE，并经 BTPS 校正。

2. 肺泡通气量（alveolar ventilation，V_A） 指在静息状态下每分钟吸入气量中能达到呼吸性细支气管及肺泡进行气体交换的有效通气量。潮气容积为 500mL，存留在呼吸性细支气管以上气道中的气体，不参与气体交换，称为解剖无效腔（即死腔），约 150mL。已进入肺泡的气量可因局部肺泡毛细血管血流不足，不能进行气体交换，则形成肺泡无效腔。解剖无效腔加上肺泡无效腔，合称生理无效腔（dead space ventilation，VD）。肺泡通气量 V_A=（VT–VD）×RR。正常人生理无效腔与解剖无效腔基本相等。生理无效腔增大，肺泡通气量必然下降。V_A 反映了有效通气量，每分通气量减少或无效腔比例增大均可引起 V_A 降低。肺泡通气量不足时，动脉血气分析检查可见氧分压下降，二氧化碳分压升高，主要见于严重的肺气肿、呼吸中枢病变（延髓病变）等。

3. 最大自主通气量（maximal voluntary ventilation，MVV） 指单位时间内用最大的速度和幅度重复最大自主呼吸所得到的通气量，通常单位时间取 1 分钟。可用来评估肺组织弹性、气道阻力、胸廓弹性和呼吸肌的力量，是临床上常用的通气功能障碍、通气功能储备能力考核的指标。

（1）测量方法：有密闭式与开放式两种。开放式只适用于基层医院大规模过筛普查。密闭式测定方法要求受检者取立位，上鼻夹，将口含器与肺量计相连，平静呼吸 4~5 次后以最大呼吸幅度、最大呼吸速度持续呼吸 12 秒或 15 秒，要求其间的呼吸次数达 10~15 次。休息 10 分钟后再重复一次。注意事项：①测定全过程中，技术人员应对受检者发出及时的指令与持续的辅导与鼓励，争取受检者的配合。②严重心肺疾病和咯血患者不宜做此项检测。③部分患者可出现过度通气造成的不适，如头晕、手指麻木等，在检查过程中需严密监测受试者的变化，必要时延长重复测试的间隔。

（2）计算方法：选择呼吸速度与幅度基本一致的持续达 12 秒（或 15 秒）的曲线段，将 12 秒吸入或呼出气量乘以 5 得每分钟最大通气量（15 秒的测定结果则乘以 4）。要求两次测得的结果差异 <8%，且应取其中最大值作为实测值，实测值低于预计值的 80% 则提示 MVV 降低。正常成人男性为（104±2.71）L/min，女性为（82.5±2.17）L/min。

（3）临床意义：① MVV 降低见于阻塞性通气障碍，如阻塞性肺气肿；限制性通气障碍，如胸廓、胸膜、大面积肺实变、弥漫性肺间质疾病；呼吸肌功能不全。②通气储备功能的考核，常用于手术术前判断肺功能状态，预计肺合并症发生的风险，以及鉴定职业病劳动能力。

$$通气储量 \% = \frac{最大通气量 - 静息通气量}{最大通气量} \times 100\%$$

95% 以上为正常，<86% 提示通气功能储备不佳，<70% 提示通气功能严重损害，60%~70% 为气急阈。

（二）用力肺活量

用力肺活量（forced vital capacity，FVC）指深吸气至肺总量（TLC）位后用最大力及最快速度所能呼出的全部气量。正常人 FVC ＝ VC。FVC 由于不受时间限制，故对阻塞性通气障碍的诊断作用有限。因此，肺功能检测时常更侧重一些由 FVC 衍变出来的单位时间呼气流速指标，常用的有一秒钟用力呼气容积、最大呼气中段流量、呼气流量峰值（图 23-3）。用力肺

NOTE

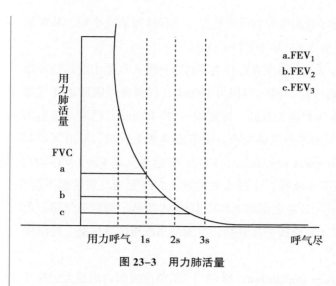

a.FEV₁
b.FEV₂
c.FEV₃

用力肺活量

FVC
a
b
c

用力呼气　1s　2s　3s　　　　呼气尽

图 23-3　用力肺活量

活量预计值的推算公式（Morris 等提出）：男性 FVC（L）=［0.055× 身高（cm）-0.025× 年龄］-4.24；女性 FVC（L）=［0.045× 身 高（cm）-0.024× 年龄］-2.85。

1. 一秒钟用力呼气容积（forced expiratory volume in one second，FEV$_{1.0}$） 指最大吸气至 TLC 位后开始呼气，第一秒内的快速呼出量。常以 FEV$_{1.0}$ 占 FVC 或 VC 的百分比（FEV$_{1.0}$/FVC% 或 FEV$_{1.0}$/VC%）表示，简称一秒率。同理，三秒用力呼气容积（FEV$_{3.0}$）是指最大吸气至 TLC 位后，3 秒内的全部呼气量。正常人 3 秒内可将肺活量全部呼出。正常情况下，FEV$_{1.0}$/FVC% 为 80%，FEV$_{3.0}$/FVC% 为 99%。FEV$_{1.0}$/FVC%<70% 提示阻塞性通气障碍，见于慢性阻塞性肺疾病和支气管哮喘发作期。限制性通气障碍时，FEV$_{1.0}$/FVC% 正常甚至增加。

测定方法：仪器预先准备，要求肺量计筒容积大于 7L，积聚时间至少达 10 秒，流量 12L/s 时的阻力为 1.5cmH$_2$O/（L·s）。嘱受检者取立位，与肺量计连接后做最大吸气至肺总量位，屏气 1 秒后以最大力量、最快速度呼气至残气量位，持续、均匀、快速呼尽，重复 2 次，然后选择最佳曲线进行计算。

2. 最大呼气中段流量（maximal mid-expiratory flow，MMEF） 是根据用力肺活量曲线计算得出用力呼出 25%~75% 的平均流量。用力肺活量曲线中，用力呼出中期 50% 肺活量所需的时间，称为最大呼气中段时间（mid expiratory time，MET）。中期 50% 肺活量除以最大呼气中段时间，叫最大呼气中段流量，即 MMEF= 0.5FVC/MET，正常男性为（3452±1160）mL/s，女性为（2836±946）mL/s。

测定方法：将用力肺活量起止两点间分为四等分，取中间 50% 的肺容量与其所用呼气时间（最大呼气中段时间，mid-expiratory time，MET）相比即得。

MMEF 主要取决于 FVC 非用力依赖部分，即呼气流量随用力程度达到一定限度后，尽管继续用力，但流量固定不变，与用力无关。MMEF 主要受小气道直径影响，比 FEV$_{1.0}$/FVC% 能更早反映小气道阻塞情况，因此 MMEF 可作为评价早期小气道阻塞的指标。MMEF 下降反映小气道阻塞，见于慢性阻塞性肺疾病。

（三）通气功能障碍的常见类型及其肺功能特点

1. 通气功能障碍 通气功能障碍一般分为阻塞性、限制性、混合性三种类型，三种肺通气功能指标改变见表 23-1。

表 23-1　三种类型通气障碍的通气功能指标鉴别比较

	FVC	FEV$_{1.0}$/FVC%	MVV	RV	FRC	RV/TLC%
阻塞性	正常或↓	↓↓	↓↓	↑↑	↑↑	↑
限制性	↓↓	正常或↑	正常或↓	↓↓	↓↓	正常或↑
混合性	↓	↓	↓	不等	不等	不等

2. 肺功能不全分级　肺功能不全分级见表23-2。

表 23-2　肺功能不全分级

分级	$FEV_{1.0}/FVC\%$	分级	$FEV_{1.0}/FVC\%$
基本正常	>70	中重度减退	60~41
中度减退	70~61	重度减退	≤40

（四）支气管舒张试验与支气管激发试验

1. 支气管舒张试验　通过给予患者 β_2 受体激动剂，观察气道舒张反应的方法，称为支气管舒张试验。临床上主要用以帮助诊断或除外支气管哮喘。

（1）适应证：①支气管哮喘、COPD、弥漫性细支气管炎等。②有气道阻塞症状，如上气道阻塞。

（2）禁忌证：①对支气管舒张剂过敏者。②肺功能检查证实无气道阻塞者。

（3）注意事项：为避免舒张药物对试验结果的影响，舒张试验前应停止用支气管舒张剂。

（4）试验方法：首先测定被检者的 FEV_1，然后吸入 200~400μg β_2 受体激动剂，15 分钟后再检测 FEV_1，计算 FEV_1 改善率。

$$FEV_1 改善率 = \frac{吸药后\ FEV_1 - 吸药前\ FEV_1}{吸药前\ FEV_1} \times 100\%$$

（5）结果评定：FEV_1 改善率≥15%，并且绝对值 >200mL 为试验阳性，说明存在气道高反应状态，有助于支气管哮喘的诊断。但阴性结果也不能完全除外哮喘。另外，约 10% 的 COPD 患者可表现为阳性结果。

（6）临床意义：①诊断哮喘；②评价某种支气管舒张药物的疗效，以指导治疗。

2. 支气管激发试验　指采用某种刺激使支气管平滑肌收缩，通过肺功能检查判定支气管缩窄的程度，以判断气道的反应性。

（1）适应证：①临床上疑似哮喘患者。②不明原因的慢性咳嗽。③反复发作的胸闷、呼吸困难者。④评价哮喘的治疗效果。⑤过敏性鼻炎患者。⑥其他需要了解气道反应性的患者。

（2）禁忌证：①对吸入诱发剂过敏者。②妊娠期妇女。③严重心肺功能不全者。④哮喘发作加重期。

（3）注意事项：为防止和减少药物影响，试验前应停止使用支气管扩张剂 2~3 天。

（4）试验方法：激发试验有潮起法和定量法两种。无论哪种试验均需先测定被检者的 FEV_1 基础值，然后由低浓度到高浓度依次吸入乙酰胆碱，每个浓度吸入后分别测定 FEV_1，直到吸药后 FEV_1 较基础值下降≥20% 或吸入药物达到规定的最高浓度时，结束试验，然后吸入适量支气管扩张剂。气道反应性检查过程中可能出现因气道痉挛引起的咳嗽、胸闷、气促、喘鸣等症状，此时经吸入 β_2 受体激动剂可迅速缓解，还有些患者可能会出现声嘶、咽痛、头痛等症状，这些症状多数经休息 15~30 分钟后可自行缓解。

（5）结果评定：支气管激发试验阳性：PD_{20}-FEV_1<8mg/mL（潮气法），或 PD_{20}-FEV_1<12.8μmol（定量法）。支气管激发试验阳性说明气道存在高反应状态。90% 以上支气管哮喘患者激发试验阳性。注：PD_{20}（provoking dose which make FEV_1 reduce by 20%）为使 FEV_1 较基础值下降 20% 的累积激发剂量。

NOTE

（6）临床意义：①协助哮喘的诊断及鉴别诊断。②评估哮喘的严重程度及预后。③判断哮喘的治疗效果和指导哮喘用药。④研究哮喘的发病机制。

第二节　换气功能检查

外呼吸功能正常不但需要通气功能正常，而且也需要换气功能正常。进入肺泡内的氧通过肺泡毛细血管进入血液循环，与此同时血液中的二氧化碳通过弥散排到肺泡，这个过程即换气过程，也称为内呼吸。肺换气功能与气体在肺内分布状态、通气/血流比值、弥散功能等因素有很大的相关性。

一、气体分布

正常人肺内气体分布（gas distribution）也不均匀，存在着区域性差异，这与气道阻力、肺顺应性、胸腔内压的变化有关，但基本相对均匀。如某些肺泡通气不足，则导致气体分布明显不均匀，通气不足的肺泡区域的通气/血流比值下降，导致静-动脉样分流效应，引起低氧血症。

1. 测定方法　本项检查是以吸入纯氧后测定呼出气中的氮浓度作为测定指标。常用单次呼吸法，测定过程是：受检者于深呼气至残气位后吸入纯氧至肺总量位，然后缓慢均匀地呼气至残气位。呼出的气体被持续引入快速氮气分析仪，连续测定呼出气的氮浓度，并描记出呼出气氮浓度曲线。单次呼吸法所得的氮浓度曲线分为四相。I相为不含氮浓度的无效腔气，为平段；II相为气道与肺泡的混合气，氮浓度迅速升高，曲线上扬；III相为各区域肺泡呼出气的混合气，呈高浓度氮的水平线，又称肺泡坪；IV相因下肺小气道关闭，含有较高氮浓度的气体从上肺呼出，曲线又呈上扬（图23-4）。

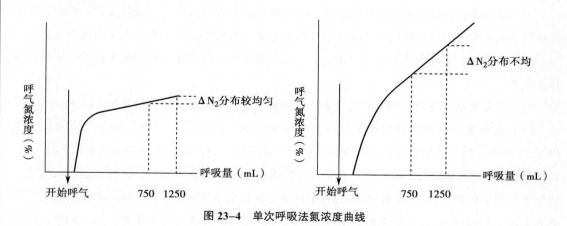

图23-4　单次呼吸法氮浓度曲线

2. 临床意义　对测定吸入气体分布有重要意义的是III相肺泡坪。正常人肺组织各区域肺泡气体分布相对均匀，肺泡气的氮浓度基本一致，故III相肺泡坪近于水平。如气体分布不均匀，通气不足区域的肺泡吸入纯氧少，则肺泡气含氮浓度高，而且呼气排空在后，故氮浓度曲线III相就会由近于水平变为上扬。单次呼吸法评价吸入气体分布不均的主要指标有：①△N₂（曲线中呼出气750~1250mL间的氮浓度差），正常 <1.5%；②III相斜率，健康人平均为

（1.98±1.37）%/L。$\triangle N_2$ 和Ⅲ相斜率增大，提示吸入气体分布不均匀，常由不均匀的气流阻力与不均匀的顺应性引起。不均匀的气流阻力见于支气管痉挛或受压引起的气道局部阻塞；不均匀的顺应性见于肺淤血、肺纤维化、肺气肿、肺水肿、胸腔积液等。

二、通气 / 血流比值

有效的肺泡气体交换要求肺泡通气量和肺血流量不但充足，而且要二者在数量上比例适当。健康人肺泡通气量约每分钟 4L，肺血流量约每分钟 5L，通气 / 血流比值（ventilation/perfusion，V/Q）为 0.8。V/Q 的测定方法较多，大多是通过动脉血气分析项目来计算相关指标进行推断，如测定肺泡 – 动脉氧分压差 $[P_{(A-a)}O_2]$。$P_{(A-a)}O_2$ 增大，可见于 V/Q 比例严重失调。V/Q 大于 0.8 说明肺泡无效腔气增多，临床上可见于肺动脉栓塞等。V/Q 小于 0.8 提示有无效血流灌注，导致静 – 动脉样分流效应，见于支气管痉挛与阻塞、阻塞性肺不张、肺炎、肺水肿、呼吸窘迫综合征（ARDS）等。V/Q 比值严重失调，会导致换气功能障碍，可引起缺氧，但常无二氧化碳潴留。

测定方法：常通过计算一些生理指标来间接判定 V/Q 比值。检测方法有很多，例如用 Bohr 公式计算无效腔比率（VD/VT）、用动脉血气计算肺内分流（QS、QT）、肺泡 – 动脉氧分压差 $[P_{(A-a)}O_2]$。

三、弥散功能

反映弥散功能的指标称为肺弥散量（pulmonary diffusing capacity，D_1）。肺弥散量是指肺泡膜两侧气体分压差在 1mmHg 的条件下，每分钟通过肺泡膜的气体量（mL）。肺的气体弥散主要是氧和二氧化碳的弥散，在相同条件下二氧化碳的弥散速率为氧的 21 倍，故一般不存在二氧化碳弥散障碍。由于一氧化碳有与氧分子相类似的特性，因此临床上测定时常采用一氧化碳气体。

测定方法：有单次呼吸法、恒定状态法、重复呼吸法。临床上常用单次呼吸法。正常值男性为 18.23~38.41mL/（mmHg·min），女性为 20.85~23.9mL/（mmHg·min）。

弥散量受性别、年龄、运动、体位等因素影响，一般男性大于女性，成人大于儿童，卧位大于立位，运动时大于静息时。弥散量若小于正常预计值的 80%，则提示有弥散功能障碍，弥散量降低见于肺水肿、肺纤维化、肺泡细胞癌、阻塞性肺气肿、弥漫性肺间质疾病、肺切除术后、气胸等。弥散量增加可见于红细胞增多症、肺出血等。

第三节 小气道功能检查

小气道是指在吸气状态下，内径小于 2mm 的气道，小气道功能属于区域性肺功能的一种。小气道管径细小，管壁菲薄，软骨缺如，纤毛减少，无纤毛的柱状上皮细胞（称 Clara 细胞）多，小气道总的横断面积大（100cm² 以上），故气流阻力小，占气道总阻力的 20% 以下。小气道容易发生反复的慢性炎症，比大气道更易阻塞，是慢性阻塞性肺疾病早期极易受累的地方。当其发生病变时临床上可无症状和体征，普通的肺功能检测也无异常改变。当小气道的病变出现临床症状和大气道阻力增加时，则病变已较重。小气道功能检查能早期发现小气道疾病，从而有助于慢性阻塞性肺疾病的早期诊断。以下介绍小气道功能的检查方法。

一、闭合容积

闭合容积（closing volume，CV）指从平静呼气至残气位，肺低垂部位小气道开始闭合时所能继续呼出的气体量。小气道开始闭合时的肺内存留气量，则称为闭合总量（closing capacity，CC）。CC＝CV+RV（残气量）。CV与CC是反映小气道功能的重要指标。

1. 测定原理 正常人直立位或坐位时，胸腔负压自上而下呈梯度递减，在深呼气至残气位时，肺尖部的胸腔内压为 –2.2cmH$_2$O，而肺底部的胸腔内压则为 +4.8cmH$_2$O。吸气时，由于上肺区肺泡负压大于下肺区，故吸入气先进入上肺区，再进入下肺区。呼气时，由于下肺区肺泡内压大于上肺区肺泡压，故下肺区肺泡先排气；继而上、下肺区同时排气；最后下肺区小气道先闭合停止排气，而上肺区则继续排气，此时的排气量即为闭合容积。上肺区肺泡容量小于下肺区肺泡容量，吸纯氧时进入上肺区的氧气量较小，故上肺区肺泡中氮的浓度高于下肺区。利用此原理，可进行氮气法测定闭合容积。

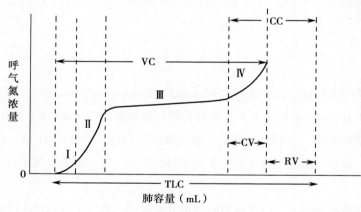

图 23-5 闭合容积曲线

2. 测定方法

（1）一口气氮测定法：受检者取坐位，加鼻夹，含口含器。进行两次深呼吸后，缓慢深呼气至残气位，然后令受检者以 <0.5L/s 流量缓慢吸入纯氧至肺总量位后，不要屏气，立即以 0.3~0.5L/s 流量缓慢均匀地呼气。呼气过程中呼出气体的氮浓度改变和呼出气容量变化以函数记录仪描记成曲线，即闭合容积曲线（图 23-5）。曲线上有四相：I 相为气道与测定仪器管道内不含氮的无效腔气，氮浓度为零；II 相为无效腔气与肺内上、下各区肺泡气混合而成的呼出气体，氮浓度上升。III 相为上、下肺区同等排气，氮浓度较高且相对稳定；IV 相为下肺区小气道开始闭合，停止排气，而来自含氮浓度高的上肺区气继续呼出，氮浓度突然上升，直至残气位。IV 相呼出的气体量即闭合容积。

（2）氦气法：本方法与氮气法相似，不同之处在于开始吸气时先吸入定量指示气体氦气 200mL，再吸入空气达肺总量（TLC）位，随后立即缓慢匀速地一次呼气至残气量（RV）位。

3. 临床意义 正常人 CV/VC%：30 岁为 13%，40 岁为 16%，50 岁为 20%，CC/TLC%<45%。小气道有病变时，低垂部小气道可提前闭合于功能残气位，因而 CV 与 CC 增大。慢性阻塞性

肺疾病、吸烟、大气污染等往往是引起小气道疾病的常见原因。

二、最大呼气流量 – 容积曲线

最大呼气流量 – 容积曲线（maximal expiratory flow–volume curve，MEFV），也称 V–V 曲线，是反映小气道功能的指标。

1. 测定原理　测定原理与最大呼气中段流量相同。深吸气后用力呼气至残气位的过程中，呼气初期单位时间呼气流量与用力程度有关，但到呼气中、后期则呼气流量只取决于小气道的功能，与用力程度无关。故 MEFV 与最大呼气中段流量一样可作为反映小气道功能的指标。

2. 测定方法　受检者立位，加夹鼻，先平静呼吸数次，适应后嘱受检者深吸气到肺总量位，然后立即以最大的力气、最快的速度用力呼气至残气位。在此过程中流量 – 容积记录仪能自动描记呼气流量与相应肺容积的相关曲线，X 轴代表肺容积，Y 轴代表呼气流量（图 23–6）。

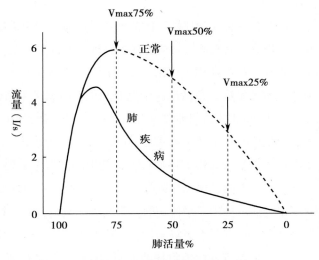

图 23-6　最大呼气流量 – 容积曲线

3. 临床意义　一般以 50%VC 和 25%VC 时的呼气瞬时流量（Vmax50 和 Vmax25）作为检测小气道阻塞的指标。Vmax50 和 Vmax25 受性别、年龄、身高影响。如两项指标的实测值与预计值之比小于 70%，且 Vmax50/Vmax25<2.5，则提示小气道功能障碍。

三、最大呼气中段流量

最大呼气中段流量（MMEF）也是反映小气道功能的指标。

四、频率依赖性肺顺应性

肺顺应性（compliance of lung，C_L）是指肺扩张的难易性，是单位压力改变（$\triangle P$）时所引起的肺容积变化（$\triangle V$），$C_L = \triangle V/\triangle P$。肺顺应性分为静态肺顺应性与动态肺顺应性两种。正常人的肺顺应性不受呼吸频率影响，故静态肺顺应性与动态肺顺应性基本一致。但小气道有病变时，随着呼吸频率加快，肺顺应性下降，此现象为频率依赖性肺顺应性（frequence dependence of dynamic compliance，FDC）。

检测时，常分别检测每分钟 20 次呼吸频率时的肺顺应性（C_{ldyn20}）与每分钟 60 次呼吸频率时的肺顺应性（C_{ldyn60}）。正常人 $C_{ldyn60}/C_{ldyn20} \geq 0.75$，如小于 0.75 则反映小气道病变。目前认为 FDC 是检测小气道疾病最敏感的指标。

第二十四章 内镜检查

内镜是一种光学仪器，由体外经过人体自然腔道或体表切口送入体内，对体内疾病进行检查，可以直接观察到脏器内腔病变，确定其部位、范围，可进行照相、活检或刷片，并可进行某些治疗。从早期用于诊断，到日益成为介入治疗不可或缺的工具之一，一个多世纪以来，内窥镜技术的发展及革新给医学进步和创新带来了革命性的变化。以胃镜为例，自 1869 年德国医生 Kussmaul 从吞剑师那里得到启发，首次成功地用长 56cm、直径 13mm 的金属管观察胃以来，胃镜检查经历了由硬式至可曲，由纤维至电子的发展历程。美国 Welch Allyn 公司于 1983 年在内镜前端安装微型摄像机，其精细的微型电子耦合元件（charge couple device，CCD）将光能转化为电能，再经视频处理后将图像显示在电视监视器上，不仅提高了图像分辨率，且具有固定画面、摄影、录像功能，有利于记录及会诊、教学。电子内镜与计算机图文处理系统的有机结合，更有利于资料储存、图像采集、分析与交流。内镜的用途也从单纯的检查发展到镜下治疗，随着各种内镜附件的发明和使用，如活检钳、圈套器、高频电刀、氩气刀、支架等，形成了新兴的治疗内镜（therapeutic endoscopy）领域，目前已成为 21 世纪腔内疾病诊断和治疗的先进手段，开创了微创治疗新纪元。

根据同样原理制成的内镜还有结肠镜、小肠镜、十二指肠镜、支气管镜、胆道镜、膀胱镜、腹腔镜、胸腔镜等，此外结合交叉学科技术发展的新型内镜技术如胶囊内镜、放大内镜、色素内镜、超声内镜、共聚焦内镜等，大大提高了内镜的诊治范围及深度，有效提高了早期肿瘤的检出率。内镜不仅能对大肠、小肠、胆管、胰管等部位进行大体、细胞及亚细胞器等检查及治疗，尚可延伸到对呼吸系统、泌尿系统、生殖系统、胸腹腔病变进行诊断治疗。

以色列 Given 影像公司于 1999 年研制出世界上第一个可吞咽的胶囊内镜，也称无线胶囊内镜（wireless capsule endoscopy），正式名称为 M2A 胶囊，并于 2001 年 8 月获得美国食品药品管理局认证，应用于临床。胶囊内镜由胶囊、信号接收系统及工作站构成，检查时，患者吞下一个含有微型照相装置的胶囊，随胃肠道蠕动，以 2 帧/秒的速度不间断拍摄，所获取的消化道腔内图像信息被同时传给信号接收系统，然后在工作站上读片。胶囊内镜能动态、清晰地显示小肠腔内病变，它的出现是消化内镜技术发展史上的又一个里程碑，开启了全小肠可视性检查的先河，为消化管的无创可视性检查带来了革命，从一项探索性检查新技术发展成小肠疾病的一线诊断工具。

小肠镜较之胶囊内镜在于具有吸引及注气的功能，对病变的观察更清晰，并且发现病变后可以取活检及进行内镜下治疗。小肠镜可经肛或经口途径进行小肠检查，但因其难以观察全小肠，病变的阳性检出率低于胶囊内镜，且由于检查耗时长，患者比较痛苦，因此，多在胶囊内镜初筛发现小肠病变后，需要活检明确病变性质或内镜治疗时才采用经口和（或）经肛小肠镜检查。

超声内镜（endoscopic ultrasonography，EUS）是将内镜和超声相结合的消化道检查技术。将微型高频超声探头安置在内镜顶端，当内镜插入体腔后，在内镜下直接观察消化道黏膜病变的同时，进行超声实时扫描，可以获得胃肠道层次结构的组织学特征及周围邻近脏器的超声图像，从而进一步提高了内镜和超声的诊断水平。与体表超声相比较，它缩短了超声源与成像器官之间的距离及声路，降低了声衰减，并排除了骨骼、脂肪、含气部位的影响，可以获得最清晰的回声成像。在 EUS 的引导下，可对病灶穿刺活检、肿瘤介入治疗、囊肿引流及施行腹腔神经丛阻断术等。

共聚焦激光显微内镜（confocal laser endomicroscopy，CLE）是近年来应用于临床的一种新型内镜设备，在消化科最早使用的是整合式共聚焦内镜，是将共聚焦激光显微镜探头整合于电子内镜的头端而成，可以在进行普通白光内镜观察的同时，实时提供消化道黏膜表面至纵轴下 250μm 的横断面的显微结构图像，通过对消化道黏膜进行单点逐层扫描，显示放大 1000 倍的高分辨率组织学结构图像，从而使内镜医师完成"光学活检"和即时组织学诊断，提高消化道黏膜病变的诊断率。近几年国内外有研究显示 CLE 对 Barrett 食管相关的瘤变，胃黏膜肠上皮化生、上皮内瘤变和胃癌具有较高的诊断价值。近年来，MKT（Mauna Kea Technologies）公司开发了新型 CLE 探头，称探头式共聚焦显微内镜（probe-based confocal laser endomicroscopy，pCLE）。共聚焦小探头由 30000 根光纤以及定制的微型镜片构成，通过活检钳道进入人体，可对体内器官组织在细胞层次上进行无损伤、动态、实时的远程检测与分析。黏膜表层细胞通过共聚焦小探头系统放大 1000 倍后能够观察细胞的显微变化，该技术使得单细胞和组织结构成像成为可能，让内镜医生能够根据体内实时的组织学特征明确诊断，选择更适合的治疗方法。

目前，电子内镜的发展已形成一个崭新的诊治领域，称为内镜学（endoscopicology）。

一、上消化道内镜检查

上消化道内镜是应用最早、进展最快的内镜检查，包括胃镜和十二指肠镜，是食管、胃、十二指肠疾病最常用和最准确的检查方法。十二指肠镜主要用于胆胰疾病检查，在此介绍胃镜检查。

【适应证】

食管、胃、十二指肠疾病诊断不明者，均可进行此项检查。主要适应证如下：

1. 原因不明的吞咽困难、烧心、上腹部疼痛、不适、饱胀、食欲下降等上消化道症状。

2. 不明原因的上消化道出血。早期检查不仅可获病因诊断，还可同时进行镜下止血。

3. 食管、胃黏膜病变和疑有肿瘤，X 线钡餐检查不能确诊或不能解释者。

4. 消化性溃疡、萎缩性胃炎、术后胃、反流性食管炎、Barrett 食管等需要随访观察的病变。

5. 手术后随访或药物治疗前后疗效对比观察。

6. 需进行内镜下治疗的患者，如镜下止血、异物取出、食管静脉曲张硬化剂注射与套扎、食管狭窄的扩张治疗、支架置入、上消化道息肉摘除及早期恶性肿瘤的内镜下切除等。

NOTE

【禁忌证】

1. 严重心肺疾患，如急性心肌梗死、心力衰竭、严重心律失常、哮喘发作期、严重呼吸功能不全等。

2. 上消化道大出血生命体征不稳定者。

3. 休克、昏迷等危重状态者，精神不正常不能配合检查者。

4. 咽部急性炎症者。

5. 主动脉瘤。

6. 腐蚀性食管炎急性期。

7. 疑有胃肠穿孔者。

8. 传染性疾病属相对禁忌证。开放性肺结核、病毒性肝炎等活动期不宜进行检查。必须检查者，可用专用胃镜，并严格消毒。

大多情况下，上消化道内镜检查的禁忌证是相对的。对恐惧或精神紧张者，术前应与患者做充分沟通而得到患者配合。对有心、脑、肺部疾患或有心功能不全、心律失常，而又须行胃镜检查的患者，应详细了解病情并做出判断，术前应用药物治疗，并在术中予心电、血压、血氧饱和度监测，准备好抢救药品以保证安全。对精神病患者，在病情平稳能合作时可行检查，不能配合检查但确有内镜检查适应证，应在专科医师或麻醉医师协助下完成检查。

【术前准备】

1. 患者应空腹至少 6 小时以上。胃排空延缓者需禁食更长时间。幽门梗阻或出血患者，术前可予胃管洗胃，以使视野清晰。

2. 核对患者姓名、性别、年龄。

3. 与患者沟通、解释，消除其恐惧心理，以取得患者的合作。

4. 有高血压、冠心病及心律失常者，术前应测血压，做心电图检查，如有禁忌证应暂缓检查。

5. 注意询问有无局麻药过敏史，镇静或全身麻醉要求专门人员及设备，并行心电、血压、血氧饱和度监测，备好抢救物品与药品。患者需有人陪同。

6. 咽喉部局部麻醉，多用喷雾法、麻醉去泡混合剂口服法。检查前 5~10 分钟，吞服含 1% 丁卡因胃镜胶浆（10mL）或 2% 利多卡因喷雾咽部 2~3 次，前者兼具麻醉及润滑作用，目前应用较多。

7. 告知患者检查前应去除活动假牙，解开领扣，放松腰带。

8. 镇静剂一般无须使用。过分紧张者可用地西泮 5~10mg 肌注或静注。内镜下治疗时，为减少胃蠕动，可于术前 10 分钟用山莨菪碱 10mg 或阿托品 0.5mg 肌注。

9. 可口服去泡剂，用二甲硅油去除胃、十二指肠黏膜表面泡沫，使视野更加清晰。

10. 检查胃镜及配件，如电源、光源、通气、送水阀及吸引装置，操纵部调节钮角度，监视器屏幕影像系统等。内镜室应备有监护设备、氧气及急救药品。

【注意事项】

插镜动作应轻柔，切忌暴力硬插。插入后，在内镜直视下从食管上端开始"循腔进镜"，逐一检查十二指肠、胃窦、胃角、胃体、胃底及食管各段。术中如出现心跳骤停、心肌梗死等，应立即停止检查，积极抢救。退出胃镜时要尽量抽气，防止腹胀。

【并发症】

1. 一般并发症

（1）术者插镜技术不够熟练，可引起患者咽喉黏膜擦伤，引起咽部疼痛、喉头痉挛、腮腺肿大等。

（2）插镜过程中患者张口过大可出现下颌关节脱位。

（3）充气过多引起急性胃扩张。

2. 严重并发症

（1）高迷走反应：在插镜时刺激迷走神经可发生恶心、呕吐，甚至出现高迷走反应致心脏骤停、心肌梗死等。一旦发生，立即停止检查，积极抢救。

（2）消化道穿孔：多因术者进镜操作粗暴，盲目插镜，或患者消化道黏膜由于病变过于薄弱，或胃镜下治疗如内镜下黏膜下剥离术（endoscopic submucosal dissection，ESD）、经口内镜肌切开术（peroral endoscopic myotomy，POEM）等，可致消化道穿孔。

（3）吸入性肺炎：多因呕吐物由气管进入肺部所致。

（4）局麻药过敏。

【术后处理】

1. 术后出现胸背部或上腹部剧痛，应行 X 线摄片除外食管、胃肠穿孔。

2. 检查后 1~2 小时，待麻醉作用消失后，才能进食，当日进温凉流质或半流质饮食。

3. 拔镜后如有咽部疼痛不适或声嘶，可局部用药。

4. 检查后嘱患者若有剧烈腹痛、黑粪、呕吐，即来就诊。

5. 镇静或麻醉患者，须在复苏室复苏，无不良反应才可离院。

【临床应用】

胃镜除可对食管、胃黏膜表面作直接肉眼观察外，还可同时做黏膜病理活组织检查。可应用色素内镜、放大内镜、共聚焦内镜等使病变部位与周围结构对比增强，轮廓更加清晰，显示消化道黏膜的腺管开口和微细血管等细微结构变化，获取更准确样本，从而提高病变检出率。常见上消化道疾病的胃镜下表现为：

1. 慢性胃炎

（1）慢性非萎缩性胃炎：黏膜红斑，有出血点或出血斑。红斑可成点状、片状或条状分布，可局限存在，也可呈弥漫分布。黏膜粗糙，伴或不伴水肿、充血、渗出等。

（2）慢性萎缩性胃炎：黏膜红白相间，以白为主，皱襞变平或消失，部分黏膜血管显露。萎缩性胃炎伴增生时，黏膜可呈颗粒状或结节状。

2. 消化性溃疡 可位于食管、胃、十二指肠等部位，以十二指肠球部及胃窦部多见。内镜下可分为活动期、愈合期和瘢痕期。

（1）活动期：溃疡呈圆形或椭圆形凹陷，多数直径小于 2cm，底部覆以白苔或血痂，周围黏膜多有充血、水肿。

（2）愈合期：溃疡缩小、变浅，白苔边缘光滑变薄，溃疡周围充血、水肿减轻或基本消失，可见再生的上皮，并可见黏膜皱襞集中，达溃疡边缘。

（3）瘢痕期：溃疡消失，被再生上皮覆盖，黏膜皱襞呈放射状集中。

3. 肿瘤 早期胃癌仅累及黏膜或黏膜下层，肿瘤可表现为微小的隆起或凹陷、红斑等，易被忽视，需仔细观察，可结合染色胃镜、放大胃镜、超声胃镜等技术，准确活检做出诊断。

进展期食管癌、胃癌镜下可分为隆起型、溃疡型、浸润型，识别并无困难。溃疡型胃癌以胃窦多见，与良性溃疡比较，癌性溃疡大而不规则，一般大于2cm，周边多呈结节样隆起，质硬，底部不平，苔污秽。其中"皮革胃"表现为胃壁僵硬、增厚，扩张受限，缺乏蠕动，极易被忽视。

二、下消化道内镜检查

下消化道内镜包括乙状结肠镜、结肠镜和小肠镜，以结肠镜应用较多，可达回盲部至末端回肠，了解部分小肠和全结肠病变，在此介绍结肠镜检查。

目前所用的结肠镜均为直视型，外径粗细不等，软硬度亦有区别。近年来已开发柔软型及软硬度可变型电子结肠镜，操作时手法简便，患者痛苦小，插镜成功率高。根据镜身的不同工作长度，可将结肠镜分为短型（60~70cm）、中型（100cm）、中长型（140cm）、长型（160~180cm），以中长型为多用。

【适应证】

1. 不明原因的便血或持续大便潜血阳性者。

2. 大便习惯改变，或有腹痛、腹块、消瘦、贫血等征象，怀疑有结肠、直肠及末端回肠病变者。

3. 钡剂灌肠检查结肠有狭窄、溃疡、息肉、癌肿、憩室等病变，需进一步确诊者。

4. 转移性腺癌、血肿瘤标志物升高（CEA、CA199等），需寻找原发病灶者。

5. 溃疡性结肠炎、克罗恩病等肠道炎症的诊断与随访。

6. 镜下止血、息肉切除、结肠早癌镜下治疗、整复肠扭转和肠套叠、结肠狭窄扩张及支架置入解除肠梗阻等治疗。

7. 结肠癌术前确诊，术后随访。息肉摘除术后随访。

8. 大肠癌高危人群普查。

【禁忌证】

1. 绝对禁忌证　严重心肺功能不全、休克、腹主动脉瘤、急性腹膜炎、肠穿孔等。

2. 相对禁忌证　①妊娠、腹腔内粘连、慢性盆腔炎等。②重症溃疡性结肠炎，多发性结肠憩室炎。③曾有腹腔或盆腔手术史，腹膜炎或腹部放疗史者。④不合作的病人、昏迷或肠道准备不良的病人。⑤高热、衰弱、剧烈腹痛和血流动力学不稳定者。

【术前准备】

肠道准备是结肠镜检查成功的前提。要与患者进行良好沟通，消除患者紧张心理，详细介绍肠道准备饮食要求、服药方法及时间、饮水量。

1. 对患者做好解释工作，说明检查的必要性及安全性，消除患者恐惧心理。

2. 检查前1日进流质饮食，检查当晨禁食。

3. 肠道清洁有多种方法，可于检查前3小时嘱病人饮主要含氯化钠的平衡电解质液3000~4000mL，或主要含磷酸缓冲液的清肠液，饮水总量可少于1000mL，可达到同样清肠效果。也可用20%甘露醇500mL加入葡萄糖生理盐水1000mL中混合口服。

4. 阅读结肠镜申请单，简要询问病史，做必要体检，了解检查的指征，有否禁忌证。

5. 术前用药。可于术前 5~10 分钟用山莨菪碱 10mg 肌注，以减少肠蠕动。对情绪紧张者可肌注地西泮 5~10mg 和（或）哌替啶 50mg。

6. 检查室应备有监护设备及抢救药物，以备不时之需。

7. 检查结肠镜及配件，同胃镜准备。

【注意事项】

1. 术者先做直肠指检，了解有无肿瘤、狭窄、痔疮、肛裂等。

2. 操作应轻柔，遵照"循腔进镜，少量注气，适当钩拉，去弯取直，防襻解襻"等插镜原则，逐段插入肠镜，以避免肠穿孔、肠出血、肠系膜裂伤等并发症。

3. 甘露醇可致渗透性腹泻，用于急诊清肠，但其在大肠内被细菌分解可产生可燃性气体，如行高频电凝、电切术有引起爆炸的危险。

4. 使用山莨菪碱前应询问患者有无青光眼、前列腺增生或近期发生尿潴留病史，如有则禁用。

5. 使用地西泮、哌替啶可使患者痛阈增高，降低结肠穿孔反应信号，应特别警惕。

【术后处理】

1. 检查结束后，尽量抽气以减轻腹胀。嘱患者稍事休息，观察患者有无腹胀、腹痛、腹部压痛，若无异常 15~30 分钟后可离院。

2. 做息肉切除及止血治疗者，应留院观察数日，半流质饮食和休息 3~4 天，必要时应用抗生素数天。

3. 活检或术中出血较多者，除镜下止血外，需随诊或观察，必要时予以止血药物。

【并发症】

1. 肠穿孔　肠镜后出现剧烈腹痛、腹胀、肝浊音界消失，应立即做腹部透视，如有膈下游离气体即为肠穿孔，应立即内镜处理或外科手术。

2. 肠出血　可能因插镜损伤、活检过深或电凝止血不足引起，操作中应予注意。

3. 肠系膜裂伤　罕见于操作粗暴，有腹腔内粘连时易造成肠系膜裂伤。少量出血可保守治疗，大量出血时应剖腹探查，并做相应处理。

4. 心脑血管意外　由于检查时过度牵拉刺激迷走神经，引起反射性心律失常，甚至心跳骤停。

【临床应用】

结肠病变内镜下的主要表现是炎症、溃疡及肿物。

1. 溃疡性结肠炎　内镜下可见结肠弥漫性炎症。黏膜充血、水肿、糜烂、溃疡，表面有脓苔或渗出物，形态多样。黏膜粗糙，拭之易出血，常伴炎性息肉形成。

2. 克罗恩病　镜下见跳跃式分布的纵行或阿弗他（Aphthous）溃疡，阿弗他溃疡可由感染、变态反应引起，但对早期活动期克罗恩病诊断有重要意义。溃疡周围黏膜正常或呈鹅卵石样增生，可有大小不等的炎性息肉，或伴肠腔狭窄。

3. 结肠良性肿瘤　以结肠腺瘤多见，隆起型居多，可有蒂、亚蒂或无蒂，部分表现为葡萄状。

4. 结肠恶性肿瘤　大肠癌诊断标准以肠镜加病理组织学检查为依据。以息肉型（或肿块型）最多，其次为溃疡型和浸润型。早期结肠癌多来源于腺瘤恶变，结肠镜检查是诊断和随访

NOTE

的主要手段。

三、支气管镜检查

支气管镜检查是支气管、肺和胸腔疾病诊断、治疗和抢救的一项重要手段，已在临床广泛应用，先后经历了传统硬质支气管镜、纤维支气管镜和现代电子支气管镜与超声支气管镜共用的三个历史阶段。支气管镜管径细，可弯曲，易插入段支气管和亚段支气管，可在直视下做活检或刷检，亦可做支气管灌洗（bronchial lavage，BL）和支气管肺泡灌洗（bronchoalveolar lavage，BAL），行细胞学或液性成分检查。电子支气管镜可摄影或录像，随着电子支气管镜技术的日益成熟，使其对原位癌及癌前病变的早期诊断敏感性显著提高。近几年超声支气管镜问世，对于观察病变部位大小、肿瘤侵及部位、血管结构鉴别及引导支气管壁针吸活检术有重要意义。

【适应证】

1. 咯血或痰中带血，需明确出血部位和咯血原因者；或原因和病变部位明确，但内科治疗无效或反复大咯血需局部止血治疗者。

2. X 线胸片或 CT 示块影、阻塞性肺炎，疑为肺癌者；或 X 线胸片阴性，但痰肿瘤细胞学阳性者。

3. 肺弥漫性病变、肿块或孤立性结节，需钳取或针吸肺组织做病理切片或细胞学检查者。

4. 不明原因的肺不张或胸腔积液者。

5. 不明原因的喉返神经麻痹和膈神经麻痹者。

6. 不明原因的持续性咳嗽或局限性喘鸣者，反复发作或吸收缓慢的肺炎。

7. 取肺深部细支气管的分泌物做病原学培养，以避免口腔污染。

8. 了解病变范围，确定外科手术方式，评价治疗效果等。

9. 用于治疗，如取支气管异物、肺化脓症吸痰及局部用药、手术后痰液潴留吸痰，肺癌局部瘤体的注药、冷冻、激光治疗等。气道狭窄患者，可在纤维支气管镜下行球囊扩张或放置支架等介入治疗。

【禁忌证】

1. 对麻醉药过敏以及不能配合检查者。

2. 颈椎畸形或气管狭窄无法进镜者。

3. 有严重心肺功能不全、严重心律失常、频发心绞痛者。

4. 极度衰弱不能耐受检查者。

5. 出凝血功能严重障碍者。

6. 严重高血压病或主动脉瘤有破裂危险者。

7. 新近有上呼吸道感染或高热、哮喘发作，大咯血者需控制症状后再考虑做支气管镜检查。

【术前准备】

1. 检查前需要详细询问患者病史及完善辅助检查，测量血压及进行心、肺功能检查。

2. 患者告知及知情同意。将支气管镜检查过程中可能出现的不适及需配合之处向患者提供口头或书面指导，可以提高其对操作的耐受性。所有患者在接受检查前须书面告知相关风险，并签署知情同意书。检查过程须有家属陪同，以便在不良事件发生时能及时进行医患间的沟通。

3. 检查前须拍摄 X 线正侧位片，必要时进行胸部 CT 检查，以明确病变部位。

4. 准备做支气管活检的患者，应在检查前检测血小板计数、凝血酶原时间和部分凝血活酶时间。

5. 对年老体弱、心肺功能不佳者术前应做心电图及肺功能检查。

6. 需要静脉应用镇静剂者，应在给药前建立静脉通道，并保留至术后恢复期结束。

7. 支气管镜检查前 4 小时开始禁食，检查前 2 小时开始禁饮水。

8. 术前半小时内肌肉注射阿托品 0.5mg 和地西泮 10mg。

9. 局部麻醉常用 2% 利多卡因溶液，可咽喉喷雾，也可在纤维支气管镜插入气管后滴入或经环甲膜穿刺注入。

【注意事项】

1. 检查时，应先查健侧，再查患侧。

2. 术中、术后密切观察呼吸道出血情况。

3. 吸引痰液或分泌物时不宜过久，以免引起缺氧。

4. 有呼吸困难，$PaO_2<70mmHg$ 者，镜检时应给予吸氧。

5. 备好抢救物品，如氧气、心电监护、心肺复苏等设备及抢救药品。

【并发症】

1. 出血：术中或术后可表现为鼻出血或痰中带血，一般量少，能自行止血，不必处理。出血量大时可局部止血或全身应用止血药物治疗。

2. 支气管或喉头痉挛。

3. 阻塞性肺疾病患者及支气管肺泡灌洗后的患者，易继发肺部感染。

4. 换气不足导致缺氧发绀。

5. 有结核播散，肿瘤气管、支气管内种植转移的风险。

6. 在支气管或肺活检后，极少数患者可出现气胸或纵隔气肿。

【术后处理】

1. 术后禁食禁饮 2 小时，以防误吸。

2. 注意观察病人有无发热、咯血、声嘶或咽喉疼痛、胸痛等不适症状。

3. 2 小时后试饮水无呛咳，方可进温凉流质或半流质饮食。鼓励病人轻轻咳出痰液和血液，如有声嘶或咽喉疼痛，可给予雾化吸入。

【临床应用】

1. 协助疾病的诊断　主要用于肺部感染性病变、弥漫性肺间质性病变的诊断，通过其冲洗液、痰液常规检查可做细菌、结核的培养提供病原学的依据。对活动性出血的咯血病人，可确定出血部位、明确性质，同时可清除血块并止血。对肺癌诊断阳性率亦较高，尤其是管内增殖型及管壁浸润型，亦能发现极其微小甚至肉眼看不到的肿瘤和黏膜下隐藏的肿瘤。

2. 协助疾病的治疗　在各种原因引起的呼吸衰竭因分泌物黏稠阻塞气道时，可利用直接插镜进行床边吸痰，常可取得良好效果；也常常用其来取异物。因炎症、肿瘤等致气道狭窄，可在支气管镜下介入治疗，如球囊扩张、安置支架、冷冻、微波等。

四、膀胱尿道镜

膀胱尿道镜检查主要用于膀胱及尿道疾病的诊断，还可通过膀胱镜向输尿管插管对上尿路疾病进行检查，是诊断和治疗泌尿系疾病的常用方法。

【适应证】

1. 经过一般检查、B 超、X 线检查等手段，仍不能明确诊断的膀胱、尿道及上尿路疾患。

2. 诊断膀胱尿道肿瘤并活检。

3. 需要进行输尿管插管，以备逆行尿路造影，或收集上尿路尿做特殊检查，或作为盆腔手术的术前准备等。

4. 明确膀胱、尿道的结石、畸形、狭窄、异物、瘘管等。

5. 经膀胱尿道镜进行治疗，如取异物、活检、电灼、电切、输尿管扩张、肾盂内灌药等。

6. 原因不明的反复泌尿系感染。

【禁忌证】

1. 泌尿生殖系的急性炎症或妇女月经期、妊娠期，原则上不做膀胱镜检查。

2. 尿道狭窄、包茎、尿道内结石嵌顿，膀胱镜无法插入者。

3. 膀胱容量小于 50mL。

4. 有全身出血倾向的患者，应避免做此项检查。

5. 体质极度虚弱、心肺衰竭者。

6. 由于骨、关节疾病，因体位关系不能进行检查者。

【术前准备】

1. 术者熟悉病情　详细了解病史及辅助检查情况，明确检查目的，可有利于器械准备。若术前不了解病情，检查时可能造成漏诊或误诊。

2. 患者准备　对患者说明检查的必要性及安全性，检查中可能造成的不适或痛苦，消除患者恐惧心理，取得患者的配合。

3. 器械准备　检查前各项器械准备很重要，要严格消毒灭菌。

【注意事项】

如该次膀胱尿道镜检查失败，或诊断不明，应避免一周内重复检查，因膀胱黏膜充血水肿尚未消退，不能反映真实情况。为避免感染，术中要注意严格无菌操作。

【并发症】

1. 血尿　膀胱镜检查后常有血尿发生，为术中损伤黏膜所致，可有肉眼血尿。嘱其多饮水，适当限制运动，一般 3~5 天后即止。

2. 发热　尿路原有感染或者尿道插入困难时可引起尿道热，一般几日内消退。

3. 尿道损伤　多发生在尿道有梗阻病变的患者，如前列腺增生或尿道狭窄。

4. 尿痛　由于损伤尿道或膀胱黏膜而致尿痛，一般不严重。

5. 膀胱损伤　不多见，多发生于膀胱容量明显缩小时，如挛缩膀胱。

【术后处理】

1. 术后观察患者生命体征及排尿情况、尿色。

2. 施行椎管内麻醉或静脉麻醉患者需禁食 6 小时，可适当应用抗生素预防感染。

3. 术后嘱多饮水，2 天内有尿道不适、肉眼血尿，无须特殊处理；如 2 天后上述情况仍未缓解，嘱随诊。

4. 保持外阴清洁，预防感染。2 周内禁止性生活。

5. 注意休息，12 小时内尽量减少活动。

6. 如有尿路感染，可用抗生素。

【临床应用】

1. 协助疾病诊断 膀胱镜可以观察到膀胱内情况，如炎症、结石、肿瘤等，通过输尿管插管，可插至肾盂，分别搜集两侧尿液，进行常规检查和培养，对上尿路疾病进行检查。静脉注入靛胭脂溶液，观察两侧输尿管的排蓝时间，可以分别估计两侧肾功能。经导管向肾盂或输尿管注入 12.5% 碘化钠造影剂，施行逆行肾盂造影术，可以了解肾、肾盂和输尿管的情况。

2. 治疗 如膀胱内有出血点或乳头状瘤，可通过膀胱镜电灼；膀胱内结石可用碎石器碎后冲洗；膀胱内小异物和病变组织可用异物钳或活组织钳取出；输尿管口狭窄，可通过膀胱镜用剪开器剪开或用扩张器进行扩张。

五、腹腔镜

通过腹壁切口插入内镜对腹腔内病变进行诊断和治疗，是未来手术发展的一个必然趋势。许多过去的开放性手术现在已被腔内手术取而代之，增加了手术选择机会，并能以微小的创伤、很轻的痛苦，直观下获取诊断依据，使诊断与手术一体化，大大拓宽了现代腹腔镜的应用范围。

腹腔镜优点：①手术安全。②患者创伤小，出血少，疼痛轻，进食早，恢复快。③通过配合常规器械，解决了腹膜后间隙手术中遇到的无腔隙、解剖部位及标记不清的难题。④使用一次性用品很少，住院时间短，减少患者费用。

【适应证】

腹腔镜的应用范围较大，可用于外科急腹症、慢性腹痛的诊断及处理，腹部外伤的诊断，腹部肿瘤的诊断与分期，诊断性组织活检等。

在治疗方面，腹腔镜外科已不仅局限于胆囊切除，而且逐渐扩展到胆管切开取石、胆管癌切除、脾切除、肝叶切除、胃穿孔缝合修补、胃高位迷走神经切断、阑尾切除、左或右半结肠切除、直肠癌根治术、疝修补术、卵巢囊肿剥除、盆腔粘连分解、输卵管通液、子宫肌瘤切除、宫颈息肉切除、精索静脉曲张结扎、盆腔淋巴结清扫、肾切除、肾囊肿去顶减压等手术。

【禁忌证】

1. 严重的心、肺、肝、肾功能不全者。

2. 盆腔、腹腔巨大肿块。肿块上界超过脐孔水平或妊娠子宫大于 16 孕周，子宫肌瘤体积超过孕 4 月时，盆腔、腹腔可供手术操作空间受限，肿块妨碍视野，建立气腹或穿刺均可能引起肿块破裂。

3. 弥漫性腹膜炎伴肠梗阻，由于肠段明显扩张，气腹针或套管针穿刺时易造成肠穿孔的危险。

4. 腹部疝或横膈疝。人工气腹的压力可将腹腔内容物压入疝孔，引起腹部疝的嵌顿。腹腔内容物经膈疝进入胸腔，可影响心肺功能。

5. 严重盆腔粘连。多次手术如肠道手术、多发性子宫肌瘤剥除术等，造成重要脏器或组织周围致密、广泛粘连，如输尿管、肠曲的粘连，在分离粘连过程中可造成重要脏器或组织的损伤。

6. 缺乏经验的手术者。

【术前准备】

1. 术前详细了解病史，包括心肺功能、有无药物过敏及凝血功能障碍等。

2. 术前谈话，并签署知情同意书。

3. 术前备皮，嘱患者检查前一天洗澡，并清洁脐孔内污垢。

4. 手术前一天晚餐以清淡、易消化食物为主。保证充足睡眠，必要时可使用镇静药物。

5. 术前评估，包括常规生化检查、肝炎标记物检测、HIV+ 梅毒抗体检测、腹部 B 超及 CT 检查等。

6. 术前禁食 6 小时。

7. 严格器械准备，严格无菌，全麻下进行手术。

【注意事项】

术中注意患者生命体征，如呼吸、血压、心率及意识状态。若发现病变复杂，存在术前误诊、漏诊，或发生了难以通过腹腔镜完成的并发症，应及时转为开腹手术。

【并发症】

1. 腹腔镜特殊并发症

（1）气腹相关并发症：皮下气肿、气胸、气栓以及二氧化碳吸收引起的并发症。

（2）穿刺并发症：如血管损伤及脏器损伤等。

（3）能量器械相关并发症：如电热损伤等。

2. 手术相关并发症　包括出血、膀胱输尿管损伤以及胃肠道的损伤等。

3. 其他并发症　包括麻醉并发症、神经损伤、切口疝等。

【术后处理】

1. 术后 6 小时内，应采取去枕平卧位，头侧向一边，以防呕吐物阻塞呼吸道。

2. 每过半小时应为病人翻身一次，按摩其腰部和腿部，以促进血液循环。

3. 手术 6 小时后，可让病人进少量流质软食，如稀米汤、面汤等，不要给病人饮甜牛奶、豆奶粉等，以防出现肠胀气。术后第 2 天，病人可进半流质食物，如米粥、汤面条、蒸蛋糕等。

4. 手术当日液体输完即可拔掉导尿管，鼓励病人下床活动。手术后一周内适量活动，有助于身体早日复原。

5. 手术 1 周后即可去掉腹部敷料，可淋浴，并逐渐恢复正常活动。

【临床应用】

腹腔镜检查可看到腹膜、肝、脾、膈肌、胃前壁和幽门部、胆囊、胰腺、肠管系膜及妇科的有关器官，已成为内、外、妇科的有效诊断手段。还可通过腹腔镜在直视下进行一些简单的治疗。此项技术较开腹探查简便、安全。

1. 诊断性腹腔镜　　不明原因腹痛的病因检查；对盆腔肿块的定位定性、分期和治疗后的复查；探查不育症的病因；明确生殖器官畸形的分类；探究内分泌或内分泌疾患等。

2. 手术性腹腔镜　　可用于胆囊手术、阑尾手术、消化道穿孔修补术、计划生育手术、组织活检术、粘连分解术、子宫内膜异位症保守性手术、宫外孕手术、附件手术、子宫手术、卵子采取术、盆腔脓肿引流术等。

第二十五章 脑电图及脑电地形图检查

一、脑电图检查

脑电是大脑皮层神经细胞的一种自发性电活动，记录头皮上两点之间或头皮和无关电极或特殊电极之间的电位差，放大并经荧光屏显示或经各种描记方式记录的脑电曲线，即为脑电图（electroencephalogram，EEG）。

脑电图检查是通过记录脑的自发性生物电活动而了解脑功能的一种无创性生物物理检查方法，既可了解脑生理功能，又能反映脑病理变化，并可帮助筛选颅内病变及了解脑部疾病和其他疾病引起的脑功能改变，已成为临床诊断的重要辅助手段之一。

【产生原理】

1. 脑电活动的起源 脑电活动是大脑皮层神经元活动的产物。目前，多数人认为突触后电位是 EEG 形成的基础，更确切地说，从脑表面所记录到的脑电活动是大脑内无数神经元的胞体和树突的突触后膜活动时所产生的兴奋性突触后电位（EPSP）与抑制性突触后电位（IPSP）所引起的细胞外电场变化的综合结果，即皮层电图的电位变化是由于电流在皮层细胞的树突和胞体两级间变动而形成的。

2. 脑电活动节律性的产生 脑电活动中自发性节律放电的机制，至今尚未完全明了。现在认为，大脑皮层电活动的节律性是由丘脑的节律性所决定的。以微电极在丘脑的神经元作细胞内记录，无论是短暂由外周冲动传入丘脑或逆行刺激丘脑向皮层发出的投射纤维，均可使丘脑神经元周期性地发生去极化并伴随细胞放电，随后出现 IPSP，并且同时放电暂停。大量试验表明，这种 IPSP 与经过抑制性中间神经元的返回性抑制有关。其后，由于抑制后反跳，丘脑神经元又进入兴奋状态，从而周期性地交替出现兴奋与抑制过程，因此丘脑向大脑皮层发放的冲动便是间歇性脉冲。这就是大脑皮层节律性电活动的根本原因。

【脑电图机】

脑电图机是将极其微弱的脑生物电信号进行多级放大，并记录下来的一种装置。除常规的描记仪外，可附加声光刺激器、自动频率分析装置、电视监测及录像装置。利用电视监测及录像装置可将病人的状态及 EEG 情况同时记录下，以供会诊时用。还可用动态记录装置连续记录病人 24 小时脑电活动，然后仅需短时间即可进行分析处理，这对于发作性疾病尤其是夜间发作者及观察睡眠 EEG 变化很有益处。现代脑电图机还可以同步记录其他各种生命体征及生物电（如呼吸、脉搏、心电、肌电等），这对于同时掌握被抢救与治疗的患者身体各部分功能是十分有益的，常用于危重病人监护。

【检查方法】

电极安放采用国际 10~20 系统，参考电极通常置于双耳垂。电极可采用单极和双极的连接方法（图 25-1）。开颅手术时电极可直接置于暴露的大脑皮质表面，也可将电极插入颞叶内侧的海马杏仁核等较深部位。进行脑电图检查时，还可以通过一些特殊的手段诱发不明显的异常电活动。

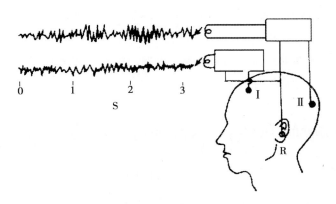

图 25-1　脑电图记录示意图

【诱发试验】

临床 EEG 检查由于受描记时间的限制，往往不易检出脑电的间歇性异常，因此常使用诱发试验提高间歇性异常的检出率。诱发试验系在安静、闭目、觉醒状态下记录的 EEG 未见异常或异常不太明显时，给病人以某种刺激，使脑部原有潜在性异常电活动显露或已有的异常电活动更显著。常用的诱发试验有以下几种：睁闭眼试验、过度换气试验、闪光刺激、声音刺激、睡眠诱发、剥夺睡眠诱发。

为了提高诱发效果，减少不良作用和临床发作的危险性，还可采用两种或两种以上诱发方法进行合并诱发，称联合诱发试验。其中常用的有剥夺睡眠 – 睡眠联合诱发。

1. 过度换气　其原理是让患者加快呼吸频率和深度，引起短暂性呼吸性碱中毒，使常规检测中难以记录到的、不明显的异常变得明显，过度换气持续 3 分钟。检查时应密切观察患者有无不适反应，如头痛及肢体麻木等。一旦脑电图上出现癫痫性放电最好停止过度换气，以免临床上出现癫痫发作。

2. 闪光刺激　是脑电图的常规检查项目之一，特别是对光敏感性癫痫有重要价值。

3. 睡眠脑电图　半数以上的癫痫发作与睡眠有关。部分患者只在睡眠中发作，因此可提高脑电图检查阳性率。一般记录 20 分钟以上。

【脑电波的式样】

1. 频率　频率（frequency）是指同一周期的脑电波在 1 秒内重复出现的次数。其单位为次 / 秒，即赫兹（Hz）。当同一频率的脑电波重复出现持续达 1 秒或 1 秒以上者称之为节律。人类脑电波的活动频率在 0.5~30Hz 间，分为若干频率组，称为频带，用希腊字母代表。α 波是成年人处于安静状态时的主要脑电波，以此为基础，比 α 波频率小的波称为慢波，慢波又分为 δ 波和 θ 波，比 α 波频率大的波称为快波，又称为 β 波。

（1）α 波：频率在 8~13Hz 之间的脑电波为 α 波（图 25-2），波幅平均 20~100μV。为构成脑电图的最基本要素。α 波以枕、顶区明显。α 波在清醒、安静并闭眼时即出现，波幅先由

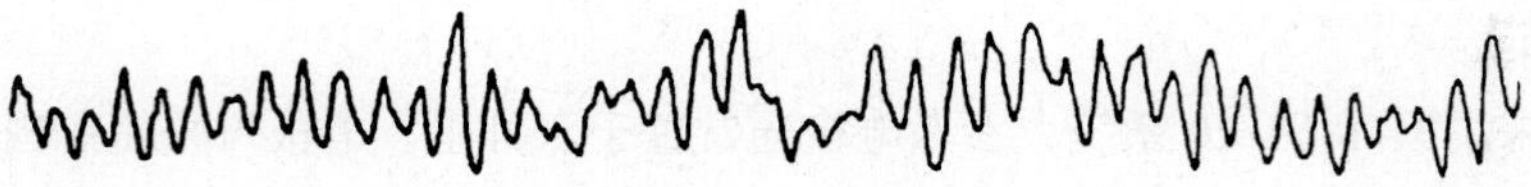

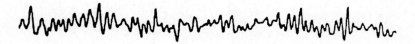

图 25-2　脑电图 α 波

小逐渐变大，再由大逐渐变小，如此反复而形成梭状，每一梭形持续 1~2 秒。睁开眼睛或接受其他刺激时，α 波立即消失而呈现快波，这一现象称为 α 波阻断。当再次安静闭眼时，则 α 波又重现。

（2）β 波：频率 14~34Hz，波幅 5~20μV，以颞、中央、额区较明显（图 25-3）。有时 β 波与 α 波同时出现在一个部位，β 波重合在 α 波上。

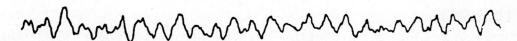

图 25-3　脑电图 β 波

（3）θ 波：频率 4~7Hz，波幅 100~150μV，成人常在睡眠状态下出现（图 25-4）。

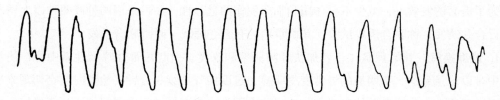

图 25-4　脑电图 θ 波

（4）δ 波：频率 0.5~3Hz，波幅 20~200μV，成人常在睡眠状态出现，当极度疲劳时或在麻醉状态下也可出现（图 25-5）。

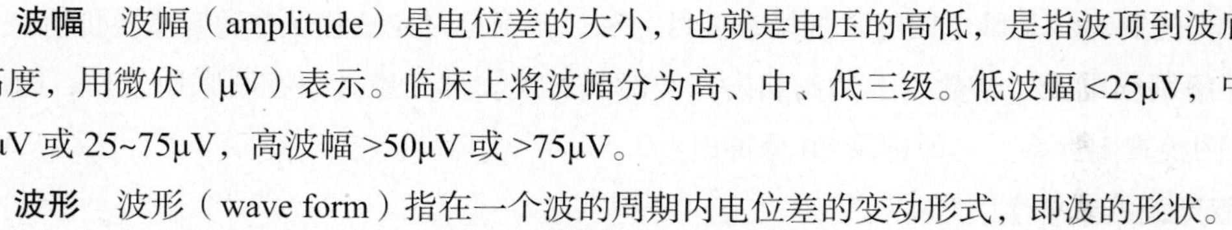

图 25-5　脑电图 δ 波

2. 波幅　波幅（amplitude）是电位差的大小，也就是电压的高低，是指波顶到波底间的垂直高度，用微伏（μV）表示。临床上将波幅分为高、中、低三级。低波幅 <25μV，中波幅 25~50μV 或 25~75μV，高波幅 >50μV 或 >75μV。

3. 波形　波形（wave form）指在一个波的周期内电位差的变动形式，即波的形状。

（1）棘波：每个波持续时间在 80 毫秒以下，形似尖钉，波顶尖锐，波幅 50~100μV。多为负性，来自大脑皮层。双相棘波来自大脑半球深部。棘波系大脑皮层神经元超同步放电的结果，见于癫痫等皮层刺激（兴奋）过程中。多棘波常与肌阵挛有关，有规律的棘波样节律常见于癫痫大发作。

（2）尖波：又称锐波，上升快，下降缓，其周期为 80~200 毫秒，波幅较棘波高，常在 100μV 以上。临床意义与棘波大致相同。

（3）棘慢波综合：系由棘波和慢波组合而成的一种特殊类型的癫痫发作波。一般认为棘波代表皮层的兴奋，慢波代表皮层或皮层下的抑制过程。局限性棘慢波综合常有定位意义，泛发性棘慢波综合中以 3Hz 棘慢波综合为癫痫小发作的典型 EEG 表现，6Hz 棘慢波综合也是癫痫异常波形，此外，尚见于脑外伤与精神病人。

（4）尖慢波综合：是由尖波和慢波相结合组成的一种特殊波形，又称锐慢波综合。若呈节律性暴发则说明有较广范围的癫痫源性病灶存在，并与痉挛发作有密切的关系。泛发性者多两侧同步、对称地出现，常见于癫痫小发作持续状态。

（5）多棘慢波综合：指在两个或两个以上的棘波之后，紧跟着慢波的综合波。棘波数量愈多则痉挛发作的倾向愈大，见于肌阵挛性癫痫。

4. 位相　位相（phase）亦称极性，是以基线为准的波幅随时间而变的相对关系，位于基线以上者称为负相，位于基线以下者称为正相。正常脑电图两半球对应部位的电活动位相是相同的，但从额到枕可以有 90 度的位相差，即相差半个波。位相相同称之为同步，反之为不同步。

【正常脑电图】

1. 成人正常脑电图　在清醒、安静和闭眼放松的状态下，脑电图的基本节律是 α 波，主要分布在枕叶和顶部。β 波主要分布在额叶和颞叶。部分正常人在前半球可见少量 θ 波。清醒时几乎不出现 δ 波。左右对称，波幅不应过高，在睁闭眼、精神活动和感觉刺激时，α 波应出现正常的反应，即睁眼后 0.09~0.7 秒，α 波节律抑制，闭眼后 0.09~0.7 秒，α 波节律恢复或增强。

2. 儿童正常脑电图　在分析儿童 EEG 时应特别注意年龄特点和生理上的变化。严格地说，从早产儿、新生儿至青春期，每一年龄组都有其特点，可概括为以慢波为主，随年龄增加慢波逐渐减少，而 α 波逐渐增加，14~16 岁接近成人。

3. 正常成人睡眠脑电图　睡眠 EEG 可按 EEG 的变化、睡眠的深度、眼球运动三种方法进行分期，以下简述第三种方法的分期。

（1）非快速眼动相（NREM）或慢波相：第 I 期困倦期：α 波消失，被低波幅慢波取代，在顶部可出现短暂的高波幅双侧对称的负相波，称为 V 波。第 II 期浅睡期：出现睡眠纺锤波。第 III、IV 期深睡期：出现广泛的高波幅慢波。

（2）快速眼动相（REM）：出现低波幅、混合频率的电活动。

【异常脑电图】

1. 弥漫性慢波　背景活动为弥漫性慢波，是最常见的异常表现，但无特异性。可见于各种原因所致的弥漫性脑病、缺氧性脑病、中枢神经系统变性病及脱髓鞘性脑病等。

2. 局灶性慢波　由局灶性脑实质功能障碍所致。见于局灶性癫痫、局灶性硬膜下血肿、局灶性硬膜外血肿或脑脓肿等。

3. 三相波　一般为中至高波幅、1.3~2.6Hz 的"负－正－负"或"正－负－正"波。主要见于肝性脑病和其他中毒代谢性脑病。

4. 癫痫样放电　在诊断癫痫的所有方法中，EEG 是重要的检查方法。癫痫的 EEG 阳性率约为 80%，若能重复检查并采用适当的诱发试验，其阳性率可增加到 90%~95%。尤其对非典型癫痫发作、各种异型与隐匿型癫痫，EEG 的重要性更加突出，甚至起着决定性的作用。癫痫样放电包括棘波、尖波、棘慢波综合、多棘波、尖慢波综合及多棘慢波综合等。50% 以上病人发作间期也可见癫痫样放电，放电的不同类型通常提示不同的癫痫综合征，如多棘波和多棘慢波综合通常伴有肌阵挛，见于全身性癫痫和光敏感性癫痫等。高波幅双侧同步对称，每秒 3 次重复出现的棘慢波综合，提示失神小发作。

5. 弥漫性、周期性尖波 通常指在弥漫性慢波活动的基础上出现周期性尖波，可见于脑缺氧和 Cretzfeldt–Jakob 病。

【临床应用】

1. 主要适应证及临床应用价值 脑电图是实用、无创性检查方法，有着快速、简洁、客观、经济的优点，目前临床应用范围较广，主要用于癫痫、颅内肿瘤、脑血管疾病、颅脑损伤、中枢神经系统感染、变性与脱髓鞘性疾病、代谢性疾病、内分泌疾病、精神病、脑性瘫痪等疾病，也用于意识障碍、惊厥、觉醒与睡眠障碍、智能障碍、头痛、眩晕等症状的病因诊断。

EEG 检查有助于脑部疾病的诊断与鉴别诊断，有助于脑部病灶的定性定位诊断，有助于了解脑部疾病的演变过程和脑功能状态，判断疗效，估计预后及指导治疗等。

2. 注意事项

（1）检查前 2~3 天停用对中枢神经系统有影响的药物。必须剃头或洗头，以减少皮肤电阻。检查前进餐，以防止低血糖影响检查结果。

（2）交代检查中的注意事项：如闭眼但不能瞌睡，头脑保持清醒但不能想任何问题；教会病人如何进行睁闭试验、过度换气和心算试验；检查过程中，全身肌肉放松，头部保持不动。如果要做其他诱发试验，应征求患者及家属的同意。

二、脑电地形图检查

脑电地形图（brain electrical activity mapping，BEAM），亦称脑生物电地形图，是将脑电信号通过频谱分析，得出瞬间的平面数据，然后将分析的结果显示在头颅模式图上。脑电地形图检查无创伤，无痛，可客观准确地反映大脑损伤的范围、程度，重复性好，灵敏度高于常规脑电图。脑电地形图直观醒目，定位准确，能够把脑损伤的程度、面积以数字的等级量显示在模式图上，它有助于临床医师识图和了解病情的发展。脑电地形图，是继 CT 和核磁共振之后又一新的成像技术，是 20 世纪 80 年代诞生的检查方法。此项检查技术既能进行病理诊断，又可以进行功能诊断。

与 CT 比较，CT 对大脑功能性损害的灵敏度、范围和程度等反映均不够理想，而脑电地形图具有较高的敏感性，它比常规脑电图曲线能带来更多的信息。脑电地形图对不对称病变更敏感。因此，脑电地形图优于常规脑电图检查。脑电地形图能把各种频率的改变部位、范围及其量的差别用彩色图形准确客观地显示出来，而这正是常规脑电图描述的弱点。但脑电地形图不能反映脑电波形及各种波形出现方式等，不能进行连续监测，对识别伪差有一定困难，因此不能取代常规脑电图。特别是对癫痫的诊断仍处于探索和研究中，与临床应用尚有距离。脑电地形图的主要应用价值是脑血管病早期诊断、疗效及预后评价等。现临床多与脑电图相结合。

【原理】

脑电地形图的基本原理是将通过脑电放大后的脑生物电信号，再次输入到计算机内进行二次处理，将脑生物电信号转换成一种能够定量和定位的脑电波图像，脑电波的定量可以用数字和颜色来显示，其图像类似二维平面的 CT，它使大脑的功能变化与形态定位结合起来，表现形式直观醒目，定位准确，能够客观地对大脑的功能进行评价。

【适应证】

1. 鉴别脑器质性疾病和功能性疾病，如抽搐、精神障碍、聋盲等器质性或功能性疾病。

2. 各种脑部疾病诊断、鉴别诊断及定位，常用于癫痫、脑瘤、脑外伤、脑内血肿、脑炎、脑寄生虫病、脑脓肿、脑血管病、各种脑性昏迷原因待查等。

3. 了解全身疾病所致脑部是否受累，如颅内是否有肿瘤转移、感染、中毒，肝或肾性疾病等是否造成脑功能损害。

4. 随访了解脑部疾病的变化、疗效、脑发育状况，帮助了解脑衰老及脑死亡。

【禁忌证】

1. 头皮外伤严重，广泛或开放性颅脑外伤，无法安放电极或可能因检查造成感染者。

2. 不宜搬动的病情危重的病人，而脑电地形图检查又不能移至床旁进行者。

3. 极度躁动不安，当时无法使其镇静而配合检查者。

【检查前准备】

1. 检查前一天用肥皂水洗头。

2. 检查前应停服镇静剂、安眠剂及抗癫痫药物 1~3 天。

3. 检查前应进食，不宜空腹，不能进食或呕吐者应给葡萄糖注射液静脉注射。

第五篇 病历书写与诊断方法

第二十六章 病历书写

病历是医务人员在医疗活动过程中形成的文字、符号、图表、影像、切片等医疗资料总和，包括门（急）诊病历和住院病历。病历书写是指医务人员通过问诊、查体、辅助检查、诊断、治疗、护理等医疗活动获得有关资料，并进行归纳、分析、整理形成医疗活动记录的行为。病历是医院管理、医疗质量和业务水平的反映。病历书写是临床医师的一项基本功。

第一节 病历书写的重要性、基本要求和规则

一、病历书写的重要性

1. 病历是医疗活动的真实记载，反映了疾病的发生、演变、转归、诊疗情况，是临床医师进行正确诊断、抉择治疗和制定预防措施的科学依据，也是医疗质量和学术水平的反映。

2. 病历是临床实践的客观记录，为临床科研和临床教学提供资料和素材。

3. 病历为健康档案和医疗保险提供信息与依据，也是医院管理的统计数据源，是医院信息化和数字化建设的内涵。

4. 病历是涉及医疗纠纷及诉讼的法律依据，对于职业病、交通事故、工伤鉴定也具有法律意义。

二、病历书写的基本要求

1. **严谨客观，书写及时** 以严谨的作风和科学的态度书写病历，各项记录客观、及时，要实事求是地反映病情和诊治经过，不能有丝毫的臆断和虚构。这不仅关系到病历质量，而且也反映出医师的品德和作风。

2. **系统完整，条理清楚** 病历书写应系统完整，条理清楚，重点突出。各项、各次记录要依次注明记录时间。

3. **格式规范，描述准确** 病历有特定的格式及内容要求，医师必须按规定的格式及内容书写。病历书写应当使用中文，通用的外文缩写和无正式中文译名的症状、体征、疾病名称等

可以使用外文。病历书写应规范使用医学术语，描述力求精练、准确，并要运用规范的汉语和汉字书写，避免使用俗语或俚语。

4. 字迹清晰，切忌涂改　病历记录一定要做到字迹清晰，不可潦草或涂改。记录结束时须签全名并易于辨认。凡修改和补充之处，应用红色墨水书写并签全名。病历书写过程中出现错字时，应当用双线画在错字上，保留原记录清楚、可辨，并注明修改时间，修改人签名。不得采用刮、粘、涂等方法掩盖或去除原来的字迹。

三、病历书写的基本规则

1. 入院记录由住院医师认真书写。实习医师应系统书写住院病历。住院病历不可代替入院记录。在病史询问及体格检查时，住院医师应指导实习医师。除首次病程记录以外的日常病程记录可由实习医务人员或试用期医务人员书写，但应有住院医师签名。

2. 住院病历及入院记录除着重记录与本专科密切相关的病史、体征、检验及其他检查结果外，对于病人所患非本科的伤病情况及诊疗经过也应注意记录。所有未愈伤病，不论病史久暂，均应列入现病史中。

3. 属于他院转入或再次入院的患者，均应按新入院患者处理。由他科转入者应写转入记录。由本科不同病区或病室转入者，只需在病程记录中做必要的记载与补充即可。

4. 住院病历及入院记录尽可能于次晨主治医师巡诊前完成，最迟须在患者入院后 24 小时内完成。如因患者病重未能详查而在 24 小时内不能完成住院病历时，则详细病程记录务须及时完成，住院病历可待情况许可时补齐。大批收容时，由主任医师酌情规定完成病历的时间。

5. 疾病诊断和手术名称及编号，采用世界卫生组织出版的《国际疾病名称分类》，便于统计和分析。所用译名暂以《英汉医学词汇》（人民卫生出版社）为准，疾病名称及个别名词如尚无妥善译名者，可用原文或拉丁文。

6. 任何记录均应注明年、月、日。急诊、抢救、手术等记录，应按 24 小时制记明时刻。如 2014 年 3 月 6 日下午 4 时 30 分，可写作 2014-03-06，16:30。

7. 每张用纸均须填写患者姓名、住院号、科别及用纸次序页数。入院记录、住院病历及病程记录应分别编排页码。

8. 病历应当使用蓝黑墨水、碳素墨水书写，需复写的资料可用蓝色或黑色油水的圆珠笔书写。

9. 各项记录书写结束时应在右下角签全名，字迹应清楚易认。某些医疗活动需要的"知情同意书"应有病人或是法定代理人签名。

10. 对按照有关规定须取得患者书面同意方可进行的医疗活动（如特殊检查、特殊治疗、手术、试验性临床医疗等），应当由患者本人签署同意书。患者不具备完全民事行为能力时，应当由其法定代理人签字；患者因病无法签字时，应当由其近亲属签字，没有近亲属的，由其关系人签字；为抢救患者，在法定代理人或近亲属、关系人无法及时签字的情况下，可由医疗机构负责人或者被授权的负责人签字。

第二节　病历书写的格式和内容

一、住院期间病历

住院期间应书写住院病历和入院记录、病程记录、会诊记录、转科记录、出院记录、死亡记录、手术记录等。因相同的病再次住院则书写再次入院病历。

住院病历、入院记录、再次或多次入院记录应当于患者入院后 24 小时内完成，24 小时内入出院记录应当于患者出院后 24 小时内完成，24 小时内入院死亡记录应当于患者死亡后 24 小时内完成。

1. 住院病历（完整病历）的格式和内容

（1）一般项目：包括姓名、性别、年龄、婚姻、民族、职业、籍贯、住址、工作单位、入院日期、记录日期、病史叙述者以及可靠程度。

（2）病史

1）主诉：指患者就诊的最主要原因，如症状（或体征）及其性质和持续时间。主诉要简明精练，能反映疾病的主要问题，主诉多于一项则应按发生的先后次序列出，并记录每个症状的持续时间。

2）现病史：围绕主诉，详细记录从发病至就诊时的全病程。包括：①发病时间、起病情况及原因或诱因；②主要症状特点：主要症状的部位、性质、持续时间、程度以及加重或缓解的因素；③伴随症状：伴随症状出现的时间、特点及其演变过程，各伴随症状之间，特别是与主要症状之间的相互关系，与鉴别诊断有关的阴性资料；④病情进展情况：主要症状的变化以及新近出现的症状；⑤诊治经历：何时、何处做过何种检查与治疗，诊断何病，经过何种治疗，所有药物的名称、剂量及效果；⑥一般情况：患者目前的食欲、大小便、精神、体力、睡眠、体重等情况；⑦记录目前未愈的伴发疾病。

3）既往史：患者既往健康情况、既往疾病史、预防接种史、传染病史、过敏史、外伤史、手术史。

系统回顾

呼吸系统：咳嗽、咳痰、咯血、哮喘、胸痛、呼吸困难。

循环系统：心悸、活动后气促、下肢水肿、胸痛、高血压、晕厥。

消化系统：食欲减退、吞咽困难、反酸嗳气、恶心呕吐、腹胀、腹痛、便秘、腹泻、呕血、黑粪、便血、黄疸。

泌尿生殖系统：水肿、腰痛、尿频、尿急、尿痛、排尿困难、血尿、尿量及尿色异常、夜尿增多、阴部瘙痒、阴部溃烂。

造血系统：皮肤苍白、乏力、头晕、眼花、牙龈出血、鼻出血、皮下出血、骨痛、淋巴结及肝、脾肿大。

内分泌与代谢系统：食欲异常、怕热、多汗、畏寒、多饮、多尿、双手震颤、性格及智力改变、显著肥胖、明显消瘦、毛发增多、毛发脱落、色素沉着、性功能异常、闭经。

肌肉骨骼系统：关节痛、关节红肿、关节变形、肌肉痛、肌肉萎缩、活动受限、骨折脱臼。

神经系统：头痛、呕吐、眩晕、晕厥、记忆力减退、视力障碍、失眠、意识障碍、颤动抽搐、瘫痪、运动及感觉异常。

4）个人史：记录患者的出生地、居留地、生长史、职业与生活条件、饮食嗜好、居住与工作环境、冶游史等。

5）婚姻史：婚姻情况、配偶健康状况、夫妻关系、性生活情况等。

6）月经及生育史：记录月经初潮年龄、月经周期和经期天数、经血的量和色、经期症状、末次月经时间及闭经年龄、妊娠与生育胎次、人工或自然流产史等，并记录计划生育措施。

7）家族史：直系亲属的健康状况，家族成员有无遗传病、家族性疾病及传染病等情况。有无患有与患者同样的疾病，已死亡者，应记录死亡原因及年龄。

（3）体格检查

体温、脉搏、呼吸、血压。

一般状况：发育、营养、体位、步态、面容与表情、神志意识，能否与医师合作等。

皮肤、黏膜：颜色、湿度、弹性，是否有水肿、出血、皮疹、皮下结节或肿块、蜘蛛痣、溃疡、瘢痕、毛发等，并明确记录其部位、大小及形态。

淋巴结：全身或局部浅表淋巴结有无肿大及其部位、大小、数目、压痛、硬度、移动性，有无瘘管和瘢痕，有无原发病灶。

头部及其器官

头颅：大小、形态、运动，有无压痛、肿块，头发的量、色泽、分布。

眼：眉毛（有无脱落），睫毛（是否倒睫），眼睑（有无水肿、下垂、闭合状况），眼球（是否凸出、凹陷，运动状况，有无震颤、斜视），结膜（是否充血、水肿、苍白，有无出血、滤泡），巩膜（有无黄染），角膜（有无云翳、白斑、软化、溃疡、瘢痕、色素环），瞳孔（大小、形态、对称性、对光及调节反射）。

耳：听力，有无分泌物，乳突有无压痛等。

鼻：有无畸形、鼻翼扇动、分泌物、出血、阻塞；鼻中隔有无偏曲或穿孔；鼻窦有无压痛等。

口腔：气味，唇（色泽，有无畸形、疱疹、皲裂、溃疡），牙（有无龋齿、缺牙、义齿、残根，并注明其位置），牙龈（色泽，有无肿胀、溢脓、出血、铅线），舌（形态、舌质、舌苔、运动，有无溃疡、震颤、偏斜），扁桃体（大小，有无充血、分泌物、假膜），咽（色泽、反射，有无分泌物，悬雍垂位置），喉（发音清晰、嘶哑、喘鸣、失音）。

颈部

是否对称，有无强直及肿块，颈部皮肤，有无颈静脉怒张、肝-颈静脉反流征，颈动脉或颈静脉有无异常搏动，气管位置，甲状腺（大小、硬度，有无压痛、结节、震颤、杂音）。

胸部

胸廓是否对称，有无畸形、局部隆起、压痛；胸廓弹性，有无异常搏动；乳房（大小，乳头情况，有无红肿、压痛、肿块和分泌物）；有无胸壁静脉曲张、皮下气肿等。

肺脏

视诊：呼吸运动（两侧对比）；呼吸类型；呼吸频率、节律、深度；肋间隙变宽或变窄。

触诊：呼吸活动度，语颤，胸膜摩擦感。

叩诊：叩诊音（清音、过清音、浊音、实音、鼓音），肺下界及肺下界移动度。

听诊：呼吸音（性质、强弱，有无异常呼吸音），有无干湿啰音和胸膜摩擦音，语音传导情况（增强、减弱、消失）等。

心脏

视诊：心前区是否隆起，心尖搏动或心脏搏动的位置、范围及程度。

触诊：心尖搏动的位置、强度，有无震颤（部位、期间）、心包摩擦感。

叩诊：心脏左、右浊音界，可用左、右第 2、3、4、5 肋间处心浊音界距前正中线的距离（cm）表示，并注明左锁骨中线至前正中线的距离。

听诊：心率、心律、心音［强度，有无分裂、额外心音、肺动脉瓣第二音（P_2）与主动脉瓣第二音（A_2）的比较］、杂音（部位、性质、时间、强度、传导方向以及与运动、体位和呼吸的关系，收缩期杂音强度 6 级分级）、心包摩擦音等。

血管

桡动脉：脉率，节律（规则、不规则、脉搏短绌），有无奇脉和交替脉等，左、右桡动脉脉搏的比较。动脉壁的弹性和紧张度。

周围血管征：有无毛细血管搏动征、枪击音、水冲脉、动脉异常搏动等。

腹部

腹围（腹水或腹部包块等疾病时测量）。

视诊：形状（对称、平坦、膨隆、凹陷），呼吸运动状况，有无皮疹、色素沉着、条纹、瘢痕，脐的情况，有无疝、静脉曲张（包括其血流方向）、胃肠蠕动波、上腹部搏动。

触诊：腹壁紧张度，有无压痛、反跳痛、液波震颤、包块（部位、大小、形态、硬度、压痛、搏动、移动度）。

肝脏：大小，质地，表面及边缘情况，有无压痛、搏动。

胆囊：大小，形态，墨菲征，有无压痛。

脾脏：大小，硬度，表面及边缘状况，有无压痛及摩擦感。

肾脏：大小，形状，硬度，移动度，有无压痛。

膀胱：膨胀与否，输尿管压痛点。

叩诊：肝、脾浊音界，有无肝区叩击痛、移动性浊音、高度鼓音、肾区叩击痛。

听诊：肠鸣音（正常、增强、减弱或消失），有无振水音、血管杂音。

肛门、直肠：有无痔、肛裂、脱肛、肛瘘。直肠指诊有无狭窄、包块、压痛、前列腺肿大及压痛。

外生殖器：根据病情需要做相应的检查。

男性：有无发育畸形、包茎、鞘膜积液、睾丸、附睾、精索状况。

女性：检查时必须有女医护人员在场，必要时请妇科医师检查。包括外生殖器（阴毛、大小阴唇、阴蒂、阴阜）和内生殖器（阴道、子宫、输卵管、卵巢）。

脊柱：有无侧凸、前凸、后凸、压痛，活动度。

四肢：有无畸形、杵状指（趾）、静脉曲张、骨折，关节有无红肿、疼痛、压痛、积液、脱臼、活动受限、畸形、强直，有无水肿、肌肉萎缩、肢体瘫痪或肌张力增强，记录肌力。

神经反射：角膜反射、腹壁反射、提睾反射、肱二头肌反射、肱三头肌反射、膝反射、跟腱反射情况，有无病理反射及脑膜刺激征。必要时做运动、感觉及神经系统其他检查。

专科情况：如外科情况、眼科情况、妇科情况等。

（4）实验室与其他检查：要求在患者入院后 24 小时内完成血、尿、粪三大常规检查。患者住院期间根据病情需要，进行 X 线及其他有关检查，如心电图、超声、肺功能、CT 及特殊的实验室检查等。

（5）摘要：把病史、体格检查、实验室检查及其他检查等主要资料整理、综合、摘要，揭示诊断的依据。

（6）初步诊断：初步诊断记于病历纸右半侧。

（7）记录者签名。

上述住院病历由实习医师、进修医师记载完毕签名后，再由住院医师复阅，修正后在其左方签署全名，并以斜线隔开。字迹必须端正清楚。

最后诊断：主要疾病确诊后，及时写出最后诊断（记于病历纸左半侧与初步诊断同高），包括病名、确诊日期，并签名。最后诊断与初步诊断完全相同时，可在最后诊断项目下写"同右"。最后诊断由住院医师记录，主治医师审核后加签名。

2. 入院记录　由住院医师书写，其格式基本同住院病历。区别在于除主诉、现病史外，既往史、个人史、月经生育史、家族史、体格检查简明扼要，可省略系统回顾、病历摘要。

3. 再次住院病历（记录）　患者再次住院时，应在病历上注明本次为第几次住院，并记述以下内容：

（1）如因旧病复发再次住院，需将过去病历摘要及上次出院后至本次入院前的病情与治疗经过详细记入现病史中，但重点描述本次发病情况。

（2）如因新发疾病再次住院，则需按住院病历或入院记录的要求书写，并将过去的住院诊断列入过去史中。

（3）既往史、个人史、家族史可以从略，只补充新的情况，但需注明"参阅前次病历"及前次病历的住院号。

4. 24 小时内入、出院记录或 24 小时内入院死亡记录

（1）入院不足 24 小时出院的患者，可以书写 24 小时内入、出院记录。记录包括姓名、性别、年龄、婚姻、出生地、民族、职业、工作单位、住址、病史提供者（注明与患者关系）、入院时间、记录日期、主诉、入院情况（简要的病史及体检）、入院诊断、诊治经过、出院时间、出院情况、出院诊断、出院医嘱、医师签全名等。

（2）入院不足 24 小时死亡的患者，可以书写 24 小时内入院死亡记录。记录包括姓名、性别、年龄、婚姻、出生地、民族、职业、工作单位、住址、病史提供者（注明与患者关系）、入院时间、记录日期、主诉、入院情况（简要的病史及体检）、入院诊断、诊治经过（抢救经过）、死亡时间、死亡原因、死亡诊断、医师签全名等。

5. 病程记录　是指继入院记录之后，对患者病情和诊疗过程所进行的连续性记录。内容包括患者的病情变化情况、重要的辅助检查结果及临床意义、上级医师查房意见、会诊意见、医师分析讨论意见、所采取的诊疗措施及效果、医嘱更改及理由、向患者及其亲属告知的重要事项等。病程记录要真实及时，要有分析、判断和计划、总结，并注意全面系统、重点突出、前后连贯。

病程记录一般每天记录一次；危重病例应随病情变化及时记录，并注明时间；对病情稳定的患者至少 3 天记录一次病程记录；对病情稳定的慢性病或恢复期患者至少 5 天记录一次。手术后患者应连续记录 3 天，以后视病情要求进行记录。

6. 首次病程记录　是指患者入院后由住院医师或值班医师书写的第一次病程记录，应当在患者入院 8 小时内完成。首次病程记录的内容包括病例特点、拟诊讨论（诊断依据及鉴别诊断）、诊疗计划等。

7. 上级医师查房记录　是指上级医师查房时对病史和体征的补充，对患者病情、诊断、鉴别诊断、当前治疗措施及疗效的分析及下一步诊疗意见等的记录。上级医师查房记录应注明上级医师的姓名及职称，并由查房医师审阅签名。

8. 疑难病例讨论记录　是指由科主任或具有副主任医师以上专业技术任职资格的医师主持、召集有关医务人员对确诊困难或疗效不确切病例讨论的记录。内容包括讨论日期、主持人、参加人员姓名及专业技术职务、具体讨论意见及主持人小结意见等。

9. 转科记录　是指患者住院期间需要转科时，经转入科室医师会诊并同意接收后，由转出科室和转入科室医师分别书写的记录。包括转出记录和转入记录。转出记录由转出科室医师在患者转出科室前书写完成（紧急情况除外），转入记录由转入科室医师于患者转入后 24 小时内完成。转科记录内容包括入院日期、转出或转入日期，转出、转入科室，患者姓名、性别、年龄、主诉、入院情况、入院诊断、诊疗经过、目前情况、目前诊断、转科目的及注意事项或转入诊疗计划、医师签名等。

10. 交（接）班记录　交（接）班记录系指患者经治医师发生变更，交班医师和接班医师分别对患者病情及诊疗情况进行简要总结的记录。交班记录应当在交班前由交班医师书写完成；接班记录应当由接班医师于接班后 24 小时内完成。

11. 阶段小结　是指患者住院时间较长，由住院医师每月所做病情及诊疗情况总结。阶段小结的内容包括入院日期、小结日期、患者姓名、性别、年龄、主诉、入院情况、入院诊断、诊疗经过、目前情况、目前诊断、诊疗计划、医师签名等。交（接）班记录、转科记录可代替阶段小结。

12. 抢救记录　是指患者病情危重，采取抢救措施时所做的记录。因抢救急危患者，未能及时书写病历的，有关医务人员应当在抢救结束后 6 小时内据实补记，并加以注明。内容包括病情变化情况、抢救时间及措施、参加抢救的医务人员姓名及专业技术职称等。记录抢救时间应当具体到分钟。

13. 会诊记录　是指患者在住院期间需要其他科室或者其他医疗机构协助诊疗时，分别由申请医师和会诊医师书写的记录。会诊记录应另页书写。内容包括申请会诊记录和会诊意见记录。申请会诊记录应当简要载明患者病情及诊疗情况、申请会诊的理由和目的及申请会诊医师签名等。常规会诊意见记录应当由会诊医师在会诊申请发出后 48 小时内完成，急会诊时会诊医师应当在会诊申请发出后 10 分钟内到场，并在会诊结束后即刻完成会诊记录。会诊记录内容包括会诊意见、会诊医师所在的科别或者医疗机构名称、会诊时间及会诊医师签名等。申请会诊医师应在病程记录中记录会诊意见执行情况。

14. 出院记录　即住院小结。包括入出院日期、入院时情况、诊疗经过、出院时情况、出院诊断、出院后注意事项（关于休养、饮食与治疗的医嘱，复诊时间等），为随访或随诊提供参考。

15. 死亡记录　是指住院医师对死亡患者住院期间诊疗和抢救经过的记录，应当在患者死亡后24小时内完成。内容包括入院日期、死亡时间、入院情况、入院诊断、诊疗经过（重点记录病情演变、抢救经过）、死亡原因、死亡诊断等。记录死亡时间应当具体到分钟。

二、门诊病历

门（急）诊病历包括门（急）诊病历首页［门（急）诊手册封面］、病历记录、化验单（检验报告）、医学影像检查资料等。门（急）诊病历首页内容应当包括患者姓名、性别、出生年月日、民族、婚姻状况、职业、工作单位、住址、药物过敏史等项目。法定传染病，应注明疫情报告情况。门诊患者住院须填写住院证。门（急）诊病历记录分为初诊病历记录和复诊病历记录。

1. 初诊病历

（1）主诉：患者就诊的最主要原因，如症状（或体征）及其性质和持续时间。

（2）病史：重点记录现病史，并简要叙述与本次疾病有关的过去史、个人史及家族史。

（3）体格检查：除一般情况外，重点记录阳性体征及有助于鉴别诊断的阴性体征。

（4）实验室检查、器械检查或会诊记录。

（5）初步诊断：如暂不能明确，可在有诊断意向的病名后加"?"，并尽可能注明复诊医师应注意的事项。

（6）处理措施：①治疗方法，处方。药品应记录药名、剂量、总量、用法。②进一步检查措施或建议。③休息方式及期限。

（7）医师签全名。

2. 复诊病历

（1）病史：重点记录病情变化和治疗效果。

（2）体格检查：着重记录原阳性体征的变化和新发现的阳性体征。

（3）需补充的实验室检查或器械检查项目。

（4）3次不能确诊的患者，接诊医师应请上级医师会诊，上级医师应写明会诊意见、会诊日期和时间并签名。

（5）诊断：对已确诊的患者，如诊断无须更改，可不再写诊断。

（6）处理措施。

（7）持通用门诊病历变更就诊医院、就诊科别，或与前次不同病种的就诊患者，应视作初诊患者，并按初诊病历要求书写。

（8）医师签全名。

3. 急诊留观记录　是急诊患者留院观察期间的记录，重点记录观察期间病情变化和诊疗措施，记录简明扼要，并注明患者去向。抢救危重患者时，应当书写抢救记录。门（急）诊抢救记录书写内容及要求按照住院病历抢救记录书写内容及要求执行。

NOTE

第三节 病历书写举例

住院病历

姓　　名：李某	性　　别：男
年　　龄：63 岁	婚姻状况：已婚
籍　　贯：湖南长沙	职　　业：退休教师
民　　族：汉	住　　址：长沙市韶山路 ×× 号
入院时间：2013-11-01，09：18	病史陈述者：患者本人
记录时间：2013-11-01，15：59	可靠程度：可靠

病　史

主　诉：咳嗽、咳痰反复发作 16 年，气促 4 年，加重 6 天。

现病史：16 年前，患者受凉后出现咳嗽，咳白色黏液痰，经抗炎、止咳、化痰处理后缓解。此后每遇受凉、季节变化，上述症状反复发作，尤其入睡前及早上起床后症状明显，咳白色黏液痰，有时呈黏液脓痰。予抗感染、止咳化痰治疗，症状均可缓解。曾多次在我院门诊就诊，胸片检查除肺纹理增粗外，无异常发现，诊断为"慢性支气管炎"。4 年前，患者在咳嗽、咳痰的基础上出现上坡感气促，劳动力下降，经肺功能检查发现阻塞性通气功能障碍，诊断为"慢性阻塞性肺疾病"。6 天前，受凉后再次出现咳嗽，咳白色黏液痰，后转为黏液脓痰，无发热、咯血，无双下肢浮肿。患者感气促、胸闷，遂到我院急诊科就诊。急诊科予抗感染、化痰、解痉平喘等治疗，症状稍改善，为进一步治疗，急诊以慢性阻塞性肺疾病收住我科。

起病以来患者精神较差，食量减小，夜寐欠安，大便可，尿量少。

既往史：患者高血压史 10 年，血压最高达到 170/106mmHg，目前服用氨氯地平 10mg，每天 1 次，血压维持在（130~135）/（80~85）mmHg。

否认支气管哮喘、糖尿病、脑血管疾病史。否认肝炎、结核病史。无手术史、外伤史、输血史。否认食物、药物过敏史。预防接种史不详。

系统回顾

呼吸系统：咳嗽、咳痰反复发作 16 年，气促 4 年。无咯血、盗汗，无哮喘史。

循环系统：高血压史 10 年。无水肿、晕厥及胸痛史。

消化系统：无腹痛腹泻、呕血黑粪、便血便秘、黄疸皮肤瘙痒、腹胀史。

泌尿生殖系统：无尿频、尿急、尿痛、腰痛、血尿、水肿、外阴瘙痒、阴部溃烂史。

内分泌代谢系统：无怕热、多汗、畏寒、乏力、食欲异常、烦渴、多饮、消瘦、肥胖史。

血液系统：无皮肤苍白、头晕、乏力、鼻出血、牙龈出血、皮下出血、骨骼疼痛史。

神经系统：无头痛、头晕、晕厥、记忆力下降、失眠、抽搐、瘫痪、感觉异常、意识障碍史。

运动系统：无关节肿胀、疼痛、肌肉萎缩、肌肉疼痛史。

个人史：生于湖南长沙，久居本地，否认血吸虫疫水接触史。从事教师职业，现已退休。无吸烟、饮酒史。否认毒物接触史。

婚姻史：结婚已 38 年，爱人体健。

家族史：父亲 70 岁时，因高血压脑出血去世，母亲健在。有兄、弟各一人，身体均健康。家族中无遗传病、先天性疾病及传染病史。

体格检查

体温 36.4℃，脉搏 90 次 / 分，呼吸 20 次 / 分，血压 130/85mmHg。

全身状态：发育正常，营养较差，神志清楚，精神欠佳，轮椅推入病房，自动体位，查体合作。

皮肤黏膜：皮肤黏膜无黄染，无皮疹及出血点，无蜘蛛痣、肝掌，无水肿。

淋巴结：全身浅表淋巴结无肿大。

头部：头颅无畸形、压痛、包块。头部无瘢痕。

眼：眼睑无水肿，结膜轻度充血，未见出血点及滤泡。巩膜无黄染，角膜透明光滑，瞳孔等大等圆，直径 3mm，对光反射灵敏。

耳：听力正常，外耳道无流脓，乳突无红肿、压痛。

鼻：无鼻翼扇动，鼻腔通畅，无流涕或鼻道积脓，鼻窦区无压痛。

口腔：口唇轻度发绀，牙齿排列整齐，牙龈无红肿、溢脓，舌暗红，舌苔黄微腻，双侧扁桃体无肿大，咽部无充血。

颈部：两侧对称，无颈项强直，无颈静脉怒张，气管居中，甲状腺不大。

胸部：胸廓对称，呈桶状胸，肋间隙增宽。

肺脏

视诊：呼吸规则，腹式呼吸为主，呼吸运动两侧对称。

触诊：两侧呼吸运动对称，语音震颤两侧稍减弱，无胸膜摩擦感。

叩诊：双肺呈过清音，肺下缘位于右锁骨中线上第 7 肋间隙，左右腋中线第 9 肋间隙，左右肩胛线第 11 肋间隙，移动度约 3cm。

听诊：两肺呼吸音低，肺泡呼吸音呼气延长。两下肺可闻及细湿啰音，以右侧为多，间有哮鸣音。语音传导两侧减弱。

心脏

视诊：心前区无隆起，未见心尖搏动。

触诊：心尖搏动较弱，未触及震颤及心包摩擦感。

叩诊：心界略缩小，心浊音界如下所示。

右（cm）	肋间隙	左（cm）
2	II	2.5
3	III	3
3	IV	4.5
	V	5.5

左锁骨中线距前正中线 8.0cm。

听诊：心率 90 次 / 分，节律齐，心音较低，$A_2 > P_2$，心尖区可闻及 2/6 级吹风样收缩期杂音，不向左腋下传导，未闻及心包摩擦音。

周围血管征：无毛细血管搏动征、枪击音及水冲脉，动脉无异常搏动。

腹部

视诊：腹部平坦，无腹壁静脉怒张，未见肠型或蠕动波。

触诊：腹壁柔软，无压痛，全腹未触及包块。肝肋下触及 2cm，剑突下未触及，质软，无触痛，肝–颈静脉反流征（–）。胆囊未触及，墨菲征（–）。脾肋下未触及，麦氏点无压痛，双肾未触及。

叩诊：肝上界在右锁骨中线第 6 肋间。腹部呈鼓音，移动性浊音（–）。

听诊：肠鸣音正常，无振水音及血管杂音。

外生殖器及肛门：无瘢痕及溃疡，无脱肛及痔核。

脊柱及四肢：无杵状指，脊柱无畸形及压痛，关节活动正常。双下肢无水肿。

神经系统：四肢运动正常，肌力 5 级，膝腱反射、跟腱反射、肱二头肌腱反射、肱三头肌腱反射、腹壁反射均对称存在，巴宾斯基征阴性，脑膜刺激征阴性。

实验室及其他检查

血常规检查：RBC 5.0×10^{12}/L，Hb 150g/L；WBC 8×10^9/L，N 0.85，L 0.14，E 0.01。Plt 151×10^9/L。

尿液检查：黄色，pH 6.5，SG 1.018，PRO（–），GLU（–），RBC（–），WBC1~3/HP。

胸片：两肺野透亮度增加，肺纹理紊乱，右下肺小片状阴影。

心电图：窦性心律，QRS 波低电压。

血气分析：pH 7.38，PaO_2 73mmHg，$PaCO_2$ 50mmHg。

摘　要

患者李某，男，63 岁。咳嗽、咳痰反复发作 16 年，气促 4 年，加重 6 天。16 年前，患者受凉后出现咳嗽、咳痰，咳白色黏液痰。此后遇受凉、季节变化，上述症状反复发作，尤其入睡前及早上起床后症状明显，咳白色黏液痰，有时呈黏液脓痰。4 年前，在咳嗽、咳痰的基础上出现上坡时气促，劳动力下降，经肺功能检查发现阻塞性通气功能障碍。6 天前，受凉后再次出现咳嗽，咳白色黏液痰，后转为黏液脓痰，无发热、咯血，无双下肢浮肿。患者感气促、胸闷，遂到我院急诊就诊。

患者高血压史 10 年，血压最高达到 170/106mmHg，目前服用氨氯地平 10mg，每天一次，血压维持在（130~135）/（80~85）mmHg。无结核病史及哮喘史。

入院体格检查：神清，口唇轻度发绀。语音震颤两侧稍减弱，双肺叩诊呈过清音，肺下缘位于右锁骨中线上第 7 肋间隙，左右腋中线第 9 肋间隙，左右肩胛线第 11 肋间隙，移动度约 3cm。两肺呼吸音低，肺泡呼吸音呼气延长。两下肺可闻及细湿啰音，以右侧为多，间有哮鸣音。语音传导两侧减弱。心界略缩小，腹部无异常发现。

血常规检查：RBC 5.0×10^{12}/L，Hb 150g/L；WBC 8×10^9/L，N 0.85，L 0.14，E 0.01。Plt 151×10^9/L。

尿液检查：无异常发现。

胸片：两肺野透亮度增加，肺纹理紊乱，右下肺小片状阴影。

心电图：窦性心律，QRS 波低电压。

血气分析：pH 7.38，PaO_2 73mmHg，$PaCO_2$ 50mmHg。

初步诊断

1. 慢性支气管炎急性发作
   阻塞性肺气肿
   慢性阻塞性肺疾病急性加重期
2. 肺部感染
3. 原发性高血压

医师签名：陈某

入院记录

姓　　名：李某		性　　别：男	
年　　龄：63 岁		婚姻状况：已婚	
籍　　贯：湖南长沙		职　　业：退休教师	
民　　族：汉		住　　址：长沙市韶山路 ×× 号	
入院时间：2013-11-01，09：18		病史陈述者：患者本人	
记录时间：2013-11-01，17：29		可靠程度：可靠	

主　诉：咳嗽、咳痰反复发作 16 年，气促 4 年，加重 6 天。

现病史：16 年前，患者受凉后出现咳嗽，咳白色黏液痰，经抗炎、止咳、化痰处理后缓解。此后每遇受凉、季节变化，上述症状反复发作，尤其入睡前及早上起床后症状明显，咳白色黏液痰，有时呈黏液脓痰。予抗感染、止咳化痰治疗，症状均可缓解。曾多次在我院门诊就诊，胸片检查除肺纹理增粗外，无异常发现，诊断为"慢性支气管炎"。4 年前，患者在咳嗽、咳痰的基础上出现上坡感气促，劳动力下降，经肺功能检查发现阻塞性通气功能障碍，诊断为"慢性阻塞性肺疾病"。6 天前，受凉后再次出现咳嗽，咳白色黏液痰，后转为黏液脓痰，无发热、咯血，无双下肢浮肿。患者感气促、胸闷，遂到我院急诊就诊。急诊予抗感染、化痰、解痉平喘等治疗，症状稍改善，为进一步治疗，急诊科以慢性阻塞性肺疾病收住我科。

起病以来患者精神较差，食量减小，夜寐欠安，大便可，尿量少。

既往史：患者高血压史 10 年，血压最高达到 170/106mmHg，目前服用氨氯地平 10mg，每天 1 次，血压维持在（130~135）/（80~85）mmHg。

否认支气管哮喘、糖尿病、脑血管疾病史。否认肝炎、结核病史。无手术史、外伤史、输血史。否认食物、药物过敏史。预防接种史不详。

个人史：生于湖南长沙，久居本地，否认血吸虫疫水接触史。从事教师职业，现已退休。无吸烟、饮酒史，否认毒物接触史。

婚姻史：结婚已 38 年，爱人体健。

家族史：父亲 70 岁时，因高血压脑出血去世，母亲健在。家族中无遗传病、先天性疾病及传染病史。

体格检查

体温 36.4℃，脉搏 90 次 / 分，呼吸 20 次 / 分，血压 130/85mmHg。

发育正常，营养较差，神志清楚，精神欠佳，轮椅推入病房，自动体位，查体合作。皮肤黏膜无黄染，无皮疹及出血点，无蜘蛛痣、肝掌，无水肿。全身浅表淋巴结无肿大。头颅无畸形，眼睑无水肿，结膜轻度充血，巩膜无黄染，角膜透明光滑，瞳孔等大等圆，直径 3mm，对光反射灵敏。听力正常，外耳道无流脓，乳突无红肿、压痛。无鼻翼扇动，鼻窦区无压痛。口唇轻度发绀，牙龈无红肿、溢脓，舌暗红，舌苔黄微腻，双侧扁桃体无肿大，咽部无充血。颈部对称，无颈项强直，无颈静脉怒张，气管居中，甲状腺不大。胸廓对称，呈桶状胸，肋间隙增宽。两侧呼吸运动对称，语音震颤两侧稍减弱，无胸膜摩擦感。双肺呈过清音，肺下缘位于右锁骨中线上第 7 肋间隙，左右腋中线第 9 肋间隙，左右肩胛线第 11 肋间隙，移动度约 3cm。两肺呼吸音低，肺泡呼吸音呼气延长。两下肺可闻及细湿啰音，以右侧为多，间有哮鸣音。语音传导两侧减弱。心前区无隆起，心尖搏动较弱，未触及震颤及心包摩擦感。心界略缩小，心浊音界如下所示：

右（cm）	肋间隙	左（cm）
2	II	2.5
3	III	3
3	IV	4
	V	5.5

左锁骨中线距前正中线 8.0cm。

听诊心率 90 次 / 分，节律齐，心音较低，$A_2 > P_2$，心尖区可闻及 2/6 级吹风样收缩期杂音，不向左腋下传导，未闻及心包摩擦音。无毛细血管搏动征、枪击音及水冲脉，动脉无异常搏动。腹部平坦，无腹壁静脉怒张，未见肠型或蠕动波。腹壁柔软，无压痛，全腹未触及包块。肝肋下触及 2cm，剑突下未触及，质软，无触痛，肝 - 颈静脉反流征（－）。胆囊未触及，墨菲征（－）。脾肋下未触及，麦氏点无压痛，双肾未触及。叩诊腹部呈鼓音，移动性浊音（－）。肠鸣音正常，无振水音及血管杂音。外生殖器及肛门无瘢痕及溃疡，无脱肛及痔核。无杵状指，脊柱无畸形及压痛，关节活动正常。双下肢无水肿。四肢运动正常，肌力 5 级，膝腱反射、跟腱反射、肱二头肌腱反射、肱三头肌腱反射、腹壁反射均对称存在，巴宾斯基征阴性，脑膜刺激征阴性。

实验室及其他检查

血常规：RBC 5.0×10^{12}/L，Hb 150g/L；WBC 8×10^9/L，N 0.85，L 0.14，E 0.01。Plt 151×10^9/L。

尿液检查：黄色，pH 6.5，SG 1.018，PRO（－），GLU（－），RBC（－），WBC1~3/HP。

胸片：两肺野透亮度增加，肺纹理紊乱，右下肺小片状阴影。

心电图：窦性心律，QRS 波低电压。

血气分析：pH 7.38，PaO_2 73mmHg，$PaCO_2$ 50mmHg。

初步诊断

1. 慢性支气管炎急性发作

   阻塞性肺气肿

   慢性阻塞性肺疾病急性加重期

2. 肺部感染

3. 原发性高血压

医师签名：陈某

首次病程记录

2013-11-01 11:20

李某，男，63 岁，因咳嗽、咳痰反复发作 16 年，气促 4 年，加重 6 天。于 2013 年 11 月 1 日 9 时 18 分入院。

一、病例特点

1. 主要病史　16 年前，患者受凉后出现咳嗽，咳白色黏液痰。此后遇受凉、季节变化，上述症状反复发作，尤其入睡前及早上起床后症状明显，咳白色黏液痰，有时呈黏液脓痰。4 年前，在咳嗽、咳痰的基础上出现上坡时气促，劳动力下降，肺功能检查发现阻塞性通气功能障碍。6 天前，受凉后再次出现咳嗽，咳白色黏液痰，后转为黏液脓痰，无发热、咯血，无双下肢浮肿。患者感气促、胸闷，遂到我院急诊科就诊。

患者高血压史 10 年，血压最高达到 170/106mmHg，目前服用氨氯地平 10mg，每天一次，血压维持在（130~135）/（80~85）mmHg。无结核病史及哮喘史。

2. 体格检查　体温 36.4℃，脉搏 90 次 / 分，呼吸 20 次 / 分，血压 130/85mmHg。神清，口唇轻度发绀。语音震颤两侧稍减弱，双肺呈过清音，肺下缘位于右锁骨中线上第 7 肋间隙，左右腋中线第 9 肋间隙，左右肩胛线第 11 肋间隙，移动度约 3cm。两肺呼吸音低，肺泡呼吸音呼气延长。两下肺可闻及细湿啰音，以右侧为多，间有哮鸣音。语音传导两侧减弱。心界略缩小，腹部无异常发现。

3. 辅助检查　血常规检查：RBC 5.0×10^{12}/L，Hb 150g/L；WBC 8×10^9/L，N 0.85，L 0.14，E 0.01。Plt 151×10^9/L。尿液检查：黄色，pH 6.5，SG 1.018，PRO（－），GLU（－），RBC（－），WBC1~3/HP。胸片：两肺野透亮度增加，肺纹理紊乱，右下肺小片状阴影。心电图：窦性心律，QRS 波低电压。血气分析：pH 7.38，PaO_2 73mmHg，$PaCO_2$ 50mmHg。

二、拟诊讨论

（一）慢性支气管炎急性发作

　　　　阻塞性肺气肿

　　　　慢性阻塞性肺疾病急性加重期

1. 诊断依据

（1）咳嗽、咳痰反复发作 16 年，尤其入睡前及早上起床后症状明显，咳白色黏液痰，有时呈黏液脓痰。4 年前，在咳嗽、咳痰的基础上出现上坡时感气促，劳动力下降，经肺功能检查发现阻塞性通气功能障碍。

（2）查体：口唇轻度发绀。语音震颤两侧稍减弱，双肺呈过清音，肺下缘位于右锁骨中线上第 7 肋间隙，左右腋中线第 9 肋间隙，左右肩胛线第 11 肋间隙，移动度约 3cm。两肺呼吸音低，肺泡呼吸音呼气延长。两下肺可闻及细湿啰音，以右侧为多，间有哮鸣音。语音传导两侧减弱。心界略缩小。

（3）辅助检查：胸片：两肺野透亮度增加，肺纹理紊乱，右下肺小片状阴影。心电图：窦性心律，QRS 波低电压。血气分析：pH 7.38，PaO_2 73 mmHg，$PaCO_2$ 50mmHg。

2. 鉴别诊断

（1）肺结核：慢性咳嗽、咳痰患者需警惕肺结核，但患者无盗汗、咯血等结核症状，疾病的病程规律不符合肺结核的特点，胸片示两肺野透亮度增加，肺纹理紊乱，右下肺小片状阴影，不符合肺结核的表现。

（2）支气管哮喘：慢性咳嗽、咳痰、气促患者需与支气管哮喘鉴别。支气管哮喘多幼年起病，常接触变应原而诱发，有反复哮喘发作史，与患者的病史特点不符。

（二）肺部感染

诊断依据：6天前，受凉后再次出现咳嗽，咳白色黏液痰，后转为黏液脓痰。两下肺可闻及细湿啰音，以右侧为多，间有哮鸣音。胸片：两肺野透亮度增加，肺纹理紊乱，右下肺小片状阴影。

（三）原发性高血压

诊断依据：患者高血压史10年，血压最高达到170/106mmHg，目前服用氨氯地平10mg，每天1次，血压维持在（130~135）/（80~85）mmHg。

三、诊疗计划

1. 内科护理常规，一级护理，低流量吸氧，低盐低脂饮食，陪护，测BP、R、P、HR，Q5h，下病重通知。

2. 予以哌拉西林钠他唑巴坦钠冻干粉针抗感染，多索茶碱粉针剂平喘，盐酸氨溴索葡萄糖注射液化痰止咳，复方异丙托溴铵吸入剂＋抗炎药雾化吸入。中医予以清热化痰，止咳平喘法，方以柴芩温胆汤加减，金荞麦片清肺热。

3. 苯磺酸左旋氨氯地平片剂控制血压。

4. 进行三大常规检查、大便隐血检查、电解质检查，检查血糖、血脂、结核杆菌抗体，肺炎支原体抗体、痰培养＋药敏试验，痰抗酸染色检测，血气分析、胸部CT、心电图、心脏彩超等相关检查。

医师签名：陈某

病程记录

2013-11-02　14：52

患者入院后，经抗炎、氧疗、舒张支气管、化痰平喘及对症支持处理后，咳嗽气促症状有所缓解。今日14：10患者咳嗽时感胸痛，气促加重。查体：左肺叩诊呈鼓音，呼吸音减弱。急查胸片，示左侧气胸，左肺压缩50%，邀请胸外科急诊会诊。

医师签名：陈某

出院记录

入院时间：2013年11月1日

出院时间：2013年12月10日

住院天数：39天

入院诊断：

1. 慢性支气管炎急性发作

　　阻塞性肺气肿

　　慢性阻塞性肺疾病急性加重期

2. 肺部感染

3. 原发性高血压

入院情况：患者李某，男，63岁。因咳嗽、咳痰反复发作16年，气促4年，加重6天入院。入院前6天，受凉后再次出现咳嗽，咳白色黏液痰，后转为黏液脓痰，患者感气促、胸闷。既往有高血压史 10 年，入院时血压维持在（130~135）/（80~85）mmHg。

入院体格检查：神清，口唇轻度发绀。两肺语音震颤稍减弱，双肺叩诊呈过清音，肺下缘位于右锁骨中线上第 7 肋间隙，左右腋中线第 9 肋间隙，左右肩胛线第 11 肋间隙，移动度约 3cm。两肺呼吸音低，肺泡呼吸音呼气延长。两下肺可闻及细湿啰音，以右侧为多，间有哮鸣音。语音传导两侧减弱。心界略缩小，腹部无异常发现。

血常规：RBC $5.0×10^{12}$/L，Hb 150g/L；WBC $8×10^9$/L，N 0.85，L 0.14，E 0.01。Plt $151×10^9$/L。

尿液检查：无异常发现。

胸片：两肺野透亮度增加，肺纹理紊乱，右下肺小片状阴影。

心电图：窦性心律，QRS 波低电压。

血气分析：pH 7.38，PaO_2 73mmHg，$PaCO_2$ 50mmHg。

诊疗经过：入院后给予抗炎、氧疗、舒张支气管、化痰平喘及对症支持处理，入院第二天患者咳嗽时感胸痛，气促加重，查体左肺叩诊呈鼓音，呼吸音减弱。急查胸片，示左侧气胸，左肺压缩 50%，邀请胸外科急诊会诊。胸外科会诊：①同意贵科诊治。②建议转胸外科行闭式引流。转胸外 ICU，行胸腔闭式引流等治疗 2 天后转入中心 ICU。中心 ICU 予以头孢哌酮钠他唑巴坦钠抗感染，奥美拉唑钠护胃，氨溴索化痰，多索茶碱解痉平喘，红花黄色素活血化瘀，盐酸川芎嗪活血通络，改善微循环，以及对症支持处理。在中心 ICU 治疗 10 天，左肺复张，病情平稳后转回本科。转回本科后予以布地奈德、复方异丙托溴铵雾化吸入扩张支气管，多索茶碱平喘，盐酸氨溴索化痰，盐酸川芎嗪活血化瘀，泮托拉唑钠护胃。中药先后予百合固金汤合小陷胸汤加减补益肺肾、化痰止咳，六君子汤加减益气健脾、宽胸散结。

出院情况：患者左侧胸痛缓解，咳嗽气促症状明显减轻，能在病区行走。精神、饮食尚可，大小便正常。查体：脉搏 82 次/分，呼吸 18/次，血压 130/80mmHg；双肺呼吸音低，未闻及明显干湿啰音，心率 82 次/分，律齐，心音偏低，腹部平软，无压痛及反跳痛。血气分析：pH 7.39，PaO_2 85mmHg，$PaCO_2$ 46mmHg。

出院诊断：

1. 慢性支气管炎急性发作

　　阻塞性肺气肿

　　慢性阻塞性肺疾病急性加重期

2. 左侧自发性气胸

3. 肺部感染

4. 原发性高血压

出院医嘱：

1. 院外继续服药治疗。

2. 适当活动，避风寒及有害空气，防外感。

3. 出院带药：苯磺酸左旋氨氯地平片剂 2.5mg×14 粒 ×2 盒

　　　　　　噻托溴铵吸入剂 18μg×2 盒

4. 不适随诊，复查胸部 CT。

医师签名：陈某

2013 年 12 月 10 日

第四节　医嘱及常用检查申请单书写要求

医嘱是指医师在医疗活动中下达的医学指令，分为长期医嘱和临时医嘱。长期医嘱包括患者姓名、科别、床位、住院病历号（或病案号）、起始日期和时间、长期医嘱内容、停止日期和时间、医师签名、执行时间、执行护士签名。临时医嘱也包括患者姓名、科别、床位、住院病历号（或病案号）、医嘱时间、临时医嘱内容、医师签名、执行时间、执行护士签名等。医嘱内容及起始、停止时间应当由医师书写。医嘱内容应当准确、清楚，每项医嘱应当只包含一个内容，并注明下达时间。医嘱不得涂改。需要取消时，应当使用红色墨水标注"取消"字样并签名。

一般情况下，医师不得下达口头医嘱。因抢救急危患者需要下达口头医嘱时，护士应当复述一遍。抢救结束后，医师应当即刻据实补记医嘱。

辅助检查申请单必须简要明了，应书写可供辅助科室参考的患者病史、体征、相关临床资料和初步诊断。检查部位和要求一定要准确具体，最忌写成"入院常规"。复查者应注明前次检查的编号和结果，急诊检查者应在申请单右上角注明"急"字。实习医师不能代替执业医师在辅助检查申请单上签名。

第五节　电子病历与表格式住院病历

一、电子病历

电子病历系统是医疗机构内部提供信息处理和智能化服务功能，用以支持电子病历的计算机信息系统；而电子病历则是指医务人员在医疗活动过程中使用医疗机构的电子病历系统，形成的文字、符号、图表、影像、切片等医疗数据化信息，并能实现采集、存储、管理、传输、访问和在线帮助的医疗记录。电子病历系统既包括应用于门（急）诊、病房的临床信息系统，也包括检验、病理、影像、心电等医技科室的信息系统。使用文字处理软件编辑、存储、打印的病历文档仍属纸质病历，不属于电子病历。电子病历能做到信息集成、信息共享、信息智能化，节约时间与资源，易于保存，大大提高临床工作质量和效率，同时也便于医疗管理、远程网上会诊、患者自我健康管理。从发展趋势看，电子病历将逐步取代纸质病历。

二、表格式住院病历

表格式住院病历是对主诉和现病史以外的内容进行表格化书写。表格式住院病历应根据表格式病历规范和病历表格印制规范要求，结合本专科病种特点，选派高年资临床专家负责研究设计，经院长批准，报省级卫生行政部门备案审批后使用。表格式住院病历的内容和格式应符合住院病历的规范要求。采用表格式住院病历，记录简便、省时，有利于资料储存和病历的规范化管理。表格式住院病历由住院医师及以上技术职称的医师书写。实习医师书写病历的目的主要是掌握病历的书写方法，熟悉病历书写规范与要求，故应书写完整病历，而不是表格式住院病历。

三、表格式住院病历参考格式

表格式住院病历

门诊号_____
住院号_____

姓名	性别	年龄	职业	民族	婚姻
出生地	工作单位		现住址		电话
入院日期 年月日		记录日期 年月日时		病史叙述者	可靠程度

病 史

主诉

现病史

既往史　既往健康状况：良好　一般　较差

　　　　既往疾病和传染病史：

　　　　预防接种史：

　　　　过敏史：无　有（过敏原：　　　　　临床表现：　　　　　　）

　　　　外伤史和手术史：

　　　　长期用药史：

　　　　输血史：

系统回顾（有打√或无打○。阳性病史应在下面空行内书写发病时间、表现及简要诊疗经过）

呼吸系统：咳嗽　咳痰　咯血　哮喘　胸痛　呼吸困难

循环系统：心悸　活动后气促　下肢水肿　胸痛　高血压　晕厥

消化系统：食欲减退　吞咽困难　反酸嗳气　恶心呕吐　腹胀　腹痛　便秘　腹泻　呕血　黑粪　便血　黄疸

泌尿生殖系统：水肿　腰痛　尿频　尿急　尿痛　排尿困难　血尿　尿量及尿色异常　夜尿增多　阴部瘙痒　阴部溃烂

造血系统：皮肤苍白　乏力　头晕　眼花　牙龈出血　鼻出血　皮下出血　骨痛　淋巴结及肝、脾肿大

内分泌与代谢系统：食欲异常　怕热　多汗　畏寒　多饮　多尿　双手震颤　性格及智力改变　显著肥胖　明显消瘦　毛发增多　毛发脱落　色素沉着　性功能异常　闭经

肌肉骨骼系统：关节痛　关节红肿　关节变形　肌肉痛　肌肉萎缩　活动受限　骨折脱白

NOTE

神经系统：头痛　呕吐　眩晕　晕厥　记忆力减退　视力障碍　失眠　意识障碍　颤动

抽搐　瘫痪　运动、感觉异常

个人史　出生地：

地方病地区居住情况：

从事何种工作：

精神创伤史：

冶游性病史：

嗜烟：无　有〔约＿＿＿年，平均＿＿＿支 / 日。戒烟（未　已）约＿＿＿年〕

嗜酒：无　偶有　经常（约＿＿＿年，平均＿＿＿两 / 日）

其他：

婚姻史　婚姻情况：　　　配偶健康状况：　　　夫妻关系：

月经史　初潮　岁　每次持续　天　周期　天　经量（少　一般　多）末次月经日期

绝经年龄　岁　　痛经（无　有）　经期（规则　不规则）

生育史　妊娠＿＿＿次　顺产＿＿＿胎　剖宫产＿＿＿胎　流产＿＿＿胎　早产＿＿＿胎　死

产＿＿＿胎　难产及病情（有　无）　子＿＿＿个　女＿＿＿个

家族史　（注意与患者现病相关的疾病及传染病、遗传病）

父：健在　　患病（　　　）　　　已故　　死因

母：健在　　患病（　　　）　　　已故　　死因

兄弟姐妹：　　　　　　　　　子女及其他：

体格检查

生命体征　体温　℃　脉搏　次 / 分　呼吸　次 / 分　血压　 / 　mmHg　体重

一般状况　发育：正常　不良　超常

营养：良好　中等　不良　恶病质　肥胖　体重指数

面容：无病容　急性病容　慢性病容　其他：

表情：自如　痛苦　忧虑　恐惧　淡漠　兴奋

体位：自主　被动　强迫（　　）

步态：正常　不正常（　　）

神志：清楚　嗜睡　模糊　昏睡　昏迷　谵妄

皮肤黏膜　色泽：正常　潮红　苍白　发绀　黄染　色素沉着

皮疹：无　有（类型及分布　　　）

皮下出血：无　有（类型及分布　　　）

毛发分布：正常　多毛　稀疏　脱落（部位　　　）

温度与湿度：正常　冷　热　干燥　潮湿

弹性：正常　减退

水肿：无　有（部位及程度　　　）

肝掌：无　有

蜘蛛痣：无　有（部位　　　数目　　　）

其他：

淋巴结　浅表淋巴结：无肿大　　肿大（部位及特征　　　　　）

头部　头颅

　　　　大小：正常　大　小（头围　　）

　　　　畸形：无　有（尖颅　方颅　变形颅）

　　　　压痛　　包块　凹陷（部位　　）其他异常

　　　　眼

　　　　眉毛：稀疏（无　有）　脱落（无　有）

　　　　眼睑：正常　水肿　下垂　挛缩　倒睫

　　　　结膜：正常　苍白　充血　水肿　出血　滤泡

　　　　角膜：正常　异常（左　右　）

　　　　巩膜：黄染（无　有）

　　　　眼球：正常　凸出　凹陷　震颤　运动障碍（左　右　）

　　　　瞳孔：等大　正圆　不等　左＿＿mm，右＿＿mm

　　　　对光反射：正常　迟钝（左　右　）消失（左　右　）

　　　　近视力：视力表（左　右　）　阅读视力（左　右　）

　　　　其他：

　　　　耳

　　　　耳郭：正常　畸形　耳前瘘管　　其他异常（左　右　）

　　　　外耳道分泌物：无　有（左　右　性质　）

　　　　乳突压痛：无　有（左　右　）

　　　　听力测试障碍：无　有（左　右　）

　　　　鼻

　　　　外形：正常　异常（　）其他（　）

　　　　鼻窦压痛：无　有（部位：　）

　　　　口腔

　　　　口唇：红润　发绀　苍白　疱疹　皲裂

　　　　口腔黏膜：正常　异常（　）

　　　　舌：正常　异常（舌苔　伸舌震颤　向左、右偏斜）

　　　　齿龈：正常　异常（肿胀　溢脓　出血　色素沉着　铅线）

　　　　齿列：齐　缺齿＋　龋齿＋　义齿＋

　　　　扁桃体：无肿大　肿大（左Ⅰ°　Ⅱ°　Ⅲ°　右Ⅰ°　Ⅱ°　Ⅲ°　脓性分泌物）

　　　　咽：正常　异常（　）

　　　　声音：正常　嘶哑

颈部　抵抗感：无　有

　　　　气管：居中　偏移（向左　向右　）

　　　　颈静脉：正常　充盈　怒张

　　　　肝–颈静脉回流征：阴性　阳性

　　　　颈动脉搏动：正常　增强　减弱（左　右　）

NOTE

甲状腺：无肿大　肿大（特征：　）

胸部　胸廓：正常　异常（桶状胸　扁平胸　鸡胸　漏斗胸）

膨隆或凸陷（左　右　）　心前区膨隆（无　有）　胸骨叩痛（无　有）

乳房：正常对称　异常：左　右（男乳女化　　包块　压痛　乳头分泌物）

肺　视诊

肋间隙：正常　增宽　变窄（部位：　）

呼吸运动：正常　异常：左　右　双侧（增强　　减弱　　）

呼吸节律：齐　不齐（　）

触诊

呼吸运动：正常　异常：左　右　双侧（增强　　减弱　　）

语颤：正常　异常：左　右（增强　减弱　消失）

胸膜摩擦感：无　有（部位：　）

皮下捻发感：无　有（部位：　）

叩诊

叩诊音：清音　异常（浊音　实音　过清音　鼓音）

肺下界：肩胛线：右____肋间，左____肋间

移动度：右____cm，左____cm

听诊

呼吸节律：规整　不规整

呼吸音：正常　异常（性质、部位：　）

啰音：无　有（鼾音　哨笛音　粗　中　细湿啰音　捻发音　性质、部位：　）

语音传导：正常　异常：减弱　消失　增强（部位：　）

胸膜摩擦音：无　有（部位：　）

心　视诊

心前区隆起：无　有

心尖搏动位置：正常　异常（　肋间　距左锁骨中线内外　cm）

心尖搏动：正常　未见　减弱　增强　弥散

心前区异常搏动：无　有（部位：　）

触诊

心尖搏动：正常　增强　抬举感　触不清

心前区异常搏动：无　有（部位：　）

震颤：无　有（部位：　时期：　）

心包摩擦感：无　有

叩诊

相对浊音界：正常　缩小　扩大

心脏相对浊音界

右侧（cm）	肋间	左侧（cm）
	Ⅱ	
	Ⅲ	
	Ⅳ	
	Ⅴ	

左锁骨中线距前正中线　　　　cm

听诊

心率：　　次 / 分　　　　心律：齐　不齐　绝对不齐

心音：S_1（正常　增强　减弱　　分裂）S_2（正常　增强　减弱　分裂）

S_3（无　有）　S_4（无　　有）　A_2　　P_2

额外心音：无　有（　）

杂音：无　有（部位　性质　时间　强度　传导与运动、体位和呼吸的关系）

心包摩擦音：无　　有

周围血管　正常　异常（枪击音　杜氏双重音　水冲脉　毛细血管搏动　脉搏短绌　奇脉

交替脉）　其他

腹部　视诊

外形：正常　异常（膨隆　腹围　cm　蛙腹　舟状腹　尖腹）

腹式呼吸：存在　消失

脐：正常　异常（　）

腹壁静脉曲张：无　有（血流方向　）

胃型与蠕动波：无　有（部位：）

皮疹：无　有（　）腹纹：　手术瘢痕：　疝：

其他异常：

触诊

腹壁紧张度：柔软　松弛　腹肌紧张（部位：）

压痛：无　有（部位：　　　）

反跳痛：无　有（部位：　　　）

液波震颤：阴性　阳性

振水音：阴性　阳性

腹部包块：无　有（部位：　　　特征描述：　　　）

肝：未触及　可触及（肋下　cm　剑突下　cm　特征：　　　）

胆囊：未触及　可触及（大小　cm　压痛：无　有　Murphy 征　）

脾：未触及　可触及（肋下　cm　特征：　　　）

肾：未触及　可触及（大小　质地　压痛　移动度　　　）

输尿管压痛点：无　有（部位：　）

叩诊

肝浊音界：存在　缩小　消失　肝上界位于右锁骨中线____肋间

移动性浊音：阴性　阳性

肾区叩痛：无　有（左　右　）

听诊

肠鸣音：正常　亢进　　减弱　消失

气过水声（无　　有）

血管杂音：无　有（部位：　）

肛门直肠　　正常　　　异常

生殖器　　　正常　　　异常

骨骼肌肉　脊柱弯曲度：正常　畸形（侧凸　前凸　　后凸）

脊柱：正常　　压痛　叩击痛（部位：　　　　　　）

脊柱活动度：正常　受限（部位：　　　　）

四肢：正常　异常（畸形　关节红肿　关节强直　肌肉压痛　肌肉萎缩）

Lasegue 征：阴性　　阳性（左　　右　　）

下肢静脉曲张：无　有（部位及特征：　　）

杵状指（趾）：无　有（部位及特征：　　）

神经系统　腹壁反射：正常　↓　○

肌张力：正常　↑　↓

肌力：　级

肢体瘫痪：无　有（左　右　上　下）

肱二头肌反射：左（正常　↓　○　↑）右（正常　↓　○　↑）

膝腱反射：左（正常　↓　○　↑）右（正常　↓　○　↑）

跟腱反射：左（正常　↓　○　↑）右（正常　↓　○　↑）

（↑表示亢进　　○表示消失　　↓表示减弱）

Babinski 征：左　右

Hoffmann 征：左　右

Oppenheim 征：左　右

Kernig 征：左　右

Brudzinski 征：

其他：

专科情况

实验室及其他检查结果

（重要的化验、影像、心电图及其他相关检查）

病历摘要

入院诊断

病历记录者

病历审阅者

记录日期

NOTE

第二十七章　诊断步骤与临床思维

　　诊断是医师通过诊察获得各种临床资料，再经整理评价，分析推理，对病人所患疾病做出符合疾病客观规律的临床思维逻辑判断。在临床实践中，诊断是第一位的，没有正确的诊断，治疗是盲目的，甚至是有害的。良好的职业素质、扎实的医学知识、熟练的临床技能、丰富的临床经验、正确的临床思维，是获得正确诊断的条件。临床医师应为之不断努力，提高临床诊断水平。

第一节　诊断步骤

　　疾病的诊断步骤包括搜集临床资料，透过临床表现探寻疾病的病理本质，做出诊疗决策，进行实践检验，即"调查研究，搜集资料；综合分析，提出诊断；反复实践、验证诊断"的认识疾病过程。临床医师对疾病的认识过程符合实践—认识—再实践—再认识这一认识规律。

一、调查研究，搜集资料

　　通过问诊、体格检查、实验室及器械检查等调查研究，采集病史，发现有价值的阳性与阴性体征，获取实验室及器械检查的相关资料。这些临床资料是建立诊断的依据。

　　1. 问诊　病史是最基础的临床资料。疾病的发生发展与演变规律，症状的特征，症状之间的关系，相关的各种病史，对疾病的诊断有重要的意义。完整而详尽的病史大约可解决近半数的诊断问题，如上呼吸道感染、慢性支气管炎、支气管哮喘、心绞痛、消化性溃疡、癫痫等，而且病史能为后续的检查提供线索与依据。采集病史并非单纯询问，而应边问边想。厘清疾病的动态变化、演变规律、个体特征，如转移性右下腹痛提示急性阑尾炎，慢性、周期性、节律性上腹痛提示消化性溃疡。合理分析症状所反映的病理与病理生理改变，如呼气性呼吸困难提示下呼气道有阻塞性病变，劳累性呼吸困难提示心肺功能不全。

　　2. 体格检查　体征是病理的反映。在采集病史的基础上进行全面、系统又重点深入的体格检查，发现有价值的阳性与阴性体征。体格检查结合问诊可解决大多数诊断问题。如既往有风湿热病史，近来出现心悸气促的患者，体格检查发现心尖区舒张中晚期递增型隆隆样杂音，则马上可确立风湿性心脏病、二尖瓣狭窄、左心衰竭的诊断。体格检查时既要注意那些支持诊断的阳性体征，还要重视对诊断或鉴别诊断有重要意义的阴性体征。要求医师熟悉各种疾病的体征，熟悉体征所反映的病变脏器或组织的物理或病理改变，如鼓音反映含气空腔，压痛明显的包块提示炎性包块，杂音反映血流产生湍流。体格检查时应做到边查边想，边查边问，反复

NOTE

加以核实、验证，明确其临床意义。

3. 实验室及辅助检查　在获得病史和体格检查资料，形成一定的诊断意向的基础上，选择必要的实验室及辅助检查。这些检查对疾病的诊断与病情的评估都是有利的，有时是起决定作用的。各种检查的选择要有目的，切忌撒网式检查。应避免单纯依赖实验室检查或辅助检查结果来诊断疾病，解释实验室及辅助检查结果时一定要结合其他临床资料。在选择检查项目及评价检查结果时应考虑：①检查的目的；②检查的时机；③灵敏度与特异性；④影响因素及个体差异；⑤安全性；⑥成本与效益比等。

因为临床资料是建立诊断的依据，所以调查研究，搜集资料，要遵循客观性、完整性、系统性原则，这"三性"原则是获得正确诊断的前提。

（1）客观性：问诊、体格检查、实验室及辅助检查必须实事求是，客观真实。先入为主，主观臆测，只注意合乎自己主观愿望的资料，对客观事实随意取舍，问诊及体格检查方法错误，实验室及辅助检查的时机或准备不恰当，或结果判断有误，都会影响临床资料的真实性，从而导致诊断失误。

（2）完整性：临床资料不仅要客观，而且要完整，要详尽占有临床资料。病史应能反映疾病发生发展及演变的全过程，各项病史资料均应齐全。体格检查要全面细致，不能遗漏任何部位和任何一项有意义的线索。应有的实验室及辅助检查不能遗漏。

（3）系统性：问诊应条理清晰，重点突出。医师应当以主诉为线索，有顺序、有层次地逐一全面深入问诊，并注意症状之间的内在联系及其发展规律。体格检查从一般检查，到头、颈、胸、腹、脊柱四肢和关节、生殖器、肛门和直肠，最后神经系统，逐一全面而系统地检查，并注意各种体征的病理意义及其内在联系。实验室及辅助检查不是撒网式的，而是有针对性、符合逻辑的。

二、综合分析，提出诊断

从接诊起，临床医师就开始根据获得的临床资料进行综合分析，随着实践的深入，认识不断深化，形成诊断印象。一般来说，形成诊断的方式有三种：①直接诊断；②肯定或排除诊断；③鉴别诊断。

一些单纯的疾病，病情简单、直观，临床表现往往能直接提示诊断，如急性扁桃体炎、带状疱疹。但一些复杂的疾病，由于疾病表现复杂多样，有个体差异，有异病同症，有同病异症，要完全反映疾病的本质就必须将所取得的临床资料进行归纳整理，分析评价，对疾病的主要临床表现及特征、疾病的演变规律、治疗效果等有清晰明确的认识，抓住主要临床表现这一主线，进行推理判断，提出诊断与鉴别诊断。

1. 归纳整理，分析评价　在调查研究、搜集资料的临床实践中，对疾病的认识还停留在感性认识阶段，因此这些资料往往比较零乱，缺乏系统性，缺乏关联性，有些甚至不客观、不真实。必须对这些临床资料进行归纳整理，去粗取精，去伪存真，由表及里，由局部到整体，使临床资料更具有真实性、完整性和系统性。分析评价临床资料时必须考虑：①检查结果的灵敏度与特异性；②检查结果对鉴别受检者有无某种疾病的价值有多大；③检查结果的误差大小；④检查结果的影响因素及个体差异；⑤检查结果与其他临床资料是否相印证，如何解释。

2. 推理判断，提出诊断　根据归纳整理、分析评价后的临床资料，结合医学知识及临床经验进行推理判断，形成印象，即初步诊断。这是一个临床思维过程，通过思维推理来认识疾病。临床诊断常用的思维推理有以下几种。

（1）演绎推理：是从共性或普遍性的原理出发，对个别事物进行推论并导出新的结论。临床推理中，它是以疾病的一般规律为大前提，以一般规律与病人具体病情的联系为小前提，演绎的结论就是疾病的诊断。例如：急性胃肠穿孔属急腹症，可出现膈下游离气体（大前提），若急腹症患者 X 线检查发现膈下有游离气体（小前提），则考虑有胃肠穿孔（结论）。演绎推理的准确性是以前提的可靠性为基础，否则会推导出错误的诊断，如小穿孔可无膈下游离气体，人工气腹也可出现膈下游离气体。

（2）归纳推理：是从个别和特殊的事物推导出一般性或普遍性结论的推理方法，是从个别到一般的认识过程。如各种急性腹膜炎，无论是胃肠穿孔、肝脾破裂引起，还是急性胰腺炎、胆囊炎等所致，都有压痛、反跳痛、腹肌紧张这一组临床表现，故出现压痛、反跳痛、腹肌紧张的急腹症患者可诊断为急性腹膜炎。由于临床上的归纳推理一般只能是不完全归纳推理，故其结论有不同程度的或然性。

（3）类比推理：临床上类比推理常用于鉴别诊断。它根据两个或两个以上疾病在临床上有某些相同或相似之处，但也有不同之处，经过比较、鉴别它们之间的差别，尤其是特征性的差别，推论而确立诊断。

（4）拟诊循证：临床上诊断常常是一过程，首先根据搜集的诊断线索和信息得出一较可靠的印象（拟诊），然后按拟诊的疾病再进一步去寻找更多的诊断依据来肯定或否定拟诊的疾病。如发热、贫血、心脏杂音、脾肿大患者，拟诊感染性心内膜炎，应追问有无心脏病史，是何种心脏病，进一步进行血培养寻找病原微生物、心脏超声检查寻找赘生物等诊断依据。

（5）对照标准或指南：临床上有一些疾病有公认的诊断标准或指南，分析病人的临床表现，形成印象（拟诊），再与拟诊疾病的诊断标准对照，最后提出诊断。

（6）经验再现：临床经验是临床医师在临床工作中积累的知识技能和认知能力，在疾病诊断中起重要作用。但经验有时存在着局限性与片面性，经验再现只有与其他的临床思维方法结合起来，才能更好地发挥诊断作用。

3. 具体疾病临床诊断思维程序　对于具体疾病的诊断，以下临床思维程序有助于提高诊断水平：

（1）从解剖的观点，有何结构异常。

（2）从生理的观点，有何功能改变。

（3）从病理生理的观点，提出病理变化和发病机制的可能性。

（4）考虑几个可能的致病原因。

（5）考虑病情的轻重，勿放过严重情况。

（6）提出 1~2 个特殊的假说。

（7）检验该假说的真伪，权衡支持与不支持的临床表现。

（8）寻找特殊的临床表现组合，进行鉴别诊断。

（9）缩小诊断范围，考虑诊断的最大可能性。

（10）提出进一步检查及处理措施。

三、反复实践，验证诊断

由于疾病的复杂性、多样性、不确定性，医师认识的有限性，对疾病的诊断常不是一次就能完成的，诊断是否正确还需在临床实践中加以验证。这些临床实践包括：①给予对应的治疗或进行诊断性治疗，但诊断性治疗常是在病情不容等待，或无其他检查措施可选择时才采用的方法，且必须是特异性强、疗效确切、治疗终点和观察评价指标明确的疗法（如硝酸甘油缓解劳累性心绞痛）；②观察病情演变及治疗反应；③某些资料的复查、核实、验证；④选择进一步的必要的检查；⑤查阅文献，开展会诊讨论。如果疾病的演变、治疗反应、进一步的检查结果符合拟诊疾病的客观规律，则证明诊断是正确的，否则诊断是错误的或不全面的，必须进一步调查、评价、分析，修正诊断。

第二节　临床思维

临床思维是医师认识疾病、判断疾病和治疗疾病等临床实践过程中属思维层次的方法论，贯穿于疾病诊断的全过程。正确的临床思维有助于正确诊断疾病。

一、临床思维要素

临床实践与科学思维构成临床思维的两大要素。没有临床实践，科学思维是无源之水、无本之木，而没有科学思维指导的临床实践则是盲目的。

1. 临床实践　实践是认识的源泉。临床就是接触病人，通过问诊、体格检查、实验室及器械检查观察病情，搜集临床资料，发现问题，分析问题，解决问题。

2. 科学思维　在科学思维的指导下，进行临床实践，将搜集的临床资料及患者病情进行分析、推理、判断，由感性认识上升到理性认识，建立疾病的诊断。这一过程是任何先进的技术与设备都不能代替的思维活动，对诊断有非常重要的意义。但科学思维不是孤立的，临床资料越翔实，医学知识越广博，临床经验越丰富，则思维越正确，更能做出正确的诊断。

二、临床思维哲学

1. 现象与本质　疾病的临床表现，属事物的现象，疾病的病理及病理生理改变，属事物的本质，这就是疾病的现象与本质的关系。诊断疾病时，应思外揣内，透过现象看本质，如肺部干啰音是气道狭窄的反映，而气道狭窄是产生干啰音的基础。如何透过临床表现去认识疾病的本质，这要求我们必须掌握各种症状、体征及各项检查结果与疾病病理及病理生理的联系，这是诊断疾病的最基本的哲学思想。

2. 主要表现与次要表现　有时疾病的临床表现和过程往往比较复杂，临床资料也较多，涉及多个系统。在纷繁复杂的临床表现中必须分清哪些是主要的，哪些是次要的，哪些是原发的，哪些是继发的，哪些是直接的，哪些是间接的，理清各种临床表现之间的关系。反映疾病本质的是主要表现，缺乏这些资料则临床诊断不能成立，次要表现虽然不能作为疾病的主要诊断依据，但可为临床诊断提供旁证。

3. 共性与个性　共性即不同疾病出现的相同表现，而个性即不同疾病的同一表现又各有其临床特点。如心脏病、肾脏病、肝脏病及营养不良都可能出现同一症状水肿，水肿为这些疾病的共性。心源性水肿常以下垂性水肿伴体循环静脉压增高为特征，肾源性水肿则以先出现于皮下疏松组织如眼睑等处为特征，肝源性水肿以腹水伴门静脉高压为特征，营养不良性水肿则以低蛋白血症为特征，这些不同疾病的水肿特点即为上述各疾病的个性。熟悉共性有助于全面考虑可能产生该项临床表现的各种疾病，而抓住个性则有利于鉴别诊断。

4. 典型与不典型　典型与不典型是相对而言的，所谓典型表现只是由于较常见，为临床医师所熟知而已，不典型表现只是由于相对特殊少见而已。造成疾病临床表现不典型的因素有：①患者的因素，如年老体弱、婴幼儿、机体反应能力、个体差异等；②疾病的因素，如疾病的早期或晚期、多种疾病的干扰影响；③医师的认识水平；④治疗的干扰；⑤器官解剖变异；⑥地域、季节等因素。

5. 局部与整体　局部与整体是相互联系、相互影响的。局部的异常可以是全身性疾病临床表现的一部分，要能见微知著；全身性的表现又可由局部疾病引起，要能从纷繁复杂的临床表现中抓住本质。如发热原因待查的患者，皮肤的 Osler 小结有助于揭示疾病的本质；脓肿为一局部病变，却可以引起寒战、高热、口干、呼吸心跳加快、白细胞增高等全身性表现，甚至败血症；风湿热是系统性疾病，却可突出地表现为心脏炎、关节炎、舞蹈症、皮疹等局部表现。

三、临床诊断思维原则

医学是一门不确定的科学和什么都有可能的艺术，误诊或漏诊是随时可能发生的，医师应怀着如履薄冰、如临深渊的态度，在疾病诊断过程中，遵循临床诊断思维原则，远离思维误区，以提高诊断的正确率。

1. 实事求是原则　实事求是原则是总原则，它要求从客观实际出发，尊重客观规律，不要主观臆断。搜集临床资料，应注意客观性、真实性；解释临床现象，应符合疾病的客观规律。疾病有其自身的一般规律，也有其特殊规律。医师不能因其不符合疾病的一般规律就根据自己的知识范围和局限的临床经验随意舍弃；也不能牵强附会地将其纳入自己理解的框架中，以满足不切实际的所谓的诊断要求；更不能不顾客观事实或歪曲客观事实，武断坚持己见。

2. 一元论原则　当疾病有多种临床表现时，抓住主要表现，最好能用一个主要疾病合理解释病人的各种临床表现，尽量不要罗列若干疾病诊断。当然，如遇到不能解释的现象，则应实事求是，重新全面考虑，不要勉强用一个疾病来加以解释。

3. 优先考虑常见病、多发病原则　这一原则符合概率分布的基本原理，有其数学、逻辑学依据。疾病的发病率及疾病谱随不同年代、不同地区而变化，但在同一时期、同一地区相对稳定。当几种疾病的可能性都存在时，要首先考虑常见病、多发病，再考虑少见病、罕见病。同样的道理，应考虑当时当地流行和发生的传染病与地方病。虽然"小概率事件"可以不考虑，但"黑天鹅事件"是可以发生的，当少见疾病的诊断条件充分时，这时就应遵循实事求是原则。

4. 优先考虑器质性疾病的原则　当器质性疾病与功能性疾病的鉴别存在困难时应优先考虑器质性疾病。在没有充分根据可排除器质性疾病前，不要轻易做出功能性疾病的诊断，以免

NOTE

导致延诊、漏诊或误诊，失去治疗机会，给患者带来不可弥补的损失。有时器质性疾病可能存在一些功能性疾病的症状，甚至与功能性疾病并存，此时也应重点考虑器质性疾病的诊断。但应实事求是，警惕不要把功能性疾病误诊为器质性疾病。

5. 优先考虑可治愈性疾病的原则　当诊断不明确，可治愈性疾病和不可治愈性疾病的诊断均有可能性时，应首先考虑可治愈性疾病，以便及时地给予恰当治疗，最大限度地减少诊断过程的周折，减轻患者的负担和痛苦。但这并不意味可以忽略不可治或预后不良疾病的诊断。

6. 简化思维程序原则　医师在获得临床资料后，根据医学知识与临床经验，抓住疾病的主要表现及规律特点，形成一定的诊断意向，逐一对照，逐一排除，在最小范围内选择最大可能的诊断，以给病人最及时的处理。这一原则在急诊病人中尤为重要。

7. 以病人为整体原则　人是一个整体，人与社会、自然是一个整体。生物 – 心理 – 社会医学模式要求医师考虑疾病的影响因素时，除病因、病理生理等生物学因素外，还应考虑年龄、性别、家庭、文化程度、生活环境、工作情况、心理状态、宗教信仰等因素，不能只见"病"不见"病人"。

四、临床诊断误区

疾病的复杂性、多样性和医师实践与认识的局限性往往使诊断偏离疾病的本质，走入误区，造成诊断失误，表现为误诊、漏诊、病因判断错误、疾病性质判断错误以及延误诊断等。临床上诊断失误的常见原因有：

1. 观察检测误差　临床观察不细致，各种检验、检查结果的准确性不够，或遗漏了一些重要的病史或体征；一些必要的辅助检查未进行，或解释错误，都可能导致诊断失误。

2. 临床资料缺陷　临床资料不客观、不完整、不确切，无重点，缺乏系统性、动态性，难以成为诊断依据。

3. 思维判断有误　先入为主，主观臆断，单凭个人经验，或思维方法和诊断原则存在错误，都会产生"替罪羊"现象，使诊断偏离疾病的本质，走入误区。

4. 知识经验不足　医学知识不全面，临床经验不足，难以认识疾病的本质，造成诊断错误。

5. 疾病复杂罕见　对于一些复杂的疾病、罕见的疾病、新的疾病或疾病新的临床表现型缺乏认识与经验，又不查阅文献和会诊讨论，最终导致诊断失误。

第三节　诊断内容和书写

一、诊断内容

诊断是制订治疗方案的依据，应反映疾病的本质与全貌，应体现疾病的病因、性质、部位、病理形态、功能状态以及病人的全面健康状况。具体诊断内容包括病因诊断、病理形态诊断、病理生理诊断、并发症诊断和伴发疾病诊断。

1. 病因诊断　病因诊断明确致病原因，体现疾病的性质，最能反映疾病的发生、发展、转归和预后，对疾病的治疗和预防都有决定性的意义。如风湿性心瓣膜病、病毒性心肌炎、肺结核、病毒性肝炎、有机磷农药中毒、新型隐球菌脑膜炎等。有些疾病的病因目前还不十分明确，临床诊断时只能用"原发"来表示，如原发性高血压病、原发性痛风等。

2. 病理形态诊断　病理形态诊断也称病理解剖诊断。病理形态诊断对疾病的病变部位、性质以及组织结构的改变做出诊断，如二尖瓣关闭不全、肺纤维化、肝硬化、缩窄性心包炎等。

3. 病理生理诊断　病理生理诊断反映疾病引起的机体功能或生理改变，如心功能不全、心律失常、肝性脑病、肾衰竭等。

4. 疾病的分型与分期　不少疾病有不同的临床类型和病期，其治疗及预后有差异。如钩端螺旋体病有流感伤寒型、黄疸出血型、肺出血型、脑膜脑炎型等不同临床类型；肝硬化有肝功能代偿期与失代偿期。疾病的分型和分期可对治疗抉择及预后判断起指导作用。

5. 并发症诊断　并发症是指原发疾病的进一步发展引起机体、脏器进一步损害，出现了虽然与主要疾病性质不同，但发病机制有因果关系的病变，如胃溃疡并发穿孔、急性心肌梗死并发乳头肌功能不全、风湿性心瓣膜病并发脑栓塞等。

6. 伴发疾病诊断　伴发疾病是指与主要诊断的疾病同时存在但在发病机制上又不相关的疾病，伴发病对机体和主要疾病可能产生影响。

临床实践中由于疾病的复杂性，医师认识的有限性，以及客观条件的限制，有时疾病暂时难以做出完整的诊断。未查明病因的，应根据疾病的病理和（或）功能改变，做出病理形态诊断和（或）病理生理诊断，如肺纤维化、心包积液、肾衰竭。对于一时查不清病因，也难以做出病理形态和病理生理诊断的疾病，可以主诉的原因待诊作为临时诊断，如腹部肿块原因待诊、血尿原因待诊等。对于待诊病例应尽可能根据临床资料的分析和综合，提出一些可能的诊断病名或待排除的疾病，以反映诊断的倾向性，如血尿原因待诊：①肾结核；②泌尿系统肿瘤待排除。并应选择进一步的检查与治疗，尽早明确诊断。

二、诊断书写要求

1. 病名要规范准确　疾病诊断的病名书写要规范、完整、准确，不要省略修饰词和限定词，疾病的部位要写具体。如脑膜炎、泌尿系结石、心肌梗死都属笼统的诊断，充血性心肌病属不规范的诊断，书写时都应尽量避免。

2. 选择好第一诊断　当患者存在一种以上的疾病时，影响患者健康最大或威胁患者生命的疾病是主要疾病，应作为第一诊断。

3. 诊断要完整　诊断应尽可能体现疾病的病因、性质、部位、病理形态、功能状态以及病人的全面健康状况。与主诉和现病症完全无关的疾病也应记录，以示其存在。

4. 注意诊断顺序　一般是主要的、急性的、原发的、本科的疾病排列在前，次要的、慢性的、继发的、他科的疾病列在后面。

三、临床诊断举例

例一：诊断：1. 风湿性心瓣膜病　　　　　　　　（病因诊断）

　　　　　　二尖瓣狭窄伴关闭不全　　　　　　（病理解剖诊断）

　　　　　　心力衰竭　　　　　　　　　　　　（病理生理诊断）

NOTE

心功能Ⅲ级

持续性心房颤动

    2. 左心房附壁血栓　　　　　　　　　　（并发症诊断）

    3. 胆囊结石　　　　　　　　　　　　　（伴发疾病诊断）

例二：诊断：1. 冠状动脉粥样硬化性心脏病　　　（病因诊断）

       急性前壁心肌梗死　　　　　　　　（病理解剖诊断）

       心功能Ⅱ级　　　　　　　　　　　（病理生理诊断）

       室性早搏

    2. 2型糖尿病　　　　　　　　　　　　（伴发疾病诊断）

第四节　循证医学与临床诊断

一、循证医学的基本概念

20世纪80年代以来，国际上开展了大规模随机双盲、设有对照的前瞻性临床试验，因此，促使了医学模式的改变。1992年加拿大麦克玛斯特大学的David Sackett及其同事提出了循证医学（evidence based medicine，EBM）的概念。David Sackett定义EBM为："慎重、准确和明智地应用目前可获取的最佳研究证据，同时结合临床医师个人的专业技能和长期的临床经验，考虑患者的价值观和意愿，完美地将三者结合在一起，制订出具体的治疗方案"。

EBM定义中的专业技能和临床经验是指临床医师应用从长期临床实践中所获得的临床知识、技能和经验对病人的疾病状态、诊断、干预措施的利弊、预后及患者的价值观、期望迅速做出决断的能力；最佳研究证据是指通过临床相关的研究，包括基础医学研究和以病人为研究对象的大样本随机对照临床试验（randomized controlled trial，RCT）及其系统性评价（systematic review）或荟萃分析（Meta-analysis），得出的诊疗方法的效果和安全性；病人的价值观和意愿是指在临床决策中，病人对自身疾病状况的关心程度、期望和对诊断、治疗措施的选择。

EBM定义的核心思想就是将最佳临床证据、专业知识与经验和患者的具体情况这三大要素紧密结合在一起为病人确定最佳医疗决策，旨在得到更敏感和更可靠的诊断方法，更有效和更安全的治疗方案。必须强调：临床医师应紧密结合这三大要素，客观地做出医疗决策。缺乏任何一个要素，临床医师的决策都可能不全面。要防止教条式循证，也要防止有证不循。忽视临床专业知识与经验，机械地应用最佳临床研究证据，有可能被误导；相反，仅靠自己的临床专业知识与经验，而不应用最新、最佳的研究证据，有可能将过时的甚至有害的方法应用于诊疗，给病人造成损害；病人参与临床医疗决策是为了尊重患者的知情权与选择权，不同的病人对自身疾病的关心程度、对医师所给予的诊疗措施的期望值及对不良反应的耐受性不同，最终的医疗选择会有差别。

运用循证医学的基本原理对临床诊断进行系统评价和可靠性分析，可极大地提高诊断水平，如高血压、糖尿病等诊断标准的制定，急性心肌梗死诊断模式的改变。

二、循证医学与诊断性试验

临床工作中凡是用于疾病诊断的试验，如问诊、检体诊断、实验诊断、影像诊断和各种器械诊断，均称为诊断性试验。临床诊断实践中，在进行这些诊断试验时，应遵照循证医学的原理，认真、明智、慎重地应用当前有关这些诊断方法的最佳信息，保证有关诊断性试验能为病人做出正确诊断。为此，我们必须用科学的方法研究和评价诊断性试验及相关文献，正确评估诊断性试验的真实性、可靠性和临床价值，为合理选择诊断技术、提高诊断准确性提供科学依据。需要特别指出：所有诊断性试验，无论是实验诊断、影像诊断和各种器械诊断，还是问诊、检体诊断，都具有特异性、灵敏度、准确度等特性。如心绞痛对心肌缺血的诊断就存在特异性、灵敏度、准确度等特性，有无痛性心肌缺血，有肺动脉栓塞症出现心绞痛样表现。故对诊断性试验都应认真评估，合理做出诊断决策。

三、诊断性试验证据的真实性

诊断性试验证据的真实性是指研究证据的内在真实性（internal validity），包括研究方法与科研设计是否科学、统计分析是否正确、结果和结论是否可靠、研究结果是否支持作者的结论等。内在真实性是评价诊断性试验证据的核心，如果有关诊断性试验的内在真实性有缺陷，则其价值是有限的。对于诊断性试验证据的真实性，我们应从以下内容进行评价：

1. 诊断性试验有无明确的金标准对照　金标准是指当今医学界公认的诊断某种疾病的最可靠方法，如医学专家共同制订的诊断标准、外科手术发现、病理学诊断、影像学诊断、长期临床随访等。肿瘤诊断的病理诊断、缺血性心脏病诊断的冠状动脉造影、肾结石的影像诊断都属金标准，而某些慢性、退变性疾病的金标准则应根据临床诊断标准或长期随访结果确定。

对照金标准，所有诊断性试验的研究对象均可划入"有病组"或"无病组"。正确选择金标准十分必要，否则会造成疾病分类错误，会影响对诊断性试验的正确评价。

2. 诊断性试验是否与金标准进行同步、独立、盲法比较　诊断性试验与金标准应进行同步、独立、盲法比较，要求判断诊断性试验结果的研究者与划分金标准结果的研究者不能预知对方的结果，这样才能保证结果的客观性。

3. 试验研究对象是否包括各种临床类型　研究对象的样本要足够大，应能反映临床实践的实际情况。诊断性试验的临床价值不是取决于能否区分正常人与典型、重型病例，而是能否区分容易混淆的疾病和区分各种不同时期与不同程度的疾病，包括典型和不典型，早、中、晚期，轻、中、重度，有或无并发症的病例。将所有研究对象同步进行金标准和诊断性试验检测，对结果进行比较，这样的诊断性试验才具有真实性。

遵循诊断性试验真实性评价的原则，对研究证据进行评价，可得到研究证据的论证强度和在疾病诊断中的推荐意见级别。研究证据的论证强度越高，则推荐意见的科学依据越充分。

四、诊断性试验证据的临床价值

诊断性试验证据的临床价值是指诊断性试验的结果能否准确诊断受检者有无某种疾病的能力。用金标准将研究对象划分为病例组和对照组，比较诊断性试验检测所有研究对象获得的阳性、阴性结果，计算灵敏度（sensitivity，SEN）、特异性（specificity，SPE）、预测值、似然比

NOTE

等指标，进行诊断性试验证据的临床价值评价。

任何诊断性试验都不可能具有 100% 的灵敏度和特异性，诊断性试验的灵敏度升高，则特异性会降低，反之亦然。因此，应根据临床需要选择具有不同灵敏度和特异性的诊断性试验，如排除疾病时选择灵敏度高的试验，而确诊疾病时选择特异性高的试验。实际上患病人群和"正常人群"的诊断性试验结果分布常互相重叠，为了避免简单将诊断性试验的结果分为正常和异常，可根据某一诊断性试验的连续性数据的不同临界值，计算不同的灵敏度、特异性及似然比，来全面反映诊断性试验结果的临床价值。

似然比（likelihood ratio，LR）能同时反映灵敏度和特异性，即有病者中得出某一试验结果的概率与无病者中得出这一概率的比值。因检验结果有阳性与阴性之分，故似然比可分为阳性似然比（positive likelihood ratio，LR$^+$）和阴性似然比（negative likelihood ratio，LR$^-$）。阳性似然比是试验结果的真阳性率与假阳性率之比，显示诊断试验正确判断阳性的可能性是错误判断阳性可能性的倍数。阳性似然比比值越大，试验结果阳性时为真阳性的概率越大，提示患病的概率越大。阴性似然比是试验结果的假阴性率与真阴性率之比，显示错误判断阴性的可能性是正确判断阴性可能性的倍数。其比值越小，试验结果阴性时为真阴性的可能性越大，提示患病的概率越小。

似然比的另一重要作用是帮助我们在临床诊断中，根据试验前患者的从基本情况、临床资料估计的患病概率（验前概率），利用诊断性试验的结果重新估计患者患病的可能性（验后概率），以帮助临床医师做出合理的诊断决策。

五、诊断性试验证据的实用性

诊断性试验证据的实用性，即外在真实性（external validity）或适用性（generalizability），是指诊断性试验的结果和结论在不同人群、不同地点和针对具体病例的推广应用价值。这是诊断性试验证据在临床实践中有无实用价值的问题，可从下列三方面进行评价：

1. 诊断性试验的重复性 对同一病人的多次检测结果是否相同或相近，有无高的重复性。这要求对检测方法、判断结果的标准等进行严格控制。

2. 诊断性试验的推广性 临床病人与诊断性试验研究对象的特点是否类似，所在医院是否具备开展该诊断性试验的条件，性价比如何，病人对诊断性试验特别是有创性试验的接受程度。

3. 诊断性试验的决策性 是指诊断性试验的结果结合病人的其他临床资料，能重新估计病人患病的可能性。如诊断性试验的结果是阴性，验后概率很小，则患病的可能性小，需重新考虑患者的诊断；如果诊断性试验的结果为阳性，验后概率很大，患病的可能性大，则可确定诊断。

循证医学带来了医学模式的革命，但像任何新生事物一样，EBM 不是完美无缺的，更不是万能的。EBM 并不否定临床经验，EBM 也不能解决所有临床问题，还有很多临床问题尚无相应证据可循，在临床实践中不应夸大 EBM 的作用，更不能生搬硬套。应明白：循证医学的基本原理是要求临床医师在临床诊断过程中，应对所选择的诊断性试验的真实性、临床价值和实用性进行评价，合理选择最佳的诊断性试验，同时结合临床医师个人的专业技能和临床经验以及病人的个体情况和选择，客观地、科学地、经济高效地做出诊断决策。

附　录

附录Ⅰ　临床常用诊断技术

临床常用诊断技术是临床医生必须掌握的重要操作技术，其对疾病的诊断和（或）治疗均有非常重要的意义。每次操作之前，医生应：①仔细阅读操作规程。②掌握患者的病情及有关检查结果，并向患者及家属说明本次操作的目的与意义、安全性、并发症及注意事项等，尽可能消除患者的紧张情绪，取得他们的充分理解和配合。由于这些诊断技术均有损伤，故需要患者本人或其法定代理人签署有创治疗知情同意书。③检查本次操作所需物品，注意是否齐全。④术前、术中需要使用药物时，药品是否准备齐全；有的药物需做过敏试验；必要时准备抢救所需的药品和设备。⑤准确确定穿刺部位，并做好标记。如定位困难或情况特殊时，可采用X线或CT或超声检查进行定位。⑥操作一般在治疗室进行，因病情需要，也可以在病房或床旁进行，但周围应注意用布幕遮蔽。⑦操作一般由二人共同完成，术者及助手应常规洗手，戴口罩、手套，必要时穿无菌手术衣。⑧术中应严格遵守无菌原则和无菌操作规程。⑨术中、术后应密切观察患者的各种反应及病情变化，如生命体征、意识、出血和疼痛等，及时发现，并尽早处理可能出现的意外情况。⑩术后注意清理废弃物，并放入专用袋内。⑪将留取的标本及时送检，并及时完成操作记录。

一、胸腔穿刺术

胸腔穿刺术（thoracentesis）是指用于检查胸膜腔积液的性质，抽气、抽液减轻压迫症状，或通过穿刺向胸膜腔内给药的一种诊疗技术。

【适应证】

1. 胸腔积液性质不明，需抽取积液化验及病理检查。

2. 治疗性抽吸积气、积液（脓）、积血，以解除胸腔压迫症状。

3. 胸腔内注射药物。

4. 胸腔灌洗治疗。

【禁忌证】

1. 有出血倾向者。

2. 穿刺局部皮肤有感染者。

3. 既往胸腔穿刺发生过严重的胸膜反应者。

4. 剧烈咳嗽，体质衰弱，病情危重难于耐受操作者。

5. 不配合或拒绝操作者。

【术前准备】

1. 器材准备 胸腔穿刺包、无菌手套、治疗盘、局麻药、20mL 及 50mL 注射器、三通活栓（图Ⅰ-1、图Ⅰ-2）、标本容器、消毒液（碘伏）、甲紫、棉签、胶带、椅子、痰盂。如需胸腔内注射药物，应准备好所需药物及注射器。

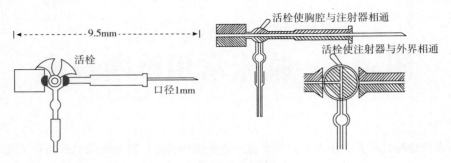

图Ⅰ-1 三通活栓模式图

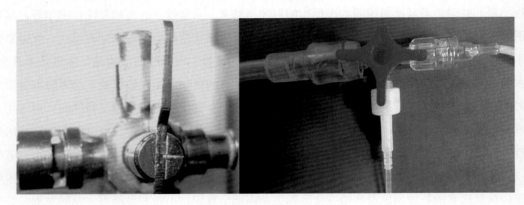

图Ⅰ-2 三通开关

2. 掌握病情 详细了解病史，进行体格检查和必要的实验室检查，如血常规、血小板计数、出血时间、活化部分凝血活酶时间及凝血酶原时间等。仔细阅读患者胸部 X 线片或 CT 片。包裹性胸腔积液可结合 X 线或超声检查确定穿刺点。

3. 医患沟通 向患者及家属详细说明胸腔穿刺术的目的和意义、安全性和可能发生的并发症（如胸膜反应、穿刺口出血、血胸、气胸、脓胸、空气栓塞、肺水肿、胸壁蜂窝组织炎等）。简要说明操作过程，消除顾虑，取得配合，并签署知情同意书。

4. 术前训练 术前告知患者练习平稳呼吸及屏气，以便在抽液或抽气时配合医师的操作。患者如有痰，术前尽可能咳出。术中尽量不要咳嗽或深呼吸，保持呼吸平稳，如需咳嗽先示意。

5. 术前用药 对精神过度紧张者，术前半小时可服地西泮 10mg 或可待因 30mg。

6. 过敏试验 如选用 1% 普鲁卡因局部麻醉，术前应做过敏试验。选用 2% 利多卡因，则不必做过敏试验。

7. 正确标记穿刺部位。

8. 术者及助手洗手，戴好帽子和口罩。

【操作步骤】

1. 体位 有坐位和半卧位两种体位可选。①坐位：患者面朝椅背坐于椅上，双手及前臂平置于椅背上缘，头伏于前臂上。②半卧位：不能起床者，可取半卧位，患侧前臂置于枕部，

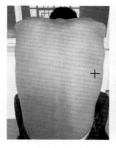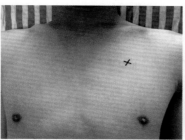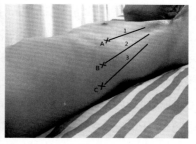

图 I-3 胸腔穿刺时病人体位及穿刺点

以张大肋间隙（图 I-3）。

2. 胸膜腔穿刺点

（1）胸腔积液：选择患侧胸部叩诊实音最明显的部位。常有下列穿刺点可选：①肩胛线第 7~9 肋间隙；②腋后线第 7~8 肋间隙；③腋中线第 6~7 肋间隙；④腋前线第 5~6 肋间隙。

（2）胸腔积气：选择患侧锁骨中线第 2 肋间隙。

（3）包裹性胸腔积液或积气：可结合 X 线或超声波检查确定穿刺点。患侧穿刺点确定后，可用甲紫在皮肤上进行标记，以利穿刺。

3. 消毒铺巾　常规局部消毒皮肤。术者戴无菌手套，铺消毒洞巾。

4. 局部浸润麻醉　局部麻醉药物：可选用 2% 利多卡因或 1% 普鲁卡因。麻醉过程：持针（针尖斜面向上）于下位肋骨上缘的穿刺点（图 I-4）斜刺入皮内，注射 2% 利多卡因形成皮丘（直径约 5mm），然后使针头与皮肤垂直并直刺，自皮肤至胸膜壁层逐渐进入。先回抽无回血后注药（以免误注入血管内），直至胸膜壁层。一旦抽出胸水，停止进针并注射剩余的利多卡因以便麻醉高度敏感的壁层胸膜。在拔出针头前注意穿刺的深度。

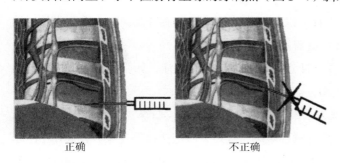

正确　　　　　不正确

图 I-4 进针的位置、角度

5. 胸腔穿刺

（1）用带三通活栓的穿刺针进行穿刺：①将穿刺针的三通活栓旋转到与胸膜腔（胸腔）关闭处。②术者左手拇指和食指绷紧并固定穿刺部位皮肤，右手将穿刺针在麻醉处缓缓直刺，当针尖抵抗感突然消失时，表示已穿入胸膜腔。③助手用止血钳固定好穿刺针，以防止其刺入过深伤及肺组织。术者用 50mL 注射器连接于三通活栓，转动三通活栓使其与胸膜腔相通，进行抽液或抽气。注射器抽满后，转动三通活栓使其与外界相通，排尽注射器内的液体或气体。重复以上操作。予以计量或送检。注意：在注射器回抽时嘱患者保持呼吸平稳，有利于减少气胸的发生机会。

（2）用针尾套有胶皮管的穿刺针进行穿刺（图 I-5）：①先用止血钳夹闭胶皮管，然

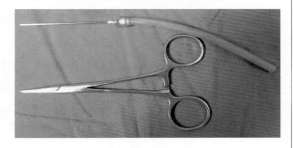

图 I-5 针尾套有胶皮管的穿刺针

后进行穿刺。当穿刺针进入肌层后，用 50mL 注射器吸去胶皮管内空气，松开夹闭的血管钳，将胶皮管吸扁，再用血管钳夹闭胶皮管。②继续缓缓进针，当针尖抵抗感突然消失和（或）胶皮管突然复张时表示穿刺针已进入胸膜腔。③助手用止血钳固定好穿刺针，以防止其刺入过深，伤及肺组织；术者将注射器与胶皮管相连，嘱助手松开夹闭的血管钳后，进行抽液或抽气；注射器抽满后，再嘱其夹闭胶皮管，取下注射器，排尽注射器内的液体或气体。重复以上操作。予以计量或送检。

（3）用套管针进行穿刺：用套管针穿刺成功后，留置塑料导管以抽吸胸水。

6. 如需药物治疗者，可在抽液完毕后将稀释后的药物经穿刺针注入胸膜腔内。注入药物后回抽胸水，再注入，反复 2~3 次；若同时注入少量利多卡因及地塞米松，可减轻疼痛及发热等不良反应。恶性胸腔积液可注射抗肿瘤药物和硬化剂，诱发化学性胸膜炎，促使脏层胸膜与壁层胸膜粘连，闭合胸膜腔，防止胸腔积液复发。

7. 术毕拔针，稍用力压迫穿刺部位，覆盖无菌纱布，用胶带固定。

【术后处理】

1. 嘱患者卧床休息 2~4 小时，若胸膜腔注入了药物，需经常变换体位，使药物在胸膜腔内均匀分布。继续观察 4~8 小时，注意有无不良反应。

2. 整理用物，妥善处理废弃物。

3. 标本及时送检，并做详细穿刺记录。

【注意事项】

1. 进针部位　进针须从肋骨上缘进针，以免刺伤肋骨下缘的血管及神经。避免在第 9 肋间以下穿刺，以免穿透膈肌，损伤腹腔内脏器。

2. 防治并发症　严格遵守无菌操作，注意防止出现各种并发症，如胸膜反应、穿刺口出血、血胸、气胸、胸壁蜂窝组织炎、脓胸、空气栓塞、肺水肿等。

（1）胸膜反应：胸膜反应主要表现为头晕、面色苍白、出汗、心悸、胸部压迫感或剧痛、血压下降、脉细、肢冷、昏厥等，或出现连续性咳嗽、气短、咳泡沫痰等现象。在操作中应密切观察患者的反应，出现胸膜反应应及时处理。处理：①立即拔出穿刺针。②让患者平卧。③观察血压、脉搏变化。④必要时皮下注射 0.1% 肾上腺素 0.3~0.5mL。⑤根据临床表现另做相应的对症处理。

（2）穿刺口出血：术毕拔针后，用消毒纱布按压数分钟，并用胶布固定，必要时加压包扎。

（3）血胸：原因可能为穿刺部位或进针方向不正确，刺破肋间动、静脉所致。观察患者病情变化，注意有无出血性休克。测血压、脉搏，每小时 1~2 次，如 4 小时后病情稳定，可改为每 2 或 4 小时 1 次。处理：①胸穿中发现胸膜腔内出血，应停止操作。②止血治疗。③出现休克时，给予抗休克治疗。④做好术前准备。

（4）气胸：原因可能为穿破脏层胸膜，或针头后胶皮管未夹紧，或接口漏气所致。大量气胸多为刺破脏层胸膜所致。处理：按气胸量不同，处理亦不同。少量气胸，不必处理。胶皮管未夹紧致空气漏入者，尽量抽出。大量气胸，可行胸腔闭式引流。需严密观察，呼吸困难者给予吸氧。

3. 抽液量　①一次抽液不应过多、过快。②诊断性穿刺抽液量为 50~100mL，检查肿瘤细胞应立即送检，以免细胞自溶。③减压抽液首次少于 600mL，以后每次要少于 1000mL。④脓胸患者，每次应尽量抽净。

4. 留取标本　疑为肿瘤，需行肿瘤细胞检查，不少于 100mL，为防止细胞自溶，应立即送检。疑为化脓性感染时，助手用无菌试管留取标本，进行涂片做革兰染色镜检、细菌培养及药敏试验。

二、心包穿刺术

心包穿刺术（pericardiocentesis）是用于检查心包腔积液的性质，抽液缓解心包填塞症状，或通过穿刺向心包腔内给药的一种诊疗技术。

【适应证】

1. 抽取心包积液，行化验及病理检查，明确病因。

2. 大量积液发生心包填塞时，需紧急抽液以减轻或缓解心包填塞症状。

3. 心包腔内给药治疗。

4. 心包腔内灌洗治疗。

【禁忌证】

1. 有出血倾向，或正在接受抗凝治疗者。

2. 穿刺局部皮肤感染，或合并全身性感染（菌血症或败血症）者。

3. 心包积液量少或尚未证实，慢性缩窄性心包炎。

4. 体质虚弱、病情危重难于耐受操作者。

5. 不配合或拒绝操作者。

【术前准备】

1. 器材准备　无菌手套、注射器（5mL、20mL 和 50mL）、治疗盘、标本容器、消毒液（碘伏）、甲紫、棉签、胶带、纱布、22G 套管针、心包穿刺包等。如行持续心包液引流则需要准备：尖刀、扩皮器、穿刺针、导丝、外鞘管、猪尾型心包引流管、三通、肝素帽等。特殊设备：无菌导线、心电监护仪、除颤器等。

2. 药品准备与术前用药　局麻药（2% 利多卡因）及各种抢救药品。对精神过度紧张者，术前半小时可服地西泮 10mg 或可待因 30mg。

3. 掌握病情　了解病史，进行体格检查和必要的实验室检查，如血常规、血小板计数、出血时间、活化部分凝血酶时间及凝血酶原时间等。

4. 医患沟通　向患者详细说明心包穿刺术的目的、意义、安全性和可能发生的并发症。简要说明操作过程，解除患者的顾虑，取得配合，并签署有创治疗知情同意书。嘱其在穿刺过程中切勿咳嗽或深呼吸。

5. 确定穿刺部位　术前应行胸部影像学检查，以便决定心包穿刺的部位。如通过超声心动图检查，确定穿刺部位、进针方向与深度（测量穿刺部位至心包的距离，确定进针的深度）。选择液平段最大、距体表最近点作为穿刺部位。初步估计积液量，量少者不宜穿刺。在超声波引导下穿刺抽液则更准确、更安全。

6. 开放静脉通路。

7. 术者及助手洗手，戴好帽子和口罩。

NOTE

【操作步骤】

1. 体位 患者取半卧位或坐位，仔细叩出心浊音界，选好穿刺点，并用甲紫标记。

2. 常用穿刺点 心包穿刺点（图Ⅰ-6）有以下三点，根据病情选用其一。①心尖部：一般在左侧第5肋间隙或第6肋间隙心浊音界内2cm左右；②剑突与左肋弓缘夹角处；③右侧第4肋间隙心绝对浊音界内1cm处，此点适用于心包右侧积液较多者。

3. 消毒铺巾 常规局部消毒皮肤，戴无菌手套，铺无菌洞巾。

4. 局部浸润麻醉 局麻药：可选用2%利多卡因或1%普鲁卡因。麻醉：持针（针尖斜面向上）从穿刺点斜刺入皮内，注射2%利多卡因至形成皮丘（直径约5mm），然后沿穿刺方向逐渐深入，先回抽，无回血后注药，以免注入血管内，直至进入心包腔抽出积液为止，判断皮肤至心包腔的距离。

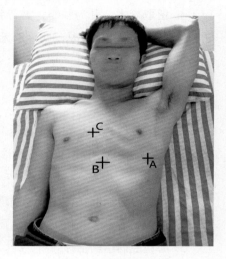

图Ⅰ-6 心包穿刺部位

5. 穿刺方法

方法一：先将穿刺针后的胶皮管用血管钳夹闭，并将穿刺针尾端通过无菌导线接于心电监护仪的胸导联电极。①心尖部穿刺：于左侧第5肋间或第6肋间浊音界内2cm处进针，沿肋骨上缘向背部并稍向正中线刺入心包腔。②剑突下穿刺：在剑突与左肋弓夹角处进针，穿刺针与腹壁成30°~40°角，向上、向后并稍向左侧进入心包腔后下部。③前胸穿刺：于右侧第4肋间隙心绝对浊音界内1cm处，向内、向后指向脊柱刺入心包腔。④超声波定位穿刺：沿超声波具确定的部位、方向及深度进针刺入心包腔。待针尖部抵抗感突然消失时，表明穿刺针已刺入心包腔。如有心脏搏动触及针尖的感觉或发现心电图出现心肌损伤图形，提示穿刺针已触及心肌，应将针后退少许。助手立即用止血钳夹住针体并固定，以防止针头继续刺入损伤心肌，术者将注射器连接胶皮管，松开胶皮管上的血管钳，缓慢抽吸，予以计量，并留标本送检。

方法二：采用带针芯穿刺针的心包穿刺术（Seldinger技术），将带针芯的穿刺针连接注射器，注射器在负压状态下自穿刺点缓慢进针，一旦有突破感，积液涌入注射器内时，应立即停止进针；将J型导引钢丝从穿刺针芯插入约15cm后，退出穿刺针；沿导引钢丝用配套的扩皮鞘轻度扩张皮肤和软组织，退出扩皮鞘；再沿导引丝将中心静脉导管送入心包腔内约10cm后，退出导丝；妥善固定中心静脉导管（即引流管），末端连接无菌引流袋；引流积液，予以计量，并留标本送检。

6. 术毕夹闭胶皮管后拔针或拔管，覆盖无菌纱布，压迫数分钟，胶带固定。

【术后处理】

1. 整理用物，妥善处理废弃物。

2. 标本及时送检，并做详细穿刺记录。

3. 术后绝对卧床休息。

4. 术后每30分钟观测脉搏、血压一次，共4次，如病情稳定则改为每小时观测一次，观察24小时。

5. 观察患者穿刺术后的症状，视情况及时处理。

【注意事项】

1. 严格掌握适应证。由于此术具有一定的危险性，故应在心电监护下，由有经验的医师进行操作或在其指导下进行穿刺。

2. 严格无菌操作，防止出现并发症，如心律失常、刺破心室及损伤肺等。

3. 抽液时应遵循"见血即止"的原则。若开始即抽出颜色污秽、3~5 分钟不凝的血液，为血性心包积液，可继续抽吸；若颜色较鲜，抽出即凝，或后来改变为血性，则可能是损伤心脏血管导致出血，应立即停止抽吸，并严密观察有无心包填塞症状出现或加重，根据病情变化，采取相应的处理措施。

4. 第一次抽液量不宜超过 100~200mL，以后再抽可逐渐增至 300~500mL。抽液速度要慢。抽液过快过多，可使大量血液回流心脏导致肺水肿。如患者出现面色苍白、气促加剧、心慌、头晕、出汗等，应立即停止抽液。

5. 取下注射器之前，宜先夹闭胶皮管，以防空气进入。

6. 术中需密切观察患者生命体征变化。

三、腹腔穿刺术

腹腔穿刺术（abdominocentesis）是用穿刺针经腹壁刺入腹膜腔，采集腹膜腔内积液，用于检查其性质，或抽液缓解症状，或通过穿刺向腹腔内给药的一种诊疗技术。

【适应证】

1. 抽液做实验室检查，判定腹水性质，协助诊断。

2. 进行诊断性穿刺，以明确腹腔内有无积血、积液或积脓。

3. 大量腹水时放液以减轻压迫症状。

4. 腹腔内给药治疗。

【禁忌证】

1. 卵巢囊肿、多房性肝包虫病、严重肠管胀气、手术或腹腔慢性炎致广泛粘连者。

2. 妊娠后期。

3. 有肝性脑病先兆、电解质严重紊乱者，不宜放腹水。

4. 不合作或拒绝穿刺者。

【术前准备】

1. 器材准备　腹腔穿刺包、无菌手套、治疗盘、局麻药、20mL 及 50mL 注射器、标本容器、消毒液（碘伏）、甲紫、棉签、胶带、腹带（需大量放腹水者）。

2. 掌握病情　了解病史，进行体格检查，包括测量腹围、脉搏、血压，检查腹部体征等。

3. 医患沟通　向患者详细说明腹腔穿刺的目的及意义，消除患者顾虑，取得配合，并签署有创治疗知情同意书。

4. 穿刺前须排空小便，以免穿刺时损伤膀胱。

5. 术者及助手洗手，戴好帽子和口罩。

【操作步骤】

1. 体位　患者取坐位、半卧位、平卧位或侧卧位。如需放水，背部先垫好腹带，备用。

NOTE

2. 确定穿刺部位　穿刺点应选叩诊浊音区。有以下穿刺点可选：①脐与髂前上棘连线中外 1/3 交点，此处不易损伤腹壁动脉及肠管（此处肠管比较游离），通常选择左侧穿刺点。②侧卧位可取脐水平线与腋前线或腋中线交界处，此处常用于诊断性穿刺。③坐位可取脐与耻骨联合的连线中点上方 1cm，偏左或偏右 1~1.5cm 处（图 I-7、图 I-8），此处无重要器官且易愈合。④仅少量积液，尤其是有包裹性分隔时，诊断性穿刺前嘱患者先侧卧于拟穿刺侧 3~5 分钟后再行穿刺，最好在 B 超定位后或在 B 超引导下穿刺。

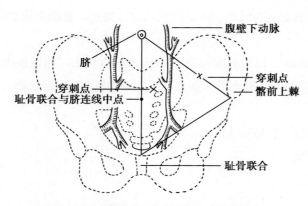

图 I-7　腹腔穿刺点及其与腹壁下动脉的关系

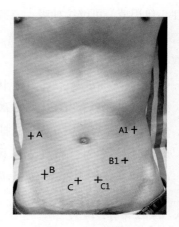

图 I-8　腹腔穿刺点

3. 消毒铺巾　穿刺部位常规消毒，术者戴无菌手套，铺无菌洞巾。

4. 局部浸润麻醉　局麻药：可选用 2% 利多卡因或 1% 普鲁卡因。麻醉过程：持针（针尖斜面向上）从穿刺点斜刺入皮内，注射 2% 利多卡因至形成皮丘（直径约 5mm），然后沿穿刺方向逐渐深入，先回抽，无回血后注药（以免注入血管内），直至针尖有落空感进入腹腔时为止，判断皮肤至腹腔的距离。

5. 诊断性腹腔穿刺　术者用左手拇指和食指绷紧并固定穿刺部位皮肤，右手持 20mL 注射器，经穿刺点自上向下斜行刺入，穿刺针进入皮下后，把空针抽成负压再进针，当针尖有落空感时，表明已进入腹腔，抽液计量，并留标本送检。

6. 诊断性腹腔灌洗　腹腔内积液不多时，穿刺不易成功，为明确诊断，可行诊断性腹腔灌洗。采用与诊断性腹腔穿刺相同的穿刺方法，把有侧孔的塑料管置入腹腔内，塑料管尾端连接一盛有 500~1000mL 无菌生理盐水的输液瓶，倒挂输液瓶，使生理盐水缓缓流入腹腔，当液体流完或患者感觉腹胀时，把输液瓶放正，移至床下，此时，腹内灌洗液借虹吸作用流回输液瓶中。灌洗后取瓶中液体做检验。注意进出液体量。

7. 腹水排放　大量放液时，可用 8 号或 9 号针头，针座连接一胶皮管，用血管钳夹闭胶皮管，从穿刺点自上向下斜行刺入，进入腹腔后，腹水自然流出，以输液夹夹持胶皮管，调节放液速度。腹水放出后应准确计量，随着腹水的流出，将腹带自上而下逐渐束紧，以防腹压骤降，内脏血管扩张，导致回心血量减少而发生虚脱或血压下降甚至休克。

8. 术毕拔针，覆盖无菌纱布，用胶带固定。

【术后处理】

1. 整理用物，注意废弃物的处理。

2. 标本及时送检，并作详细穿刺记录。

NOTE

3. 腹水量多时，穿刺针头进入皮下后，将针头斜刺 1~2cm，再垂直刺入腹腔，使针孔及孔道不在从皮肤到腹壁层的一条直线上（图Ⅰ-9），以防拔针后腹水自穿刺点漏出。如拔针后仍有腹水自穿刺点漏出，可用蝶形胶布或火棉胶粘贴。

4. 放腹水时若流出不畅，可变换体位或将穿刺针稍作移动（如调整穿刺针角度、深度）。

5. 放腹水不宜过多过快。大量放腹水后，若

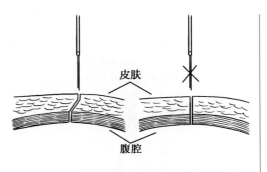

图Ⅰ-9　腹腔穿刺进针方法

出现虚脱、休克、肝性脑病、电解质紊乱等情况应做相应处理，病情较重者应观察生命体征。肝硬化患者一次放腹水超过 3000mL 时，可诱发肝性脑病、电解质紊乱、血压下降或休克。

6. 术后患者应平卧，保持穿刺针孔位于体表上方，以免腹水漏出。

7. 放腹水前后均应测量腹围、脉搏、血压，检查腹部体征，以观察病情变化。

四、膝关节腔穿刺术

膝关节腔穿刺术（knee joint cavity paracentesis）是指用于诊断、治疗膝关节腔内病变的一项诊疗技术。

【适应证】

1. 抽吸膝关节腔积液或分泌物，做常规及细菌学检查。

2. 膝关节腔造影检查。

3. 膝关节腔抽液减压治疗。

4. 膝关节腔内给药治疗膝关节疾病。

【禁忌证】

1. 穿刺局部皮肤感染。

2. 有出血倾向者。

【术前准备】

1. 器材准备　膝关节腔穿刺包、无菌手套、注射器、治疗盘、局麻药、标本容器、消毒液（碘伏）、甲紫、棉签、胶带等。

2. 掌握病情　了解病史，检查血小板计数、出血时间、活化部分凝血活酶时间及凝血酶原时间等，做浮髌试验，参阅患者膝关节 X 线、CT 片或超声波检查。

3. 医患沟通　向患者详细说明膝关节腔穿刺的目的及意义，简要说明操作过程，常出现的并发症及防治，消除患者顾虑，取得配合，并签署有创检查及治疗知情同意书。

4. 正确标记穿刺部位。

5. 术者及助手洗手，戴好帽子和口罩。

【操作步骤】

1. 体位　取仰卧位，患者双下肢伸直，患膝呈伸直位。

2. 膝关节腔穿刺途径　有以下三种膝关节腔穿刺途径（图Ⅰ-10、图Ⅰ-11）可选：①于髌骨下方、髌韧带旁，向后穿刺达膝关节囊。②靠髌骨的外上角进针，刺入髌上囊。③靠髌骨的内上角进针，刺入髌上囊。

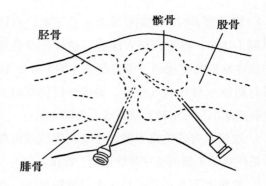

图Ⅰ-10　关节腔穿刺途径

3. 消毒铺巾　常规局部皮肤消毒，戴无菌手套，铺无菌洞巾。

4. 局部浸润麻醉　局麻药：可选用2%利多卡因或1%普鲁卡因。麻醉过程：持针（针尖斜面向上）从穿刺点斜刺入皮内，注射2%利多卡因至形成皮丘（直径约5mm），然后沿穿刺方向逐渐深入，先回抽，无回血后注药（以免注入血管内），直至进入膝关节腔，判断皮肤至关节腔距离。

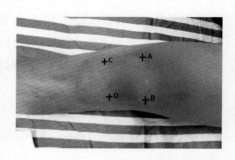

图Ⅰ-11　膝关节腔穿刺部位

5. 膝关节腔穿刺　术者用左手拇指和食指绷紧并固定穿刺部位皮肤，右手用穿刺针沿局麻途径刺入膝关节腔，刺入膝关节腔时可感阻力突然降低，缓慢进行抽吸，速度不宜过快，以免针头阻塞。如针尖触及关节骨端，应稍向后退出，然后抽吸。如需膝关节腔内注射药物，则应另换无菌注射器。

6. 抽吸完毕，迅速拔出针头，覆盖无菌纱布，用胶带固定。

【术后处理】

1. 整理用物，注意废弃物的处理。

2. 标本及时送检，并做详细穿刺记录。

3. 穿刺减压者局部应适当加压包扎，并固定。

【注意事项】

1. 必须严格无菌操作，以防无菌的膝关节腔感染。

2. 穿刺应在距关节腔最近的皮肤表面穿刺，但不要损伤周围重要的血管和神经。

3. 穿刺操作应细致、轻柔，尽量避免反复进针，以免损伤膝关节软骨。

五、腰椎穿刺术

腰椎穿刺术（lumbar puncture）是用腰穿针经腰椎间隙刺入椎管的一项诊疗技术。

【适应证】

1. 昏迷、抽搐患者，病因未明。

2. 怀疑蛛网膜下腔出血而CT扫描阴性者。

3. 中枢神经系统感染、变性、脱髓鞘疾病，某些颅内肿瘤。

4. 脊髓病变、多发性神经病变。

5. 椎管造影。

6. 某些疾病需要椎管内注射药物和减压引流治疗者。

【禁忌证】

1. 颅内压增高，尤其是后颅窝占位性疾病，易诱发脑疝。

2. 颅底骨折合并脑脊液漏；硬脑膜外脓肿。

3. 穿刺部位皮肤及脊柱有感染，或腰椎畸形，或骨质破坏。

4. 全身严重感染如败血症等不宜穿刺，以免发生中枢神经系统感染。

5. 有出血倾向者。

6. 病人垂危或处于休克期。

7. 不合作或拒绝腰穿者。

【术前准备】

1. **器材准备**　腰椎穿刺包、无菌手套、注射器、治疗盘、局麻药、标本容器、消毒液（碘伏）、甲紫、棉签、胶带等。需做细菌培养者，准备灭菌试管。

2. **掌握病情**　了解病史，穿刺前检查患者的生命体征、意识、瞳孔及有无视盘水肿。

3. **医患沟通**　向患者详细说明腰椎穿刺的目的、意义、安全性和可能引起的并发症，简要说明操作过程，消除患者顾虑，取得配合，并签署有创治疗知情同意书。

4. 术者及助手洗手，戴好帽子和口罩。

【操作步骤】

1. **体位**　患者取侧卧位，侧卧于硬板床，脊柱尽量靠近床边，背部与床面垂直，头颈向前胸屈曲，两手抱膝紧贴腹部，尽量使腰椎后凸，拉开椎间隙，以利穿刺进针。

2. **穿刺点**　双侧髂嵴最高点连线与后正中线的交会处，相当于第 3、4 腰椎棘突间隙（图 I–12）。一般首选第 3、4 腰椎棘突间隙为穿刺点，用甲紫在皮肤上做标记。如果在第 3、4 腰椎棘突间隙穿刺失败，可改在上或下一椎间隙进行穿刺。

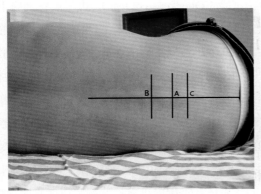
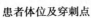
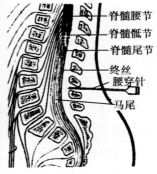

患者体位及穿刺点　　　　　　　穿刺针进针角度

图 I–12　腰椎穿刺术（A 为首选穿刺点，B 或 C 为备选穿刺点）

3. **消毒铺巾**　常规消毒局部皮肤，戴无菌手套，铺无菌洞巾。

4. **局部浸润麻醉**　局麻药：可选用 2% 利多卡因或 1% 普鲁卡因。麻醉过程：持针（针尖斜面向上）从穿刺点斜刺入皮内，注射 2% 利多卡因至形成皮丘（直径约 5mm），然后沿穿刺方向逐渐深入，先回抽，无回血后注药，以免注入血管内。

5. 穿刺　术者用左手拇指和食指绷紧并固定穿刺部位皮肤，避免穿刺点移位，右手持腰穿针垂直于脊背平面，针尖斜面向上刺入皮下，并从正面及侧面察看进针方向是否正确，这是穿刺成功的关键。针头稍斜向头部，缓慢刺入（成人4~6cm，儿童2~4cm）。穿刺针头依次经过皮肤、皮下组织、棘上韧带、棘间韧带、黄韧带和硬脊膜。当针头穿过韧带时有一定的阻力感，当阻力感突然降低时，提示针已穿过硬脊膜进入蛛网膜

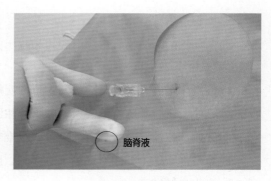

图 I–13　脑脊液流出（穿刺成功）

下腔。将针芯慢慢拔出，可见脑脊液流出，表明穿刺成功（图 I–13）。

6. 测颅内压　接上测压管（见图 I–14）测量压力，要求患者全身放松，双下肢和颈部略伸直，平静呼吸，可见测压管内液平面缓缓上升，到一定高度后随呼吸而上下波动，此数值即为脑脊液压力（即颅内压）。正常成人侧卧位颅内压为 70~180mmH$_2$O（40~50 滴 / 分）。

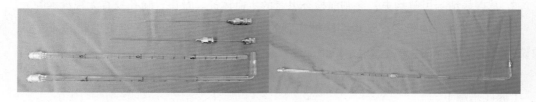

图 I–14　腰椎穿刺针及测压管

7. 压腹试验　①方法：由助手用拳头压患者腹部持续 20 秒，脑脊液压力即迅速升高，解除压迫后，压力迅速下降至原水平，证明腰穿针完全在蛛网膜下腔内。②原理：压迫腹部深层静脉，可致脊髓静脉丛血液淤滞，引起脊髓蛛网膜下腔压力增加，颅内压亦随之上升。一般先做压腹试验后做压迫颈静脉试验。

8. 压迫颈静脉试验　又称奎肯施泰特试验（Queckenstedt test），可了解蛛网膜下腔有无阻塞。压迫颈静脉试验前应先做压腹试验。压迫颈静脉试验的意义：①正常时压迫颈静脉后，脑脊液压力迅速升高 1 倍左右，解除压迫后 10~20 秒迅速恢复原来水平，表示蛛网膜下腔通畅，称为压颈试验阴性。②在穿刺部位以上有椎管梗阻，压颈时压力不上升（提示椎管完全性梗阻），或压力上升、下降缓慢（提示椎管部分性梗阻），称为压颈试验阳性。③压迫一侧颈静脉，脑脊液压力不上升，但压迫对侧上升正常，提示梗阻侧的横窦闭塞。压迫颈静脉试验的原理：正常的脑和脊髓的蛛网膜下腔是相通的，压迫颈静脉时，颅内静脉压升高，脑脊液回流受阻，颅内压迅速升高。压迫颈静脉试验的方法：由助手先后分别压迫左右颈静脉，然后同时压迫双侧颈静脉，每次压迫 10 秒。压迫颈静脉试验的禁忌证：①颅内出血；②颅内压增高明显患者。

9. 收集脑脊液　测压后，用编好号、贴好标签的试管收集脑脊液 2~5mL 送检。颅内压增高时放液需谨慎，仅收集测压管中的脑脊液，或用针芯控制释放脑脊液的速度，慢慢放出，最好不要超过 2mL。

10. 插入针芯拔针，局部按压 1~2 分钟，覆盖无菌纱布，用胶带固定。

【术后处理】

1. 整理用物，注意废弃物的处理。

2. 标本送检，并做详细穿刺记录。

3. 术毕患者去枕平卧 4~6 小时。颅内压增高者，可延长卧床时间，并严密观察。

4. 穿刺测颅内压增高明显者，穿刺后立即静脉滴注脱水剂，以防发生脑疝。

【注意事项】

1. 必须严格遵守无菌操作原则。

2. 疑有颅内压增高，但又必须穿刺来协助诊断者，可先用脱水剂降低颅内压，再选用细穿刺针进行穿刺，刺入硬脊膜后，针芯不完全拔出，使脑脊液缓慢滴出，以免引起脑疝。

3. 穿刺过程中，注意观察患者意识、瞳孔、脉搏、呼吸的改变，若病情突变，应立即停止操作，并进行抢救。发现颅内高压或出现脑疝症状，应立即停止放液；快速静脉给予脱水剂或向椎管内注入生理盐水 10~20mL；如脑疝不能复位，迅速行脑室穿刺术。

4. 防止因释放脑脊液过多、穿刺针过粗致脑脊液自穿刺孔处外漏或过早起床引起颅内压降低（低颅内压）所致头痛。

5. 鞘内注射药物，需放出等量的脑脊液，药物要以生理盐水稀释，注射应极缓慢。

6. 损伤性出血，多以穿刺不顺利所致，血性脑脊液数分钟后可自凝，非损伤性出血如蛛网膜下腔出血通常不能自凝。

7. 脑脊液检查时，第一管做细菌学检查，第二管做生化检查，第三管做常规及细胞学检查，以免损伤致细胞检查不准确。

8. 腰椎穿刺失败的常见原因有：①病人过度紧张，椎间隙未拉开。②脊柱畸形。③病人过度肥胖。④穿刺方向不对。⑤穿刺针选择不对，成人用细针，儿童用粗针都容易导致穿刺失败。

六、骨髓穿刺术和骨髓活组织检查术

（一）骨髓穿刺术

骨髓穿刺术（bone marrow puncture）是通过抽取骨髓做细胞学、细菌学或寄生虫检查的诊断技术。

【适应证】

1. 血液病的诊断、治疗及随访。

2. 部分恶性肿瘤的诊断，如多发性骨髓瘤、淋巴瘤、骨髓转移性肿瘤等。

3. 不明原因发热的诊断，如骨髓培养、骨髓涂片找寄生虫等。

4. 评估骨髓造血机能，指导抗癌药物及免疫抑制剂的使用。

5. 骨髓腔注射药物治疗白血病。

6. 骨髓干细胞培养或骨髓移植。

【禁忌证】

1. 血友病等有出血倾向的患者。

2. 穿刺部位感染者。

【术前准备】

1. 器材准备　局麻药、消毒液（碘伏）、甲紫、骨髓穿刺包、无菌手套、治疗盘、10mL 或 20mL 的干燥注射器、棉签、胶带、载玻片、推片、细菌培养容器等。如需药物治疗，则需准备相应药物。

2. 医患沟通　了解病史，向患者详细说明骨髓穿刺的目的、意义、安全性和可能引起的并发症，简要说明操作过程，消除患者思想顾虑，取得配合，并签署有创治疗知情同意书。

3. 术前检查　主要为实验室检查，如出血时间、活化部分凝血活酶时间及凝血酶原时间等。

4. 术者及助手洗手，戴好帽子和口罩。

【操作步骤】

1. 体位　穿刺体位有四种，即仰卧位、俯卧位、侧卧位和坐位。一般根据骨髓穿刺部位的不同，选用适合的体位：①仰卧位适用于髂前上棘和胸骨穿刺。②俯卧位适用于髂后上棘穿刺。③侧卧位适用于髂后上棘和棘突穿刺。④坐位适用于棘突穿刺。

2. 确定穿刺点　①髂后上棘穿刺点：位于骶椎两侧，臀部上方突出部位，此处骨皮质薄，骨髓腔大，容易刺入（图Ⅰ-15），常作为首选穿刺部位。②髂前上棘穿刺点：常取髂前上棘后上方 1~2cm 处作为穿刺点，此处骨面较平，容易固定，危险性小。③腰椎棘突：一般取第3、4腰椎棘突。④胸骨穿刺点：在胸骨柄或胸骨体相当于1、2肋间隙的位置，胸骨较薄（约1cm），严防穿通胸骨，发生意外，由于胸骨骨髓含量丰富，仅适于其他部位穿刺失败后使用。

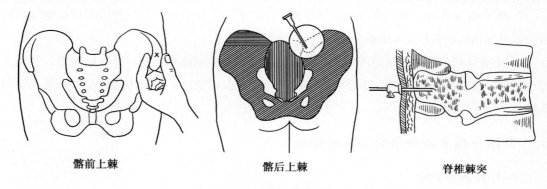

髂前上棘　　　　　　髂后上棘　　　　　　脊椎棘突

图Ⅰ-15　骨髓穿刺部位

3. 消毒铺巾　常规消毒局部皮肤，戴无菌手套，铺无菌洞巾。

4. 局部浸润麻醉　局麻药：可选用 2% 利多卡因或 1% 普鲁卡因。麻醉：持针（针尖斜面向上）从穿刺点斜刺入皮内，注射 2% 利多卡因至形成皮丘（直径约 5mm），然后沿穿刺方向逐渐深入，先回抽，无回血后注药，以免注入血管内，直至骨膜。

5. 骨髓穿刺　将骨髓穿刺针的固定器（图Ⅰ-16）固定在适当的长度上（髂骨穿刺约 1.5cm，胸骨穿刺约 1cm）。术者用左手拇指和食指固定穿刺部位皮肤，右手持针向骨面垂直刺入，旋转进针，缓缓钻入骨质至阻力感消失，穿刺针能固定在骨内，表明针尖部已达骨髓腔。胸骨穿刺时，左手拇指和食指固定于胸骨两侧缘，

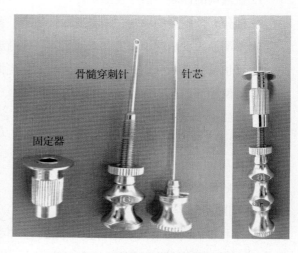

骨髓穿刺针　　　针芯

固定器

图Ⅰ-16　骨髓穿刺针（固定器、针芯）

防止穿刺针划出而发生危险，术者用右手持针垂直刺入皮肤直达骨膜，调整针体与胸骨面呈 30°~40° 角，将穿刺针左右旋转，缓缓钻入骨质，阻力感消失时表示针尖部已进入骨髓腔内。

6. 取材涂片　①拔出针芯，可见针芯前段表面有少许血性液体，提示可能是骨髓。接上 10mL 或 20mL 的干燥注射器，缓缓用力抽吸，此时患者可感到一种轻微的锐痛，随即可见少许红色骨髓液进入注射器内。若做血细胞学检查，仅需骨髓 0.1~0.2mL 即可，将骨髓液滴于载玻片上，立即涂片数张制作标本，以免发生凝固。若做骨髓细菌培养或找狼疮细胞，则应抽取 1~2mL 送检。②如未能抽出骨髓液，可能是针腔被堵塞或"干抽"（dry tap），此时应重新插入针芯，稍加旋转，再钻入少许或退出少许，拔出针芯，如见针芯带有血迹，提示可能是骨髓，再接上注射器抽吸，即可取得骨髓。③如反复改变深度均未成功，要考虑有无骨髓纤维化的可能性，可换另一穿刺部位或行骨髓活检。

7. 抽毕，插入针芯后拔针，覆盖无菌纱布，按压 1~2 分钟，胶布固定。

【术后处理】

1. 整理用物，注意废弃物的处理。

2. 标本及时送检，并做详细穿刺记录。

3. 穿刺术后注意局部有无出血。

4. 穿刺术后一般静卧 2~4 小时。

【注意事项】

1. 严格执行无菌操作，以免发生骨髓炎。

2. 穿刺针和注射器必须干燥，以免发生溶血；注意二者接口是否紧密，有无漏气。穿刺针管与针芯长度应一致，否则影响穿刺。

3. 注意穿刺针的进针角度。穿刺针应保持与骨质平面相垂直，旋转钻入；但胸骨穿刺时应使针体与胸骨面呈 30° ~40° 角，旋转钻入。

4. 注意穿刺的力度和旋转弧度。针头进入骨质后避免摆动过大，以免断针。

5. 一次穿刺失败时需重新穿刺。若穿刺针管内染有血迹，则应更换穿刺针再穿，否则可导致所取的骨髓液凝固，影响检查结果的准确性。

6. 骨髓造血组织分布不均，有时需多次从不同部位抽取骨髓液检查，方能协助诊断。

7. 多次"干抽"时应进行骨髓活检。

8. 穿刺时应注意观察患者面色、脉搏、血压，如患者出现精神紧张、大汗淋漓、脉搏快等休克症状时，立即停止穿刺，并做相应处理。

9. 骨髓穿刺成功的标准：①抽吸骨髓时病人有短暂的痛感。②骨髓中可见黄色的骨髓小粒或油珠。③涂片检查可见骨髓特有的细胞（如巨核细胞、网状细胞和浆细胞等）。

（二）骨髓活组织检查术

骨髓活组织检查术（bone marrow biopsy）是临床常用的诊断技术之一，其对诊断骨髓疾病等有重要临床意义。

【适应证】

适用于骨髓穿刺未能确诊的下列疾病：①骨髓增生异常综合征、原发性或继发性骨髓纤维化症、再生障碍性贫血。②增生低下型白血病、骨髓转移癌、多发性骨髓瘤等。

【禁忌证】

与骨髓穿刺术相同。

【术前准备】

1. 准备骨髓活组织检查穿刺针。

2. 其他与骨髓穿刺术相同。

【操作步骤】

1. 体位 采用髂前上棘穿刺时，患者取仰卧位；采用髂后上棘穿刺时，患者病人取侧卧位。

2. 穿刺部位 常选择髂前上棘或髂后上棘。

3. 消毒铺巾 与骨髓穿刺术相同。

4. 局部浸润麻醉 与骨髓穿刺术相同。

5. 穿刺 将骨髓活组织检查穿刺针的针管套在手柄上。操作者左手拇指和食指将穿刺部位皮肤绷紧并固定穿刺部位，右手持穿刺针手柄以顺时针方向旋转进针，至骨质一定深度后，拔出针芯，在针座后端连接上接柱（接柱可为 1.5cm 或 2.0cm），再插入针芯，继续按顺时针方向旋转进针，其深度达 1.0cm 左右，再转动针管 360°，针管前端的沟槽即可将骨髓组织离断。

6. 标本取材 按顺时针方向旋转退出穿刺针，取出骨髓组织后，立即置于 10％甲醛或 95％乙醇溶液中固定，并及时送检。

7. 加压包扎 拔针后，覆盖无菌纱布，按压 1~2 分钟，以胶布加压包扎固定。

【术后处理】

与骨髓穿刺术相同。

【注意事项】

1. 骨髓活组织检查时，开始进针不宜太深，否则不易取得骨髓组织。

2. 由于骨髓活组织检查穿刺针的内径比骨髓穿刺针的要大，因此，抽取骨髓液的量不易控制，一般不用抽取骨髓液做涂片检查。

3. 穿刺前应检查出血时间、活化部分凝血活酶时间及凝血酶原时间等。有出血倾向者慎重，血友病病人禁止骨髓活组织检查。

4. 其他与骨髓穿刺术相同。

七、肝脏穿刺术

肝脏穿刺术（liver puncture）是指采取肝组织标本或抽脓的一种诊疗技术，包括肝穿刺活体组织检查术（简称肝活检）（liver biopsy）和肝穿刺抽脓术（liver abscess puncture）。穿刺方法有一般的肝脏穿刺术、套管针穿刺术、分叶针切取术、快速肝脏穿刺术等，前三种较易造成肝损害或出血，后者属于抽吸式活检针，较安全，多为临床采用。

（一）肝脏穿刺术

【适应证】

1. 疑为肝癌者。

2. 肝功能异常、肝大原因未明确者。

3. 各种原因不明的黄疸及门静脉高压。

4. 原因未明确的发热，可疑恶性组织细胞病。

5. 血色病、淀粉样变、脂肪肝等代谢性肝病。

6. 某些血液病。

7. 肝脓肿抽脓引流。

【禁忌证】

1. 有出血倾向者。

2. 大量腹水或合并急腹症者。

3. 重度黄疸，中量以上腹水者。

4. 疑为肝包虫病、肝血管瘤、淤血性肝脏肿大者。

5. 昏迷、重度贫血或其他疾病不配合者。

【术前准备】

1. 器材准备 肝脏穿刺包〔内有快速肝脏穿刺套针（图 I–17），针长 7cm，套针内带有短的针芯活塞，空气和水可以通过，但可阻止吸进套管内的肝组织进入注射器〕、抽脓针（肝脓肿穿刺抽脓用）、10mL 及 50mL 注射器、治疗盘、局麻药、无菌手套、消毒液（碘伏）、甲紫、生理盐水、棉签、胶带、腹带、小沙袋、盛有 95% 乙醇或 10% 甲醛的标本瓶等。

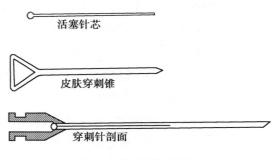

图 I–17 快速肝脏穿刺套针

2. 医患沟通 向患者详细说明肝脏穿刺的目的、意义、安全性和可能引起的并发症，简要说明操作过程，消除患者思想顾虑，取得配合，并签署有创治疗知情同意书。

3. 掌握病情 了解病史，注意有无肺气肿、胸膜肥厚等。

4. 术前训练 嘱患者做深呼气末屏气练习，并嘱在穿刺时要抑制咳嗽和深呼吸，以免针头划伤肝脏。

5. 术前检查 术前测量血压、脉搏等生命体征；检查血小板、出血时间、活化部分凝血活酶时间及凝血酶原时间等；行胸部 X 线检查；应测定血型，术前备血。

6. 术前用药 ①术前 1 小时服地西泮 10mg 或艾司唑仑 1mg。②术前测定血小板计数、出血时间、活化部分凝血活酶时间及凝血酶原时间等，如有异常，应肌肉注射维生素 $K_1$10mg，每日 1 次，3 天后复查，如仍不正常，不应强行穿刺。

7. 术者及助手洗手，戴好帽子和口罩。

【操作步骤】

1. 放置腹带 在患者背部铺好腹带，备用。

2. 体位 ①患者取仰卧位，稍向左倾，身体右侧靠床沿，并将右手置于枕后，背部右侧肋下垫一枕头。②抽吸脓液时取坐位或半卧位。

3. 穿刺点 ①肝活检穿刺点：右侧腋中线第 8、9 肋间；右侧腋前线第 8、9 肋间；肝实音处穿刺；肝脏肿大超出肋缘下 5cm 以上者，亦可自肋缘下穿刺（图 I–18）。②疑诊肝癌者，宜

NOTE

选较突出的结节处穿刺。③肝脓肿抽脓穿刺点在压痛点明显处。④B超定位后穿刺。

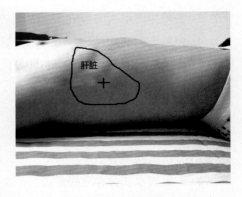

图1-18　肝穿刺患者体位及穿刺点

4. 消毒铺巾　常规消毒局部皮肤，戴无菌手套，铺无菌洞巾。

5. 局部浸润麻醉　局麻药：可选用2%利多卡因或1%普鲁卡因。麻醉：持针（针尖斜面向上）从穿刺点斜刺入皮内，注射2%利多卡因至形成皮丘（直径约5mm），然后沿穿刺方向逐渐深入，先回抽，无回血后注药，以免注入血管内，直至有突破感进入腹腔为止。

6. 备好穿刺针　备好快速肝脏穿刺套针，以胶皮管将穿刺针连接于10mL注射器，吸入无菌生理盐水3~5mL。

7. 肝脏穿刺　①先用穿刺锥在皮肤上刺孔，顺此孔再用肝活检穿刺针从穿刺部位的肋骨上缘与胸壁垂直刺入0.5~1cm，然后将注射器内的生理盐水推出0.5~1mL，冲出针内可能残存的皮肤及皮下组织，以防止针头堵塞。②注射器保持负压。同时患者先深吸气，然后在深呼气末屏住呼吸。③术者迅速将肝脏穿刺针刺入肝脏内（穿刺深度<6cm），并立即抽出。注意：此过程1~2秒，不可随意搅动穿刺针，拔针后患者才可呼吸。④拔针后立即以无菌纱布按压穿刺部位5~10分钟，胶布固定，压上小沙袋，并以多头腹带束紧，加压包扎。

8. 收集标本　用生理盐水从肝脏穿刺针内冲出肝组织条于弯盘中，挑出肝组织，用95%乙醇或10%甲醛固定后送检。

9. 肝脓肿抽脓　①若做肝脓肿抽脓时，先用血管钳夹闭抽脓用的胶皮管。②当针进入肝脏脓腔时，将50mL注射器连接于抽脓的胶皮管上，进行抽吸。抽脓过程中，不需要固定穿刺针头，可让针随呼吸摆动，以免损伤肝脏组织。注射器吸满后，夹闭胶皮管，拔下注射器，排出脓液。注意：尽可能抽尽脓液。如脓液黏稠，可注入无菌生理盐水稀释后再抽。③注意脓液的量、颜色及气味，并收集脓液送检。④抽毕拔针，覆盖无菌纱布，按压数分钟，胶带固定，压上小沙袋，并以多头腹带束紧，加压包扎。

【术后处理】

1. 整理用物，注意废弃物的处理。

2. 标本及时送检，并做详细穿刺记录。

3. 肝脏穿刺活检术后静卧24小时，观测血压、脉搏，并注意有无内出血及气胸，开始每15~30分钟测1次，4小时后如无变化改为每小时测1次，共测6次。

4. 如患者情况良好，手术后24小时去除沙袋、腹带。

【注意事项】

1. 若穿刺不成功，针退至皮下，必要时更换穿刺方向，重复穿刺，但不宜超过3次。

2. 有出血征象者应及时处理。内出血表现为烦躁不安、面色苍白、出冷汗、脉搏增快细弱和血压下降等。处理主要为止血，抗休克，必要时用手术或介入治疗。

3. 穿刺后出现局部疼痛，要及时查找原因。如为皮肤等组织创伤性疼痛，可观察或给予止痛药；如为右肩部剧痛伴气促，多为膈损伤，除镇静止痛外，还需密切观察病情变化；如出现气胸、胸膜性休克或胆汁性腹膜炎，应及时处理。

4. 肝脏穿刺点选择应遵循的原则：①尽可能选取最短的途径。②穿刺针尽可能经过一小段正常肝组织，以减少出血机会。③避免穿刺针穿过胸膜腔、肺组织和胆囊。④病变部位较深时，应避开大血管。⑤在肋缘下进针时，应避开胆囊和消化道等。

（二）超声波引导下细针肝脏穿刺术

超声波引导下细针肝脏穿刺术是指经超声波引导，并在直视肝脏的病变和微观结构下，采用细针对肝脏进行穿刺活检的一项诊断技术。其优点为：①有助于无创检查难以确诊的肝脏疾病的诊断；②有助于调整治疗方案和判定预后；③操作简便，易于掌握，成功率高；④定位更准确，取材更可靠；⑤风险相对偏小，术后并发症少而轻。其缺点是仍有可能造成肝脏及胆管损伤、出血、胆瘘等风险。所以，肝活检之前，仍需仔细权衡其利与弊。

【适应证】

与肝脏穿刺术相同。尤其适用于针吸细胞学检查难于确诊的肝脏疾病；可疑早期恶性肿瘤，转移性肿瘤；疑为良性占位性病变或影像学已确定的占位性病变，须组织学确诊者；肝脏肿块大，无法切除者；手术未取活检者；活检未成功者。

【禁忌证】

与肝脏穿刺术相同，如出血倾向、肝脏有血管性疾病（如肝海绵状血管瘤、动脉瘤）、肝及腹腔内包囊虫病、嗜铬细胞瘤、急性胰腺炎、大量腹水、患者不能配合、一般情况较差。

【术前准备】

1. 器材准备　超声仪和穿刺架。其他与肝脏穿刺术相同。超声仪探头条件：探头频率3.0MHz、3.5MHz，表浅肿块的穿刺也可用5MHz，采用电子线阵仪的穿刺探头或扇形探头、凸阵探头。肝脏活检穿刺针有：① 21G Sure-cut 针或 Sonopsy-cut 针，针外径 0.8mm，内径 0.6mm，针芯与切割针应成为一体。②自动活检枪有两种，一是自动负压抽吸式活检枪（Vacu-cut 型），常用型号为 21G，提拉针芯时，针腔内有负压可吸取肝脏组织。另一是自动活检枪（Tyu-cut 型），常用型号为 20G，从针芯内槽获取肝脏组织。

2. 医患沟通　向患者说明肝脏活检的目的、意义、安全性和可能引起的并发症，简要说明操作过程，消除患者思想顾虑，取得配合，并签署有创治疗知情同意书。

3. 掌握病情　了解病史，注意有无肺气肿、胸膜肥厚等。

4. 术前训练　嘱患者做深呼气末屏气练习，并嘱在穿刺时要抑制咳嗽和深呼吸，以免活检针头划伤肝脏。

5. 术前检查　术前测量血压、脉搏等生命体征；检查血小板、出血时间、活化部分凝血活酶时间及凝血酶原时间等；行胸部 X 线检查；应测定血型，术前备血。

6. 术前用药　①术前 1 小时服地西泮 10mg 或艾司唑仑 1mg。②术前测定血小板计数、出血时间、活化部分凝血活酶时间及凝血酶原时间等，如有异常，应肌肉注射维生素 K_1 10mg，每日 1 次，3 天后复查，如仍不正常，不应强行穿刺。③术前需停用可引起出血风险的药物（阿司匹林、华法林等）。

7. 术者及助手洗手，戴好帽子和口罩。

【操作步骤】

1. 放置腹带　与肝脏穿刺术相同。

2. 体位 与肝脏穿刺术相同。

3. 穿刺点 与肝脏穿刺术相同。 另一人准备超声仪等设备，并根据有关影像学检查初步确定穿刺部位，再利用超声仪准确定位穿刺点，并做好标记，注意穿刺方向、深度及病灶周围结构。

4. 消毒铺巾 常规消毒局部皮肤，戴无菌手套，铺无菌洞巾。

5. 局部浸润麻醉 与肝脏穿刺术相同。

6. 备好穿刺针 备好肝脏活检穿刺针，并注意检查是否完好，与相关设备是否匹配。

7. 超声波引导下穿刺活检 与肝脏穿刺术相同。采用超声仪再次确定穿刺点、穿刺方向和深度。采用下列两种方法其中之一进行肝脏活检：

（1）使用活检针：使用穿刺探头确定穿刺目标、穿刺进针路线（在最后确定的穿刺部位进行局部麻醉）；调整穿刺探头上所标导向角度，使之与监视屏上引导线的角度相一致；同时测量进针深度，将此深度加上探头高度，于穿刺针上用深度保险器做一停针深度标记；固定好探头，将引导针自探头引导器穿刺腹壁，于腹膜前停针，嘱患者深呼气末屏气和保持不动，迅速将活检细针经引导针刺入肝脏，在肿块（病灶）的边缘停针，并提拉针栓，迅速将肝脏活检针刺入肝脏肿块内 2~3cm，停顿 1~2 秒，旋转肝脏活检针，离断肝脏病变组织芯（也可边旋转边刺入肿块内），拔出活检针。

（2）使用自动活检枪：先调节预计获取组织芯的长度 2~3cm，在超声波引导下将自动活检枪送至病灶边缘处，按动扳机，便自动完成穿入病灶、切割肝脏病变组织芯、自动弹回等系列动作，退针。如采用自动负压抽吸式活检枪（Vacu-cut 型），则需旋转 360°后再退针。

8. 留取标本 拔针后，置于滤纸上，边后退边推出组织芯（呈长条状）。注意应避免组织芯碎裂、卷曲，每个病灶须取标本 3~4 次，将标本（组织芯）连同滤纸片置于缓冲甲醛溶液中固定，并及时送检。

【术后处理】

与肝脏穿刺术相同。

【注意事项】

1. 弥漫性肝脏病变宜用 18G 活检针穿刺。组织活检主要适用于肝脏实性占位病变，而细针抽吸细胞学检查适用于以液体成分为主的病灶或严重坏死液化区。

2. 正确使用自动活检枪。自动活检枪设有保险及获取组织芯长度的可调装置，根据需要进行调节。

3. 超声波引导下细针肝脏穿刺术是在穿刺探头、穿刺导向装置的引导下，采用细针进行肝脏穿刺，穿刺时可实时监视进针路线、方向、角度和深度，有利于避免伤及肝内重要结构及其他脏器。自动活检枪（针）是在屏幕上显示患者肝脏病变组织及其周围结构后，嘱其深呼气末屏气时，再进针穿过肝包膜，在高速运动下，获取肝脏病变组织，可避免肝脏包膜及肝脏严重损伤。穿刺活检针进入肝脏一段距离后进行活检，拔针后再利用周围肝组织自然压迫止血，不易造成肝脏包膜下及腹膜内出血。术后患者疼痛、出血等症状较轻。术后还可利用超声波即时观察肝脏及腹部情况，有利于早期发现出血等病情变化。

4. 穿刺时，患者宜保持身体不动，按嘱呼气末屏气，以利完成手术，减少并发症。

5. 肝脏病灶内有不同强度回声区时，应在超声波引导下，分别获取不同回声强度的肝脏病变标本（即组织芯），以防漏诊。

6. 获取肝脏病变组织标本后，即行细胞学涂片检查，随后分别用 95% 乙醇及 10% 甲醛溶液固定，并送检。

7. 肝脏穿刺拔针后，最初 24 小时内，观察脉搏、血压，每 30 分钟 1 次，如无变化，改为每小时 1 次，共 6 次。病情稳定者，嘱其术后 1 周内避免重体力劳动和剧烈活动等。如遇出血征象，宜给予输血、止血等治疗，必要时邀请外科及介入科会诊，协助处理。

8. 瓣膜性疾病或菌血症患者，宜预防性使用抗生素。

9. 其他注意事项可参阅肝脏穿刺术。

八、肾穿刺活体组织检查术

肾穿刺活体组织检查术（renal biopsy）简称肾活检，是指采取肾脏活体组织标本的一种诊断技术。肾活检对肾脏疾病的诊断、治疗、预后判断及研究均具有极为重要的意义。

【适应证】

1. 病因不明的无症状蛋白尿（>1.0g/24h）或血尿。

2. 肾小球肾炎所致快速进展性肾衰竭，病因不明的急性肾衰竭少尿期延迟等，原发性肾病综合征。

3. 伴有蛋白尿、异常尿沉渣或肾衰竭的全身免疫性疾病，全身系统性疾病累及肾脏者。

4. 肾移植排异反应。

【禁忌证】

1. 肾脏缩小的终末期肾衰竭；感染性急性肾小管间质疾病；肾实质感染、肾周脓肿。

2. 肾动脉瘤、肾肿瘤。

3. 多囊肾、孤立肾。

4. 重度高血压未控制；心力衰竭、高度水肿、妊娠。

5. 有出血倾向、凝血机制障碍者。

6. 精神疾病或不配合操作者。

【术前准备】

1. 器材准备　肾穿刺包［含穿刺针，目前多用 Tru-Cut 型穿刺针（切割穿刺针）和 Menghini 型穿刺针（负压吸引穿刺针）］、注射器、细腰穿针、治疗盘、局麻药、无菌手套、消毒液（碘伏）、甲紫、无菌测量尺、棉签、胶带、腹带、小沙袋、盛有 95% 乙醇或 10% 甲醛的标本瓶。

2. 医患沟通　向患者说明肾活检的目的、意义、安全性和可能引起的并发症，简要说明操作过程，消除患者思想顾虑，取得配合，并签署有创治疗知情同意书。

3. 掌握病情　了解病史、体检及有关检查结果。

4. 术前检查　检查血小板计数、出血时间、活化部分凝血活酶时间及凝血酶原时间等，检验血型。检查肾功能、同位素肾图，进行 B 超检查了解肾脏大小、位置及活动度。

5. 术前训练　嘱患者练习吸气末屏气动作及卧床排尿（术后需 24 小时）。

6. 术前测血压、脉搏等。

7. 术前用药　术前 3 天肌肉注射维生素 K_1，停用抗凝药。对精神紧张者术前 15 分钟肌肉注射地西泮 10mg。

　　8. 术者及助手洗手，戴帽子和口罩。

【操作步骤】

　　1. 体位　患者排尿后，取俯卧位，铺好腹带备用。腹下垫直径 10~15cm 的棉枕，使肾紧贴腹壁，避免穿刺时滑动移位。

　　2. 确定穿刺部位　经皮肾穿刺定位（图Ⅰ-19）最常用的是 B 超定位。若用 B 超穿刺探头定位，直视下可见穿刺针的位置，定位更为准确。一般选右肾下极外侧缘，此处肾皮质组织多，可避开肾门和集合系统，避免穿刺损伤大血管或穿入肾盂肾盏，并发症少。一般右肾下极约相当于第 1 腰椎水平，第 12 肋缘下 0.5~2.0cm，距脊柱中线6~8cm。

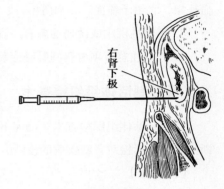

图Ⅰ-19　肾穿刺部位

　　3. 选择穿刺针　常用肾脏穿刺针有下列 4 种类型，即 Tru-Cut 型穿刺针、Menghini 型穿刺针、Vim-silverman 型穿刺针和 Jamshidi 型穿刺针。现认为 Tru-Cut 型穿刺针极少损伤组织，检获肾组织较多，穿刺成功率高（高达 92%），故是目前较为理想的穿刺针。

　　4. 消毒铺巾　局部皮肤消毒，戴无菌手套，铺无菌洞巾。

　　5. 局部浸润麻醉　局麻药：可选用 2% 利多卡因或 1% 普鲁卡因。麻醉：①持针（针尖斜面向上）从穿刺点斜刺入皮内，注射 2% 利多卡因至形成皮丘（直径约 5mm），然后沿穿刺方向逐渐深入，先回抽，无回血后注药，以免注入血管内。②再换细腰穿针逐层刺入，直至脂肪囊深层被膜外（注意：进肾囊前应让患者屏住呼吸，过肾囊壁多有穿透感，到被膜常有顶触感，此时应随呼吸同步运动），记下腰穿针的深度。③拔出针芯，边退边注入 2% 利多卡因1mL，以麻醉深层软组织。

　　6. 经皮肾穿刺　用手术刀切开穿刺点皮肤，参考细腰穿针所测深度将穿刺针刺入。患者屏气后刺入肾囊达被膜外，见穿刺针随呼吸同步运动后，嘱患者吸气末屏气，术者用负压吸引穿刺针（助手抽吸注射器造成负压），立即快速刺入肾脏 3cm 左右，取肾组织后迅速拔出。嘱患者正常呼吸。助手加压压迫穿刺点 5 分钟以上，然后压上小沙袋，并以预先准备的多头腹带束紧，加包扎，以防出血。

　　7. 标本　由在穿刺现场的病理技师显微镜下证实标本内有肾小球后（5 个以上），方可结束手术，否则应重复取材。取材足够后选用不同溶液及方法予以固定。立即送电子显微镜、光学显微镜及免疫光学显微镜检查。

【术后处理】

　　1. 取材标本：取材标本应以超过 12mm 为好，选用不同溶液及方法予以固定，及时送检。①电子显微镜检查：切割到 2mm 大小，2%~4% 戊二醛固定，4℃保存。②免疫荧光检查：切割到 4mm 大小，用生理盐水，-20℃保存。③光学显微镜检查：其余标本放入 10% 甲醛固定液内。

　　2. 做详细穿刺记录。

　　3. 整理用物，注意废弃物的处理。

4. 密切观察脉搏、血压。

5. 患者术后应卧床休息 24 小时，有肉眼血尿时延长卧床时间，直至尿液清亮 3 次以上。持续严重肉眼血尿时可用垂体后叶素处理。

6. 每次排尿均留标本送检。

【注意事项】

1. 亦可用穿刺探头（B 超探头上有进针狭缝或附加导针装置）导针直视穿刺。

2. 现多数人认为，即使标本取材成功（有肾小球），也应重复一次取材，这样可保证病理材料充分，又不增加术后并发症。

3. 几乎所有患者术后均出现血尿，一般情况下，1~3 天内自行消失，如出现严重血尿，甚至排出较大血块，合并心率增快，血压下降，提示肾脏严重损伤，有休克表现，应及时抗休克等治疗，并做好术前准备。鼓励患者多饮水，避免肾出血形成的血块阻塞尿路口。

4. 术后抗生素治疗 2~3 天。继续肌肉注射维生素 K_1。

5. 注意血尿、肾周脓肿、动静脉瘘、损伤其他脏器、肾撕裂、感染、腰痛和腹痛等术后常见并发症。

九、淋巴结穿刺术和淋巴结活组织检查术

（一）淋巴结穿刺术

淋巴结穿刺术（lymph node puncture）是穿刺淋巴结取得抽出液，制作涂片做细胞学或细菌学检查，以协助临床诊断的技术。

【适应证】

淋巴结肿大，疑诊为造血系统肿瘤（如白血病、淋巴瘤）、淋巴结结核、癌转移、黑热病及真菌病者。

【禁忌证】

1. 可能的或已确定的原发性恶性肿瘤。

2. 肿大的淋巴结靠近大动脉或神经者。

【术前准备】

1. 器材准备　治疗盘、带 18~19 号针头的 10mL 注射器、无菌手套、消毒液（碘伏）、甲紫、无菌测量尺、棉签、胶带、载玻片、推片等。

2. 医患沟通　了解病史，向患者说明淋巴结穿刺术的目的、意义、安全性和可能引起的并发症，简要说明操作过程，解除患者思想顾虑，取得配合，并签署知情同意书。

3. 术者及助手洗手，戴帽子和口罩。

【操作步骤】

1. 淋巴结选择　体表有多个淋巴结肿大时，选择肿大明显的易于穿刺的浅表淋巴结为穿刺对象。

2. 消毒铺巾　常规消毒穿刺部位皮肤，同时消毒术者手指。

3. 术者以左手拇指和食指固定淋巴结，右手持 10mL 干燥注射器，沿淋巴结长轴方向刺入淋巴结内（刺入的深度依淋巴结的大小而定），边拔针边用力抽吸，利用负压将淋巴结内的液体和细胞成分吸出。不必等有组织液进入注射器内即固定注射器内栓并拔出针头，拔出针头

时勿使抽吸物进入注射器内。

4. 拔下针头，将注射器充气后再套上针头，将针头内的抽出液推出，滴到载玻片上，均匀涂片，以备染色镜检。

5. 穿刺部位适当压迫数分钟，覆盖无菌纱布，胶带固定。

【术后处理】

观察有无出血、感染等表现。

【注意事项】

1. 选择穿刺的淋巴结不宜太小，应远离大血管，且易于固定。

2. 如未获抽出液，可将针头由原穿刺点刺入，向不同方向穿刺、抽吸数次，直到获得抽出液为止（注意不要发生出血）。

3. 一般在饭前穿刺，以免抽取液中含脂质过多，影响染色。

4. 涂片前应仔细观察抽出液的外观性状。炎性者呈淡黄色，结核性者为黄绿色或污灰色黏液并可见干酪样物质。

（二）淋巴结活组织检查术

人体的淋巴结为大小不等的灰红色的扁圆形或椭圆形小体，直径 2~25mm，分布于全身各处的淋巴通道上。大淋巴结主要分布在颈部、腋窝、腹股沟、肠系膜等处。淋巴结是淋巴管向心行程中不断经过的淋巴器官，其隆凸侧有数条输入淋巴管进入，而其凹陷侧称淋巴结门，有 1~2 条输出淋巴管及血管和神经出入。全身淋巴结有八百多个。

【适应证】

全身或局部淋巴结肿大，可疑为白血病、淋巴瘤、肿瘤转移、结核或结节病等，已行淋巴结穿刺检查，未能确诊，需进一步行淋巴结活组织检查术（lymph node biopsy）以明确诊断，或直接行淋巴结活组织检查术检查。

【禁忌证】

1. 肿瘤广泛转移。

2. 伴有心、肺等重要脏器功能严重不全或全身状况差不能耐受手术者。

【术前准备】

1. 器材准备　手术包、10mL 注射器、无菌手套、消毒液（碘伏）、甲紫、棉签、胶带、95％乙醇或 10％福马林溶液、标本袋等。两名护士同时清点手术器械，并记录。

2. 医患沟通　了解病史，向患者说明淋巴结活组织检查术的目的、意义、安全性和可能引起的并发症，简要说明操作过程，解除患者思想顾虑，取得配合，并签署知情同意书。

3. 术前检查血小板计数、出血时间、活化部分凝血活酶时间及凝血酶原时间等。

4. 术者及助手洗手，戴帽子和口罩。

【操作步骤】

1. 淋巴结选择　对体表有多个淋巴结肿大时，选择肿大明显的易于获取的浅表淋巴结，尽量不选择腹股沟淋巴结。可疑为恶性肿瘤转移时，应按淋巴结引流方向，选择相应组群淋巴结。如胸腔恶性肿瘤患者，多选右锁骨上淋巴结；腹腔恶性肿瘤患者，多选左锁骨上淋巴结；盆腔及外阴恶性肿瘤患者，多选腹股沟淋巴结。根据病情选择淋巴结，并做好手术切口标记。

2. 消毒铺巾 术者洗手、消毒后，常规消毒活检部位皮肤，并铺巾，术者穿无菌手术衣、戴无菌手套。

3. 局部麻醉 局麻药：可选用 2% 利多卡因或 1% 普鲁卡因。麻醉过程：持针（针尖斜面向上）从穿刺点斜刺入皮内，注射 2% 利多卡因至形成皮丘（直径约 5mm），然后沿手术切口方向边注入麻药边向前进针，麻醉成功后拔针，有出血时压迫 1~2 分钟即可。

4. 摘取淋巴结 按设计的手术切口沿皮纹切开皮肤全层，切口长 1~2cm，用血管钳钝性分离皮下组织，显露肿大的淋巴结，将其游离后，用两把或一把血管钳夹进出的淋巴管及血管，于两把血管钳之间或一把血管钳与淋巴结之间用组织剪剪断，取出淋巴结，用细线结扎或"8"字缝扎近心端淋巴管及血管，清理术野，无活动性出血，结扎可靠，清点手术器械正确无误（要记录），消毒手术切口，并全层间断缝合，对皮，敷以无菌纱布，并用胶布固定，术毕。

5. 将摘取的淋巴结立即置于 10% 甲醛或 95% 乙醇中固定，并及时送检。

【术后处理】

1. 术后注意原有病情的变化。

2. 观察有无出血、感染和淋巴漏等。

3. 术后根据病情选用抗生素，预防感染。

4. 每日或隔日换药一次，如伤口愈合良好，一般术后 1 周左右可拆除缝线。

【注意事项】

1. 选择活检的淋巴结离大血管或神经组织较近，在分离淋巴结时要细致，可采用钝性与锐性分离交替进行，避免伤及大血管及神经。

2. 如因临床诊断需要，可在淋巴结固定之前，使用锋利的刀片切开淋巴结，将其剖面贴印在载玻片上，染色后进行显微镜检查。

3. 不同部位的手术，拆线时间不同。

十、导尿术

导尿术（catheterization）是指将导尿管经尿道插入膀胱，使尿液排出的一种方法。

【适应证】

1. 尿潴留导尿减压。

2. 神经系统疾病、烧伤等危重病人。

3. 留尿做细菌培养。

4. 需准确记录尿量作为病情观察或送检。

5. 判断尿道有无狭窄。

6. 膀胱冲洗。

7. 盆腔手术前准备。

8. 测定残余尿量。

9. 注入造影剂。

【禁忌证】

急性尿道炎。

【术前准备】

1. 器材准备 导尿包［内有无菌手套、消毒液、血管钳、无菌洞巾、导尿盘、液状石蜡棉球、导尿管或带气囊导尿管（图Ⅰ-20）、试管等］、局麻药（必要时）、10mL生理盐水、一次性导尿袋（留置导尿用）。注意检查导尿管及其气囊有无质量问题。

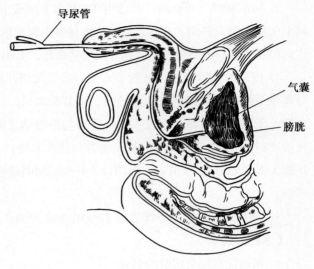

导尿管

气囊

膀胱

2. 掌握病情 了解病史，进行膀胱叩诊。

3. 医患沟通 向患者说明导尿术的目的、意义、安全性，简要说明操作过程，解除患者思想顾虑，取得配合。

4. 术者洗手，戴帽子和口罩。

【操作步骤】

1. 清洁外阴 能自理者，可让患者自己用肥皂水和清水洗净外阴。不能自

图Ⅰ-20 带气囊导尿管留置示意图

理者，医护人员要协助进行。女性患者清洗范围包括前庭部、大小阴唇和周围皮肤；男性患者包括阴茎和包皮，包皮过长者应翻转，清除包皮垢。

2. 体位 患者取仰卧，两腿自然外展分开。

3. 消毒铺巾 术者站在患者右侧，打开导尿包，戴无菌手套。用无菌镊子夹消毒液（碘伏）棉球进行消毒，第一遍消毒以尿道口为中心，由外向内，从上到下。第二遍消毒从内到外。更换无菌手套，铺无菌洞巾，并将导尿盘放于两大腿之间。

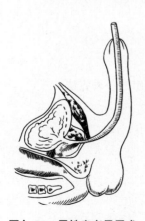

图Ⅰ-21 男性患者导尿术

4. 插导尿管 女性患者：以左手分开并固定小阴唇，右手持血管钳夹消毒液棉球再消毒尿道口一次，然后用血管钳夹持经无菌液状石蜡润滑的导尿管，将其轻轻插入尿道，插入深度6~8cm，见尿液流出，再插入2cm，将尿液引入导尿盘中。男性患者：左手用纱布包裹阴茎，拇指、示指夹持并提起阴茎，使其与腹壁成60°角（图Ⅰ-21），右手如上述方法将导尿管插入尿道15~20cm，见尿液流出，再插入2cm，用弯盘接取尿液。

5. 留置导尿管 无须留置导尿者，取出导尿管，并擦净外阴，协助患者穿好衣裤。需留置导尿管者，经侧管向导尿管球囊内注入4~5mL生理盐水或亚甲蓝，轻轻外拉导尿管，检查是否固定可靠。接上无菌尿袋，挂于床边。

6. 留取标本 需留尿液培养时，将无菌试管口在留尿前后经火焰灭菌，直接将中段尿液导入试管中，以防污染。也可根据需要，留取尿液做其他化验。

【术后处理】

1. 整理用物及铺床，注意废弃物的处理。

2. 记录尿量及性状。

3. 记录导尿时间及导尿管型号。

【注意事项】

1. 全过程应严格无菌操作，避免增加尿路感染的机会。

2. 导尿管的粗细要因人而异，成人一般用 14 号。疑有尿道狭窄者，导尿管宜细，可用不带针头的注射器向尿道内注入 2% 利多卡因数毫升，有利于插入导尿管。

3. 插入双腔导尿管时，需检查导尿管球囊是否破裂。

4. 将导尿管插入尿道时，动作要轻柔，以免损伤尿道黏膜。若插入时有阻挡感，可更换方向再插，见有尿液流出时再插入 2cm，勿过深或过浅，尤忌反复抽动导尿管。

5. 对导尿十分困难者，亦可向尿道内注入 1~2mL 无菌液状石蜡，以利于导尿管的插入。不能成功者，可用金属导尿管扩张尿道后再插入导尿管。

6. 若膀胱过度充盈，排尿宜缓慢，否则膀胱压力骤降，可出现晕厥或血尿。

7. 测定残余尿时，先嘱患者先自行排尿，然后导尿。残余尿量一般为 5~10mL，如超过 100mL，则应留置导尿。

8. 留置导尿时，应经常检查导尿管固定情况。如有必要，可用含有抗生素的等渗盐水每日冲洗膀胱一次。每隔 5~7 日更换导尿管一次，一次性尿袋每 3 天更换一次。拔出导尿管与再次插入之间间隔时间应在 2 小时以上，让尿道充分松弛，再重新插入。

9. 如尿道口有脓性分泌物，应用手自阴茎根部向前轻轻按摩，以利尿道分泌物排出。

10. 长时间留置导尿者，拔管前 3 天应定期夹闭导尿管，每 2 小时放尿一次，以利拔管后膀胱功能恢复。

11. 目前的导尿管耐腐蚀，组织相容性强，刺激性小，一般可留置 1 个月左右，如前端带充气套的 Curity 乳胶导尿管等。

十一、前列腺检查及按摩术

前列腺检查（examination of prostate）主要是指通过直肠对前列腺进行指诊检查。若疑为慢性前列腺炎，则需进行前列腺按摩（massage of prostate），取得前列腺液做细菌培养和实验室检查。此术既是检查又是治疗。

【适应证】

1. 前列腺检查适用于前列腺疾病，如急性前列腺炎、慢性前列腺炎、前列腺增生、前列腺癌等。

2. 前列腺按摩术一般适用于慢性前列腺炎。

【禁忌证】

1. 急性前列腺炎。

2. 怀疑前列腺结核或脓肿者。

3. 怀疑前列腺肿瘤者。

【术前准备】

1. 器材准备　无菌手套、无菌液状石蜡、载玻片、无菌试管（做前列腺液细菌培养）。

2. 医患沟通　了解病史，向患者说明前列腺检查及按摩术的目的、意义、安全性，简要说明操作过程，消除患者思想顾虑，取得配合。

3. 术者洗手，戴好帽子和口罩。

【操作步骤】

1. 检查前排空膀胱。

2. 体位　常用体位有三种，即膝胸位、截石位和左侧卧位，根据病情选择其一。左侧卧位适用于病情严重或衰弱的患者。

3. 前列腺检查　检查者戴无菌手套，并涂以润滑剂，以右手示指先在肛门口轻轻按摩，使患者适应，以免肛门括约肌骤然紧张。然后将手指徐徐插入肛门，当指端进入距肛门口4~5cm，于直肠前壁处便可触及前列腺。检查时应注意前列腺的大小、形状、硬度，有无结节、触痛、波动感，以及正中沟是否变浅或消失等。

正常前列腺指检特征：正常前列腺栗子大小，中等硬度，有弹性，能触及中间构，表面光滑。

病变前列腺指检特征：①急性细菌性前列腺炎表现为前列腺肿胀，压痛，局部温度升高，表面光滑，形成脓肿则有饱满或波动感。②慢性前列腺炎表现为前列腺饱满，增大，质软，有轻度压痛。病程长者，前列腺缩小，变硬，不均匀，有小硬结。③良性前列腺增生表现为前列腺表面光滑，质韧，有弹性，中间沟消失或隆起。④前列腺癌表现为前列腺结节，质硬。

4. 前列腺按摩　按摩前列腺（图 I-22）时，以右手中指末端指腹自前列腺两侧向内、向下徐徐按摩，每侧 4~5 次，然后将手移至腺体的上部沿正中沟向尿道外口方向滑行挤压，可见前列腺液从尿道口流出，收集标本，立即送检。

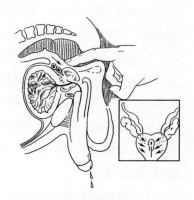

图 I-22　前列腺触诊及按摩

【术后处理】

1. 整理用物，注意废弃物的处理。

2. 标本及时送检，并做详细记录。

【注意事项】

1. 前列腺按摩时用力要均匀适度，太轻不能将前列腺液驱出，太重时会引起疼痛。

2. 前列腺按摩时要按一定方向进行，不应往返按摩，不合理的手法易致检查失败。

3. 一次前列腺按摩失败或检查阴性，如有临床指征，需间隔 3~5 天再重复进行。

十二、中心静脉压测定

中心静脉压（central venous pressure，CVP）测定是指对右心房及上、下腔静脉胸腔段的压力进行测定，用于判断患者血容量、心功能状态与血管阻力等综合情况的一项诊断技术。中心静脉压测定既可测 CVP，又可作为输液通道。CVP 的测定在危重病人的诊断、监测和治疗方面有较广泛的临床应用价值，而周围静脉压力的测定则不能准确反映上述综合情况。

【适应证】

1. 鉴别低血容量休克或非低血容量休克，尤其是与心源性休克鉴别。

2. 鉴别少尿及无尿的病因，是肾前性还是肾性因素。

3. 鉴别心力衰竭的病因，是循环负荷过重还是心肌正性肌力下降。

4. 危重病人及体外循环手术时，可用于监测其血容量、心功能状态及血管阻力。

【禁忌证】

1. 穿刺或切开部位有感染者。

2. 凝血功能障碍者。

【术前准备】

1. 器材准备 静脉切开包、静脉导管、中心静脉压测定装置、治疗盘、局麻药、无菌手套、5mL 注射器、无菌生理盐水、肝素注射液、输液架、消毒液（碘伏）、棉签、胶带。

2. 医患沟通 了解病史，向患者说明中心静脉压测定的目的、意义、安全性，简要说明操作过程，消除患者思想顾虑，取得配合，并签署有创治疗知情同意书。

3. 术前检查血小板计数、出血时间、活化部分凝血活酶时间及凝血酶原时间等。

4. 术者及助手洗手，戴好帽子和口罩。

【操作步骤】

1. 体位 患者平卧，暴露插管部位。

2. 消毒铺巾 术者戴无菌手套，常规消毒局部皮肤，铺无菌洞巾。

3. 局部浸润麻醉 局麻药：可选用 2% 利多卡因或 1% 普鲁卡因。麻醉：持针（针尖斜面向上）从穿刺点斜刺入皮内，注射 2% 利多卡因至形成皮丘（直径约 5mm），然后沿穿刺方向逐渐深入，先回抽，无回血后注药，以免注入血管内，行皮下、肌肉逐层麻醉。

4. 静脉置管途径 有两种方法：①经皮穿刺法：较多采用。经锁骨下静脉（图Ⅰ-23）或头静脉穿刺插管至上腔静脉，或经股静脉穿刺插管至下腔静脉，一般认为经上腔静脉测压较下腔静脉测压更为准确。②静脉切开法：仅用于经大隐静脉切开插管至下腔静脉，或因血容量低、血压低导致血管收缩、充盈不好，致反复穿刺失败者。

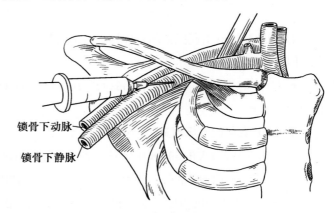

锁骨下动脉

锁骨下静脉

图Ⅰ-23 锁骨下静脉穿刺法示意图

5. 行经皮穿刺或静脉切开法，将静脉导管插入上腔静脉或下腔静脉与右心房交界处。插入深度：经锁骨下静脉 12~15cm，余为 35~45cm。

6. 将静脉导管与 Y 形管连接（图Ⅰ-24），测压计的零点调到右心房水平（仰卧位平腋中线）。把夹子 1 扭紧，松开夹子 2 和 3，使输液瓶内液体充满测压管到高于预计的静脉压之上。再把夹子 2 扭紧，松开夹子 1，使静脉导管与测压管相通，此时测压管内的液平面迅速下降，当液平面达到一定水平，且随呼吸上下波动时，测压计中的刻度即为 CVP。不测压时，扭紧夹子 3，松开夹子 1 和 2，使输液瓶与静脉导管相通，继续补液。每次测压时，倒流入测压管内的血液需冲洗干净，以保持管道畅通。

测压时，下列情况可反映静脉导管管端所在的位置：①如果水柱液平面吸气时下降，呼气时上升，则表示管端已达右心房或上、下腔静脉胸腔段。
②如果水柱液平面不随呼吸上下移动，则表示管端未达右心房
或上、下腔静脉胸腔段。③如果水柱液平面吸气时上升，呼气
时下降，则表示管端在下腔静脉腹腔段。

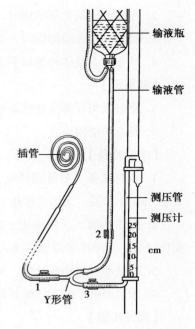

【术后处理】

1. 整理用物，注意废弃物的处理。

2. 及时记录操作过程及情况。

3. 导管要固定可靠。

4. 视情况给予换药。

5. 留管时间：静脉导管留置时间一般不超过 5 天，超过 3
天时需要用肝素冲洗、抗凝，以防血栓形成，否则易发生静脉
炎或血栓性静脉炎。

6. 拔管：术后 5 天拔管时，应用注射器抽吸，以防静脉
导管尖端有附着的血栓脱落形成栓塞。

图 I-24 中心静脉压测定装置

【注意事项】

1. 严格遵守无菌技术操作，以免发生感染。

2. 测压时，发现静脉压突然升高且有显著波动，可能是静脉导管尖端进入右心室所致，
应抽出一小段后再测压。

3. 如发现导管无血液流出，使用输液瓶内液体进行冲洗或变动输液瓶位置，如仍无变化，
应考虑可能有血栓堵塞，可用肝素盐水冲洗。

4. 静脉导管有引起感染的可能性，留置时间越短，护理越好，感染机会就越低。

【临床意义】

1. CVP 的正常值 50~120mmH$_2$O（10mmH$_2$O=0.098kPa）。CVP 的变化应根据临床表现
进行客观分析。

2. CVP 变化的临床意义

（1）休克患者 CVP<50mmH$_2$O 时，表示血容量不足，立即补充血容量。

（2）若经补充血容量后，CVP>100mmH$_2$O，患者仍处于休克状态，则应考虑有无容量负
荷过重或心功能不全的可能，应控制输液速度及输液量，严密观察病情，分析原因，并及时做
出相应处理。

（3）若 CVP 达 150~200mmH$_2$O，则提示有容量负荷过重或心力衰竭、急性肺水肿的可能
性，应严格控制入量或停止补液，并根据具体情况，静脉注射快速洋地黄制剂、利尿剂或静脉
滴注血管扩张剂。

（4）如有明显腹胀、肠梗阻、腹内巨大肿瘤或腹部大手术时，利用股静脉插管测量的
CVP 可高达 250mmH$_2$O 以上，不能代表真正的 CVP。

（5）少数重症感染患者，虽 CVP<10mmH$_2$O，也有发生肺水肿的可能性，应予注意。

（6）使用血管收缩剂或高渗脱水剂时，CVP 可升高；使用强心剂或血管扩张剂后，CVP
可降低。

3. 血压（BP）及中心静脉压（CVP）变化的病因与处理措施 见表 I-1。

表 I –1　BP 及 CVP 变化的病因与处理措施

BP	CVP	病因	处理措施
正常	高	容量血管过度收缩	病因治疗 + 舒张血管治疗
正常	低	血容量不足	病因治疗 + 适当补液
低	高	心功能不全或相对血容量不足	病因治疗 + 给强心药物，纠正酸中毒，舒张血管
低	正常	心功能不全或血容量不足	病因治疗 + 补液试验
低	低	血容量严重不足	病因治疗 + 充分补液

十三、眼底检查法

眼有"机体的橱窗"之称，视网膜动脉和静脉是人体唯一能在活体上直接观察的血管，视神经是脑的延长部分。

眼底检查（ophthalmoscopic examination）是用检眼镜检查玻璃体、视网膜、脉络膜和视神经疾病的方法。眼底检查不仅对眼部疾病的诊断与治疗十分重要，而且可为某些全身性疾病提供重要的诊断资料，有助于判断预后和评价疗效。

【适应证】

1. 眼部疾病。

2. 部分全身性疾病，如高血压、妊娠高血压综合征、糖尿病、肾脏病、中枢神经系统疾病、某些血液病、结节病、风湿病等。

【禁忌证】

急性传染性结膜炎。

【检查前准备】

1. 器材准备　主要为直接检眼镜。需要说明的是：①直接检眼镜实用、方便，且眼底所见为正像，故目前多用。②检眼镜下方手柄中装有电源，上端为接有凸透镜及三棱镜的光学装置，三棱镜上有一观察孔，其下有一可转动镜盘，镜盘上有 1~25 屈光度的凸透镜（以黑色"+"标示）和凹透镜（以红色"–"标示），用以矫正检查者和患者的屈光不正，以清晰地显示眼底。③镜盘上凸透镜作用是使光源发射出的光线聚焦，增强光度，三棱镜是将聚焦的光线折射入患者眼内，以观察眼底的图像（图 I –25）。

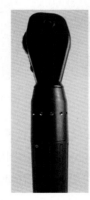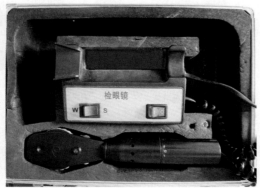

图 I –25　直接检眼镜

2. 医患沟通　了解病史，向患者说明眼底检查的目的、意义，简要说明操作过程，消除患者思想顾虑，取得配合。

3. 准备检眼镜　调好检眼镜聚光焦点，方法是将镜盘金属座取下，露出灯泡前的镜片，将灯光射向 30cm 处的白纸或白墙，上下移动聚光镜至出现清晰的灯丝为止。检查三棱镜所折射出的光线是否与观察孔方向平行，否则光线不易射入瞳孔。

4. 检查者洗手，戴好帽子和口罩。

【操作步骤】

1. 检查宜在暗室中进行。

2. 体位　患者多取坐位，也可取卧位。检查者采用坐位或站立位均可。

3. 握镜方法　握镜时，拇指、中指、无名指及小指握住镜柄，示指贴紧转盘的边缘，以便转动转盘上的镜片，有利于看清眼底（图 I–26）。

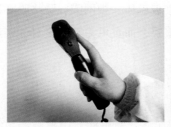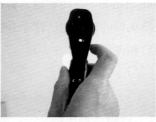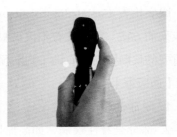

图 I–26　握镜及调试方法

4. 检查　检查患者右眼时，检查者位于患者右侧，用右手持镜、右眼观察；检查患者左眼时，则位于患者左侧，用左手持镜、左眼观察。以示指转动转盘，选择所需要的镜片，以便看清眼底（见图 I–27）。

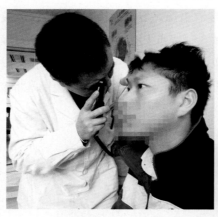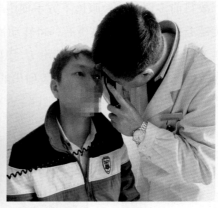

图 I–27　眼底检查法

5. 检查屈光间质　在眼底检查前，先用透照法检查眼的屈光间质是否混浊。方法：用手指将检眼镜盘拨到 +8D~+10D（黑色）屈光度处，距受检眼 10~20cm，将检眼镜光线与患者视线呈 15°角射入受检眼的瞳孔。正常时呈橘红色反光。如角膜、房水、晶体或玻璃体混浊，则在橘红色反光中见有黑影。此时，令病人转动眼球，如黑影与眼球的转动方向一致，则混浊位于晶体前方；如方向相反，则位于玻璃体；位置不动，则混浊位于晶体。

6. 检查眼底 嘱患者直视正前方，将镜盘拨回到"0"，同时将检眼镜移至患者受检眼前约2cm处，对眼底进行仔细观察。如检查者与患者都是正视眼，便可看到眼底的正像。看不清时，可拨动镜盘直至看清为止。检查时先查视盘，再按视网膜动脉、静脉及其分支，分别检查各象限，最后检查黄斑部。检查视盘时，光线自颞侧约15°角处射入；检查黄斑时，嘱患者注视检眼镜光源；检查眼底周边部时，嘱患者向上、下、左、右各方向注视、转动眼球，或配合变动检眼镜角度。

7. 检查项目

（1）视盘：视盘，亦称视神经乳头，正常视盘的视网膜脉络膜平面略呈椭圆形，淡红色，边界清楚。生理凹陷（亦称视环）正常时为中央凹陷，色稍淡。注意形状、大小、色泽，边缘是否清晰，视盘内动、静脉搏动情况。

（2）视网膜动、静脉：正常视网膜中央动脉鲜红，静脉暗红，动脉与静脉管径之比为2：3。注意血管的粗细、行径、管壁反光、分支角度及动静脉交叉处有无压迫或拱桥现象。

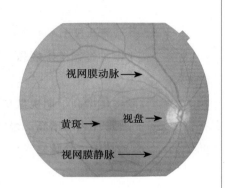

图Ⅰ-28 正常眼底（右）

（3）黄斑：黄斑位于视盘颞侧两个视盘直径稍偏下处，暗红色，无血管。注意黄斑的大小，中心凹反射是否存在，有无水肿、出血、渗出及色素紊乱等。

（4）视网膜：正常视网膜透明，可透见下方的色素上皮及脉络膜。注意视网膜有无水肿、渗出、出血、剥离及新生血管等（图Ⅰ-28、图Ⅰ-29、图Ⅰ-30）。

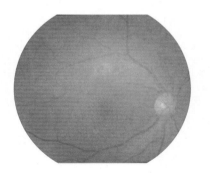
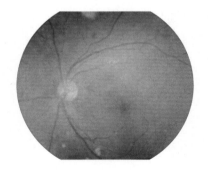

图Ⅰ-29 糖尿病视网膜病变（2期）

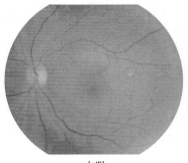
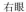
右眼
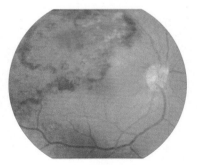
左眼

图Ⅰ-30 右眼视网膜出血、渗出

NOTE

【检查后处理】

1. 整理用物，注意废弃物的处理。

2. 及时记录眼底检查情况　通常以视盘、视网膜中央动静脉行径、黄斑部为标志，来说明和记录眼底病变的部位及其大小、范围，说明病变部位与这些标志的位置、距离和方向关系。距离和范围大小一般以视盘直径 PD（1PD=1.5mm）为标准计算。记录病变隆起或凹陷程度，是以看清病变区周围视网膜面与看清病变隆起最高处或凹陷最低处的屈光度（D）差来计算（3D=1mm）。最好绘图表示。

【注意事项】

1. 检查眼底时虽经拨动任何一个镜盘，仍看不清眼底，说明眼的屈光间质有混浊，需进一步做裂隙灯检查。

2. 检查时，患者应背光而坐，且检眼镜的光线不宜太强，以免瞳孔太小不易观察。

3. 对小儿或瞳孔过小不易窥入时，可散瞳观察。散瞳前必须排除青光眼。

4. 某些中枢神经系统疾病患者，眼底检查应在不散瞳的情况下进行，以免影响瞳孔反射的观察。

5. 急性颅内压增高早期视盘水肿不明显，注意观察视盘内静脉搏动情况，若静脉搏动消失，则提示可能有颅内压增高。慢性颅内压增高则可见视神经乳头充血，边缘模糊不清，中央凹陷消失，视盘隆起，静脉怒张。若水肿长期存在，则会出现视盘颜色苍白，视力减退。

附录 II　临床心电图常用表

表 II-1　自导联 I、II QRS 波测定心电轴表

心电轴 III＼I	+10	+9	+8	+7	+6	+5	+4	+3	+2	+1	0	-1	-2	-3	-4	-5	-6	-7	-8	-9	-10
-10	-30°	-35°	-41°	-47°	-53°	-60°	-66°	-72°	-78°	-84°	-90°	+265°	+261°	+257°	+254°	+251°	+248°	+246°	+244°	+242°	+240°
-9	-25°	-30°	-36°	-42°	-49°	-56°	-63°	-70°	-77°	-83°	-90°	+264°	+260°	+256°	+252°	+249°	+247°	+244°	+242°	+240°	+238°
-8	-19°	-24°	-30°	-37°	-43°	-51°	-59°	-68°	-75°	-82°	-90°	+263°	+259°	+255°	+251°	+247°	+245°	+242°	+240°	+238°	+236°
-7	-13°	-17°	-23°	-30°	-37°	-45°	-55°	-64°	-73°	-81°	-90°	+262°	+257°	+253°	+249°	+245°	+243°	+240°	+238°	+236°	+234°
-6	-7°	-11°	-16°	-22°	-30°	-39°	-49°	-60°	-70°	-80°	-90°	+261°	+256°	+251°	+246°	+243°	+240°	+237°	+235°	+234°	+232°
-5	0°	-4°	-9°	-14°	-19°	-30°	-41°	-53°	-65°	-77°	-90°	+260°	+254°	+248°	+244°	+240°	+237°	+235°	+233°	+231°	+229°
-4	+6°	+3°	-1°	-5°	-11°	-19°	-30°	-43°	-58°	-74°	-90°	+258°	+251°	+244°	+240°	+236°	+234°	+231°	+230°	+228°	+226°
-3	+13°	+11°	+8°	+4°	-1°	-7°	-15°	-30°	-50°	-68°	-90°	+255°	+246°	+240°	+235°	+232°	+230°	+228°	+226°	+225°	+223°
-2	+19°	+18°	+16°	+13°	+11°	+6°	-1°	-10°	-30°	-54°	-90°	+250°	+240°	+234°	+230°	+227°	+224°	+223°	+222°	+221°	+220°
-1	+24°	+23°	+22°	+21°	+20°	+18°	+14°	+8°	-2°	-30°	-90°	+240°	+230°	+225°	+222°	+220°	+219°	+216°	+217°	+216°	+215°
0	+30°	+30°	+30°	+30°	+30°	+30°	+30°	+30°	+30°	+30°	+90°	+210°	+210°	+210°	+210°	+210°	+210°	+210°	+210°	+210°	+210°
+1	+35°	+36°	+37°	+38°	+39°	+40°	+42°	+44°	+50°	+61°	+90°	+150°	+178°	+187°	+194°	+198°	+200°	+202°	+203°	+204°	+206°

NOTE

续表

心电轴 III \ I	-10	-9	-8	-7	-6	-5	-4	-3	-2	-1	0	+1	+2	+3	+4	+5	+6	+7	+8	+9	+10
+2	+199°	+197°	+195°	+193°	+190°	+185°	+179°	+168°	+150°	+124°	+90°	+70°	+60°	+52°	+50°	+47°	+45°	+43°	+42°	+41°	+40°
+3	+192°	+190°	+188°	+184°	+180°	+173°	+163°	+150°	+132°	+112°	+90°	+75°	+66°	+60°	+56°	+52°	+50°	+48°	+46°	+44°	+43°
+4	+186°	+184°	+179°	+175°	+169°	+161°	+150°	+137°	+120°	+106°	+90°	+78°	+70°	+65°	+60°	+56°	+54°	+52°	+50°	+48°	+47°
+5	+180°	+176°	+172°	+166°	+159°	+150°	+139°	+127°	+114°	+103°	+90°	+80°	+74°	+68°	+64°	+60°	+57°	+55°	+53°	+51°	+49°
+6	+173°	+169°	+164°	+158°	+150°	+141°	+130°	+120°	+110°	+100°	+90°	+82°	+76°	+71°	+67°	+60°	+60°	+58°	+56°	+54°	+52°
+7	+167°	+162°	+157°	+150°	+143°	+134°	+125°	+116°	+107°	+99°	+90°	+83°	+77°	+73°	+69°	+66°	+63°	+60°	+58°	+56°	+54°
+8	+161°	+156°	+150°	+144°	+136°	+129°	+120°	+112°	+105°	+98°	+90°	+83°	+79°	+75°	+71°	+68°	+65°	+62°	+60°	+58°	+56°
+9	+155°	+150°	+145°	+138°	+131°	+125°	+116°	+110°	+103°	+97°	+90°	+84°	+80°	+76°	+73°	+70°	+67°	+64°	+62°	+60°	+58°
+10	+150°	+145°	+140°	+135°	+127°	+120°	+114°	+108°	+101°	+96°	+90°	+85°	+81°	+77°	+74°	+71°	+68°	+66°	+64°	+62°	+60°

表 II –2　心电图心率推算及 QT 间期正常最高值表

R–R (s)	每分钟心率	QT 间期最高值		R–R (s)	每分钟心率	QT 间期最高值		R–R (s)	每分钟心率	QT 间期最高值	
		男	女			男	女			男	女
0.30	200	0.24	0.25	0.86	70	0.40	0.42	1.42	42	0.52	0.54
0.32	187	0.25	0.26	0.88	68	0.41	0.43	1.44	41	0.52	0.55
0.34	176	0.26	0.27	0.90	67	0.41	0.43	1.46	41	0.52	0.55
0.36	167	0.26	0.27	0.92	65	0.42	0.44	1.48	40	0.53	0.56
0.38	158	0.27	0.28	0.94	64	0.42	0.44	1.50	40	0.53	0.56
0.40	150	0.27	0.29	0.96	63	0.42	0.45	1.52	39	0.53	0.56
0.42	143	0.28	0.30	0.98	61	0.43	0.45	1.54	39	0.54	0.57
0.44	136	0.29	0.30	1.00	60	0.43	0.46	1.56	38	0.54	0.57
0.46	130	0.29	0.31	1.02	59	0.44	0.46	1.58	38	0.55	0.57
0.48	125	0.30	0.32	1.04	58	0.44	0.46	1.60	37	0.55	0.58
0.50	120	0.31	0.32	1.06	57	0.45	0.47	1.62	37	0.55	0.58
0.52	115	0.31	0.33	1.08	56	0.45	0.47	1.64	37	0.55	0.58
0.54	111	0.32	0.34	1.10	55	0.45	0.48	1.66	36	0.56	0.59
0.56	107	0.32	0.34	1.12	54	0.46	0.48	1.68	36	0.56	0.59
0.58	103	0.33	0.35	1.14	53	0.46	0.49	1.70	35	0.56	0.59
0.60	100	0.34	0.35	1.16	52	0.47	0.49	1.72	35	0.57	0.60
0.62	97	0.34	0.36	1.18	51	0.47	0.50	1.74	34	0.57	0.60
0.64	94	0.35	0.36	1.20	50	0.48	0.50	1.76	34	0.58	0.61
0.66	91	0.35	0.37	1.22	49	0.48	0.51	1.78	34	0.58	0.61
0.68	88	0.36	0.38	1.24	48	0.48	0.51	1.80	33	0.58	0.61
0.70	86	0.36	0.38	1.26	48	0.49	0.51	1.82	33	0.58	0.62
0.72	83	0.37	0.39	1.28	47	0.49	0.51	1.84	33	0.58	0.62
0.74	81	0.37	0.39	1.30	46	0.49	0.52	1.86	32	0.59	0.62
0.76	79	0.38	0.40	1.32	45	0.50	0.52	1.88	32	0.59	0.62
0.78	77	0.38	0.40	1.34	45	0.50	0.53	1.90	32	0.60	0.63
0.80	75	0.39	0.41	1.36	44	0.51	0.53	1.92	31	0.61	0.63
0.82	73	0.39	0.41	1.38	43	0.51	0.54	1.94	31	0.61	0.63
0.84	71	0.40	0.42	1.40	43	0.51	0.54	1.96	31	0.61	0.64

表Ⅱ-3　双倍二级梯运动测验（3分钟）登梯次数表［男性（女性）］

体重（kg）＼年龄（岁）	15~	20~	25~	30~	35~	40~	45~	50~	55~	60~	65~	70~	75~79
23~	64（64）												
27~	62（60）												
32~	60（58）												
36~	58（56）	58（56）	58（56）	56（54）	54（52）	54（48）	52（46）	50（44）	50（42）	48（42）	46（40）	46（38）	44（36）
41~	56（52）	56（54）	56（52）	54（50）	54（48）	52（46）	50（44）	50（44）	48（42）	46（40）	44（38）	44（38）	42（36）
45~	54（50）	56（32）	56（52）	54（50）	52（48）	50（46）	50（44）	48（42）	46（40）	44（38）	44（36）	44（36）	40（34）
50~	52（46）	54（50）	54（50）	52（48）	50（46）	50（44）	48（42）	46（40）	46（38）	44（36）	42（36）	42（34）	40（32）
54~	50（44）	52（48）	54（48）	52（46）	50（44）	48（42）	46（40）	46（38）	44（38）	42（36）	40（34）	40（32）	38（30）
59~	48（40）	50（46）	52（46）	50（44）	48（42）	46（40）	46（38）	44（38）	42（36）	40（34）	40（32）	38（30）	36（30）
64~	46（38）	48（44）	50（44）	48（42）	48（40）	46（38）	44（38）	42（36）	40（34）	40（32）	38（32）	36（30）	36（28）
68~	44（34）	48（42）	50（40）	48（40）	46（38）	44（38）	42（36）	40（34）	40（32）	38（32）	36（30）	36（28）	34（26）
73~	42（32）	46（40）	48（38）	46（38）	44（38）	44（36）	42（34）	40（32）	38（32）	36（30）	36（28）	34（26）	34（24）
77~	40（28）	44（36）	46（36）	46（36）	44（34）	42（34）	40（32）	38（32）	36（30）	36（28）	34（26）	34（26）	32（24）
82~	38（26）	42（36）	46（34）	44（34）	42（34）	40（32）	38（32）	38（30）	36（28）	34（28）	32（26）	32（24）	30（22）
86~	36（24）	40（34）	44（32）	42（32）	42（32）	40（30）	38（30）	36（28）	34（26）	32（26）	30（24）	30（24）	28（22）
91~		38（32）	42（30）	42（30）	40（30）	38（28）	36（28）	34（26）	32（26）	32（24）	30（22）	28（22）	28（20）
95~		36（30）	42（28）	42（28）	38（28）	36（26）	34（26）	34（26）	36（24）	30（22）	28（22）	28（22）	26（20）
100~104	34（28）	34（28）	40（26）	40（26）	38（26）	36（26）	34（24）	32（24）	30（22）	28（22）	26（20）	26（20）	24（18）

表Ⅱ-4　心电图运动试验的预期心率

年龄（岁）	最大心率的 85%~90%
20~29	175~180
30~39	170~175
40~49	165~170
50~59	160~165
60~69	155~160
70 以上	150~155

附录Ⅲ　临床检验参考值

一、血液学检查

（一）血液一般检查

血红蛋白（Hb）　男性　120~160g/L

女性　110~150g/L

新生儿　170~200g/L

红细胞计数（RBC）　男性　（4.0~5.5）×10^{12}/L

女性　（3.5~5.0）×10^{12}/L

新生儿　（6.0~7.0）×10^{12}/L

白细胞计数（WBC）　成人　（4.0~10.0）×10^9/L

新生儿　（15.0~20.0）×10^9/L

6个月~2岁　（11.0~12.0）×10^9/L

白细胞分类计数

百分率　中性杆状核粒细胞　0.01~0.05（1%~5%）

中性分叶核粒细胞　0.50~0.70（50%~70%）

嗜酸性粒细胞　0.005~0.05（0.5%~5%）

嗜碱性粒细胞　0~0.01（0%~1%）

淋巴细胞　0.20~0.40（20%~40%）

单核细胞　0.03~0.08（3%~8%）

绝对值　中性杆状核粒细胞　（0.04~0.5）×10^9/L

中性分叶核粒细胞　（2.0~7.0）×10^9/L

嗜酸性粒细胞　（0.02~0.5）×10^9/L

嗜碱性粒细胞　（0~0.1）×10^9/L

淋巴细胞　（0.80~4.0）×10^9/L

单核细胞　（0.12~0.8）×10^9/L

碱性点彩红细胞　约0.0001（0.01%），绝对值<300/10^{6}红细胞

嗜多色性红细胞　<0.01（1%）

红细胞沉降率（ESR）（Westergren法）　男性　0~15mm/h

女性　0~20mm/h

网织红细胞（Rtc）　成人　0.005~0.015（0.5%~1.5%）

绝对值（24~84）×10^9/L

新生儿　0.02~0.06（2%~6%）

网织红细胞生成指数（RPI）　2

红细胞平均直径（MCD）　6~9μm（平均 7.2μm），曲线顶点在 7~8μm 之间

红细胞厚度　边缘部 2μm，中央部 1μm

红细胞比容（Hct）

　　微量法　男性　（0.467±0.039）L/L

　　　　　　女性　（0.421±0.054）L/L

　　温氏法　男性　0.40~0.50L/L（40%~50%），平均 0.45L/L（45%）

　　　　　　女性　0.37~0.48L/L（37%~48%），平均 0.40L/L（40%）

平均红细胞容积（MCV）　手工法　80~94L（80~94μm^3）

　　　　　　　　　　　　血细胞分析仪法　80~100L

平均红细胞血红蛋白（MCH）　手工法　26~32pg

　　　　　　　　　　　　　血细胞分析仪法　27~34pg

平均红细胞血红蛋白浓度（MCHC）　320~360g/L（32%~36%）

红细胞体积分布宽度（RDW）　11.5%~14.5%

（二）溶血性贫血的实验室检查

红细胞生存时间　110~130 天

红细胞半衰期（$T_{1/2}$）　25~32 天

红细胞内游离原卟啉（FEP）　荧光光度法　<2.34μmol/L

血浆游离血红蛋白　<0.05g/L（1~5mg/dL）

红细胞渗透脆性试验　开始溶血　4.2~4.6g/L（0.42%~0.46%）NaCl 溶液

　　　　　　　　　　完全溶血　3.2~3.4g/L（0.32%~0.34%）NaCl 溶液

酸溶血（Ham）试验　阴性

冷溶血试验　阴性

自身溶血试验　阴性

蔗糖水溶血试验　阴性

冷热溶血（Donath–Landsteiner）试验　阴性

抗人球蛋白（Coombs）试验　直接与间接试验均阴性

热变性试验（Hb 液）　<0.005（0.5%）

血红蛋白溶解度试验　0.88~1.02（88%~102%）

血红蛋白 H 包涵体生成试验　<0.01（1%）

变性珠蛋白（Heinz）小体　<0.01（1%）

变性珠蛋白小体（Heinz 小体）生成试验　<0.30（30%）

异丙醇沉淀试验　阴性

血红蛋白 A_2 测定　成人 0.015~0.03（1.5%~3%）

血红蛋白 F 测定（碱变性试验）　2 岁后至成人　<0.02（2%）

血红蛋白 F 酸洗脱法测定　成人　<0.01（1%）

　　　　　　　　　　　　2 岁后幼儿　<0.02（2%）

新生儿 0.55~0.85（55%~85%）

血红蛋白 H 包涵体生成试验 <0.01（1%）

血清结合珠蛋白 0.7~1.5g/L（70~150mg/dL）

血浆高铁血红素清蛋白 电泳法 阴性

高铁血红蛋白测定 0.3~1.3g/L

氰化物 – 抗坏血酸盐试验 阴性

红细胞 G–6–PD 活性测定

  Zinkham 法（WHO 推荐）（12.1±2.09）IU/gHb（37℃）

  Glock 与 Melean 法（ICSH 推荐）（8.34±1.59）IU/gHb（37℃）

硫化血红蛋白定性试验 阴性

硫氧血红蛋白 不吸烟者 0~0.023g/L（0~2.3mg/dL）

           吸烟者 0.021~0.042g/L（2.1~4.2mg/dL）

一氧化碳血红蛋白 定性 阴性

           定量 不吸烟者 <0.02（2%）

                吸烟者 <0.10（10%）

红细胞镰变试验 阴性

高铁血红蛋白还原试验 还原率 >0.75（75%）

血红蛋白电泳 HbA 96%~98%；HbA_2 1.2%~3.5%；HbF 1%~2%

（三）骨髓细胞学

有核细胞计数 （40~180）×10^9/L

增生度 增生活跃（即成熟红细胞与有核细胞之比为 20：1）

粒 / 红（G/E）（2.76±0.87）：1（2：1~4：1）

原血细胞 0~0.007（0~0.7%）

各系细胞分类

粒系细胞总数 0.50~0.60（50%~60%）

粒系细胞分类 原粒细胞 0~0.018（0~1.8%）

           早幼粒细胞 0.004~0.039（0.4%~3.9%）

           中性中幼粒细胞 0.022~0.122（2.2%~12.2%）

           中性晚幼粒细胞 0.035~0.132（3.5%~13.2%）

           中性杆状核粒细胞 0.164~0.321（16.4%~32.1%）

           中性分叶核粒细胞 0.042~0.212（4.2%~21.2%）

           嗜酸性中幼粒细胞 0~0.014（0~1.4%）

           嗜酸性晚幼粒细胞 0~0.018（0~1.8%）

           嗜酸性杆状核粒细胞 0.002~0.039（0.2%~3.9%）

           嗜酸性分叶核粒细胞 0~0.042（0~4.2%）

           嗜碱性中幼粒细胞 0~0.002（0~0.2%）

           嗜碱性晚幼粒细胞 0~0.003（0~0.3%）

           嗜碱性杆状核粒细胞 0~0.004（0~0.4%）

嗜碱性分叶核粒细胞 0~0.002（0~0.2%）

幼红细胞总数	0.15~0.25（15%~25%）
红系细胞分类	原红细胞 0~0.019（0~1.9%）
	早幼红细胞 0.002~0.026（0.2%~2.6%）
	中幼红细胞 0.026~0.107（2.6%~10.7%）
	晚幼红细胞 0.052~0.175（5.2%~17.5%）
淋巴细胞分类	原淋巴细胞 0~0.004（0~0.4%）
	幼淋巴细胞 0~0.021（0~2.1%）
	淋巴细胞 0.107~0.431（10.7%~43.1%）
单核细胞分类	原单核细胞 0~0.003（0~0.3%）
	幼单核细胞 0~0.006（0~0.6%）
	单核细胞 0.01~0.062（1%~6.2%）
浆细胞分类	原浆细胞 0~0.001（0~0.1%）
	幼浆细胞 0~0.007（0~0.7%）
	浆细胞 0~0.021（0~2.1%）
巨核细胞计数	0~0.003（0~0.3%）　7~35/（1.5×3.0）cm^2
巨核细胞分类	原巨核细胞 0~0.05（0~5%）
	幼巨核细胞 0~0.10（0~10%）
	颗粒型巨核细胞 0.10~0.50（10%~50%）
	成熟型巨核细胞 0.20~0.70（20%~70%）
	裸核 0~0.30（0~30%）
	变性巨核细胞 0.02（2%）
	网状细胞 0~0.01（0~1%）
	内皮细胞 0~0.004（0~0.4%）
	组织嗜碱细胞 0~0.005（0~0.5%）
	组织嗜酸细胞 0~0.002（0~0.2%）
	吞噬细胞 0~0.004（0~0.4%）
	脂肪细胞 0~0.001（0~0.1%）
	分类不明细胞 0~0.001（0~0.1%）

中性粒细胞碱性磷酸酶（NAP）染色　阳性率 0.1~0.4（10%~40%）

积分值 40~80（分）

过氧化物酶（POX）染色　粒系（除原粒）细胞　强阳性

单核系细胞　弱阳性或阴性

淋巴系细胞　阴性

苏丹黑 B（SB）染色　结果与 POX 染色大致相同

酸性磷酸酶（ACP）染色　T 淋巴细胞、多毛细胞、Caucher 细胞　阳性

B 淋巴细胞、单核细胞、组织细胞、巨核细胞　阴性

氯化醋酸 AS-D 萘酚酯酶　（AS-D NCE）染色（特异性酯酶，SE）

中性粒细胞　强阳性

单核及淋巴系细胞　阴性

α-醋酸萘酚酯酶（α-NAE）染色（非特异性酯酶，NSE）

　粒系细胞　阴性或弱阳性（不被氟化钠抑制）

　单核系细胞　阳性（可被氟化钠抑制）

　淋巴系细胞　阴性

糖原染色（PAS 反应）　原粒细胞　阴性

　　　　　　　　　　　早幼粒至分叶核粒细胞　阳性

　　　　　　　　　　　单核细胞　弱阳性

　　　　　　　　　　　淋巴细胞　阴性，少数弱阳性

　　　　　　　　　　　巨核细胞　阳性

铁粒染色（普鲁士蓝反应）　细胞外铁　+~++

　　　　　　　　　　　　　　细胞内铁（铁粒幼细胞）　20%~90%（平均 65%）

二、血栓与止血检测

毛细血管抵抗力（脆性）试验（CRT）（Rumpel-Leede 法）

　5cm 直径圆圈内新出血点数　男性 <5 个

　　　　　　　　　　　　　　女性及儿童 <10 个

出血时间　测定器法　（6.9±2.1）min，超过 9min 为异常

　　　　　Ivy 法　2~6min，超过 7min 为异常

血管性血友病因子抗原（vWF：Ag）　免疫火箭电泳法　94.1%±32.5%

血浆 6-酮-前列腺素 $F_{1\alpha}$（6-keto-$PGF_{1\alpha}$）　酶联法　（17.9±7.2）ng/L

血浆血栓调节蛋白抗原（TM：Ag）　RIA 法　20~35μg/L

血浆内皮素 -1（ET-1）　ELISA 法　<5ng/L

血小板计数　（100~300）×10^9/L

血小板平均容积（MPV）　7~11fL

血小板分布宽度（PDW）　0.15~0.17（15%~17%）

血小板相关免疫球蛋白（PAIg）　ELISA 法　PAIgG　0~78.8ng/10^7 血小板

　　　　　　　　　　　　　　　　　　　　PAIgM　0~7.0ng/10^7 血小板

　　　　　　　　　　　　　　　　　　　　PAIgA　0~2.0ng/10^7 血小板

血小板黏附试验（PAdT）　血小板黏附率　62.5%±8.61%

血块收缩试验（CRT）　血块收缩率　55%~77%

血块退缩时间　0.5~1 小时开始退缩，24 小时完全退缩

血块退缩度　析出血清与全血量之比 0.40-0.50（40%~50%）

血浆 β 血小板球蛋白（β-TG）　ELISA 法　（16.4±9.8）μg/L

血小板因子 3（PF_3）有效性（PF_3aT）　复钙时间　Ⅰ组较Ⅱ组延长 <5s

血浆血小板第 4 因子（PF_4）测定　ELISA 法　（3.2±2.3）μg/L［（3.2±2.3）ng/mL］

血浆血小板 P 选择素　酶标法　（1.61±0.72）×10^{10} 分子数 /mL

ELISA 法 9.4~20.8ng/mL

血浆血栓烷 B_2（TXB_2） ELISA 法 （76.3±48.1）ng/L

血小板促凝活性 阳性率30%（流式细胞术）

凝血时间（CT） 普通试管法 6~12min

硅管法 15~32min

活化部分凝血活酶时间（APTT） 手工法 32~43s（超过对照值10s 为延长）

血浆凝血酶原时间（PT） 11~13s（比对照延长 <3s）

血浆凝血酶原比值（受检血浆 PT/ 正常血浆 PT） 1±0.05

国际标准化比值（INR） 1±0.1

血浆凝血酶原浓度（活性） 0.80~1.00（80%~100%）

血浆复钙时间（RT） 1.5~3.0min

凝血酶时间 16~18s（比对照延长 <3s）

血浆纤维蛋白（原）降解产物（FDP）测定 乳胶凝集法 <5mg/L（5μg/mL）

纤维蛋白肽 A（RIA 法） <2μg/L

优球蛋白溶解时间（ELT） 加钙法 （129.8±41.1）min

加酶法 （157.0±59.1）min

血浆凝血因子测定

血浆纤维蛋白原（FG） 2~4g/L

简易凝血活酶生成试验（STGT） 最短凝固时间 <15s（10~14s）

血浆因子Ⅱ促凝活性（FⅡ：C） 97.7%±16.7%

血浆因子Ⅴ促凝活性（FⅤ：C） 102.4%±30.9%

血浆因子Ⅶ促凝活性（FⅦ：C） 103%±17.3%

血浆因子Ⅷ促凝活性（FⅧ：C） 103%±25.7%

血浆因子Ⅸ促凝活性（FⅨ：C） 98.1%±30.4%

血浆因子Ⅹ促凝活性（FⅩ：C） 103%±19.0%

血浆因子Ⅺ促凝活性（FⅪ：C） 100%±18.4%

血浆因子Ⅻ促凝活性（FⅫ：C） 92.4%±20.7%

血浆因子Ⅷ定性试验 24 小时内纤维蛋白凝块不溶解

血浆因子Ⅷ亚基抗原 FⅧα：Ag 100.4%±12.9%

FⅧβ：Ag 98.8%±12.5%

血浆凝血酶片段 1 + 2（F_{1+2}）（0.67±0.19）nmol/L

血浆纤维蛋白肽 A（FPA） 不吸烟男性 （1.83±0.61）μg/L

不吸烟女性 （2.22±1.04）μg/L

可溶性纤维蛋白单体复合物（SMFC） 胶乳凝集法 阴性

ELISA 法 （48.5±15.6）mg/L

RIA 法 （50.5±26.1）mg/L

组织因子（TF） 双抗体夹心法 30~220ng/L

血浆抗凝血酶活性（AT：A） 108.5%±5.3%

血浆抗凝血酶抗原（AT：Ag）　免疫火箭电泳法　（0.29±0.06）g/L

血浆组织因子途径抑制物（TFPT）　ELISA 法　（97.5±26.6）μg/L

血浆蛋白 C 抗原（PC：Ag）　免疫火箭电泳法　102.5%±20.1%

血浆游离蛋白 S（FPS）　凝固法　100.9%±29.1%

血浆凝固酶 – 抗凝血酶复合物（TAT）（1.45±0.4）μg/L

血浆组织型纤溶酶原激活物（t–PA：A）　0.3~0.6U/mL

血浆纤溶酶原活性（PLG：A）　75%~140%

血浆 α_2– 纤溶酶抑制物活性（α_2–PI：A）　0.8~1.2 抑制单位 /mL

血浆纤溶酶原激活抑制物 –1 活性（PAI–1：A）　0.1~1.0 抑制单位 /mL

血浆肝素定量测定　0IU/mL

血浆 D– 二聚体（DD）测定　乳胶凝集法　阴性

　　　　　　　　　　　　　　　ELISA 法　0~0.256mg/L

血浆硫酸鱼精蛋白副凝固（3P）试验　阴性

血浆纤维蛋白肽 Bβ_{1-42}　0.74~2.24nmol/L

血浆纤维蛋白肽 Bβ_{15-42}　（1.56±1.20）nmol/L

全血比黏度（ηb）　男性　3.43~5.07

　　　　　　　　　　女性　3.01~4.29

血浆比黏度（ηp）　1.46~1.82

血清比黏度（ηs）　1.38~1.66

全血还原比黏度　5.9~8.9

红细胞变形性（红细胞滤过指数）　0.29±0.10

红细胞电泳时间　自身血浆电泳时间　（1.65±0.85）s

三、排泄物、分泌物及体液检查

（一）尿液

尿量　1000~2000mL/24h

尿酸反应　弱酸性

比密　1.015~1.025（最大范围 1.002~1.030）

尿渗量　600~1000mmol/L［600~1000mOsm/（kg·H_2O）］

尿蛋白　定性　阴性

　　　　定量　20~80mg/24h（平均 40mg/h）

尿 Bence–Jones 蛋白　阴性

尿血红蛋白定性　阴性

尿糖定性　阴性

尿糖定量　0.56~5.0mmol/24h（100~900mg/24h）

尿酮体定性试验　阴性

尿酮体定量（以丙酮计）　0.34~0.85mmol/24h（20~50mg/24h）

尿胆原定性试验　阴性或弱阳性

尿胆原定量 ≤10mg/L

尿胆红素定性试验 阴性

尿胆红素定量 ≤2mg/L

尿沉渣检查 白细胞 <5/HP

红细胞 <3/HP

扁平或大圆上皮细胞 少许

透明管型 偶见 /LP

1h 细胞排泄率 红细胞 男性 <3×10^4/h

女性 <4×10^4/h

白细胞 男性 <7×10^4/h

女性 <14×10^4/h

中段尿细菌培养计数 <10^6/L（10^3/mL）

>10^5/mL 为尿菌阳性，

10^4~10^5/mL 者应复查或结合临床判断

尿微量白蛋白 排出率 <30mg/24h 尿（<20μg/min 尿）

尿 α_1 微球蛋白 0~15mg/L

尿 β_2 微球蛋白 <0.2mg/L（370μg/24h）

尿蛋白选择性指数（SPI）

孔径 SPI ≤0.1 为高选择性

0.1~0.2 为中度选择性

>0.2 为非选择性

电荷 SPI <1 为正常

≥1 提示肾小球滤过膜的电荷屏障受损

尿纤维蛋白降解产物（FDP） 阴性

尿溶菌酶 0~2mg/L

（二）粪便

颜色 黄褐色

隐血试验 阴性

胆红素定性试验 阴性

粪胆原定量 68~473μmol/24h（40~280mg/24h）

粪胆素试验 阴性

蛋白质定量 极少

粪便脂肪测定（平衡试验） <6g/24h

细胞 上皮细胞或白细胞 无或偶见 /HP

食物残渣 少量植物细胞、淀粉颗粒及肌纤维等

粪卟啉 600~1800nmol/24h（400~1200μg/24h）

胆汁酸总量 294~551μmol/24h（120~225mg/24h）

尿卟啉 12~48nmol/24h（10~40μg/24h）

NOTE

（三）胃液

空腹胃液量　0.01~0.10L（10~100ml）

胃液性状　清澈无色，轻度酸味，含少量黏液

总酸量　空腹　10~50U

　　　　试餐后　50~75U

　　　　注射组织胺（20min后）　40~140U

游离酸　空腹　0~30U

　　　　试餐后　25~50U

　　　　注射组织胺后　30~120U

乳酸　阴性

隐血试验　阴性

细胞　白细胞与上皮细胞少许

细菌　阴性

五肽胃泌素试验　基础胃液量　0.01~0.10L（10~100ml）

　　　　　　　　基础泌酸量（BAO）　0~5mmol/h（0~5mEq/h）

　　　　　　　　最大泌酸量（MAO）　（20.6±8.77）mmol/h［（20.6±8.77）mEq/h］

（四）脑脊液

脑脊液容量　成人90~150mL，新生儿10~60mL

颜色　无色透明

压力（侧卧）　成人80~180mmH$_2$O，儿童压力为40~100mmH$_2$O

蛋白定性（Pandy试验）　阴性

蛋白定量试验（腰池）　成人0.15~0.45g/L，儿童0.20~0.40g/L

葡萄糖　2.5~4.5mmol/L（腰池）

氯化物（以氯化钠计）　120~130mmol/L

乳酸脱氢酶（LDH）及其同工酶测定　成人3~40U/L

肌酸激酶（CK）测定　（0.94±0.26）U/L（比色法）

天门冬氨酸氨基转移酶（AST）测定　5~20U/L

腺苷脱氨酶（ADA）测定　0~8U/L

细胞计数　成人（0~8）×10^6/L，儿童（0~15）×10^6/L

淋巴细胞　成人40%~80%，新生儿5%~35%

单核细胞　成人15%~45%，新生儿50%~90%

中性粒细胞　成人0~6%，新生儿0~8%

免疫球蛋白　IgG　0.01~0.04g/L

　　　　　　IgA　0.001~0.006g/L

　　　　　　IgM　0.00011~0.00022g/L

蛋白电泳　前白蛋白　0.02~0.07

　　　　　白蛋白　0.56~0.76

　　　　　α$_1$球蛋白　0.02~0.07

      α_2 球蛋白　0.04~0.12

      β 球蛋白　0.08~0.18

      γ 球蛋白　0.03~0.12

      Tau 蛋白测定　<375ng/L

（五）精液

量　一次排精液 2.5~5.0mL

色　灰白色，久未排精者可呈淡黄色

黏稠度　黏稠，30min 完全液化

pH　7.2~8.9（平均 7.8）

比重　1.033

精子数　（60~150）×10^9/L

精子活动率　30~40min 内活动率为 80%~90%

精子形态　畸形者 <0.20（20%）

白细胞　<5/HP

（六）前列腺液

量　数滴至 1.0mL

性状　淡乳白色，稀薄液体

pH　6.3~6.5

卵磷脂小体　多量或满布视野

上皮细胞　少量

红细胞　<5/HP

白细胞　<10/HP

淀粉样体　老年人易见到

细菌　阴性

四、肝脏病常用的实验室检查

血清总蛋白（TP）（双缩脲法）　60~80g/L

血清白蛋白（A）（溴甲酚绿法）　40~55g/L

血清球蛋白（G）　20~30g/L

白蛋白 / 球蛋白比值（A/G）　1.5∶1~2.5∶1

血清蛋白电泳（醋酸纤维膜法）　白蛋白　0.61~0.71（61%~71%）

          球蛋白　$\alpha_1$0.03~0.04（3%~4%）

          $\alpha_2$0.06~0.10（6%~10%）

          β 0.07~0.11（7%~11%）

          γ 0.09~0.18（9%~18%）

血清前白蛋白（放射免疫扩散法）　1 岁　100mg/L

          1~3 岁　168~281mg/L

          成人　280~360mg/L

血氨　18~72μmol/L

阻塞性脂蛋白 X　阴性。乙醚提取测磷法：<100mg/L

血清总胆红素　成人　3.4~17.1μmol/L

新生儿　0~1 天：34~103μmol/L；1~2 天：103~171μmol/L

3~5 天：68~137μmol/L

结合胆红素　0~6.8μmol/L

非结合胆红素　1.7~10.2μmol/L

尿胆红素定性　阴性

尿胆原　定性　阴性或弱阳性（阳性稀释度在 1：20 以下）

定量　0.84~4.2μmol/（L·24h）

胆汁酸（BA）

总胆汁酸（酶法）　0~10μmol/L

胆酸（气 – 液相色谱法）　0.08~0.91μmol/L

鹅脱氧胆酸（气 – 液相色谱法）　0~1.61μmol/L

甘氨胆酸（气 – 液相色谱法）　0.05~1.0μmol/L

脱氧胆酸（气 – 液相色谱法）　0.23~0.89μmol/L

丙氨酸氨基转移酶（ALT）　连续监测法（37℃）　5~40U/L

天门冬氨酸氨基转移酶（AST）　连续监测法　8~40U/L

ALT/AST 比值　≤1

碱性磷酸酶（ALP）［磷酸对硝基苯酚速率法（37℃）］

男性　1~12 岁 <500U/L，12~15 岁 <700U/L，25 岁以上 40~150U/L

女性　1~12 岁 <500U/L，15 岁以上 40~150U/L

ALP 同工酶　正常成人血清中以 ALP_2 为主，占总 ALP 的 90%，少量为 ALP_3，血型为 B 型和 O 型者血清中可有微量 ALP_5；发育中的儿童血清中 ALP_3 增多，占总 ALP 的 60% 以上；妊娠晚期血清中 ALP_4 增多，占总 ALP 的 40% ~65%。

γ– 谷氨酰转移酶（GGT 或 γ–GT）　γ– 谷氨酰 –3– 羧基 – 对硝基苯胺法（37℃）

男性　11~50U/L

女性　7~32U/L

谷氨酸脱氢酶（GLDH/GDH）［速率法（37℃）］　男性　0~8U/L

女性　0~7U/L

乳酸脱氢酶（LDH 或 LD）　连续监测法　104~245U/L

速率法　95~200U/L

乳酸脱氢酶同工酶

圆盘电泳法　LDH_1　0.327±0.046（32.7%±4.6%）

LDH_2　0.451±0.0353（45.1%±3.53%）

LDH_3　0.185±0.0269（18.5%±2.69%）

LDH_4　0.029±0.0086（2.9%±0.86%）

LDH_5　0.0085±0.0055（0.85%±0.55%）

醋酸膜电泳法　LDH$_1$　0.24~0.34（24%~34%）

LDH$_2$　0.35~0.44（35%~44%）

LDH$_3$　0.19~0.27（19%~27%）

LDH$_4$　0~0.05（0~5%）

LDH$_5$　0~0.02（0~2%）

单胺氧化酶（MAO）　速率法（37℃）　0~3U/L

脯氨酰羟化酶（PH）　放射免疫法　（39.5±11.87）μg/L

Ⅲ型前胶原氨基末端肽（P-ⅢP）（RIA法）　均值为100ng/L，>150ng/L为异常

Ⅳ型胶原及其分解片段（7S片段和NC$_1$片段）（RIA法）（5.3±1.3）μg/mL

甲型肝炎病毒抗原（HAVAg）　ELISA法　阴性

甲型肝炎病毒RNA（HAV-RNA）　反转录酶聚合酶链反应法　阴性

甲型肝炎病毒抗体（HAVAb）　ELISA法　抗HAV-IgM　阴性

抗HAV-IgA　阴性

抗HAV-IgG　部分老年人可见阳性

乙型肝炎病毒表面抗原（HBsAg）　ELISA法、RIA法　阴性

乙型肝炎病毒表面抗体（抗-HBs）　ELISA法、RIA法　阴性

乙型肝炎病毒e抗原（HBeAg）　ELISA法、RIA法　阴性

乙型肝炎病毒e抗体（抗-HBe）　ELISA法、RIA法　阴性

乙型肝炎病毒核心抗原（HBcAg）　ELISA法、RIA法　阴性

乙型肝炎病毒核心抗体（抗-HBc）　ELISA法、RIA法　抗-HBc总抗体　阴性

抗-HBc IgM　阴性

抗-HBc IgG　阴性

乙型肝炎病毒表面抗原蛋白前S$_2$（Pre-S$_2$）　阴性

乙型肝炎病毒表面抗原蛋白前S$_2$抗体（抗Pre-S$_2$）　阴性

乙型肝炎病毒DNA（HBV-DNA）　斑点杂交试验法　阴性

聚合酶链反应法　阴性

丙型肝炎病毒RNA（HCV-RNA）　斑点杂交试验　阴性

反转录酶聚合酶链反应法　阴性

丙型肝炎病毒抗体　ELISA法、RIA法　抗HCV-IgM　阴性

抗HCV-IgG　阴性

丁型肝炎病毒抗原（HDVAg）　IFA法、ELISA法、RIA法　阴性

丁型肝炎病毒抗体（抗-HDV）　IFA法、ELISA法、RIA法　阴性

丁型肝炎病毒RNA（HDV-RNA）　反转录酶聚合酶链反应法　阴性

戊型肝炎病毒抗体（抗HEV）　ELISA法、RIA法　抗HEV-IgM　阴性

抗HEV-IgG　阴性

庚型肝炎病毒抗体（抗HGV）　ELISA法、RIA法　阴性

NOTE

五、肾功能检查

菊粉清除率（CIN） 男性   120~138mL/（min·1.73m^2）

女性   110~138mL/（min·1.73m^2）

内生肌酐清除率（Ccr） 1.3~2.0mL/（s·1.73m^2）（80~120mL/min）

肾小球滤过率（GFR） 男性（125±15）mL/min，女性约低 10%

血清肌酐（Cr） 男性   44~132μmol/L

女性   70~106μmol/L

血清尿素氮（BUN） 成人   3.2~7.1mmol/L

儿童   1.8~6.5mmol/L

血清 α_1- 微球蛋白（α_1-MG） 10~30mg/L

血清 β_2- 微球蛋白（β_2-MG） 1~2mg/L

血清胱抑素 C   0.6~2.5mg/L

尿 β_2- 微球蛋白   <0.3mg/L

尿 α_1- 微球蛋白   <15mg/24h 尿

昼夜尿比密试验（Mosenthal test） 24 小时尿总量   1000~2000mL

夜尿量   <750ml

昼尿量 / 夜尿量比值   <（3~4）∶1

昼夜尿中至少一次尿比密   >1.018

尿最高比重与最低比重之差   >0.009

尿渗量（尿渗透压）测定   禁饮后   600~1000mOsm/（kg·H$_2$O）（平均 800mOsm/（kg·H$_2$O）

血浆渗量   275~305mmol/L［275~305mOsm/（kg·H$_2$O）］［平均 300mOsm/（kg·H$_2$O）］

尿渗量 / 血浆渗量比值   3.0∶1~4.5∶1

尿 TH 糖蛋白   29.8~43.9mg/24h 尿

血尿酸   男性   150~416μmol/L

女性   89~357μmol/L

二氧化碳结合力   22~31mmol/L

尿酸化功能测定   尿 HCO_3^- <30mmol/L

可滴定酸   >10mmol/L

NH_4^+ >20mmol/L

有效肾血浆流量（ERPF） 600~800mL/min

肾全血流量（RBF） 1200~1400mL/min

肾小管酸中毒试验   氯化氨负荷（酸负荷）试验   尿 pH<5.3

碳酸氢离子重吸收排泄（碱负荷）试验 HCO_3^- 排泄率≤1%

渗透溶质清除率（空腹） 0.33~0.5mL/s（2~3mL/min）

肾小管葡萄糖最大重吸收量（TmG） 成人   平均（340±18.2）mg/min

男性   300~450mg/min

女性   250~350mg/min

对氨马尿酸最大排泌量（Tm$_{PAH}$） 60~90mg/min［80.9±11.3mg/（min·1.73m^2）］

六、临床常用生化检查

血糖（空腹） 葡萄糖氧化酶法 3.9~6.1mmol/L

空腹血糖受损（IFG） 6.1<FPG<7.0mmol/L

高血糖症 FPG ≥ 7.0mmol/L

低血糖症 FPG<2.8mmol/L

糖耐量减低（IGT） FPG<7.0 mmol/L，OGTT2h 血糖 7.8~11.1mmol/L

口服葡萄糖耐量试验（OGTT） FPG3.9~6.1mmol/L；口服葡萄糖后 0.5~1 小时血糖上升达高峰，7.8~9.0mmol/L，峰值 <11.1mmol/L；口服葡萄糖后 2 小时≤7.8mmol/L；口服葡萄糖后 3 小时后降至空腹水平。各次尿糖均为阴性

胰岛素（空腹） 10~20mU/L

胰岛素释放试验 口服葡萄糖后胰岛素高峰在 0.5~1 小时，峰值为空腹胰岛素的 5~10 倍。2 小时胰岛素 <30mU/L，3 小时后达到空腹水平。

血清胰岛素 C 肽（空腹） 0 .3~1.3nmol/L

胰岛素 C 肽释放试验 服糖后 1 小时 胰岛素及 C 肽上升至高峰，其峰值为空腹 C 肽的 5~6 倍，服糖后 3 小时胰岛素及 C 肽均降到空腹水平

糖化血红蛋白（GHb）

按 GHb 占血红蛋白的百分比计算 GHbA$_{1c}$ 4%~6%；GHbA$_1$ 5%~8%

比色法（含量）（1.41±0.11）nmol/L

糖化血清白蛋白（GA） 10.8%~17.1%

血酮体 定性 阴性

定量（以丙酮计） 0.34~0.68mmol/L

血清乳酸 0.44~1.78mmol/L

血清总胆固醇 合适范围 <5.18mmol/L

边缘升高 5.18~6.19mmol/L

升高 ≥ 6.22mmol/L

胆固醇酯（CE） 2.34~3.38mmol/L

游离胆固醇（FC） 1.3~2.08mmol/L

胆固醇脂 / 游离胆固醇比值（CE∶FC） 3∶1

血清三酰甘油（TG） 合适范围 <1.70mmol/L

升高 1.70~2.25mmol/L

升高 ≥ 2.26mmol/L

血清高密度脂蛋白胆固醇（HDL-C） 合适水平 ≥ 1.04 mmol/L

升高 ≥ 1.55mmol/L

减低 <1.04mmol/L

血清低密度脂蛋白胆固醇（LDL-C） 合适范围 <3.37 mmol/L

NOTE

边缘升高　3.37~4.12mmol/L

升高　≥ 4.14mmol/L

血清载脂蛋白 AI（Apo–AI）　男性　（1.42±0.17）g/L

女性　（1.45±0.14）g/L

血清载脂蛋白 B（Apo–B）　男性　（1.01±0.21）g/L

女性　（1.07±0.23）g/L

载脂蛋白 AI/B（Apo– AI/B）比值　1~2

脂蛋白（a）[LP$_{(a)}$]　ELISA 法　<300mg/L

血清磷脂　1.4~2.7mmol/L

血清钾　成人　3.5~5.1mmol/L

儿童　3.4~4.7mmol/L

血清钠　成人　135~147mmol/L

儿童　138~145mmol/L

血清氯化物（以氯化钠计）　95~105mmol/L

血清钙　总钙（比色法）　2.25~2.58mmol/L

离子钙（离子选择电极法）　1.10~1.34mmol/L

无机磷　成人　0.97~1.61mmol/L

儿童　1.29~1.94mmol/L

血清镁　成人　0.8~1.2mmol/L

儿童　0.56~0.76mmol/L

维生素 A 测定　高效液相色谱（HPLC）法（血液中）

1~6 岁　0.70~1.40μmol/L（200~400μg/L）

7~12 岁　0.91~1.71μmol/L（260~490μg/L）

13~19 岁　0.91~2.51μmol/L（260~720μg/L）

成人　1.05~2.80μmol/L（300~800μg/L）

维生素 B$_1$ 测定　HPLC 法　5~28nmol/L（血清）

维生素 B$_2$ 测定　HPLC 法　1.05~1.4μmol/L（血清）

维生素 B$_6$ 测定　荧光分光光度法　20~120nmol/L（血浆）

叶酸测定　电化学发光法（ECL）　9.5~45.2nmol/L（美国建议值）或 4.5~20.7nmol/L（欧洲建议值）

维生素 B$_{12}$ 测定　电化学发光法　176~660pmol/L（美国建议值）或 145~637pmol/L（欧洲建议值）

维生素 C 测定　荧光分光光度法　血浆总维生素 C　25~85μmol/L

维生素 D 测定　HPLC 法　1，25- 羟化维生素 D$_3$　40~160pmol/L（血清）

25- 羟化维生素 D$_3$　35~150pmol/L（血清）

维生素 E 测定　HPLC 法（以 α 生育酚计）　<34μmol/L

维生素 K 测定　分光光度法　0.29~2.64nmol/L

血清铁（SI）　亚铁嗪显色法　男性　11~30μmol/L

女性　9~27μmol/L

儿童　9~22μmol/L

血清转铁蛋白（TF）　免疫比浊法　28.6~51.9μmol/L

血清总铁结合力（TIBC）　男性　50~77μmol/L

女性　54~77μmol/L

血清铁蛋白（SF）　ELISA 法或 RIA 法　男性　15~200μg/L

女性　12~150μg/L

转铁蛋白饱和度（TS）　33%~35%

红细胞内游离原卟啉（FEP）　男性　0.56~1.00μmol/L

女性　0.68~1.32μmol/L

铜测定　男性　11~22μmol/L（血清）

女性　12.6~23.6μmol/L（血清）

锌测定　7.65~22.95μmol/L（血清）

碘测定（以血浆 I^- 计）　250μg/L

硒测定　儿童　0.74~1.54μmol/L（血清）

成人　0.58~1.82μmol/L（血清），0.09~2.03μmol/L（尿液）

氟测定　0.5~10.5μmol/L（血浆）；10.5~168μmol/L（尿液）

血清锰　728μmol/L

肌酸激酶（CK）　酶偶联法（37℃时）　男性　38~174U/L

女性　26~140U/L

新生儿为成人的 3~5 倍，婴儿为成人的 3 倍，儿童和青少年相当于成人的上限

肌酸激酶同工酶　琼脂糖凝胶电泳法　CK-MB　<0.05（5%）

CK-MM　0.94~0.96

CK-BB　阴性或微量

肌酸激酶异型　$CK-MB_1$<0.71U/L；$CK-MB_2$<1.0U/L；MB_2/MB_1<1.4

血清乳酸脱氢酶（LDH）　连续检测法　104~245U/L

速率法　95~200U/L

乳酸脱氢酶同工酶　$LDH_1$24%~34%，$LDH_2$35%~44%，$LDH_3$19%~27%，$LDH_4$0~5%，$LDH_5$0~2%，LDH_1/LDH_2<0.7

心肌肌钙蛋白 T（cTnT）　0.02~0.13μg/L。>0.2μg/L 为诊断临界值，>0.5μg/L 可以诊断 AMI

心肌肌钙蛋白 I（cTnI）　<0.2μg/L，>1.5μg/L 为诊断临界值

血清肌红蛋白（Mb）　定性　阴性

定量（ELISA 法）　50~85μg/L。>75μg/L 为诊断临界值

脑钠肽（BNP，B 型心钠素）　1.5~9.0pmol/L，判断值 >22pmol/L（100ng/L）

NT-pro-BNP　<125pg/mL。诊断心衰的 NT-pro-BNP 界值建议：50 岁以下为 450pg/mL，50~70 岁为 900pg/mL，70 岁以上为 1800pg/mL。<300p/mL（非年龄依赖性）

NOTE

可基本排除心衰。临床上，NT–pro–BNP>2000pg/mL 可以确定心衰

同型半胱氨酸　4.7~13.9μmol/L

超敏 C 反应蛋白（hs–CRP）　超敏乳胶增强散射比浊法　血 hs–CRP<0.55mg/L

淀粉酶（AMS/AMY）　Somogyi 法　血清　800~1800U/L

尿液　1000~12000U/L

血清 AMS 总活性（碘 – 淀粉比色法）　60~180U/L

AMS 同工酶（免疫抑制法）　血清　胰型同工酶（P–AMS）　30%~50%

唾液型同工酶（S–AMS）　45%~70%

尿液　胰型同工酶（P–AMS）　50%~80%

唾液型同工酶（S–AMS）　20%~50%。

脂肪酶（LPS）　乳化液比浊法　0~110U/L

连续监测法　<220U/L

胆碱酯酶（ChE）

血清胆碱酯酶（SchE）　连续监测法（丙酰硫代胆碱法）　5000~12000U/L

连续监测法（丁酰硫代胆碱法）　4250~12250U/L

全血胆碱酯酶（AchE）　比色法　80000~120000U/L

连续监测法　为血清 ChE 的 1.5~2.5 倍

胆碱酯酶活性　0.80~1.00（80%~100%）

醛缩酶　3~8U（平均 5.4U）

超氧化物歧化酶（SOD）　比色法　555~633μg/gHb

血清酸性磷酸酶（ACP）　化学法　0.9~1.9U/L

七、内分泌激素检查

血清总甲状腺素（TT$_4$）　化学发光法　78.4~157.4nmol/L

游离甲状腺素（FT$_4$）　化学发光法　7.9~18.0pmol/L

血清总三碘甲状腺原氨酸（TT$_3$）　化学发光法　1.34~2.73nmol/L

游离三碘甲状腺原氨酸（FT$_3$）　化学发光法　3.8~6.0pmol/L

血清反三碘甲状腺原氨酸（rT3）　放射免疫法（RIA）　0.54~1.46nmol/L

血清甲状腺球蛋白（TG）　放射免疫法（RIA）　<30μg/L

血清甲状腺素结合球蛋白（TBG）　放射免疫法（RIA）　成人 210~520μg/L，

儿童高于成人，14 岁后达成人水平

甲状旁腺激素（PTH）　化学发光法　12~88pg/mL

血降钙素（CT）　化学发光法　0~8.4pg/mL

尿 17– 羟皮质类固醇（17–OHCS）　分光光度法　男性　8.3~27.6μmol/24h

女性　5.5~22.1μmol/24h

尿 17– 酮皮质类固醇（17–KS）　分光光度法　男性　28.5~47.2μmol/24h

女性　20.8~34.7μmol/24h

血浆皮质醇　放射免疫法（RIA）　上午 8 时　275~550nmol/L（10~20μg/dL）

下午 4 时　85~275nmol/L（3~10μg/dL）

午夜　<140nmol/L（<5μg/dL）

24h 尿游离皮质醇　成人　55~250μmol/24h（20~90μg/24h）

3 个月至 10 岁儿童　5.5~220μmol/24h（2~80μg/24h）

血浆醛固酮　放射免疫法（RIA）　普食，卧位过夜，次晨 8:00 空腹卧位采血：58.2~376.7pmol/L（2.1~13.7ng/dL）

肌注速尿 40mg，立位活动 2h，于上午 10:00 立位采血：91.4~972.3pmol/L（3.3~35.4 ng/dL）

血浆肾素活性（方法同醛固酮测定）　卧位 0.2~1.9ng/（mL·h），立位 1.5~6.9ng/（mL·h）

儿茶酚胺（CA）　高效液相色谱 – 电化学法（HPLC–ECD）

　血浆　去甲肾上腺素（NE）<84ng/L（0.46nmol/L）

　　　　肾上腺素（E）<420ng/L（2.49nmol/L）

　尿液　NE<27μg/24h（0.15μmol/24h）

　　　　E<97μg/24h（0.57μmol/24h）

　血浆　血浆游离甲氧基肾上腺素（FMN）<90pg/ml

　　　　游离甲氧基去甲肾上腺素（FNMN）<180pg/ml

尿香草扁桃酸（VMA）　HPLC–ECD 法　10~35μmol/24h（4~7mg/24h）

血浆睾酮（T）　电化学发光法

　男性　青春期前（1~5 岁）　20~250ng/L

　　　　青春期前（6~9 岁）　30~300ng/L

　　　　成人　2600~10000/ng/L

　女性　青春期前（1~5 岁）　20~100ng/L

　　　　青春期前（6~9 岁）　20~200ng/L

　　　　成人　150~700ng/L

血浆雌二醇（E_2）　化学发光法

　男性　青春期前：5~20ng/L；成人：10~50ng/L

　女性　青春期前：6~27ng/L；卵泡期（早）：20~150ng/L；卵泡期（晚）：40~350ng/L；排卵期：150~750ng/L；黄体期：30~450ng/L；绝经期：≤20ng/L

血浆黄体酮（P）　化学发光法

　青春期前（1~10 岁）　70~520ng/L

　成人男性　130~970ng/L

　成人女性　卵泡期 150~700ng/L；黄体期 2000~25000ng/L；妊娠早期 7250~44000ng/L；妊娠中期 19500~82500ng/L；妊娠晚期 65000~229000ng/L

促甲状腺激素（TSH）　化学发光法　0.34~5.6mIU/L

促肾上腺皮质激素（ACTH）　放射免疫法（RIA）

　早晨（8:00~9:00）：5~60ng/L；夜间（午夜）：<10ng/L

生长激素（GH）　放射免疫法（RIA）　儿童 <20μg/L；男性 <2μg/L；女性 <10μg/L

血清泌乳素（PRL）　化学发光法　男性　2.64~13.13ng/mL

NOTE

女性　3.34~26.72ng/mL

血浆抗利尿激素（ADH）　放射免疫法（RIA）　0.3~4.2pg/mL

八、临床常用免疫学检查

血清免疫球蛋白（Ig）　IgG　单向免疫扩散法（RID）　7.0~16.6g/L

IgA　单向免疫扩散法（RID）　血清型　0.71~3.3g/L

分泌型　唾液：314mg/L

泪液：30~80mg/L

初乳：5060.5mg/L

IgM　单向免疫扩散法（RID）　0.48~2.12g/L

IgD　ELISA 法　0.6~2.0mg/L

IgE　ELISA 法　0.1~0.9mg/L

血清 M 蛋白　阴性

总补体溶血活性（CH_{50}）　试管法　5 万 ~10 万 U/L

补体旁路途径溶血活性（$AP-H_{50}$）　试管法　（21.7±5.4）U/mL

补体 C_3　免疫比浊法　成人 0.85~1.70g/L

补体 C_4　免疫比浊法　成人 0.15~0.49g/L

补体 C_{1q}　免疫比浊法　0.025~0.05g/L

补体旁路 B 因子（BF）　免疫比浊法　0.025~0.05g/L

T 细胞花结形成试验（E-RFT）

T 细胞总花结形成细胞（ETRFC）（0.644±0.067）（64.4%±6.7%）

活化 T 细胞花结形成细胞（EARFT）（0.236±0.035）（23.6%±3.5%）

稳定 T 细胞花结形成细胞（ESRFT）（0.033±0.026）（3.3%±2.6%）

T 细胞转化试验（LTT）

形态学法　转化率（0.601±0.076）（60.1%±7.6%）

^{3}H-TdR 掺入法　刺激指数（SI）<2

T 细胞分化抗原

CD$_3$　免疫荧光法　63.1%±10.8%

流式细胞术　61%~85%

CD$_4$（T$_H$）　免疫荧光法　42.8%±9.5%

流式细胞术　28%~58%

CD$_8$（T$_S$）　免疫荧光法　19.6%±5.9%

流式细胞术　19%~48%

CD$_4$/CD$_8$　0.9~2.0

B 细胞膜表面免疫球蛋白（SmIg）（免疫荧光法）

SmIg 阳性细胞　21%

SmIgG 阳性细胞　7.1%（4%~13%）

SmIgM 阳性细胞　8.9%（7%~13%）

SmIgA 阳性细胞　2.2%（1%~4%）

SmIgD 阳性细胞　6.2%（5%~8%）

SmIgE 阳性细胞　0.9%（0~1.5%）

红细胞 – 抗体 – 补体花结形成试验（EA–RFT）

　　B 细胞 EA 花结形成细胞（EA–RFC）　8%~12%

　　B 细胞 EA– 补体花结形成细胞（EAC–RFC）　8%~12%

　　B 细胞鼠红细胞花结形成细胞（M–RFC）　8.5%±2.8%

B 细胞分化抗原 CD_{19}　流式细胞术　11.74%±3.37%

自然杀伤细胞活性（NK）　^{51}Cr 释放法　　自然释放率 <10%~15%

　　　　　　　　　　　　　　　　　　　自然杀伤率 47.6%~76.8%

　　　　　　　　　　　　　　　　　　　^{51}Cr 利用率 6.5%~47.8%

酶释放法　细胞毒指数 27.5%~52.5%

流式细胞术　13.8%±5.9%

抗体依赖性细胞介导细胞毒（ADCC）

　　^{51}Cr 释放法　<10% 为阴性，10%~20% 为可疑阳性，>20% 为阳性

　　溶血空斑法　<5.6% 为阴性

白细胞介素 2 活性（IL–2）　$^{3}H–TdR$ 掺入法　5~15kU/L

白细胞介素 2 受体（IL–2R）　血清或血浆中可溶性 IL–2R<1000U/mL

白细胞介素 –6（IL–6）　血清或血浆中 <10ng/L

白细胞介素 –8（IL–8）　血浆中 <10ng/L

肿瘤坏死因子（TNF）　ELISA 法　（4.3±2.8）μg/L

链球菌溶血素 "O"（ASO）　胶乳凝集法　滴度低于 1：400

　　　　　　　　　　　　　　溶血法　<500U/mL

肥达反应（Widal reaction，WR）　"O" 凝集价 <1：80

　　　　　　　　　　　　　　伤寒 "H" 凝集价 <1：160

　　　　　　　　　　　　　　副伤寒 A、B、C 凝集价 <1：80

伤寒沙门菌抗体酶联免疫吸附试验（ELISA 法）

　　IgM 抗体　阴性或滴度 <1：20

　　Vi 抗体　滴度 <1：20

伤寒沙门菌可溶性抗原（胶乳凝集法）　阴性

流行性脑脊髓膜炎免疫学测定　抗体、抗原测定均阴性

结核分枝杆菌抗体（TB–Ab）　胶体金法或 ELISA 法　阴性

结核分枝杆菌 DNA　PCR 法　阴性

幽门螺杆菌抗体（Hp–Ab）　金标免疫斑点法　阴性

汉坦病毒（HTV）抗体 IgM　IFA 法、ELISA 法　阴性

流行性乙型脑炎病毒抗体 IgM　ELISA 法　阴性

柯萨奇病毒（C_{OX}）抗体 IgM 或 IgG　IFA 法或 ELISA 法　阴性

柯萨奇病毒 RNA（C_{OX}–RNA）　PCR 法　阴性

NOTE

轮状病毒（RV）抗原　胶乳凝集试验或 ELISA 法　阴性

轮状病毒（RV）抗体 IgM 和 IgG　金标免疫斑点法或 ELISA 法　阴性

轮状病毒（RV）RNA　PCR 法　阴性

麻疹病毒抗体　ELISA 法　阴性

脊髓灰质炎病毒（Poliovirus）抗体　ELISA 法　阴性

严重急性呼吸综合征（SARS）病毒抗体　IFT、ELISA　阴性

严重急性呼吸综合征（SARS）病毒 RNA　RT-PCR 法　阴性

TORCH 试验：风疹病毒抗体　IgM、IgG 均为阴性

　　　　　　　单纯疱疹病毒（Ⅰ型和Ⅱ型）抗体　IgM、IgG 均为阴性

　　　　　　　巨细胞病毒抗体　IgM、IgG 均为阴性

　　　　　　　弓形虫抗体　IgM、IgG、DNA 均为阴性

日本血吸虫抗体　环卵沉淀法　阴性

　　　　　　　　　ELISA 法和胶乳凝集法（LAT）　IgE　0~150IU/L

　　　　　　　　　　　　　　　　　　　　　　　IgG、IgM　阴性

梅毒螺旋体抗体

　　反应素（非特异性抗体）定性试验　快速血浆反应素试验（RPR）　阴性

　　不加热血浆反应素试验（USR）　阴性

　　美国性病研究实验室试验（VDRL）　阴性

　　特异性抗体确诊试验：梅毒螺旋体血凝试验（TPTA）　阴性

　　荧光螺旋体抗体吸收试验（FTA-ABS）　阴性

淋球菌　血清学检查协同凝集试验　阴性

　　　　　PCR 定量淋球菌 DNA 试验　阴性

艾滋病病毒抗体（抗 HIV）

　　筛选试验　ELISA 法和快速蛋白印迹法　阴性

　　确诊试验（测 HIV-RNA）　蛋白印迹法和 RT-PCR 法　阴性

血清甲胎蛋白（AFP）　定性　阴性

　　　　　　　　　　　　RIA 或 ELISA 法　成人 <25μg/L

癌胚抗原（CEA）　RIA 或 ELISA 法　<5μg/L

鳞状上皮癌抗原（SCC）　RIA 法、CLIA 法　≤1.5μg/L

组织多肽抗原（TPA）　RIA 法　<130U/L

前列腺特异抗原（PSA）　RIA 法、CLIA 法　血清 t-PSA<4.0μg/L；f-PSA<0.8μg/L；

　　　　　　　　　　　　　　　　　　f-PSA/t-PSA 比值 >0.25

异常凝血酶原（APT）　<20μg /L

癌抗原 15-3（CA15-3）　RIA 法、化学发光免疫分析法（CLIA）　<2.5 万 U/L

癌抗原 125（CA125）　男性及 50 岁以上女性　RIA 或 ELISA 法　<2.5 万 U/L

　　　　　　　　　　　20~40 岁女性　RIA 法　<4.0 万 U/L

癌抗原 19-9（CA19-9）　RIA、CLIA、ELISA 法　<37000U/L

癌抗原 -50（CA-50）　固相放射免疫分析（IRMA）法、CLIA 法　<2.0 万 U/L

癌抗原 72-4（CA72-4）　CLIA、RIA、ELISA 法　<6.7μg/L

前列腺酸性磷酸酶（PAP）　RIA 法、CLIA 法　≤2.0μg/L

神经元特异性烯醇化酶（NSE）　RIA 法、ELISA 法　≤15μg/L

α-L- 岩藻糖苷酶（AFU）　ELISA 法　234~414μmol/L

人绒毛膜促性腺激素（HCG）　RIA、CLIA 法　男性　5.0U/L

　　　　　　　　　　　　　　　　　　　　女性　绝经前为 7.0U/L，绝经后为

　　　　　　　　　　　　　　　　　　　　　　　10.0U/L

降钙素（CT）　RIA 法　男性为 0~14ng/L；女性为 0~28ng/L

抗核抗体（ANA）　免疫荧光法　阴性

　　　　　　　　　　　血清滴度　>1：40 为阳性

抗双链脱氧核糖核酸抗体（抗 ds-DNA）　阴性

抗可提取性核抗原（ENA）抗体谱

抗核糖核酸蛋白抗体（抗 RNP）　阴性

抗酸性核蛋白抗体（抗 Smith，Sm）　阴性

抗干燥综合征 A 抗体（抗 SS-A）　阴性

抗干燥综合征 B 抗体（抗 SS-B）　阴性

抗系统性硬化症抗体（抗 Scl-70）　阴性

抗核点抗体　阴性

抗核膜抗体（抗核周因子）　阴性

抗原纤维蛋白抗体　阴性

抗着丝点抗体（ACA）　阴性

抗线粒体抗体（AMA）　阴性

抗平滑肌抗体（ASMA）　阴性

抗肌动蛋白抗体　阴性

抗 Jo-1 抗体　阴性

抗肾小球基底膜抗体　阴性

抗胃壁细胞抗体　阴性

抗甲状腺球蛋白抗体（ATG）　间接血凝法滴度　≤1：32

　　　　　　　　　　　　　　ELISA 法、放射免疫分析法（RIA）　阴性

抗甲状腺微粒体抗体（ATMA）　间接血凝、ELISA 法、PIA 法　阴性

抗胰岛细胞抗体（PICA）　间接免疫荧光法　阴性

人抗心肌抗体（AMA）　阴性

类风湿因子（RF）　乳胶凝集试验　阴性；血清稀释度 <1：10

抗中性粒细胞胞质抗体（ANCA）　间接免疫荧光法　阴性

抗心磷脂抗体（ACA）ELISA 法　阴性　P/N ≥ 2.1 为阳性

抗乙酰胆碱受体抗体（AchRab）　ELISA 法或 RIA 法　阴性或≤0.3nmol/L

抗环瓜氨酸肽（CCP）抗体　ELISA 法　<20U

循环免疫复合物（CIC）聚乙二醇（PEG）沉淀法　血清浊度 <8.3

NOTE

速率散射比浊法　血清浓度 0~1.5μg/mL

冷球蛋白（CG）　阴性或低于 80mg/L

C 反应蛋白（CRP）　定性试验　阴性

免疫扩散法　<10mg/L

九、肺功能检查

潮气容积（VT）　500ml（成人）

补吸气容积（IRV）　男性　2160mL

女性　1400mL

补呼气量容积（ERV）　男性　（1609±492）mL

女性　（1126±338）mL

残气容积（RV）　男性　（1615±397）mL

女性　（1245±336）mL

深吸气量（IC）　男性　（2617±548）mL

女性　（1970±381）mL

肺活量（VC）　男性　（4217±690）mL

女性　（3105±452）mL

功能残气量（FRC）　男性　（3112±611）mL

女性　（2348±479）mL

肺总量（TLC）　男性　（5766±782）mL

女性　（4353±644）mL

每分钟静息通气量（V_E）　男性　（6663±200）mL

女性　（4217±160）mL

肺泡通气量（V_A）　150mL

最大自主通气量（MVV）　男性　（104±2.71）L/min

女性　（82.5±2.17）L/min

用力肺活量（FVC）　男性　FVC（L）=［0.055× 身高（cm）−0.025× 年龄］−4.24

女性　FVC（L）=［0.045× 身高（cm）−0.024× 年龄］−2.85

一秒钟用力呼气容积（$FEV_{1.0}$）占用力肺活量（FVC）百分比（$FEV_{1.0}$/FVC%）　80%

最大呼气中段流量（MMEF）　男性（3452±1160）mL/s，女性（2836±946）mL/s

通气 / 血流（V/Q）比值　0.8

肺弥散量（CO 吸入法）　男性 18.23~38.41mL/（mmHg·min），

女性 20.85~23.9mL/（mmHg·min）

闭合容积（CV）占肺活量百分比（CV/VC%）　30 岁为 13%，40 岁为 16%，50 岁为 20%。CC/TLC%<45%

动脉血氧分压（PaO_2）　95~100mmHg

动脉血二氧化碳（$PaCO_2$）　35~45mmHg

混合静脉血氧分压（P_vO_2） 35~45mmHg

动脉血与混合静脉血氧分压差 60mmHg

肺泡 – 动脉血氧分压差（成人） <15mmHg

动脉血氧饱和度（SaO_2） 0.95~0.98（95%~98%）

静脉血氧饱和度 0.64~0.88（64%~88%）

动脉血氧含量（CaO_2） 8.55~9.45（19~21mL/dL）

静脉血氧含量 4.5~7.2mmol/L（10~16mL/dL）

血液酸碱度（pH 值） 7.35~7.45（平均 7.40）

血液氢离子浓度 35~45mmol/L（平均 24mmol/L）

碳酸氢盐（标准或实际） 22~27mmol/L（平均 24mmol/L）

动脉血浆二氧化碳含量（$T–CO_2$） 25.2mmol/L

二氧化碳结合力（CO_2CP） 22~31mmol/L（50~70vol%）

全血缓冲碱（BB） 45~55mmol/L（平均 50mmol/L）

碱剩余（BE） 成人 ±2.3mmol/L，儿童 –4~+2mmol/L

参考文献

1. 叶传蕙 . 诊断学基础 . 上海：上海科学技术出版社，1996.

2. 叶传蕙，戴万亨 . 诊断学基础 . 北京：中国中医药出版社，2000.

3. 戴万亨 . 诊断学基础 . 北京：中国中医药出版社，2003.

4. 戴万亨 . 诊断学基础 . 第 2 版 . 北京：中国中医药出版社，2007.

5. 戴万亨 . 诊断学 . 北京：中国中医药出版社，2008.

6. 戴万亨，张永涛 . 诊断学 . 第 3 版 . 北京：中国中医药出版社，2012.

7. 孙颖立，詹华奎 . 诊断学基础 . 第 2 版 . 上海：上海科学技术出版社，2013.

8. 成战鹰 . 诊断学基础 . 北京：人民卫生出版社，2012.

9. 陈文彬，潘祥林 . 诊断学 . 第 6 版 . 北京：人民卫生出版社，2004.

10. 陈文彬，潘祥林 . 诊断学 . 第 7 版 . 北京：人民卫生出版社，2008.

11. 万学红，卢雪峰 . 诊断学 . 第 8 版 . 北京：人民卫生出版社，2013.

12. 欧阳钦 . 临床诊断学 . 北京：人民卫生出版社，2005.

13. 欧阳钦 . 临床诊断学 . 第 2 版 . 北京：人民卫生出版社，2010.

14. 魏武 . 诊断学 . 第 6 版 . 北京：人民卫生出版社，2010.

15. 邝贺龄，胡品津 . 内科疾病鉴别诊断学 . 第 5 版 . 北京：人民卫生出版社，2006.

16. 邝贺龄，胡品津 . 内科疾病鉴别诊断学 . 第 6 版 . 北京：人民卫生出版社，2014.

17. 波拉·史蒂曼 . 临床诊断学教程（中英对照）. 北京：北京医科大学中国协和医科大学联合出版社，1995.

18. 孙颖立，戴万亨 . 诊断学基础 . 上海：上海科学技术出版社，2006.

19. 王鸿利 . 实验诊断学 . 第 2 版 . 北京：人民卫生出版社，2012.

20. 王鸿利 . 实验诊断学 . 北京：人民卫生出版社，2005.

21. Swartz MH.Textbook of Physical Diagnosis：History and Examination.6th edition. Philadelphia：W.B.Saunders Company，2010.

22. Swartz MH.Textbook of Physical Diagnosis：History and Examination.4th edition. Philadelphia：W.B.Saunders Company，2002.

23. Richard L，DeGowin，Donald D.Brown.DeGowin's Diagnostic Examination.7th edition. McGraw-Hill，2000.

24. Dan L，Longo，Dennis L，Kasper，J，et al. Harrison's Principles of Internal Medicine. 18th edition.McGraw-Hill，2012.

25. Lee Goldman，Andrew I，Schafer.Goldman's Cecil Medicine.24th edition.Philadelphia：

W.B.Saunders Company，2012.

26. Goldman L，Ausiello D. Cecil Textbook of Medicine. 22th edition. Philadelphia：W.B.Saunders Company，2004.

27. Goldman L，Ausiello D. Cecil Textbook of Medicine. 24th edition. Philadelphia：W.B.Saunders Company，2012.

28. 周毅 . 诊断学 . 北京：北京大学医学出版社，2012.

29. 陈灏珠 . 实用内科学 . 第 12 版 . 北京：人民卫生出版社，2005.

30. 陈灏珠，林果为 . 实用内科学 . 第 13 版 . 北京：人民卫生出版社，2009.

31. 陆再英，钟南山 . 内科学 . 第 7 版 . 北京：人民卫生出版社，2008.

32. 吴在德，吴肇汉 . 外科学 . 第 7 版 . 北京：人民卫生出版社，2008.

33. 金惠铭，王建枝 . 病理生理学 . 第 7 版 . 北京：人民卫生出版社，2008.

34. 陈杰，李甘地 . 病理学 . 第 2 版 . 北京：人民卫生出版社，2010.

35. Zipes，Libby，Bonow，Braunwald.Braunwald's Heart Disease：a Textbook of Cardiovascular Medicine.7th ed. 北京：人民卫生出版社，2006.

36. A.John Camm，Thomas F，Luschur，Patrocl W.the ESC Textbook of Cardiovascular Medicine.Second Edition.Edited by Serruys Oxford University Press，2011.

37. 贾建平 . 神经病学 . 第 6 版 . 北京：人民卫生出版社，2008.

38. 贾建平，陈生弟 . 神经病学 . 第 7 版 . 北京：人民卫生出版社，2013.

39. 唐熙雄 . 实验诊断学 . 北京：人民卫生出版社，2009.

40. 中华人民共和国卫生行业标准 . 冠状动脉粥样硬化性心脏病诊断标准 . 中华人民共和国卫生部 2010-04-29 发布，2010-11-01 实施 .

41. 王建中 . 实验诊断学 . 北京：北京大学出版社，2010.

42. 侯治富 . 实验诊断学 . 北京：高等教育出版社，2011.

43. 金伯泉 . 医学免疫学 . 第 5 版 . 北京：人民卫生出版社，2008.

44. 杨绍基，任红 . 传染病学 . 第 7 版 . 北京：人民卫生出版社，2010.

45. 何维 . 医学免疫学 . 第 2 版 . 北京：人民卫生出版社，2010.

46. 王家良 . 循证医学 . 第 2 版 . 北京：人民卫生出版社，2010.

47. 柏树令 . 系统解剖学 . 第 7 版 . 北京：人民卫生出版社，2008.

48. 中华医学会 . 临床操作规范·呼吸病学分册 . 北京：人民军医出版社，2008.

49. 苏纯闰编译 . 贝氏身体检查指南 . 第 6 版 . 天津：天津科学技术出版社，2000.

50. 中华医学会神经病学分会脑血管病学组《中国急性缺血性脑卒中诊治指南》撰写组 . 中国急性缺血性脑卒中诊治指南（2010）. 中华神经科杂志，2010，43：146-153.

51. Stephen J.Mc Phee，Maxine A.Papadakis.Current Medical Diagnosis & Treatment.5th Edition.the McGraw-Hill Company，2011.

52. 经浩，刘定益 . 泌尿内腔镜摄影图谱 . 北京：人民卫生出版社，1984.

53. 吴锡琛 . 消化道内镜术 . 南京：江苏科学技术出版社，1992.

54. 刘运祥，黄留业 . 实用消化内镜治疗学 . 北京：人民卫生出版社，2002.

55. 王世杰，张立玮 . 消化内镜 . 北京：中国医药科技出版社，2007.

56. 朱蕾，刘又宁，钮善富．临床呼吸生理学．北京：人民卫生出版社，2008.

57. 张旭．泌尿外科腹腔镜手术学．北京：人民卫生出版社，2008.

58. 刘长庭．纤维支气管镜诊断治疗学．北京：北京大学医学出版社，2009.

59. 贺定一，王浩彦，刘颖．简明临床肺功能测定与应用．北京：科学技术文献出版社，2010.

60. 陈德兴．消化道微创外科手术学．北京：人民卫生出版社，2011.

61. 王志勇．消化系统疾病内镜诊治．北京：人民军医出版社，2011.

62. 陈平，周锐，陈莹．呼吸疾病诊疗新技术．北京：人民卫生出版社，2012.

63. 孙荣武，王鸿利．临床实验诊断学．上海：上海科学技术出版社，2001.

64. 巫向前．临床检验结果的评价．北京：人民卫生出版社，2000.

65. 白继文．检验医学诊断技术．第3版．北京：人民卫生出版社，2001.

66. Lee Goldman，Dennis Ausiello.Goldman：Cecil Medicine.23rd edition.Philadelphia：W.B.Saunders Company，2007.

67. 卫生部医政司．慢性阻塞性肺疾病诊疗规范（2011年版）．中国医学前沿杂志（电子版）．2012，4：69-75.

68. 彭文伟．传染病学．第6版．北京：人民卫生出版社，2004.

69. 沈关心．微生物与免疫学．第5版．北京：人民卫生出版社，2004.

70. 叶任高，陆再英．内科学．第6版．北京：人民卫生出版社，2004.

71. 周爱儒．生物化学．第6版．北京：人民卫生出版社，2004.

72. 戴万荣，郭金星．检验医学临床应用．上海：上海科学普及出版社，2001.

73. 中国成人血脂异常防治指南制定联合委员会．中国成人血脂异常防治指南．中华心血管病杂志，2007，35：390-419.

74. 2013年版中国2型糖尿病防治指南（征求意见稿）.2013，11.

75. 陈家伦．临床内分泌学．上海：上海科学技术出版社，2011.

76. 廖二元．内分泌代谢病学．第3版．北京：人民卫生出版社，2012.

77. 郭晓蕙主译．基础与临床内分泌．第7版．北京：人民卫生出版社，2009.

78. 刘人伟．现代实验诊断学·检验与临床．第2版．北京：化学工业出版社，2009.

79. 黄宗干，陈运贞．临床症状鉴别诊断学．第4版．上海：上海科学技术出版社，2011.

80. Longo DL，Kasper DL，Jameson JL.Harrison's Principles of Internal Medicine.18th edition.New York：McGraw-Hill Company，2011.

81. 王海燕．肾脏病学．第3版．北京：人民卫生出版社，2008.

82. 史玉泉，周孝达．实用神经病学．第3版．上海：上海科学技术出版社，2005.

83. 叶应妩，王毓三，申子瑜．全国临床检验操作规程．第3版．南京：东南大学出版社，2006.

84. 李雍龙．人体寄生虫学．第7版．北京：人民卫生出版社，2008.

85. 陈新，黄宛．临床心电图学．第6版．北京：人民卫生出版社，2009.

86. 病历书写基本规范．卫生部卫医政法［2010］11号，2010年1月22日发布，3月1日起实施.

87. 医疗机构病历管理规定 . 附件：病历书写基本规范（试行）. 中华人民共和国卫生部、国家中医药管理局 2002 年 8 月 5 日 .

88. 中华医学会肝病学分会，感染病学分会 . 慢性乙肝防治指南 . 中华肝脏病杂志，2005，13：881-889.

89. 中华医学会肝病学分会，感染病学分会 . 慢性乙型肝炎防治指南（2010 年版）. 中国医学前沿杂志，2011，3：66-82.

90. 中国高血压防治指南修订委员会 . 中国高血压防治指南（2010 年修订版）. 中华心血管疾病杂志，2011，39：579-616.

91. 中华医学会心血管病学分会，中华心血管病杂志编辑委员会 . 中国心血管病预防指南 . 中华心血管疾病杂志，2011，39：3-22.

92. 中华医学会糖尿病学会分会 . 中国 2 型糖尿病防治指南（2010 年版）. 北京：北京大学医学出版社，2011.

93. Thygesen K，Alpert TS，White HD.Joint ESC/ACCP/AHA/WHF Task Force for the Redefinition of Myocardial Infarction.Universal Definition of Myocardial Infarction.J Am Coll Cardiol.2007，50：2173-2195.

94. Kligfield P，Gettes LS，Bailey JJ，et al. Recommendations for the Standardization and Interpretation of the Electrocardiogram，Part I：the Electrocardiogram and Its Technology：A Scientific Statement from the American Heart Association Electrocardiography and Arrhythmias Committee，Council on Clinical Cardiology，the American College of Cardiology Foundation，and the Heart Rhythm Society.J Am Coll Cardiol.2007，49：1109-1127.

95. Mason JW，Hancock EW，Gettes L，et al. Recommendations for the Standardization and Interpretation of the Electrocardiogram，Part II：the Electrocardiography Diagnostic Statement List：A Scientific Statement From the American Heart Association Electrocardiography and Arrhythmias Committee，Council on Clinical Cardiology，the American College of Cardiology Foundation，and the Heart Rhythm Society.J Am Coll Cardiol.2007，49：1128-1135.

96. Surawicz B，Childers R，Deal BJ，et al. Recommendations for the Standardization and Interpretation of the Electrocardiogram，Part III：Intraventricular Conduction Disturbances：A Scientific Statement from the American Heart Association Electrocardiography and Arrhythmias Committee，Council on Clinical Cardiology，the American College of Cardiology Foundation，and the Heart Rhythm Society.J Am Coll Cardiol.2009，53：976-981.

97. Rautaharju PM，Surawice B，Gettes LS，et al. Recommendations for the Standardization and Interpretation of the Electrocardiogram，Part IV：the ST Segment，T and U Waves，and the QT Interval：A Scientific Statement from the American Heart Association Electrocardiography and Arrhythmias Committee，Council on Clinical Cardiology，the American College of Cardiology Foundation，and the Heart Rhythm Society.J Am Coll Cardiol.2009，53：982-991.

98. Hancock EW，Deal BJ，Mirvis DM，et al. Recommendations for the Standardization and Interpretation of the Electrocardiogram，Part V：Electrocardiogram Changes Associated with Cardiac Chamber Hypertrophy：A Scientific Statement from the American Heart Association

Electrocardiography and Arrhythmias Committee，Council on Clinical Cardiology，the American College of Cardiology Foundation，and the Heart Rhythm Society.J Am Coll Cardiol.2009，53：992–1002.

99. Wagner GS，Macfarlane P，Wellens H，et al. Recommendations for the Standardization and Interpretation of the Electrocardiogram，Part Ⅵ：Acute Ischemia/Infarction：A Scientific Statement from the American Heart Association Electrocardiography and Arrhythmias Committee，Council on Clinical Cardiology，the American College of Cardiology Foundation，and the Heart Rhythm Society. J Am Coll Cardiol.2009，53：1003–1011.

100. 黄宛. 临床心电图学. 第 5 版. 北京：人民卫生出版社，2001.

101. 丰有吉，沈铿. 妇产科学. 第 2 版. 北京：人民卫生出版社，2010.

102. 吴江. 神经病学. 第 2 版. 北京：人民卫生出版社，2010.

103. 汉英、汉法、汉德、汉日、汉俄医学大词典编纂委员会. 汉英医学大词典. 北京：人民卫生出版社，1978：347–1607.

104. 李桂源. 病理生理学. 第 2 版. 北京：人民卫生出版社，2010.

105. 中华医学会疼痛学分会头面痛学组. 中国偏头痛诊断治疗指南. 中国疼痛医学杂志，2011，17（2）：65–83.

106. 彭瑞强. 头痛的最新国际分类、诊断标准和治疗新进展. 重庆医学，2006，35（12）：1130–1133.

107. 中岛健二. 头痛的国际分类. 日本医学介绍，2007，28（1）：1–4.

108. Braunwald，陈灏珠译. 心脏病学. 第 5 版. 北京：人民卫生出版社，2005.

109. 王江. 胸痛的临床特点及诊治分析. 实用心脑肺血管病杂志，2011，19（7）：1189–1190.

110. 董利军. 急性腹痛的诊断思路. 诊断学理论与实践，2011，7（3）：241–244.

111. 邱武国. 内科急性腹痛的诊断分析. 中国当代医药，2011，18（10）：181–182.

112. 中华医学会呼吸病学分会哮喘学组. 咳嗽的诊断与治疗指南（2009 版）. 全国医学临床与教育，2009，7（5）：453–456.

113. 胡建荣，屠春林，唐志军，等. 急性呼吸困难的鉴别诊断临床研究. 临床肺科杂志，2011，16（5）：662–663.

114. 李施泉，陈彤，陈宇翔. 血浆 BNP 检测在呼吸困难病因鉴别诊断中的应用价值. 标记免疫分析与临床，2011，18（3）：137–139.

115. 刘春成. 咯血的病因分析与诊断要点. 中国医药指南，2011，9（6）：41–42.

116. 宋文阁. 实用临床疼痛学. 郑州：河南科学技术出版社，2008.

117. 中华医学会. 临床诊疗指南疼痛学分册. 北京：人民卫生出版社，2007.

118. 蔡柏蔷，李龙芸. 协和呼吸病学. 第 2 版. 北京：中国协和医科大学出版社，2011.

NOTE